Berichte aus der Medizin

Hans-Ulrich Hill

Umweltschadstoffe und Neurodegenerative Erkrankungen des Gehirns (Demenzkrankheiten)

Wie neurotoxische Langzeitwirkungen von Chemikalien
zur Degeneration des Gehirns führen.

Ein Überblick über aktuelle Erkenntnisse der Wissenschaft.

3. erweiterte Auflage 2012

Shaker Verlag
Aachen 2012

Bibliografische Information der Deutschen Nationalbibliothek
Die Deutsche Nationalbibliothek verzeichnet diese Publikation in der Deutschen Nationalbibliografie; detaillierte bibliografische Daten sind im Internet über http://dnb.d-nb.de abrufbar.

Printed in Germany.

ISBN 978-3-8440-0851-7
ISSN 0945-0890

Shaker Verlag GmbH • Postfach 101818 • 52018 Aachen
Telefon: 02407 / 95 96 - 0 • Telefax: 02407 / 95 96 - 9
Internet: www.shaker.de • E-Mail: info@shaker.de

Vorwort

Seit Jahren häufen sich Befunde und Erkenntnisse, dass industriell hergestellte Chemikalien, aber auch natürliche Stoffe aus bestimmten Pflanzen und Tieren, neben akut toxischen Wirkungen auf den Menschen auch Langzeitwirkungen ausüben können, die zu chronischen Krankheiten führen können. Viele dieser Wirkungen betreffen ausgerechnet das Gehirn, das „Zentralorgan“, das zur Steuerung bewusster und unbewusster Lebensvorgänge dient, und das dem Menschen nur in intaktem Zustand eine optimale Bewältigung seiner Alltagsaufgaben gewährleistet. Chemikalienwirkungen im Gehirn, besonders solche chronischer Art, können die Lebensqualität des Menschen auf Dauer stark beeinträchtigen. Viele chronische Krankheiten, die langsam fortschreiten und zu zunehmenden Allgemeinbeschwerden führen, wurden in den letzten Jahren als Folge von oder im Zusammenhang mit andauernden Expositionen der Betroffenen gegenüber Umweltchemikalien beschrieben, darunter das Chronische Erschöpfungssyndrom, die Toxische Enzephalopathie, das Lösungsmittel- und Holzschutzmittel-Syndrom, die Multiple Chemikalien-Sensitivität (MCS), um nur einige zu nennen. Aber auch die in der Häufigkeit innerhalb der Bevölkerung rasant zunehmenden Demenzerkrankungen wie die Parkinson-Krankheit, die Alzheimer-Krankheit, die Multiple Sklerose und andere, werden durch eine zunehmende Zahl von wissenschaftlichen Befunden mit Expositionen gegenüber Umweltchemikalien in Zusammenhang gebracht.

Die Wissenschaft hat vielfältige Hinweise dafür geliefert, dass als Folge der Wirkungen dieser Chemikalien chronisch entzündliche Krankheitsprozesse im Gehirn ablaufen, die sich selbst verstärken und verselbständigen, und dies auch dann, wenn in den Körperflüssigkeiten die auslösenden Chemikalien mit den gängigen laboranalytischen Methoden schon lange nicht mehr nachweisbar sind.

Gutachter argumentieren aber bis heute (2009) vor Gericht mit einem Kausalitätsverständnis, das diese Langzeitwirkungen von Chemikalien außer Acht lässt und einen direkten Nachweis eines Zusammenhangs zwischen Chemikalien-Exposition und toxischer Wirkung im Körper in zeitlich überschaubarem Zusammenhang verlangt. Leider aber verhalten sich die chronischen Wirkungen von Chemikalien besonders im Gehirn und Nervensystem nicht so, wie dies die kurze Halbwertszeit der Erkenntnis zeitlicher Zusammenhänge bei Gutachtern, Richtern, Vertretern des Gesundheitswesens und Politikern zulässt.

Immerhin wurden 1997 die Enzephalopathie und Polyneuropathie durch organische Lösungsmittel als BK Nr.1317 in die Liste der anerkannten Berufskrankheiten aufgenommen. Im Merkblatt zur BK 1317 wurde erstmals ausdrücklich anerkannt, dass auch Jahre nach Beendigung einer beruflichen Tätigkeit mit Belastungen durch neurotoxische Stoffe, z.B. durch organische Lösungsmittel, eine Zunahme der Beschwerden sowie eine Verschlechterung neurologischer Untersuchungsbefunde festgestellt werden kann. Bislang wurde ein kausaler Zusammenhang abgelehnt. Aktuelle wissenschaftliche Erkenntnisse zur Neurotoxikologie chronisch-entzündlicher und degenerativer Krankheiten des Zentralen Nervensystems machen jedoch ein Umdenken notwendig.

Das vorliegende Buch will diese Erkenntnisse anhand einer Auswertung der Fachliteratur dokumentieren und dazu ermutigen, diese Erkenntnisse in der täglichen

Praxis der Beurteilung umweltbedingter neurologischer Krankheitsfälle im Interesse der Betroffenen anzuwenden und diesen zu einer gerechten Entschädigung für ihre nicht durch sie selbst verschuldete Krankheit zu verschaffen. Das Buch vertritt somit durchaus parteilich die Seite der Betroffenen, es verzichtet dabei dennoch nicht auf die mit Sorgfalt und Objektivität aus aktueller wissenschaftlicher Fachliteratur recherchierten Erkenntnisse.

Der Schwerpunkt der Darstellung liegt in der Beschreibung chronischer neurologischer Krankheitsbilder und im Nachweis des Zusammenhangs mit Belastungen durch Umweltchemikalien. Vorangestellt ist ein Kapitel, in dem exemplarisch die neurotoxischen Wirkungen einiger wichtiger Chemikalien dargestellt werden. Dabei sind aktuelle Erkenntnisse über Wirkungen von Insektiziden vom Typ der organischen Phosphorverbindungen (Organophosphate) geeignet, zu den im Gehirn ablaufenden Mechanismen chronisch-degenerativer Demenz-Erkrankungen überzuleiten. Es zeichnet sich ab, dass diese und andere Umweltchemikalien dafür verantwortlich sein werden, dass Zig Millionen von Menschen zukünftig ihr Lebensende in einem Zustand zunehmenden Gedächtnis-, Denk- und Bewusstseinsverlustes fristen müssen. Sie verlieren dabei als Alzheimer- oder Parkinson-Patienten alles, was das Leben auch an seinem Ende noch lebens- und würdevoll machen kann, und dies nur, weil aus Gründen angeblicher wirtschaftlicher Notwendigkeiten nicht auf die Produktion chronisch neurotoxischer Chemikalien, z.B. vieler Pestizide in der Landwirtschaft, verzichtet werden könne.

Vorwort zur 3. Neuauflage 2012

In der 3. Neuauflage 2012 wurden neue Erkenntnisse der Neurowissenschaft verwertet, nach denen Entzündungsvorgänge im Gehirn nicht nur bei den genannten Umwelt- und Demenzkrankheiten, sondern auch bei fast allen psychiatrischen Krankheiten eine große Rolle spielen. Als Ursachenfaktoren kommen neben Umwelteinflüssen (Schadstoffe, Allergene, Infektionserreger) auch chronischer psychosozialer Stress in Frage. Ein Zusammenwirken von hoher Stressbelastung mit den genannten Umweltfaktoren führt demnach zu einem besonders hohen Risiko für psychiatrische und Demenz-Erkrankungen. Diese nun erwiesene Tatsache ist von großer Bedeutung für die präventive Umwelt- und Gesundheitspolitik und sollte entsprechende Anwendung im Gesundheitswesen und Umweltschutz finden.

Chronisch-entzündliche Multisystem-Krankheiten wie MCS (Multiple Chemical Sensitivity) und CFS/ME (Chronisches Erschöpfungssyndrom/ Myalgische Enzephalopathie), Demenzkrankheiten und psychiatrische Krankheiten zeigen bei den biochemischen Pathomechanismen offenbar wesentliche gemeinsame Merkmale (wie z.B. Entzündungsprozesse im Gehirn, Exzitotoxizität durch übererregte NMDA-Rezeptoren, Oxidativer und Nitrosativer Stress, Funktionsdefekte der Mitochondrien, Energiemangel im Gehirn), die darauf hindeuten, dass eine Trennung von „psychischen" und organischen Krankheiten obsolet ist, und dass möglicherweise alle diese Krankheiten gemeinsame Ursachenfaktoren besitzen, die neben genetischen Faktoren vorwiegend in der Umwelt zu suchen sind: Umweltschadstoffe, allergische Reaktionen des Immunsystems, chronische Virus- und Bakterien-Infektionen, Autoimmunreaktionen, chronischer psychischer Stress. Diese Faktoren fördern ein

Entzündungsgeschehen im Gehirn, das in einen fortschreitenden degenerativen Prozess münden kann.

Das Buch ist daher recht „wissenschaftlich" geraten, da die Fakten beweiskräftig auf den Tisch gelegt werden müssen. Spekulationen und Halbwahrheiten soll damit vorgebeugt werden, aus Gründen der Glaubwürdigkeit bei einem gesellschaftlich hoch brisanten Thema, das sich um die Ursachen der rasant zunehmenden Demenzkrankheiten dreht.

Über den Autor

Dr. Hans-Ulrich Hill, geb. 1946, Diplombiologe (Fachrichtung medizinische Mikrobiologie), I. und II. Staatsexamen in Biologie und Chemie, Lehrtätigkeit an Berufsfachschulen für Technische Assistenten und an Gymnasien in den Fächern Biologie und Chemie, Mikrobiologie, Immunologie. Fachschwerpunkte: Immunologie, Biochemie, 2005 Erwerb der Zusatzqualifikation eines Fachtoxikologen nach Postgradualstudium „Toxikologie und Umweltschutz" an der Med. Fakultät der Universität Leipzig, seitdem als freier Fachjournalist und als Umwelt- und Gesundheitsberater schwerpunktmäßig im Bereich Umweltchemikalien und Umweltmedizin tätig.

Bisherige Publikationen:
- Hill, H.U., Huber, W., Müller, K.E.: Multiple Chemikalien-Sensitivität (MCS) – Ein Krankheitsbild der chronischen Multisystemerkrankungen (CMI) Shaker-Verlag, Aachen, 3. Auflage 2010
- Hill, H.U.: Chronisch krank durch Chemikalien. Shaker-Verlag, Aachen, 2. Aufl. 2009

Inhalt

Einleitung

Chemikalien, gemeint sind körperfremde Stoffe, können im Körper akute oder chronische toxische Wirkungen auslösen. Akute Schädigungen können in chronische Krankheiten übergehen. Schwerpunkt der Darstellung sind die Krankheitsmechanismen, die durch Chemikalien ausgelöst werden, und die häufig erst Jahre nach der Einwirkung der Stoffe zu sichtbaren und andauernden Krankheitssymptomen führen.

Unter dem Begriff „Chemikalien" werden hier alle nicht-körpereigenen Stoffe („Fremdstoffe") zusammengefasst, also künstlich und industriell hergestellte sowie auch natürliche Stoffe, die dem Körper über die Nahrung, das Trinkwasser, die Luft oder auch durch direkten Hautkontakt zugeführt werden, und die im Körper Reaktionen durch das körpereigene Entgiftungssystem mit den Enzymen der Phasen I und II hervorrufen (näheres siehe Lehrbücher der Toxikologie). Pro Jahr werden weltweit etwa 500 Millionen Tonnen Chemikalien produziert (Stand 2010, UBA 2011). Als 1981 das Chemikaliengesetz in Kraft trat, waren auf dem europäischen Markt 106000 industriell hergestellte Chemikalien im Handel, für die es bis dahin keinerlei Risikobewertung gab. 2005 lagen erst 300 abgeschlossene Risikobewertungen für diese Altstoffe vor (BUND, 2005). Inzwischen sind mehrere 10000 neue Chemikalien hinzugekommen, ebenfalls ohne oder mit nur unzureichender Risikobewertung, die erst durch die EU-Chemikalienverordnung „REACH" allmählich und mit langen Latenzzeiten nachgeliefert werden sollen. Da neurotoxische Wirkungen meist zeitlich verzögert äußerlich wahrnehmbar werden, können diese durch Tierversuche meist nicht genügend erfasst werden. Ähnlich sieht die Situation für krebserregende Wirkungen und für Kombinationswirkungen mit anderen Chemikalien aus.

Neurotoxische Wirkungen von Fremdstoffen betreffen meist das Gehirn, indem sie dort - abhängig von der Art des Stoffes und seiner Dosis - entweder kurzzeitig und meist reversibel verlaufen, wie z.B. bei Narkosemitteln in angepasster Dosis, oder auch langzeitig fortschreitend oft irreversibe Schädigungen hervorrufen, die schließlich zu verschiedenen Demenzerkrankungen übergehen können. Betroffen ist mit dem Gehirn der Sitz des Bewusstseins und der Intelligenz, aber auch die Steuerungszentrale des Nerven- und Hormonsystems, die physiologische Lebensvorgänge des Organismus aufeinander abstimmt. Im Normalzustand befinden sich diese Regelungsvorgänge in einem Gleichgewicht, bei dem der Körper in der Regel beschwerdefrei ist. Chemikalien und andere Umwelteinwirkungen, zu denen auch Stress durch Arbeitsüberlastung oder soziale Konflikte, Lärm, Strahlung und Infektionen durch Krankheitserreger gehören, die bevorzugt das Nervensystem befallen, können dieses Gleichgewicht der geregelten Körperfunktionen mehr oder weniger stark stören

Chemikalien können zu kurzzeitigen (akuten) oder auch andauernden (chronischen) Störungen oder Ausfällen einiger dieser Regulations- und Steuerungsfunktionen, aber auch der „höheren" Funktionen des Gedächtnisses, des Lernens, Denkens und der Intelligenz führen. Dadurch können die Lebensfunktionen der Betroffenen beeinträchtigt werden, und dies nicht nur in Bezug auf einzelne Organe, sondern meist im Sinne systemischer, also den gesamten Körper betreffender Funktionsstörungen. Lebensqualität und Leistungsfähigkeit in Beruf und Privatleben sind dann häufig stark eingeschränkt. Auch das Bewusstsein kann vorübergehend oder dauerhaft betroffen, gestört oder gar zerstört sein. Der Verlust von Bewusstsein im Sinne von biologischem Wachsein, phänomenalem Bewusstsein und von reflexivem Selbstbewusstsein (Röska-Hardy, 2011) bedeutet auch einen Verlust von menschlichen Qualitäten und eine Zurückstufung des Individuums auf eine Stufe vegetativen Lebens.

Folgen von toxischen Wirkungen auf Funktionen des Zentralnervensystems sind meist unspezifische Symptome, wie sie bei Patienten mit Multipler Chemikalien-Sensitivität (MCS) oder Chronischem Erschöpfungssyndrom (CFS), aber auch in den Frühstadien neurodegenerativer Erkrankungen wie die Alzheimer- und Parkinson-Krankheit vorkommen:

Müdigkeit, allgemeine Schwäche und Krankheitsgefühl, Erschöpfungsgefühl, Schlafstörungen, kognitive Leistungsschwäche, Gedächtnisstörungen, Depressionen, Beschwerden im Magen-Darm-Trakt, häufige Migräneanfälle, häufige Entzündungen der Nebenhöhlen, hohe Anfälligkeit für Infektionskrankheiten, größeres Risiko für viele entzündliche Begleitkrankheiten: Allergien, Asthma, Autoimmun-Krankheiten, darunter rheumatische Erkrankungen, allgemeine Stress-Intoleranz.

Es besteht eine begründete Vermutung, dass umweltbedingte Allgemeinerkrankungen wie das Sick-Buildung-Syndrom, die Multiple Chemikalien-Sensitivität (MCS) und das Chronische Erschöpfungssyndrom (CFS) als chronisch entzündliche Krankheiten Vorstufen für später sich entwickelnde neurodegenerative Krankheiten wie die Alzheimer- und Parkinson-Krankheit darstellen können, abhängig von der Art und Stärke der einwirkenden Umweltfaktoren und der individuellen Suszeptibilität (Empfindlichkeit) der betroffenen Personen. Die in den folgenden Kapiteln beschriebenen pathophysiologischen und biochemischen Mechanismen legen die genannte Vermutung des Ablaufs der umweltbedingten Erkrankungen über verschiedene Stadien nahe. Dabei spielen die chronisch-entzündlichen Mechanismen, an denen Faktoren wie die Reaktiven Sauerstoffradikal-Verbindungen (ROS; Oxidativer Stress), der so genannte Nitrosative Stress mit Stickstoffmonoxid (NO) und Peroxynitrit (ONOO), der Induktionsfaktor NF-κB (NF-kappa-B) sowie verschiedene Zytokine des Immunsystems (Pall, 2007; Huber, A., et al., 2007) wesentlich beteiligt sind, eine entscheidende Rolle. Es zeichnet sich ab, dass eine Wirkungskette von den Fremdstoffen (Xenobiotica) ausgehend über bestimmte auslösende Rezeptoren im Gehirn (Vanilloid-, TRP-, Toll-like-, Muscarin-, NMDA-Rezeptoren), den dadurch ausgelösten Ungleichgewichten des Redoxstatus und den dadurch hervorgerufenen Entzündungsprozessen mit der Ausprägung des Oxidativen und nitrosativen Stresses bis hin zu den pathologischen Proteinaggregaten im Gehirn der demenzkranken Patienten führt.

Neuere Erkenntnisse aus der neuro-biochemischen Forschung, wie sie u.a. im Übersichtsband von Lajtha et al. (2007) publiziert sind, deuten mit vielfältigen Befunden darauf hin, dass die biochemischen Mechanismen, die letztlich zu den degenerativen Erkrankungen des Gehirns führen, und an deren Ende verschiedene Formen der Demenz stehen, erstaunlicherweise im Prinzip sehr ähnlich verlaufen. Es handelt sich um chronisch-entzündliche Mechanismen, die sich unabhängig von der Art der auslösenden Faktoren entwickeln, seien dies allergieauslösende Stoffe, Krankheitserreger oder Umweltschadstoffe. Diese Faktoren und Stoffe aktivieren zunächst unspezifisch das angeborene Immunsystem und auch Teile des sensorischen

Nervensystems und lösen als Folge davon meist chronische Entzündungen aus, die wiederum im Gehirn zu Entzündungs- und Degenerationsvorgängen führen. Dies wird in den folgenden Kapiteln ausführlich erläutert.

Verschiedenen Chemikalienbelastungen in der Umwelt können mit den genannten Mechanismen in Verbindung gebracht werden. Zu den chemischen Faktoren gehören verschiedene Umweltbelastungen, darunter insesondere auch die bis 2009 noch breit angewendeten Pestizide in Lebensmitteln, die häufig auch die bereits sehr hoch angesetzten Lebensmittelgrenzwerte überschreiten (Greenpeace, 2006) aber auch viele andere Chemieprodukte mit neurotoxischem Potential (Greenpeace, 2003), wie verschiedene Weichmacher, Flammschutzmittel, hormonwirksame Kunststoffbestandteile (Bisphenol-A, Perfluor-sulfonate), bestimmte halbsynthetische Duftstoffe in Parfums (Nitromoschus-Verbindungen), Holzschutzmittel (Dichlofluanid), organische Zinnverbindungen als „Textilveredelungen", Schwermetalle wie Quecksilber, das sich immer noch als Bestandteil des Zahnamalgams in Millionen von Mündern deutscher Kassenpatienten befindet, weil die gesetzlichen Krankenkassen die Kosten für ungiftigere Zahnfüllmaterialien oft nicht erstatten wollen. Schließlich sind noch Produkte der Nanotechnologie zu erwähnen, die vor einem Boom breiter Anwendungen stehen, und deren ultrafeine Teilchen ähnlich dem Ultrafeinstaub chronische Entzündungen in allen Organen einschließlich des Gehirns verursachen können. Allen diesen Produkten ist gemeinsam, dass sie vermarktet wurden, ohne dass ihr toxisches, geschweige denn neurotoxisches Potential genauer untersucht wurde, obwohl es vielfache Hinweise dafür gibt.

Die anfangs unspezifischen Allgemeinsymptome der genannten Krankheiten werden von den meisten praktizierenden Medizinern immer noch unter den Diagnosen „funktionelle Störungen", „idiopathische Umwelt-Intoleranz", „psychosomatisches Syndrom" oder gar „hypochondrisches Syndrom" abgelegt, ohne dass umweltbedingte Krankheitsfaktoren wie frühere oder andauernde Chemikalienexpositionen in Beruf und häuslicher Umgebung erfasst und abgeklärt wurden. Zusammenhänge der Symptome mit chronisch verlaufenden Krankheiten des Gehirns werden in der alltäglichen ärztlichen Praxis nur in den seltensten Fällen erörtert, und dies obwohl vielfältige epidemiologische und statistische Untersuchungen auf eine drastische Zunahme der Demenzerkrankungen in den Industrieländern hinweisen. Die Steigerungsraten der Häufigkeit dieser Krankheiten sind höher als sie durch die Zunahme des Anteils alter Menschen in der Bevölkerung zu erwarten wären.

In den folgenden Kapiteln wird anhand aktueller Erkenntnisse zu den biochemischen, neurologischen und immunologischen Mechanismen dargelegt, wie neurotoxische Wirkungen von Chemikalien mit chronisch-degenerativen Prozessen im Gehirn zusammenhängen, und wie ein Zusammenhang zwischen Belastungen mit Umweltchemikalien und chronischen Demenzerkrankungen als wissenschaftlich begründet werden kann.

1. Neurotoxische Wirkungen von Chemikalien

Neuere Forschungsergebnisse weisen auf direkte Wirkungen von Chemikalien im Gehirn hin, die langfristig zu neurodegenerativen Prozessen und damit Krankheiten des Gehirns führen können. Als Beispiel sei eine Studie erwähnt, die Verhaltens- und Gedächtnis-Störungen als Folge der Einwirkung relativ niedriger Chemikalien- und Schimmelpilzgift-Konzentrationen in der häuslichen Umgebung nachwies (Kilburn et al., 2009). Betroffen waren neben der Reizung der Atemwege insgesamt 26 getestete neurologische und kognitive Funktionen bei den Probandengruppen, die Chemikalien und den Ausdünstungen von Schimmelpilzen ausgesetzt waren, darunter verlängerte Reflexzeiten auf Lichtreize, allgemein verlängerte Reaktionszeiten, eingeschränkter Gleichgewichtssinn, vermehrte Fehler bei der Farb-Unterscheidung, verminderte Sehfeld-Funktionen, verminderte Griffstärke der Hand, verminderte Fähigkeit der Zuordnung von Symbolen, vermindertes Erinnerungsvermögen für Worte, verminderte Fähigkeit zur Bildergänzung und verminderte Informatiosverarbeitung. Bei der unbelasteten Kontrollgruppe waren alle Parameter im Normbereich.

Wie wirken nun Chemikalien auf die Struktur und die Funktionen des Gehirns? Beteiligt sind vor allem die Gliazellen, das sind immunologisch aktive Zellen, die einen Teil der Blut-Hirn-Schranke darstellen und in direkter Verbindung zu Nervenfasern im Gehirn stehen. Gliazellen gehören zum speziellen Immunsystem des Gehirns, die auf Entzündungsreize empfindlich reagieren und die an den noch genauer zu beschreibenden Entzündungsprozessen im Gehirn im Verlauf von degenerativen Erkrankungen beteiligt sind.

Ausgehend von den bekannten neurotoxischen Wirkungen soll im folgenden Kapitel auf das chronisch pathogene Potential einiger der wichtigsten neurotoxisch wirkenden chemischen Stoffe exemplarisch eingegangen werden, die in der Umwelt und im Alltag des Menschen eine Rolle spielen. Dabei ist zunächst zwischen akuten und chronischen Wirkungen zu unterscheiden. Akute Wirkungen und Symptome sind häufig völlig reversibel. Dagegen führen mehrmalige oder länger dauernde Einwirkungen neurotoxischer Chemikalien in der Regel zu mehr oder weniger ausgeprägten chronischen Symptomen und Krankheiten, die auf irreversible Schäden des zentralen und peripheren Nervensystems zurückzuführen sind. Einen vollständigen Überblick zu den neurotoxischen Stoffen findet man in Lehrbüchern der Neurotoxikologie.

1.1. Beispiel Quecksilber: Das Amalgam-Problem

Quecksilber (Symbol Hg) gehört zu den giftigsten chemischen Elementen und ist gleichzeitig am weitesten in der Umwelt und im Menschen selbst verbreitet, nämlich als Zahnfüllmaterial in Millionen von Gebissen von Patienten, die auf Kostenerstattung durch gesetzliche Krankenkassen angewiesen sind. Es ist als einziges Metall bei Raumtemperatur flüssig und hat einen entsprechend hohen Dampfdruck, sodass es in beträchtlichen Mengen über die Atemwege aufgenommen werden kann. In chemischen Verbindungen kommt es als 1- oder 2-wertiges Ion in Salzen vor (Hg^{+}, Hg^{++}), es bildet aber auch organische Verbindungen wie z.B. Methyl-Quecksilber (CH_3-Hg^{+}). Eine der häufigsten Verwendungen des elementaren Quecksilbers ist die für Kassenpatienten in Deutschland bis 2009 noch vorgeschriebene

Standardversorgung als Füllmaterial für Zahnplomben in Form eines Amalgamgemisches. 80 bis 90 Prozent der deutschen Bevölkerung besitzen auch nach 2000 noch Amalgamfüllungen im Gebiss (Mutter, 2002, S.22). Zahnamalgame enthalten über 50% Quecksilber, dazu Silber, Kupfer und Zinn in unterschiedlichen Anteilen. In der EU wurden im Jahr 2000 jährlich über 70 Tonnen Quecksilber zur Herstellung von Zahnamalgam verbraucht, die Gesamtmenge des dazu verwendeten Quecksilbers in Europa beträgt bis 2006 etwa 1300 bis 2200 Tonnen. Aus Krematorien werden jährlich in der EU bis zu 3500 Tonnen Quecksilber freigesetzt.

Der Zahnwerkstoff Amalgam besteht aus einem Gemisch aus verschiedenen Schwermetallen, nämlich zu etwa 50% Quecksilber und zu 50% aus einem Schwermetallpulver, das in unterschiedlichen Anteilen Kupfer, Silber, Zinn und Zink enthält. Dieses Amalgam ist keine Legierung im engeren Sinne, in der die Elemente in relativ fester chemischer Bindung vorliegen. Daher können die verschiedenen Metalle, insbesondere das flüssige und leicht verdampfende Quecksilber, aus dem Gemisch relativ leicht freigesetzt werden. Quecksilber verdampft also im Mund aus dem Amalgam, wobei Konzentrationen zwischen 0,1 und 62 µg Hg pro Kubikmeter Luft gemessen wurden (Schäfer et al., 2003). Die Quecksilberkonzentrationen in der Atemluft sind dabei abhängig von der Belastung der Kauflächen der Amalgamplomben und der Anzahl dieser Plomben im Gebiss, wie verschiedene Studien ergeben haben (Herrmann, Schweinsberg, 1999).

Im März 2006 hat sich das EU-Parlament für eine Einschränkung der Verwendung von Zahnamalgam spätestens bis Ende 2007 ausgesprochen (Ohnsorge, 2006). 2008 bestanden noch immer 40 Prozent aller Zahnfüllungen aus Amalgam. Die gesetzlichen Krankenkassen förderten bis 2009 immer noch ausschließlich Amalgamfüllungen als Regelversorgung für Backenzähne (Ökotest 7, 2008, 50).

Die Aufnahme des Quecksilbers

Quecksilber kommt in verschiedenen chemischen Formen vor, die Art und Geschwindigkeit der Aufnahme in den Körper bestimmen: elementares Quecksilber in flüssiger oder dampfförmiger Form, ionenförmiges Quecksilber in Salzen und organisch gebundenes Quecksilber, wie z.B. Methyl-Quecksilber oder als „Thiomersal“, ein Konservierungsstoff in Impfstoffen. Organisch gebundenes Quecksilber ist gut fettlöslich und kann daher Zellmembranen und die Blut-Hirnschranke durchdringen. Eine Studie mit Kaninchen, denen Thiomersal mit radioaktiv markiertem Quecksilber injiziiert wurde, hat gezeigt, dass die Konzentration des radioaktiven Quecksilbers im Blut im Zeitraum von 1 bis 6 Stunden nach der Injektion zu über 75 Prozent abnahm, während sie gleichzeitig signifikant in Gehirn, Leber und Niere der Föten der Tiere anstieg (Gasset et al., 1975). Damit wird deutlich, dass das Verschwinden von Quecksilber aus dem Blut mit einer Anreicherung in den Organen und nicht durch Ausscheidung über die Nieren zu erklären ist. Ein fehlender Quecksilber-Nachweis im Blut sagt daher nichts über die tatsächliche Organbelastung insbesondere des Gehirns aus. Entsprechende Gutachten, die zum Schluss kommen, dass bei fehlendem Quecksilber-Nachweis im Blut keine Quecksilberbelastung des Körpers vorliegt, sind falsch.

Die Aufnahme und Speicherung von Quecksilber im Körper ist bei Amalgamträgern durch mehrere Studien belegt. Es gibt einen Zusammenhang zwischen der Menge der in den menschlichen Organen einschließlich des Gehirns gespeicherten Quecksilbermengen und der Zahl der Amalgamfüllungen in den Zähnen (Birkmeyer et al., 1990; Mühlendahl, 1995; Schiwara et al., 1992). In den Gehirnen von Amalgamträgern wurden zwei- bis zwölffach höhere Werte des Quecksilbers im Vergleich zu einer amalgamfreien Kontrollgruppe gefunden (Mutter et al., 2006; Nylander et al., 1987, Eggleston und Nylander, 1987). Das Quecksilber aus Amalgamfüllungen wird außerdem während der Schwangerschaft über die Plazenta auf den Fötus übertragen, wie im Survey des Umweltbundesamtes bestätigt wurde (Becker et al., 2007). Studien haben gezeigt, dass der Quecksilbergehalt in den Gehirnen von am Kindstod verstorbenen Säuglingen mit der Zahl der Amalgamfüllungen der Mütter zusammenhing (Drasch et al., 1994; Keim, 2000).

Maßgebend für die Quecksilberbelastung ist die Abdampfung des elementaren Quecksilbers (Symbol „Hg“) aus den Kauflächen in die Mundhöhle und die anschließende Aufnahme über die Atemluft. Dabei kann das Quecksilber sowohl direkt über den Riechnerv ins Gehirn gelangen und so die Blut-Hirn-Schranke umgehen (Störtebecker, 1989), oder über die Lunge und das Blut im Körper verteilt werden. Der Befund von hohen Mengen des Quecksilbers in der Hypophyse (Hirnanhangsdrüse) von Zahnärzten weist auf den direkten Weg des Quecksilberdampfes über den Riechnerv ins Gehirn hin (Nylander, 1986). In ähnlicher Weise wird auch PCB (Polychlorierte Biphenyle) über den Riechnerv im Gehirn konzentriert (Apfelbach et al., 2002). Der Riechnerv stellt daher ein bislang in der Toxikologie wenig beachteter direkter Eingangspfad von Schadstoffen ins Gehirn dar.

In der Lunge und in den Schleimhäuten der Nase und im Mund wird der Quecksilberdampf zu 80 bis 100% resorbiert. Wegen der Fettlöslichkeit des elementaren Quecksilbers im Dampf gelangt es schnell aus dem Blut in die Organe und über die Blut-Hirn-Schranke in das Gehirn. Demgegenüber ist die Aufnahme von Quecksilber, das aus Amalgamplomben im Speichel gelöst wird und damit in den Darm gelangt, relativ gering, weil es im Magen-Darm-Trakt nur zu 0,01% resorbiert wird (Schäfer et al., 2003).

Das über die Atemluft in die Lungenalveolen und über das Blut sowie direkt über den Riechnerv ins Gehirn gelangte elementare Quecksilber reichert sich dort an. Dieser fatale Speichereffekt ist so zu erklären: Das elementare, fettlösliche Quecksilber (Hg°) sowie auch das Methyl-Quecksilber wandern aus dem Blut durch die Blut-Hirnschranke hindurch ins Gehirn. In den Nerven- und Gliazellen wird Hg° durch das Enzym Katalase zu Hg^{++} oxidiert und dann dort zum überwiegenden Teil an Eiweiße fest gebunden. Die Halbwertszeit für Hg^{++} in Gehirn wird mit 1 bis 30 Jahren (Alsen-Hinrichs, 2002; Mutter et al., 2005; Goyer, 2002; Neuburger et al., 1996) und neuerdings mit 27 Jahren angegeben (Müller, 2002).

Das Quecksilber reichert sich außerdem auch in der Nierenrinde an, wo es durch spezielle Proteine (Methallothioneine) gebunden wird. So ist es nicht verwunderlich, dass Personen mit Amalgamfüllungen in den Zähnen nach mehreren Studien 3 bis 6 mal soviel Quecksilber im Urin ausscheiden wie Nichtamalgamträger (Herrmann, Schweinsberg, 1999). Die Konzentrationen im Blut liegen dann weit über den durchschnittlich 20 Nanogramm Quecksilber pro Liter (ng/l) bei unbelasteten Personen (Schäfer et al., 2003, S. 798). Langzeit-Folgeerkrankungen seien daher nicht auszuschließen (Alsen-Hinrichs, 2005).

Organisch gebundenes Hg, wie z.B. Methyl-Quecksilber, wird überwiegend über die Nahrung und dort hauptsächlich durch kontaminierten Fisch aufgenommen und zu 80% vom Darm resorbiert. Es wird zu 90% über den Darm ausgeschieden. Nur ein kleiner Teil (etwa 10%) wird in anorganisches Hg umgewandelt und dann über die Nieren ausgeschieden. Urin ist daher für die Analyse von organisch gebundenem Hg wenig geeignet. Besser scheint hierzu die Haaranalyse von Hg zu sein, da organisch gebundenes Hg teilweise in Haare eingebaut wird. Entsprechend nimmt die Hg-Konzentration in den Haaren mit der Anzahl der verspeisten Fischmahlzeiten zu (Herrmann, Schweinsberg, 1999).

Wirkungen des Quecksilbers, Klinische Symptome

Bereits in der Literatur des Altertums und des Mittelalters gibt es Berichte über die Giftwirkungen des Quecksilbers. So beobachtete der Arzt Georg Agricola im 15. Jahrhundert toxische Wirkungen bei den Arbeitern, die Quecksilber aus Erzen im Schmelzverfahren gewannen (Cura, 2005). Die Wirkungen sind also seit mindestens 500 Jahren dokumentiert, werden aber in der Diskussion über Zahnamalgam bis heute von Gutachtern und offiziellen Vertretern der Zahnärzte, des Gesundheitswesens und der Politik abgestritten.

Bei 1 bis 4% der Amalgamträger werden toxische Symptome nachgewiesen. Die neurotoxischen Symptome lassen sich in 2 Phasen gliedern:

1. Befindlichkeitsstörungen wie Antriebslosigkeit, Appetitmangel, depressiven Verstimmungen, Schlafstörungen, Angstzustände, Vergesslichkeit, häufige Kopfschmerzen, Konzentrationsstörungen, andauernde Müdigkeit, Sehstörungen (Mutter, 2008).
2. Motorische Symptome wie Sprach- und Wortfindungsstörungen, Ungeschicklichkeiten beim Schreiben, Intentionstremor.

Viele Amalgamträger berichten von allgemeiner Schwäche, chronischer Erschöpfung und Entzündungskrankheiten wie rheumatischen Erkrankungen oder chronischen Magen-Darm-Beschwerden (Gartung, 2011). Störungen der Funktionen des Magen-Darm-Traktes, der Drüsen, im Immunsystem und ZNS, sowie der Niere sind typisch für Amalgam-Belastungen (Alsen-Hinrichs, 2002). Personen mit Amalgamfüllungen zeigen Anzeichen einer glomerulären und tubulären Schädigung der Niere im Vergleich zu unbelasteten Personen. Auch in Tierversuchen wurden Nierenschäden durch Amalgamfüllungen nachgewiesen (Mutter et al., 2005).

Untersuchungen von Gehirn und Nieren von Verstorbenen auf Schädigungen in Abhängigkeit vom Quecksilbergehalt ergaben, dass die Schädigungen um so stärker ausgebildet waren, je höher der Quecksilbergehalt in den Organen war, und dieser hing wiederum von der Anzahl der Amalgamfüllungen in den Zähnen ab. Der Quecksilbergehalt in den Organen lag um das Drei- bis Neunfache höher bei den Verstorbenen mit Amalgamfüllungen im Vergleich zu den Personen ohne Amalgamfüllungen (Mutter, 2002; IPCS, 1991). Selbst eine von der Firma Degussa finanzierte Studie von Prof. Gustav Drasch hatte ergeben, dass die hohen Quecksilbermengen in Feten und Babys mit der Anzahl der Amalgamfüllungen der Mütter zusammenhingen, und dass es Bezüge zum „plötzlichen Kindstod“ der gestorbenen Babys gab (Drasch et al., 1994). Mit diesen Befunden ist ein klassisches Kriterium der Toxikologie für einen Kausalbeweis der Wirkungen erfüllt, nämlich das

Kriterium der dosisabhängigen Wirkungen. Warum dennoch deutsche Gerichte, insbesondere das Bundessozialgericht in Kassel mit seinem Urteil vom Oktober 1999, immer noch eine Schädlichkeit von Amalgam als „wissenschaftlich nicht eindeutig bewiesen“ halten, bleibt in diesem Zusammenhang unverständlich.

Wirkungsmechanismus des Quecksilbers (Hg)

Toxikologische Untersuchungen mit Zell- und Gewebskulturen haben gezeigt, dass Quecksilber bereits in sehr niedrigen Konzentrationen im Mikroskop sichtbare Schäden an Nervenzellen verursacht. So führte die Zugabe von anorganischem Quecksilber in einer Konzentration von 0,1 Mikromol pro Liter (µM) zu den Nervenzellen zur Degeneration der Nervenfasern (Axone) und zur Bildung von Neurofibrillen (Leong et al., 2001). Zugabe von 0,18 µM Hg bewirkte eine Sekretion von Beta-Amyloid, einen verstärkten oxidativen Stress und eine übermäßige Bindung von Phosphorsäure an das Tau-Protein („Hyperphorphorylierung“), wie dies auch bei der Alzheimer-Krankheit beobachtet wird (Olivieri et al., 2002). Damit ist bewiesen, dass Zellschäden bereits bei deutlich niedrigeren Quecksilber-Konzentrationen auftreten als diejenigen, die in den Organen wie Niere und Hirn bei Amalgamträgern nachgewiesen wurden. Damit wird ferner der Verdacht gestützt, dass Quecksilber in einem schleichenden Prozess in den Zellen des Gehirns und des Nervensystems neurodegenerative Erkrankungen fördert, wie unten noch genauer begründet wird.

Mit derartigen Befunden würde normalerweise ein Arznei- oder Nahrungsmittel sofort verboten oder erst gar nicht zugelassen. Hinzu kommt, dass die bei den Zelltests verwendeten Quecksilber-Konzentrationen sich nur auf das ionenförmige anorganische Hg^{++} beziehen, das von den Zellen nur in geringem Maße aufgenommen wird, während bei den Amalgamträgern das elementare ungeladene Hg° nahezu ungehindert die Blut-Hirn-Schranke durchdringen und in die Nervenzellen im Gehirn eindringen kann und dort erst zu Hg^{++} oxidiert wird. Somit sind in den Gehirnzellen der Amalgamträger weitaus höhere Quecksilber-Konzentrationen zu erwarten. Zudem wurde die Potenzierung der Giftwirkung des Quecksilbers durch die anderen Bestandteile des Zahnamalgams wie Silber, Zinn, Kupfer, Zink ignoriert. Dennoch relativieren die Autoren die oben zitierten Ergebnisse der Münchener Amalgamstudie mit der Bemerkung, sie seien nicht auf die Amalgamträger übertragbar (Mutter, 2008).

Ist das Quecksilber erst einmal in die Zellen eingedrungen und zu Hg^{++}-Ionen oxidiert, dann verbindet sich dieses ionisierte Quecksilber mit den Schwefel-Wasserstoff-(SH-)Gruppen verschiedener Proteine und anderer organischer Stoffe, wie z.B. Hormone, Neurotransmitter, Peptide und Enzyme. Dabei wird die biologische Funktion dieser Stoffe weitgehend ausgeschaltet. Enzyme werden in ihrer Raumstruktur (Tertiärstruktur) verändert und damit inaktiviert. Wird z.B. die SH-Gruppe des Coenzyms-A von Quecksilber belegt, dann wird der Zellstoffwechsel an 49 verschiedenen Stellen blockiert, und eine ganze Reihe von Synthesen im Zellstoffwechsel kommt zum Erliegen. Da viele Aminosäuren nicht mehr gebildet werden können, fehlen die Bausteine der Eiweiße bei deren Synthese, und es kommt zu einem Mangel an Enzymen. Dadurch wird auch der Energiestoffwechsel in den Mitochondrien weitgehend gehemmt, und dies je nach Menge des vorhandenen Quecksilbers in unterschiedlichem Ausmaß. Die Quecksilberionen binden sich außerdem an Eiweiße und werden als Eiweiß-Komplex in die verschiedenen Organe transportiert und abgelagert. Diese Eiweiß-Hg-Komplexe wirken auf das Immunsystem wie Fremdantigene und fördern dadurch Autoimmunreaktionen. Quecksilber bindet ferner an Ionenkanäle der Zellmembranen und hemmt dadurch den Calcium-, Natrium und Kalium-Transport durch die Zellmembran. Zellfunktionen und Zellstoffwechsel werden beeinträchtigt und die Vorgänge bei der Weiterleitung von Nervenerregungen werden gestört (siehe Übersicht bei Mutter, 2006, S. 35f.).

Hinzu kommt, dass Hg^{++}-Salze im Organismus biologisch methyliert werden, d.h. Methylgruppen ($-CH_3$) werden an das Quecksilberatom gebunden. Dabei entsteht Methyl-Quecksilber, das sich wegen seiner Fettlöslichkeit im Fettgewebe und damit auch im Gehirn ansammelt. Somit sind die akuten und chronischen Symptome des zentralen und peripheren Nervensystems (Tremor, Polyneuropathie, Lähmungen, mentale Ausfallserscheinungen) im Wesentlichen auf die Wirkungen des im Körper gebildeten Methyl-Quecksilbers zurückzuführen.

Organische Quecksilberverbindungen wie das Methyl-Quecksilber wirken außerdem im Organismus als Radikalbildner (Römpp, 1995), die einen Entzündungsmechanismus verstärken können, der bei einer hohen Chemikalienbelastung ohnehin durch die reaktionsfähigen Sauerstoffradikal-Verbindungen (ROS) ausgelöst wird. Hinzu kommen die Hemmwirkungen des Quecksilbers auf den Atmungsstoffwechsel in den Mitochondrien sowie die neurotoxischen Wirkungen des Methyl-Quecksilbers, die geeignet sind, die Krankheitsmechanismen bei Umweltkrankheiten wie Toxische Enzephalopatie, MCS und CFS zu verstärken.

Die **Wirkungen von Quecksilber auf das Immunsystem** sind vielfältig und auf den oben beschriebenen Funktionsverlust verschiedener biochemischer Systeme zurückzuführen (Dott et al., 2002; Müller, 2002):

- Induktion der Freisetzung von Zytokinen u.a. Wirkstoffen aus Mastzellen, dadurch bedingt eine Modulation von Typ I-Allergien und Auslösung von Pseudoallergien und chronischer Entzündung (Typ IV),
- Auslösung von Autoimmunkrankheiten in unterschiedlichen Organen (Griem, Gleichmann, 1995; Gleichmann, 1997; BMBWFT, 1995), möglicherweise abhängig von der individuellen genetischen Veranlagung, die sich in den Varianten der MHC-Gene (Gewebsverträglichkeitsgene) ausdrückt. Ferner Veränderung der Antigen-Verarbeitung im Golgi-Apparat und der Antigen-Präsentation an der Zelloberfläche von Makrophagen,
- Beschädigung der Membran dopaminerger D2-Rezeptoren der Basalganglien und daraus resultierendes sekundäres Parkinson-Syndrom,
- Systemische Typ IV-Überempfindlichkeitsreaktionen (Urtikaria, generalisierte Ekzeme),
- Bei Kindern kommt die Feersche Krankheit (Akrodynie, pink disease) vor. Sie ist das Ergebnis einer allergischen Reaktion gegenüber Quecksilber, mit neurologisch-psychischen und dermatologischen Symptomen, die auch bei nur gering erhöhtem Hg-Gehalt im Urin (<50 µg/l) auftreten.

Ferner sind negative Wirkungen von Quecksilber auf die **kindliche Entwicklung** festzustellen, nämlich Entwicklungsstörungen verschiedener Organe, besonders aber des Gehirns. Folglich kommt es zu geistiger und motorischer Retardierung bereits ab Konzentrationen von 10 – 20 Mikrogramm Hg pro Gramm (µg/g) im Haar und 50 µg Hg/l Blut. Möglicherweise kommt Quecksilber auch als Ursache für Autismus in Frage. Eine Quecksilberbelastung der Mütter während der Schwangerschaft gilt als Risikofaktor: Wenn die Hg-Konzentration im Haar der Mutter 10 µg/g überschreitet, ist die Häufigkeit von Entwicklungsstörungen erhöht (Grandjean et al., 1997). Methylquecksilber kann beim Menschen ebenfalls Entwicklungsschäden beim Embryo verursachen (Dott et al., 2002, S. 169f.).

Die hier beschriebenen toxischen Wirkungen des Quecksilbers stehen offenbar in Zusammenhang mit der Auslösung der **Alzheimer-Demenz**, einer chronisch entzündlichen neurodegenerativen Krankheit, die für den Menschen im Alter wegen der rasanten Zunahme der Fälle in den Industrieländern immer mehr Bedeutung erlangt (Mutter, 2002; Curth, 2009). Über die Bedeutung und die Wirkungsmechanismen des Quecksilbers im Gehirn, die zur Auslösung der Alzheimer-Demenz führen, wird im Kapitel 2.4., „Die Alzheimer Krankheit", genauer eingegangen.

Genetische Veranlagung für eine Quecksilber-Empfindlichkeit

Nicht alle Menschen sind in gleicher Weise von einer Quecksilber-Vergiftung betroffen. Manche Amalgam-Träger zeigen starke Symptome, andere dagegen überhaupt keine. Es gibt nämlich eine genetisch bedingte Empfindlichkeit (Suszeptibiltät) für Quecksilber. Die Ausprägung bestimmter genetischer Polymorphismen legt fest, ob bestimmte Entgiftungs-Enzyme gebildet werden oder nicht. Wissenschaftler haben herausgefunden, dass bestimmte Genvarianten für das **Apolipoprotein E** (Apo E), wie z.B. „Apo E4", Indikatoren für eine Empfindlichkeit der betroffenen Personen gegenüber neurotoxischen Wirkungen durch Schwermetalle wie Blei und Quecksilber darstellen. So hat das Genprodukt von Apo E4 eine geringere Bindungsfähigkeit für Schwermetalle (Mutter et al., 2007). Bestimmte Varianten des Apolipoproteins E, nämlich Apo-E2 und Apo-E3, können wegen zusätzlicher Cystein-Reste im Proteinmolekül Schwermetalle wie Quecksilber und Blei in Nervenzellen und im Liquor fest binden und entgiften, während andere Apolipoproteine wie Apo-E4 dies nicht können. Personen mit dem genetischen Apo-E4-Polymorphismus haben ein erhöhtes Risiko, die Alzheimer-Krankheit schon in jüngeren Jahren zu entwickeln (Strittmatter, 1996; Mutter et al., 2005). Wenn eine Quecksilber-Belastung durch Zahnamalgam mit deutlichen Symptomen von dadurch bedingten allgemeinen Beschwerden vorliegen, dann haben die betroffenen Personen signifikant häufiger die Erbanlagen (Allele) für die Apo-E4-Variante des Apolipoproteins E (Godfrey et al., 2003). Damit ist hinreichend der Zusammenhang zwischen bestimmten genetischen Polymorphismen für die Entgiftungsenzyme, dem Vorliegen von Quecksilberbelastungen durch Zahnmalgam und den dadurch bedingten gesundheitlichen Beeinträchtigungen bis hin zur Alzheimer-Demenz belegt. Außerdem ist die Genvariante „apo-E-ε" (apo-E-epsilon) für das Apolipoprotein E ein wichtiger Risikofaktor für neurodegenerative Krankheiten, insbesondere die Alzheimer-Krankheit (Godfrey et al., 2003). In Kapitel 2.4.6. werden weitere Beispiele für genetische Polymorphismen genannt, die sowohl bei der Alzheimer-Krankheit häufiger vorkommen, als auch bestimmte weniger effektive Varianten des Entgiftungssystems für Quecksilber und andere Schwermetalle darstellen.

1.2. Blei

Die Bedeutung des Bleis als Umweltgift ist seit einigen Jahren geringer geworden, seitdem es als Zusatz zu Kraftstoffen verboten ist. Dennoch sind die durch Blei ausgelösten toxischen Wirkungen im Zentralnervensytem immer noch Gegenstand der toxikologischen Forschung, weil sie typisch sind für die Wirkungen der Schwermetalle - obwohl Blei als Element der 4. Hauptgruppe des Periodensystems eigentlich kein „Schwermetall" im eigentlichen Sinne ist.

Als Symptome einer akuten Bleivergiftung werden Lethargie, Kopfschmerzen, Müdigkeit und Erschöpfungsgefühl, erhöhte Reizbarkeit, geistige Verwirrung, Gangunsicherheit (Ataxie), verminderter Tastsinn und „Taubheit" der Gliedmaßen, allgemeine Verminderung sensorischer Wahrnehmungen und verminderte motorische Funktionen beobachtet. Kinder sind besonders empfindlich. Bei ihnen werden die noch ablaufenden Vorgänge der Gehirnentwicklung gestört, sodass im späteren Leben niedrigere Intelligenzquotienten nachgewiesen werden können. Chronische Bleibelastungen mit niedrigen Konzentrationen verursachen eine typische toxische Enzephalopathie (Eicher und Avery, 2005; siehe Kap. 2.1.).

Blei löst (in der Form des oxidierten Pb^{++}-Ions) im Gehirn ähnlich wie Quecksilber und andere Schwermetalle Entzündungs- und Degenerationsvorgänge im Nervensystem aus, wie sie auch bei den neurodegenerativen Krankheiten wie die Alzheimer- und Parkinson-Krankheit festgestelt wurden (Kasten-Jolly und Lawrence, 2011). Es hat – wie andere Schwermetalle auch - eine starke Bindungsfähigkeit zu den Schwefelwasserstoff-gruppen (SH-Gruppen) in den Proteinen und verändert dadurch deren Raumstruktur so stark, dass ein Funktionsverlust auftritt. Dieser Funktionsverlust äußert sich in verschiedenen toxischen Wirkungen auf Zellen, Organe und Organismen. Gut dokumentiert sind die hemmenden Wirkungen auf die Biosynthese des Hämoglobins und auf die Bildung der roten Blutzellen sowie die neurotoxischen Wirkungen im Gehirn und auf das periphere Nervensystem. In Tierversuchen wurde nachgewiesen, dass zum Abbau der Myelinschicht der Nervenfasern und zur anschließenden Degeneration der Nervenfasern in den Extremitäten führt, was dem Krankheitsbild der peripheren Polyneuropathie entspricht (Windebank und Dyk, 1984).

Die toxischen Wirkungen des Bleis, die zu kognitiven und sensomotorischen Funktionsstörungen des Gehirns führen, beginnen beim Menschen bei Bleikonzentrationen im Blut ab etwa 40µg/dl (Winneke, 2009). Diese Störungen sind mit komplexen Veränderungen von physiologischen und biochemischen Vorgängen im Gehirn verbunden. Blei potenziert bei Versuchstieren die Bildung von entzündungsauslösenden Zytokinen im Gehirn und verstärkt die durch Glutamat verursachte Zunahme der Durchlässigkeit der Blut-Hirn-Schranke (Dyatlov et al., 1998). Erhöhte Bleikonzentrationen löste bei Ratten eine Aktivierung und Proliferation von Astrozyten und Gliazellen im Gehirn aus, was mit erhöhten Konzentrationen des sauren fibrillären Gliazell-Proteins GFAP, des Hirnschranken-Proteins S100β und des Zytokins Interleukin-6 (IL-6) im Vorderhirn verbunden war. Die chronische Gliazell-

Aktivierung zeigte Merkmale von Entzündungs- und Degenerationsvorgängen im Gehirn, wie sie bei neurodegenerativen Krankheiten zu beobachten sind (Struzynska et al., 2007). Die Gene für entzündungsauslösende Zytokine werden aktiviert, und die Produktion von Sauerstoffradikalen nimmt stark zu als Folge von Hemmwirkungen des Bleis auf die Atmungsenzymkomplexe der Mitochondrien. Ferner löst Blei schädigende Signalwege in den Gliazellen aus. Diese führen zur Aktivierung so genannter „Stress-Kinasen“, darunter die Mitogen-aktivierte Proteinkinase (MAPK), und damit letztlich zu degenerativen Vorgängen, die mit dem Zelltod der benachbarten Nervenzellen enden (Kasten-Jolly und Lawrence, 2011).

Ferner wurde auch ein Funktionsverlust des Chaperon-Proteins GRP78 bei Menschen mit Blei-Belastung festgestellt, der dafür verantwortlich ist, dass pathogene Proteine wie das Beta-Amyloid ungehindert zu unlöslichen Fasern aggregieren und dadurch weitere Degenerationsprozesse auslösen können. Blei bindet an das GRP78-Protein und hemmt dadurch seine Chaperon-Funktion (White et al., 2007). Chaperone sind nämlich dazu notwendig, um bei Proteinen eine korrekte Faltung in der Raumstruktur herzustellen. Fehlt diese Funktion, dann kommt es zu pathologischen Strukturveränderungen und zur Neurodegeneration.

1.3. Wirkungen anderer Metalle

Ähnliche Reaktionen und Wirkungen, wie sie hier bei Blei beschrieben sind, kommen auch bei anderen neurotoxischen Metallen vor, wie Aluminium, Kupfer, Mangan, Cadmium. Zu den typischen Wirkungen mit chronischen Folgen gehört die Blockade der Mitochondrienfunktion, nämlich die Hemmung der Atmungsketten-Phosphorylierung, mit der Folge einer Anreicherung von Sauerstoff-Radikalen und eines ATP-Mangels. Damit kommen die energieverbrachenden Funktionen der Nervenzellen zum Erliegen, der Ionen- und Stofftransport durch die Membranen und die Nervenfasern wird gestört, die Erregungsleitung und -Übertragung an den Synapsen verlangsamen sich oder fallen völlig aus. Schwermetalle binden an die SH-Gruppen vieler Proteine, darunter auch Enzymkomplexe der Atmungskette, und hemmen damit deren Funktion (Goyer und Clarkson, 2001). Das aus den geschädigten Mitochondrien freigesetzte Cytochrom C ist an der Aktivierung der zum programmierten Zelltod (Apoptose) führenden Signalwege beteiligt (siehe Kap. 2.2.9.2, Todd et al., 2011; Garrido et al., 2011). Diese Mechanismen äußern sich in der nach Schwermetall-Vergiftungen häufig beobachteten Degeneration der Axonen (ableitenden Nervenfasern) und Myelin-Scheiden von sensorischen und motorischen Nerven, was zur peripheren sensomotorischen Polyneuropathie führt (Grogan und Katz, 2005).

Die genannten Schwermetalle aktivieren in ihrer Ionenform die gleichen Gene für Stress-Mechanismen und Entzündungs-Zytokine wie oben bei Blei beschrieben. Eine hohe Aluminium-Belastung führt in menschlichen Nervenzellkulturen zu ähnlichen Gen-Aktivierungsmustern, wie sie bei Patienten mit der Alzheimer-Krankheit gefunden wurden. Darunter sind viele Gene, die Funktionen bei bei Entzündungsvorgängen und beim programmierten Zelltod (Apoptose) haben, wie Gene für den Induktionsfaktor NF-κB, für mehrere Zytokine der Entzündungsreaktion, und für das Beta-Amyloid-Precursor-Protein, aus dem das bei der Alzheimer-Krankheit schädigend wirkende Beta-Amyloid-Protein gebildet wird (Lukiw et al.,

2005). Die schon lange bestehende Vermutung, dass eine Belastung mit Aluminium zu den Ursachen der Alzheimer-Krankheit gehört, scheint sich damit zu bestätigen.

Die neueren Forschungsergebnisse zu den toxischen Wirkungen der Schwermetalle deuten darauf hin, dass die neurodegenerativen Vorgänge, die dadurch ausgelöst werden, auf epigenetische Wirkungen zurückzuführen sind, das sind Wirkungen, die zur Inaktivierung von Proteinen führen, die Genaktivitäten hemmen. Die Folge sind Gen-Aktivierungen. So wurde beispielsweise gezeigt, dass Blei, Zink, Cadmium und Quecksilber Komplexe mit Proteinen bilden, die dann an doppelsträngige DNA binden. Dadurch wurde die Bindung von Induktionsfaktoren an die DNA gehemmt, sodass die normalen epigenetischen Mechanismen zur Regulation der Genaktivität nicht mehr funktionierten (Razmiafshari und Zaiwa, 2000). Grundsätzlich geht man heute davon aus, dass Schwermetalle die Aktivität von DNA-bindenden Proteinen verändern und dadurch die Genfunktionen pathologisch beeinflussen können. Dies kann schwerwiegende Auswirkungen insbesondere auf die vorgeburtlichen Entwicklungsvorgänge haben, sodass die häufig beobachteten Entwicklungsstörungen bei kognitiven Hirnfunktionen darauf zurückgeführt werden können (Kasten-Jolly und Lawrence, 2011).

1.4. Organische Zinnverbindungen

Organische Zinnverbindungen spielen als Umweltchemikalien eine besondere Rolle: Sie werden u.a. zur „Textilveredelung" und als Biozide bei Schiffsanstrichen verwendet. Ein Zusammenhang zwischen den Wirkungen von Organo-Zinnverbindungen im Gehirn und neurodegenerativen Prozessen ist wahrscheinlich.

Verbreitet war und ist auch heute noch die Verwendung der Organozinnverbindungen als „Textilveredelung" in Sport-Textilien, in denen sie als „antibakterieller Schutz gegen Schweißgeruch" dienen. Nach Greenpeace-Angaben fanden sich in Anfang Februar 2000 gekauften Sporttrikots von fast allen maßgeblichen Sportartikelfirmen bis zu 10300 µg/kg Organozinn-Verbindungen, darunter Mischungen aus Monobutylzinn (MBT), Dibutylzinn (DBT), Tributylzinn (TBT), Tetrabutylzinn (TTBT), Monooctylzinn (MOT) und Dioctylzinn (DOT) in den PVC-Aufdrucken der Trikots. Nach Angaben der Zeitschrift „Öko-Test" enthalten auch die Schutzwesten der hessischen Polizei TBT neben den üblichen krebserregenden Weichmachern für PVC (dpa-Meldung 1.8.00).

Toxische Wirkungen

Organische Zinnverbindungen vereinen zwei fatale Eigenschaften, die besonders im Nervensystem eine hohe Toxizität verursachen: Sie sind fettlöslich, durchdringen also relativ leicht die Blut-Hirn-Schranke, und sie greifen wie Blei hemmend in den Atmungsstoffwechsel der Mitochondrien ein (näheres siehe Schäfer et al., 2003). Je mehr Kohlenwasserstoffreste an ein Zinnatom gebunden sind, desto toxischer sind die Zinn-Verbindungen. Die Toxizität nimmt also in der Reihenfolge Monoalkyl-Zinn, Dialkyl-Zinn, Trialkyl-Zinn zu. Vorherrschend sind neurotoxische Schäden. Triphenyl-, Trimethyl- und Tributylzinn können bereits nach Hautkontakt schwere Vergiftungen hervorrufen (Schäfer et al, 2003).

Die **Symptome** einer Vergiftung durch organische Zinnverbindungen äußern sich in Hyperaktivität, Schlaflosigkeit, Appetitlosigkeit, und im weiteren Verlauf in mentaler Konfusion und generalisierten Krämpfen – Symptome, die auch im fortgeschrittenen Stadium der Alzheimer-Demenz beobachtet werden. Trimethyl-Zinn kann den programmierten Zelltod von Nervenzellen (Apoptose) im Gehirn auslösen. Triethyl-Zinn verursacht in höheren Konzentrationen Ödeme im Gehirn und Rückenmark von Versuchstieren und beim Menschen, wie sich bei einer Massenvergiftung durch das Antisepticum „Stalinon" in Frankreich (1954) zeigte, bei der mehr als 100 Patienten starben (zit. nach Schäfer et al., 2003).

Tributylzinn (TBT) gehört zu den gefährlichsten und giftigsten Stoffen, die jemals vom Menschen künstlich hergestellt und in die Umwelt verbreitet wurden, so die WHO und Greenpeace in einer Presseerklärung (GP-Magazin 4, 2000, 50). Es wirkt als starkes Zellgift, ist schwer abbaubar und sowohl akut als auch chronisch toxisch (GDCh, 2003). Tierversuche haben folgende Wirkungen (in Stichworten) ergeben: Leber- und Gallengangsschäden bereits bei niedrigen Konzentrationen (um 50 ppm) im Tierfutter, Störungen und Schäden im Immunsystem, akute und chronische Entzündungen der Bauchspeicheldrüse, krebserregende und teratogene (entwicklungsschädigende) Wirkungen, hormonartige Wirkungen auf Geschlechtsfunktionen und sekundäre Geschlechtsmerkmale.

Ökotoxikologie: Organozinnverbindungen werden für massenhaftes Sterben von Meeresorganismen (Muscheln, Krebsen, Fischen und anderen) verantwortlich gemacht. Hintergrund: Bis 2003, dem Verbot der Organozinnverbindungen durch die Bundesregierung, waren diese Stoffe als Schiffsanstriche zur Abwehr von Bewuchs durch Meeresorganismen an den Schiffsrümpfen gebräuchlich.

Die **neurotoxische Wirkungen** der Organozinn-Verbindungen äußern sich in Entzündungsmechanismen und in der Auslösung von degenerativen Prozessen im Gehirn: **Trimethyl-Zinn** löst sowohl in Zellkulturen mit Gliazellen (Harry et al., 2002), als auch in Versuchstieren im Gehirn, und dort besonders im Hippocampus, degenerative Prozesse aus, bei denen eine Ausschüttung verschiedener entzündlicher Zytokine, darunter die Interleukine IL-1α, IL-6 und der Tumor-Nekrose-Faktor α (TNF-α) beteiligt sind. Bekanntlich sind diese Zytokine auch im Blut von MCS-Patienten erhöht (Prang et al., 2003). Folge davon sind Entzündungen und Degeneration von Nervenzellen, und dies bevorzugt in einer Hirnregion (Hippocampus), die für Lernen und Gedächtnis von besonderer Bedeutung ist (Haga et al., 2002; Shintani et al., 2007).

Im peripheren Nervensystem bewirken organische Zinnverbindungen, vor allem Trimethylzinn, zunächst einen Abbau der Myelinschicht, der Hülle um die leitenden Nervenfasern (Axonen), und anschließend eine Zerstörung der Axonen von peripheren sensorischen und motorischen Nerven. Die Folge ist der Verlust der Wahrnehmung von Reizen an den äußeren Gleidmaßen sowie eine Lähmung von Bewegungsmuskeln (McDonald und Windebank, 2009; Krigman und Silverman, 1984), sodass das Krankheitbild der **peripheren Polyneuropathie** (siehe Kapitel 2.1.3.) voll ausgeprägt ist.

Die degenerativen Prozesse stehen auch in Zusammenhang mit einer Hemmwirkung organischer Zinnverbindungen auf den Atmungsstoffwechsel der Mitochondrien in den Nervenzellen und in den Zellen der Blut-Hirn-Schranke (Schäfer et al., 2003). Tatsächlich wurden auch bei Patienten mit Multipler Chemikalien-Sensitivität (MCS)

Schäden an der Blut-Hirn-Schranke nachgewiesen, mit der Folge einer verstärkten Durchlässigkeit sowohl für Chemikalien als auch für Zytokine der Entzündungsreaktionen, die somit direkten Zugang zum Gehirn erhalten. Diese Entzündungsvorgänge lösen Signalketten aus, bei denen u.a. Peroxynitrit gebildet wird, das auf die Membranen der Blut-Hirn-Schranke schädigend wirkt. Folge davon ist, dass das Hirnschrankenprotein S100 vermehrt freigesetzt wird und im Blut diagnostisch nachgewiesen werden kann (Kuklinski et al., 2003). Es wird deutlich, dass die organischen Zinnverbindungen sowie auch einige andere Fremdchemikaliien die Blut-Hirnschranke (BHS) schädigen können: entweder indirekt über die Auslösung von Entzündungsprozessen im Immunsystem und die anschließende pathogene Wirkung von Zytokinen an den Zellen der BHS, oder auch durch direkte Schädigung oder Auslösung von Degenerationsvorgängen in den Zellen der BHS. Als Folge davon sind die Zellen des Gehirns ungeschützt gegenüber dem Zutritt weiterer Chemikalien – ein weiteres Beispiel dafür, dass Schadwirkungen von Chemikalien weitere Schadwirkungen fördern und somit den Krankheitsprozess verstärken können.

1.5. Ethanol

Ethanol ist der organische Stoff mit neurotoxischen Wirkungen, der in der Bevölkerung verbreitet als „Alkohol" wegen seiner als positiv empfundenen psychischen Wirkungen konsumiert wird. Die akuten Symptome sind bekannt: je nach konsumierter Menge treten Euphorie, Gleichgewichtsstörungen, Doppelsichtigkeit (Diplopie), kognitive Schwäche, mangelnde Reaktionsfähigkeit z.B. im Autoverkehr, verzögerte Informationsverarbeitung, Sprachstörungen, Schwindel, Verhaltensstörungen bis hin zu unkontrollierten Gefühls- und Aggressionsausbrüchen auf. Die Symptome gelten in der Neurologie als Anzeichen einer akuten Enzephalopathie, also einer zunächst reversiblen Funktionsstörung des Gehirns.

Der biochemisch-physiologische Mechanismus der Ethanol-Wirkungen im Gehirn ist vielfältig. Wesentlich ist eine unspezifische Bindung des Alkohols an mehrere Neurotransmitter und die zugehörigen Rezeptoren. Beispielsweise kommt es zur Aktivierung der GABA-A-Rezeptor-Funktion und gleichzeitig zur Hemmung der NMDA-Rezeptor-Funktion (Eicher und Avery, 2005). GABA-Rezeptoren sind hemmende Rezeptoren, d.h. sie erhöhen die Erregungsschwelle von Nervenzellen und können daher Nerven vor Übererregung schützen. Andererseits vermindern sie die Informationsübertragung und damit auch viele kognitive Funktionen im Gehirn. NMDA-Rezeptoren binden den erregenden Transmitter Glutamat und verstärken daher viele kognitive Funktionen des Gehirns z.B. bei Lernvorgängen. Ethanol führt also zur Verminderung vieler Funktionen des Zentralnervensytems. Näheres zur Bedeutung des NMDA-Rezeptors siehe die Kapitel 2.4.3.3. und 2.8.5.

Ethanol verstärkt außerdem die Toxizität vieler anderer Lösungsmittel-Stoffe, indem es mit hoher Affinität an die Alkohol-Dehydrogenase (ADH) und das Enzym CYP2E1 bindet und so deren Entgiftungsfunktion hemmt.

Chronischer Alkohol-Konsum verursacht langfristige kognitive und Gedächtnis-Defizite bis hin zur Alkohol-Demenz. Dann treten Symptome wie Störungen bei der Informationsverarbeitung im Arbeitsgedächtnis, Wahrnehmungsstörungen, Bild-Illusionen, und sensorische Halluzinationen auf. Diese Störungen im sensorischen

System des Gehirns treten getrennt von den kognitiven Fehlfunktionen auf. Die anfänglich wiederholt auftretenden und wieder verschwindenden Störungen können zu einer irreversibel ausgeprägten Psychose fortschreiten. Dabei wirkt Alkohol direkt schädigend auf Nervenzellen und führt zu Nervendegeneration im basalen Vorderhirn und Hippocampus. Bildgebende Verfahren haben auch Schäden in den frontalen Großhirnbereichen und im Kleinhirn gezeigt. Die Atrophie in bestimmten Kleinhirn-Bereichen ist korreliert mit Störungen der Bewegungskoordination (Ataxie) von Rumpf und Gliedmaßen (Eicher und Avery, 2005). .

1.6. Neurotoxische Drogenwirkungen

Abb.1: Darstellung toxischer Drogenwirkungen
durch einen Graffiti-Künstler in Berlin-Lichtenberg, (Colbestr., Juni 2009).
Nach häufig wiederholter Drogeneinnahme treten die toxischen „Nebenwirkungen" der Drogen-Inhaltsstoffe in den Vordergrund. Sie sind häufig begleitet von psychischer und sozialer Verwahrlosung.

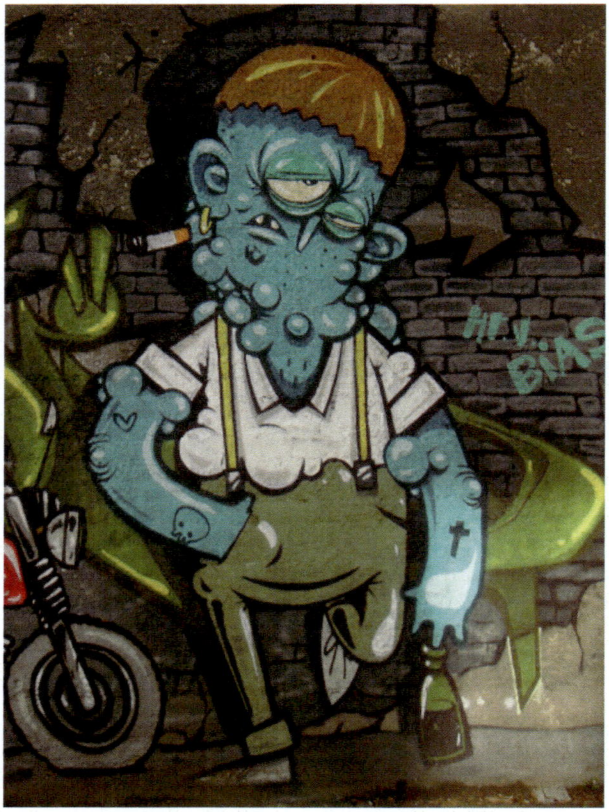

Drogen werden in zunehmendem Maße in den Industrieländern konsumiert mit dem Ziel, Missempfindungen und negative Stimmungslagen „aufzuhellen" oder die Leistungsfähigkeit im Berufs- und Privatleben aufrecht zu erhalten oder zu steigern. In der Regel handelt es sich um Wirkstoffe, die in Signalübertragungsmechanismen des

Gehirns eingreifen. Die meisten Drogenwirkstoffe fördern direkt oder indirekt die Ausschüttung von Neurotransmittern wie Serotonin, Dopamin oder die Endorphine, die in den Hirnzentren des so genannten „Belohnungssystems" positive Gefühle erzeugen. Sie sollen für die betroffenen Konsumenten eine „Belohnungssituation" mit entsprechenden positiven Gefühlen herstellen, mit der eine als negativ oder unerträglich empfundene Lebenssituation oder andauernde depressive Stimmungen, häufig hervorgerufen durch soziale Dauerkonflikte, bewältigt werden sollen. Da Drogen lediglich Gefühle und Befindlichkeit beeinflussen, die Ursachenfaktoren für die negativen Gefühle jedoch nicht beseitigt werden, entsteht ein Automatismus des Verhaltens, bei dem der innere Zwang zur Drogeneinnahme sich stetig verstärkt (psychische Abhängigkeit), sodass die Drogeneinnahme immer häufiger und in zunehmender Dosierung erfolgt. Auf die **psychische Abhängigkeit** folgt häufig – abhängig von der Art der Drogenstoffe – eine **physiologische Abhängigkeit**, die durch körperliche **Entzugssymptome** nach Absetzen des Drogenkonsums gekennzeichnet ist, darunter vor allem Angstgefühle, verstärkte Depressionen und Schlafstörungen. Bei häufig wiederholter Drogeneinnahme nehmen die gewünschten stimmungsaufhellenden Wirkungen immer mehr ab, und die toxischen Langzeitwirkungen treten in den Vordergrund. Hauptsächlich betroffen ist das Gehirn als Wirkort der Drogen-Inhaltsstoffe.

Zu den Nebenwirkungen von Drogen allgemein gehört die Beeinflussung und Beeinträchtigung kognitiver Funktionen des Gehirns. Bei kurzzeitiger Einnahme ist diese Wirkung in der Regel dosisabhängig, bei chronischem Missbrauch vieler Suchtmittel entstehen **neurotoxische Enzephalopathien** (siehe Kapitel 2.1.) und eine psychische und physiologische Abhängigkeit (Ullsperger und Müller, 2009), wobei eine Dosisabhängigkeit nicht mehr so deutlich erkennbar ist.

Wirkungsmechanismen von Drogen

Die Drogenwirkstoffe sind auf Wirkungen im Gehirn spezialisiert, und dies gilt sowohl für die erwünschten Wirkungen als auch die unerwünschten Nebenwirkungen. So stimulieren **Amphetamine** die Freisetzung von Monoamin-Transmittern (Serotonin, Dopamin, Noradrenalin) aus den Vesikeln der präsynaptischen Nervenendigungen und wirken gleichzeitig als Monoamin-Oxidase-Hemmstoffe (MAO-Hemmer), hemmen also den Abbau dieser Transmitter, und dies vorwiegend in Bereichen des Stammhirns und des Limbischen Systems, in denen Gedächtnisinhalte mit Gefühlen verknüpft werden. **Kokain** hemmt die Wiederaufnahme der gleichen Monoamin-Transmitter aus dem synaptischen Spalt in die präsynaptischen Nervenendigungen, sodass die Konzentration dieser Transmitter im synaptischen Spalt erhöht wird. Die Wirkmechanismen beider Drogen führen somit zu ähnlichen Ergebnissen, nämlich einer verstärkten „Belohnungs-Wirkung" der genannten Monoamin-Transmitter in den Zentren des Hirnstamms und des Limbischen Systems. **LSD (Lysergsäure-Diäthylamid)** wirkt agonistisch (aktivierend) an Serotonin-(5HT)-Rezeptoren in bestimmten Hirnbereichen, überwiegend im oberen Hirnstamm, die ebenfalls mit dem Limbischen System in Verbindung stehen. **Opiate** wirken aktivierend an Opiat- oder Endorphin-Rezeptoren in Bereichen des Rückenmarks, des Stammhirns und dort speziell im Thalamus und Hypothalamus sowie im Limbischen System und lösen dabei euphorische Gefühle bei gleichzeitiger Beruhigung

(Sedierung) aus. Die **Cannabis-Wirkstoffe**, darunter das **Tetrahydro-Cannabinol** (THC), aktivieren eine eigene Gruppe von Rezeptoren vorwiegend in der Großhirnrinde, die **Cannabinoid-Rezeptoren** (CB1 und CB2). Die dadurch aktivierten Nervenzellen stehen mit vielen anderen Nervenzellen in Verbindung, die verschiedene Transmitter wie Acetylcholin, Noradrenalin, Dopamin, Serotonin und Glutamat freisetzen und so das Gefühlsleben und das Bewusstsein beeinflussen. Das **Nikotin** des Zigarettenrauchs hat ebenfalls stimulierende Wirkungen an nicotinischen Acetylcholin-Rezeptoren in vegetativen Zentren des Hirnstamms und der Medulla oblongata (verlängertes Rückenmark) sowie in den Ganglien des Sympathicus und Parasympathicus, die bei höheren Konzentrationen in hemmende Wirkungen umschlagen und wegen der andauernden Membran-Depolarisierung zur Rezeptorblockade führen. Als Folge der stimulierenden Wirkung des Nikotins werden in verschiedenen Hirnbereichen Neurotransmitter freigesetzt, darunter Dopamin, Adrenalin, Noradrenalin, Acetylcholin, Serotonin und Beta-Endorphin, die in ihrer Summe die Leistungsfähigkeit und den Wachzustand des Gehirns vorübergehend steigern, Gedächtnis, Wahrnehmung und Aufmerksamkeit fördern und positive Gefühle erzeugen. Gleichzeitig werden Blutdruck und Herzfrequenz erhöht, während diese bei hohen und dauernd einwirkenden Nikotindosen wieder abnehmen. Das Risiko einer Abhängigkeit ist bei Nicotin sehr hoch.

Genauere Informationen zu den Dogenwirkungen und deren Mechanismen finden sich in Lehrbüchern der Pharmakologie und Toxikologie, wie z.B. Marquardt und Schäfer (2003).

Nebenwirkungen und toxische Wirkungen von Drogenwirkstoffen

Die vielfältigen Nebenwirkungen der Drogensubstanzen sind im Anfangsstadium des Drogenkonsums meist kaum zu spüren, verstärken sich aber im Laufe der Zeit mit der stetig gesteigerten Drogendosis, die als Folge der psychischen und physiologischen Abhängigkeit eingenommen wird. Die Nebenwirkungen treten besonders dann hervor, wenn die primären als positiv empfundenen Wirkungen nach häufigem Konsum immer mehr nachlassen und die vormals vorhandenen Missempfindungen und negativen Stimmungslagen erneut und oft verstärkt auftreten, sodass der Wunsch nach erneutem Drogenkonsum mit jeder Wiederholung der Stoffaufnahme verstärkt wird (psychische Abhängigkeit). Das gilt selbst für Alltagsdrogen wie Nikotin und Alkohol.

Der Kontrollverlust bezüglich der Zeit und der Menge des Drogenkonsums führt zum schädlichen Dauergebrauch der Drogen, der schließlich deutlich spürbare toxische Wirkungen verursacht, häufig gekennzeichnet durch Symptome wie Halluzinationen, Wahnvorstellungen, Wahrnehmungsveränderungen, Affektstörungen, psychomotorische Störungen, Gedächtnisstörungen, und schließlich Persönlichkeitsveränderungen, Demenz, Delirium und Bewusstlosigkeit (Klingelhöfer, Rentrop, 2003). Dabei sind psychische, neurologische und allgemein-toxische Symptome zu unterscheiden. Die psychischen Symptome treten zuerst auf und sind am äußerlich veränderten Verhalten zu erkennen. Im weiteren Verlauf des chronischen Drogenkonsums sind schädliche Wirkungen sowohl durch andauernde psychische Veränderungen und Leistungsdefizite als auch mit diagnostischen Verfahren feststellbar. Dabei überwiegen die Folgen chronisch-degenerativer Hirnschädigungen (Tabelle 1).

Tabelle 1: Primär- und Sekundärsymptome verschiedener Drogenwirkstoffe

Drogenwirkstoff oder -Wirkstoffklasse	Primärwirkung	Psycho- und neurotoxische Sekundärwirkungen	Langzeitige Folgewirkungen (bei chronischem Konsum)
Cannabis, Tetrahydro-Cannabinol (THC)	Verstärkung von Sinneseindrücken und Empfindungen, Änderung des Zeitgefühls, gesteigertes Wohlbefinden, leichte Euphorie, Entspannung, Angstlösung, Schmerzhemmung	Halluzinationen, Lachanfälle, Angstgefühle, Schwindel, Wahrnehmungsstörungen, Wahnvorstellungen, Paranoia, Müdigkeit,	Gedächtnis-, Konzentrationsstörungen, Motivationsdefizite, Antriebsverlust, Erschöpfung, Trägheit, erhöhtes Schizophrenie-Risiko, psychotische Anfälle, Hirnschäden und Hirnschrumpfung, besonders beim Mandelkern
Methamphetamin, Para-methoxy-Amphetamin (PMA) und andere, („Ecstacy"), Sympathomimetica, ähnlich auch Kokain	Aufputschend, physische Leistungssteigerung, erhöhte Wachheit, Hemmung von Durst- und Hungergefühl, Enthemmung, Selbstüberschätzung.	Schlaflosigkeit, Angstgefühle, Depressionen, Sprachstörungen, Halluzinationen, Wahnvorstellungen, Psychosen, Blutdruck- u. Puls-Erhöhung, bei hohen Dosen: Krampfanfälle, Atemlähmung, Nierenversagen	Erschöpfung, Schlafstörungen, Abmagerung, Bluthochdruck, paranoid-halluzinatorische Störung, Lern- und Gedächtnisstörungen, Intelligenzverlust, Psychosen, Demenz, Degeneration von Serotonin- und Dopamin-Nerven in Hippocampus und limbischem System, Schlaganfallrisiko erhöht, Herzmuskel-Schäden
LSD, Lysergsäure-Diethylamid	Halluzinogen, erzeugt farbige Fantasiebilder, erhöhte Sinneswahrnehmung, Reizüberflutung, verstärkt Serotonin-abhängige Erregungen in Hirnzentren des Limbischen Systems	Verlust der Kontrolle über Körper und Denken, gestörtes Raum-Zeit-Gefühl, Konzentrations-, Aufmerksamkeits-Störungen, Gleichgewichtsstörungen, Panik, Wahn,	mäßige psychische Abhängigkeit, kaum physiologische Abhängigkeit, Halluzinationen, Realitätsverlust
Heroin und andere Morphine	Euphorie, Schmerzunempfindlichkeit, Sedierung,	Blutunterdruck, verminderte Herzfrequenz (Bradycardie),	schwerste Entzugserscheinungen, zerebrale Krampfanfälle, Schlafstörungen,

	Enthemmung, Selbstüberschätzung	Müdigkeit, Apathie, Übelkeit, Schwindel, verlängerte Reaktionszeit	Atmungshemmung, Depressionen, Stimmungsschwankungen, Antriebshemmung, optische Halluzinationen, Persönlichkeitsveränderung
Nikotin	Erhöhung der Leistungsfähigkeit des Gehirns, Förderung von Gedächtnis, Wahrnehmung und Aufmerksamkeit, positive Gefühle, Hemmung von Angst, Stress, Schmerz	Bluthochdruck, Herzfrequenz-Erhöhung, Erregungszustand, Nervosität, Schlafstörungen	Psychische und physiologische Abhängigkeit, Missempfindungen, Depressionen nach Absetzen, toxische Wirkungen der Begleitstoffe des Zigarettenrauchs: u.a. Lungenkrebs durch Benzo(a)pyren
Alkohol	Abhängig von der Blutkonz.: Redseligkeit, positive Stimmung, Euphorie, Enthemmung, Rausch	Schwindel, Erbrechen, Kopfschmerzen, Verlängerte Reaktionszeit, Sprach-, Gleichgewichts-, Koordinations-störungen, Tremor, Lähmung, Bewusstseins-störungen, Koma	Zentralnervöse geistige und seelische Störungen, alkoholische Demenz, Delirium tremens, Polyneuropathie mit Vitamin-B1- und Zink-Mangel, Gastritis, Leberschädigung und -Zirrhose
Polytoxikomanie		Starke vegetative Störungen: Blutdruck-schwankungen, Herz-Rhythmusstörungen	Zeichen des Opiatentzugs, häufig nach 2-3 Tagen Delirium-Symptome, Krampfanfälle, Bewusstseinsstörungen, zeitweise Bewusstlosigkeit

Die toxischen Wirkungen von Drogen nach Langzeitgebrauch beruhen auf unterschiedlichen Schadensmechanismen, darunter Wirkungen auf Rezeptoren und Membranen der Nervenzellen, sowie Auslösung von oxidativem Stress als Folge des erhöhten Fremdstoffmetabolismus, mit der Folge von Entzündungen, Energiemangel („Mitochondrienkrankheit“) und degenerativen Prozessen im Gehirn. Hinzu kommen besonders beim Alkohol narkotische Wirkungen auf Gehirnfunktionen und nekrotische Schäden an Leberzellen durch das Abbauprodukt Acetaldehyd. Gehirnatrophie (Schrumpfung) ist mit bildgebenden Verfahren der Gehirndiagnostik (CT, MRT, PET, SPECT) bei langzeitig drogenabhängigen Personen häufig festzustellen.

Viele Medikamente und Drogenwirkstoffe lösen nämlich nach andauerndem Gebrauch **neurodegenerative Vorgänge** aus, die u.a. zu Entzündungen im Gehirn, zu toxischer Enzephalopathie (z.B. Alkohol, Kokain) und schließlich zum Programmierten Zelltod (Apoptose) führen können. Dazu gehört auch

Methamphetamin, das häufig als aufputschende Droge konsumiert wird, das direkt die zum programmierten Zelltod (Apoptose) führenden Signalketten aktivieren kann. Dabei kommt es nach Aktivierung einer Reihe von Genen durch bestimmte Transkriptionsfaktoren u.a. zur Freisetzung von Glutamat, das an den NMDA-Rezeptor bindet. Als Folge davon produzieren Enzyme Stickstoffmonoxid (NO), das weitere neurotoxische Wirkungen auslöst (Jayanthi et al., 2007). Dieser Krankheitsmechanismus ist auch von den Krankheiten MCS und CFS bekannt (Pall, 2007), und gewisse prinzipielle Übereinstimmungen neurotoxischer Chemikalien-Wirkungen mit den Mechanismen chronisch-entzündlicher neurodegenerativer Krankheiten werden erneut deutlich.

1.7. Chlor

Das gasförmige Chlor spielt heute in der Umweltmedizin immer noch eine relevante Rolle als neurotoxischer Stoff, weil es in verschiedenen Bereichen des täglichen und beruflichen Lebens ohne Rücksicht auf seine erwiesene hohe Neurotoxizität Anwendung findet. Einige Reinigungs- und Desinfektionsmittel für den Hausgebrauch, die in den vielen Drogeriemärkten frei erhältlich sind, enthalten beispielsweise „Eau de Javelle“, das ist eine wässrige Lösung aus Kalium- oder Natrium-Hypochlorit (KOCl, NaOCl). Dieses hat stark oxidierende und ätzende Eigenschaften und wirkt offensichtlich auch neurotoxisch, wie aus vielfachen Patientenberichten von Dr. Peter Binz, Neurologe in Trier, hervorgeht (Binz, 2010). Diese Wirkungen beruhen vermutlich darauf, dass Hypochlorite schon bei leichter Erwärmung oder im Sonnenlicht (Schwimmbad!) in elementares Chlor, Chlorwasserstoff, Chlordioxid und Sauerstoff zerfallen, sodass insbesondere das elementare Chlor seine neurotoxische Wirkung entfalten kann.

Folgende gemeinsame Merkmale und Symptome von acht betroffenen Patienten, die jahrelang mit chlorhaltigen Reinigungs- und Desinfektionsmitteln u.a. in Schwimmbädern oder in der Lebensmittel- und Reinigungsbranche in Kontakt kamen, wurden dokumentiert (Binz, 2010):

- starke unspezifische Überempfindlichkeitsreaktionen auf Chemikalien bei Exposition über die Luft, ausgelöst durch die Nasenschleimhaut,
- erhöhte Reizempfindlichkeit (Hyperästhesie) und Schmerzempfindlichkeit (Hyperpathie) der Haut an Armen und Beinen (Nadelrad-Test), handschuh- und sockenförmig ausgebreitet,
- die Berührungsempfindung an Armen und Beinen ist gleichzeitig vermindert
- deutliche Verminderung der Muskelkraft,
- verminderte Reflexe,
- Depressionen,
- erhebliche kognitive und psychische Leistungsminderung und mehr oder weniger stark verminderte mentale und emotionale Belastbarkeit, festgestellt durch verschiedene psychometrische Leistungs- und Intelligenztests, wie z.B. der Benton-Test zur Überprüfung erworbener zerebraler Schädigungen.
- Die Positronen-Emissions-Tomografie (PET), ein funktionelles bildgebendes Verfahren zur Erfassung von Hirnstoffwechselstörungen, wobei die Aufnahme von radioaktiv markierter Glukose quantitativ erfasst wird, zeigte bei allen betroffenen

und untersuchten Patienten in Teilen der Großhirnrinde deutlich verminderten Glukoseumsatz (Binz, 2010, persönl. schriftl. Mitteilung).

Die genannten Symptome und Störungen deuten auf das Vorliegen einer toxischen Enzephalopathie sowie auf eine periphere Polyneuropathie bei sensiblen und motorischen Nerven hin. Bei allen acht Betroffenen waren die Basisgrößen für die Informationsverarbeitung, die kognitive Leistungsgeschwindigkeit und die Aufmerksamkeit bei den entsprechenden Leistungstests deutlich vermindert, während die Größen für das allgemeine Intelligenzniveau weitgehend im normalen Bereich lagen. Es handelt sich demnach um eine toxische Schädigung von Hirnzentren, die für die Verarbeitung eingehender Informationen verantwortlich sind, wie z.B. der präfrontale Cortex, der mit dem Riechhirn (Bulbus olfactorius) in Verbindung steht. Das Chlor ist offenbar über die Riechnerven und das Riechhirn in die Bereiche der Großhirnrinde eingedrungen, die das Arbeits- und Kurzzeitgedächtnis enthalten.

Gleichzeitig zeigten einige Patienten Merkmale der unspezifischen Chemikalien-Überempfindlichkeit, auch bekannt als „Multiple Chemical Sensitivity“ (MCS), weil bei ihnen flüchtige organische Stoffe unspezifische Überempfindlichkeitsreaktionen auslösten. Hinzu kamen in drei Fällen chronisch obstruktive Bronchitis mit Lungenemphysen und respiratorische Insuffizienz sowie schwere organische Hirnschäden, wenn die Betroffenen als Bademeister in Schwimmbädern arbeiteten, die mit Chlor desinfiziert wurden und dabei Chlorunfälle mit unkontrollierter Chlor-Freisetzung vorkamen (Binz, 2010).

Die beschriebenen Chlorvergiftungen kommen offenbar relativ häufig in der Bevölkerung vor, weil Sanitärreiniger, die oft Natriumhypochlorit enthalten, in Kombination mit säurehaltigen WC-Reinigern und mit heißem Wasser verwendet werden, wobei elementares Chor freigesetzt wird. Die WC-Desinfektion wird so mit chronisch neurotoxischer Schädigung des Nervensystems erkauft.

1.8. Organische Lösungsmittel und flüchtige organische Kohlenwasserstoff-Verbindungen (VOC)

1.8.1. Symptome der Langzeitwirkungen

Informationen über toxische Langzeitwirkungen flüchtiger organischer Kohlenwasserstoffverbindungen kann man aus den Krankengeschichten von ehemaligen Beschäftigten von Betrieben, die mit Lösungsmitteln und flüchtigen Kohlenwasserstoffen umgehen, entnehmen. Der Neurologe P. Binz aus Trier hat in seiner jahrelangen Praxis derartige Informationen gesammelt. Er hatte sich auf die Diagnostik und Therapie entsprechender chronischer Krankheiten spezialisiert, nachdem viele Betroffene sich an ihn gewendet hatten, weil die Berufsgenossenschaften und den medizinischen Dienste der Krankenkassen regelmäßig einen Zusammenhang der oft schweren Krankheitsbilder mit der jahrelangen Schadstoffexposition in den Betrieben und teilweise auch die Krankheit selbst leugneten. Die Folge für viele Betroffene war, dass sie krank in die Betriebe zurückkehren mussten oder, falls die Arbeitsunfähigkeit offensichtlich wurde, eine psychiatrische Behandlung antreten mussten. Einige der Arbeiter/-innen waren in der metallverarbeitenden Idustrie und dort in der Härterei, Verzinkerei, Verchromung, Lackieranlagen oder Rostschutztechnik beschäftigt. Sie waren häufig ohne jegliche Schutzmaßnahmen einer nahezu unübersehbaren Vielfalt von Chemikalien ausgesetzt, darunter verschiedene Lösungsmittel, u.a. auf der Basis von Chlor-Kohlenwasserstoffen, Farben und Lacke, Schwermetalle (Chrom, Zink), Rostschutzmittel und andere. Dennoch erkannten Betriebsärzte, Berufsgenossenschaften und die Kassen keinen Zusammenhang ihrer schweren Krankheiten mit der Berufstätigkeit.

Ohne auf die einzelnen Krankenschicksale einzugehen, werden hier nur die Krankheitssymptome stichwortartig zusammengefasst, die bei den meisten der ausgewerteten Krankenakten von 80 Patienten beschrieben sind. Da bei allen betroffenen Patienten auch eine jahrelange Geschichte von Lösungsmittel- und Chemikalien-Expositionen im Berufsleben dokumentiert ist, kann davon ausgegangen werden, dass die beschriebenen Symptome auf Langzeitwirkungen der Chemikalien zurückzuführen sind.

- häufig rheumatoide Entzündungen der Gelenke und der Wirbelsäule (z.B. rheumatoide Arthritis), verbunden oft mit extremen Dauerschmerzen des Rückens, der Extremitäten und der Muskeln,
- Symptome der Haut: Schwellungen, Ödeme, Rötungen und Ausschläge im Gesicht und am ganzen Körper,
- Sinnesorgane: deutliche Hörminderung, Tinnitus, Sehschwäche,
- Verhaltensänderungen: zunehmende Ungeduld, Aggressivität, sozialer Rückzug, Angststörungen,
- Symptome eines chronischen Erschöpfungssyndroms (CFS), verbunden mit schweren Schlafstörungen, Übermüdung, Gefühl totaler Erschöpfung.
- Symptome einer multiplen Chemikalien-Überempfindlichkeit (MCS): überempfindliche Reaktionen auf Duftstoffe, Lösungsmitteldämpfe, Benzin, Auto-Abgase, Schimmelpilze,
- Neurologische Symptome: handschuh- und sockenförmige Hyperästhesie (Reiz-Überempfindlichkeit) und Hyperpathie (starke Schmerz-Empfindlichkeit), Zittern, häufige Kopfschmerzen, häufiger Schwindel, Gleichgewichtsstörungen, geringe Stresstoleranz, Zunehmende Leistungsschwäche, verbunden mit (Kurzzeit-)Gedächtnis- und Konzentrationsstörungen,
- Störungen des vegetativen Nervensystems und des Kreislaufs: ständige Unruhe, Gereiztheit, Schwitzen, Bluthochdruck, erhöhte Herzschlagfrequenz.
- Allgemeiner sozialer Abstieg. Ursache: Die häufigen Gefühlsstörungen bei den Betroffenen werden entweder mit Depressionen und sozialem Rückzug, oder aber mit Reizbarkeit und Aggressivität beantwortet. Beides führt in der Regel zur Zerstörung der sozialen Verbindungen hauptsächlich in der Familie, aber auch im Beruf. Folge ist die angeblich „selbst verschuldete“ Arbeitslosigkeit, verbunden mit finanzieller Notlage und sich weiter verstärkender sozialer Isolation.

Fast alle Betroffenen zeigten bei den folgenden psychischen Leistungstests leichte bis mäßige Schwächen und Mängel: Mehrfachwahl-Wortschatz-Intelligenztest (MWT-B), Kurztest für allgemeine Basisgrößen der Informationsverarbeitung (KAI), Zahlen-

Verbindungstest (ZVT), BENTON-Test zur Überprüfung einer erworbenen zerebralen Schädigung, Aufmerksamkeits-Belastungs-Test (d2), Test zur raschen Objektivierung zerebraler Insuffizienz (CI-Test). Insbesondere beim Aufmerksamkeits-Belastungs-Test war bei der Mehrzahl der Betroffenen eine deutlich unterdurchschnittliche Aufmerksamkeits-Belastbarkeit und Konzentrationsfähigkeit festzustellen. Auch die Informationsverarbeitungs-Geschwindikeit war häufig vermindert. Dies deutet auf Schädigungen in den Bereichen des Gehirns hin, die als „Arbeitsgedächtnis" für die kurzzeitige Informationsverarbeitung zuständig sind: die präfrontale Großhirnrinde und der Hippocampus, einem Teil des Limbischen Systems und des entwicklungsgeschichtlich alten Großhirns (Archicortex). Wie aus den späteren Erörterungen des biochemischen Schadensmechanismus hervorgeht, sind diese Teile des Gehirns von Degenerationsvorgängen, die durch Chemikalien ausgelöst werden, besonders betroffen.

Zusätzlich sei erwähnt, dass bei den meisten der von Dr. Binz registrierten Fällen die folgenden begleitenden Krankheiten langzeitig bzw. verzögert auftraten: vielfältige Allergien, verschiedene Arten von Krebs (bei vielen Fällen), Herzinfarkte und Schlaganfälle, in einigen Fällen auch die Alzheimer-Krankheit. Die meisten dieser Patienten starben im Alter zwischen 40 und 55 Jahren (geschätzte Mittelwerte einer internen Krankenstatistik von Beschäftigten).

1.8.2. Toxikologie der flüchtigen organischen Kohlenwasserstoff-Verbindungen (VOC)

Epidemiologische Befunde

Studien mit chronischer VOC-Belastung im Mikrogrammbereich zeigen nach jahrelanger Exposition eine erhöhte Zahl von Fällen mit Enzephalopathien (Dänische Maler-Studie, Axelson et al., 1976), sowie bei Autolackierern abnehmende Konzentrationsfähigkeit, Müdigkeit und Übelkeit (Husmann, 1980). Die beschriebenen Symptome stimmen mit den Befunden von P. Binz (s.o.) überein. Die New-Hampshire-Studie (Schwartz, 1987) ergab bei Automechanikern und Tankwarten eine überdurchschnittlich erhöhte Leukämie-Sterblichkeit, und eine Zunahme von mentalen und neuropsychologischen Funktionsstörungen, darunter auch eine zunehmende Zahl von Selbstmord-Fällen. Weitere Studien in den 70-er und 80-er Jahren zeigten, dass der berufliche Umgang mit VOC-Gemischen zu teilweise schweren Erkrankungen führt (zit. in Merz, 2004). VOC bilden auch beim Sick-Building-Syndrom eine wesentliche Rolle: Die Gesundheitsstörungen treten bei einem Konzentrationsniveau auf, das um Größenordnungen unter demjenigen der Einzelsubstanzen liegt, bei denen Wirkungen nachzuweisen sind (Ashford, Miller, 1998).

Grenzwerte und Wirkschwellen

Eine **chronische Wirkschwelle für TVOC** (totale VOC) wird nach Probandenversuchen von Mølhave et al. (1987 und 1986) mit 50 μg/m³ angegeben, ausgehend von einem subakuten NOAEL (no observed adverse effect level, d.h. die Konzentration, bei der gerade noch keine Symptome auftreten) von 500 μg/m³ und einem LOAEL (low observed adverse effect level, d.h. die geringste Konzentration mit beobachteten Symptomen) von 5000 µg/m³. In der Mølhave-Studie waren also 5000 µg/m³ die niedrigste Expositionskonzentration (LOAEL), bei der alle Probanden eine Wirkung verspürten. Der Umrechnungsfaktor vom LOAEL zur Wirkschwelle beträgt 100, sodass sich die Wirkschwelle von 50 µg/m³ ergibt. Berücksichtigt man ferner noch die empfindlichen Personen, so muss ein weiterer Faktor 10 als Sicherheit berechnet werden, sodass 5 µg/m³ TVOC als sicher gelten. Andere Studien nennen chronische Wirkschwellen um 90 µg/m³.

Nach der Liste flüchtiger organischer Stoffe der Ad-hoc-Arbeitsgruppe des Umweltbundesamtes und der Länder (UBA, 2002) liegen die Richtwerte für chronische Belastungen (RW I) innerhalb einer Spannweite von 10 bis 10 000 µg/m³; danach liegen die mittleren chronischen Wirkschwellen im Bereich von 100 µg/m³. Die Innenraumkommission (IRK) des Umweltbundesamtes nennt einen Langzeitwert von 200 bis 300 µg/m³. Die Richtwerte liegen damit rund 1000-fach unter den MAK-Werten. Beispiel Toluol: RW I: 300 µg/m³, MAK: 190 000 µg/m³. Da die Richtwerte toxikologisch begründet sind, die MAK-Werte jedoch nicht, gehen Wissenschaftler von akuten und chronischen Reaktionen mit massiven Symptomen bei chronischer Belastung im Bereich der MAK-Werte aus. Beschäftigte müssen Luftbelastungen durch organische Stoffe bis zu Konzentrationen der MAK-Werte am Arbeitsplatz erdulden, weil die Unternehmen dann nicht zu besonderen Maßnahmen verpflichtet sind.

Gutachter gehen jedoch bei der Bewertung der Gesundheitsrisiken durch VOC am Arbeitsplatz häufig immer noch von den MAK-Werten aus und bezeichnen Belastungen im Bereich der MAK-Werte als ohne Belang für Gesundheitsstörungen. Dabei wird der Eindruck erweckt, als seien die MAK-Werte wissenschaftlich begründete Schwellenwerte für toxische Wirkungen. Dies ist nicht der Fall, die tatsächlichen biologischen Wirkungsschwellen liegen bis zu 1000-fach darunter. Außerdem stellen Grenzwerte wie MAK einen Kompromiss zwischen den verschiedenen Interessengruppen dar, die in der MAK-Werte-Kommission der Deutschen Forschungsgemeinschaft vertreten sind. Unternehmen, die Arbeitsmedizin und Arbeitsgerichte behandeln die MAK-Werte dennoch wie biologische Wirkungsschwellen, unterhalb von denen per Definition keine Wirkungen zu erwarten seien.

Ferner ist zu berücksichtigen, dass in Innenräumen und am Arbeitsplatz meist Schadstoffgemische vorliegen, und dass Grenz- und Richtwerte sich nur auf Einzelstoffe beziehen. Bei multipler Belastung durch VOC-Stoffe müssen daher die Konzentrationen der einzelnen Stoffe addiert werden. Zur Beurteilung der Belastung müsste schließlich die die Stoffsumme mit dem niedrigsten Grenzwert für die Bestandteile des Stoffgemisches verglichen werden (Merz et al., 2005). Dies ist aber in der Beurteilungspraxis durch Gutachter bis heute (2010) nicht der Fall.

Als Folgen der Dauerbelastungen treten chronische Krankheiten auf wie das Sick-Building-Syndrom oder die toxische Enzephalopathie und Polyneuropathie (Angaben und Zitate nach Merz et al., 2005).

1.8.3. Neurotoxikologie der VOC

Neurotoxische Störungen gehören zu den 10 wichtigsten berufsbedingten Erkrankungen. 17 der 25 kritischsten Umweltschadstoffe der EPA-Liste (USA) sind neurotoxisch, darunter die wichtigsten Lösungsmittel. Die Hintergrundbelastung durch VOC in Innenräumen hat mit einem Mittelwert von 300 µg/m³ die chronische Wirkschwelle von 200-300 µg/m³ (nach UBA, 2002) erreicht bzw. überschritten (siehe die Grenzwertbetrachtung oben). Demnach müssten viele Allgemeinbeschwerden wie Müdigkeit, Kopfschmerzen, Schlafstörungen und Konzentrationsstörungen zum großen Teil bereits auf die ständig vorhandene Hintergrundbelastung in Innenräumen zurückgeführt werden. Kommen besondere regelmäßige Belastungen am Arbeistplatz z.B. durch Lösungsmitteldämpfe hinzu, so ist das Risiko einer chronischen Erkrankung des Zentralnervensystems nochmals deutlich erhöht. Der Anteil der VOC an Umwelterkrankungen wird daher als sehr hoch eingeschätzt. Im oberen Mikrogrammbereich, also bei der chronischen Wirkschwelle von 200 bis 300 µg/m³, treten hauptsächlich **neurotoxische Schäden im Zentralnervensystem (ZNS)** auf: psychische, mentale und kognitive Funktionsstörungen, Schäden im Hypothalamus mit Schlafstörngen, chronischer Müdigkeit, ferner Störungen der motorischen Koordination und sensorische Funktionsstörungen. In der Regel handelt es sich um das Krankheitsbild der **Toxischen Enzephalopathie,** einer Schädigung von Nervenzellen in verschiedenen Hirnbereichen (Merz, 2004). Eine nähere Beschreibung des Wirkungsmechanismus von Lösungsmittelstoffen auf der Basis der Kohlenwasserstoffe und chlorierten Kohlenwasserstoffe wird im entsprechenden Kapitel 2.1. gegeben.

Periphere toxische Polyneuropathie

Viele Lösungsmittelstoffe aus der Gruppe der **flüchtigen Kohlenwasserstoffe** und **chlorierten Kohlenwasserstoffe** (Chloroform, Tetrachlorkohlenstoff, Trichlorethylen, Hexan, Toluol, Styrol, Xylol und andere) und eine Reihe weiterer niedermolekularer neurotoxischer Stoffe wie Kohlenstoffdisulfid, Kohlenstoffmonoxid, Ethanol, Acetaldehyd, zeigen toxische Wirkungen sowohl im zentralen als auch peripheren Nervensystem. Häufig findet eine Degeneration der Axonen (ableitenden Nervenfasern) und Myelin-Scheiden von sensorischen und motorischen Nerven, was zur peripheren toxischen **sensomotorischen Polyneuropathie** führt (Grogan und Katz, 2005). Am biochemischen Schadensmechanismus sind meist die als Folge des Fremdstoff-Metabolismus gebildeten Sauerstoffradikale und deren Verbindungen sowie ein Verlust von Vitaminen wie Thiamin und B-Komplex beteiligt, die zum Abbau von Membranen, zur Auslösung von Entzündungen und letztlich auch zur Degeneration von Axonen und Myelinscheiden (Schwann-Zellen) und zum Zelltod führen können. Oft zeigt sich eine von den Füßen oder Händen aufsteigend fortschreitende periphere sensomotorische Polyneuropathie mit Verlust des Tastsinns, Reflexverminderung, Muskelschwäche in Armen und Beinen, Verminderung der motorischen und sensorischen Nerven-Leitunggeschwindigkeit und oft zunehmenden Nervenschmerzen (Schaumberg und Berger, 1993).

Insbesondere organische Lösungsmittel mit 6 Kohlenstoffatomen, darunter das **n-Hexan** und **Methyl-n-butyl-Keton,** sind hoch neurotoxisch. Dies beruht auf der

Bildung des Metaboliten 2,5-Hexandion (McDonald und Windebank, 2009), der direkt mit den Neurofilament-Proteinen in den Nervenfasern reagiert und dort deren Zerstörung einleitet. Die Folge ist die Degeneration der peripheren Axonen, die mit einer Schwellung beginnt und mit einem Zerfall der Stuktur endet.

Auch die periphere toxische Polyneuropathie kann ebenso wie die toxische Enzephalopathie je nach Art der auslösenden Stoffe, deren Konzentrationen und Einwirkungsdauer über Jahre bis zum Lebensende andauern (Grogan und Katz, 2005). Zur Therapie gehört eine sofortige Beseitigung der Schadstoff-Exposition des Betroffenen, was oft die Aufgabe des belasteten Arbeitsplatzes bedeutet, sowie eine Verabreichung von B-Komplex- und Thiamin-Vitaminen.

1.9. Organophosphat-Insektizide und verwandte Stoffe

Wie viele epidemiologische Studien gezeigt haben, gehören Organophosphat-Pestizide zu den Schadstoffen, die hauptsächlich chronische Wirkungen im Zentralen Nervensystem auslösen können. Diese Stoffe mit wohlklingenden Namen wie Chlorpyriphos, Thiodicarb, Parathion, Fenamiphos, Azinphos-Methyl, Methamidophos, sind Abkömmlinge von organischen Phosphorsäureestern (OP), die schon zu Beginn des vergangenen Jahrhunderts ursprünglich als Kampfstoff entwickelt und schließlich als Insektizid vermarktet wurden. Heute sind Insektizide dieses Typs immer noch weit verbreitet, obwohl sie zum großen Teil zur WHO-Gefahrenklasse 1a („extrem gefährlich") gezählt werden. Hinzu kommen weitere organische Phorphorverbindungen, die ebenfalls hoch toxisch sind, und die außer als Pestizide noch andere technische Verwendungen finden. Dazu gehören Trikresylphosphat (TCP) und seine Abkömmlinge und Isomeren, von denen das ortho-Isomer (TOCP) die höchste Toxizität besitzt. Die TCP-Stoffe dienen als Flammschutz- und Schmiermittel besonders in Flugzeugen, als Kunststoff-Zusatz und als Vergällungsmittel für Industrie-Alkohol. Die chronisch-toxischen Wirkungen der TCP-Stoffe sind wegen ihres zeitlich verzögerten Auftretens erst seit wenigen Jahren wissenschaftlich registriert worden. Sie werden zu einem zunehmenden Problem des Luftverkehrs.

Die akuten Wirkungen dieser Nervengifte umfassen Lichtempfindlichkeit der Haut, Hautrötungen, Husten, Augenreizung, anfallsartige akute Atembeschwerden und Erstickungsanfälle besonders abends, Schwindel, Lähmungen und Krämpfe an Armen und Beinen, rheumaartige Beschwerden der Muskulatur, Wachstumsstörungen an Finger- und Fußnägeln, Zittern, Taubheitsgefühl der Beine, sowie Angstgefühle. Bei häufigeren und länger dauernden Belastungen auch durch niedrige Konzentrationen kommt es zu schleichend zunehmenden **Langzeitwirkungen**, die zum fortschreitenden Zerfall der Lebenskräfte und der sozialen Beziehungen bei den Betroffenen führen, wie dies Neurologen aus ihrer Praxis berichten (Binz, 2009). Betroffene zeigen verzögert eintretende Störungen der Bewegungskoordination (Ataxie), die auf einer übermäßigen oder ungeregelten Aktivität motorischer Nerven beruhen. Verhalten und kognitive Funktionen werden verändert und beeinträchtigt, wie mit psychischen Leistungstests nachgewiesen wird. Die Symptome dauern über Wochen und Monate an oder entwickeln sich sogar fortschreitend verstärkend (Hargreaves, 2012).

In der Fachliteratur spricht man von einer „**Organophosphat-bedingten verzögerten Neuropathie**“ (OPIDN, OP-induced delayed neuropathy) (Hargreaves, 2012), die offenbar nicht nur auf dem Mechanismus der Hemmung des Enzyms Acetylcholin-Esterase, sondern auf vielfältigen, erst neu entdeckten toxischen Wirkungsmechanismen der OP beruhen. Die OPIDN zeigt ihre klinischen Symptome meist erst 1 bis 3 Wochen nach Exposition durch die OP. Auffällig wurde die OPDIN neben Landwirten auch bei Personal und Passagieren von Flugzeugen, bei denen später ein Leck in Leitungen von hydraulischen Steuerungen nachgewiesen wurde. Als Ursache wurde **Trikresylphosphat (TCP)** identifiziert, ein zu den OP. gehördendes Flammschutz- und Schmiermittel in Hyraulikölen und Turbinenlagern von Flugzeugen, das bei Tausenden von Betroffenen neben der ausgeprägten OPIDN eine teilweise Paralyse von ganzen Hirnregionen verursacht hat (zit. nach Hargreaves, 2012). Häufig kommt es zu Schäden im Zentralnervensystem, die mit jahrelang andauernden neurologischen Symptomen verbunden sind, und die oft irreversibel sind.

Der Neurologe Dr. Peter Binz hat mehrere Hundert Winzer und Landwirte aus der Moselregion untersucht und im Zusammenhang mit berichteten Anwendungen verschiedener Pestizide hauptsächlich vom Typ der Organophosphate meist schwere Langzeitwirkungen und Funktionsschäden im Gehirn und peripheren Nervensystem festgestellt. Hohe Pestizidbelastungen entstanden bei großen Teilen der Bewohner der Moselregion auch durch die jährlich bis zu acht großflächigen Pestizid-Sprühungen der Weinberge durch Flugzeuge und Hubschrauber.

Die folgenden chronischen Symptome und Krankheitsmerkmale wurden bei Patienten, die zuvor durch Organophosphat-Pestizide belastet worden waren, nach neurologischer Anamnese und Untersuchung in schriftlichen Fallbeschreibungen dokumentiert (Binz, 2009 a und b, 2010):

- Überempfindlichkeitsreaktionen nach Wahrnehmung von flüchtigen organischen Stoffen über die Riechschleimhaut und auf der Haut, wie z.B. sofortiges Hautbrennen, Benommenheit, Schwindel, Kopfschmerzen, Herzrasen.
- Rötungen und Schwellungen im Gesicht,
- Häufige Kopfschmerzen,
- Massive Verminderung des Hörvermögens,
- Sehstörungen,
- deutliche Verminderung der Muskelkraft,
- Ataxie (Verlust der Bewegungskoordination),
- Schmerzen in Muskeln und Gelenken, verbunden mit andauernden Entzündungen,
- Nervenschmerzen peripher (Neuropathie),
- Herzrhythmusstörungen,
- allgemeiner körperlicher Verfall, andauernde Schwäche und Leistungsminderung,
- schwere kognitive und psychische Störungen: Gedächtnisstörungen, hauptsächlich im Kurzzeit- und Arbeitsgedächtnis, Konzentrationsstörungen, Denkstörungen, Schwindel, weit unterdurchschnittlich ausgeprägte kognitive Leistungsfähigkeit und Verarbeitungsgeschwindigkeit, deutlich verminderte Aufmerksamkeitsbelastbarkeit und Konzentrationsfähigkeit, wie mit verschiedenen psychischen Leistungstests dokumentiert wurde (Wortschatz-Intelligenztest, Test auf Basisgrößen der Informationsverarbeitung, verbal codierter Mustererkennungstest, Zahlen-Verbindungstest, Benton-Test auf erworbene zerebrale Schädigung, Aufmerksamkeits-Belastungstest).

- Depressionen und starke Stimmungsschwankungen, Suizidgefährdung, Verlust der emotionalen Kontrolle, andauernde Gereiztheit und Reizbarkeit, Wesensveränderung (siehe auch Eicher und Avery, 2005).

Die Verminderung der geistigen Leistungsfähigkeit verschlimmerte sich in den meisten Fällen auch noch lange nach der Beendigung der Pestizid-Exposition. Die betroffenen Winzer beklagten zunehmende geistige Ausfälle und „galoppierend schlechter werdende Beschwerden und Schmerzen" auch Jahre bis Jahrzehnte nach Beendigung ihrer Arbeit im Weinberg. Es handelt sich offenbar um einen irreversibel fortschreitenden, degenerativen Prozess im zentralen Nervensystem, der häufig zu einer toxischen Enzephalopathie vom Grad II bis III führte.

Schwere Hirnschäden wurden bei einigen Betroffenen auch durch die Positronen-Emissions-Tomografie (PET), einem funktionellen bildgebenden Verfahren zur Gehirndiagnostik, nachgewiesen. Die Schädigungen waren gekennzeichnet durch „großflächige Minderung der Stoffwechselaktivität" sowie „deutlich ausgeprägte Reduktion der Glukoseaufnahme" vorwiegend in der orbitalen und frontalen Regionen der Großhirnrinde (Binz, 2010; Hörr, 2007). Die betroffenen Hirnregionen, darunter der Gyrus orbitalis und der Gyrus frontalis inferior (Stirnwindungen des vorderen Großhirns) sind für Persönlichkeit, Antriebewegungskoordination Kurzzeitgedächtnis und Problemlösestrategien verantwortlich. Der vorderste Teil der Großhirnrinde, der Präfrontalcortex, enthält die Schlüsselstruktur eines Schaltkreises, der die Entscheidungen steuert, ob sich eine Handlung unter Kosten-Nutzen-Aspekten lohnt. Dies haben Wissenschaftler mit funktionellen bildgebenden Verfahren (PET, Positronen-Emissions-Tomografie) bei Ratten festgestellt (Endepols et al., 2010). Schäden in diesen Bereichen führen zu Beeinträchtigungen wichtiger Leistungsfunktionen des Gehirns, die zur Bewältigung von Alltagsaufgaben dienen, wie z.B. die Wahrnehmung und Verarbeitung wichtiger Informationen zur Vorbereitung von Handlungen. Diese irreversibel fortschreitenden Degenerationsprozesse werden in den folgenden Kapiteln bestätigt durch die Darstellung der biochemischen Reaktionen und Signalketten, die als Folge der Einwirkung von Pestizid-Wirkstoffen im Gehirn ablaufen.

Darüber hinaus führten die emotionalen Störungen bei den betroffenen Winzern in der Regel zu sozialer Isolation, also zum Rückzug aus dem Gemeinschaftsleben, und zu Spannungen bis zum Abbruch sozialer Beziehungen einschließlich der Ehegemeinschaften. Die Winzer berichteten, dass in den Moseldörfern, in denen Pestizide mit Hubschrauberflügen über den Weinbergen ausgebracht wurden, viele Bewohner durch Suizid gestorben seien (Binz, 2010). Es ist zu befürchten, dass die schweren Depressionen, die als Folge neurodegenerativer Vorgänge im Gehirn nach Pestizid-Exposition auftreten, ein erhöhtes Suizid-Risiko verursachen.

Offenbar handelt es sich um chronisch toxische Wirkungen der Organophosphat-Pestizide sowohl auf die peripheren Nerven als auch im Gehirn und dort besonders in den Zentren für die Aufnahme und Selektion von Informationen, also im Arbeits- und Kurzzeit-Gedächtnis im Hippocampus, sowie in den Zentren für die Ausprägung von Emotionen.

Gleichzeitig haben die Betroffenen eine unspezifische Überempfindlichkeit gegenüber einem breiten Spektrum von flüchtigen organischen Stoffen erworben, ein Krankheitsbild, das unter der Bezeichnung „Multiple Chemikalien-Sensitivität" (MCS) bekannt ist. Die akuten Überempfindlichkeitsreaktionen werden bei diesen Patienten durch Kontakt der flüchtigen organischen Stoffe mit sensorischen Zellen in der Nasenschleimhaut ausgelöst, wenn die Überempfindlichkeit ausgeprägt ist. Ein Winzer berichtete, seine Nase gehe „relativ rasch zu", und er rieche sofort, wenn in den Weinbergen jemand gespritzt habe. Er habe zuvor „mit allen möglichen Spritzmitteln, häufig auch mit E 605, Kontakt gehabt" (Patientenbericht Binz, 2010).

Eine ähnliche Symptomatik wird auch bei Anwendern von Pestiziden des Typs der **Carbamate** beobachtet, wie z.B Disulfiram und Pyridostigmin. Diese Stoffe hemmen ebenfalls das Enzym Acetylcholinesterase, wobei die akute Wirkungsdauer etwas kürzer als bei den Organophosphaten ist (Eicher und Avery, 2005). Die chronischen Wirkungen äußern sich jedoch in ähnlicher Weise.

Dass chemische Stoffe vom Typ der organischen Phosphorsäureester und Carbamate besonders geeignet sind, sowohl neurodegenerative Prozesse als auch die Ausprägung einer unspezifischen Chemikalien-Überempfindlichkeit auszulösen, wurde durch neuere wissenschaftliche Forschungsergebnisse belegt (Hargreaves, 2012; Pall, 2009) und soll mit den folgenden Kapiteln genauer aufgezeigt werden.

1.9.1. Der Wirkungsmechanismus der Organophosphat-Pestizide: Ein Zusammenspiel verschiedener Rezeptoren im Gehirn

Die Pestizide vom Typ der Organophosphate haben eine gemeinsame chemische Grundstruktur, nämlich die eines abgewandelten Phorphorsäureesters, die für die Giftwirkung dieser Stoffklasse verantwortlich ist:

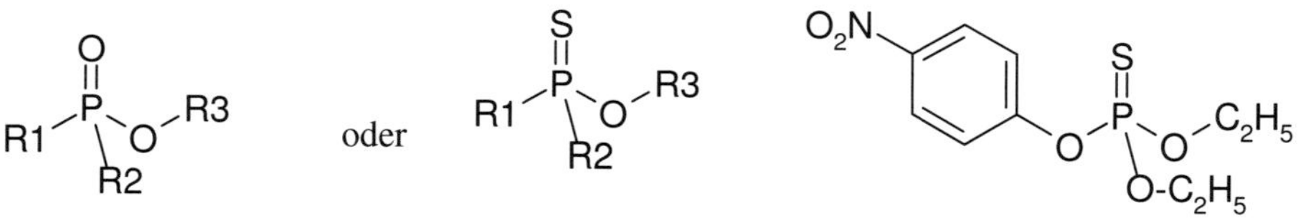

Allgemeine Strukturformel der Organophosphat-Pestizide   Beispiel: Parathion (=E 605)

Mit R1, R2, und R3 sind die gebundenen Molekülreste bezeichnet. Diese können aus einem Ether-Rest, einer Kohlenwasserstoffkette, einem Halogenatom oder einem aromatischen Ringsystem bestehen.

Die hohe **toxische Wirkung** dieser Organophosphate (OP) hängt mit der Struktur zusammen: Sie passt genau in die Bindungsstelle des Enzyms **Acetylcholin-Esterase** hinein und hemmt dadurch die Aktivität dieses Enzyms. Dabei bindet das OP-Molekül irreversibel an die Hydroxylgruppe eines Serinrestes im aktiven Zentrum des Enzyms. Die Folge davon ist, dass sich im Gehirn immer mehr Acetylcholin ansammelt, weil es von dem Enzym nicht mehr abgebaut werden kann. Dieses überschüssige Acetylcholin bindet nun vermehrt an bestimmte Rezeptoren im Gehirn, die Muscarin-Rezeptoren, die folglich verstärkt aktiviert werden und Erregungen in den entsprechenden Nervenzellen verursachen. Diese Erregungen führen zur vermehrten Ausschüttung von Glutaminsäure (Glutamat) im Gehirn, die wiederum einen anderen wichtigen

Rezeptor aktiviert, der für das Krankheitsgeschehen bei MCS und CFS von besonderer Bedeutung ist: der **NMDA-Rezeptor**. NMDA steht für N-Methyl-D-Aspartat, eine Substanz die neben Glutamat den NMDA-Rezeptor ebenfalls aktivieren kann.

Für den NMDA-Rezeptor wird zentrale Rolle der beim Mechanismus der Auslösung einer Chemikalien-Überempfindlichkeit angenommen (siehe umfangreiche Literatur bei Pall, 2007). Der NMDA-Rezeptor kommt in bestimmten Nervenzellen des Gehirns, des Rückenmarks und auch im peripheren Nervensystem vor und wird normalerweise von den Glutaminsäuren (Glutamat) und Asparaginsäure (Aspartat) aktiviert. Glutamat ist der wichtigste Erregungen auslösende Neurotransmitter im Gehirn, über den viele verschiedene Hirnfunktionen aktiviert werden. Mit der Bindung von Glutamat an den NMDA-Rezeptor werden Lernvorgänge und Funktionen des Langzeitgedächtnisses gesteuert, aber auch pathologische Entzündungsvorgänge ausgelöst (Pall, 2007).

Nervenzellen, die Glutamat als Transmitter ausschütten, besitzen wiederum einen anderen Rezeptor, den **Muscarin-Rezeptor**. Dieser bindet Acetylcholin als Transmitter. Muscarin-Rezeptoren kommen im Gehirn und dort besonders im Vorderhirn, Hippocampus und Striatum sowie in Ganglien vor. Sie sind ebenfalls an Gedächtnis- und Lernvorgängen, aber auch an pathologischen Entzündungsprozessen beteiligt. Wenn durch die von Organophosphat-Insektiziden bewirkte Hemmung der Acetylcholinesterase eine Ansammlung von Acetylcholin in bestimmten Hirnzentren erfolgt, kommt es zu übermäßig starken Erregungen von Muscarin-Nervenfasern, die Glutamat an Synapsen mit postsynaptischen NMDA-Rezeptoren ausschütten. Dadurch werden viele NMDA-Rezeptoren aktiviert, und es kommt zur so genannten Exzitotoxizität, einer durch Übererregung von Glutamat-empfindlichen Nervenzellen ausgelösten Schädigung in den betroffenen Hirnregionen, die sich in den damit verbundenen Nerven- und Gliazellen durch Entzündungsvorgänge, durch oxidativen und nitrosativen Stress und schließlich in neurodegenerativen Prozessen bis hin zur Apoptose, dem programmierten Zelltod von Nervenzellen äußern (Pall, 2007; Bak et al., 2011; Okun und Mattson, 2009). Es gibt somit eine Wirkungskette, die von der Bindung der Organophosphate am Enzym Acetylcholin-Esterase ausgeht und über Acetylcholin, die Muscarin-Rezeptoren und die anschließende Ausschüttung von Glutamat, den NMDA-Rezeptor und schließlich bis zur Übererregung und den dadurch ausgelösten degenerativen Vorgängen im Gehirn verläuft.

1.9.2. Auslösung chronischer Entzündungsprozesse im Gehirn

Die Bedeutung des NMDA-Rezeptors für die langzeitigen degenerativen Folgewirkungen im Gehirn wird an folgendem Beispiel deutlich: An den Küsten von Kalifornien starben 1998 mehr als 400 Seelöwen als Folge einer Massenvermehrung von Diatomeen der Art „Pseudonitzschia australis“. Diese Kieselalge produziert **Domosäure**, die in der Nahrungskette von den Algen über Sardinen und Anchovis bis zu den Seelöwen angereichert wird. Die Domosäure bindet und aktiviert als Strukturanalogon zur Glutaminsäure an den NMDA-Rezeptor im Gehirn und bewirkt eine lang anhaltende Erregung betreffender Hirnzentren, vor allem im Hippocampus und in Teilen des Hypothalamus, wo NMDA-Rezeptoren besonders stark konzentriert sind. Dort wurden bei den Seelöwen nekrotische Degenerationsherde mit weitgehender Zerstörung von Nervenzellen nachgewiesen. Eine Dauererregung des

NMDA-Rezeptors ist demnach Ursache der Degeneration von Nervenzellen im Gehirn, hauptsächlich in den Zentren, die für Gedächtnis und Lernprozesse eine große Rolle spielen. Beim Menschen führt die Domosäure zu Störungen beim Kurzzeitgedächtnis, da der Hippocampus für die Übertragung von Informationen aus dem Kurzzeit- ins Langzeitgedächtnis verantwortlich ist. Die toxischen Wirkungen der Domosäure im Hippocampus führen zu weiteren Symptomen: Krämpfe und epileptische Anfälle, unkoordinierte Bewegungen, Orientierungsverlust (Scholin et al., 2000; Mebs, 2010). Die Wirkungen der Domosäure zeigen auffallende Ähnlichkeiten mit den Wirkungen von Organophosphat-Pestiziden im Gehirn.

Wie kommt es nun zu diesen Zerstörungen von Hirnstrukturen? Als Folge der Aktivierung des NMDA-Rezeptors werden im Gehirn entzündliche Reaktionen ausgelöst. Dies geschieht, wenn beispielsweise die Domosäure oder ein Überschuss an Glutaminsäure den NMDA-Rezeptor andauernd aktiviert. Glutaminsäure wird nämlich dann vermehrt freigesetzt, wenn eine größere Ansammlung von Acetylcholin im Gehirn als Folge der Wirkung von Organosphosphat-Verbindungen entsteht. Das Acetylcholin aktiviert über die Muscarin-Rezeptoren dann die Nervenzellen, die Glutaminsäure freisetzen. Die daraus resultierende übermäßge Aktivierung von NMDA-Rezeptoren ist mit Signalketten verbunden, die zu Entzündungsreaktionen führen (Pall, 2007). Im Folgenden wird darauf näher eingegangen.

Der NMDA-Rezeptor ist mit einem Calcium-Kanal durch die Membran der Nervenzelle verbunden. Nach Aktivierung des NMDA-Rezeptors wird dieser Calcium-Kanal geöffnet, Calcium-Ionen strömen in das Innere der Zelle und lösen eine Kaskade weiterer Reaktionen aus, darunter die Aktivierung von Enzymen zur Herstellung von Stickstoffmonoxid (NO), die so genannten NO-Synthasen (eNOS und nNOS) (Pall, 2008, 2008a). Erhöhte Calciumkonzentrationen hemmen gleichzeitig einige Enzyme der Zellatmung in den Mitochondrien, mit der Folge, dass vermehrt Wasserstoffperoxid (H_2O_2) gebildet wird. Dieses reagiert mit NO zu dem pathologisch wirksamen Peroxynitrit, sodass in den Zellen des Nervensystems und des Gehirns ein körpereigener Giftstoff gebildet wird, der für das weitere Krankheitsgeschehen von zentraler Bedeutung ist. Stickstoffmonoxid (NO) und Peroxynitrit ($ONOO^-$) üben außerdem die genannten positiven Rückkopplungs-Wirkungen auf den NMDA-Rezeptor aus und bilden somit den **NO-Peroxynitrit-Zyklus** nach Pall (2007). Genauere Informationen zu NO und Peroxynitrit siehe im Fachbuch von Pall, 2007, und in den Kapiteln 2.2.8. und 2.8.

NO und Peroxynitrit haben ein hohes toxisches Potential, das sich in den folgenden Wirkungen der beiden Stoffe äußert:

- Sie erhöhen die Aktivität des NMDA-Rezeptors im Sinne einer positiven Rückkopplung und verstärken damit alle Folgereaktionen.
- Peroxynitrit erhöht die Durchlässigkeit der Blut-Hirn-Schranke für weitere Fremd- und Schadstoffe,
- Peroxynitrit aktiviert ein Zellhormon, den so genannten Induktionsfaktor NF-κB (gesprochen „NF-kappa-B“). Dieser aktiviert die Gene, die für die Produktion von entzündungsauslösenden Hormonen des Immunsystems verantwortlich sind, darunter Interferon-gamma (Ifn-γ), Interleukin 1-beta (IL-1β), Tumornekrosefaktor-alfa (TNF-α). Diese Hormone aktivieren wiederum weitere Zellen des Immunsystems, die schließlich **Entzündungsvorgänge** auslösen.

- Peroxynitrit fördert den Abbau biologischer Zellmembranen durch eine Reaktionskette, die als **„Lipid-Peroxidation“** bezeichnet wird. Davon betroffen sind vor allem die Membranen der Atmungsorganellen in den Nervenzellen, die so genannten Mitochondrien. Die Folge ist eine Störung der Zellatmung, die Mitochondrien produzieren nicht mehr genug Energie, der Sauerstoff wird nicht zu Wasser reduziert, wie das bei gesunden Menschen der Fall ist, sondern in ein Sauerstoffradikal verwandelt, das wiederum weitere Schäden verursacht. Peroxynitrit verstärkt also den schädlichen „oxidativen Stress“, also eine Ansammlung reaktiver Sauerstoffradikal-Verbindungen, die sich bei MCS-Patienten in den Nervenzellen des Gehirns fatal auswirkt. Am Ende dieser Wirkungskette kann sogar eine Degeneration von Nervenzellen durch den angeborenen Mechanismus des „programmierten Zelltods“ (Apoptose) stehen.
- ein Überschuss Stickstoffmonoxid (NO) hemmt die Aktivität der Cytochrom-P450-Monooxigenasen, also der Enzyme der Phase I des Entgiftungssystems. Die Entgiftungsreaktionen sind also gehemmt, sodass die Konzentration giftiger Stoffe im Körper zunehmen kann.

An zentraler Stelle bei diesem Krankheitsgeschehen stehen die **Sauerstoffradikal-Verbindungen** (Reactive Oxygen Substances, ROS) und die **Reaktiven Stickoxid-Verbindungen** (Reactive Nitrogen Substances, RNS), die durch das Zusammenwirken der NMDA-Rezeptor-Aktivierung und des Fremdstoff-Metabolismus, also des biochemischen Entgiftungssystems der Phase I, entstehen. Man spricht hier auch von **Oxidativem und Nitrosativem Stress** (siehe auch Kapitel 2.3.1). Dabei reagieren die in der Phase I des Entgiftungssystems gebildeten organischen Peroxide mit dem Stickstoffmonoxid, das nach Aktivierung des NMDA-Rezeptors gebildet wurde, zu Peroxynitrit, einer sehr reaktionsfähigen und daher toxischen Verbindung, die eine Reihe von Folgereaktionen auslöst.

Auf eine dieser Folgereaktionen muss genauer eingegangen werden, weil sie von besonderer Bedeutung ist für Degenerationsvorgänge im Nervensystem und im Gehirn: die so genannte **Lipid-Peroxidation**. Reaktionsfähige Radikalverbindungen, wie die organischen Peroxide und Peroxynitrit, greifen nämlich an den ungesättigten Fettsäuren der biologischen Membranen von Nervenzellen und von Zellorganellen, wie z.B. den Mitochondrien, an. Dabei entstehen als Zwischenprodukte Fettsäureradikale, die im weiteren Verlauf in kurze Bruchstücke von organischen Sauerstoffverbindungen, wie Malonsäure-Dialdehyd, zerfallen. Letztlich wird dadurch die biologische Membran zerstört. Dies führt zu verschiedenen Schäden und Beeinträchtigungen biologischer Funktionen. Wenn z.B. die inneren Membranen der Mitochondrien, den „Energiefabriken“ lebender Zellen, betroffen sind, wird der Energiestoffwechsel beeinträchtigt. Die lebensnotwendigen Oxidationsreaktionen können nicht ablaufen, und es wird zu wenig vom „Energietreibstoff“ ATP (Adenosin-Triphosphat) gebildet, der dann nicht mehr für wichtige Lebensvorgänge wie die Aktivität von Nervenzellen, die Muskelbewegung und die Eiweiß- und Enzymsynthese zur Verfügung steht.

Hinzu kommt noch eine gesteigerte Produktion von Wasserstoff-Peroxid, weil in den Mitochondrien die Elektronenübertragung auf den Sauerstoff nicht mehr richtig funktioniert. Dadurch wird der ohnehin schon vorhandene oxidative Stress zusätzlich verstärkt, und es liegt also ein sich selbst verstärkender Vorgang vor, wie wir ihn schon von der Aktivierung des NMDA-Rezeptors durch Stickstoffmonoxid (NO) her kennen. Damit verstärkt sich auch die schädigende Wirkung auf die Zellmembranen und damit auch auf einige der lebensnotwendigen biologischen Funktionen der Zellen.

1.9.3. Weitere Angriffsorte von Organophosphaten

Nicht alle Organophosphate sind starke Hemmstoffe des Enzyms Acetylcholin-Esterase. Dennoch zeigen sie starke systemische toxische Wirkungen, wie beispielsweise das Trikresylphosphat (TCP) bei Flugzeugpersonal nach Lecks in Hydraulik-Leitungen der Flugzeuge. Dort verursacht TCP die so genannte Flugzeugkabinen-Krankheit oder das „aerotoxische Syndrom", das nichts anderes ist als eine durch OP verursachte verzögerte Neuropathie oder Enzephalopathie (OPIDN). Zunehmende wissenschaftliche Befunde weisen darauf hin, dass Organophosphate zusätzlich zur Hemmwirkung auf die Acetylcholinesterase auch in Konzentrationen weit unterhalb derjenigen, die akut toxische Wirkungen auslöst, mit einer Vielzahl von weiteren Zielproteinen reagieren und dadurch eine Reihe von toxischen Wirkungen ausüben. Diese Wirkungen treten durchweg verzögert auf und sind charakteristisch für die OPIDN.

Eine dieser Zielstukturen ist die **Neuropathy-Target-Esterase (NTE)**, einem Eiweiß-spaltenden Enzym, das vielfältige Funktionen in Nervenzellen insbesondere bei der Aufrechterhaltung von Struktur und Funktionen der erregungsleitenden Nervenfasern (Axonen) ausübt. Die Enzymaktivität der NTE in Blutzellen ist bei Pestizid-Herstellern und -Anwendern (Arbeiter, Landwirte), die gleichzeitig Symptome der OPDIN zeigen, häufig deutlich vermindert. Einige OP sind stärkere Hemmstoffe für die NTE als für die Acetylcholin-Esterase. Dies beruht offenbar darauf, dass diese OP-Moleküle irreversibel an Serinreste im aktiven Zentrum der NTE binden (Hargreaves, 2012). Dadurch verliert die NTE ihre Funktion als Bestandteil von Ionenkanälen in Membranen von Nervenzellen. Gleichzeitig wird ihre Funktion als Lipid-Hydrolase beim Umbau und der Reparatur von Zellmembranen gehemmt. Der Phospholipid-Stoffwechsel wird gestört, eine Regeneration von Nervenfasern (Axonen und Dendriten) und die Neubildung von Synapsen finden nicht mehr statt. Die Hemung der NTE wirkt sich auch negativ aus auf die Wechselwirkungen zwischen Glia- und Nervenzellen im Gehirn.

Bestimmte OPs, darunter vor allem Trikresylphosphate und deren Isomere wie TOCP (Tri-ortho-kresylphosphat), greifen außerdem das Zellskelett an und schädigen es. Dabei werden verstärkt Phosphatreste an Zellskelett-Proteine und Neurofilamente gebunden, und die hyperphosphorylierten Proteine bilden pathologische Aggregate, wie sie auch von der Alzheimer-Krankheit bekannt sind. Im weiteren Verlauf der Degenerationsvorgänge kommt es zu einer verstärkten Aufnahme von Calcium ins Innere der Nervenzellen, was Calcium-abhängige Enzyme wie Calpain aktiviert. Calpain ist eine Protease, ein Eiweiß-spaltendes Enzym, das Zellskelett-Proteine abbaut, darunter auch die Neurofilamente des Zellskeletts. Dies fördert die Schädigung und letztliche Abtötung von Nervenzellen. Diese Veränderungen treten gleichzeitig mit den Symptomen der verzögerten Enzephalopathie (OPIDN) nach OP-Exposition auf, wie mit Hühnern als Versuchstieren nachgewiesen wurde. Das Zellskelett von Nervenzellen wird praktisch zerstört. Dies ist nach neueren Forschungsergebnissen offenbar die wesentliche Ursache für die chronische Toxizität vieler Organophosphate, während die Acetylcholinesterase-Hemmung nur bei einigen OPs die chronische Toxizität wesentlich mitbegründet (Hargreaves, 2012).

Diese Veränderungen am Zellskelett stehen am Ende von mehreren pathologisch wirksamen Signalketten in den Zellen, darunter der MAP-Kinase-Signalweg, die von OP ausgelöst werden. Somit sind die Signalwege, die für die Differenzierung und das Überleben von Nervenzellen im Gehirn wichtig sind, gestört bzw. abgeschaltet. Bei Nervenzellen sind diese Vorgänge in der Regel irreversibel (Hargreaves, 2012).

Eine weitere Folge von Wirkungen der OPs sind strukturelle Veränderungen und Funktionsverluste bei den Mitochondrien, den Organellen für den Energiestoffwechsel der Zelle. Durch Störungen der Membranstruktur der Mitochondrien wird die Zellatmung, also die Oxidation von reduziertem Wasserstoff mit Sauerstoff, gehemmt, der ATP-Spiegel der Zelle sinkt, Sauerstoffradikale sammeln sich an und produzieren verstärkt oxidativen Stress. Der dadurch bedingte Energiemangel im Gehirn ist für die chronischen Symptome mit verantwortlich, die durch OP verursacht werden. Der verstärkte oxidative Stress schädigt die Membranen der Mitochondrien durch den Mechanismus der so genannten Lipid-Peroxidation, wodurch Membranproteine freigesetzt werden, darunter auch Teile der Atmungskettenenzyme wie Cytochron C. Dieses wiederum gilt als Auslöser von Signalketten, die zum programmierten Zelltod (Apoptose) führen. Damit ist ein wesentlicher Mechanismus für neurodegenerative Vorgänge beschrieben, bei denen Nervenzellen absterben und eine Demenz entsteht. (Hargreaves, 2012, S. 199f.).

Einige Organophosphate binden an Tyrosin- und Lysinreste einer ganzen Reihe von weiteren Proteinen und lösen auch dort eine veränderte Phosphorylierung aus. So bindet Chlorpyriphos kovalent an Tyrosinreste von Tubulin, wodurch deren Polymerisation und damit die Bildung der Mikrotubuli verhindert wird. Dadurch werden wichtige Zellvorgänge wie der intrazelluläre und axonale Stofftransport behindert (Hargreaves, 2012).

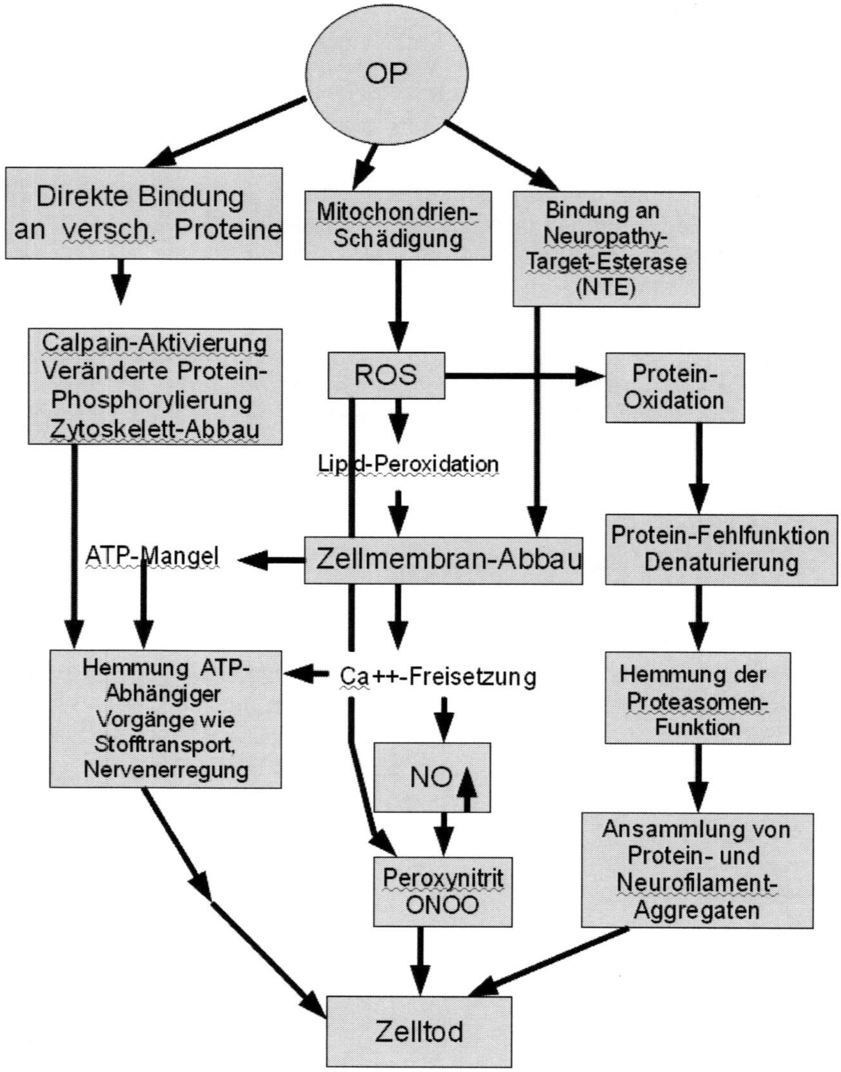

Abb. 2: Schema nichtcholinerger Wirkungswege von Organophosphaten.
Dargestellt sind verschiedene Wirkungswege, über die Organophosphate (OP) unabhängig von Acetylcholin an verschiedenen Zielstrukturen in Nervenzellen angreifen und dort schädigende Wirkungen auslösen, die schließlich zum Zelltod führen (nach Hargreaves, 2012, und Pall, 2007, verändert). (NO = Stickstoffmonoxid)

Zusammenfassung

Organophosphate zielen auf vielfältige Angriffspunkte für toxische Wirkungen in Nervenzellen, die unabhängig von der klassischen Hemmwirkung auf die Acetylcholin-Esterase bestehen (s. Abb.2). Alle Organophosphate und insbesondere die Isomeren des Trikresylphosphats (TCP) müssen demnach als neurotoxische Ultragifte angesehen werden. Dies sollte Relevanz haben für politische Entscheidungen über Anwendungen in Industrie und Landwirtschaft. Insbesondere die Belastungen von Flugpersonal und Passagieren von Flugzeugen macht den Flug zu einem gesundheitlichen Risiko, das auch mit chronisch-degenerativen Langzeitwirkungen im Gehirn verbunden sein kann.

Immer wieder kommt es in Flugzeugen zu Vorfällen, bei denen Triebwerksöl ins Innere der Flugzeugkabinen gelangt. TCP wird als Schmier- und Flammschutzmittel den Triebwerksölen zugesetzt. Die Luft für die Kabinen wird aus den Turbinen entnommen. Dort befinden sich auch die Leitungen für das Triebwerksöl. Wenn dann eine Dichtung der Ölleitungen defekt ist, gelangt das Öl samt Schmier- und Flammschutzmittel mit dem Luftstrom in die Kabine. Die Fluggesellschaft „Air-Berlin" äußerte zu diesem technischen Missstand: „Geringe Leckagen dieser Art sind konstruktionsbedingt zulässig". Eine Sicherheitsgefahr für die Passagiere habe zu keiner Zeit bestanden" (Spiegel 17, 23.4.2011).

Da bei Flügen in tropische Länder zusätzlich auch noch Pestizide vom Typ der Pyrethroide in den Flugzeugkabinen eingesetzt werden, um Insekten zu bekämpfen, wird das Risiko durch Kombinationswirkungen mehrerer neurotoxischer Wirkstoffe verstärkt. Die oben geschilderten chronischen Wirkungen von Organophosphaten sollten den Verantwortlichen in Politik und Verwaltung Anlass sein, das Vorsorgeprinzip zu beachten und die Anwendungen in Landwirtschaft und Technik nicht nur einzuschränken, sondern die Stoffe umgehend aus dem Verkehr zu ziehen.

1.9.4. Kombinationswirkungen von organischen Chlor- und Organophosphat-Verbindungen verstärken die degenerativen Schadmechanismen

Die Wirkungen der Pestizide vom Typ der Organophosphate können durch andere Wirkstoffarten wie organische Chlorverbindungen noch verstärkt werden. Wenn die betroffenen Personen gleichzeitig noch durch weitere Pestizide wie Lindan oder DDT, belastet sind, dann haben sie schlechte Karten: Diese Stoffe hemmen kompetitiv die Wirkung des hemmenden Neurotransmitters Gamma-amino-Buttersäure (GABA) mit der Folge, dass die Glutamat-ausschüttenden Nervenfasern ungehemmt aktiv werden (Toscano et al., 2008; Aid et al., 2011). Somit kann eine durch Organophosphate ausgelöste und durch Acetylcholin übermittelte Erregung ungehindert zur Aktivierung des NMDA-Rezeptors führen, die dämpfende Wirkung der GABA-Nerven entfällt, und der Mechanismus der „Exzitotoxizität", d.h. die verstärkte Ausschüttung von Glutamat und die damit verbundenen toxischen Langzeitwirkungen prägen sich ungehemmt aus. Personen mit Doppelbelastung durch Organophosphat- und Organochlor-Pestizide sind somit besonders gefährdet durch neurodegenerative Prozesse im Gehirn.

1.9.5. Folgewirkungen: Energiemangelsyndrom, Chronisches Erschöpfungssyndrom (CFS) und Multiple Chemikalien-Überempfindlichkeit (MCS)

Chronisches Erschöpfungssyndrom

Die Schädigung der Mitochondrien, die häufig als Folge der Wirkungen der Pestizide vom Typ der Organophosphate beobachtet wird, und die zu einer Verminderung der Energieproduktion führt, wirkt sich natürlich dann besonders schädlich auf den gesamten Organismus aus, wenn das Gehirn als zentralem Steuerorgan für die Organe betroffen ist. Als Folge der Lipid-Peroxidation vermindert sich die Nervenzell-Aktivität und führt zu den bekannten Symptomen des Chronischen Erschöpfungssyndroms (CFS, neuerdings auch als Myalgische Enzephalopathie – ME - bezeichnet), das auch regelmäßige Begleitkrankheit bei der Multiplen Chemikalien-Sensitivität (MCS) ist: Müdigkeit, Erschöpfungsgefühl, allgemeine Leistungsschwäche, Konzentrationsstörungen, Kurzzeitgedächtnis- und Lernschwäche, Schlafstörung und Stress-Überempfindlichkeit. Weil die „Kraftwerke der Zelle", die Mitochondrien, im besonderen Maße betroffen sind, spricht man auch von einer „**Mitochondrienkrankheit**" oder vom Energiemangelsyndrom. Weitere schädliche Wirkungen, wie z.B. die Schädigung der Mitochondrien-Erbsubstanz durch Peroxynitrit und die Hemmung der Atmungsreaktionen in den Mitochondrien durch Stickstoffmonoxid, seien hier nur erwähnt (Näheres siehe bei Pall, 2007). Diese Wirkungen addieren sich jedoch bei der Ausprägung der Krankheitssymptome.

Seit einigen Jahren wird CFS/ME als eigenständiges Krankheitsbild mit Hilfe eines Kriterien- und Symptomkatalogs definiert, nachdem gemeinsame charakteristische Merkmale der Krankheit sowie eine Liste von auslösenden Faktoren und Begleitkrankheiten in mehreren Studien publiziert wurden (Carruthers et al., 2003). Die US-amerikanische Gesundheitsbehörde CDC (Center for Disease Control) hatte bereits 1988 Kriterien für die Diagnostik des CFS vorgeschlagen, die 1994 als sogenannte „Fukuda-Kriterien" für CFS/ME (chronisches Erschöpfungssyndrom/ Myalgische Enzephalitis) ergänzt wurden. Diese Kriterien wurden 2003 nach Carruthers präzisiert und 2011 durch einen international abgestimmten Konsensus-Katalog ergänzt (Carruthers et al., 2011). Demnach ist CFS/ME keine psychische oder psychiatrische Erkrankung, sondern beruht auf organischen Ursachen. Die Weltgesundheitsorganisation WHO klassifiziert CFS heute als neurologische Erkrankung (ICD-10, unter G 93-3).

Die Folgen dieser hier beschriebenen biochemischen Krankheitsmechanismen bei chronisch-entzündlichen Multisystem-Krankheiten können je nach Verlauf unterschiedlich sein. Sie können durch den verstärkten oxidativen und nitrosativen Stress Alterungs- und Degenerationsprozesse in verschiedenen Organen des Körpers beschleunigen, chronische Entzündungskrankheiten wie Rheuma, Allergien und Autoimmunkrankheiten fördern, und sie können sich als Chronisches Erschöpfungssyndrom (CFS, Chronic Fatigue Syndrome) oder als Multiple Chemikalien-Sensitivität (MCS) (Pall, 2007; Hill, Huber, Müller, 2008) ausprägen.

Wegen des grundlegenden gemeinsamen biochemischen Mechanismus, der wesentlich durch den NO-Peroxynitrit-Verstärkungskreislauf bestimmt wird, spricht man auch von **Chronisch-entzündlichen Multisystem-Erkrankungen** (CMI, Chronic Multisystem Illnesses). Dieser biochemischen Pathomechanismus spielt auch für die im Folgenden behandelten chronisch-degenerativen Erkrankungen des ZNS eine wesentliche Rolle. Es ist deutlich geworden, dass dieser Mechanismus unter anderem auch mit den Wirkungen von Umweltschadstoffen wie die Organophosphat-Insektizide in Zusammenhang gebracht werden kann.

Übergänge vom CFS zu den neurodegenerativen Erkrankungen des Gehirns sind möglich, wie durch neuere wissenschaftliche Befunde gezeigt wurde: Patienten mit Chronischem Erschöpfungssyndrom wiesen in einer Studie von B. Puri et al. (2009) eine deutliche und gegenüber Kontrollpersonen verminderte Masse der Grauen Hirnsubstanz auf, mit Schwerpunkt im Präfrontalen Cortex, dem Gyrus Cinguli, dem mittleren frontalen Gyrus und dem Kleinhirn. Ein Teil dieser betroffenen Hirnregionen gehören zum Limbischen System, das wesentliche Funktionen bei der Informationsverarbeitung, bei Lernprozessen und bei der emotionalen Wertung von Informationen besitzt. Damit wird erklärbar, warum bei Patienten mit Chronischem Erschöpfungssyndrom häufig das Gefühlsleben gestört ist: Dies kann offenbar mit Degenerationsprozessen im frontalen Großhirn zusammenhängen.

Multiple Chemikalien-Sensitivität (MCS)

Zahlreiche Studien und Befunde deuten bei Patienten mit Multipler Chemikalien-Sensitivität (MCS) auf eine wesentliche Beteiligung des Nervensystems einschließlich des Gehirns beim Krankheitsprozess hin. MCS ist eine von der WHO unter ICD 10, Kapitel T 78.4, international anerkannte und durch Fremdchemikalien verursachte Krankheit, auch wenn Behörden, Gutachter, Berufsgenossenschaften und Krankenkassen in Deutschland meist fälschlich von psychischen Krankheitsfaktoren ausgehen. Pall (2008) weist darauf hin, dass 6 von den 9 Hauptsymptomen der Krankheit MCS, darunter Kopfschmerzen, extreme Müdigkeit, Schwindel, Ängstlichkeit, Depressionen, Gedächtnis- und Konzentrationsstörungen, eindeutig bestimmten Veränderungen im Zentralnervensystem zuzuordnen sind. Veränderungen von Hirnfunktionen wurden auch durch funktionelle bildgebende Verfahren wie PET und SPECT sowie mit EEG-Untersuchungen festgestellt, wie in 13 zitierten Studien nach Pall (2009b) festgestellt wird. In einer dieser Studien (Oriols et al., 2009) wurde beispielsweise nachgewiesen, dass MCS-Patienten in bestimmten Teilen der Großhirnrinde, so in rechtsseitigen Bereichen, den beiden Schläfenregionen und den präfrontalen Bereichen der Großhirnrinde eine verminderte Durchblutung in SPECT-Aufnahmen aufwiesen, und dies offenbar permanent, also bereits vor der Provokation mit Chemikalien. Bei den Kontrollpersonen war dies nicht der Fall. Wurden diese Patienten mit geringen Konzentrationen flüchtiger organischer Stoffe provoziert, so zeigten sie zusätzlich verminderte Durchblutung in einer ganzen Reihe von weiteren Hirnbereichen, darunter im Riechhirn, im rechten und linken Hippocampus, im rechten Mandelkern (Amygdala), im rechten Thalamus, und in der rechten hinteren Hirnrinde. Im Gegensatz dazu wiesen die Kontrollpersonen ohne MCS-Merkmale bei der Chemikalien-Provokation ein völlig anderes Muster der Hirnbereiche mit verminderter Durchblutung auf. Gleichzeitig litten die Patienten im Gegensatz zu den Kontrollpersonen unter einer wesentlich verminderten Lebensqualität und zeigten verminderte Leistungen in neurokognitiven Tests sowie eine deutliche

Verschlechterung dieser Leistungen nach Chemikalien-Provokation (Orriols et al., 2009). Die Studien bestätigen die ähnlichen Ergebnisse von Fabig (1990 und 2000) mit SPECT-Untersuchungen von Gehirnen von MCS-Patienten. Besonders die nachgewiesenen Fehlfunktionen in den Teilen der Großhirnrinde, die zur Verarbeitung von Geruchsreizen dienen, deuten auf einen neurogenen Mechanimus sowohl bei der Auslösung der Krankheit MCS als auch bei der Ausprägung akuter Reaktionen auf Chemikalien hin.

Auch statistisch erhobene Symptom-Daten weisen auf neurotoxische Wirkungsmechanismen bei MCS hin: Eine Follow-Up-Studie (prospektive Beobachtungstudie) mit 104 MCS-Patienten zum Einfluss der Erkrankungsdauer auf die Krankheitssymptomatik (gesundheitsbezogene und soziale Parameter) bei MCS hat ergeben, dass die gesundheitsbezogenen und sozialen Parameter, darunter Energieverlust, Depressivität und Angst, emotionale Belastbarkeit, soziale Isolation und Verlust des Arbeitsplatzes, mit zunehmender Krankheitsdauer sich weiter verschlechterten (Bauer et al., 2010). Auch die Häufigkeit der Intoleranz gegenüber Alkohol und Koffein nahm mit der Erkrankungsdauer zu. Die deutlichsten Differenzen zwischen den MCS-Patienten mit kurzer und langer Erkrankungsdauer (weniger als 2 Jahre verglichen mit mehr als 5 Jahre) lagen in den Skalen für „Soziale Folgen", Soziale Isolation", „Andere Intoleranzen" und „Energieverlust". Die Verlaufsergebnisse wurden u.a. mit der Symptomenliste des Neurotoxfragebogens („SL-SUM"), die sich an den „Neurotoxicity Screening Survey (NSS)" nach Singer (1999) anlehnte, erhoben. Die Skalenwerte für Ängstlichkeit und Depressivität wie auch die für die anderen Symptome (Energieverlust, emotionale Reaktion, Soziale Isolation) konnten durch Behandlung in der Klinik um so weniger verbessert werden, je länger die Krankheit (>5 Jahre) dauerte (Bauer et al., 2010). Diese Ergebnisse lassen darauf schließen, dass der Krankheitsprozess bei MCS mit der Zeit in eine irreversible Richtung fortschreitet, und dass es sich um typische neurodegenerative Prozesse handelt, wie sie auch bei neurodegenerativen Krankheiten stattfinden. Damit verdichtet sich der Verdacht, dass die Mechanismen der Krankheit MCS im Zentralnervensystem ablaufen und dort chronisch-degenerativer Natur sind. Eine frühzeitige Diagnose und Therapie der Krankheit MCS innerhalb der ersten zwei Jahre nach Beginn der Symptome erscheinen hiermit unabdingbar.

1.9.6. Folgewirkungen: Entzündungen und Aktivierung der Stresshormon-Achse

Als Folge der Wirkungen von Organophosphaten im Gehirn enstehen dort vermehrt Peroxynitrit und Saoerstoffradikale, wie in Kap. 1.6.2. dargestellt wurde. Wie dort bereits erwähnt, aktivieren Peroxynitrit und die reaktiven Sauerstoffradikale den Induktionsfaktor NF-κB, der wiederum die Gene, die für die Produktion von entzündungsauslösenden Zytokinen des Immunsystems verantwortlich sind, darunter Interferon-gamma (Ifn-γ), Interleukin 1-beta (IL-1β), Tumornekrosefaktor-alfa (TNF-α). Diese Zytokine aktivieren wiederum weitere Zellen des Immunsystems, die schließlich **Entzündungsvorgänge** sowie die Stresshormon-Achse aktivieren. So haben verschiedene Studien nachgewiesen, dass das Zytokin IL-1β Noradrenalin-Nerven im Gehirn über eigene Rezeptoren aktiviert (Dunn, 2009). Diese Nerven stehen in Verbindung mit Teilen des Paraventrikulären Nucleus im Gehirn und aktivieren dort die Nervenzellen, die das übergeordnete Hormon der Stresshormon-Achse, das Corticotropin-Releasing Hormon (CRH) ausschütten. Zusätzlich kann IL-1β, das bei peripheren Entzündungen gebildet wird, über den Vagus-Nerv, einem Teil des autonomen oder vegetativen Nervensystems, im Gehirn die Stresshormon-Achse aktivieren (s. Literatur zusammengefasst bei Dunn, 2009). Es gibt demnach mehrere Wege, über die im Gehirn das zentrale Noradrenalin-System und die Stresshormon-Achse durch Zytokine des Immunsystems als Folge von (chronischen) Entzündungen aktiviert werden können (siehe auch Kapitel 2.8.). Schadstoffe wie die Organophosphate erhöhen somit die Stressempfindlichkeit, führen zu erhöhter Ausschüttung des Stresshormons Cortisol und fördern damit auch die gesundheitsschädlichen Folgen von Dauerstress, wie Bluthochdruck, Arteriosklerose, Diabetes Typ II und Adipositas.

1.9.7. Prävention und Therapie bei Vergiftungen durch Organophosphate

Um sich vor der akuten und chronischen Toxizität der Organophosphate zu schützen, müssen alle Personen, die mit der Herstellung und Anwendung dieser Stoffe beschäftigt sind, das Eindringen in den Körper über die Haut oder die Atemluft verhindern. Dazu sind Schutzmasken, Schutzhandschuhe und geeignete Schutzkleidung unbedingt erforderlich. Dies gilt auch für Landwirte, die diese Gifte auf den Feldern ausbringen. Alle Behälter mit Füssigkeiten oder Feststoffen, die Organophosphate enthalten, müssen mit den vorgeschriebenen Gefahrensymbolen gekennzeichnet werden und müssen für Kinder unzugänglich aufbewahrt werden.

Wenn dennoch die Haut mit diesen Stoffen in Kontakt gekommen ist, muss die Haut so schnell wie möglich gründlich zuerst mit reinem Wasser, dann mit Seife abgewaschen werden. Im Falle einer Aufnahme über den Mund ist Magenspülung erforderlich. Die Luftwege müssen gegebenenfalls von Schleim durch Absaugung befreit werden, die Atmung muss nötigenfalls durch Intubation gefördert werden.

Die Therapie der Vergiftung besteht in der Verbabreichung von Atropin als Antidot, um die Wirkung der übermäßigen Aktivierung muskarinischer Acetylcholin-Rezeptoren (Krämpfe) zu bekämpfen (Eicher und Avery, 2005).

1.10. Zunehmende Belastung mit neurotoxischen Schadstoffen

Neben den oben genannten Pestiziden gibt es noch unübersehbar viele weitere Chemikalien und Schadstoffe mit neurotoxischem Potential, die im täglichen Leben und am Arbeitsplatz Verwendung finden, auf die hier aber im Einzelnen nicht eingegangen werden kann. Als Beispiele seien nur die folgenden genannt:

- Pestizide vom Typ der synthetischen und halbsynthetischen **Pyrethroide** mit hohem neurotoxischen Potential, die in jedem Drogeriemarkt frei verkäuflich sind und im Haushalt sowie in Kleingärten breite Verwendung „gegen Ungeziefer“ finden.
- weitere **Schwermetalle wie Cadmium, Blei, Thallium, Nickel, Chrom**, die in Batterien, Akkumukatoren, in Farben, Schuckgegenständen, Keramik, Elektronikgeräten und Baumaterialien verwendet werden, die oft nicht ordnungsgemäß entsorgt und über den Hausmüll in der Umwelt verteilt werden.

- **Flammschutzmittel** vom Typ der **polybromierten Diphenylether** (PBDE) und Tetrabrom-Bisphenol A (TBBA), die u.a. in Polstermöbeln, elektronischen Geräten, Teppichen und sogar in Kinderspielzeug wie Kuscheltiere eingesetzt werden (Wefers et al., 2010), von da langsam austreten und sich im Fettgewebe und im Gehirn anreichern und Nervenfunktionen stören. Von 1972 bis 1997 hatte sich die Belastung der Muttermilch mit bromierten Flammschutzmitteln alle 5 Jahre verdoppelt (Meironyt et al., 1999).
- Holzschutzmittel: **Pentachlorphenol** (PCP) ist wegen seiner erwiesenen neurotoxischen und krebserzeugenden Wirkungen seit 1989 verboten, kommt aber in vielen älteren Gebäuden immer noch häufig vor, weil in den 1970-er bis Mitte der 80-er Jahre nach der Baunorm DIN 68800 alle Fertighäuser mit PCP- und Lindan-haltigen Holzschutzmitteln behandelt werden mussten. Auch die neueren Ersatzstoffe für PCP wie **Dichlofluanid** sind neurotoxikologisch bedenklich und noch nicht genügend bezüglich neurotoxischer Langzeitwirkungen untersucht.
- Neurotoxische Medikamente: **Neuroleptika** vom Typ der Phenothiazine und Butyrophenone können Parkinson auslösen, indem sie die postsynaptischen Dopamin-Rezeptoren (D2) blockieren. Reserpin hemmt die präsynaptische Dopamin-Freisetzung.

1.11. Kombinationswirkungen von Stoffgemischen

Der Mensch ist im täglichen Leben einer nahezu unüberschaubaren Vielzahl von Fremdstoffen ausgesetzt, von denen ein erheblicher Teil auch in niedrigen Konzentrationen toxische Wirkungen auslösen können. Eine Studie des WWF hatte das Blut von 40 EU-Abgeordneten auf 100 Chemikalien untersucht. Ergebnis: 76 verschiedene toxische Stoffe wie PCB, Flammschutzmittel, Pestizide und Phthalate wurden gefunden. Jede Probe enthielt mindestens 13 und in einem Fall sogar 54 verschiedene toxische Stoffe. Die Probe von der grünen Abgeordneten Hiltrud Breyer, die trotz umweltbewusster Lebensführung 36 Chemikalien enthielt, zeigte, dass man dem Chemierisiko nicht mehr ausweichen kann (dpa-Pressemeldung, 7.11.2003). In einer US-Studie wurden im Nabelschnurblut und Fruchtwasser, das kurz nach der Geburt entnommen wurde, **287 verschiedene chemische Stoffe** nachgewiesen, die aus der Industrie oder der Landwirtschaft stammten (zit. nach Annie Leonard, Natur u. Kosmos 5, 2010, 69). Andere Quellen berichten von mehr als 350 Fremd- und Schadstoffen in der Muttermilch, von denen viele nachweislich krebserregend oder für Gehirn und Nervensystem toxisch wirken (Lyons, 1999; BUND, 2005; WHO, 2010). Die mittlere Hintergrundbelastung für PCB (Polychlorierte Biphenyle) erreicht mit einer täglichen Aufnahme von durchschnittlich 50 Nanogramm Gesamt-PCB pro kg Körpergewicht bereits die tolerierbare Körperdosis (TRD-Wert) (Landesumweltamt NRW, 2002). Toxikologische Untersuchungen zu den Wirkungen einzelner Stoffe sind somit heute am Menschen praktisch nicht mehr durchführbar, weil ihr Ergebnis stets durch Kombinationswirkungen durch die Hintergrundbelastung mit Fremdstoffen beeinflusst wird. Die bislang vorliegenden Daten über toxische Wirkungen von chemischen Stoffen beim Menschen werden stillschweigend mit der Übereinkunft versehen, dass die Hintergrundbelastung mit Chemikalien bei allen untersuchten

Personen etwa vergleichbar ist. In Wahrheit stellen diese Daten jedoch Ergebnisse von Mischbelastungen dar.

Forschungsergebnisse über Kombinationswirkungen durch Gemische neurotoxischer Chemikalien gibt es bislang nur wenige (vgl. Witte und Geyer, 2007). Daunderer (2005) hat in einem Schema mögliche Wirkungsverstärkungen neurotoxischer Chemikalien nach damaliger Kenntnislage zusammengestellt (Abb. 3). Dabei zeigen die überlappenden Kreise die möglichen synergistischen Kombinationswirkungen durch Chemikalien an. Chlorierte Dioxine verstärken demnach die Wirkungen von allen aufgeführten Stoffen, sodass der zentrale Kreis, der die Dioxine symbolisiert, mit den Kreisen der übrigen Chemikalien überlappt. Formaldehyd wirkt verstärkend neurotoxisch zusammen mit Pentachlorphenol (PCP), Amalgam und Blei. Als Fazit dieser Betrachtung ist festzuhalten, dass angesichts der hohen Hintergrundbelastung durch viele neurotoxische Chemikalien bei vorliegender zusätzlicher Belastung durch jeweils eine bekannte neurotoxische Substanz mit unkalkulierbaren synergistischen toxischen Wirkungen zu rechnen ist, die sich im Zentralnervensystem in der Regel nicht sofort, sondern verzögert in chronischen Symptomen als toxische Enzephalopathie, Polyneuropathie, Multiple Chemikalien-Sensitivität, Chronisches Erschöpfungssyndrom oder einer psychischen Erkrankung wie ADHS äußern können.

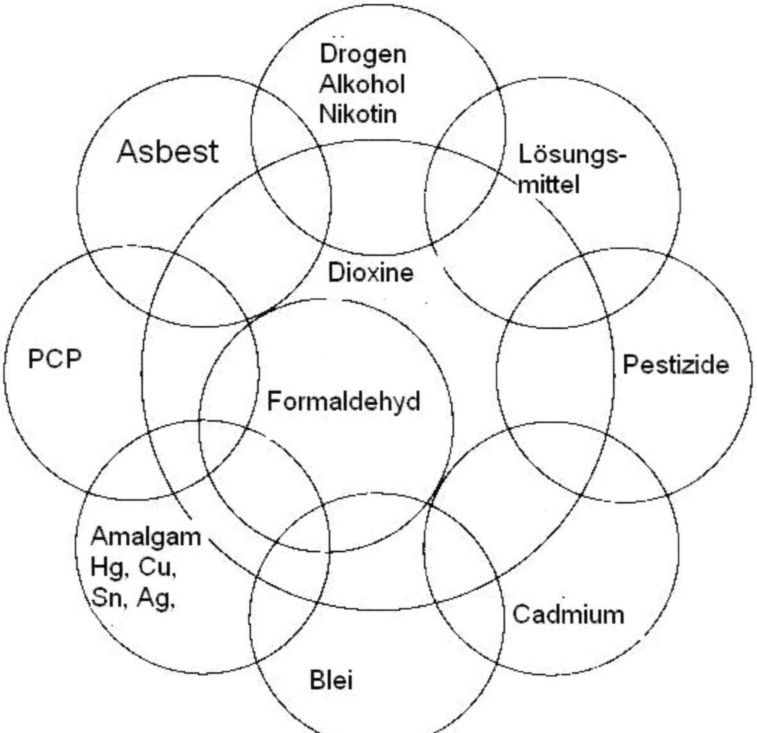

Abb. 3: Kombinationswirkungen neurotoxischer Schadstoffe
(Nach Daunderer, 2005). Erläuterungen im Text.

1.12. Wirkungen von Chemikalien auf das Gehirn über das Nerven- und Immunsystem

1.12.1. Feinstaub-Luftverschmutzung und Gehirnschäden

Hinweise dafür, dass Umweltschadstoffe schädigend auf das Gehirn wirken, gibt es vor allem aus dem arbeitsmedizinischen Bereich in den Forschungen zur Toxischen Enzephalopathie, die durch flüchtige organische Kohlenwasserstoffe ausgelöst wird (siehe Kapitel 1.5. und 2.1.). Neuerdings gibt es auch eindeutige Hinweise dafür, dass bereits die „normale" Luftverschmutzung mit ihren hohen Feinstaub-Anteilen langfristig Lern- und Gedächtnisstörungen bei gleichzeitig stattfindenden pathologischen Veränderungen im Gehirn verursacht.

Ein 10 Monate langer Kontakt mit Feinstaub-belasteter Luft führte in einer Studie mit Mäusen zu Lern- und Gedächtnis-Defiziten sowie zu verstärktem Angstverhalten, was als Anzeichen für depressive Verhaltensweisen gewertet wird. Gleichzeitig war die Feinstruktur des Hippocampus, einem Gehirnzentrum für das Lernen und das Arbeitsgedächtnis, pathologisch verändert: Die Verzweigungen der Nervenzellen, die Dendriten, hatten weniger Verknüpfungsstellen für andere Nervenfasern, sogenannte synaptische Ausbuchtungen. Außerdem waren verkürzte Dendriten und eine insgesamt reduzierte Zellkomplexität festzustellen. Gleichzeitig waren pro-inflammatorische Zytokine, Botenstoffe des Immunsystems für Entzündungsreaktionen, im Hippocampus der Mäuse, die 10 Monate lang schadstoffbelastete Luft eingeatmet hatten, deutlich aktiver als bei den Mäusen, die gefilterte Luft eingeatmet hatten (Fonken et al., 2011).

Aus anderen Studien ist bekannt, dass eine chronische Feinstaubbelastung der Luft im Körper ausgedehnte Entzündungen und Stoffwechselstörungen wie Diabetes verursachen kann (Xu et al., 2011). Dabei binden Feinstaubpartikel an spezielle Rezeptoren von Alveolar-Makrophagen, den Abwehrzellen des angeborenen Immunsystems in den Lungenbläschen. An deren Oberfläche befinden sich „Toll-like Rezeptoren", die neben Bakterien auch Fremdstoffe und Feinstaubteilchen erkennen und binden können. Die Bindung der Teilchen am Toll-like-Rezeptor löst in den Makrophagen die Synthese von Zytokinen wie Interleukin-8 (IL-8) und Tumornekrosefaktor-alfa (TNF-α) aus, das sind entzündungsauslösende Botenstoffe des Immunsystems (Sawyer et al., 2010). Dadurch können im Körper auf Dauer systemische Entzündungszustände entstehen, die beim Menschen auch zu Depressionen und den damit zusammenhängenden Veränderungen im Gehirn, insbesondere im Hippocampus, führen können.

1.12.2. Wirkungsmechanismen über das Nervensystem

Neben den indirekten Wirkungen von Fremdstoffen auf das Gehirn über die Aktivierung des angeborenen Immunsystems (siehe Kap. 2.2.11) ist bekannt, dass Chemikalien über spezielle Chemorezeptoren, die **TRPV- oder Vanilloid-Rezeptoren**, sensorische Nervenfasern aktivieren können, die Erregungen zum Gehirn leiten und dort unterschiedliche Folgewirkungen verursachen können. Beispielsweise gibt es in den Schleimhäuten der Atemwege so genannte Bürstenzellen mit einer Variante der TRP-Rezeptoren, die verschiedene Bitterstoffe wahrnehmen können. Der dadurch entstehende Reiz führt zur Ausschüttung des Neurotransmitters Acetylcholin, der wiederum Erregungen auslöst, die über Nervenfasern zum Gehirn führen. Dort wird zunächst in Stammhirnzentren die Atemfrequenz herunterreguliert, um dadurch die Belastung durch potentiell gefährliche Substanzen in den Atemwegen zu vermindern (Krasteva, 2011; Hollenhorst et al., 2011).

Bei Übererregung dieser sensorischen Fasern können im Gehirn auch Entzündungsprozesse ausgelöst werden, bei denen ebenfalls Acetylcholin eine Rolle spielt, und die unter anderem zu unspezifischer Chemikalien-Überempfindlichkeit (MCS) führen können. Bereits in den dorsalen Wurzel-Ganglien der Spinalnerven befinden sich sensorische Nervenenden, die TRPV-Rezeptoren besitzen und somit durch Chemikalien oder durch Stoffe, die von Zellen des Immunsystems abgegeben werden, erregt werden können. Wenn gleichzeitig von den begleitenden Zellen des Immunsystems Zytokine abgegeben werden, kommt es zu einer Verstärkung von schmerzauslösenden Erregungen, die über die zum sympathischen Nervensystem gehörenden C- und Aδ-Fasern zum Gehirn vermittelt werden. Besonders die Freisetzung der Zytokine IL-1 und des Tumor-Nekrose-Fakrors TNF-α verstärkt dramatisch die Übermittlung von Schmerzreizen durch das Rückenmark, wobei die afferenten Nervenfasern an ihren Enden vermehrt Glutamat freisetzen (Scafers et al., 2003; Sorkin und Doom, 2000). Dieser als „Allodynie" bekannte Verstärkungskreislauf (siehe Goehler und Gaykema, 2009), führt zu einer Schmerz-Überempfindlichkeit, und erinnert in seinem Mechanismus an die Entstehung der Chemikalien-Überempfindlichkeit bei MCS-Patienten. Normalerweise nicht schmerzhafte Reize erzeugen dann eine Schmerzempfindung, die häufig chronisch werden kann. Wenn gleichzeitig durch Zytokine, die bei Entzündungen freigesetzt werden, Erregungen in Vagus-Nerven erzeugt und zum Gehirn geleitet werden, dann können die Schmerzempfindungen im Gehirn verstärkt werden (Goehler und Gaykema, 2009).

Wie oben erwähnt, spielt der Vagus-Nerv offenbar eine große Rolle bei der Übermittlung von Informationen von Entzündungsherden und Chemikalien-Rezeptoren in der Peripherie zum Gehirn. So sind Lymphknoten und die Peyerschen Plaques des Dünndarms über spezielle sensorische Äste des Vagus-Nerven mit dem Gehirn verbunden. Die Enden des Vagus-Nerven stehen in Verbindung mit Zellen des Immunsystems im Darm, wie Monozyten, Makrophagen und dendritische Zellen. Wenn diese Zellen durch Infektionserreger oder andere Auslöser, wie z.B. Fremdstoffe in der Nahrung, aktiviert werden, dann aktivieren sie ihrerseits den Vagus-Nerv, vermittelt durch die Sekretion des Zytokins IL-1β.

Die Vagus-Nerven können außer über pathogene Molekülstrukturen von Krankheitserregern und Fremdstoffen auch durch Zytokine aktiviert werden. In den Ganglien des Vagus-Nerven wurden nämlich Rezeptoren für Zytokine des Immunsystems wie IL-1β und TNF-α nachgewiesen. Diese Zytokine werden in der Peripherie durch Makrophagen und dendritische Zellen nach Kontakt mit pathogenen Stoffen gebildet. Diese Zellen befinden sich in der Umgebung des Vagus-Nerven und geben Zytokine nach außen ab, die an Zytokin-Rezeptoren an der Oberfläche des Vagus-Nerven binden und diesen über Signalketten (c-fos) aktivieren. Als Folge sendet dieser Nerv verstärkte Erregungen zum Gehirn, die dort unter anderem die Stresshormon-Achse aktivieren (Goehler et al., 2000).

Zusätzlich gibt es noch einen Signalweg, der bei Chemorezeptor-Zellen in den Paraganglien des N. vagus beginnt und über eine Ausscheidung von Zytokinen wie IL-1 zur Aktivierung des N. vagus führt. Diese Chemorezeptor-Zellen besitzen unter anderem TRPV- bzw. Vanilloid-Rezeptoren, die verschiedene chemische Stoffe binden können (s. Literatur zusammengefasst bei Goehler und Gaykema, 2009). Demnach können bestimmte Stoffe, vermutlich auch Fremdchemikalien, über Chemorezeptoren und den Vagus-Nerven Funktionen des Gehirns beeinflussen oder verändern. Der Vagus-Nerv hat also wichtige Funktion bei der Übermittlung von folgenden Informationen an das Gehirn:

1. über das Vorhandensein von Chemikalien in der Peripherie,
2. über den Aktivitätszustand des Immunsystems in der Peripherie,
3. über Entzündungsvorgänge in den peripheren Organen.

Dabei schütten die von der Peripherie zum Gehirn verlaufenden Fasern des Vagus sowie auch weitere sensorische Nervenenden Glutamat aus (Göhler und Gaykema, 2009; Hermann et al., 2005). Dieser Neurotransmitter übt im Gehirn vielfältige Einflüsse auf das Verhalten und auch auf pathologische Mechanismen z.B. bei der Schmerzwahrnehmung und der Neurodegeneration aus, wie später noch berichtet wird (Kapitel 2.4.3). Periphere Entzündungen in inneren Organen und über den NMDA-(Glutamat-) Rezeptor vermittelte Entzündungen im Gehirn können sich demnach in ihren pathologischen Folgewirkungen im Gehirn verstärken.

Die vom Vagus angelieferten Erregungen gelangen zum so genannten dorsalen Vagus-Komplex (DVC) des Hirnstamms, der wiederum aus verschiedenen Kernen besteht. Dort befinden sich unter anderem Adrenalin- und Noradrenalin-Nerven (adrenerge und noradrenerge N.), die zu verschiedenen anderen Hirnregionen führen, darunter das basale Vorderhirn und den Hypothalamus. Bei einer systemischen Aktivierung des Immunsystems werden die adrenergen und noradrenergen Nerven im DVC ebenfalls stark aktiviert. Da die Blut-Hirnscharanke am DVC nur schwach ausgeprägt ist, haben Zytokine bei chronischen Entzündungen dort ungehinderten Zugang und können direkt die Katecholamin-Nerven aktivieren.

Dies hat zur Folge, dass sich das Verhalten betroffener Versuchstiere und Personen wesentlich ändert: Sozialer Rückzug, psychomotorische Verlangsamung (Bewegungsverarmung), Müdigkeits- und Erschöpfungssymptome, Angstverhalten und verminderte Nahrungsaufnahme werden mit diesen Vorgängen in Verbindung gebracht. Es handelt sich um die typischen Symptome eines allgemeinen „Krankheitsgefühls", wie es auch bei Infektionskrankheiten mit starker Aktivierung des Immunsystems vorkommt. Die Verbindung des DVC zum Hypothalamus ist auch dafür verantwortlich, das bei Aktivierung des Immunsystems der Schlaf und das Wachverhalten sowie der gesamte Tag-Nacht-Rhythmus gestört werden (siehe Lit. zit. bei Goehler und Gaykema, 2009), sodass Symptome des Chronischen Erschöpfungssyndroms (Chronic Fatigue Syndrom, CFS) entstehen.

2. Chronisch degenerative Erkrankungen des Zentralen Nervensystems (ZNS)

In den folgenden Kapiteln geht es um Krankheiten, deren Entstehung im Zusammenhang mit Langzeitwirkungen von Chemikalien stehen kann. Es gibt in der pathobiochemischen und pathophysiologischen Forschung zu degenerativen Krankheiten des Zentralnervensystems zunehmend Anhaltspunkte über neurotoxische Wirkungen von Chemikalien, deren Langzeitfolgen zu irreversiblen, chronischen, neurodegenerativen Krankheitsbildern, also zum Abbau von Hirnmasse durch Absterben von Nervenzellen, führen können. Im Folgenden werden Beispiele für diese Krankheiten und neuere Erkenntnisse über deren biochemische Mechanismen aufgeführt, die einen Zusammenhang mit Chemikalienwirkungen nahelegen. Offensichtlich ist dieser Zusammenhang beim Krankheitsbild der Toxischen Enzephalopathie gegeben. Bei den eigentlichen Demenzerkrankungen wie die Alzheimer-Krankheit oder die Parkinson-Demenz ist von mehreren Ursachenfaktoren einschließlich genetischer Dispositionen auszugehen, wobei aber die Hinweise einer Beteiligung von Wirkungen durch Fremdchemikalien immer deutlicher werden.

Auffällig sind bei allen neurodegererativen Krankheiten charakteristische gemeinsame Merkmale, die sich stichwortartig wie folgt zusammenfassen lassen (nach Banhegyi et al., 2009):

- Störungen der Mitochondrienfunktionen in den Zellen des ZNS (hauptsächlich in Nerven- und Gliazellen) ,
- zunehmende oxidative Schäden und nitrosativer Stress in den Zellen,
- defekte Funktion des Protein-abbauenden Systems (UPS, Ubiquitin-Proteasom-System),
- die Ansammlung fehlgefalteter und aggregierter Proteine.

In den folgenden Darstellungen der Pathomechanismen einzelner neurodegenerativer Krankheiten wird sich zeigen, dass die oben genannten 4 Wesensmerkmale nicht unabhängig voneinender zu sehen sind, sondern teilweise als Folgen vorangegangener Prozesse entstehen. So verursachen Störungen der Mitochondrienfunktionen, die u.a. auch durch Schadstoffwirkungen bedingt sein können, eine Ansammlung von Sauerstoffradikalen (ROS), die wiederum als „Oxidativer Stress“ zu den genannten oxidativen Schäden an verschiedenen Strukturen der Zellen führen. Wenn dadurch die Membranen der Nervenfasern betroffen sind, kommt es zu degenerativen Krankheiten wie beispielsweise die Multiple Sklerose. Der Oxidative Stress führt weiterhin zum Funktionsverlust des proteinabbauenden UPS-Systems, wodurch wiederum die Ansammlung und Aggregation fehlgefalteter Faserproteine begünstigt wird, wie sie bei den Demenzkrankheiten wie Alzheimer, Parkinson und der Lewy-Körperchen-Demenz vorkommen.

2.1. Die Toxische Enzephalopathie (TE), ein Krankheitsbild mit Langzeiteffekten

Ein überliefertes Beispiel aus der Medizingschichte soll in das Thema einführen: Der Rostocker Medizinprofessor Hermann Friedrich Stannius war von 1837 bis 1862 an der dortigen Universität mit einer Vielfalt an Aufgaben beschäftigt. Er arbeitete als Entomologe (Insektenkundler), Arzt, Humanphysiologe, Anatom und Zoologe. Er führte einige wichtige Methoden auf dem Gebiet der Muskel- und Nervenphysiologie ein, die noch heute Gegenstand des Medizin- und Biologiestudiums sind, wie z.B. die Stanniusligaturen am isolierten Froschherzen. Häufig präparierte er in Alkohol und anderen Lösungsmitteln konservierte Leichen, Organe und Tiere. Zusätzlich führte er physiologische und toxikologische Experimente mit Nervengiften wie Digitalis und Strychnin durch und kam häufig ungeschützt in Kontakt mit Chemikalien aller Art. Abzüge und Schutzkleidung gab es damals noch nicht. Sein Gesundheitszustand wurde mit den Jahren zunehmend schlechter, geistig und körperlich baute er sichtlich ab. 1862 konnte er die schon früher aufgetretene Krankheit nicht mehr verheimlichen, er erwähnte sie öffentlich in seinem Jahresbericht. 1863 war die Krankheit, ein „Nervenleiden", so weit fortgeschritten, dass er nicht mehr ohne Hilfe leben konnte und in Heilanstalten eingeliefert werden musste, wo er 1883 starb (Kinzelbach, 2010).

Die Merkmale der geschilderten Krankheit bei Professor Stannius weisen auf eine beruflich erworbene Toxische Enzephalopathie hin. Bei der TE handelt es sich um eine Krankheit des Zentralen Nervensystems, die durch neurotoxische Chemikalien (Zusammenstellung siehe Tabelle 2, nach Huber, 2009) hervorgerufen wird. Unter Enzephalopathie versteht man eine Hirnfunktionsstörung, die je nach Schweregrad mit unterschiedlich starken Symptomen und Ausfallserscheinungen verbunden ist.

Alle in Tabelle 2 genannten Stoffe können eine toxische Enzephalopathie oder Polyneuropathie verursachen oder zumindest fördern. Zusätzlich wurde 1997 mit der Berufskrankheit (BK) Nr.1317 die Enzephalopathie und Polyneuropathie durch organische Lösungsmittel besonders aufgeführt, nachdem 1996 der damalige Gesundheits- und Sozialminister Norbert Blüm öffentlich den Notstand der Betroffenen bekannt gemacht und die Einführung anerkannter Berufskrankheiten für alle Berufe verlangt hat.

Tabelle 2: Die wichtigsten neurotoxischen Substanzen in der Berufskrankheitenverordnung vom 31.10.1997

BK-Nr.	Stoffe
11	**Metalle und Metalloide**
1101	Erkrankungen durch Blei und seine Verbindungen
1102	Erkrankungen durch Quecksilber und seine Verbindungen
1104	Erkrankungen durch Cadmium und seine Verbindungen
1105	Erkrankungen durch Mangan und seine Verbindungen
1106	Erkrankungen durch Thallium und seine Verbindungen
1108	Erkrankungen durch Arsen und seine Verbindungen
12	**Erstickungsgase**
1201	Erkrankungen durch Kohlenmonoxid
1202	Erkrankungen durch Schwefelwasserstoff
13	**Lösemittel, Schädlingsbekämpfungsmittel (Pestizide) und sonstige chemische Stoffe**
1302	Erkrankungen durch Halogenkohlenwasserstoffe
1303	Erkrankungen durch Benzol, seine Homologe und durch Styrol
1304	Erkrankungen durch Nitro- oder Aminoverbindungen des Benzols oder seiner Homologe oder ihrer Abkömmlinge
1305	Erkrankungen durch Schwefelwasserstoff
1306	Erkrankungen durch Methanol
1307	Erkrankungen durch organische Phosphorverbindungen
1310	Erkrankungen durch halogenierte Alkyl-, Aryl-, oder Alkylaryl-oxide
1317	Polyneuropathie oder Enzephalopathie durch organische Lösungsmittel

Nicht alle, jedoch die meisten Nervengifte führen auch zu einer toxischen Enzephalopathie. Die Wirkungen im Zentralen Nervensystem hängen ab von der Dosis und der Dauer der Einwirkung. Chronische Niedrigdosen von neurotoxischen Stoffen oder auch einmalige kurzzeitige Einwirkungen hoher Dosen können zu unterschiedlich starken andauernden Störungen und Defiziten bei Gehirnfunktionen führen. Neurologische Symptome, die durch organische Lösungsmittel und ihre Dämpfe ausgelöst werden, wie z.B. Gedächtnisstörungen, chronische Erschöpfung und Müdigkeit, Reizbarkeit und Stimmungsschwankungen, sind im Anfangsstadium reversibel, werden jedoch irreversibel, wenn die Belastung andauert und ihre Dosis hoch ist (Kaukiainen et al., 2009). Bei chronischer Einwirkung niedriger Konzentrationen eines Nervengiftes können die Symptome lange Zeit unerkannt bleiben. Auch nach Beendigung der chronischen Belastung entwickeln sich die Wirkungsmechanismen in verborgener Weise weiter und führen erst einige Zeit später zum Ausbruch von Symptomen (Eicher und Avery, 2005), sodass die Ursache-Wirkungs-Beziehung zwischen Schadstoff-Exposition und Krankheit auf den ersten Blick nicht ersichtlich ist. Erst allmählich werden chronische Müdigkeit, Gedächtnisstörungen, kognitive Leistungsschwäche offensichtlich. Je nach Art des Giftes, Dauer der Exposition und Konzentration können sich die Schäden im Lauf der Zeit noch verstärken, sie können gleich bleiben oder sich auch langsam wieder vermindern (Eicher und Avery, 2005).

Damit ist das Hauptproblem für Betroffene mit toxischer Enzephalopathie beschrieben. Es besteht darin, dass auch Jahre nach Beendigung einer Tätigkeit, die mit Belastungen durch die in Tabelle 2 genannten Stoffe, insbesondere organische Lösungsmittel, verbunden war, eine Zunahme der Beschwerden sowie eine Verschlechterung der Ergebnisse psychologischer Testverfahren und neurologischer Untersuchungsbefunde festgestellt werden kann, wie auch mehrere Studien gezeigt haben (Huber, 2008). Mit der Aufnahme der Berufskrankheit „BK 1317", „Polyneuropathie und Enzephalopathie durch organische Lösungsmittel", in die Liste der Berufskrankheiten, war schließlich die Voraussetzung geschaffen worden, dass Angehörige von Berufen, die häufig mit organischen Lösungsmitteln umgehen müssen, wie Maler, Lackierer, Kfz-Mechaniker, Tankwarte, Drucker, Beschäftigte in Textilfabriken, Schuhfabriken, Metallverarbeitung, Teppichverlegung, chemischer Reinigung, Kunststoff- und chemischer Industrie, angemessen entschädigt werden können, wenn sie nach andauernder Exposition durch die genannten Chemikalien an entsprechenden Schäden des peripheren und/oder zentralen Nervensystems erkrankt waren (Huber, 2008). Theoretisch ist sogar eine Anerkennung der Polyneuropathie oder Enzephalopathie als Berufskrankheit möglich, wenn Symptome oder Schädigungen Jahre nach Beendigung der Schadstoff-Exposition auftreten. In der täglichen Gutachterpraxis ist dies jedoch sehr selten der Fall, wie viele Betroffene berichten. Hintergrund sind Erfahrungen der Betroffenen mit den veralteten und den aktuellen Wissensstand ignorierenden Maßstäben der Gutacher bezüglich der Kausalitätsbeweise zur Krankheit, die den im Gehirn chronisch fortschreitenden Verlauf der Krankheit ignorieren, und die lediglich von akuten neurotoxischen Wirkungen ausgehen. Danach sind auch heute noch juristisch anerkannte Gründe und Beweise für das Vorliegen einer Berufskrankheit für chronisch neurotoxische Wirkungen von Arbeitsstoffen nur sehr schwer zu erbringen.

2.1.1 Symptome und Merkmale der Krankheit

Der Neurologe Dr. Peter Binz berichtete 2009 aus seinen Erfahrungen über das Erscheinungsbild der toxischen Enzephalopathie, das er bei mehr als 1000 von ihm behandelten Patienten festgestellt hat (siehe auch Kapitel 1.5.1.). Grundsätzlich wies er darauf hin, dass fast alle Patienten, die nachweislich über längere Zeit in ihrem Lebenslauf mit gasförmigen oder flüssigen organischen Chemikalien wie z.B. Perchlorethylen, Toluol, Xylol, Benzingemische und andere ähnliche Stoffe in Kontakt kamen, erstaunlich ähnliche Symptome aufweisen. Man könne davon ausgehen, dass zahlreiche Symptome gleichzeitig auftreten; dazu zählen (sinngemäßes Zitat):

I. Persönlichkeitsveränderungen

(1) Reizbarkeit. Verschiedene Erscheinungsformen sind möglich: häufiger Streit mit Bekannten, Familienangehörigen und Nachbarn; Auseinandersetzungen mit der Polizei; Strafzettel wegen erhöhter Geschwindigkeit oder Handgreiflichkeiten. Aufgrund der neurotoxischen Wirkungen kommt es zur Abnahme mentaler und emotionaler Fähigkeiten und damit zu einem verminderten Wahrnehmungs-, Erinnerungs- und Leistungsvermögen im Hinblick auf normale kognitive Funktionen. Diese Ausfallerscheinungen frustrieren und verwirren den Patienten, der sich

möglicherweise nicht bewusst ist, dass seine mentalen und emotionalen Funktionen nachlassen, wodurch es zu einer Verstärkung der Frustration und der daraus resultierenden Reizbarkeit kommt.
(2) Sozialer Rückzug. Der Rückzug aus dem sozialen Leben beginnt mit steigender Frustration des Patienten in Zusammenhang mit seinen verminderten funktionalen Fähigkeiten. Er hat möglicherweise das Gefühl, dass er angestarrt oder gemustert wird. Mit Zunahme der neurotoxischen Wirkungen treten Ausfälle bei der Suche nach Wörtern oder Verständnisschwierigkeiten auf.
(3) Demotivation. Der Patient erscheint depressiv, zeigt verlangsamte psychomotorische Fähigkeiten und ein Gefühl der Hoffnungslosigkeit. Er wirkt ziellos und verwirrt.

II. Mentale Veränderungen
(1) Vermindertes Erinnerungsvermögen im Hinblick auf erst kurz zurückliegende Ereignisse. Dieses Symptom tritt in Form von Vergesslichkeit, Verwirrung, Geistesabwesenheit, Anfällen und verminderten Reaktionen auf die soziale und physische Umwelt.
(2) Konzentrationsschwierigkeiten. Es fällt dem Patienten schwer, sich auf eine Sache zu konzentrieren. Seine Gedanken schweifen häufig ab und wirken konfus.
(3) Verlangsamung geistiger Funktionen. Dieses Symptom kann sich in Form von Mattheit, Verwirrung, Konversationsproblemen, Schwierigkeiten beim Verstehen von Texten oder beim Ausführen von Anweisungen äußern. Diese Anzeichen werden von Laien als brain fog (benebelte Sinne) bezeichnet.
(4) Lernschwierigkeiten.
(5) Schwierigkeiten beim Planen und Organisieren. Das Denkvermögen kann gestört sein, wobei es dem Patienten schwer fällt, Zusammenhänge zwischen verschiedenen Gedanken, zugrunde liegenden Gesetzmäßigkeiten und anderen kognitiven Elementen zu begreifen.

III. Wirkungen auf das vegetative Nervensystem
(1) Schlafstörungen. Die Regulierung des Schlafs erfolgt durch Ausschüttung von Neurohormonen, die den Grad des Wachseins steuern. Die Hormonausschüttung folgt gewöhnlich einem bestimmten Rhythmus in Übereinstimmung mit den hellen und dunklen Tageszeiten. Bei diffusen Störungen der Hirnfunktionen wie sie bei Erkrankungen durch Pestizide auftreten können, ist das Schlafverhalten gestört, und der Patient entwickelt Einschlaf- bzw. Durchschlafprobleme. Diese Störung verursacht oder verstärkt den Zustand chronischer Müdigkeit, der bei Erkrankungen durch neurotoxische Substanzen zu verzeichnen ist.
(2) Chronische Müdigkeit und physische Erschöpfung. Patienten mit Erkrankungen durch neurotoxische Substanzen berichten häufig, dass sie sich ständig müde fühlen. Sie sind nicht in der Lage, sich im gleichen Umfang wie früher zu bewegen, und ihre Fähigkeiten, Gegenstände zu heben und zu tragen, Treppen zu steigen, längere Strecken zu Fuß zurückzulegen oder wach zu bleiben, sind vermindert.
(3) Kopfschmerzen. Diese Beschwerden können als Migräne, Verspannungen oder eine Kombination verschiedener Ursachen diagnostiziert werden.

(4) Sexualstörungen. Bei männlichen Patienten können Erektionsstörungen auftreten. Bei beiden Geschlechtern ist das Interesse an sexuellen Aktivitäten gewöhnlich herabgesetzt.
(5) Störungen des peripheren Nervensystems treten bei Exposition gegenüber einigen Substanzen gewöhnlich in der Anfangsphase der Erkrankung auf und äußern sich in Taubheitsgefühlen in den Händen und Füßen.
(6) Multiple chemische Sensibilität (multiple chemical sensitivity – MCS): Viele Patienten haben eine andauernde unspezifische Überempfindlichkeit gegenüber einer Vielzahl nicht miteinander versandter chemischer Stoffe erworben.
(7) Zwar können alle Symptome einer durch neurotoxischen Substanzen hervorgerufenen Erkrankung ätiologisch anders begründet sein, wenn sie aber in der beschriebenen Konstellation auftreten, darf die Möglichkeit, dass die Erkrankung durch Exposition gegenüber neurotoxischen Substanzen hervorgerufen wurde, jedoch nicht außer acht gelassen werden und sollte untersucht werden.

2.1.2 Schweregrade der Krankheit

Im Merkblatt zur BK 1317 werden folgende Schweregrade im klinischen Verlauf der Krankheit unterschieden (Müsch, 2006; Sturm et al., 2009):
Schweregrad I: Erschöpfung, Ermüdbarkeit, Konzentrationsschwäche, Merkschwäche, allgemeine Antriebsminderung, Reizbarkeit. Die Typ-I-Symptome sind in der Regel reversibel, nachdem die Schadstoff-Exposition beendet ist.
Schweregrad IIa: Ausgeprägte, dauerhafte **Persönlichkeitsveränderungen**, zunehmende Merk- und Konzentrationsschwäche, Stimmungsschwankungen mit depressivem Einschlag, Affektlabilität und Störung der Impulskontrolle, verstärkte Antriebsschwäche. Nachweis testpsychologischer Leistungsminderungen.
Schweregrad IIb: zusätzlich zu den unter IIa aufgeführten Symptomen: Der Nachweis von Tremor, Ataxie (Bewegungs- und Gangunsicherheit) und anderen Koordinationsstörungen muss eindeutig sein, ferner müssen in neuropsychologischen Leistungstests Defizite in kognitiven Funktionen (Lernen, Gedächtnis), in psychomotorischen und Aufmerksamkeits-Funktionen nachweisbar sein. Die Symptome sind nach Beendigung der Schadstoff-Exposition nur noch teilweise reversibel.
Schweregrad III: **Demenz** mit ausgeprägten Intelligenz- und Gedächtnisstörungen und Ausfällen im kognitiven Leistungsbereich, schwere Beeinträchtigungen im emotionalen Bereich, Nachweis hirnorganischer Veränderungen bei kranialer Computertomografie oder Kernspin-Tomografie. Nach chronischer Lösungsmittel-Einwirkung wird bisweilen auch eine Hirnatrophie beschrieben. Die Symptome und Schädigungen des Gehirns sind überwiegend irreversibel.

Im Merkblatt wird ferner darauf hingewiesen, dass eine Zunahme der unter den Schweregraden benannten Beschwerden und Schädigungen auch Jahre nach Unterlassung der gefährdenden Tätigkeit auftreten kann. Damit wird Tatsache berücksichtigt, dass der Krankheitsverlauf vom Schweregrad I bis zu III auch nach Beendigung der Schadstoff-Exposition fortschreiten kann. Die dafür verantwortlichen biochemischen und pathophysiologischen Prozesse sind Langzeitvorgänge, die nicht in ein einfaches Ursache-Wirkungsschema eingeordnet werden können, wie unten noch genauer beschrieben wird.

2.1.3 Wirkungsmechanismen, die zur Toxischen Enzephalopathie führen

Ursachen für Auslösung und Verlauf der Erkrankungen können organische oder auch anorganische Fremdchemikalien sein. Bei den anorganischen Stoffen kommen hauptsächlich in Wasser gelöste Salze der Schwermetalle, darunter vorwiegend Blei und Quecksilber, in Frage (siehe Kapitel 1.1. und 1.2.). Bei den organischen Chemikalien gehören **flüchtige organische Lösungsmittel** und deren Dämpfe zu den am häufigsten festgestellten Ursachen (siehe auch Kapitel 1.5.). Daher sollen die Wirkungen dieser Stoffe hier genauer betrachtet werden.

Im Wesentlichen handelt es sich um fettlösliche organische Stoffe wie aliphatische (kettenförmige) oder aromatische (vom Benzol abgeleitete) Kohlenwasserstoffe und deren Verbindungen, wobei chlorierte Kohlenwasserstoffe am häufigsten vorkommen und wegen ihrer toxischen Eigenschaften die größte Bedeutung erlangt haben. Diese Stoffgruppe ist im Gegensatz zu den anorganischen salzartigen Verbindungen der Schwermetalle flüchtig und wirkt häufig über die Atemluft in der Lunge auf den Organismus ein. Oft werden die Stoffe aber auch als flüssige Reinigungsmittel angewendet, die bei unzureichender Schutzkleidung oder fehlenden Schutzhandschuhen wegen ihrer Fettlöslichkeit leicht über die Haut ins Blut aufgenommen werden. Die aus Unkenntnis bei Handwerkern und anderen Beschäftigten oft beobachtete Unsitte, Verunreinigungen auf der Haut mit organischen Lösungsmitteln abzuwaschen, ist immer noch weit verbreitet und offenbar nicht abzuschaffen.

Die genannten Stoffe zeigen vielfältige toxische Wirkungen im menschlichen Organismus. Neurotoxische Wirkungen sind vor allem von chlorierten Kohlenwasserstoffen bekannt, und deren Folgen werden unter den Bezeichnungen „Holzschutzmittel-Syndrom“, „Lösungsmittel-Krankheit“ und „Maler-Krankheit“ zusammengefasst. Nach den Erfahrungen von Dr. Peter Binz aus seiner neurologischen Praxis gibt es kein organisches Lösungsmittel ohne neurotoxische Wirkungen, und alle Patienten, die im Beruf mit Lösungsmitteln zu tun hatten, sind in schlechtem Zustand (Binz, 2009). Organische Lösungsmittel werden in der Wirtschaft weit verbreitet angewendet, und Beschäftigte vieler Berufe kommen damit in Berührung: Lackierer, Maler, Kfz.-Mechaniker, Arbeiter in der Chemie-, Pharma-, Metall- Kunststoff- und Möbelindustrie, Schreiner, Fliesenleger, Bauhandwerker, Laboranten, Technische Assistenten, Krankenschwestern, Reinigungskräfte, Drogerie-Verkäufer, selbst Gärtner und Landwirte gehen häufig mit Lösungsmitteln um.

Besonders problematisch sind die als Lösungsmittel verwendeten **chlorierten Kohlenwasserstoffe** (CKW) wie Dichlormethan, Trichlor-Ethylen, Tetrachlormethan, Chloroform und Perchlorehylen und andere. Neben ihrer Fettlöslichkeit, mit der sie leicht Zellbarrieren wie die Blut-Hirn-Schranke überwinden können, haben sie meist eine größere toxische Wirkung als die einfachen Kohlenwasserstoffe, weil sie im Stoffwechsel besonders giftige Metabolite bilden. Aber auch die einfachen aliphatischen Kohlenwasserstoffe, darunter vor allem das **n-Hexan** und das **Methyl-n-butyl-Keton,** sind hoch neurotoxisch (siehe Kapitel 1.5.3.). Dies beruht auf der

Bildung des Metaboliten 2,5-Hexandion (McDonald und Windebank, 2009), der direkt mit den Neurofilament-Proteinen in den Nervenfasern reagiert und dort deren Zerstörung einleitet. Die Folge ist die Degeneration der peripheren Axonen, die mit einer Schwellung beginnt und mit einem Zerfall der Stuktur endet.

Der Grund für die toxischen Wirkungen dieser Stoffe beruht hauptsächlich auf ihrer ausgeprägten Fettlöslichkeit (Lipophilie). Sie greifen daher die fettartigen Membranen der Zellen an und schädigen diese. Im Gehirn stören sie die Funktion der Blut-Hirn-Schranke sowie der Nervenfasern, die die Nervenerregungen leiten. Wenn zusätzlich Chloratome im Molekül der Stoffe gebunden sind, erhöht sich deren toxische Wirkung insbesondere im Nervensystem nochmals. Die Chlor-Kohlenstoff-Bindung kommt im Stoffwechsel lebender Organismen praktisch nicht vor, und es fehlen Enzyme, die derartige Verbindungen spalten und abbauen können. Diese Stoffe sind daher auch im Organismus chemisch stabil und reichern sich aufgrund ihrer Fettlöslichkeit in der Nahrungskette sowie im Fettgewebe einschließlich des Gehirns an. Dort rufen sie in höheren Konzentrationen narkotische Wirkungen hervor. Auch in geringeren Konzentrationen unterhalb der MAK-Werte (Maximale Arbeitsplatz-Konzentrationen) sind mit speziellen psychischen Testverfahren Veränderungen im Verhalten sowie Einschränkungen des geistigen Leistungsvermögens nachweisbar (siehe Kapitel 1.5.2.). Über Jahre andauernde Expositionen können zu bleibenden Schäden im Gehirn führen, wie dies in Berufen häufig festgestellt wurde, bei denen täglich mit Lösungsmitteln vom Typ der Organochlor-Verbindungen umgegangen wird. Die Krankheitsbezeichnungen reichen vom „hirnorganischen Psychosyndrom" in der Schulmedizin, vom Lösungsmittel-, und Holzschutzmittel-Syndrom (Bolt, Thier, 2004) bis zur toxischen Enzephalopathie.

Die toxischen Wirkungen der **chlorierten Kohlenwasserstoffe** lassen sich auf mindestens vier verschiedene Mechanismen zurückführen:

1. Chlorierte Kohlenwasserstoffe sind fettlöslich (lipophil). Ihre Toxizität nimmt mit dem Grad der Fettlöslichkeit zu (Sommer, 2007). Offenbar ist die Fettlöslichkeit eines Stoffes für toxische Wirkungen verantwortlich. Fettlösliche Stoffe treten nämlich mit biologischen Membranen in Wechselwirkungen. Sie stören dabei die Struktur der Lipid-Doppelschicht, aus denen diese Membranen bestehen, und beeinträchtigen damit auch die Funktionen der Membranen: den kontrollierten Stofftransport zwischen Zellen und ihrer Umgebung, den Stoffwechsel in den verschiedenen Kompartimenten der Zelle sowie die Ausbildung elektrochemischer Potentiale, die zur Erregungsleitung durch die Nervenfasern dienen. Störungen von Funktionen der Zellmembran wirken sich besonders schädlich auf das zentrale Nervensystem aus, weil dessen Funktion von den intakten Membranen der Nervenzellen abhängig ist. Hinzu kommt, dass die chlorierten Kohlenwasserstoffe wegen ihrer Fettlöslichkeit die Blut-Hirnschranke nahezu ungehindert überwinden können. Folgen für Gehirn und Nervensystem sind narkotische Wirkungen, Bewusstlosigkeit, Koordinationsstörungen und neurologische Ausfallserscheinungen (periphere Polyneuropathien).
2. Einige chlorierte Kohlenwasserstoffe, die als Lösungsmittel verwendet werden, bilden nach ihrer Aufnahme in den Körper im Stoffwechsel Abbauprodukte (so genannte Metaboliten), deren Toxizität noch größer ist als die der Ausgangsstoffe. Beispiele sind **Dichlormethan**, aus dem Formaldehyd und

Kohlenmonoxid entstehen, oder **Trichlor-** und **Tetrachlor-Ethylen**, aus denen Trichloressigsäure gebildet wird, die wiederum die Struktur und Funktion von Eiweißen und Enzymen schädigt. Aus Trichlorethylen entsteht außerdem das Trichlorethanol, das eine starke narkotische Wirkung im Gehirn entfaltet und zu Leber- und Nierenschäden führt. Zudem sind die chlorierten Kohlenwasserstoffe chemisch relativ stabil, sodass sie sich im Fettgewebe in Mengen von bis zu 60 Gramm pro Person anreichern können und somit lange Zeit im Körper verbleiben (Kochen, 2009). Somit wird auch verständlich, dass neurotoxische Wirkungen häufig verzögert auftreten. Oft sind Symptome erst Jahre nach Beendigung einer Beschäftigung mit Belastung durch CKW spürbar.

3. Im Gehirn befinden sich verschiedene Cytochrom-P450-Monooxigenasen (CYP), die organische Fremdstoffe wie z.B. Lösungsmittel oxidieren und dabei toxische Sauerstoffradikal-Verbindungen (ROS) bilden, die an den Nervenzellmembranen angreifen und dort die Lipid-Peroxidation auslösen. Das Enzym CYP 2E1 beispielsweise baut bevorzugt kleinere organische Verbindungen ab wie Ethanol, Aceton, Halothan, sowie organische Lösungsmittel wie Tetrachlorkohlenstoff und Chloroform. Dabei gibt CYP 2E1 mehr Elektronen an Sauerstoff ab als andere CYP-Enzyme und erzeugt somit besonders viel ROS. Daher steht CYP 2E1 im Verdacht, die durch Lösungsmittel verursachte Gehirnschädigung bei der Toxischen Enzephalopathie zu fördern (Friedman, 2011).
4. Einige zyklische und aromatische chlorierte Kohlenwasserstoffe wie Hexachlor-Cyclohexan, Lindan, Toxaphen und Petachlorphenol wirken neurotoxisch, weil sie einen hemmenden Rezeptor im Gehirn blockieren, den so genannten GABA-Rezeptor. Sie führen folglich zu einer Übererregung von Nervenfasern, die im Gehirn zu Entzündungsprozessen und in den Muskeln zu Krämpfen führen kann. Dabei werden Nervenerregungen verstärkt, die durch den Neurotransmitter Acetylcholin im Gehirn ausgelöst wurden. Dieser Wirkungsmechanismus ist an der Auslösung chronischer Krankheiten wie MCS und CFS beteiligt (Pall, 2007).

2.1.4. Die Ausprägung der toxischen Enzephalopathie

Die Folge der oben dargestellten biochemischen Vorgänge sind Veränderungen von Strukturen und Funktionen des Gehirns. Durch eine Schädigung der Blut-Hirn-Schranke gelangen Neurotransmitter wie GABA und die Katecholamine unkontrolliert in andere Hirnbereiche und verursachen damit dort „falsche" Erregungen oder Hemmungen, die zur Symptomatik der Enzephalopathie beitragen. Die Astrozyten, die als Bestandteile der Blut-Hirn-Schranke im Gehirn wichtige Funktionen beim Stoffwechsel und bei den Immunreaktionen haben, reagieren auf die Wirkungen der Schadstoffe mit Schwellung und veränderter Expression verschiedener Proteine und Enzyme einschließlich der Monoaminooxidase A und der neuronalen Stickstoffoxid-Synthase (nNOS) (Brandt et al., 2005).

Mit speziellen Tests und bildgebenden Verfahren zur Darstellung von Gehirnfunktionen können die Folgen der toxischen Schadstoffwirkungen organischer Stoffe auf Strukturen und Funktionen des Gehirns deutlich nachgewiesen werden.

Einen Beweis, dass Chemikalien, hier besonders chlorierte Kohlenwasserstoffe, Gehirnschäden verursachen, präsentierte der amerikanische Toxikologe Gunnar Heuser: Er hatte im Gehirn von Personen, die Holzschutzmitteln wie Pentachlorphenol ausgesetzt waren und Krankheitssymptome zeigten, Stoffwechselstörungen nachgewiesen. Mit Positronen-Emissions-Tomographie (PET) und Single Photon Emission Computer Tomography (SPECT) wurden bei den betroffenen Personen mangelhaft durchblutete Gehirnareale gefunden, die mit neurologischen Ausfall-Symptomen korreliert waren. So können die Patienten u.a. visuelle und akustische Informationen nicht mehr richtig mit Erinnerungen verknüpfen, sie zeigen Verlust von Sprache und Erinnerungsvermögen. Bei Kontrollpersonen mit ähnlichen, aber nur psychisch bedingten Symptomen und ohne Chemikalien-Exposition waren die "Schwarzen Löcher", also die Hirnbereiche mit Funktionsstörungen, nicht festzustellen (Heuser, Mena, 1998).

Die Ergebnisse einer Studie mit 72 Patienten, die mit neurotoxischen Substanzen (PCB, Lösungsmittel, Pestizide, Tributylzinn, Farben, Parfum, Bodenbeläge, Dentallabor-Materialien) belastet waren, weisen „signifikante SPECT-Auffälligkeiten" im Vergleich mit den Bildern von 44 Kontrollpersonen auf (Bartenstein, 1999). Ähnliche Ergebnisse erhielt Fabig (1988), der bei 50 von 65 Holzschutzmittel-exponierten Patienten Verminderungen der regionalen Gehirndurchblutung feststellte. SPECT (Single Photon Emissions Computer-Tomographie) gilt als anerkannte Diagnosemethode bei der Untersuchung toxischer Wirkungen im Gehirn (Heuser, Mena, 1998). Dabei werden radioaktives Xenon-133 zur Quantifizierung der gesamten Hirndurchblutung und eine radioaktive Technetium-99-Verbindung (Tc-99-HMPAO) zur Bestimmung der regionalen Unterschiede der Gehirndurchblutung injiziert.

Bestimmte Bereiche des Gehirns der Testpersonen hatten „relative Hypoperfusionen" (verminderte Durchblutungen), die meist asymmetrisch verteilt waren. Bei vielen Patienten waren die Hirnbereiche mit Hypoperfusion mit welligen Rändern begrenzt. Daraus wurde geschlossen, dass vermutlich eine „wesentlich stärkere Störung der Hirndurchblutung" und damit auch der Sauerstoffversorgung des Gehirns vorlag als bislang angenommen. Die meisten Patienten zeigten in ihrer Symptomatik, insbesondere bei ihren neurophysiologischen Funktionen, keine Anzeichen einer Besserung. Die neurotoxischen Chemikalien stören somit die Hirndurchblutung und führen zu einer jahrelang andauernden Beeinträchtigung der Nerven- und Hirnfunktionen mit negativen Auswirkungen auf die geistigen Fähigkeiten. Die Ursache der Störungen liegt vermutlich in der Beschädigung von Blutgefäßen mit der Folge einer Degeneration der Hirnrinde (kortikale Atrophie). Die Gehirnzellen haben anscheinend die Fähigkeit verloren, bei gesteigerter Gehirnaktivität angemessen zu reagieren und eine erhöhte Blut- und Sauerstoffversorgung des Gehirns zu veranlassen. Somit scheint die Anpassungsfähigkeit der Regulation der Gehirnaktivität grundlegend gestört zu sein.

Im Zusammenhang mit diesen Hirnfunktionsstörungen ergibt sich ein typischer neurologischer und psychiatrischer Symptomenkomplex, darunter häufige oder ständige starke bis unerträgliche hämmernde, klopfende oder bohrende Kopfschmerzen mit Maximum in der Stirnregion (mit Ausschluss von Migräne), Schwindel, Benommenheit, Gleichgewichtsstörungen, Sprachstörungen, Sehstörungen, Schlafstörungen, chronische Erschöpfung, Wortfindungsstörungen,

Wort-Verwechslungen, Störungen im Kurzzeit-Gedächtnis, Depressionen, starke innere Unruhe, Reizbarkeit, verstärkte Neigung zu Aggressivität, Angstzustände und eine allgemeine Verlangsamung aller Reaktionen und geistigen Prozesse. Zu diesen Symptomen kommen häufig noch neurologischen Befunde, wie die distale Polyneuropathie (siehe Kapitel 2.1.5.). Das Krankheitsbild des Holzschutzmittel-Syndroms ähnelt somit in gewisser Weise dem Chronischen Erschöpfungssyndrom (siehe Kapitel 2.9.7.), ist aber von diesem eindeutig durch die beschriebenen neurologischen Befunde abzugrenzen und somit durch jeden Hausarzt relativ einfach zu diagnostizieren.

Im **Endstadium III** der Toxischen Enzephalopathie, in dem Symptome einer **Demenz** deutlich werden, ist mit den bildgebenden Verfahren der Gehirndiagnostik (fMRT, SPECT, PET) eine Degeneration von verschiedenen Gehirnbereichen nachweisbar. In diesen Gehirnbereichen sind Nerven-, Glia- und dendritische Zellen abgestorben. Nervengifte können den Zelltod auf verschiedene Weise auslösen: Sie können den Energiestoffwechsel in den Mitochondrien direkt oder indirekt blockieren, dabei oxidativen Stress verursachen und als Folge davon die inneren und äußeren Zellmembranen zerstören. In diesem Fall wird der Zelltod als „**Oncose**" bezeichnet (McDonald und Windebank, 2000). Es gibt aber auch den „programmierten Zelltod", die „**Apoptose**", der bei den Mechanismen der Entzündungsreaktionen und der Übererregungstoxizität im Gehirn ausgelöst werden kann und auf einem angeborenen Signalmechanismus beruht. Am Ende beider Vorgänge des Zelltods, der Oncose und der Apoptose, steht die **Nekrose** des Gehirngewebes, bei der nur noch eine abgestorbene Zellmasse vorliegt. Nekrotisches Gewebe kann im benachbarten Hirnbereich ebenfalls die Apoptose auslösen und damit eine Ausdehnung der Hirnschädigung bewirken. Näheres zu den Mechanismen des Zelltods siehe in Kapitel 2.2.9. und folgende. In diesem Stadium sind die Hirnschäden irreversibel und haben die Tendenz, sich auszubreiten und in eine neurodegenerative Demenzkrankheit überzugehen (siehe Kapitel 2.2.).

Neurotoxische Schadstoffgemische

In der Regel verursachen nicht einzelne Stoffe, sondern Gemische verschiedener neurotoxischer Schadstoffe eine toxische Enzephalopathie (siehe Kapitel 1.7.). So können Formaldehyd oder verschiedene organische Lösungsmittel die neurotoxischen Wirkungen von Quecksilber, das sich aus den Amalgamfüllungen von 80 bis 90 Prozent der deutschen Bevölkerung löst (Mutter, 2002, S. 22), verstärken (Daunderer, 2005). Für Betroffene wird damit die bislang geltende Beweislast für die Anerkennung einer Schadstoff-bedingten Erkrankung erschwert, weil über bestimmte Kombinationswirkungen von unendlich vielen möglichen Schadstoffgemischen so gut wie nichts bekannt ist. Andererseits ist die Tatsache Stand der Wissenschaft, dass es synergistische, also sich gegenseitig verstärkende Wirkungen gerade bei neurotoxischen Stoffen gibt (Witte und Geyer, 2007). Gerichte erkennen dies aber in der Regel nicht als Kausalitätsbeweis an, auch nicht für den Fall, dass derartige Kombinationswirkungen bei einem Patienten aufgrund einer Mehrfachbelastung wahrscheinlich sind.

2.1.5. Die periphere Polyneuropathie

Die **Chemikalien- und Lösungsmittel-Polyneuropathie** tritt als ein Teilsyndrom des Holzschutzmittelsyndroms auf, kann aber auch als eigenständiges Chemikaliensyndrom vorkommen. Es handelt sich um eine allmähliche Degeneration der peripheren (nicht der zentralen) Nervenfasern in Armen und Beinen. Ein ähnliches Krankheitsbild liegt häufig auch bei Diabetes und Alkoholismus vor. Ursachen sind neben Lösungsmitteln vom Typ der chlorierten Kohlenwasserstoffe und deren Abbauprodukten auch die Abbauprodukte des Alkohols und des Zuckerstoffwechsels, hier insbesondere Acetaldehyd, der an Eiweißen der Nervenzellmembranen angreift und diese denaturiert.

Die wesentlichen Symptome sind:

- Meist an den Füßen beginnende Taubheitsgefühle, Missempfindungen und Schmerzen, die sich aufsteigend fortentwickeln.
- unsicherer Gang mit Tendenz zur Verschlechterung,
- Verlust der Bewegungskoordination (Ataxie),
- später werden auch Hände und Arme befallen,
- unruhige Beine in der Nacht (Restless-Legs-Syndrom).

Im Einzelnen ist die distale Polyneuropathie gekennzeichnet durch eine Vielzahl von Symptomen wie Nervenschmerzen, Taubheitsgefühlen und Kribbeln hauptsächlich an Armen und Beinen, Reflexsteigerung (Myelopathie) beim Patellarsehnenreflex, Störung der Bewegungskoordination (spinale Ataxie), Zittern (Tremor) und Parkinson-ähnliche Symptome, Reizung sämtlicher peripherer Nerven an den physiologischen Engstellen (Gelenken von Hand, Ellenbogen, Sprunggelenk, Fußrücken), darunter Schädigung des Nervus medianus im Handwurzelkanal mit Verkümmerung der Daumenmuskeln (Carpaltunnel-Syndrom), Tarsaltunnel-Syndrom (entsprechendes Syndrom an den Füßen), Ulnaris-Innensyndrom und Armplexus-Irritation (Reizung des Armnervengeflechts im Hals-Schulter-Bereich) (Bort, Heydt, 1987).

Die Folgen der Wirkungen neurotoxischer Stoffe, hier insbesondere die Lösungsmittel vom Typ der chlorierten Kohlenwasserstoffe, zeigen sich bei der peripheren Polyneuropathie in einer Degeneration der Axonen, der großen ableitenden Nervenfortsätze sensorischer und motorischer Nervenzellen. In der Regel bleibt der Zellkörper dieser Nervenzellen am Leben. Nach Beendigung der Chemikalien-Exposition werden die Axonen der peripheren Nerven meist wieder regeneriert, und die Symptome sind dann reversibel. Im Zentralnervensystem dagegen unterbleibt die Regeneration der Axonen weitgehend, der Krankheitsverlauf der toxischen Enzephalopathie ist daher in der Regel irreversibel (McDonald und Windebank, 2009).

Im Inneren der peripheren Nervenzellen werden bei der Polyneuropathie häufig Amyloid-Aggregate gefunden (Brehm, 2007). Dies deutet auf ähnliche Mechanismen hin, wie sie bei den degenerativen Krankheiten des Zentralnervensystems (Alzheimer, Parkinson und weitere Demenzkrankheiten) vorkommen. Möglicherweise liegen auch hier ein pathologisch veränderter Abbau von Amyloid-Vorläuferproteinen sowie eine Störung des Abbaus der pathologischen Proteinaggregate vor. Diese Störungen sind im Zusammenhang mit Entzündungsprozessen und oxidativem/nitrosativem Stress erklärbar.

Häufig sind auch Nervenfasern des Autonomen bzw. Vegetativen Nervensystems (Sympathicus und Parasympathicus) von den Degenerationsprozessen betroffen. Dies kommt beispielsweise bei der Diabetes-Polyneuropathie, grundsätzlich aber auch bei allen durch Chemikalien bedingten Polyneuropathien vor. Als Folge davon treten Symptome, Störungen und Ausfälle von Funktionen des Vegetativen Nervensystems auf, wie überstarkes Schwitzen, orthostatischer Blutdruck-Abfall mit Schwindel und Benommenheit, Schluckbeschwerden, Störungen der Blasenfunktionen wie vermehrter Nachturin, Schluckbeschwerden (Dysphagie), Magen-Darm-Beschwerden, „Sodbrennen" (Reflux-Störung in der Speiseröhre), und andere (Brehm, 2007).

2.2. Degenerative Demenz-Erkrankungen des Zentralnervensystems: Biochemische Grundlagen

In Deutschland waren 2008 rund 1,2 Millionen Demenzkranke registriert. Bis 2050 werden 4 Millionen Demenzkranke in Deutschland erwartet, eine Zunahme um mehr als das Dreifache. Allein an der Alzheimer-Demenz erkrankten im Jahr 2000 rund 135 000 Menschen, im Jahr 2007 waren es bereits 200 000. In den Industrieländern sind mindestens 30 bis 50% aller Personen im Alter über 85 Jahren betroffen (Mutter et al., 2005). Das von offiziellen Vertretern der Politik und des Gesundheitswesens oft geäußerte Argument, diese Zunahme der Demenzkrankheiten sei allein mit der demografischen Entwicklung in der Bevölkerung, also mit dem stetig zunehmenden Anteil der Alten an der Gesamtbevölkerung, zu erklären (Berger, 2009), ist mit der Höhe der Steigerungsraten der Krankheit nicht vereinbar. Es muss also maßgebliche zusätzliche Ursachen geben. Diese sind unter anderem in der Umweltbelastung zu suchen, wie in den folgenden Kapiteln dargelegt wird.

Allgemeine Merkmale und Symptome einer Demenz sind nach DSM IV (Diagnostic and Statistical Manual of Mental Disorders, einem Klassifikationssystem der American Psychiatric Assiciation) (nach Münte, 2009):

- Multiple kognitive Defizite, die sich in Gedächtnis-Beeinträchtigungen zeigen.
- Mindestens eine der folgenden kognitiven Störungen: Aphasie (zentrale Sprachstörung), Apraxie (zentral bedingte Handlungsunfähigkeit), Agnosie (Ausfall der höheren Funktionen des Erkennens auf der Basis verschiedener Sinnesfunktionen). Gemeint sind hier nicht einfache Wahrnehmungsstörungen, motorische Ausfälle, Sprachlähmungen, sondern zentrale kognitive Störungen.
- Die genannten Ausfälle (Gedächtnis, kognitive Funktionen) beeinträchtigen die Leistungsfähigkeit im täglichen Leben.
- Die Wahrnehmung der Umgebung bleibt relativ lange erhalten.
- Die Verminderung der Affektkontrolle, des Antriebs oder des Sozialverhaltens äußert sich in mindestens einem der folgenden Symptome: emotionale Labilität, Reizbarkeit, Vergröberung des Sozialverhaltens, Apathie.
- Die genannten Symptome müssen mindetens 6 Monate lang vorhanden sein und zu Beeinträchtigungen in sozialen und beruflichen Funktionsbereichen führen und eine deutliche Verschlechterung gegenüber einem früheren Leistungsniveau darstellen.

Es gibt verschiedene Formen von Demenzkrankheiten, die sich auch in den Symptomen unterscheiden. Typische Symptome der Alzheimer-Krankheit sind die zunehmende Vergesslichkeit und die Störung des Kurzzeit-Gedächtnisses, bevor auch das Denken und Bewältigen des Alltags nicht mehr funktioniert. Bei der **Lewy-Body-Demenz** sind es Halluzinationen und Aussetzer bei der Sprache. Worte fehlen plötzlich. Bei der **Frontotemporalen Demenz** steht nicht die Vergesslichkeit im Vordergrund, sondern die Veränderung der Persönlichkeit. Manche werden aggressiv, flüchten sich in den Alkohol (Spiegel 38, 19.9.11, 34).

Durch die fortschreitende Aufklärung der biochemischen Mechanismen werden in letzter Zeit immer mehr neue Varianten und Formen dieser Krankheiten entdeckt (s. Tabelle).

Tabelle: Demenzformen (nach Spiegel-Wissen, 2010, Mathew et al., 2011, u.a.)

Demenzform	Häufigkeit %	Merkmale	Ursachen
Alzheimer-Krankheit	55%	Eiweiß-Ablagerungen im Gehirn aus Beta-Amyloid-Peptiden und Tau-Protein (Plaques)	Entzündungs-mechanismen, ausgelöst u.a. durch Chemikalien
Lewy-Körperchen-Demenz	Ca. 10%	Lewy-Körperchen (Aggregate aus Alfa-Synuclein und Beta-Amyloid)	Entzündungs-mechanismen, ausgelöst u.a. durch Chemikalien
Parkinson-Demenz und Parkinson-Syndrome, darunter PSP (Progressive Supranuclear Palsy)	Ca. 10%	Lewy-Körperchen: Aggregate aus Alfa-Synuclein	Entzündungs-mechanismen, ausgelöst u.a. durch Chemikalien
Vaskuläre Demenzen	10%	Durchblutungsstörungen im Gehirn als Folge von Gefäßentzündungen	Entzündungs-mechanismen, ausgelöst u.a. durch Chemikalien
Fronto-temporale Demenz	10%	Atrophie des präfrontalen und vorderen temporalen Cortex mit Tau- und Ubiquitin-Aggregaten	Verschiedene Genmutationen, auch Umwelt-Einflüsse
Andere Demenzformen:	5%	-Creutzfeldt-Jakob-Krankheit, - Chorea Huntington, - präsenile Demenz, -subkortikale Gliose -Subakute sklerotisierende Panenzephalitis - Pick's Krankheit - Multiple System-Atrophie	Infektionen durch Prionen, Erbkrankheiten, Umwelteinflüsse

Grundsätzlich handelt es sich bei den neurodegenerativen Krankheiten um eine Störung eines physiologischen Gleichgewichtes, das offenbar auch im „gesunden" Zustand labil ist und leicht durch pathogene Faktoren so gestört werden kann, dass es in pathologische Zustände reversibel oder auch irreversibel „umkippen" kann. Verantwortlich sind dafür biochemische Mechanismen, die sich unter Umständen selbst durch positive Rückkopplungen verstärken und so einen irreversibel degenerativen Verlauf nehmen (Sacks, 1991; Pall, 2007 und 2009). Im Folgenden soll dies näher erläutert werden.

Dabei sind die biochemischen Vorgänge in den Zellen des Gehirns (Nerven-, Gliazellen, Astrozyten und andere), die als Folge einer natürlichen Alterung und nach Einwirkung von Umweltstress ablaufen, grundsätzlich ähnlich und zunächst kaum voneinander zu unterscheiden: Sie führen zu einer bisweilen starken Erhöhung der Konzentration reaktiver Sauerstoff- und Stickstoffverbindungen (ROS, RNS), zu „Oxidativem und Nitrosativem Stress", der eine Reihe weiterer schädlicher Folgewirkungen auslöst (Okun und Mattson, 2009; Pall, 2007).

2.2.1. Oxidativer Stress: Zur Funktion der Reaktiven Sauerstoffradikal-Verbindungen (ROS) bei neurodegenerativen Erkrankungen

Betrachtet man die biochemischen Krankheitsmechanismen bei den neurodegenerativen Krankheiten, dann ergeben sich prinzipielle Gemeinsamkeiten mit chronisch-entzündlichen Multisystem-Erkrankungen (Pall, 2007) sowie Hinweise auf auslösende Umweltfaktoren.

Oxidativer Stress, d.h. freie Sauerstoffradikale und reaktive Sauerstoffverbindungen (ROS), sind offenbar wesentlich an der Ausprägung verschiedener neurodegenerativer Krankheiten wie z.B. der der **Alzheimer-, Parkinson-Krankheit und der Multiplen Sklerose** beteiligt (Huber, A., et al., 2007). Auch weitere neurologische Krankheiten wie das Aufmerksamkeitsdefizit-Syndrom (ADHS) bei Kindern beruhen vermutlich auf ähnlichen neurodegenerativen Mechanismen (siehe unten). Oxidativer Stress ist offenbar ein charakteristisches Merkmal vieler weiterer chronischer Krankheiten und Entzündungen, wie z.B. Diabetes und diabetische Neuropathie (Nickander et al., 1994), sowie von Alterungsprozessen im Gehirn (Shohami und Cohen, 2011). Der Oxidative Stress wirkt sich besonders auf Nervenzellen schädlich aus, weil sich die Nervenzellen nicht mehr teilen und dadurch regenerieren können, sodass die Schadwirkungen der Sauerstoffradikale in den Zellen kumulieren (Fishel et al., 2007).

Ursachen des oxidativen Stresses

Der oxidative Stress kann durch mehrere Ursachen entstehen: Er ist Folge der Wirkung von Fremdstoffen im Organismus (Younes, 2003), oder er entsteht bei Entzündungsprozessen, die bei allen neurodegenerativen Krankheiten im Gehirn nachgewiesen wurden (Hooper et al., 2011). Medikamente wie beispielsweise die Antipsychotika Haloperidol und Clozapin wirken im Organismus wie Fremdstoffe und erzeugen bei Schizophrenie-Patienten nachweisbaren oxidativen und nitrosativen Stress (Gama et al., 2006). Durch Langzeitbehandlung der Patienten mit diesen Medikamenten nehmen die schädigenden Wirkungen des oxidativen und nitrosativen

Stresses wie die Lipid-Peroxidation und die pathologische Veränderung von Proteinen zu (Dietrich-Muszalka und Kontek, 2010; Dietrich-Muszalka et al., 2009). Die Lipid-Peroxidation führt zum Abbau von biologischen Membranen und ist Teil der neurodegenerativen Mechanismen, die zum programmierten Zelltod (Apoptose) führen können.

Die bei Entzündungsprozessen produzierten Sauerstoff- und Stickstoffoxid-Radikale stammen überwiegend von Zellen des Immunsystems, wie den Polymorphkernigen Neutrophilen, Monozyten, Astrozyten, Mikrogliazellen, die nach Aktivierung durch Fremdstoff(-Metaboliten) oder durch Zytokine verschiedene Enzyme produzieren, die anschließend den oxidativen Stress auslösen. Zu diesen Enzymen gehören die NADPH-Oxidase, die Myelo-peroxidase (MPO) und mehrere Stickoxid-Synthasen (NOS) (Hooper et al., 2011).

Ursprünglich haben die Sauerstoffradikale, die von Makrophagen und Polymorphkernigen Neutrophilen gebildet werden, eine nützliche Funktion: sie werden aus Lysosomen freigesetzt, wenn die Zellen Krankheitserreger „aufgefressen" (phagozytiert) haben. Dann greifen sie damit die Infektionserreger an und zerstören sie. Die durch Sauerstoffradikale ausgelösten Mechanismen dienen außerdem dazu, den Übertritt von Zellen des Immunsystems durch die Blut-Hirn-Schranke zu ermöglichen, um Krankheitserreger im Gehirn z.B. bei Meningitis zu bekämpfen. Bei pathologischen Entzündungen des Zentralnervensystems jedoch, wenn die Zellen des Immunsystems ebenfalls hohe Mengen der Sauerstoffradikale bilden, schädigen und zerstören diese Radikale die Zellen des umliegenden Gewebes, was im Gehirn zu irreversiblen Schäden, zur Neurodegeneration führen kann (Hooper et al., 2011).

Biochemisch können schädliche Wirkungen des Oxidativen Stresses in Nervenzellen bereits vor dem Auftreten von pathologisch veränderten Proteinen im Gehirn und lange vor äußerlich feststellbaren Krankheitssymptomen nachgewiesen werden (Bernstein und O´Malley, 2009). Damit steht der Oxidative Stress zeitlich am Anfang der Krankheit, also in der Phase der die Krankheit auslösenden Vorgänge.

Wie entsteht der oxidative Stress?

Es ist erwiesen, dass die Menge der ROS auch mit dem Alter zunimmt. Dies ist hauptsächlich auf zunehmende **Störungen der Mitochondrienfunktionen** zurückzuführen. Störungen und Defekte der Mitochondrien gelten als Schlüsselfaktoren für chronische neurodegenerative Krankheiten. Mitochondrien-Fehlfunktion und als Folge davon Energiemangel im Gehirn sind bereits in der frühen Phase der Entstehung der Alzheimer-Krankheit nachweisbar (Correia et al., 2012). Die Funktion der Mitochondrien besteht nämlich darin, dass molekularer Sauerstoff mit energiereichen Elektronen und Wasserstoffionen zu Wasser reduziert wird. Damit läuft hier eine „Knallgasreaktion" ab, bei der viel Energie freigesetzt wird. Die Elektronen zur Reduktion des Sauerstoffs stammen aus der Oxidation von energiereichen Nährstoffen wie Zucker und Fettsäuren. Die Reduktion des Sauerstoffs verläuft stufenweise in der so genannten **Atmungskette** in den Mitochondrien ab. Die dabei stufenweise freigesetzte Energie wird in einem biochemischen Energieübertragungsstoff ATP (Adenosin-Triphosphat) gespeichert.

Bei Schädigungen der Mitochondrienmembranen oder bei Blockaden der Enzyme der Atmungskette, z.B. durch Einwirkung von Schadstoffen oder durch reaktive

Sauerstoffradikale und Peroxide (ROS), wird die Atmungskette gehemmt, oder sie läuft unvollständig ab. Die ROS oxidieren dabei die Eisen-Schwefel-Komplexe im Zentrum der Atmungskettensysteme I, II und III und inaktivieren diese dadurch (Park und Haller, 2011). Bei der Alzheimer- und Parkinson-Krankheit ist der Komplex I der Atmungskette gehemmt, wie in vielen Studien nachgewiesen wurde (Correia et al., 2012). Dadurch wird der molekulare Sauerstoff nicht mehr vollständig reduziert, und es kommt es zur Anreicherung des Sauerstoffradikals $O_2^{\cdot -}$, aus dem in wässriger Lösung unter Mitwirkung des Enzyms Superoxid-Dismutase (SOD) Wasserstoffperoxid (H_2O_2) entsteht. Dieses reagiert unter Beteiligung von Eisenionen (Fe^{3+}) oder auch anderen Schwermetallionen als Katalysator mit noch vorhandenen Sauerstoffradikalen ($O_2^{\cdot -}$) und bildet dabei die besonders aggressiven Hydroxi-Radikale sowie Hydroxylionen (**Fenton-Reaktion**):

$$\mathbf{O_2^{\cdot -} + H_2O_2 \xrightarrow{(Fe3+)} O_2 + OH^- + OH\,*}$$

Beide Radikale ($O_2^{\cdot -}$ und OH *) sind so stark reaktionsfähig, dass sie mit anderen organischen Molekülen der lebenden Zelle reagieren und dort organische Sauerstoffradikal-Verbindungen (R-O* odet R-O-O*) bilden. Diese Reaktiven Sauerstoffverbindungen (ROS) bilden zusammen mit den genannten Sauerstoff- und Hydroxi-Radikalen den **oxidativen Stress** in der Zelle (Levine, Kidd, 2001). Das Eisen spielt dabei eine besondere Rolle. Es kann im Verlauf des Schädigungsmechanismus, z.B. durch toxische Stoffe oder Trauma, aus Mitochondrien, Neuromelanin und beim Abbau des Hämoglobins freigesetzt werden und dann die Fenton-Reaktion auslösen (Vaya et al., 2011). Im Gehirn wirkt sich dies besonders schädlich aus.

Wodurch können nun Mitochondrien so geschädigt werden, dass sie oxidativen Stress produzieren? Wie in mehreren Kapiteln dieses Buches dargelegt wird, sind chronische Entzündungszustände im Körper dafür verantwortlich, dass durch die Zellen des Immun- und Nervensystems auch im Gehirn schädliche Stoffe wie Peroxynitrit gebildet werden, die u.a. die Membranen der Mitochondrien angreifen und zerstören (Pall, 2007). Gerade die Nervenzellen des Gehirns sind auf einen intensiven Energiestoffwechsel der Mitochondrien angewiesen, sie besitzen enstprechend viele Mitochondrien im Zellkörper, in den Axonen und in den Synapsen-Regionen. Peroxynitrit, Sauerstoffradikale und viele Schad- und Fremdstoffe mit mutagenem Potential greifen auch die Mitochondrien-DNA an und verursachen schädliche Mutationen. Die Mitochondrien haben kein DNA-Reparatursystem, sodass die Mutationen sich dort anhäufen und verstärkt zur Wirkung kommen. In vielen wissenschaftlichen Studien wurde nachgewiesen, dass Mutationen der Mitochondrien-DNA sowohl bei der Alzheimer-Krankheit, als auch bei der Parkinson- und der Huntington-Krankheit zu Schäden an den äußeren und inneren Membranen der Mitochondrien führen und damit auch Fehlfunktionen und Blockaden bei den Reaktionen der Atmungskette verursachen (Correia et al., 2012).

Oxidativer Stress und die damit verbundenen ROS können ferner durch die Aktivität verschiedener Enzyme wie Monoamino-Oxidase (MAO), Cyclooxigenase, Stickstoffoxid-Synthase (NOS), und NADPH-Oxidase produziert werden, wobei auch hier ein Überschuss von ROS als Folge von Regulationsstörungen dieser Enzyme auftritt. Auch durch die Aktivierung des NMDA-Rezeptors wird eine vermehrte ROS-

Produktion ausgelöst (Kishida und Klann, 2009), was z.B. bei Entzündungsmechanismen vorkommt. Die „Alterungsprozesse“ in den Zellen sind wesentlich auf diesen oxidativen Stress zurückzuführen. Dieser kann aber durch Wirkungen von Fremdchemikalien verstärkt und beschleunigt werden, wie später noch gezeigt wird.

Schutzmechanismen gegen oxidativen Stress

Reduziertes **Glutathion (GSH),** ein Tripeptid aus den Aminosäuren Glutamat, Cystein und Glycin, ist ein wichtiges natürliches Reduktionsmittel und Antioxidans, mit dem die Zellen sich vor reaktiven Sauerstoff- und Stickoxod-Radikalen schützen. Wenn der oxidative und nitrosative Stress jedoch bei chronischen Entzündungen und Umweltbelastungen übermäßig zunimmt, reicht die antioxidative Kapazität des Glutathions nicht aus, es wird dann zur oxidierten Form des Glutathions (GSSG) umgewandelt:

$$2\,GS\text{-}H \dashrightarrow GS\text{-}SG + 2\,H^+ + 2e^-.$$

Dabei gibt die Schwefelwasserstoffgruppe (-SH) des Glutathions (GSH) ein Elektron und ein Wasserstoffion (Proton, H^+) an das Radikalmolekül ab, das dadurch reduziert und damit „entgiftet“ wird. Bei gesunden Personen wird das oxidierte Glutathion durch andere Elektronenspender (Reduktionsmittel) wie NADH (Nikotinamid-Adenin-Dinukleotid-Wasserstoff) und mit Hilfe des Enzyms Glutathion-Reduktase schnell wieder zu GSH reduziert. In gesunden Zellen liegen etwa 90% des gesamten Glutathions in der reduzierten Form (GSH) und nur 10% in der oxidierten Form GSSG vor. Bei chronischen Entzündungen, Umweltbelastungen oder auch traumatischen Hirnverletzungen als Folge von Unfällen oder Schlaganfall verschiebt sich das Verhältnis GSH : GSSG deutlich auf die Seite des oxidierten Glutathions GSSG, was oxidativen Stress anzeigt. Dies geschieht auch beim normalen Altern des Gehirns. Eine andauernde Verschiebung des Redox-Gleichgewichtes in der Zelle zum oxidierten Status (GSSG) ist mit vermehrter Zelldegeneration und neuronalem Zelltod verbunden (Park und Haller, 2011), und dies beginnend besonders in Gehirnteilen wie dem Cortex (Großhirnrinde), im Streifenkörper und im Kleinhirn (zit. nach Okun und Mattson, 2009).

Das Verhältnis von oxidiertem zu reduziertem Glutathion (GSSG : GSH) gilt als Biomarker für oxidativen Stress, der im klinisch-chemischen Labor bestimmt werden kann. Gemessen wird meist das Gesamt-Glutathion (GSSG + GSH) und das reduzierte Glutathion (GSH). Wenn das Verhältnis Gesamt-Glutathion zu GSH größer als etwa 1 : 1 wird, wenn also das oxidierte Glutathion gegenüber GSH im Überschuss vorliegt, befindet sich die Zelle im oxidativen Stress und damit im pathologischen Zustand.

Es gibt noch einen weiteren Schutzmechanismus. Dieser betrifft die Oxidation der Aminosäure Methionin zu **Methionin-Sulfoxid** durch den oxidativen Stress (ROS). Die Folge davon ist Inaktivierung vieler Enzyme, Hormone, Regulationsfaktoren und Transportssteme der Zelle. Dieser Schaden kann im gesunden Organismus durch das Enzym Methionin-Sulfoxid-Reduktase (MSR) behoben werden. Die MSR sind von zentraler Bedeutung für die antioxidative Zellantwort aller Organismen (Görlach, 2011), selbst für Bakterien und Hefezellen. Für seine Funktion benötigt es NADPH (reduziertes Nikotinamid-Adenin-dinukleotid-phosphat) (Moskovitz et al., 2001). Bei chronischen Entzündungskrankheiten überwiegt jedoch der oxidative Stress gegenüber den reduzierenden Bedingungen, sodass auch das Angebot von NADPH zu gering ist, um die Schäden durch oxidativen Stress zu reparieren. Dann können die Methionin-Sulfoxid-Reduktasen ihre Funktion nicht ausüben, die oxidativen Schäden überwiegen.

2.2.2. Die schädlichen Wirkungen von Oxidativem Stress durch Radikal-Kettenreaktionen an Membranen (Lipid-Peroxidation)

Der Oxidative Stress hat eine Reihe von schädlichen Wirkungen in der Zelle zur Folge. Er wirkt beispielsweise schädigend auf die Mitochondrien zurück, in denen zuvor die ROS gebildet wurden, die Schadensmechanismen verstärken sich also selbst.

Warum haben Radikale so schädliche Eigenschaften? Freie Radikale sind Atome oder Moleküle, die ein oder mehrere ungepaarte Elektronen besitzen. Diese befinden sich in einem energiereichen Zustand und sind bestrebt, durch Abgabe oder Aufnahme eines Elektrons wieder einen energieärmeren Zustand herszustellen. Radikale sind also sehr reaktionsfähige Atome oder Moleküle, die andere Moleküle leicht chemisch angreifen und verändern können. Damit ist oft auch eine toxische Wirkung verbunden.

Sauerstoff- und Hydroxi-Radikale setzen beispielsweise an den Mitochondrienmembranen, aber auch an allen Membranen der Zelle eine **Radikal-Kettenreaktion** in Gang, die unter der Bezeichnung „**Lipid-Peroxidation**" bekannt ist und letztlich zur Zerstörung der Membranstruktur führen kann (Younes, 2003). Lipide sind fettartige Bestandteile der Zellmembranen, die meist aus Glycerin, zwei Fettsäuren, Phosphorsäure und einem Aminoalkohol wie z.B. Cholin zusammengesetzt sind. Bei der Lipid-Peroxidation greift ein reaktionsfähiges Radikalmolekül wie z.B. das Hydroxi-Radikal (OH*) mit seinem ungepaarten freien Elektron die mehrfach ungesättigten Fettsäuren der Lipide an und erzeugt dadurch ein Lipidradikal, das mit Sauerstoff ein instabiles und reaktionsfähiges Peroxiradikal bildet. Dieses kann aus weiteren ungesättigten Fettsäuren der in der Membran benachbarten Lipide wiederum ein Lipidradikal erzeugen, das anschließend die Kettenreaktion selbständig weiterführt. Dadurch können ganze Bereiche einer biologischen Membran zerstört werden, was sich besonders bei Nervenzellen fatal auswirkt, weil dort die Membranen eine zentrale Funktion bei der Erregungsleitung der Nervenfasern haben.

Während der Radikal-Kettenreaktion werden die Fettsäurereste in den Membranen abgebaut, und damit wird die Membranstruktur zerstört. Die Abbauprodukte **4-Hydroxynonenal** und **Malondialdehyd** sind toxische Aldehyde, die als Marker für den Oxidativen Stress und die Lipid-Peroxidation im Blut nachgewiesen werden können. Diese Aldehyde wirken selbst wiederum schädigend auf die Nervenfunktionen und sind für die negativen Folgewirkungen der Lipid-Peroxidation im Gehirn verantwortlich (Zarkovic, 2003; Friedman, 2011). Sie erhöhen die Calcium-Konzentration in den Zellen. Sie inaktivieren ferner die Glutamat-Transportsysteme in der Zellmembran und verhindern damit die Glutamat-Rückresorption, was zu erhöhter extrazellulärer Glutamat-Konzentration und damit zu verstärkter Aktivierung des NMDA-Rezeptors führt. Dies hat weitere schädliche Wirkungen zur Folge, die bis zur Apoptose (programmierter Zelltod) führen können, ein Phänomen, das mit dem Begriff „Exzitotoxizität" bezeichnet wird. Unter Exzitotoxizität versteht man toxische Wirkungen, die durch Übererregung bestimmter Nervenfasern oder Hirnareale ausgelöst werden. Glutamat ist somit ein Neurotransmitter mit exzitotoxischer Eigenschaft.

Da die oben genannten Aldehyde chemisch viel stabiler sind als die ROS, breiten sie sich vom Ort der Lipid-Peroxidation ausgehend in weitere Regionen des Gehirns aus und verursachen so ein räumlches Fortschreiten der Krankheitsprozesse. 4-Hydroxynonenal (4-HNE) wurde sowohl in Hirngewebe verstorbener Alzheimer-Patienten als auch in der Cerebrospinal-Flüssigkeit und in den Proteinaggregaten von Alzheimer- und Parkinson- und Lewy-Demenz-Patienten nachgewiesen (siehe viele Literaturzitate bei Okun und Mattson, 2009). Die vielfältigen Nachweise erhöhter Konzentrationen von 4-HNE bei Patienten mit neurodegererativen Krankheiten beweisen somit die pathophysiologische Bedeutung von Oxidativem Stress und der Lipid-Peroxidation bei diesen Krankheiten (Okun und Mattson, 2009). 4-HNE gilt außerdem als Schlüsselmolekül bei der Auslösung des programmierten Zelltods der Nervenzellen (Apoptose). Malon-Dialdehyd reagiert mit der DNA und bildet dort Addukte mit den Basen, die zu Mutationen, Stoffwechselstörungen und Krebs führen können (Park und Haller, 2011).

Chemikalien können nicht nur die Produktion von ROS, also den Oxidativen Stress, auslösen, sie können auch direkt nach Aktivierung durch den Fremdstoffmetabolismus die Lipid-Peroxidation in Gang setzen. Bekannte Beispiele sind die als Lösungsmittel verwendeten Stoffe Tetrachlormethan (CCl_4) oder Trichlormethan ($HCCl_3$), die beim Metabolismus das Trichlormethylradikal ($^*CCl_3$) bilden, das sofort die ungesättigten Fettsäuren in der Zellmembran angreift. Weitere Substanzen, die eine Lipid-Peroxidation auslösen können, sind neben anderen halogenierten Methanen auch die Polychlorierten Biphenyle (PCB), das Narkosemittel Halothan, die polychlorierten Dibenzo-Dioxine (PCDD), 1,2-Dibromethan und 1,1-Dichlor-ethylen, sowie Phenylhydrazine und verschiedene Chinone, die bei der Herstellung von Farb- und Kunststoffen verwendet werden. Alle diese Verbindungen haben die gemeinsame Eigenschaft, leicht Radikale bilden zu können (Younes, 2003). Hier zeigt sich besonders deutlich das hohe neurotoxische Potential halogenierter Kohlenwasserstoffe, und dies besonders bezüglich der Membranfunktionen der Nervenzellen des Gehirns. Damit ist der nahe liegende Verdacht bestätigt, dass Fremdchemikalien, insbesondere diejenigen vom Typ der chlorierten Kohlenwasserstoffe, über radikalische Reaktionsmechanismen chronisch entzündliche und neurodegenerative Krankheitsverläufe verursachen oder zumindest fördern können.

2.2.3. Schädliche und nützliche Wirkungen von reaktiven Sauerstoffverbindungen (ROS)

Sauerstoffradikale (ROS) wirken allerdings nicht grundsätzlich schädlich im Organismus. Erst in höheren Konzentrationen, die deutlich über den mittleren natürlichen Konzentrationen liegen, treten akute oder chronisch toxische Wirkungen auf. Unter normalen Bedingungen, also bei ausgeglichenen Redox-Bedingungen und bei intakten antioxidativ wirkenden Enzymen in der Zelle, haben die ROS sogar nützliche und lebenswichtige Funktionen im Gehirn, so unter anderem bei Lern- und Gedächtnisfunktionen oder bei Signalketten, indem sie Proteinkinasen aktivieren. ROS wirken dann in begrenztem Bereich konzentrationsabhängig als Signalmoleküle bei der Langzeitpotenzierung bestimmter Nervenverknüpfungen über Synapsen. Dies ist ein Grundmechanismus bei Lernprozessen (Kishida und Klann, 2009). Dabei werden NMDA-Rezeptoren durch Ausschüttung von Glutamat aktiviert, wonach als Folge ROS gebildet werden, die zusammen mit NO (Stickstoff-Monoxid), Cyclischem Adenosin-Monophosphat (cAMP) und Arachidonsäure an der Stabilisierung von Nervenverknüpfungen bei Lernprozessen beteiligt sind.

Unter pathologischen Bedingungen jedoch schaltet die Funktion der ROS von nützlichen in schädliche Funktionen um. Dann ist das Gleichgewicht zwischen oxidierenden und reduzierenden Stoffen in der Zelle zu Gunsten der Oxidation gestört. Besonders muss hier erwähnt werden, dass die Lipid-Peroxidation im **Gehirn** größeren Schaden anrichten kann als in anderen Organen des Körpers. Das Gehirn ist gegenüber ROS besonders empfindlich aus folgenden Gründen:

- Das Gehirn verfügt über eine relativ geringe antioxidative Kapazität (Butterfield, 2000).
- Das Gehirn hat einen außerordentlich hohen Sauerstoffbedarf und einen entsprechend hohen Sauerstoffverbrauch, der mit einer größeren Produktion von Sauerstoffradikalen in den Mitochondrien verbunden ist.
- Die Nervenzellen des Gehirns enthalten in ihren Membranen einen hohen Anteil an mehrfach ungesättigten Fettsäuren, die besonders anfällig für die Lipid-Peroxidation sind (Halliwell und Gutteridge, 1989).
- Die Mikrogliazellen des Gehirns produzieren nach Aktivierung u.a. durch Fremdstoffe oder Zytokine vermehrt ROS und NO (Stickstoffoxid) (Friedman, 2011), sodass als Folge auch die Konzentration des toxischen Peroxynitrits erhöht wird.
- Die Nervenzellen des Gehirns enthalten wegen des hohen Energiebedarfs besonders viele Mitochondrien, die durch ROS leicht geschädigt werden können und dann noch mehr ROS produzieren.
- Oxidativer Stress im Gehirn fördert dort die Freisetzung und Anreicherung von Glutamat im extrazellulären Zwischenraum, sodass Glutamat über den NMDA-Rezeptor seine neurotoxische Wirkung entfalten kann („Exzitotoxizität“). Dies verstärkt wiederum den oxidativen und nitrosativen Stress im Gehirn und damit auch die neurodegenerativen Prozesse (Friedman, 2011). Das Phänomen der Exzitotoxizität von Glutamat wird später noch genauer beschrieben (siehe die Kapitel 2.3.6, 2.3.9 und 2.5.3.3)

Die schädlichen Wirkungen überwiegen.

ROS sammeln sich immer dann in höheren Konzentrationen in den Zellen des ZNS an, wenn ihre übermäßige Produktion nicht durch Schutzmechanismen, wie z.B. die Reaktion mit reduziertem Glutathion oder den Abbau von H_2O_2 durch Katalase, verhindert werden kann. Dies ist im Gehirn wegen seiner begrenzten antioxidativen Kapazität der Fall. Hinzu kommt, dass wichtige antioxidativ wirksame Enzyme durch Nitrierung und Oxidation als Folge des oxidativen und nitrosativen Stresses inaktiviert werden (Sultana et al., 2009).

Durch die Reaktion der ROS mit Proteinen entstehen unter anderem Protein-Carbonyle und -Sulfoxide (Moskovitz et al., 2001). Diese Oxidation von Eiweißen im Gehirn führt zur ihrer **Denaturierung**, wobei die Eiweißmoleküle sich zu **Aggregaten** zusammenlagern und dadurch weitere Schadensmechanismen auslösen, die zur Degeneration der Zellen (programmierter Zelltod, Apoptose) führen können (Butterfield und Kanski, 2001). Unter den Bedingungen chronischer Entzündungen können die natürlichen antioxidativen Mechanismen über reduziertes Glutathion oder die Methionin-Sulfoxid-Reduktasen (MSR, siehe Moskovitz et al., 2001) nicht mehr wirken. Dies bedeutet, dass die oxidativen Schäden nicht mehr repariert werden können. Dies ist bei vielen neurodegenerativen Krankheiten wie die Alzheimer-oder Parkinson-Krankheit der Fall.

Auch Kohlenhydrate werden durch Sauerstoffradikale oxidiert. Aus Zuckermolekülen (Monosachariden) entstehen dabei Ketoaldehyde. Diese wiederum reagieren mit Proteinen zu Glycopeptiden, die ebenfalls die Proteinaggregation fördern. Die **Glycopeptide (Advanced Glycation End Products, AGEP)** können im Labor als Marker für oxidativen Stress bestimmt werden (Sayre et al., 2005). Die Wirkungen der ROS im Gehirn führen somit schließlich zu Demenzerkrankungen wie die Alzheimer-Krankheit, wie später noch genauer erläutert wird (Butterfield, 2000).

Die ROS greifen auch die **Erbsubstanz DNA** sowie deren Folgeprodukt, die mRNA (Messenger RNA) an und stören dadurch die Funktion der Gene. Dabei wird die Eiweißsynthese gehemmt, und durch Veränderung der DNA-Bausteine, der Nukleotide, entstehen Genmutationen, die schließlich auch zur Störung des Zellzyklus und zu Krebs führen können. Als Biomarker für die DNA-Schädigung durch ROS kann **8-Hydroxy-2-deoxy-guanosin (8-OHDG)**, ein Oxidationsprodukt des DNA-Nukleotids Guanosin, im Blutplasma durch ein klinisch-chemisches Labor bestimmt werden (Vignini, 2011).

Besonders schädlich wirkt sich die Reaktion der ROS mit der DNA der Mitochondrien aus. Dort gibt es keine Reparaturenzyme, die den Schaden an der DNA wieder reparieren können. Die Mutationsrate der Mitochondrien-DNA ist daher stark erhöht. Die durch ROS ausgelösten Mutationen der Mitochondrien-DNA werden über die Eizelle der Mutter an die nächste Generation weitervererbt. Über die Spermien des Vaters ist dies nicht möglich, weil die väterlichen Mitochondrien beim Befruchtungsvorgang „außen vor" bleiben. Da die ROS nicht bei allen mütterlichen Mitochondrien die gleiche Mutation auslösen, entsteht in der Mitochondrien-DNA eine Vielfalt verschiedener Mutationen bei einem Teil der Gesamtzahl der Mitochondrien, mit unterschiedlichen Auswirkungen bei neurodegenerativen Prozessen im Gehirn. Mehr als 100 verschiedene pathogene Mutationen in der Mitochondrien-DNA, die die Enzymkomplexe I, II, IV und V der Atmungskette betreffen und deren Funktion einschränken, wurden nachgewiesen (Park und Haller, 2011).

Wenn ein bestimmtes Minimum an pathogenen Mutationen in der Mitochondrien-DNA überschritten wird, dann wird die Atmungskette in den Mitochondrien und damit die Energiegewinnung durch die oxidative Phosphorylierung, also die Synthese von ATP, gehemmt oder blockiert (Park und Haller, 2011). Wie oben bereits beschrieben wurde, ist dies eine der Ursachen zur Bildung von Peroxidradikalen und damit von oxidativem Stress. Damit liegt hier ein positiver Rückkopplungsprozess vor: Die Blockade der Atmungskette durch oxidativen Stress erzeugt neuen oxidativen Stress, der Vorgang verstärkt sich selbst, ein typisches Merkmal von degenerativen Prozessen, die irreversibel fortlaufend zur Selbstzerstörung von Nervenzellen (Apoptose) und damit des Gehirns führen.

Aufgrund der Hemmung der Enzymkomplexe der Atmungskette durch die ROS ist die Energiegewinung durch die Zellatmung behindert, es wird zu wenig ATP produziert, und es herrscht Energiemangel, der sich im Gehirn in Leistungsminderung, Erschöpfung und Müdigkeit äußert. Der Stoffwechsel der Gehirnzellen wird zunehmend anaerob, d.h. in eine Art Gärung umgeleitet, bei der Milchsäure entsteht, die im Blut nachgewiesen werden kann (Lactacidose) (Park und Haller, 2011).

Es gibt eine Reihe von neurodegenerativen Krankheiten, die auf bestimmte Mutationen der Mitochondrien-DNA zurückzuführen sind, und die bereits im frühen Kindesalter auftreten können, darunter das mütterlich vererbte Leigh-Syndrom, die neurogene Muskelschwäche und die Retinitis Pigmentosa, eine Degenerationskrankheit der Netzhaut des Auges (Park und Haller, 2011). Somit können durch umweltbedingte chronische Entzündungskrankheiten der Mutter entstandene Mutationen der Mitochondrien-DNA durch Übertragung der Mitochondrien auf das Kind vererbt werden und sich dort bei dessen Entwicklung schädigend ausprägen.

2.2.4. Wodurch wird eine übermäßige Bildung der ROS ausgelöst?

Eine übermäßige Produktion von ROS kann auf mindestens fünf verschiedenen Wegen geschehen:

- Fremd- oder Schadstoffe bilden im Verlauf ihres Metabolismus eine größere Menge von Sauerstoffradikal-Verbindungen. Hierbei spielen die Cytochrom-P450-Monooxigenasen, die Enzyme der Phase I des Fremdstoffmetabolismus, eine wesentliche Rolle. Da diese Enzyme vor allem im Endoplasmatischen Reticulum (ER), dem Membranensystem des Zellplasmas, vorkommen, spricht man auch vom „**ER-Stress**" (Banhegyi et al., 2009).
- Zellen des Immunsystems, vor allem die Makrophagen und im Gehirn die Mikrogliazellen und Astrozyten, produzieren nach ihrer Aktivierung bei Entzündungen größere Mengen ROS und scheiden diese aus.
- Die Aktivität der NADPH-Oxidasen wird nicht herunterreguliert, sodass ein Überschuss an Wasserstoffperoxid entsteht. Die NADPH-Oxidasen übertragen Elektronen durch die Membran der Mitochondrien auf den molekularen Sauerstoff (O_2) und bilden dabei das Superoxid-Radikal ($O_2^{\cdot-}$), woraus Wasserstoffperoxid entsteht. Die NADPH-Oxidasen können von erhöhten Calcium-Konzentrationen aktiviert werden, die wiederum durch übermäßige Aktivierung von NMDA-Rezeptoren verursacht werden (Milton und Abramov, 2009). Eine übermäßige NMDA-Rezeptor-Aktivierung kann wiederum Folge von Fremdstoffwirkungen im Gehirn sein, z.B. durch verschiedene Pestizid-Wirkstoffe (Pall, 2009).
- Fremd- oder Schadstoffe können ferner die Funktion der **Mitochondrien** bei der Energiewinnung beeinträchtigen, indem sie die Elektronenübertragung in der Atmungskette blockieren (Kishida, Klamm, 2009). Dann entstehen durch die oben beschriebene Fenton-Reaktion übermäßig viele Sauerstoffradikalverbindungen (ROS), die reduziertes Glutathion oxidieren und damit verbrauchen.
- Das Enzym Xanthin-Oxidase wandelt Hypoxanthin in Xanthin um und ist damit Teil des Abbauweges der Nukleinsäurebase Adenin zu Harnsäure. Dabei entsteht als Nebenprodukt aus Sauerstoff ein Superoxid-Radikal ($*O_2^-$), das mit Wasser zu

Wasserstoff-Peroxid und Hydroxylradikalen (*OH) reagiert. Wissenschaftler haben herausgefunden, dass die Aktivität der Xanthin-Oxidase bei akuten und chronischen Hirnschädigungen und Traumen erhöht ist (Shohami und Kohen, 2011).

Calcium (Ca^{++}) spielt eine besondere Rolle bei der Bildung von ROS. Wenn im Inneren der Zelle eine übermäßige Konzentration von Calcium vorhanden ist, wie dies beispielsweise nach Aktivierung des NMDA-Rezeptors durch Glutamat der Fall ist, dann wird vermehrt Calcium in die Mitochondrien transportiert. Dort hemmt es Funktionen der Atmungskkette und die oxidative Phorphorylierung, also die Produktion des Energieträgers ATP (Adenosin-Triphosphat) (Park und Haller, 2011). Es kommt demnach im Gehirn zu verstärkter Bildung von ROS und zu Energiemangel.

Fremdstoffe können die ROS-Bildung über ihren Metabolismus verstärken. Die Cytochrom-P450-Monooxigenasen (CYP) sind verantwortlich für den Oxidativen Stress, der nach Einwirkung von chemischen Fremdstoffen entsteht. Sie sind wichtige Enzyme der Phase I des natürlichen Entgiftungssystems. Nachteil dieses Entgiftungsmechanismus ist die Bildung von reaktiven Peroxiden als Metaboliten (Zwischenverbindungen) des Fremdstoffabbaus, aus denen wiederum Sauerstoffradikal-Verbindungen (ROS) entstehen. Im Gehirn kommen verschiedene Cytochrom-P450-Monooxigenasen vor, von denen CYP 2D6, CYP 2E1 und CYP 46 in einigen Regionen höher konzentriert sind und dort mehr ROS produzieren als andere CYP-Enzyme (Friedman, 2011). CYP 46 oxidiert Cholesterin, das dadurch zu einem toxischen Metaboliten umgewandelt wird. CYP 2E1 baut bevorzugt kleinere organische Verbindungen ab wie Ethanol, Aceton, Halothan, sowie organische Lösungsmittel wie Tetrachlorkohlenstoff und Chloroform. Daher steht CYP 2E1 im Verdacht, die durch Lösungsmittel verursachte Gehirnschädigung bei der Toxischen Enzephalopathie zu fördern (Friedman, 2011).

In allen Fällen, bei denen im Gehirn ROS gebildet werden, wird reduziertes Glutathion übermäßig verbraucht und steht dann nicht mehr zum „Abfangen“ der toxischen Sauerstoffradikale zur Verfügung. Der Oxidative Stress verstärkt sich und löst Signalketten aus, die u.a. zum programmierten Zelltod (Apoptose) und damit zu den degenerativen Prozessen im Gehirn und auch in anderen Organen wie z.B. in der Leber führen. Es wird hier deutlich, dass der Oxidative Stress mit der Wirkung von Fremd- und Schadstoffen in den Nervenzellen in Zusammenhang stehen kann.

2.2.5. Oxidativer Stress und neurodegenerative Krankheiten

Der Oxidative Stress gilt heute als Schlüsselfaktor bei neurodegenerativen Prozessen, die zum Absterben von Nervenzellen im Gehirn führen (Berg et al., 2007). Die toxische Wirkung von oxidativem Stress, die zum Absterben von Nervenzellen im Gehirn führt, ist schon länger durch Forschungsarbeiten über die Folgen von Hirntrauma und Schlaganfall bekannt. Man unterscheidet dabei zwischen primärem Zelltod durch das traumatische Ereignis, und sekundärem Zelltod, der durch die Folgen des oxidativen Stresses ausgelöst wird. Durch den primären Zelltod werden in die Umgebung der absterbenden Zelle schädigende Stoffe, darunter Sauerstoff- und Stickstoffoxid-Radikale, Glutamat und entzündungsfördernde Zytokine abgegeben, die für die benachbarten Nervenzellen ein toxisches Milieu darstellen, das im weiteren

Verlauf deren Zelltod verursacht. Gleichzeitig hemmt oxidativer Stress die Zellatmung in den Mitochondrien und führt dadurch zu einem Energiemangel, der im Gehirn die Degeneration der Zellen zusätzlich fördert (Shohami und Kohen, 2011).

Im Fall einer Demenz beginnt der degenerative Vorgang außerdem mit der Oxidation von Proteinen und Enzymen durch Sauerstoffradikale. Die Proteine verändern dadurch ihre Raumstruktur und bilden eine unlösliche Beta-Faltblattstruktur, die dann in Form von Aggregaten, den **Lewy-Körperchen** bei der Parkinson-Krankheit oder den **Amyloid-Plaques** bei der Alzheimer-Krankheit, im Gehirn abgelagert werden. Normalerweise wird die korrekte Faltung der Proteine mit Hilfe von speziellen Proteinkomplexen, den Chaperonen, erreicht. Vermutlich werden die Chaperone durch die Einwirkung von oxidativem und nitrosativem Stress so verändert, dass sie ihre Funktion bei der Herstellung einer korrekten dreidimensionalen Struktur der Proteine nicht mehr ausführen können (Biol. Unserer Zeit, 2009). Die Folge davon ist, dass fehlgefaltete Proteine aggregieren und unlösliche Komplexe bilden, die im Inneren und außerhalb der Nervenzellen abgelagert werden. Diese Komplexe dienen wiederum als Signal zur Auslösung weiterer pathologischer Mechanismen wie z.B. die Apoptose, den programmierten Zelltod.

Weitere gemeinsame Merkmale für diese Art von Krankheiten sind eine Fehlregulation bei der Verwertung von Eisenionen, Energiemangel und Mitochondrien-Fehlfunktion, Störung des Proteinabbaus durch Inaktivierung der abbauenden Enzyme und der Proteasomen (proteinabbauende Enzymkomplexe), verstärkte Erregung von Glutamat-Nerven in Verbindung mit Neurodegeneration und Fehlfunktionen im Calcium-Stoffwechsel (Jellinger, 2007). Durch den oxidativen Stress verliert beispielsweise das Enzym **Protein-Disulfid-Isomerase** (PDI) seine Aktivität, wodurch wiederum die **Fehlfaltung von Nervenzell-Proteinen** begünstigt wird (Uehara et al., 2006). Der oxidative Stress oxidiert außerdem die Schwefelwasserstoff-Gruppen (SH-Gruppen in den Proteinen zu Disulfid-Brücken (-S-S-), wodurch die Proteine ihre Tertiärstruktur und damit auch ihre Funktion verändern. Enzyme verlieren so ihre Aktivität, und Membranproteine ihre Funktion beim Stofftransport durch die Membranen. Dadurch nimmt die Membrandurchlässigkeit (Permeabilität) für Stoffe zu, und die Blut-Hirnschranke verliert beispielsweise ihre Schutzfunktion. Membranporen öffnen sich, weil die Porenproteine vermehrt Calcium-Ionen binden, das Membranpotential bricht zusammen und damit auch die Erregungsleitung der Nervenfasern (Pischik und Kauppinen, 2011). Beispielsweise denaturieren auch die Untereinheiten von Ferritin, einem Eisen-Transportprotein, durch den Angriff von Sauerstoffradikalen, und Eisen wird freigesetzt. Das Eisen verstärkt die Bildung von Superoxid-und Hydroxy-Radikalen durch die Fenton-Reaktion, was wiederum die Nerven-Degeneration durch die Lipid-Peroxidation verstärkt (Mattson, 2004b).

Die ROS hemmen außerdem in den präsynaptischen Nervenenden bestimmte Proteinkomplexe, die **SNARE-Proteine**, die notwendig sind, um die synaptischen Vesikel mit der präsynaptischen Membran zu verschmelzen. Damit werden der Transport und die Ausschüttung der Botenstoffe (Neurotransmitter) in den synaptischen Spalt blockiert (Zanin und Keating, 2009). Letztlich wird damit auch die Informationsweiterleitung zwischen Nervenzellen gehemmt.

Vitamin-Defizite und oxidativer Stress

Der oxidative Stress steht auch in Zusammenhang mit einem Defizit des Energiestoffwechsels in den Mitochondrien, und dieser wiederum ist häufig mit einem **Mangel an Vitamin B1**, Thiamin, und **Vitamin B6**, Pyridoxin, verbunden. Thiamin ist in der Form von Thiamin-diphosphat ein Coenzym von wichtigen Enzymen des Energiestoffwechsels, darunter die Alfa-Ketoglutarat-Dehydrogenase (αKGDH), Pyruvat-Dehydrogenase und Transketolase. Diese Enzyme sind am Glukose-Abbau und am Zitronenzyklus beteiligt, das sind Stoffwechselwege, die energiereiche Zwischenprodukte für die Energiegewinnung in der Atmungskette der Mitochondrien sowie gleichzeitig Vorstufen für Neurotransmitter bereitstellen. Ein Thiamin-Defizit hat nun vielfältige negative Folgewirkungen: Die Aktivitäten der betreffenden Enzyme und damit der gesamte Energieumsatz sind vermindert, es kommt zu einem Mangel an ATP und den damit betriebenen Energie-verbrauchenden Mechanismen. Dazu gehört auch die Erregungsleitung in den Nervenfasern. Weil die Brenztraubensäure (Pyruvat) nicht abgebaut wird, sammelt sich **Milchsäure** (Lactat) auch im Gehirn an. Da die Mitochondrien nicht genügend mit Wasserstoff in Form von NADH (reduziertem Nikotinamid-adenin-dinukleotid) versorgt werden, läuft die Atmungskette nur unvollständig ab, und Sauerstoffradikale sammeln sich an. Der oxidative Stress wird verstärkt, und neurodegenerative Mechanismen werden ausgelöst (Bemeur et al., 2011).

Hinzu kommt die **verminderte Synthese von Neurotransmittern** wie Acetylcholin, Glutamat, GABA und Melatonin infolge des Mangels an den Vitaminen B1 und B6. Dadurch wird die Informationsübertragung in vielen Teilen des Gehirns gehemmt. Ein Mangel an Vitamin B6 (Pyridoxin) führt zu einer verminderten Aktivität der Enzyme Glutamat-decarboxylase, 5-Hydroxy-tryptophan-decarboxylase und Ornithin-decarboxylase. Dadurch wird ebenfalls die Bildung der Neurotransmitter GABA und Serotonin sowie von Putrescin vermindert. Putrescin wiederum dient als Ausgangsstoff zur Herstellung der Polyamine Spermidin und Spermin, die als Aktivatoren des NMDA-Rezeptors wirken und damit dessen Übererregung durch Glutamat fördern, was neurodegenerative Folgen haben kann (Dakshinamurti et al., 1990).

In den Gehirnzentren, die besonders empfindlich sind gegenüber einem Vitamin-B1-(Thiamin-)Mangel, kommt es ebenfalls zu einer erhöhten Glutamat-Ansammlung außerhalb der Nervenzellen. Dies wird durch einen Verlust von Glutamat-Transportsystemen in den Membranen der Astrozyten verursacht, sodass die Astrozyten das Glutamat aus den synaptischen Spalten nicht mehr entfernen können. Die Folge ist eine **Übererregung von NMDA-Rezeptoren** und als Folge davon die Erscheinung der so genannten „**Exzitotoxizität**" (Übererregungs-Toxizität), bei der oxidativer und nitrosativer Stress verstärkt werden und Signalketten zum Zelltod ausgelöst werden. Die Nervenzellen sterben folglich ab (Bemeur et al., 2011).

Schließlich wirken die reaktiven Sauerstoffradikale und deren Verbindungen (ROS) als **Auslöser von Signalketten,** die mit der Aktivierung von zahlreichen Transkriptionsfaktoren, darunter NF-κB (NF-kappa-B), beginnen und zur Aktivierung verschiedener Proteinkinasen, Hitzeschock-Proteinen und Zytokinen führen, was Entzündungsprozesse und den programmierten Zelltod (Apoptose) zur Folge hat (Mitra und Abraham, 2006; Calabrese et al., 2005; siehe Kapitel 2.3.9).

Transkriptionsfaktoren sind Proteine, die bestimmte Gene auf der DNA aktivieren und dadurch die Synthese bestimmter weiterer Proteine, wie. z.B. Enzyme und Zytokine, auslösen. Zytokine wiederum wirken als Signalstoffe des Immunsystems, die bestimmte Zellen des Immunsystems aktivieren und z.B. Entzündungen auslösen. Solche proinflammatorischen Zytokine sind Interferon-gamma (Ifn-γ), Tumornekrosefaktor-alfa (TNF-α), die Interleukine 1-beta (IL-1β), IL-2, IL-6 und andere.

2.2.6. Nitrosativer Stress

Oxidativer und Nitrosativer Stress treten unter bestimmten pathologischen Bedingungen, wie z.B. Entzündungen, traumatische Hirnverletzungen, Schlaganfall, oder nach Einwirkung von Schadstoffen, häufig gleichzeitig auf und verstärken sich gegenseitig in ihren toxischen Wirkungen (Shohami und Cohen, 2011). Dies ist beispielsweise der Fall, wenn bei Entzündungsprozessen in Zellen des Immunsystems die Enzyme NADPH-Oxidase und NO-Syntase (NOS) gleichzeitig aktiviert sind (Hooper et al., 2011), oder wenn die Mitochondrienfunktion posttraumatisch gestört ist (Shohami und Cohen, 2011). Dabei kommt es zu verstärkter Bildung von **Stickstoffmonoxid (NO)** und **Peroxynitrit (ONOO-)**, was als „**Nitrosativer Stress**" bezeichnet wird. NO entsteht durch Aktivierung von **NO-Synthasen (NOS)**, das sind Enzyme, die unter bestimmten pathologischen Bedingungen vermehrt NO produzieren. So sammelt sich NO im Gehirn nach traumatischen Verletzungen oder Zuständen an, wenn die endotheliale und die neuronale NO-Synthase (eNOS, nNOS) aktiviert wurden (Shohami und Kohen, 2011). Dies geschieht aber auch langfristig bei chronischen Entzündungen oder Vergiftungen im Gehirn (Pall, 2007). So wird die Synthese der induzierbaren NO-Synthase (iNOS) in Makrophagen und Gliazellen des Gehirns durch bestimmte Zytokine, den bei Entzündungen ausgeschütteten Botenstoffen des Immunsystems, ausgelöst. Die endotheliale NO-Synthase (eNOS), die in den Zellen der Blutgefäße sowie auch in Gehirn-Nervenzellen vorkommt, wird durch Calcium aktiviert, das zuvor in die Nerven- und Endothelzellen eingeströmt ist, nachdem die Calcium-Kanäle durch Aktivierung des NMDA-Rezeptors oder durch Botenstoffe des Immunsystems und ROS geöffnet wurden. Außerdem kann die neuronale NO-Synthase (nNOS) ebenfalls nach Aktvierung des NMDA-Rezeptors induziert und aktiviert werden (Vignini, 2011). Das NO wiederum bildet durch Reaktion mit den ROS aus dem Oxidativen Stress das hochtoxische Peroxynitrit.

Bei Parkinson-Patienten wurde in der Substantia nigra eine erhöhte Zahl von Gliazellen mit dem aktivierten Enzyym iNOS nachgewiesen. Eine deutlich erhöhte Nitrit-Konzentration in der Zerebrospinalflüssigkeit der Patienten steht damit in Zusammenhang und deutet darauf hin, dass bei der Parkinson-Krankheit der nitrosative Stress in der Substantia nigra wesentlich am Pathomechanismus beteiligt ist (Vaya et al., 2011).

Nützliche und schädliche Funktionen des NO

NO hat im Organismus vielfältige Funktionen als Botenstoff, es gilt als eines der am weitesten verbreiteten Signalmoleküle im Tier- und Pflanzenreich. Im Säugetier-

Organismus bewirkt NO unter anderem eine Erschlaffung glatter Muskelzellen und damit eine Gefäßerweiterung, nachdem es in den Zellen der Gefäßwände (Endothel) produziert worden ist. Dabei aktiviert NO ein Enzym, die lösliche Guanylat-Cyclase, die wiederum einen weiteren Botenstoff produziert, das cyclische Guanosin-Monophosphat (cGMP). Dieser Botenstoff löst Signalketten aus, die u.a. zur Erschlaffung glatter Muskelzellen führen. Im Gehirn ist NO an Lernprozessen beteiligt, indem es als „retrograder Messenger" bestimmte Nervenverknüpfungen, die Synapsen, verstärkt. Retrograder Messenger sind Botenstoffe, die auf ihren Ursprungsort, hier die präsynaptische Nervenzelle, verstärkend zurückwirken. Dieses Wirkungsprinzip wird bei den biochemischen Mechanismen neurodegenerativer Krankheiten noch eine wichtige Rolle spielen.

NO dient auch als Mittel zur Infektions- und Krebsabwehr. Als reaktionsfähiges Radikal greift es Krankheitserreger (Pilze, Bakterien, Parasiten) und Tumorzellen an, wenn zuvor bestimmte Abwehrzellen des Immunsystems, die Makrophagen, aktiviert wurden. Im Gehirn übernehmen diese Funktion die Mikrogliazellen. Werden diese Zellen übermäßig aktiviert, dann kann das NO Entzündungen im Gehirn auslösen und auch gesunde Nervenzellen schädigen. Erhöhte NO-Konzentrationen im Gehirn wurden auch im Zusammenhang mit Krankheiten wie Schlaganfall, Migräne, Epilepsie und neurodegenerativen Krankheiten wie Alzheimer beschrieben (Hermann et al., 2010; Bishop und Anderson, 2005).

Wie entsteht NO?

Wie entstehen nun hohe NO-Konzentrationen? Die NO-Synthasen (NOS) werden beispielsweise aktiviert, wenn nach Bindung von Glutamat an den NMDA-Rezeptor der damit verbundene Calciumkamal geöffnet wird und vermehrt Calciumionen (Ca^{++}) in die Nerven- oder Gliazelle des Gehirns einströmt (Pall, 2007). Die NOS können außerdem bei Entzündungsprozessen in Zellen des Immunsystems durch Zytokine wie Interferon-γ induziert werden (Hooper et al., 2011). Die NOS oxidiert anschließend mit Hilfe von Luftsauerstoff die Aminosäure Arginin, wobei Citrullin und NO entsteht:

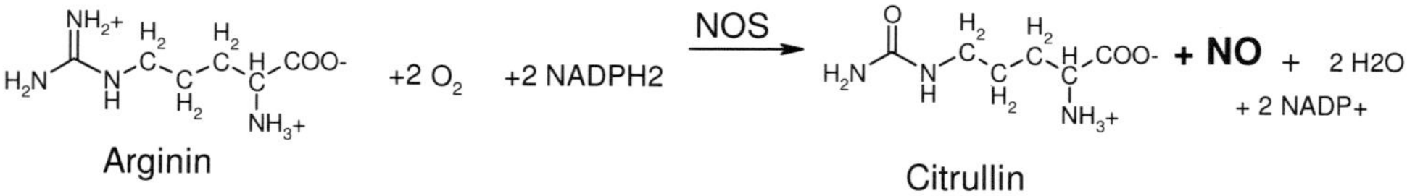

Die NOS benötigt als Cofaktoren NADPH, Flavin-mononukleotid (FMN) und **Tetrahydrobiopterin** (BH_4). Letzteres hat eine besondere Bedeutung sowohl für die NO-Synthasen als auch für die Synthesen von drei wichtigen Neurotransmittern: Dopamin, Noradrenalin und Serotonin. Die Aktivität des BH_4 beeinflusst also vielfältige Hirnfunktionen, die wiederum Einfluss auf das Verhalten, die Aufmerksamkeit und die Lernfähigkeit des Menschen haben. Aktiv ist dabei nur die reduzierte Form des Biopterins, BH_4. In Gegenwart von oxidativem Stress wird BH_4 leicht zu Dihydrobiopterin (BH2) und zu Biopterin oxidiert. Die verfügbare Menge des BH_4 ist also vom Redox-Gleichgewicht der Zelle abhängig. Bei chronischen Entzündungen, wenn oxidativer Stress überwiegt, wird BH_4 zu Biopterin oxidiert und damit für viele Funktionen inaktiviert (Koenig und Butler, 2011).

Dies gilt auch für die verschiedenen Isoformen der NO-Synthase, deren Aktivität von einer genügend großen Menge Tetrahydrobiopterin abhängig ist. BH_4 stabilisiert nämlich die dimere Struktur der NO-Synthase und erhöht die Bindungsaffinität der NO-Synthase für Arginin. Außerdem gibt BH_4 bei seiner Reaktion mit Arginin ein Elektron ab und wird dabei zum BH_3-Radikal (Trihydobiopterin) oxidiert. Damit die NO-Synthase wieder aktiv ist, muss das BH_3-Radikal wieder zum BH4 reduziert werden, wobei als Elektronenspender NADPH (Nikotin-Adenin-Dinukleotid-Phosphat) als Elektronenspender benötigt wird. Bei oxidativem Stress jedoch wird NADPH oxidiert, und das BH_4 kann nicht regeneriert werden. Entsprechend findet man bei Patienten mit Alzheimer- und Parkinson-Krankheit deutlich verminderte Konzentrationen von Tetrahydrobiopterin in der Zerebrospinal-Flüssigkeit (Koenig und Butler, 2011).

Bei Abwesenheit von BH_4 wird zwar die Aktivität der NO-Synthase gehemmt, dafür aber ändert das Enzym seine Aktivität und produziert nun Superoxid-Radikale, Wasserstoffperoxid (H_2O_2) und Peroxynitrit ($ONOO^-$) (Foxton et al., 2007). Diese Umschaltung der NOS-Aktivität in eine Peroxynitrit-Synthase erfolgt unter besonderen Bedingungen, bekannt als „**NOS-Switch**" (Pall, 2009). Wenn nämlich im Verlauf einer Entzündungskrankheit bereits ein hoher Spiegel an Peroxynitrit und an Superoxidradikalen vorliegt, dann oxidieren und inaktivieren diese Stoffe das Tetrahydrobiopterin und entfernen dieses aus dem Enzymkomplex der NOS. Der restliche Enzymkomplex produziert nun aus noch vorhandenem NO und den Superoxidradikalen bevorzugt **Peroxynitrit** (Delgado-Esteban et al., 2002). Damit liegt ein pathologischer Verstärkungskreislauf durch eine positive Rückkopplung vor, bei dem vorhandenes Peroxynitrit seine weitere Produktion und damit den gesamten Pathomechanismus verstärkt.

Es gibt vier verschiedene Arten von NO-Synthasen (NOS):

- **Die endotheliale NOS (eNOS)**: Sie wird in den Endothelzellen der Blutgefäß-Innenwände gebildet und bewirkt nach ihrer Aktivierung eine Gefäßerweiterung. Dies fördert die Auswanderung von Zellen des Immunsystems ins umliegende Gewebe und damit die Entstehung von Entzündungsherden und Ödemen. So ist erklärbar, dass Menschen mit chronischen Entzündungen häufiger unter Ödemen der Beine leiden.
- **Die neuronale NOS (nNOS):** Sie ist für Entzündungen und Degenerationsvorgänge im Gehirn verantwortlich. Das von ihr produzierte NO dient im Hippocampus und in Teilen der Großhirnrinde unter normalen Bedingungen als Neurotransmitter bei Lernprozessen. Wenn NO jedoch im Übermaß, z.B. nach vermehrter Aktivierung des NMDA-Rezeptors, produziert wird, bewirkt es Funktionsstörungen und Schäden im Gehirn, wie unten genauer beschrieben wird.
- **Die induzierbare NOS (iNOS):** Sie wird erst nach Aktivierung ihrer Gene (Induktion) gebildet. Dies geschieht u.a. im Gehirn und Nervensystem, wenn nach Öffnung der mit dem NMDA-Rezeptor verbundenen Calciumkanäle die Calcium-Konzentration in den Zellen zunimmt. Die Folge ist eine gesteigerte NO-Produktion, die zu toxischen Wirkungen führt (s.u.).
- **Die mitochondriale NOS (mtNOS):** Sie befindet sich in den Mitochondrien und führt nach ihrer übermäßigen Aktivierung zu Störungen im Energiestoffwechsel.

Für den Krankheitsmechanismus im Gehirn sind die nNOS und die iNOS von besonderer Bedeutung. Normalerweise ist der Spiegel der iNOS im Gehirn niedrig. Wenn dort die Gliazellen durch Entzündungsvorgänge aktiviert werden, nimmt die Menge der iNOS deutlich zu und führt zu erhöhten NO-Konzentrationen (Rossi-George und Gow, 2009). Die eNOS kommt im Körper weit verbreitet vor, so auch in Nervenzellen und im Endothel der Blutgefäße des Gehirns.

Neben seinen nützlichen Funktionen wirkt NO im Übermaß jedoch toxisch und bildet zusammen mit Superoxidradikalen (O_2^*-) das hoch toxische **Peroxynitrit**:

$NO + O_2^{*-} \rightarrow$ **$ONOO^-$** (in Englisch: „no, oh noo!“)

Die Superoxidradikale sind Bestandteile der ROS und damit des Oxidativen Stresses; sie stammen vom fehlgesteuerten Atmungsstoffwechsel der Mitochodrien, vom Fremdstoffmetabolismus und von den Entzündungsreaktionen der Zellen des Immunsystems (siehe Kapitel 2.2.4.). Peroxynitrit entsteht also immer dann, wenn nitrosativer und oxidativer Stress gleichzeitig vorliegen, und wenn als Folge des oxidativen Stresses durch den BH4-Mangel die NO-Synthase zu einer Peroxynitrit-Synthase umgeschaltet („geswitcht“) wird. Im fortgeschrittenen Stadium der Krankheit, wenn also bereits ein hoher Peroxynitrit- und Superoxid-Spiegel vorliegt, dann wirken die NOS-Enyme als Folge des “NOS-Switches” als Peroxynitrit-Synthasen, wie oben beschrieben wurde, und erhöhen damit die Peroxid-Konzentration zusätzlich. In diesem Stadium der Krankheit verstärkt sich der oxidative und nitrosative Stress im Gehirn selbst, die erhöhte Konzentration freier Radikale wird aufrecht erhalten und die natürlichen antioxidativen Systeme zur Radikalbeseitigung wie das reduzierte Glutathion werden verbraucht (Koenig und Butler, 2011).

Folgewirkungen des Nitrosativen Stresses

Das Peroxynitrit ist hoch toxisch und löst eine Reihe von schädlichen Reaktionen in der Zelle aus. Es reagiert beispielsweise schnell mit Kohlendioxid (CO_2), das beim Energiestoffwechsel abgegeben wird, und bildet dabei die Radikale $*CO_3^-$, $*NO_2$ und *OH (Hooper et al., 2011), die anschließend viele verschiedene Stoffe und Strukturen der Zelle angreifen und schädigen, darunter Zellmembranen, Eiweiße, Enzyme und die Erbsubstanz DNA. Diese Radikale führen außerdem zu einer erhöhten Durchlässigkeit der Blut-Hirn-Schranke für Zellen des Immunsystems, für Zytokine und für Fremdstoffe, die damit aus dem Blut ins Gehirn gelangen (Hooper et al., 2011). Dies geschieht, obwohl die biologische Halbwertszeit des Peroxynitrits wegen seiner Instabilität mit 10 bis 20 Millisekunden sehr kurz ist. Diese Zeitspanne reicht jedoch aus, um biologische Membranen zu durchdringen und in bis zu zwei weitere benachbarte Zellschichten einzudringen und dort Schäden auszulösen (Pryor und Squadrito, 1995; Vignini, 2011).

Stickstoffmonoxid (NO) und Peroxynitrit führen zu chemischen Modifikationen von Proteinen in den Nervenzellen, indem sie an metallischen Zentren oder Schwefelwasserstoff-Gruppen (SH-Gruppen) angreifen und dort so genannte Nitrosyl- bzw. Nitrosogruppen (-N=O) anheften. Die Menge dieser Protein-Modifikationen in Gehirnzellen nimmt mit dem Alter zu (Stamler et al., 2001), ebenso auch nach

Einwirkung von Umweltstress durch Schadstoffe. Zusätzlich reagiert Peroxynitrit mit Tyrosinresten in Proteinen und bindet dort am aromatischen Ring Nitrogruppen. Die dadurch entstehenden **Nitro-Tyrosinreste** gelten in der Labordiagnostik als Marker für Nitrosativen Stress (Ischiropoulos, 1998). Dadurch kommt es zu Struktur- und Funktionsveränderungen der Proteine: Viele Enzyme werden inaktiviert, darunter auch die der Atmungskette in den Mtochondrien. Das 3-Nitrotyrosin wiederum ist so reaktionsfähig, dass es mit Chlorid-Ionen 3-Chlor-tyrosin bildet, das wiederum toxische Eigenschaften besitzt und als Marker für Mitochondrien-Krankheiten gilt (Park und Haller, 2011).

Die durch Nitrosylierung oder Nitrierung veränderten Funktionen von Enzymen und Transportproteinen in Nervenzellen sind sehr wahrscheinlich Teil der neurodegenerativen Prozesse, die zu den Demenzkrankheiten führen. Unter den so durch Nitrosylierung modifizierten Proteinen befinden sich auch wichtige Proteine und Enzyme, die an den Signalketten der Zelle beteiligt sind, wie Transkriptionsfaktoren, Kinasen, Proteasen und Ionenkanäle. Wenn die Signalketten auf diese Weise beeinflusst werden, kommt es zu Regulationsstörungen bei den Zellfunktionen, die mit den Degenerationsprozessen zusammenhängen (Okun und Mattson, 2009).

Peroxynitrit verstärkt im Prinzip alle durch den Oxidative Stress hervorgerufenen pathologischen Prozesse (Pall, 2007; Berg et al., 2007). Es schädigt die Mitochondrien und hemmt deren Funktion, es inaktiviert Enzyme und löst die Lipid-Peroxidation aus, den radikalischen Selbstzerstörungsmechanismus der biologischen Membranen.

Schließlich löst Peroxynitrit die so genannte „**Apoptose**" aus, den „programmierten Zelltod". Dabei handelt es sich um einen angeborenen Selbstzerstörungsmechanismus der Zellen, mit dem ursprünglich entartete Krebszellen oder überschüssige Abwehrzellen des Immunsystems beseitigt werden sollen. Hier aber, bei oxidativem und nitrosativem Stress, führt die Apoptose zur irreversiblen Neurodegeneration, also zur Zerstörung von Nervenzellen, wie dies typisch für neurodegenerative Krankheiten wie Alzheimer und Parkinson ist (siehe folgendes Kapitel).

Peroxynitrit wirkt zusammen mit ROS vor allem schädigend auf die Funktion der Mitochondrien, indem es an dessen Membranen angreift und die **Lipid-Peroxidation** auslöst. Dies führt bei den Nervenzellen des Gehirns infolge Mangel an ATP zu einem **Energiedefizit**. Da auch Enzyme des Glukose-Metabolismus (Glykolyse) durch Nitrierung inaktiviert werden, wird das schädliche ATP- und Energiedefizit in den Nervenzellen weiter verstärkt. Dies geschieht bereits in den Vorstadien der Alzheimer Krankheit (Sultana et al., 2009).

Die Erregungsleitung und –Übertragung zwischen den Nervenzellen benötigt jedoch viel Energie in Form von ATP. Ein Energiedefizit der Nervenzellen bewirkt somit eine verminderte Übertragung von Nervenerregungen an den Synapsen, den Verknüpfungsstellen zwischen den Nervenzellen. Dies gilt als typisches Merkmal für Frühstadien neurodegenerativer Krankheiten wie Alzheimer, Parkinson, Huntingtonsche Krankheit und Amyotrophe Lateralsklerose (Zanin und Keating, 2009).

Eine ungehinderte ATP-Produktion in den Mitochondrien ist grundsätzliche Voraussetzung für die intakte Informationsübertragung zwischen Nervenzellen im Gehirn und im gesamten Nervensystem, und die Mitochondrienfunktion spielt eine besondere Rolle bei der Regulation der Stärke synaptischer Verbindungen zwischen den Nervenzellen (Verstreken et al., 2005). Fehlt die Bereitstellung von ATP an den

Synapsen, wird die Erregungsübertragung vermindert oder eingestellt, und die Synapsen werden nach und nach abgebaut.

ATP-Mangel in bestimmten Nervenzellen sowie in deren Begleitzellen, den Astrozyten, fördert dort die Ausscheidung von Glutamat, das anschließend über eine verstärkte Aktivierung von NMDA-Rezeptoren den Einstrom von Calciumionen in die Zellen und als Folge davon verschiedene pathologische biochemische Mechanismen auslöst, darunter den programmierten Zelltod, die Apoptose (Rossi et al., 2007). Es handelt sich also um einen „Teufelskreis", bei dem die Wirkungen der Endprodukte die auslösenden Mechanismen verstärken. Damit laufen die Degenerationsprozesse im Gehirn selbständig weiter, auch wenn die auslösenden Faktoren, wie z.B. Schadstoffe, schon lange nicht mehr vorhanden sind.

2.2.7. Prion-ähnliche Proteine spielen eine Rolle bei der Neurodegeneration.

Wie oben erwähnt, neigen einige Proteine, die in den Nervenzellen vorkommen, darunter das Beta-Amyloid- und das Tau-Protein, nach oxidativer Veränderung zur Aggregation, wobei unlösliche Proteinablagerungen gebildet werden. Diese Tendenz zur Aggregation haben auch die Proteine, die bei den so genannten Prionen-Krankheiten wie Scrapie, **BSE („Rinderwahn")** und der Creutzfeldt-Jakob-Krankheit eine Rolle spielen. Das Prion-Protein PrPc (Prion-Protein c) kommt bei allen höheren Tierarten in den Membranen von Nervenzellen, Gliazellen, dendritischen Zellen, Lymphozyten und anderen vor. Wenn PrPc in Kontakt mit dem pathologisch veränderten Prionen-Protein PrPSc kommt, z.B. durch „Infektion" mit verseuchtem Fleisch, dann wandelt PrPc seine Struktur spontan ebenfalls in die pathogene Form PrPSc um. PrPSc bildet dann unlösliche Beta-Amyloid-Aggregate, die ähnliche Eigenschaften wie diejenigen der Alzheimer-Krankheit haben. PrPSc hat die gleiche Aminosäure-Zusammensetzung wie PrPc, lediglich der Anteil der Beta-Faltblatt-Struktur an der Raumstruktur des Proteins ist stark vermehrt.

Neuere Wissenschaftliche Forschungen haben ergeben, dass in den Nervenenden bestimmte Proteine vorkommen, die bei Lernprozessen aktiviert werden und die Verknüpfungen zwischen den Nervenzellen an den Synapsen festigen. Das Langzeitgedächtnis im Gehirn ist von diesen festen Nervenverknüpfungen abhängig. Eines dieser Proteine (CPEB, cytoplasmatic polyadenylation element binding protein) hat Prionen-ähnliche Eigenschaften. Dieses Protein regelt eine komplexe Signalkette, die zur Aktivierung einer RNA durch Polyadenylierung (Bindung vieler Adenin-Bausteine an die RNA) führt. Die Folge davon ist wiederum die Synthese von Synapsen-Proteinen. CPEB wird in aktiven Synapsen als Folge von Erregungsvorgängen aktiviert, wobei das inaktive, native CPEB durch einen Prionen-ähnlichen Aggregationsvorgang in die aktivierte Beta-Faltblattform umgewandelt wird. Aktivierte CPEB-Proteine können dann andere native CPEB-Proteine umfalten und somit aktivieren, was einen sich selbst verstärkenden Vorgang darstellt. Das Ergebnis dieser komplizierten biochemischen Kettenreaktionen sind relativ stabile synaptische Nervenverknüpfungen, die eine Langzeitpotenzierung bestimmter Erregungsleitungen im Gehirn und damit das Langzeitgedächtnis verursachen (Puthanveettil und Kandel, 2011).

Es fällt auf, dass hier einerseits ein Prionen-Aggregationsvorgang in den für das Lernen zuständigen Hirnzentren, wie dem Hippocampus und Teilen der präfrontalen

Großhirnrinde, eine Voraussetzung für das Lernen im Langzeitgedächtnis darstellt, und dass andererseits bei neurodegenerativen Krankheiten, insbesondere der Alzheimer-Krankheit, in genau den gleichen Hirnzentren die Prionen-ähnliche Aggregation des Beta-Amyloid-Proteins stattfindet, die zur Zellzerstörung führt. Es zeigt sich dabei, dass der Prionen-Mechanismus sowohl neurodegenerative als auch funktionell nützliche Funktionen haben kann, und dass die dabei ablaufenden regulatorischen Mechanismen vor der Umschaltung in die pathogene Richtung geschützt werden müssen.

2.2.8. Genetische Faktoren für neurodegenerative Krankheiten und oxidativen Stress

Mutationen in der Mitochondrien-DNA (mtDNA) können eine Mitochondrienkrankheit ähnlich derjenigen, die durch Umweltfaktoren bedingt ist, verursachen und dabei den Oxidativen Stress verstärken (Park und Haller, 2011). Diese Mutationen können auch durch oxidativen Stress ausgelöst werden, der wiederum Folge chronischer Entzündungen und der Aktivierung des Fremdstoff-Metabolismus ist. Peroxy-Metaboliten von Fremdstoffen, wie z.B. die Peroxide von Benzopyren, chlorierten Dibenzo-Dioxinen und Polychlorierten Biphenylen, können die mtDNA direkt angreifen und Mutationen auslösen (siehe Lehrbücher der Toxikologie). Die Mutationen können zur Hemmung der Oxidativen Phosphorylierung durch die Atmungskette in den Mitochondrien und daher zu verstärkter Bildung von Superoxid-Radikalen (O_2^{*-}) führen. Insbesondere sind es genetische Defekte für den Komplex I der Atmungskette der Mitochondrien, die zu erhöhter Produktion reaktiver Sauerstoffradikale (ROS) führen. Auch genetische Defekte in der mtDNA für die Komplexe II, IV und V, die ATP-Synthase, sind mit vermehrter ROS-Bildung durch die Atmungskette verbunden. Die Folgen davon sind ein vermindertes Verhältnis des reduzierten zum oxidierten Glutathion (GSH : GSSG) und eine verstärkt ablaufende Lipid-Peroxidation mit nachfolgenden Schäden der Mitochondrienmembran (Park und Haller, 2011). Bekannt sind die Krankheiten „MELAS-Syndrom" und „MERRF-Syndrom" als Mitochondrien-Enzephalopatien, bei denen bestimmte Mutationen in der Mitochondrien-DNA sowie vermehrter oxidativer Stress verbunden mit Defekten in der Atmungskette nachgewiesen sind (zit. bei Park und Haller, 2011). Der wissenschaftliche Nachweis dieser mit oxidativem Stress verbundenen Mutationen der Mitochondrien-DNA im Zusammenhang mit Enzephalopathie bestätigt die Bedeutung von Schäden der Mitochondrienfunktionen für die Entstehung von oxidativem Stress und damit auch für die Auslösung von neurodegenerativen Krankheiten des Gehirns.

Nicht zuletzt muss erwähnt werden, dass es auch genetische Polymorphismen (Varianten, Mutationen) in Genen für antioxidative Enzyme, wie z.B. Superoxid-Dismutasen (SOD), Glutathion-Reduktasen, Katalase u.a., gibt, die zu einer erhöhten Empfindlichkeit der betroffenen Patienten gegenüber Schäden im Nervensystem durch oxidativen Stress und damit zu einem höheren Risiko für Demenzkrankheiten führen (Huang et al., 1999).

2.2.9. Die Rolle der Blut-Hirn-Schranke

Da das Gehirn eine lebensnotwendige Funktion hat - als zentrales Steuerorgan des Organismus für physiologische Regelprozesse und zur Verarbeitung von Informationen, die über die Sinnesorgane wahrgenommen werden -, muss es vor schädlichen Umwelteinflüssen besonders geschützt werden. Gegen mechanische Einwirkungen hilft bis zu einem gewissen Grad der Schädelknochen. Toxische Chemikalien werden zum großen Teil durch eine chemische Barriere vom empfindlichen Geflecht der Nervenzellen des Gehirns ferngehalten – der Blut-Hirn-Schranke. Diese besteht aus Zellen, die größtenteils um die Gefäßwände der Blutgefäße im Gehirn angeordnet sind: den **Endothelzellen** der Blutgefäße, die zum Blutstrom hin (luminal) ausgerichtet sind, und **Astrozyten, Oligodendrozyten** und **Mikrogliazellen**, die einerseits mit den Blutkapillaren, andererseits mit Nervenzellen und deren Fortsätzen (Axonen, Dendriten) in Verbindung stehen und den Stoffaustausch zwischen Blut und den Nervenzellen des Gehirns kontrollieren. Die Endothelzellen bilden ein dichtes einschichtiges Gewebe mit festen Verbindungen („tight junctions"), das eine Diffusionsbarriere darstellt. Stoffe, die aus dem Blut ins Gehirn gelangen, müssen zunächst die Endothelzellen durchqueren. Dies gelingt in der Regel nur den stark fettlöslichen, unpolaren Stoffen, wie z.B. den chlorierten Kohlenwasserstoffen.

Andere Stoffe wie z.B. viele Nährstoffe (Aminosäuren, Zucker, Vitamine) können nur durch aktive oder passive **Transportsysteme** die Blut-Hirn-Schranke passieren. Alle genannten Zelltypen der Blut-Hirnschranke bilden ein funktionelles System, die „neurovaskuläre Einheit". Diese gewährleistet den ungehinderten Transport lebensnotwendiger (Nähr-)Stoffe aus dem Blut, den Abtransport von Abbauprodukten des Stoffwechsels aus dem Gehirn ins Blut, sowie die Selektion schädlicher (Fremd)Stoffe, soweit sie nicht fettlöslich sind. Zu diesem Zweck verfügt die Blut-Hirn-Schranke über ein System von spezifischen Stoff-Transportern, die bei zunehmenden Konzentrationen ein Sättigungsverhalten zeigen. Es gibt einseits gerichtete, energieabhängige Transporter (aktiver Transport), und zweiseitig gerichtete, nicht energieabhängige Transporter (passiver Transport). Der aktive Transport erfolgt stets unter Energieverbrauch (ATP) gegen ein Konzentrationsgefälle, während der passive Transport in Richtung des Konzentrationsgefälles erfolgt, den Stoff also vom Kompartiment mit der höheren Konzentrationen durch die Membran zur Seite mit der niedrigeren Konzentration leitet. Es gibt noch einen weiteren energieverbrauchenden Transportmechanismus für größere Molekülkomplexe, Viren und kleine Partikel, der mit Hilfe von Vesikeln stattfindet. Dabei binden die zu transportierenden Partikel zunächst an einen Rezeptor auf der Zellmembran. Die Membran schnürt sich anschließend an der gleichen Stelle ein und umschließt den Partikel in einem Vesikel, der durch das Zellplasma wandert, und der an der gegenüberliegenden Membran den Partikel wieder aus der Zelle ausschleust. Dieser Transportmechanismus wird auch als „Transzytose" bezeichnet (Banks et al., 2009).

Die Blut-Hirn-Schranke ist also eine polarisierte Barriere, mit unterschiedlich verteilten Rezeptoren, Enzymen, Ionen-Kanälen und Transportern auf beiden Seiten der Blutgefäßwand, der luminalen (zum Blut hin ausgerichteten) und der abluminalen (zum Nervensystem hin ausgerichteten) Seite. Einige dieser Transportsysteme sind nur in einer bestimmten Richtung aktiv, so beispielsweise das P-Glykoprotein-System in der luminalen Membran des Endothels, das aktiv Fremd- und Schadstoffe am Pgp-Rezeptor bindet und aus dem Gehirn ins Blut ausschleust. Die Endothelzellen der Gehirnkapillaren können außerdem neurologisch und immunologisch aktive Stoffe wie NO, Prostaglandine und Zytokine ins Blut abgeben und somit Funktionen des Nerven- und Immunsystems beispielsweise bei Entzündungen steuern. Die Blut-Hirn-Schranke hat also eine nach außen gerichtete Sekretionsfunktion für toxische und biologisch aktive Stoffe. Sie dient somit zur Entgiftung des Gehirns sowie zur Förderung von Immun- und Entzündungsvorgängen im Gehirn.

An den Reaktionen des Immunsystems im Gehirn ist die gesamte neurovaskuläre Einheit der Blut-Hirn-Schranke, bestehend aus Astrozyten, Mikrogliazellen, Fibroblasten und Endothelzellen, beteiligt. Alle diese Zellen können spontan oder nach Aktivierung verschiedene **Zytokine produzieren** und abgeben, die sowohl im Gehirn als auch im gesamten Körper wirken können (Banks et al., 2009). Die Zytokin-Sekretion kann dabei durch Zellwandbestandteile von Bakterien wie LPS (Lipopolysaccharid), durch Viren, neuroaktive Fremdstoffe wie Cocain, sowie durch andere Zytokine wie TNF-α und IL-1 und andere immunaktive Stoffe ausgelöst werden (Hofman et al., 1999; Lee et al., 2001). Die Endothelzellen der Gehirnkapillaren sind dafür bekannt, dass sie nach Kontakt mit den Beta-Amyloid-Peptiden Zytokine wie IL-1β, IL-6, TNF-α ausschütten und damit die Entzündungskaskaden bei der Alzheimer-Krankheit fördern, die letztlich die Blut-Hirn-Schranke zerstören.

Außerdem reagieren die Endothelzellen auf Zytokine und schütten dann andere Zytokine aus. Wenn beispielsweise das Zytokin IL-1β bereits in hohen Konzentrationen im Blut als Folge von Entzündungsprozessen vorhanden ist, dann aktiviert es die Gehirn-Endothelzellen zur Ausschüttung von IL-6. Außerdem konnten verschiedene Studien zeigen, dass insgesamt über 12 verschiedene Zytokine die Blut-Hirn-Schranke überwinden und so vom Blut ins Gehirn gelangen können. So wurde nachgewiesen, dass die Zytokine IL-1α, IL-1β, TNF-α und IFN-γ mit Hilfe eines Sättigungsmechanismus vom Blut ins Gehirn gelangen können. Dies bedeutet, dass es einen spezifischen Rezeptor für diese Zytokine an der Membran der Gehirn-Endothelzellen geben muss. Für jedes transportierte Zytokin gibt es demnach auch ein eigenes Transportsystem in den Membranen der Blut-Hirn-Schranke. Die Mengen der transportierten Zytokine reichen aus, um im Gehirn kognitive Funktionen oder auch die Aktivierung der Stresshormon-Achse zu beeinflussen. So hemmt IL-1α die Gedächtnisleistungen des Gehirns bei Mäusen (siehe vielfache Literatur bei Banks et al., 2009). Dies ist von Bedeutung zum Verständnis pathologischer Vorgänge, die bei chronischen Entzündungen im neuro-endokrino-immunologischen System ablaufen. Wie später noch genauer dargelegt wird, spielen somit die Zellen der Blut-Hirn-Schranke beim Fortschreiten der neurodegenerativen Krankheiten eine wesentliche Rolle.

2.2.10. Gehirndegeneration durch den programmierten Zelltod (Apoptose)

Während bei Versuchstieren im Verlauf der normalen Alterung nur wenige Nervenzellen im Gehirn absterben, kommt es bei neurodegenerativen Krankheiten in verschiedenen Hirnbereichen zu massivem Verlust von Nervenzellen. Die Zellen sterben am Ende der pathophysiologischen Prozesse ab (Okun und Mattson, 2009). Je nach Art der Krankheit sind zunächst unterschiedliche Hirnbereiche betroffen: Bei Alzheimer vorwiegend Pyramidenbahnen im Hippocampus und in seitlichen und frontalen Bereichen der Assoziationszentren des Großhirns, und bei Parkinson die Dopamin-Fasern in der Substantia nigra sowie Monoamin-Fasern im Hirnstamm. Bei der Amyotrophen Lateralsklerose sterben die unteren motorischen Fasern im Rückenmark ab, im späteren Stadium auch die oberen motorischen Fasern, die von der motorischen Hirnrinde ausgehen (zit. nach Okun und Mattson, 2009).

Das Absterben von Nervenzellen des peripheren oder Zentralen Nervensystems geschieht grundsätzlich nach zwei verschiedenen Mechanismen, der **Oncose** (Zelltod durch Funktionsverlust) oder der **Apoptose** („programmierter Zelltod") (Majno und Joris, 1995; McDonald und Windebank, 2000). Früher hat man den Zelltod, der nicht durch Apoptose verursacht ist, als Nekrose bezeichnet. Heute gilt dafür der Begriff „Oncose" (Majno und Joris, 1995). Bei Oncose sterben Zellen ab, wenn bei ihnen die Energiezufuhr als Folge von Sauerstoff- oder Glukosemangel ausbleibt. Dies ist beipielsweise beim Schlaganfall der Fall, wenn in einem Gehirnbereich die Blutzufuhr unterbrochen ist. Neurotoxische Stoffe können andererseits auch Membranschäden an Mitochondrien und damit deren Funktionsverlust verursachen, sodass die Zelle an Energiemangel, also durch Oncose, abstirbt. Die Zellen schwellen an, platzen und geben den Zellinhalt nach außen ab. Die Folgen davon sind Reaktionen des Immunsystems und der Enzündungskaskade, die zu weiteren Schäden in den umliegenden Geweben führen. Am Ende folgt sowohl bei der Oncose als auch der Apoptose die **Nekrose** des Gewebes, das sind Vorgänge, die nach dem Zelltod ablaufen, und bei denen eine leblose Substanz aus Zelltrümmern übrig bleibt.

Die **Apoptose** beruht dagegen auf einem genetisch festgelegten und aktiven biochemischen Prozess, an dessen Ende die Zellbestandteile durch abbauende Enzyme (Caspasen) aufgelöst werden. Es gibt mehrere Signalketten, an deren Anfang jeweils die Aktivierung eines spezifischen Rezeptors steht (Garrido et al., 2011). Die Signalketten wurden im Verlauf der Evolution konserviert, sie haben somit eine besondere biologische Bedeutung beispielsweise bei der Beseitigung von Krebszellen oder von nicht mehr benötigten Zellen des Immunsystems. Auch zytotoxische Lymphozyten (CD-8-T-Zellen) benutzen Mechanismen des Fas-Todesrezeptor-Signalwegs oder auch des Granzym-B-Perforin-Weges, um Zielzellen im Rahmen der zellulären Immunabwehr durch Apoptose zu töten (Janeway, 2009).

Bei neurotoxischen Wirkungen sind die Apoptose-Signalwege für die betroffenen Personen jedoch schädlich, sie können zur Degeneration ganzer Gehirnteile führen. Die biochemischen Reaktionsketten der Apoptose laufen unter Energieverbrauch ab und führen zu aktiver Zerstörung der Zellen. Beteiligt sind daran mehrere verschiedene Signalwege (Todd et al., 2011; MacDonald und Windebank, 2000), darunter der „Todesrezeptor-Signalweg", der Mitochondrien-Weg, der Ceramid-Weg und der Granzym-B-Perforin-Weg. Mit Ausnahme des Granzym-Wegs können alle drei übrigen Wege in Nervenzellen aktiviert werden.

Da eine umfassende Darstellung der Apoptose-Wege in diesem Rahmen nicht möglich ist, sollen nur wesentliche Merkmale von zwei Wegen dargestellt werden. Ansonsten sei auf die Literatur verwiesen (z.B. MacDonald und Windebank, 2000).

2.2.10.1. Glutamat, NMDA-Rezeptor und Exzitotoxizität

Einer der Auslöser dieser Signalwege ist eine übermäßige Ausschüttung des Neurotransmitters **Glutamat** („**Exzitotoxizität**"). Glutamat gilt heute in der Neurologie als starkes „Excitotoxin", das in übermäßig hoher Konzentration im Gehirn komplexe biochemische Vorgänge auslöst, die zur Neurodegeneration führen (Bak et al., 2011), und dies obwohl Glutamat andererseits als Neurotransmitter für Lernen und Gedächtnis unverzichtbar ist. Glutamat führt nämlich nach Aktivierung des **NMDA-Rezeptors** zu andauerndem Einstrom von Calcium in die Zellen und als Folge davon zu übermäßiger Aktivierung der NO-Synthasen, das sind Enzyme, die Stickstoffmonoxid (NO) produzieren. Erhöhte Calcium-Konzentrationen bewirken außerdem in den Mitochondrien durch Hemmung der Atmungskette die Produktion von ROS und damit von Oxidativem Stress, der zusammen mit NO und Peroxynitrit zum Phänomen der Übererregungs-Toxizität (Exzitotoxizität) führt (siehe Literatur bei Okun und Mattson, s.o., und Mattson, 1998), ein Mechanismus, der auch von den chronisch-entzündlichen Umweltkrankheiten MCS und CFS nach Pall (2007, 2009) bekannt ist. Diese Mechanismen lösen schließlich verschiedene Signalwege aus, die zum programmierten Zelltod (Apoptose) führen.

Wie kommt es zu den überhöhten Glutamat-Konzentrationen im Gehirn? Wie schon im Kapitel 1.6.1 dargestellt, können Umweltschadstoffe, darunter Pestizide vom Organophosphat-Typ, über eine erhöhte Aktivierung von Muscarin-Rezeptoren durch Acetylcholin zu einer ebenso erhöhten Aktivierung des NMDA-Rezeptors durch verstärkte Glutamat-Ausschüttung führen. Außerdem können durch Umwelteinflüsse die Glutamat-Transportsysteme in den Membranen der Astrozyten geschädigt sein, sodass Glutamat nicht mehr aus dem synaptischen Spalt entfernt wird (Bemeur et al., 2011). Der zwischen Astrozyten und Glutamat-Nerven ablaufende Glutamat-Glutamin-Zyklus wird gehemmt (Bak et al., 2011). Auch Sauerstoffmangel im Gehirn als Folge von Infarkt-Ereignissen (Schlaganfall) ist mit erhöhten Konzentrationen von Glutamat verbunden (Rossi et al., 2000). Glutamat löst schließlich über die NMDA-Rezeptor-Aktivierung die Mechanismen der Exzitotoxizität aus.

Die Untersuchungen zur Rolle von Glutamat bei den neurodegenerativen und psychiatrischen Krankheiten haben jedoch bislang widersprüchliche Ergebnisse geliefert (Bak et al., 2011). Bei einigen atypischen Parkinson-Formen wie die Spino-Cerebellum-Atrophie oder die supranukleäre Lähmung und einigen Formen der Multisystem-Atrophien spielt die Glutamat-Toxizität über den Mechanismus der Exzitotoxizität eine große Rolle, und die Glutamat-Konzentrationen im Gehirn sind abnormal erhöht. Andererseits wird bei der Alzheimer-Krankheit ein gestörter Glutamat-Metabolismus berichtet, der mit einer veränderten Genexpression für die Enzyme des Glutamat-Metabolismus, darunter die Glutamat-Dehydrogenase, Glutamin-Synthase und die Phosphat-aktivierte Glutaminase, verbunden ist, was zu einer verminderten Aktivität der durch Glutamat erregten Nerven führt. Bei der Parkinson-Krankheit wurden zunehmende und abnehmende Konzentrationen von Glutamin und Glutamat in der Cerebrospinal-Flüssigkeit der Patienten gefunden. Auch bei vielen psychiatrischen Krankheiten, darunter die bipolare Krankheit und die Major-Depression, ist das Glutamin-Glutamat-Gleichgewicht gestört, die daran beteiligten Enzyme sind nur in geringeren Mengen vorhanden. Bei der Schizophrenie scheint dagegen die Expression der am Glutamat-Metabolismus beteiligten Enzyme und Transportproteine verstärkt zu sein. Als Folge werden variable Befunde bei den Glutamat-Konzentrationen in der präfrontalen Großhirnrinde und im Hippocampus bei Schizophrenie gefunden. Tiermodelle zur Schizophrenie besitzen insgesamt verminderte Glutamatfunktionen im Gehirn. Demnach fällt die Schizophrenie vermutlich aus dem Rahmen der durch Glutamat bei neurodegenerativen Krankheiten verursachten Exzitotoxizität im Gehirn (zusammengefasst bei Bak et al., 2011). Alle Befunde zeigen jedoch, dass bei neurodegenerativen und psychiatrischen Krankheiten der Glutamin-Glutamat-Zyklus, der zwischen den Glutamat-Nervenzellen und den begleitenden Astrozyten im Gehirn abläuft, aus dem Gleichgewicht geraten ist. Dies führt einerseits bei Glutamat-Überschuß zu toxischen Überreaktionen im Gehirn (Exzitotoxizität des Glutamats), andererseits zu Unterfunktionen bei den durch Glutamat vermittelten Lern- und Gedächtnisprozessen im präfrontalen Cortex und Hippocampus.

2.2.10.2. Signalwege zum Zelltod (Apoptose)

Der Todesrezeptor-Signalweg

Die meisten Zellen haben spezifische Oberflächenrezeptoren, die nach Aktivierung den programmierten Zelltod auslösen. Die „Todesrezeptor-Familie“ umfasst den Fas-Rezeptor, den Tumornekrosefaktor-alpha-Rezeptor (TNFα-R1), den Nervenwachstumsfaktor-p75-Rezeptor (p75-NGFR) und die Todesrezeptoren (death-receptor) DR3, DR4 und DR5. Der Fas-Rezeptor beispielsweise wird durch den aktivierten Fas-Liganden aktiviert, ein mit dem Tumor-Nekrosefaktor-alpha (TNFα) verwandtes Membranprotein. Der Fas-Ligand wiederum muss zuvor durch spezifische Matrix-Metalloproteinasen aus einem Vorläufer-Protein durch Abspaltung eines Peptids aktiviert werden (Tanaka et al., 1996). Nach seiner Aktivierung bildet der Fas-Rezeptor in der Zellmembran Aggregate, die auf der Innenseite ein weiteres Protein binden, das nach seiner Aktivierung die Kaspase-8 aktiviert und damit die Selbstzerstörung der Zelle auslöst (McDonald und Windebank, 2000).

Die Matrix-Metalloproteinasen wiederum können durch viele verschiedene Mechanismen aktiviert werden, darunter auch Umweltgifte wie organische Quecksilber-Verbindungen, verschiedene Fremdstoffe oder Arzneimittel, oder durch Proteinasen des Gerinnungssystems (s. Wikipedia: Matrix-Metalloproteinase). Hier besteht offenbar ein Mechanismus, mit dem Fremdstoffe direkt über die Apoptose eine Neurodegeneration auslösen können.

Der Mitochondrien-Weg

Die erhöhten Konzentrationen von ROS und Peroxynitrit, die z.B. nach übermäßiger Aktivierung des NMDA-Rezeptors im Gehirn gebildet werden, schädigen die Mitochondrienmembranen durch die Lipid-Peroxidation. Das dabei freigesetzte Cytochrom C wirkt als auslösender Faktor bei der Bildung eines Enzymkomplexes, des „Apoptosoms“, nach dssen Aktivierung die Caspase-Kette ausgelöst wird, die zur Zellzerstörung führt („Mitochondrien-Zelltod-Signalweg“, siehe Abb. 4, unten) (Todd et al., 2011; Garrido et al., 2011). Caspasen sind Protein-abbauende Enzyme (Cystein-Proteinasen), die sich in einer Signalkaskade aus Vorstufen nacheinander aktivieren, bis schließlich am Ende Enzyme aktiviert werden, die Zellstrukturen und die DNA abbauen und damit den Zelltod hervorrufen (Ferrer und Planas, 2003).

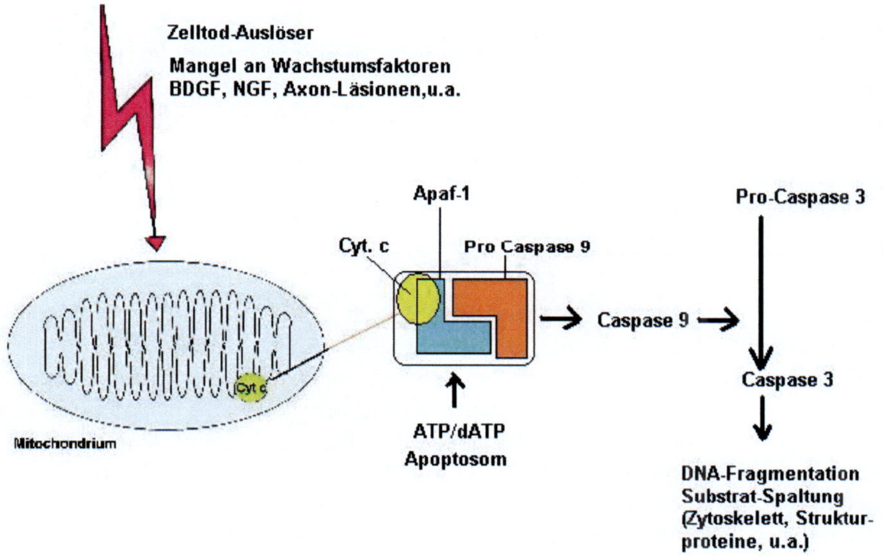

Abb. 4: Der Mitochondrien-Mechanismus zur Auslösung der Apoptose
Ausgelöst durch verschiedene pro-apoptotische Stimuli kommt es zur Freisetzung von Cytochrom c (cyt c) aus dem Mitochondrium. Die Freisetzung von Cytochrom c führt zur Bildung des Apoptosomen-Komplexes unter Einbeziehung von Apaf-1 und Pro-Caspase-9. Letztere wird in Anwesenheit von ATP oder dATP gespalten. Dadurch werden nachgeschaltete Caspase- Kaskaden u.a. die Caspase-3 aktiviert, was zu DNA-Fragmentation sowie zur Spaltung des DNA-Reparaturenzyms Poly-ADP-Ribose-Polymerase (PARP), Strukturproteinen der Zelle und Anteilen des Zytoskeletts führt (nach Ricarda Diem, 2009).

An diesem Mechanismus sind noch eine Reihe weiterer Regulationsproteine beteiligt, darunter Bcl-2, Bcl-Xl, Bax, Bid, Bik und andere. Sie regulieren den Austritt von Cytochrom C aus den Mitochondrien durch ein empfindliches Gleichgewicht zwischen hemmenden und aktivierenden Faktoren. Beispielsweise kann Bid durch den Todesrezeptor-Signalweg aktiviert werden und anschließend die Cytochrom-C-Freisetzung auslösen (McDonald und Windebank, 2000). Wenn einmal Cytochrom-C freigesetzt ist, stirbt die Zelle irreversibel ab. In gesunden Zellen gewährleistet eine geordnete Regulation der Genaktivität für die hemmenden und aktivierenden Faktoren, dass der Zelltod unterbleibt. Pathogene Reize, darunter offenbar auch Umweltgifte, können die „falschen" Gene aktivieren und dieses empfindliche Gleichgewicht stören, sodass die Balance in Richtung Apoptose umkippt.

Der Mitochondrien-Signalweg der Apoptose kann auch durch Abwesenheit von Wachstumsfaktoren wie NGF (neuronal growth factor) ausgelöst werden (McDonald und Windebank, 2000). Im Gehirn halten sich benachbarte Nervenzellen durch ständige Abgabe von NGF gegenseitig am Leben. Versagt diese Funktion bei einer Nervenzelle aufgrund einer Apoptose, sterben bald auch die benachbarten Zellen durch Apoptose ab. Wenn also einmal ein Schaden im Gehirn entstanden ist, z.B. nach einem Schlaganfall, dann vergrößert sich dieser Schaden nach dem Prinzip des

Domino-Effektes.

Die Cytochrom-C-Freisetzung aus Mitochondrien kann auch über den Ceramid-Signalweg ausgelöst werden. Dies geschieht, wenn verschiedene Stressfaktoren wie ionisierende Strahlung, oxidativer Stress, Hitzeschock oder verschiedene Medikamente, Chemotherapeutika und Fremdstoffe zu einer Erhöhung der Ceramid-Konzentration in der Zelle führen. Diese Wirkung geschieht über eine Aktivierung von Sphingomyelinasen, das sind Enzyme, die das Sphingomyelin, ein Baustein der Zellmembran, in Ceramid und Physphorylcholin spalten. Ceramid aktiviert anschließend unter anderem die Caspase 3.

Weitere Signalwege der Apoptose

Als Folge der durch Glutamat über den NMDA-Rezeptor ausgelösten Übererregungs-Toxizität kommt es zu einem Abbau von Dendriten, den erregungsaufnehmenden Fasern der Nervenzellen, und zum Zelltod durch Apoptose (Okun und Mattson, 2009), wobei Signalwege wie beispielsweise der **p53-Signalweg** aktiviert werden (Du et al., 2007). P53 ist ein Protein, das als Induktionsfaktor für die Aktivierung von Genen für Enzyme dient, die die Apoptose auslösen. Am Ende der Apoptose-Signalwege erfolgt die Aktivierung von Protein-spaltenden Enzymen, den Caspasen, die das Zytoskelett abbauen und so die Zelle zerstören (Lodish et al., 2001; siehe Abb. 3).

Ein weiterer Signalweg mit pathologischen Folgewirkungen ist der **Stress-aktivierte Protein-Kinase-Weg (SAPK)**, der durch freie Radikale, Hitzeschock, Energie- und Sauerstoffmangel, Entzündungs-Zytokine sowie in Nervenzellen auch durch den Mangel an neurotrophen Wachstumsfaktoren (Neurotrophine) ausgelöst wird (Petersen et al., 2009). Dieser Signalweg vermittelt zwischen Stressreizen außerhalb der Zelle und dem Zellkern, in dem Gene für den programmierten Zelltod, die Apoptose, aktiviert werden. Dabei binden beispielsweise Zytokine der Entzündungsreaktion wie TNF-α an einige der Todesrezeptoren an der Zelloberfläche (Fas- oder TNF-Rezeptor), wodurch im weiteren Verlauf über die Aktivierung von Protein-Kinasen die Caspasen aktiviert werden (Todd et al., 2011).

Eine Aktivierung der Apoptose-Signalkette kann auch durch chronische Entzündungen und den damit verbundenen **oxidativen Stress** ausgelöst werden. Eine wesentliche vermittelnde Rolle bei diesem Mechanismus spielt der **Induktionsfaktor NF-kappa-B** (NF-κB) (Weih, 2011; Schneider et al., 1999; Sarnico et al., 2009). Reaktive Sauerstoff-Verbindungen (ROS) lösen nämlich die Aktivierung von NF-κB aus (Kaltschmidt et al., 1995; Mattson, 1998). Dies geschieht ebenfalls über eine Signalkette, in deren Verlauf der Inhibitor IkBα vom Proteinkomplex des NF-κB abgespalten wird und der aktive Teil von NF-κB gebildet wird, der aus den Untereinheiten p50 und RelA (p65) besteht. Dieser aktivierte Komplex wirkt nun als Induktionsfaktor für die Gene der Entzündungsreaktion, nämlich für verschiedene entzündungsauslösende Zytokine wie Interleukin 1 (IL-1), Tumornekrosefaktor alfa (TNF-α) und Interferon-gama (Ifn-γ). Diese Zytokine sind an der Ausprägung der chronischen Entzündung beteiligt. Der aktivierte Induktionsfaktor NF-κB fördert außerdem besonders im Gehirn die Apoptose von Nervenzellen, wie mit einem Mausmodell für den Schlaganfall gezeigt wurde (Weih, 2011). Bei Anwesenheit von NF-κB waren im Gehirn der Mäuse in einem größeren Bereich die Nervenzellen zerstört als bei Tieren, deren NF-κB-Signalweg blockiert war.

Die nervenzerstörende Wirkung von NF-κB ist abhängig von einem bestimmten Signalweg, der zu seiner Aktivierung führt. Dieser „apoptotische Signalweg“ bewirkt, dass eine bestimmte Form des aktivierten NF-κB gebildet wird, die anschließend zwei Apoptose-Gene („Bim“ und „Noxa“) aktiviert. Bei einem anderen Signalweg ensteht eine andere Form des aktivierten NF-κB, die das antiapoptotische Gen „Bcl-xl“ aktiviert, die also vor Apoptose schützt. Offenbar hängt es von der Art der Zellen und vom Zeitpunkt der Aktivierung von NF-κB ab, welcher der Aktivierungswege in Gang gesetzt wird (Sarnico et al., 2009). Jedenfalls besteht ein labiles Gleichgewicht zwischen dem „guten“ und dem schädlichen NF-κB, das bei chronischen Krankheiten in Richtung Apoptose verschoben ist.

Damit wird die Annahme bestätigt, dass chronische Entzündungsprozesse im Gehirn zur Apoptose, also zur Degeneration von Nervenzellen führen können. Wenn man gleichzeitig bedenkt, dass Ultrafeinstaub in Makrophagen oxidativen Stress und gleichzeitig eine Aktivierung von NF-κB auslösen können (Shukla et al., 2000), wird klar, dass Umweltfaktoren wie Feinstaub oder Nanopartikel über die genannten Signalketten zur Apoptose von Gehirnzellen führen können.

2.2.10.3. Nervenwachstumsfaktoren hemmen die Apoptose

Der zur Apoptose führende Mechanismus und die dazu benötigten Signalketten sind in den Zellen des Gehirns latent vorhanden und können jederzeit aktiviert werden, wenn bestimmte neurotrophische Faktoren wie der Nervenwachstumsfaktor NGF oder der Wachstumsfaktor BDGF (Brain Derived Growth Factor) nicht ständig von benachbarten Zellen abgegeben werden. Diese auch „Neurotrophine“ (Nervenwachstumsfaktoren) genannten Proteine hemmen über bestimmte Rezeptor-Tyrosinkinasen (Trk) die Auslösung der Apoptose-Signalkette (Lodish et al., 2001). Werden im Gehirn Nervenzellen z.B. durch Infarkte oder auch Schadstoff-bedingte Störung des Energiestoffwechsels geschädigt und zerstört, so werden auch die benachbarten Nervenzellen durch Apoptose zerstört, weil die hemmenden Neurotrophine fehlen. Stirbt beispielsweise eine Nervenzelle im Gehirn durch Apoptose ab, so wird auch in der präsynaptischen (vorangeschalteten) Nervenzelle die Apoptose ausgelöst, weil die lebenserhaltende Rückwirkung der postsynaptischen Zelle auf die präsynaptische Zelle durch Neurotrophine entfällt (Mattson, 1998). Neurotrophine sind also für das Überleben von Gehirn-Nervenzellen verantwortlich und notwendig. Dazu müssen die benachbarte Nerven- und Gliazellen intakt sein. Damit wird deutlich, wie labil und anfällig der intakte Zustand des Gehirns für schädliche Einflüsse ist.

Die Apoptose hat also für neurodegenerative Prozesse bei den Demenzkrankheiten eine besondere Bedeutung (Garrido et al., 2011). Wenn Nervenzellen einmal abgestorben sind, können sie (mit Ausnahmen) nicht wieder ersetzt werden, der Verlust in der Regel ist irreversibel. Da, wie oben geschildert, die Apoptose über mehrere Mechanismen leicht ausgelöst werden kann, ist das Gehirn besonders empfindlich gegenüber den auslösenden (Umwelt-) Faktoren. Durch einen sehr komplexen biochemischen Regelmechanismus (siehe bei Garrido et al., 2011) wird bei gesunden Personen ein Gleichgewicht zwischen Aktivierung und Hemmung der Apoptose-Signalwege, so z.B. zwischen Caspase-Aktivatoren und –Inhibitoren, aufrecht erhalten, das verhindert, dass Nervenzellen durch Apoptose zerstört werden. Geringfügige Störungen beispielsweise durch chronische Entzündungen und oxidativen Stress, lassen dieses Gleichgewicht zusammenbrechen und folglich die Apoptose-Signalwege aktivieren. Dass hierbei schädliche Umweltfaktoren wie neurotoxische Chemikalien oder Strahlung, eine Rolle spielen und neurodegenerative Krankheiten verursachen können, erscheint plausibel. Die Mechanismen setzen bereits auf der Ebene der Genaktivitäts-Regulation an. So werden bei Alzheimer-Patienten die Synthese der Enzyme der Apoptose-Signalketten, der Caspasen 1 bis 9, und bei der Parkinson-Krankheit die Synthese der Caspasen 3, 8 und 9 sowie die Bildung von „Todesrezeptoren" wie TNF-R (Tumornektrosefaktor-Rezeptor) stark erhöht (mehrere Studien, zit. in Garrido et al., 2011)

Dass Schadstoffe den Apoptose-Mechanismus im Gehirn direkt auslösen können, wurde mit dem polyzyklischen aromatischen Kohlenwasserstoff Dimethyl-Benzanthracen (DMBA) bei Zellkulturen von Ratten-Follikelzellen nachgewiesen. DMBA führte dort zu einer deutlichen Erhöhung der Konzentration der Reaktiven Sauerstoffradikalverbindungen (ROS) und zu anschließender Apoptose dieser Zellen (Tsai-Turton et al., 2007). Da reduziertes Glutathion diesen Vorgang verhindern konnte, war damit gleichzeitig bewiesen, dass Oxidativer Stress als Folge der Schadstoffeinwirkung entsteht und anschließend als Auslöser der Apoptose-Signalkette wirkt.

Der Mechanismus der Apoptose dient ursprünglich genau dem Gegenteil von Degeneration, nämlich dem ordnungsgemäßen Ablauf von Wachstum und Organentwicklung während der vorgeburtlichen Entwicklung des Fötus. Gäbe es keine Apoptose, würden die Menschen den im Embryo gebildeten Schwanz behalten und damit wie die affenähnlichen Vorfahren herumlaufen. Die Apoptose dient also ursprünglich zur kontrollierten Entfernung von nicht benötigtem Gewebe während der Embryonal- und Fötalentwicklung, sie wird aber bei neurodegenerativen Krankheiten zur Selbstzerstörung der Gehirnzellen umfunktioniert.

2.2.11. Selbstverstärkung pathologischer biochemischer Prozesse: Der NO-Peroxynitrit-Zyklus

Neben dem Oxidativen Stress hat der Nitrosative Stress, wie oben beschrieben, eine besondere Bedeutung für neurodegenerative Prozesse. Nach Pall (2007) erzeugt der Nitrosative Stress einen sich selbst aufrecherhaltenden Verstärkungskreislauf (NO-ONOO-Cyclus, gesprochen „No-oh noo"), der wesentlich am irreversiblen Verlauf der neurodegenerativen Krankheiten beteiligt ist. Dieser sich selbst verstärkende Mechanismus ist durch vielfache Befunde aus der biochemischen Forschung belegt (siehe mehrere Hundert Literaturzitate bei Pall, 2007, 2008, 2009) (Abb.5). So gibt es eine Reaktionskette, die von den durch Chemikalien aktivierbaren Vanilloid- bzw. TRP-Rezeptoren im peripheren und zentralen Nervensystem ausgeht und zur Aktivierung von Nervenzellen führt, die dann Glutamat ausschütten. Das Glutamat wiederum bindet an den NMDA-Rezeptor, nach dessen Aktivierung Calcium-Ionen in die Zellen einströmen. Dies hat eine Aktivierung der NO-Synthasen (NOS) zur Folge, also von Enzymen, die Stickstoffmonoxid (NO) bilden. Von den vielfältigen Wirkungen des NO ist hier diejenige von besonderer Bedeutung, die im Sinne einer positiven Rückkopplung zur Aktivierung der Nervenzellen führt, die Glutamat ausschütten. Wenn also NO durch Aktivierung des NMDA-Rezeptors gebildet wird, dann kommt es zu einer Zunahme der NMDA-Aktivität und damit zu einer verstärkten NO-Bildung durch positive Rückkopplung, ein „Teufelskreis" („vicious cycle" nach Pall, 2007 und 2009), wie er für degenerative Prozesse charakteristisch ist.

Dieser positive Rückkopplungsmechanismus hat gemeinsame Merkmale mit Lernprozessen im Gehirn, an denen ebenfalls der NMDA-Rezeptor beteiligt ist, und die unter dem Begriff Langzeit-Potenzierung (LTP, long-term-potentiation) oder auch „neuronale Sensibilisierung" (neural sensitation) bekannt sind (Bell et al., 1992, 1996, 1998). Dieser Vorgang führt zu einer Verstärkung der synaptischen Verknüpfung zwischen den beiden an der Synapse beteiligten Nervenzellen im Gehirn und bildet somit die Grundlage von Lernen und Gedächtnis, liefert aber auch eine Erklärung für die Entstehung einer Multiplen Chemikalien-Überempfindlichkeit (MCS). Dabei aktiviert der ausgeschüttete Neurotransmitter Glutamat den postsynaptischen NMDA-Rezeptor. Das anschließend gebildete Stickstoffmonoxid diffudiert zurück zur präsynaptischen Nervenzelle und wirkt dort als Rückkopplungs-Botenstoff: Es verstärkt die Glutamat-Ausschüttung durch die präsynaptische Nervenzelle (Abb. 5). Wenn jedoch die Glutamat-ausschüttenden Nervenzellen beispielsweise durch Chemikalien an Vanilloid-Rezeptoren in stärkerem Maße erregt wurden, dann führt eine übermäßige Aktivierung von NMDA-Rezeptoren zu chronisch fortschreitenden Entzündungsprozessen in den betroffenen Hirnbereichen, die zu chronischen Krankheiten wie MCS und CFS führen oder auch Demenz-Krankheiten fördern können (Pall, 2009). Diese übermäßige NMDA-Aktivierung und deren schädigende Folgen werden auch als „**Exzitotoxizität**" bezeichnet, die langfistig in chronischer Form zur Neurodegeneration führt (Pall, 2010).

Dazu kommen noch weitere durch positive Rückkopplung sich selbst verstärkende Mechanismen, die hier nicht alle dargestellt werden können. Nur folgende Reaktionskette sei erwähnt: NO reagiert bei vorhandenem Oxidativem Stress mit den ROS zum hoch reaktionsfähigen Peroxynitrit, das zusammen mit den ROS den Induktionsfaktor NF-κB aktiviert. Dieser wiederum aktiviert im Zellkern von Zellen des Immunsystems sowie der Gliazellen im Gehirn die Gene für die Synthese von Zytokinen wie Interleukin-1β, Interleukin 6, Interferon-γ, Tumornekrosefaktor-α. Diese Zytokine bewirken die Auslösung und Verstärkung von Entzündungsreaktionen und damit wiederum eine Verstärkung der Bildung von ROS, die anschließend wieder verstärkend auf die auslösenden Mechanismen, z.B. die Aktivierung der Vanilloid-Rezeptoren, zurückwirken.

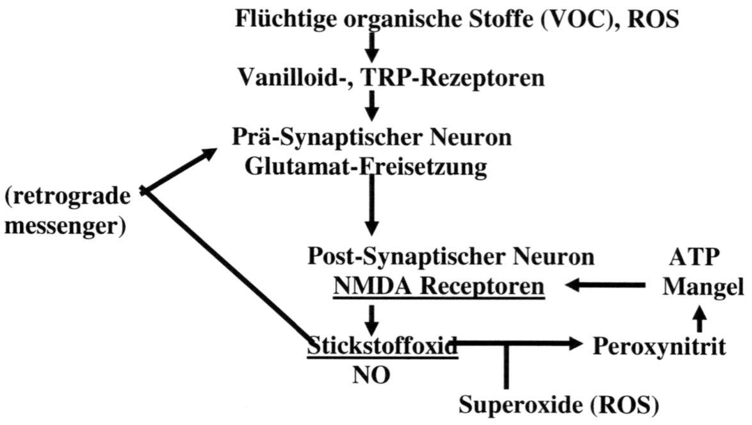

Abb. 5: NO/Peroxynitrit/NMDA-Mechanismen bei der Nerven-Sensibilisierung
Die von den präsynaptischen Nervenzellen ausgehenden Erregungen, ausgelöst z.B.durch Chemikalien an Vanilloid-Rezeptoren, führen zu einer Ausschüttung von Glutamat, das NMDA-Rezeptoren aktiviert, mit der Folge, dass durch Ca^{++}-Einstrom die NO-Synthasen aktiviert werden, die dann NO produzieren. Das NO wirkt als rückkoppelnder Botenstoff verstärkend auf die Glutamat-Freisetzung durch die präsynamtischen Glutamat-Nerven. Superoxid reagiert mit NO zu Peroxynitrit, das seinerseits über eine Hemmwirkung auf die Atmungskette der Mitochondrien einen Energie-(ATP-)mangel verursacht, der wiederum die Empfindlichkeit des NMDA-Rezeptors für Glutamat erhöht (Nach Pall, 2007, 2009).

Das Peroxynitrit übt vielfältige schädigende Wirkungen aus und verstärkt pathologische biochemische Mechanismen. Einer davon, die so genannte NOS-Entkopplung, sei hier kurz dargestellt: Peroxynitrit oxidiert Tetrahydro-Biopterin (BH4), einen Cofaktor der Stickstoffoxid-Synthasen (NOS). Bei dem dadurch verursachten BH4-Mangel produzieren die NO-Synthasen (NOS) Superoxid (O_2^{-}.) anstatt Stickstoffoxid (NO). Da diese Entkopplung der NOS-Aktivität meist nur teilweise stattfindet, reagiert dieses Superoxid mit dem Stickstoffoxid, das von den nicht entkoppelten NOS gebildet wurde, sofort zu **Peroxynitrit**. Die Produktion der beiden Ausgangsstoffe NO und Superoxid durch benachbarte Enzymmoleküle erhöht besonders wirksam die Peroxynitrit-Konzentration im betroffenen Gewebe (Pall, 2010, 2007, 2007b). Damit ist auch zu erklären, dass Peroxynitrit vorwiegend lokal an den Entzündungsherden gebildet wird, während die folgende Auslösung der Entzündungsreaktionen durch die Aktivierung des Faktors NF-κB zu systemischen Wirkungen über die Zytokine führt.

Ein weiterer positiver Feedback-Mechanismus ist auch bei der Bildung der ROS in den Mitochondrien festzustellen: Sind in den Mitochondrien einmal ROS in größerer Menge gebildet worden, dann greifen diese die Mitochondrien-Membranen durch den Mechanismus der Lipid-Peroxidation an, was wiederum die Bildung von ROS in den Mitochondrien und deren Freisetzung in das Zellplasma verstärkt, sodass benachbarte Mitochondrien ebenfalls angegriffen werden (Milton und Abramov, 2009).

Der „excitotoxische“ Schadensmechanismus, der über die Aktivierung des NMDA-Rezeptors läuft, führt auch zur Aktivierung des Enzyms **Cyclooxigenase-2** (COX-2) (Aid et al., 2011), deren Produkte, verschiedene **Prostaglandine**, die Entzündungsmechanismen und damit die neuronalen Schäden im Gehirn verstärken, die durch die Zytokin-Signalwege bereits ausgelöst wurden.

Diese hier beschriebenen Krankheitsfaktoren und deren Selbstverstärkungsmechanismen zeigen auffallende Ähnlichkeiten mit den Faktoren, die im Zusammenhang mit dem Mechanismus der Krankheit MCS (Multiple Chemical Sensitivity) genannt werden (siehe Kapitel 1.4. zum Wirkungsmechanismus der Organophosphat-Pestizide, und Pall, 2007). Im Folgenden wird sich zeigen, dass diese Mechanismen auch bei den verschiedenen chronisch entzündlichen und neurodegenerativen Krankheiten eine Rolle spielen, und dass Zusammenhänge mit den Wirkungen von Umweltchemikalien bestehen.

2.2.12. Entzündungsprozesse und neurodegenerative Krankheiten

Der oxidative und nitrosative Stress steht in direkter Beziehung zu Entzündungsprozessen. Die Beteiligung von Entzündungsmechanismen des Immunsystems bei den neurodegenerativen Krankheiten wurde durch verschiedene Befunde nachgewiesen. Beispielsweise wirken die Beta-Amyloid-Peptide bei der Alzheimer-Krankheit als Signalstoffe zur Anlockung und Aktivierung von Zellen des Immunsystems, darunter die Mikrogliazellen, die sich um die ß-Amyloid-Plaques herum ansammeln und Zytokine freisetzen (siehe Review bei Huber, A. et al., 2007). Die **Mikrogliazellen** stehen im Zentrum der Entzündungsvorgänge, die zu neurodegenerativen Krankheiten führen (Kasten-Jolly und Lawrence, 2011). Sie können durch verschiedene Reize aktiviert werden, wie beispielsweise durch Viren, Bakterien, natürliche Toxine und Umweltgifte, Sauerstoffradikal-Verbindungen (ROS), oder durch Bestandteile von zerstörten Zellen bei Hirntraumen (Vaya et al., 2011). Die dadurch ausgelöste unspezifische Entzündungsreaktion kann nützlich oder schädlich sein. Ist diese Reaktion übermäßig stark, chronisch und unreguliert, dann führt die Aktivierung der Mikrogliazellen und Makrophagen zu Schäden und gelegentlich bis zum Absterben von Nervenzellen im Gehirn (Block et al., 2007).

Mikrogliazellen, Astrozyten und dendritische Zellen besitzen an ihrer Oberfläche eine Reihe verschiedener Membran-Rezeptoren, die auf eine Vielfalt von Molekülen reagieren, darunter die oben genannten Stoffe und Strukturen, und dabei verschiedene Signalketten auslösen, die zu pathologischen Vorgängen führen (Kasten-Jolly und Lawrence, 2011). Unter diesen Rezeptoren befinden sich die **Toll-Like-Rezeptoren** Nr. 1-9 (TLR 1-9), die u.a. auf Sauerstoffradikale und Superoxid-Verbindungen von Fremdstoffen reagieren, die als Zwischenprodukte des Metabolismus entstehen (Kifle et al., 1996). Als Folge davon wird u.a. das Gen für die induzierbare NO-Synthase aktiviert, was zur vermehrten Bildung von Stickstoffoxid (NO) und Peroxynitrit führt. Der oxidative und nitrosative Stress wird verstärkt. Durch Aktivierung der genannten Rezeptoren werden außerdem Gene für eine Vielfalt von Zytokinen, Chemokinen und neuronalen Hormonen aktiviert, die an einer komplexen Entzündungsreaktion des angeborenen Immunsystems im Gehirn beteiligt sind, und die damit letztlich zu den neurodegenerativen Mechanismen bei Demenzkrankheiten beitragen (Kasten-Jolly und Lawrence, 2011).

Das Vorkommen von Zytokinen, Chemokinen und Komplement-Faktoren in der Zerebrospinalflüssigkeit (Liquor) von Demenz-Patienten weist auf die Aktivierung von Immunzellen und damit auf Entzündungsprozesse im Gehirn hin. Es gibt einen

Signalweg, der über die Aktivierung der Mikrogliazellen durch die ß-Amyloid-Fibrillen zur Ausschüttung von Zytokinen führt, die nach Anlockung von weiteren aktivierten Zellen des Immunsystems schließlich eine Entzündungskaskade auslösen. Die Zytokine IL-1β und IL-18 spielen eine Schlüsselrolle bei den Entzündungsprozessen, die bei neurodegenerativen Krankheiten ablaufen, indem sie verschiedene Immunzellen übermäßig aktivieren. Diese produzieren verstärkt ROS und lösen damit den oxidativen Stress in den betroffenen Hirnregionen aus (Meredith et al., 2008; Aktas et al., 2007).

Die Entzündungen entstehen durch eine unspezifische Aktivierung des angeborenen Immunsystems, wie dies für neurodegenerative Krankheiten wie Alzheimer und Parkinson nachgewiesen wurde (Hooper et al., 2011). Aus der Toxikologie ist bekannt, dass derartige unspezifische Aktivierungen des Immunsystems auch durch Fremdstoffe, deren Metaboliten sowie durch Sauerstoffradikale (ROS) ausgelöst werden können. Ferner gibt es den als **Exzitotoxizität** bekannten Mechanismus, bei dem Entzündungen im Gehirn durch Übererregung von Nervenzellen nach Aktivierung bestimmter Rezeptoren (NMDA, TRP, und andere) enstehen können. Hierbei können (Fremd-)Chemikalien direkt als Auslöser dienen.

Beispiele für den Mechanismus

Am Ende der Signalketten des Entzündungsmechanismus kommt es unter anderem zur Aktivierung des Enzyms **Cyclooxigenase-2** (COX-2), das vorwiegend in Nerven- und Gliazellen des Limbischen Systems vorkommt und dort entzündungswirksame Prostaglandine produziert (Aid et al., 2011). Die Induktion und Aktivierung der COX-2 ist an die Aktivierung des NMDA-Rezeptors gekoppelt (Yamagata et al.,1993). Der NMDA-Rezeptor spielt bekanntlich eine Rolle bei der Erregungsübertragung bei Lernprozessen, ferner bei der Neubildung von Synapsen, sowie auch bei der Exzitotoxizität, die bei chronisch-degenerativen Gehirnkrankheiten als Auslöser von Bedeutung ist. Wird der NMDA-Rezeptor durch starke Reize überaktiviert, schlägt seine nützliche Funktion in schädliche Mechanismen um, die Exzitotoxizität überwiegt, und damit auch eine mögliche schädigende Wirkung der COX-2. Werden Versuchstiere systemisch mit NMDA (N-Methyl-D-aspartat) oder Kainat behandelt, kommt es zu einer Übererregung des Limbischen Systems über den NMDA-Rezeptor und folglich zu Neurodegeneration in der Großhirnrinde, im Hippocampus und anderen Teilen des Limbischen Systems, wobei auch die COX-2 aktiviert wird (Wang et al., 2005).

Andererseits gibt es Hinweise dafür, dass die Aktivität der Cyclooxigenase-I (COX-1) bei akuten Traumen und Entzündungen im Gehirn hochreguliert wird und an der Zerstörung von Nervenzellen beteiligt ist, während gleichzeitig die Aktivierung der COX-2 in den Glia- und Endothelzellen einen Schutzeffekt ausübt. Zumindest bei akuten Hirnschädigungen und –Traumen, wie sie als Folge eines Schlaganfalls oder nach Verletzungen auftreten, ist die COX-1 für die Entzündungsreaktion und die dadurch bedingten Hirnschäden verantwortlich (Aid et al., 2010 und 2011). Dagegen wirken die von der COX-2 produzierten Prostaglandine PGE2 und PGD2 als Induktoren für Enzyme, die wiederum antientzündlich wirkende Stoffe aus Arachidonsäure bilden, die als Lipoxine, Resolvine und Protectine bezeichnet werden (Aid et al., 2011). Aus den zitierten Befunden ergibt sich die Vermutung, dass bei akuten Hirntraumen die beiden Cyclooxigenasen COX-1 und COX-2 entgegengesetzte Wirkungen ausüben, nämlich eine entzündungsfördernde und damit schädigende Wirkung durch die COX-1 und eine schützende Wirkung durch die COX-2, während im Fall der Excitotoxizität und der chronisch-neurodegenerativen Krankheiten, bei denen der NMDA-Rezeptor hochreguliert ist (Pall, 2007, 2009), offenbar die COX-2 aktiviert ist und schädigend wirkt.

Zur Funktion der Zytokine

Patienten mit Demenz-Krankheiten zeigen chronisch erhöhte Zytokin-Werte im Blut. Dies gilt auch Patienten mit chronischen Depressionen, die als Vorstufe von Demenzkrankheiten gelten (Leonard, 2007). Die Zytokine werden als Folge der chronischen Entzündungsprozesse im Immunsystem gebildet. So gelten Lipopolysaccharide (LPS) als Bestandteile von Bakterienzellwänden sowohl als Auslöser von Entzündungen als auch von Depressionen, weil sie die Produktion von Zytokinen anregen, die wiederum im Gehirn wirksam sind (Pekary et al., 2007). LPS kann beispielsweise bei den Mikrogliazellen des Gehirns die Produktion von entzündungsfördernden Zytokinen auslösen, und dies verstärkt im Alter, wenn die Mikrogliazellen in einen voraktivierten Zustand geraten (Combrinck et al., 2002; Richwine und Johnson, 2009). Auch eine periphere Injektion von LPS ins Blut von älteren Versuchstieren bewirkt eine verstärkte Produktion von Zytokinen und eine verstärkte Entzündungsreaktion im Vergleich zu jüngeren Tieren (Godbout et al., 2005). LPS sowie Bestandteile von Virushüllen oder auch Virus-DNA bzw. –RNA sind körperfremde Strukturen, die an bestimmte Rezeptoren an Zellen des angeborenen Immunsystems, darumter Makrophagen, Monozyten und im Gehirn die Mikrogliazellen, binden. Zu diesen Rezeptoren gehören die **„Toll-like-Rezeptoren“** (TLR), von denen 13 verschiednene Variaten bis 2009 bekannt waren. Sie dienen zur Erkennung pathogener Strukturen, die nach ihrer Bindung an die TLR Signalketten in den Zellen auslösen, an denen Mitogen-aktivierte Protein-Kinasen (MAPK) und einige Transkriptionsfaktoren, wie z.B. der nukleäre Faktor–kappa-B (NF-κB), beteiligt sind. Diese Signalketten aktivieren verschiedene Gene und führen damit zur Produktion von Signalstoffen der akuten Entzündungsreaktion, darunter eine Reihe von Zytokinen (Chang et al., 2009).

Chronische Entzündungsprozesse können auch durch Chemikalien und deren Metaboliten (Abbauprodukte) ausgelöst werden, nämlich über eine Signalkette, die von den Sauerstoffradikal-Verbindungen (ROS) und den oxidierten Metaboliten der Fremdstoffe ausgelöst wird und zur Aktivierung des **Induktionsfaktors NF-κB** führt. NF-κB aktiviert anschließend die Gene für die Zytokin-Produktion. Die dabei meist von Makrophagen und Gliazellen und teilweise auch von TH1-Helferzellen produzierten Zytokine sind TNF-α, IL-1β, IL-6 und Ifn-γ. In den senilen Plaques im Gehirngewebe von verstorbenen Alzheimer-Patienten wurden starke Ansammlungen von TNF-α und TNF-α-Rezeptoren nachgewiesen (Wang, 2009). Auch bei Patienten mit schweren Depressionen sind die Spiegel der TH1-Zytokine, besonders von IL-6, erhöht (zusammenfassende Literaturübersicht hierzu siehe bei Pilger, 2005). Chronische Depressionen gelten als Vorstufe von Demenzkrankheiten.

Auch psychischer und physischer Stress kann - vermittelt über das Stresshormon Cortisol - die Produktion dieser Zytokine im Gehirn fördern, und dies ausgerechnet in den Hirnzentren, die für Lernen, Gedächtnis und Alltagsbewältigung eine große Polle spielen, wie in Kapitel 2.8. noch genauer erläutert wird. Die Zytokin-Produktion kann nach entsprechenden Stimuli durch Stress, Infektionserreger oder Fremdstoffe auch direkt im Gehirn stattfinden, und zwar sowohl in Bereichen der älteren und der neueren Großhirnrinde (subkortikale und kortikale Bereiche), darunter die Umgebung der Ventrikel-Regionen, der Hypothalamus, Hippocampus, das Kleinhirn, die vordere Großhirnrinde (präfrontaler Cortex), die Basalganglien und die Kerne des Hirnstamms (Klein, 2009).

Am Anfang des Entzündungsgeschehens lösen Zytokine wie IL-1α, IL-1β und TNFα Fieber und ein allgemeines Krankheitsgefühl, verbunden mit Schwäche, Müdigkeit, Unlust und Appetitlosigkeit aus. Dies kann durch Verabreichung dieser Zytokine in gesunde Labortiere nachgewiesen werden (Kluger, 1991). Hält die Zytokinproduktion über längere Zeit an, dann überwiegen die neurotoxischen und entzündungsfördernden Wirkungen der Zytokine im Gehirn, wobei psychische und vegetative Funktionen beeinträchtigt werden. Von Patienten, die mit Zytokinen gegen Virusinfektionen, Immundefekte und Tumoren behandelt wurden, sind entsprechende schwere Nebenwirkungen der Zytokine, insbesondere von TNF-α, bekannt, die im Gehirn zu Schädigungen führen. Chronische Aktivierung von Zytokin-Wirkungen im Zentralnervensystem kann bis zu irreversiblen Hirnschäden fortschreiten, wobei Nervenzellen und Astrozyten absterben und die Myelinschicht der Nervenfasern abgebaut wird (Demyelinisierung) (Allan und Rothwell, 2003). Als Folge treten neurologische und psychiatrischen Symptome und Krankheiten auf, wie Depressionen, Reizbarkeit, Angstverhalten, Persönlichkeitsveränderungen, Gedächtnisverlust, Psychosen und Selbstmorde (siehe vielfältige Literatur zit. bei Wang, 2009). Die schädigenden Wirkungen sind dosisabhängig, kumulativ und mit der Zeit zunehmend. Bildgebende Verfahren der Gehirndiagnostik, wie die Positronen-Emissions-Tomografie (PET), haben nachgewiesen, dass eine Langzeit-Therapie mit TNF-α den Glukose-Stoffwechsel in den Basalganglien und im Präfrontalen Cortex des Gehirns bei gleichzeitig beobachteten neuropsychiatrischen Symptomen verändert. Die Gesamtheit der beschriebenen Wirkungen von TNF-α im Gehirn deutet auf die Auslösung einer toxischen Enzephalopatie hin, wobei TNF-α offenbar über Signalketten den Serotonin-Stoffwechsel im Gehirn hemmend beeinflusst (Wang, s.o.).

Chronische Entzündungen wirken neurodegenerativ.

Chronische Entzündungskrankheiten, ausgelöst durch unterschiedliche Umweltfaktoren (Schadstoffe, Viren, Bakterien, Allergene und andere), wirken somit über die Ausschüttung von Zytokinen schädigend auf das Gehirn. Schließlich können diese toxischen Wirkungen der Zytokine bis hin zur Degeneration von Nervenzellen führen (Leonard, 2007). Die Cortisol- und Glutamat-Ausschüttung wird verstärkt, und im Gehirn werden kognitive Funktionen wie das Kurzzeitgedächtnis und das Konzentrationsvermögen beeinträchtigt. Negative Gefühle und Depressionen werden verstärkt (Dantzer et al., 2008; Bieger, 2009).

Wie Forscher der Universität Münster herausgefunden haben, ist ein relativ hoher Spiegel von C-reaktivem Protein (CRP) im Blut mit Einschränkungen im planerischen Denkvermögen und mit entsprechenden Veränderungen der weißen Hirnsubstanz verbunden (Wersching et al., 2010). In dieser Studie wurden 447 Probanden mit einem Durchschnittsalter von 63

Jahren untersucht, bei denen keine relevanten neurologischen Vorerkrankungen wie etwa ein Schlaganfall oder eine Demenz bekannt waren. Alle Studienteilnehmer unterzogen sich einem ausführlichen neuropsychologischen Test, mit dem verschiedene kognitive Leistungen - wie das Gedächtnis, die Wortflüssigkeit und das planerische Denkvermögen - geprüft wurden. Zusätzlich wurde eine Magnetresonanztomographie (MRT) des Kopfes durchgeführt, in der mittels einer speziellen Technik - der "Diffusionstensor-Bildgebung" - subtile Veränderungen der weißen Hirnsubstanz sichtbar gemacht werden können.

Die Studie zeigte, dass höhere Serumspiegel von CRP im hochsensitiven Bereich mit schlechteren Leistungen im planerischen Denkvermögen assoziiert waren. Zudem wurden mittels der Diffusionstensor-Bildgebung in der MRT Auffälligkeiten der weißen Hirnsubstanz mit steigenden CRP-Werten festgestellt. Diese Auffälligkeiten zeigten sich in frontalen Bereichen des Gehirns - Bereiche, die für den Ablauf planerischer Denkprozesse entscheidend sind. Mit diesem Ergebnis wird bestätigt, dass Entzündungen bereits in niedrigem Ausmaß mit Schädigungen kognitiver Funktionen des Gehirns in Verbindung stehen. Übersteigt der CRP-Gehalt im Blut nämlich ein gewisses Limit, deutet das auf eine akute Entzündung im Körper hin.

Entzündungen während der Schwangerschaft sind schädlich für die Gehirnentwicklung der Kinder.

Dauerhaft erhöhte Zytokin-Konzentrationen bei schwangeren Frauen können auch **die Gehirnentwicklung beim Fötus** negativ beeinflussen. Mit Entzündungen verbundene Infektionskrankheiten der Mutter während der frühen und mittleren Schwangerschaftsperioden erhöhen das Risiko für die Kinder, an Schizophrenie oder Autismus zu erkranken. Dies gilt beispielsweise für Influenza-Infektionen während der Schwangerschaft (Smith und Patterson, 2009). Aus Tierversuchen mit Mäusen und Ratten ist bekannt, dass die Zytokine IL-2 und IL-6 beim Fötus eine erhöhte Disposition für autistisches und schizophrenes Verhalten verursachen. Psychischer Stress in späten Schwangerschaftsstadien führt bei der Mutter zu erhöhter Zytokin-Ausschüttung und damit zur Gefährdung der Entwicklung des Fötus (Rameshwar und Bardaguez, 2009).

Schädigung der Blut-Hirn-Schranke

Bei neurodegenerative Erkrankungen wie Alzheimer, Parkinson und Multiple Sklerose ist auch die **Blut-Hirn-Schranke** geschädigt: Immunzellen können aktiv durch das Endothel der Blut-Hirn-Schranke (Diapedese) wandern und so zu den Nervenzellen gelangen (Desai et al., 2007). Wenn T-Zellen mit dem Blut die Gefäße des Nervensystems erreichen, binden sie sich an die Gefäßwände und beginnen durch die Gefäßwände zu kriechen. Das Kriechen ist eine aktive Bewegung der Zellen auch gegen den Blutstrom. Wissenschaftler des Max-Planck-Instituts für Neurobiologie in Martinsried bei München untersuchten bei Ratten das Verhalten von T-Zellen, die mit Grün-fluoreszierendem Protein markiert worden waren, und stellten fest, dass die T-Zellen eine grüne Spur durch das die Blutgefäße umgebende Hirngewebe ziehen. (MPI, 2009).

Außerdem kommt es zu entzündlichen Veränderungen in den Blutgefäßen des Gehirns. T-Zellen von Alzheimer-Patienten besitzen nämlich wesentlich mehr Adhäsionsprotein MIP-1α (Macrophage inflammatory protein) als T-Zellen von Gesunden. Dadurch können sich die T-Zellen leichter an die Endothelschicht der

Blutgefäße binden (Man et al., 2007). Auch auf den Endothelzellen der Blut-Hirn-Schranke findet sich bei Multipler Sklerose vermehrt das Oberflächen-Antigen ALCAM (activated leucocyte adhesion molecule), das als Rezeptor zum Einfangen aktivierter Leukozyten dient (Caryol et al., 2007). Durch Antikörper gegen diesen Rezeptor konnte in Versuchstieren die Symptome der Multiplen Sklerose gehemmt werden.

Zytokine und Chemokine der Entzündungsreaktion hemmen außerdem die Bildung von Proteinen in den Endothelzellen, die den Zusammenhalt des Endothels bewirken. Diese so genannten Zonula-occludens-Proteine werden außerdem verstärkt von den so genannten Metalloproteinasen, das sind Eiweiß-spaltende Enzyme, abgebaut. Folge ist eine vergrößerte Durchlässigkeit des Endothels und damit auch der Blut-Hirn-Schranke (Reijerkerk et al., 2006; Bericht Naturwiss. Rdsch., 2008). Diese vergrößerte Durchlässigkeit der Blut-Hirn-Schranke ist eine Folge von Entzündungsprozessen, die bei fast allen Demenzerkrankungen zu finden sind, entweder als Folge von Degenerationsprozessen, oder auch als deren Ursache. Die Öffnung der Blut-Hirn-Schranke macht das Gehirn auch empfindlicher gegen Wirkungen von Chemikalien und Zytokinen, die nun ungehinderten Zugang zu den Nervenzellen des Gehirns haben. Entzündungen verstärken somit die Chemikalien-Empfindlichkeit des Gehirns - ein weiterer Verstärkungsmechanismus, der zur Chemikalien-Überempfindlichkeit und zum Fortschreiten der Demenz beiträgt.

Zytokine beeinflussen indirekt die Aktivität von Genen in Gehirnzellen. Dies ist vor allem von TNF-α bekannt, dessen Wirkung auf die Genaktivität über Signalketten in der Zelle erfolgt (Wang, 2009). Damit greifen die Zytokine in den Stoffwechsel von Gehirnzellen ein, was pathologische Folgen haben kann. So erhöht TNF-α in Versuchstieren beispielsweise die Tryptophan-Konzentration und verändert den Umsatz von 5-Hydroxy-tryptamin in einigen Hirnregionen, darunter Hypothalamus, Stammhirn und Kleinhirn (Wang, 2009)

2.2.13. Die Aktivierung des angeborenen Immunsystems zur Entzündung

Das Immunsystem kann sowohl durch Antigen-spezifische Mechanismen (Antikörper, T-Lymphozyten) als auch durch unspezifische Mechanismen des **angeborenen Immunsystems** über Makrophagen, Dendritische Zellen oder Mikrogliazellen aktiviert werden. Im Folgenden werden einige Beispiele genannt.

So genannte „Superantigene" wie die Exotoxine von Staphylokokken (eine häufig vorkommende krankheitserregende Bakterienart) aktivieren T-Lymphozyten über den T-Zell-Rezeptor in Verbindung mit MHC-Strukturen an der T-Zellmembran (MHC = Major Histocompatibility Complex). Als Folge schütten die T-Lymphozyten Zytokine aus, darunter hauptsächlich IL-2 und TNF-α, die im Zentralnervensystem und dort vorwiegend im Mandelkern (Amygdala) sowie in weiteren Bereichen des Limbischen Systems und damit verbundenen Hirnzentren (u.a. im präfrontalen Cortex) Erregungen auslösen, die schließlich im Hypothalamus zur Ausschüttung von Hormonen der Stressachse (CRH, ACTH, Cortisol bzw. Corticosteron in Nagetieren) führen. Im Tierversuch sind entsprechende Stressreaktionen, Verhaltensänderungen und Störungen bei der Regulation emotionalen Verhaltens nachzuweisen (Kohman et al., 2009).

Nach Provokation von Mäusen mit Staphylokokken-Enterotoxin A (SEA) zeigen diese ein vermindertes Neugierverhalten sowie vermehrtes ängstliches Verhalten (Kawashima und Kusnecov, 2002). Dies ist im Zusammenhang mit der erwähnten Aktivierung der Stresshormonachse durch TNF-α und andere Zytokine zu sehen (Kusnecov et al., 1999), bei der die Ausschüttung des übergeordneten Neurohormons CRH (Corticotropin-Releasing Hormone) nachgewiesen wurde (Kohman et al., 2009, S. 192).

Es gibt mindestens drei verschiedene Wege, über die bestimmte chemische Strukturen das Immunsystem zur Ausschüttung von Zytokinen aktivieren, um anschließend im Zentralnervensystem Effekte auf das Verhalten, auf psychische Krankheiten und auf die Stressreaktion auszuüben. Diese beiden Wege unterscheiden sich in der Art der auslösenden Molekülstruktur:

1. **Unspezifische Aktivierung des Immunsystems**: Lipopolysaccharide (LPS) als Zellwandbestandteile der Bakterien binden und aktivieren an Makrophagen, dendritischen Zellen und Gliazellen die **Toll-Like-Rezeptoren** (TLR), die über Signalketten in den Zellen die Produktion und Ausscheidung von Zytokinen, darunter TNF-α, IL-1β, IL-6 und Ifn-γ, auslösen. An diesen Signalketten sind so genannte **Inflammasomen** beteiligt, das sind Enzymkomplexe, die u.a. Caspasen enthalten (Stehlik und Dorfleutner, 2007). Die Inflammasomen reagieren auch auf pathogene Reize wie Bakterien oder Giftstoffe mit Aktivierung ihrer Bestandteile (Kasten-Jolly und Lawrence, 2011). Damit kann das unspezifische, angeborene Immunsystem auch direkt durch toxische Stoffe aktiviert werden. Eine ähnliche Signalkette wird durch reaktive Sauerstoffverbindungen (ROS) beim oxidativen Stress über die Aktivierung des Induktionsfaktors NF-κB ausgelöst. NF-κB aktiviert anschließend wiederum die Gene für die Produktion verschiedener entzündungsfördernder Zytokine (Gong, 2011). Dieser Aktivierungsweg ist auch für die Umweltmedizin relevant, weil ROS auch als Folge des Fremdstoffmetabolismus gebildet werden.
2. **Blutplättchen** (Thrombozyten) können durch verschiedene unspezifische Stimuli aktiviert werden. Unter anderem besitzen die Plättchen ebenfalls Toll-like-Rezeptoren, die je nach Art der Rezeptoren verschiedene chemische Strukturen binden können. Dadurch wird die Produktion und Ausschüttung von verschiedenen Zytokinen wie Plättchenfaktor 4 (PF4) und des Chemokins CXCL4 sowie Sauerstoffradikale und deren Verbindungen (ROS) ausgelöst. Diese Stoffe können als Biomarker der Plättchen-Aktivierung im Blut gemessen werden. Die aktivierten Blutplättchen kooperieren ferner mit verschiedenen Leukozyten und Endothelzellen und fördern dabei die Auflösung der Blut-Hirn-Schranke (Sheremata et al., 2008; Horstman et al., 2010). Diese Funktion der Blutplättchen bei der unspezifischen Auslösung von Entzündungen durch Toll-like-Rezeptoren stützt die Annahme, dass auch Fremd- und Umweltchemikalien an den auslösenden Mechanismen beteiligt sein können.
3. **Antigen-spezifische Aktivierung des Immunsystems**: „Superantigene“ wie die Enterotoxine der Staphylokokken aktivieren spezifisch T-Lymphozyten über bestimmte T-Zellrezeptoren und lösen dort die Produktion von Zytokinen, hauptsächlich TNF-α, aus. Da die T-Lymphozyten systemisch über das Blut im

gesamten Körper verteilt werden, ist die TNF-α-Ausschüttung ebenfalls systemisch, mit der Folge, dass im Gehirn unter Anderem die Stresshormonachse ausgelöst wird, wie in mehreren Studien mit Nagetieren gezeigt wurde (Kohman et al., 2009).

Inflammasomen als Entzündungsauslöser

Die Entzündungsmechanismen werden zusätzlich verstärkt durch Aktivierung spezieller Proteinkomplexe im Zellplasma von Zellen des Immunsystems, des Bindegewebes und des Endothels, den so genannten „**Inflammasomen**". Sie besitzen besondere Rezeptoren, die NOD-like Rezeptoren (NLR, Nucleotid-bindende Rezeptoren mit einer Oligomerisationsdomäne). Ferner bestehen die Inflammasomen aus Adaptorproteinen und Caspasen, das sind bestimmte Proteasen, die wiederum andere Eiweiße aktivieren können. Die NOD-like Rezeptoren (NLR) erkennen fremde oder schädliche Stukturen im Zellplasma, sie können demnach zwischen Bestandteilen von pathogenen Mikroorganismen oder Stoffen und harmlosen und nützlichen Stoffen oder Kommensalen anhand von deren molekularen Strukturen unterscheiden. Wenn ein NLR ein schädliches Signal registriert, dann aktiviert er eine Caspase, meist die Caspase-1. Diese spaltet Interleukin-Vorstufen und erzeugt dadurch die aktiven Interleukine, hauptsächlich IL-1β und IL-18, die anschließend das Immunsystem aktivieren (Tschopp und Schroder, 2010).

In den Inflammasomen laufen also nach Aktivierung des NLR durch pathogene Reize (Krankheitserreger, oxidativer Stress, toxische Stoffe, u.a.) Signalketten ab, die zur Aktivierung von Entzündungsvorgängen und damit auch zum programmierten Zelltod führen können (Stehlit und Dorfleutner, 2007; Kasten-Jolly und Lawrence, 2011).

Zu den Schadenssignalen, die über den NLR wirken, gehören auch endogen verursachte Zellschäden, die z.B. durch Entzündungen wie bei Typ-2-Diabetes, Gicht oder Arteriosklerose entstehen, sowie Stoffe, die sich durch Fehlregulation des Stoffwechsels ansammeln. Schließlich ist auch denkbar, dass Inflammasomen direkt durch chemische Fremdstoffe oder deren Oxidationsprodukte über die NLR aktiviert werden können (Schroder et al., 2010).

An der Erkennung schädlicher Signale sind auch reaktive Sauerstoffverbindungen (Radikale, ROS) beteiligt, die durch Fremdstoffe über andere Mechanismen (z.B. Metabolismus) gebildet werden. Die ROS haben offenbar bei der Erkennung von Fremdstrukturen durch das Inflammasom die Funktion von notwendigen sekundären Botenstoffen. In Anwesenheit von Radikalfängern können nämlich die Inflammasomen durch die Schadenssignale nicht aktiviert werden (Tschopp und Schröder, 2010). Bei der Abwehr von Bakterien als Krankheitserregern wäre dies nachteilig, wenn aber überschießende Entzündungsreaktionen verhindert werden müssen, ist das Abfangen von Sauerstoffradikalen als nützlich zu bewerten, um nämlich die Funktion der Inflammasomen bei der Entzündungsverstärkung zu blockieren.

Die Mechanismen der unspezifischen Reaktionen des angeborenen Immunsystems haben sich im Laufe von Millionen Jahren der Evolution behauptet, sie sind „evolutionär konserviert" (Straub et al., 2007). Ursprünglich dienten sie als erste Barriere der Abwehr gegen Krankheitserreger und nützten daher dem Organismus. Im normalen Verlauf einer Infektionskrankheit sind die Erreger nach wenigen Wochen beseitigt, und die Entzündung klingt ab, die Zytokine erreichen wieder ihren normalen Spiegel. Bei den chronisch-entzündlichen Multisystemkrankheiten jedoch führen die andauernden Entzündungsmechanismen durch die Wirkungen der Zytokine im Gehirn zu chronischen Schäden. Die entsprechenden ursprünglich nützlichen Gene des Immunsystems erweisen sich nun als Risikofaktoren, die regelrechte Programme für die Mechanismen chronischer Entzündungsreaktionen beinhalten und damit die Krankheitssituation langfristig verschärfen können. So wird in vielen Fällen sogar die Lebensspanne der betroffenen Individuen verkürzt. Die für akute Infektionskrankheiten vorgesehene Synchronisation der Reaktionen des Immun- Hormon- und Nervensystems geht bei andauernder Aktivierung des angeborenen Immunsystems (z.B. durch Fremdstoffe) verloren, die Reaktionen der verschiedenen Supersysteme werden entkoppelt (Desynchronisation). Die Desynchronisation schreitet im chronischen Krankheitsprozess unaufhaltsam voran. Dies trifft für chronische Autoimmunkrankheiten wie Colitis ulcerosa, systemischer Lupus erythematodes und rheumathoide Arthritis ebenso zu wie für neurodegenerative Krankheiten des Gehirns (Straub et al., 2007).

Die Rolle des Induktionsfaktors NF-κB

Der Induktionsfaktor NF-κB spielt eine Schlüsselrolle bei der unspezifischen Aktivierung des angeborenen Immunsystems, mit der die Signalwege der Entzündungsreaktion ausgelöst werden. NF-κB ist ein Proteinkomplex mit mehreren Untereinheiten, die einerseits zur Erkennung bestimmter DNA-Abschnitte, andererseits zur Aktivierung von Enzymen der DNA-Transkription (RNA-Polymerasen) dienen. Es gibt mehrere Varianten von NF-κB, sodass die Wissenschaftler von einer NF-κB-Protein-Familie sprechen. Die Regulation seiner Aktivität ist außerordentlich komplex, wobei eine Reihe von Inhibitor-Proteinen (IκB) eine Rolle spielen (Gong, 2011). Offenbar ist die Wirkung dieser Inhibitoren bei chronischen Entzündungen eingeschränkt, sodass die Entzündungsreaktion andauernd aufrecht erhalten wird. Dies verdeutlicht die große Bedeutung von NF-κB für die chronischen Vorgänge bei neurodegenerativen Krankheiten.

NF-κB hat vielfältige Regulationsfunktionen im Organismus. Seine Aktivierung kann positive oder auch negative Folgewirkungen auf das Nervensystem haben, abhängig von der Art der Zellen und Gewebe, in denen diese Aktivierung stattfindet, und abhängig auch von der Zusammensetzung seiner Untereinheiten, auf die hier nicht näher eingegangen werden kann (näheres siehe Gong, 2011). Nützlich ist seine Aktivierung zu werten, wenn Infektionen durch das Immunsystem abgewehrt oder auch Lernvorgänge im Hippocampus und in der präfrontalen Großhirnrinde durch Langzeit-Potenzierung von Synapsen-Verbindungen gefördert werden müssen. Bei Lernvorgängen im Hippocampus spielt eine bestimmte aktivierte Form von NF-κB eine entscheidende Rolle. Aktiviertes NF-κB aus Astrozyten wirkt zusammen mit Nervenwachstumsfaktoren bei der Steigerung der Anzahl und Aktivität von Synapsen bei Lernprozessen (Meberg et al., 1996; Gong, 2011). Das in Nervenzellen vorkommende aktivierte NF-κB schützt die Zellen auch vor dem programmierten Zelltod (Apoptose). Die p50-Untereinheit von NF-κB ist offenbar dafür verantwortlich, dass Nervenzellen den Mechanismus der Übererregungs-Toxizität, der durch einen Glutamat-Überschuss ausgelöst wird, abwehren können (Yu et al., 1999; Zhu et al., 2004; Gong, 2011). NF-κB kann auch eine ganze Reihe von Genen aktivieren, die das Überleben der Nervenzellen fördern und vor oxidativem Stress, Fehlfunktion der Mitochondrien und dem Zelltod schützen, wie z.B. Gene für Schutzproteine gegen die Apoptose, für Antioxidantien und für Nervenwachstumsfaktoren (Jenner, 2003).

Schädliche Wirkungen, die zur Neurodegeneration führen, können als Folge einer Überaktivierung von NF-κB in Gliazellen, den Begleitzellen der Nervenzellen im Gehirn, ausgelöst werden. Dann aktivieren reaktive Sauerstoffverbindungen (ROS, oxidativer Stress) als Folge von Fremdstoffwirkungen oder Entzündungsprozessen eine Signalkette, die zur Aktivierung von NF-κB führt. Dabei kann zum Beispiel Wasserstoff-Peroxid (H_2O_2) das Enzym IκB-Kinase (IKK) aktivieren. Dieses Enzym wiederum hemmt den NF-κB-Inhibitor IκB durch Prosphorylierung, sodass IκB von NF-κB abgespalten und dadurch NF-κB aktiviert wird. NF-κB aktiviert anschließend in den Gliazellen als Induktionsfaktor die Gene für verschiedene Zytokine der Entzündungsreaktion, wie z.B. TNF-α, Ifn-γ, IL-1β, und andere (Chen et al., 2005). Dies führt über weitere Signalketten zur Aktivierung der induzierbaren NO-Synthase (iNOS), die vermehrt Stickstoffoxid (NO) produziert und den so genannten nitrosativen Stress verursacht, und zur Aktivierung der Cyclooxigenase-2, einem Enzym, das Sauerstoffradikale produziert (siehe Lit. bei Gong, 2011). Damit werden die schädigenden Wirkungen des oxidativen und nitrosativen Stresses ausgelöst, die letztlich zur Beta-Amyloid-Bildung und zum Zelltod (Apoptose) bei der Alzheimer-Krankheit führen. Auch bei der Parkinson-Krankheit führen bestimmtem noch wenig bekannte Regulationsvorgänge zur Aktivierung des „schädlichen NF-κB" in Mikrogliazellen, das anschließend Apoptose-Gene aktiviert, die zum Zelltod über den p38-MAPK-Signalweg führen (Wilms et al., 2003).

NF-κB kann auch direkt aktiviert werden durch das pathogene Beta-Amyloid-Peptid (Aβ 1-42) bei der Alzheimer-Krankheit, was einerseits in den Nervenzellen neuroprotektive Mechanismen auslöst, andererseits über Gliazellen die Entzündungsreaktion und die Apoptose der Nervenzellen im Gehirn verstärkt (Gong, 2011; Barger et al., 1995). Auch der Neurotransmitter Glutamat kann NF-κB über eine durch den NMDA-Rezeptor ausgelöste Signalkette aktivieren. Dies ist bei der Langzeitpotenzierung von Synapsen im Rahmen von Lernprozessen nützlich, bei Überaktivierung des NMDA-Rezeptors, wenn Glutamat als Folge von neurotoxischen Mechanismen (Excitotoxizität) übermäßig ausgeschüttet wird, jedoch schädlich. Dann kann die Apoptose der Nervenzellen ausgelöst werden. Bei Sauerstoffmangel im Gehirn als Folge von Schlaganfall führt die Aktivierung von NF-κB in den Mikrogliazellen zum Zelltod durch den Apoptose-Mechanismus, während die gleichzeitige Aktivierung von NF-κB in den Nervenzellen deren Überleben nach Schlaganfall fördert. Hier sieht man, wie im Gehirn nützliche und schädliche Funktionen von NF-κB nahe beieinander liegen (Gong, 2011).

Insgesamt gesehen ist zu betonen, dass eine NF-κB-Aktivierung im Zusammenhang mit vielen chronischen Krankheiten nachgewiesen wurde, wie z.B. Arteriosklerose, Herz-Kreislauf-Erkrankungen, Diabetes, Rheumatoider Arthritis, Nieren-Entzündungen, Osteoporose, Schlaganfall und einige Neurodegenerative Krankheiten (Kumar et al., 2004). NF-κB scheint an einem grundlegenden Pathomechanismus für chronisch entzündliche Multisystem-Krankheiten wesentlich beteiligt zu sein (Pall,

2007). Dabei ist vor allem das in den Mikrogliazellen aktivierte NF-κB als Auslöser der neurodegenerativen Krankheitsmechanismen im Gehirn hervor zu heben.

Neurogene Aktivierung des Immunsystems

Die Aktivierung des Immunsystems kann auch über das parasympathische, sympathische und sensorische Nervensystem erfolgen. Umweltreize können somit durch Vermittlung der genannten Nervenfasern das Immunsystem aktivieren. Dabei scheiden die Nervenendigungen Neuropeptide und Neurotransmitter aus, die direkt die Zellen des Immunsystems aktivieren können. Hierbei zeigt das Neuropeptid Substanz P eine breite Wirkung auf Immunzellen wie eosinophile und neutrophile Granulozyten, Mastzellen, Makrophagen und Lymphozyten. Es löst dabei Chemotaxis (das gezielte Wandern der Zellen auf in Richtung der Substanz-P-Quelle), die Anheftung der Granulozyten am Endothel der Blutgefäße, die Ausscheidung von Entzündungswirkstoffen wie Histamin und Serotonin aus eosinophilen Granulozyten sowie die Produktion von Superoxiden und oxidativem Stress aus. Weiterhin aktiviert die Substanz P Monozyten, die daraufhin die entzündungswirksamen Zytokine TNF (Tumornekrosefaktor) und Interleukin-1 (IL-1) produzieren und somit in die Regulation der Immunreaktion durch die Th1- und Th2-Helferzellen eingreifen (Renz und Hahn, 2011). Die Aktivierung dieser auslösenden Nervenfasern des autonomen und sensorischen Nervensystems kann durch verschiedene Umweltreize erfolgen: durch akute und chronische Stresssituationen, durch bestimmte Stoffe des oxidativen Stresses (ROS) und durch chemische Fremdstoffe und deren Metaboliten, die über unspezifische Chemikalien-Rezeptoren (Vanilloid- oder TRP-Rezeptoren) einwirken (Stoll et al., 2002; Lewen et al., 2000; Schultz und Ustinova, 1998). Damit ergibt sich ein Mechanismus der neurogenen Entzündung, der über die genannten Umweltreize zur systemischen und chronischen Entzündung auch im Gehirn führen kann.

Umgekehrt können die so aktivierten Zellen des Immunsystems wiederum über so genannte Neurotrophine aktivierend auf die Nervenfasern zurückwirken. Neuroptrophine sind Polypeptide wie z.B. NGF (Nerve Growth Factor) und BNDF (Brain Derived Growth Factor), die als Wachstumsfaktoren wirken und die Verzweigung und das Wachstum von Nervenfasern fördern. Sie spielen eine große Rolle bei der Schmerzüberempfindlichkeit (Hyperalgesie) im peripheren Gewebe (Renz und Hahn, 2011), möglicherweise aber auch bei den Überempfindlichkeitsreaktionen auf Umweltreize verschiedener Art, wie sie bei der Krankheit MCS (Multiple Chemical Sensitivity) vorkommen. Hier handelt es sich um den komplexen Mechanismus der neurogenen Entzündung, der bei vielen entzündlichen Multisystemerkrankungen vorkommt und durch positive Rückkopplungsprozesse gekennzeichnet ist, die den Krankheitsverlauf verstärken und in Gang halten.

2.2.14. Übermittlung von Entzündungsreizen von der Peripherie ins Gehirn - Wie wirken Zytokine auf das Gehirn?

Schon länger bekannt ist die Tatsache, dass Depressionen und chronische Erschöpfung im Zusammenhang mit Entzündungen von Organen in der Peripherie auftreten, die also zunächst nicht das Gehirn betreffen. Depressionen sind aber an Entzündungsvorgänge im Gehirn gebunden. Nun ergibt sich die Frage, welche Signalwege die Informationen von den Entzündungen in der Peripherie zum Zentralnervensystem übermitteln (Miller et al., 2007). Sind diese Signalwege identisch mit denen, die bei chronischem Stress zu ähnlichen Symptomen führen? Dabei ist zu berücksichtigen, dass Zytokine, die Botenstoffe des Immunsystems, relativ große Polypeptide mit Molekulargewichten zwischen 15000 bis 25000 Dalton darstellen, die nicht ohne weiteres die Blut-Hirn-Schranke durchdringen können, um ihre Wirkungen im Gehirn zu entfalten.

Zytokine, die als Folge von Entzündungsprozessen vom Immunsystem gebildet werden, übermitteln Informationen ins Gehirn über verschiedene Wege (Banks et al., 2009; Goehler und Gaykema, 2009; Kasten-Jolly und Lawrence, 2011):

- direkter Weg aus dem Blut über Ventrikel-Regionen des Gehirns, weil dort die Blut-Hirn-Schranke durchlässiger ist,
- aktiver Transport durch die Blut-Hirn-Schranke über spezielle Zytokin-Transportsysteme, nachgewiesen für die Zytokine IL-1α, IL-1β, IL-6, TNF-α, IFN-γ (Chang et al., 2009),
- Produktion und Ausschüttung von Zytokinen durch Zellen der Blut-Hirn-Schranke (Endothel- und Gliazellen) nach entsprechender Aktivierung durch Nervenreize, Erreger oder Fremdstoffe (Toxine),
- Periphere Wirkungen von Fremdstoffen über (TRP-)Rezeptoren von Nervenfasern des N. Vagus oder von afferenten Spinalnerven, die Erregungen zu verschiedenen Hirnzentren senden. Dort lösen sie u.a. in Mikrogliazellen die Produktion von Zytokinen aus, die zu Entzündungen und (Schmerz- und Chemikalien-) Überempfindlichkeit führen können (Goehler und Gaykema, 2009, siehe Kapitel 1.9.1.).
- Bindung von Zytokinen, die von peripheren Entzündungen stammen, an Zytokin-Rezeptoren von peripheren afferenten Nervenfasern, darunter Äste des Vagus-Nerven, und Übermittlung der dadurch verursachten Nervenerregungen in entsprechende Hirnregionen, darunter der Hypothalamus. Dies kann zur Aktivierung der Stresshormonachse führen (Dantzer et al., 2008; Simen et al., 2006; Quan und Banks, 2007).

Über periphere Nerven können Entzündungsreaktionen von der Peripherie ins Zentralnervensystem übertragen werden. So reagieren Vagus-Nerven wie folgt auf Entzündungsreize: Nach künstlicher Auslösung von Entzündungen in der Peripherie durch Lipopolysaccharide bei Ratten entstehen im Vagus-Nerven Erregungen, die in den Hypothalamus des Gehirns geleitet werden. Dort lösen sie die Synthese von mRNA aus, die spezifisch zur Synthese des Zytokins IL-1β dient (Laye et al., 1995). Der Vagus-Nerv registriert also Entzündungen im Körper und übermittelt ans Gehirn Erregungen, die dort in bestimmten Bereichen ebenfalls Entzündungen auslösen.

Periphere Entzündungsreize können auch über das Blut ins Gehirn übertragen werden. So vermitteln die Endothelzellen der Gehirn-Blutgefäße bei peripheren Entzündungen Informationen an benachbarte Zellen der Blut-Hirn-Schranke, wie z.B. die Mikrogliazellen. Dabei aktivieren Signalproteine, wie das Monozyten-chemotaktische-Protein-1 (MCP-1), in den Mikrogliazellen die Produktion der Zytokine IL-1 und TNF-α. Dies wurde bei Versuchstieren nachgewiesen, die zuvor peripher mit Lipopolysaccharid (LPS) behandelt worden waren (Rankine et al., 2006). Die Mikroglazellen stellen die wichtigste Quelle von entzündungsfördernden Zytokinen im Gehirn dar (Miller et al., 2007).

In den Ventrikel-Regionen des Gehirns haben sowohl die Botenstoffe des Immunsystems als auch entzündungsauslösende Stoffe wie LPS relativ leichten Zugang zum Gehirn. Dort befinden sich in der Umgebung der Blutkapillaren Makrophagen und besondere Bindegewebszellen (Perizyten), die spezielle Rezeptoren besitzen, mit denen sie entzündungsauslösende Stoffe wie das Bakterien-Lipopolysaccharid (LPS) sowie verschiedene Zytokine binden können. Als Folge produzieren diese Zellen wiederum selbst Zytokine, die im Gehirn direkt oder indirekt die Erregungsleitung der Nervenzellen beeinflussen und dadurch die Funktionen verschiedener Gehirnregionen verändern (Rivest, 2003; Chang et al., 2009). Einer dieser Rezeptoren ist der Toll-Like-Rezeptor TLR-4, der in den Ventrikel-Regionen LPS erkennt und Nervenzellen aktiviert, die Erregungen zu anderen Hirnregionen leiten und dort über Mikrogliazellen das Zytokin-System des Gehirns aktivieren (Rivest, 2003; Chang et al., 2009).

Die Wirkungen der Zytokine im Gehirn

Zytokine haben somit direkt und indirekt Zutritt zu allen Bereichen des Gehirns und fördern dort Entzündungsreaktionen, die letzlich zu neuropsychiatrischen Symptomen und Krankheiten, zu Nervenzell-Degeneration und Demenz führen können (Wang, 2009). Sie vermitteln zwischen Wirkungen von toxischen (Fremd-)Stoffen an peripheren Nerven und der Auslösung von Entzündungen im Gehirn. Die Mikrogliazellen im Gehirn spielen eine besondere Rolle bei den dortigen chronischen Entzündungsmechanismen: sie werden zunächst durch bestimmte Faktoren wie Interferon-gamma (IFN-γ) oder auch einfach durch „Alterung" in eine Art von angeregten Zustand versetzt, bevor sie auf einen späteren zweiten Stimulus wie z.B. Lipopolysaccharid (LPS) mit der eigentlichen Entzündungsreaktion antworten, wie z.B. die Bildung von Stickstoffmonoxid (NO) (Richwine und Johnson, 2009). Das IFN-γ stammt von verschiedenen Zellen des Immunsystems, wie Makrophagen, natürliche Killerzellen und Th1-Helferzellen, die sich in einem Entzündungsherd irgendwo im Körper angesammelt haben. Solche Entzündungsherde, wie sie z.B. vereiterte Zahnwurzeln, sind also geeignet, die Mikrogliazellen im Gehirn über Zytokine wie IFN-γ in einen „angeregten" Zustand überzuführen, der sie für weitere Entzündungsreize empfindlich macht. Als Folge schütten sie entzündungsfördernde Zytokine wie Interleukin-1 (IL-1), Interleukin-6 (IL-6), Interleukin 18 (IL-18) und Tumornekrosefaktor alfa (TNF-α) aus (Kasten-Jolly und Lawrence, 2011). Erhöhte Konzentrationen von IL-18 als Produkt der aktivierten Gliazellen wurden bei der Alzheimer-Krankheit nachgewiesen (Bossu et al., 2008). Außerdem kann eine Aktivierung des angeborenen Immunsystems in der Peripherie, wie z.B. durch

Bindung von Fremdstoffen an Toll-like Rezeptoren, zu einer verstärkten Entzündungsreaktion der bereits angeregten Mikrogliazellen im Gehirn führen, wodurch schließlich auch das Risiko für neurodegenerative Krankheiten erhöht wird (Richwine und Johnson, 2009). Wenn also das periphere Immunsystem durch eine systemische Entzündung aktiviert ist, dann werden auch die Entzündung im Gehirn und die damit verbundenen neurotoxischen Wirkungen verstärkt.

Im Verlauf der Entzündungsprozesse im Gehirn werden auch die Astrozyten, die Begleitzellen der Blut-Hirn-Schranke an den Blutgefäßen des Gehirns, aktiviert. Sie schütten nun Chemokine aus, die einerseits die Durchlässigkeit der Blut-Hrn-schranken für Zellen des Immunsystems erhöhen, andererseits solche Zellen anlocken. In Folge geraten Makrophagen, Lymphozyten und Granulozyten aus dem Blut in die betroffenen Hirnbereiche, schütten dort weitere Zytokine aus und verstärken dadurch die Entzündungsprozesse und insbesondere den oxidativen und nitrosativen Stress durch Bildung von ROS, NO und Peroxynitrit. Dabei aktiviert das Zytokin IL-1 das Gen für die induzierbare NO-Synthase (iNOS) in den Gliazellen und erhöht dadurch die NO-Konzentration in den betroffenen Hirnbereichen (Kasten-Jolly und Lawrence, 2011). Das NO wiederum fördert die Signalketten, die zum programmierten Zelltod (Apoptose) der Nervenzellen führen.

Eine ähnliche Funktion wie periphere Entzündungen hat auch „das Alter", wie mit älteren Versuchstieren nachgewiesen wurde. Bei älteren Mäusen besitzen die Mikrogliazellen im Gehirn vermehrte Oberflächenmoleküle, die für Entzündungsreaktionen von Bedeutung sind, darunter so genannte MHC-II-Moleküle und verschiedene Zytokin-Rezeptoren. Das Genaktivierungsprofil dieser Zellen weist auf einen verstärkten Entzündungszustand hin (Godbout et al., 2005). Wenn die älteren Mäuse peripher ins Blut LPS injiziert bekamen, dann hatte dies im Gehirn eine bis zu 43-fach erhöhte Konzentration der Zytokine IL-1β, TNF-α und IL-6 zur Folge, was auf eine verstärkte Entzündungsreaktion der Mikrogliazellen hindeutete. Bei jüngeren erwachsenen Mäusen war die Zytokin-Bildung im Gehirn nur 22-fach erhöht. Betroffen waren besondere Hirnregionen, darunter auch der für das Lernen und das Gedächtnis wichtige Hippocampus. Damit erwies sich „das Alter" als Faktor bei einer Erhöhung der Entzündungsbereitschaft im Gehirn (Richwine und Johnson, 2009; Chen et al., 2008). Auf ältere Menschen übertragen würde dies bedeuten, dass deren Gehirn erheblich empfindlicher auf Entzündungsreize reagiert als das der jüngeren Menschen. Das Alter bedeutet also eine erhöhte Disposition für Entzündungen und neurodegenerativen Prozesse im Gehirn und folglich auch für die dadurch bedingten psychiatrischen Erkrankungen, die bei entsprechender Belastung durch Infektionen oder andere Umweltfaktoren zum Ausbruch kommen können. Oder anders formuliert: Entzündungsauslösende Umweltfaktoren wirken bei älteren Menschen deutlich stärker schädigend auf das Gehirn als bei jüngeren Menschen.

Entzündungs-Zytokine, Hirndegeneration und Apoptose

Die aktuelle neuropathologische Forschung hat durch vielfältige Studien nachgewiesen, dass neurodegenerative Prozesse im Gehirn, wie sie bei Demenzkrankheiten ablaufen (Alzheimer-, Parkinosn-Demenz, multiple Sklerose, und andere) mit chronischen Entzündungen im Gehirn verbunden sind (Rojo et al., 2008; Caraci et al., 2010). So finden sich in der Cerebrospinal-Flüssigkeit von Alzheimer-

Patienten erhöhte Konzentrationen des Zytokins IL-1β (Cacabelos et al., 1991), und erhöhte Konzentrationen des Zytokins IL-6 im Blutplasma (Huberman et al., 1995). Bereits im Anfangsstadium der Alzheimer-Krankheit, wenn nur geringe kognitive Defizite nachweisbar sind, aktiviert das pathogene Beta-Amyloid-Peptid die Mikrogliazellen zur Ausscheidung von Entzündungszytokinen wie IL-1β, IL-6 und TNF-α (Maccioni et al., 2009). Diese Zytokine sind direkt an der Aktivierung von Signalketten beteiligt, die den programmierten Zelltod, die Apoptose, von Nervenzellen im Gehirn der Alzheimer-Patienten auslösen (Rojo et al., 2008). Wie bereits erwähnt, spielen auch die im Laufe der Entzündungsreaktion gebildeten Stoffe Stickstoffmonoxid (NO) und die reaktiven Sauerstoffverbindungen (ROS) eine wesentliche Rolle bei der Auslösung der Apoptose-Signalketten (Kasten-Jolly und Lawrence, 2011).

Die im Verlauf der Entzündungprozesse gebildeten Zytokine, reaktive Sauerstoff- und Stickstoff-Radikale (ROS, RNS, Peroxynitrit), Lipid-Spaltprodukte, aber auch Fremdstoffe und deren Metabolite wirken über verschiedene Rezeptoren als Stressreize auf Nervenzellen und lösen dadurch schädigende Signalketten aus, von denen drei näher bekannt sind: JNK, p38 und der ERK1/2-MAP-Kinase-Weg. Die Aktivierung der Kinasen, die am Ende dieser Signalwege stehen, führt zur Aktivierung einer ganzen Reihe von Transkriptions- und Translationsfaktoren, Hitzeschock-Proteinen und zur Prosphorylierung des Tau-Proteins. Das Ergebnis ist ein Stresszustand der Nervenzellen, der bis zum programmierten Zelltod weiterlaufen kann (Kasten-Jolly und Lawrence, 2011).

Die freigesetzten Zytokine aktivieren außerdem die Cyclin-abhängige Kinase-5 (CDK-5), die übermäßig viel Phosphat an das Tau-Protein bindet und so zur Bildung der pathologischen Neurofibrillen-Aggregate („neurofibrilläre Tangles") bei Alzheimer beiträgt (Rojo et al., 2008). Im Prinzip sind diese durch Zytokine der Entzündungsreaktion ausgelösten degenerativen Vorgänge auch bei Patienten mit chronischer Depressionskrankheit nachweisbar, sodass die Vermutung nahe liegt, dass schwere Depressionen Vorstufen der Alzheimer-Demenz darstellen (Caraci et al., 2010, siehe Kapitel 2.8.3).

Hirnschädigungen bei Autoimmunkrankheiten

Auch bei Patienten oder auch Versuchstiermodellen mit verschiedenen Autoimmunkrankheiten, darunter Systemischer Lupus Erythematodes, Multiple Sklerose und Autismus, treten neuropsychiatrische Symptome zunächst nicht als Folge eines direkten Angriffs des Immunsystems auf das Gehirn auf, sondern durch die Vermittlung von Wirkungen der vom Immunsystem freigesetzten Zytokine im Gehirn. Als Symptome wurden beschrieben: Psychosen und bipolare affektive Krankheit, Ängstlichkeit, Depressionen, kognitive Leistungsschwächen, Kopfschmerzen, Krampfanfälle, aseptische Meningitis und motorische Fehlfunktionen (Chorea) (Hoffmann und Sakic, 2009). Bei der Multiplen Sklerose verstärken sich die schädigenden Wirkungen im Zentralnervensystem später durch den direkten Angriff des Immunsystems auf Strukturen des Nervensystems (siehe Kap. 2.4.). Beim neuropsychiatrischen Lupus sind in der Zerebrospinalflüssigkeit häufig die Zytokine IL-1 und IL-6 nachzuweisen. Diese und andere Zytokine sind an der Ausprägung der oben genannten neuropsychiatrischen Symptome bei vielen Autoimmunkrankheiten beteiligt. Dabei bewirken sie strukturelle Schäden in bestimmten Hirnregionen, die für die genannten funktionellen Beeinträchtigungen, Defizite und Symptome verantwortlich sind. Am biochemischen Pathomechanismus, der zu den genannten Schäden führt, sind auch hier deutlich erhöhte Konzentrationen von Glutamat, eine Übererregung von NMDA-Rezeptoren und als Folge davon eine Aktivierung der Mechanismen des „programmierten Zelltods" (Apoptose durch terminale Caspase-Kaskaden) beteiligt. Da auch die Blut-Hirn-Schranke bei Autoimmunkrakheiten, insbesondere beim Systemischen Lupus, geschädigt ist, können Autoantigene im Gehirn die Synthese von Autoantikörpern auslösen und damit Entzündungsvorgänge und Schädigungsmechanismen im Gehirn verstärken (alle Befunde zit. nach Hoffmann und Sakic, 2009).

2.2.15. Neuropsychiatrische Symptome, Verhaltensänderungen und Krankheiten als Folge von Entzündungen im Gehirn

Eine der Krankheiten, die als Vorstufen der Demenz auftreten, ist die chronische Depression (siehe auch Kapitel 2.8.). Es gibt einen nachgewiesenen Zusammenhang zwischen zunehmend schweren Depressionssymptomen und erhöhten Konzentrationen von Entzündungsmarkern im Blut, wie z.B. Zytokinen, wobei gleichzeitig die Stresshormon-Achse aktiviert ist. Die depressionsauslösende Wirkung von Zytokinen ist auch von Patienten mit Virusinfektionen bekannt, die mit Interferon-alfa (IFN-α) behandelt wurden, oder die wegen einer chronischen Entzündungskrankheit (Multiple Sklerose, Rheumatische Arthritis, Metabolisches Syndrom, Fettleibigkeit) hohe Zytokinspiegel besitzen (Chang et al., 2009). In Verhaltensexperimenten mit Ratten konnte gezeigt werden, dass die Zytokine bei akuten Entzündungen ein allgemeines Krankheitsgefühl und bei chronischen Entzündungen depressives Verhalten auslösen (Frenois et al., 2007; Chang et al., 2009). Nicht verwunderlich ist somit, dass antidepressive Medikamente wie die selektiven Serotonin-Aufnahme-Hemmmer (SSRI), darunter Paroxetin und Fluoxetin, eindeutig antientzündliche Wirkungen zeigen und die Zytokinspiegel erniedrigen (Kenis und Maes, 2002).

Neben Depressionen bewirken erhöhte Zytokinkonzentrationen im Gehirn Verhaltensänderungen und eine Beeinträchtigung kognitiver Funktionen, die unter anderem von Funktionen des Hippocampus abhängig sind (Martin und Clark, 2007). So bewirkt die Verabreichung von LPS oder von IL-1β nach Ablauf eines Konditionierungsprogramms bei Mäusen eine Verminderung der Gedächtnisfunktionen für die gelernten Inhalte, wie mit speziellen Verhaltenstests z.B. zur Konditionierung von Angstreaktionen auf bestimmte Reize ermittelt wurde (Banks et al., 2001; Pugh et al., 1998). Die Wissenschaftler vermuten, dass die Aktivierung des Immunsystems durch LPS und die dadurch ausgelöste Produktion des Zytokins IL-1β zu einer Störung der Verfestigung gelernter Inhalte im Gedächtnis <u>nach</u> bereits erfolgter Konditionierung führt, und dass die erhöhten Zytokin-Konzentrationen im Gehirn eine Störung der Gedächtnisfunktionen des Hippocampus bewirken (Kohman et al., 2009, S. 196). Tatsächlich besitzt der Hippocampus eine erhöhte Dichte von Rezeptoren für das entzündungsfördernde Zytokin IL-1β (Ban, 1994), und IL-1β hemmt im Hippocampus bei Ratten den Mechanismus der Langzeit-Potenzierung von Nervenverknüpfungen, der als physiologischer Grundvorgang von Lernprozessen gilt (Bellinger et al., 1993). Da nach Verbabreichung von IL-1β ins periphere Blut kein negativer Effekt auf die Gedächtnis-Verfestigung festgestellt wurde, ist anzunehmen, dass die Wirkungen durch die bei Entzündungsvorgängen direkt im Gehirn produzierten Zytokine ausgelöst werden. Demnach senden LPS oder auch andere Entzündungsreize peripher lediglich Informationen aus (Kohman et al., 2009), die möglicherweise über sensorische Nerven (N. Vagus, s.o.) ins Gehirn gelangen, um dort Entzündungsreaktionen und neurodegenerative Vorgänge auszulösen.

Genauere Verhaltensuntersuchungen von Nagetieren (Ratten und Mäuse) nach Provokation mit LPS haben ergeben, dass die Aktivierung des Immunsystems nicht das Aufrufen von gespeicherten Gedächtnisinhalten, also die Erinnerung, behindert, sondern hauptsächlich die Aufnahme neuer Informationen, also den Lernprozess selbst, beeinträchtigt. Früher gelernte Assoziationen beispielsweise bei bedingten Reflexen, die durch bestimmte Reize ausgelöst werden, sind also nicht betroffen (Sparkman et al., 2005; Aubert et al., 1995). Diese hemmenden Wirkungen auf den Lernprozess werden durch die Zytokine IL-1β und IL-6 im Gehirn vermittelt (Kohman et al., 2007; Sparkman et al., 2006).

Andererseits aber hat IL-1β unter anderem im Hippocampus eine wichtige Funktion beim Lernen und bei der Gedächtnisbildung. Eine hemmende Wirkung von IL-1β auf das Lernen ist offenbar von höheren Dosen abhängig, wie bei Versuchstieren in Dosis-Wirkungs-Untersuchungen zur IL-1β-Verabreichung in die Gehirn-Ventrikel festgestellt wurde (Oizl et al., 1993). Eine periphere Verabreichung von IL-1β über das Blut zeigt diese Wirkungen nicht, sodass angenommen wird, dass IL-1β bei systemischen Entzündungen, die z.B. durch LPS peripher ausgelöst werden, direkt im Gehirn von Zellen der Blut-Hirn-Schranke gebildet wird und dann dort die genannten Wirkungen – Aktivierung der Stressachse, Verminderung der Lernaktivität, usw.- ausübt. Im Gehirn wirkt IL-1β offenbar spezifisch auf die vom Hippocampus abhängigen Lernprozesse, die das so genannte „deklarative Gedächtnis" betreffen. Nicht-deklarative Gedächtnisinhalte sind von den Wirkungen der Zytokine nach Aktivierung des Immunsystems nicht betroffen (zit. nach Kohman et al., 2009, S. 199). IL-6 hemmt nach LPS-Provokation bei Mäusen deren Arbeitsgedächtnis (Sparkman et al., 2006). Die genannten Zytokine wirken dabei über biochemische Mechanismen an Nervenzellen, die an der so genannten Langzeit-Potenzierung der Nervenverknüpfungen beteiligt sind. Sie beeinflussen unter anderem die Aktivität des NMDA-Rezeptors, der bekanntlich bei Lernprozessen durch Glutamat aktiviert wird (zit. in Kohman et al., 2009, S. 200).

Auch das Zytokin **Interleukin-2 (IL-2)** löst im Gehirn Verhaltensänderungen aus (siehe Literaturstudie bei Zalcman et al., 2009). Es verstärkt bei Patienten mit chronischer IL-2-Therapie beispielsweise das Aggressionsverhalten und die allgemeine Reizempfindlichkeit (Capuron et al., 2004). IL-2 wird vermehrt im Körper bei den durch T-Zellen vermittelten Immunreaktionen gebildet, also nach Antigen-spezifischer Aktivierung von T-Helferzellen vom Typ 1 (Th-1). Diese Zellen scheiden dann das Zytokin IL-2 neben weiteren entzündungsfördernden Zytokinen wie IL-12 und Interferon-γ (IFN-γ) aus. Außerdem wurden in mehreren Hirnbereichen (Großhirnrinde, Striatum, Hippocampus, und andere) die Synthese von IL-2 sowie IL-2-Rezeptoren nachgewiesen (zit. nach Zalcman et al., 2009).

IL-2 greift in den Monoamin- und Acetylcholin-Stoffwechsel des Gehirns ein. Hohe Dosen von IL-2 hemmen beispielsweise die Acetylcholin-Freisetzung im Gehirn und damit auch die Kurzzeit- und Langzeitpotenzierung im Hippocampus, dem Hirnbereich, der für Lernprozesse zuständig ist. Lernen wird also bei Entzündungsvorgängen, an denen IL-2 beteiligt ist, behindert. Auch die Aktivität der Dopamin-, Noradrenalin und Serotonin-Nerven wird durch IL-2 beeinflusst. Dabei wirkt IL-2 auf das Neurotransmitter-System in einer hochselektiven Weise: Es gibt hemmende oder verstärkende Effekte, die jeweils von der Hirnregion und von den Konzentrationen abhängig sind, die bei den Versuchstieren injiziert wurden. So verstärkt IL-2 nach peripherer Injektion bei Nagetieren verschiedene stereotype Verhaltensweisen, die mit einer Dopamin-D1-Rezeptor-Aktivierung verbunden sind. Der Effekt ist stärker, wenn IL-2 wiederholt verabreicht wird und somit chronisch erhöhte Konzentrationen simuliert. Die Effekte von IL-2 sind stark konzentrationsabhängig: niedrige Konzentrationen aktivieren, und hohe Konzentrationen hemmen die von Glutamat am NMDA-Rezeptor ausgelöste Freisetzung von Dopamin in Hirnschnitt-Präparaten von Ratten. IL-2 verändert bzw. erhöht die Freisetzung der Neurotransmitter Noradrenalin und Serotonin, abhängig vom Ort und der Konzentration der Einwirkung. Ferner aktiviert IL-2 auch die Stresshormonachse, indem es die Freisetzung der übergeordneten Stresshormone CRH und ACTH auslöst, und dies offenbar stärker als die Wirkung von CRH bei der ACTH-Freisetzung.

IL-2 wirkt auch hemmend auf höhere geistige Funktionen des Gehirns. Eine chronische Immuntherapie mit IL-2, wie sie bei bestimmten Krebsformen, AIDS, Hepatitis C durchgeführt wird, bewirkt bei den Patienten eine Schwächung kognitiver Funktionen, löst eine Maior-Depressionskrankheit aus, erzeugt Angstverhalten und Psychosen. Bei Ratten als Versuchstieren werden nach IL-2-Verabreichung deutliche Verminderungen kognitiver Fähigkeiten mit entsprechenden Leistungstests festgestellt. Schließlich ergaben mehrere Studien Hinweise dafür, dass bei Schizophrenie-Patienten erhöhte Konzentrationen von IL-2 sowohl im Blut als auch in der Liquor-Flüssigkeit vorliegen (alle Befunde zit. nach Zalcman et al., 2009).

Zalcman betont, dass eine chronische Behandlung mit IL-2 eine lang andauernde Erhöhung der Sensitivität im Gehirn gegenüber Reizen verursacht, die zu Veränderungen im Verhalten und der psychischen Verfassung der Betroffenen führt (siehe Zalcman et al., 2009, S. 269). Man kann dies noch weitergehend interpretieren: Chronische Entzündungen haben durch Vermittlung von Zytokinen einen die psychische Verfassung verändernden und die Empfindlichkeit gegenüber Umweltreizen verstärkenden Effekt. Ein Bezug zu den Mechanismen umweltbedingter Erkrankungen wie MCS und CFS drängt sich auf. Ferner ergibt sich die Frage, ob psychische Krankheiten wie chronische Depressionen und Schizophrenie nicht in ursächlicher Beziehung mit umweltbedingten chronischen Entzündungen (im weitesten Sinne) zusammenhängen.

Wirkungen auf das Schlaf-Verhalten und den Tag-Nacht-Rhythmus

Es ist schon länger bekannt, dass bei Infektionskrankheiten, die durch Viren oder Bakterien ausgelöst werden, das Schlafverhalten gestört oder behindert ist. Während am Tag meist Müdigkeit und Erschöpfung vorherrschen, sind die nächtlichen Schlafphasen häufig gestört oder unterbrochen (Baracchi und Opp, 2009). Besonders stark sind diese Symptome bei chronischen Virusinfektionen ausgeprägt, man spricht dann von chronischem Erschöpfungssyndrom (Chronic Fatigue Syndrom, CFS; siehe Kap. 2.9.6.). Bei der Ausprägung der Schlafstörungen sind ebenfalls Zytokine beteiligt, die nach Aktivierung des Immunsystems durch den Einfluss der Krankheitserreger ausgeschüttet werden.

Die Zytokine IL-1β und TNF-α sind an der Regulation des Schlafs im Zentralnervensystem beteiligt. Für die Konzentrationen beider Zytokine im Gehirn wurde ein Tag-Nacht-Rhythmus sowohl beim Menschen als auch bei Versuchstieren nachgewiesen (Baracchi und Opp, 2009). Eine Entzündung, bei der diese Zytokine in erhöhten Konzentrationen freigesetzt werden, greift somit auch in die Schlafregulation ein. Zusätzlich beeinflussen eine ganze Reihe weiterer Zytokine das Schlafverhalten, darunter IL-1α, IL-2, IL-4, IL-6, IL-10, IL-13, IL-15, IL-18, TNF-β, IFN-α, IFN-β, IFN-γ, und weitere, wie durch viele Studien mit Versuchstieren und am Menschen gezeigt wurde. IL-6 spielt offenbar eine Rolle bei chronischer Tagesmüdigkeit, Schlafapnoe, Narkolepsie und primärer Schlaflosigkeit (zit. in Baracchi und Opp, 2009). Auch bei diesen Wirkungen erhält das Zentralnervensystem die Information über die Aktivierung des Immunsystems in der Peripherie auf den schon oben beschriebenen Wegen:

- durch Zytokin-aktivierte Vagus-Nerven,
- durch direkten Angriff der im Blut zirkulierenden Zytokine an den Ventrikel-Kernen des Gehirns (zirkumventikuläre Organe),
- durch aktiven Transport der Zytokine aus dem Blut durch die Blut-Hirn-Schranke ins Gehirn,
- durch Neusynthese der Zytokine direkt in den Nerven- und Gliazellen des Gehirns nach Aktivierung über Vagus-Nerven (zit. nach Baracchi und Opp, 2009, S. 213).

In den Gehirnzentren, die für die Regulation des Schlaf-Wach-Verhaltens zuständig sind, darunter der Hypothalamus, Hippocampus und Teile des Stammhirns und der Großhirnrinde, kommen Rezeptoren für IL-1β und TNF-α vor. Sie befinden sich sowohl auf den Nervenzellen als auch auf Astrozyten. Erhöhte Konzentrationen der genannten Zytokine haben Einfluss auf die verschiedenen Schlafphasen: Sie fragmentieren die Phase des Non-REM-Schlafs und unterdrücken den REM-Schlaf. Die Veränderungen im EEG (Elektroenzephalogramm) nach Verabreichung effektiver Dosen von IL-1β und TNF-α sind deutlich (zit. nach Baracchi und Opp, 2009, S. 213). Offenbar verändern die Zytokine IL-1β und TNF-α sowie möglicherweise auch IL-6 über ihre spezifischen Rezeptoren und damit verbundene Signalketten in den genannten Hirnzentren die Erregungsmuster, die wiederum Einfluss auf die Regulation des Schlafverhaltens haben. Betroffen sind dabei die Noradrenalin-, Adrenalin- und Serotonin-freisetzenden Nerven in verschiedenen Kernen des Stammhirns, die offenbar in den Non-REM-Phasen des Schlafs verstärkt aktiviert werden und so ein Aufwachen verursachen, während gleichzeitig die GABA-haltigen Nerven „heruntergefahren“ werden (GABA = Gamma-aminobuttersäure, ein hemmender Neurotransmitter). IL-1β beispielsweise vermindert die Erregungen in Serotonin-Nerven des „Dorsalen Raphe-Nucleus“ im Hirnstamm und erhöht dort gleichzeitig das postsynaptische Potential von GABA-Nerven, was den Non-REM-Schlaf bei den Versuchstieren fördert (zit. nach Baracchi und Opp, 2009).

Der Rezeptor für IL-1β gehört zur übergeordneten Familie der Toll-like-Rezeptoren (TLR), die bekanntlich unspezifisch durch viele verschiedene Fremdstoffe, darunter LPS, aktiviert werden können und die damit die Reaktionen des angeborenen Immunsystems auslösen. Folgen können akute und auch chronische Entzündungen sein. Die dabei ablaufenden Mechanismen sind komplex: Die erhöhte Ausschüttung von IL-1β und TNF-α beeinflusst nicht nur das Schlafverhalten, sondern aktivieren auch den Induktionsfaktor NF-κB, der wiederum die Gene für die Synthese von IL-1β und TNF-α aktiviert. Die Folge ist ein Verstärkungskreislauf durch positive Rückkopplung: Die Produktion von IL-1β und TNF-α wird weiter verstärkt (Baeuerle und Henkel, 1994; Baracchi und Opp, 2009). Da NF-κB gleichzeitig noch verschiedene andere entzündungsfördernde Reaktionen auslöst, darunter die Produktion von Stickstoffoxid-Synthasen (NOS), kommt es zu vielfältigen Entzündungsprozessen und einer Verstärkung des Oxidativen und Nitrosativen Stresses, was bekanntlich neurodegenerative Prozesse im Gehirn fördert.

Fazit

Zytokine, die nach Aktivierung von Zellen des angeborenen Immunsystems produziert werden, greifen über Zytokinrezeptoren direkt hemmend in Lern-, Gedächtnis und Denkprozesse ein und verursachen darüber hinaus unspezifische Beschwerden wie das Chronische Erschöpfungssyndrom, Stresszustände und Schlafstörungen.

Als Fazit dieses Kapitels ist festzuhalten: Prävention und Therapie von vielen psychischen und Demenzkrankheiten müssen demnach **antientzündlich** sein: Verhinderung der Auslösung von Entzündungen einerseits, und andererseits, wenn dies bereits geschehen ist, die Verabreichung von antientzündlichen Wirkstoffen und Nahrungsergänzungsmitteln. Diskutiert und vorgeschlagen wird die Anwendung von antientzündlich wirkenden Signalstoffen des Immunsystems, darunter IL-10, der IL-1-Rezeptor-Antagonist (IL-1ra), der Wachstusfaktor IGF-1 und das α-Melanozyten-stimulierende Hormon. Diese Stoffe konnten bei Tierversuchen sowohl die Entzündungsreaktionen sowie auch die damit verbundenen Verhaltensstörungen fast vollständig beseitigen (zit. in Chang et al., 2009), zeigen also im Gehirn deutlich antientzündliche und schützende Wirkungen, sind aber bezüglich möglicher Nebenwirkungen beim Menschen noch nicht genau genug untersucht.

2.2.16. Chronischer Schmerz als Beispiel für sich selbst verstärkende Erregungskreise

Chronische Schmerzen, z.B. durch Herpes-Infektionen, Verletzungen, Diabetes, Rheuma, entstehen durch Dauerreizung von Nozirezeptoren (Schmerzrezeptoren). Bei der Weiterleitung der Schmerzreize sind Glutamat-Rezeptoren beteiligt. Wenn man deren Calciumkanäle blockiert, z.B. durch das Schneckengift Omega-Conotoxin („Prialt"), verschwindet der Schmerz schnell (Mebs, 2010). Bei einem akuten Schmerzereignis bildet sich im Gehirn ein **Schmerz-Gedächtnis**. Dann ist der Schmerz selbst zur Krankheit geworden, indem ein bestimmter Reiz mit der im Gehirn gespeicherten Schmerzempfindung verknüpft wird. Dabei werden die Schmerzerregenden Nerven immer empfindlicher, sprechen auf immer geringere Reizstärken an und werden später auch ohne Reizung aktiv. Geschädigte Nerven veranlassen eine bestimmte Gruppe von Nerven in der rostroventralen Medulla (RVM) dazu, Signale auszusenden, die wiederum eintreffende Schmerzinformationen verstärken. Dabei führen hochfrequente Erregungsimpulse in den empfangenden Nervenzellen zu einer Erniedrigung der Erregungschwelle und damit zu einer Art Speicherung von Schmerz-Informationen (Langzeit-Potenzierung, LTP). Die RVM stellt offenbar einen wichtigen Schalter für die weitere Verselbständigung chronischer Schmerzen dar.

Der Schmerz aktiviert neben sensorischen Regionen auch Gefühlsareale wie den vorderen zingulären Kortex und die Amygdala. Diese Hirnbereiche werden bei chronischem Schmerz besonders aktiv. Nach Verletzungen und bei chronischen **Entzündungen** werden diese Hirnbereiche regelrecht umgebaut, wie Tierversuche ergaben. Damit hängen möglicherweise einige affektive Störungen wie Depressionen, Schlafstörungen und Angstzustände zusammen. Bei Ratten mit chronischer Arthritis waren die chemischen Signale der Nervenschaltkreise zwischen Amygdala und präfrontalem Kortex verändert. Durch Verstärkung der Nervensignale, die an der nozizeptiven Amygdala eintreffen, nehmen bestimmte hemmende Signale von der Amygdala an den präfrontalen Kortex zu. Dadurch wird dessen Fähigkeit, Informationen zu werten und für Entscheidungen einzuschätzen, vermindert. Die Betroffenen verlieren ihre Entscheidungsfreudigkeit (zit. nach Porreca und Proce, 2010).

Bei Tierversuchen wurde festgestellt, dass nach künstlichen Schmerzreizen die Zellmembranen der Schmerz-wahrnehmenden und -weiterleitenden Nervenzellen umgebaut werden. Die Zahl der spannungsaktivierten Natriumkanäle nahm rund um den Verletzungsherd zu. Offenbar führen Nervenverletzungen zu einem Transport von Kanalproteinen von den Zellkörpern weg zu den Nervenendigungen. Dies stärkt offenbar die Schmerzsensibilität. Eine besondere Gruppe von Hinterhorn-Neuronen vermitteln chronische Schmerzempfindungen (Porreca und Price 2010)

Die Langzeit-Potenzierung chronischer Schmerzen kann wie folgt beschrieben werden. Zunächst puffern hemmende Nervenfasern im Rückenmark die die auslösende Schmerzempfindung ab und verhindern die Weiterleitung ins Gehirn. Dauert der Schmerzreiz aber an, produziert das Gehirn oder Rückenmark vermutlich einen Nervenwachstumsfaktor, mit dem neue Synapsen gebildet und/oder aktiviert werden. Dadurch gelangen Reize ins Gehirn, die vorher unterdrückt waren. Es entsteht ein „Schmerzgedächtnis“, d.h. die Schmerzempfindung wurde „gelernt“. Durch Verknüpfung der Schmerzempfindung mit Gefühlen im Limbischen System wird der Lernprozess verstärkt. Wer dann für Schmerzen sensibilisiert ist, reagiert auch auf unterschwellige Schmerzreize wie Kälte, Berührung, Stress, Druck mit Schmerzen. Schmerz kann demnach ein eigenes Krankheitsbild und nicht nur ein Störungssymptom sein. Stress nach psychischem Trauma verstärkt das Schmerzerleben, ebenso wie eine ängstliche Erwartungshaltung gegenüber Schmerzen. Es sei ein Gemenge aus seelischen, sozialen, genetischen und hormonellen Einflüssen, das die Schmerz-Nerven im Rückenmark übererregbar mache, indem sie die Funktion des Hemmsystems beeinträchtigen, so die gängige Theorie der Schmerz-Physiologen (siehe Natur u. Kosmos 10, 2006, S. 59).

Bei der Schmerzempfindung arbeiten mehrere Regionen des Gehirns zusammen. Der vordere **cinguläre Cortex** hat dabei die Funktion eines Schmerzzentrums, das sowohl bei körperlichem als auch bei emotionalem Schmerz aktiv wird. (Andere Wissenschaftler lehnen die Existenz eines Schmerzzentrums ab.) Die Art der Schmerzempfindung ist von einem komplexen Zusammenspiel verschiedener Faktoren abhängig: körperliche und seelische Verfassung, Erwartungshaltungen, persönliche Erfahrungen, die augenblickliche Situation und Stress. Stress kann banalen Kopfschmerz unerträglich erscheinen lassen. Bei Menschen mit hoher Schmerzerwartung sind bestimmte Hirnregionen aktiviert, die den Weg für die Schmerzempfindung bahnen, bevor der entsprechende Schmerzreiz eingetroffen ist. Dies ergab eine US-Studie an der Wake Forest University of North Carolina. Daraus folgt, dass jeder Mensch durch Änderung seiner Erwartung sein Schmerzempfinden über das innere Schmerzkontrollsystem bewusst beeinflussen kann. Die Verabreichung von Placebos anstelle eines Schmerzmittels führt bei Versuchspersonen zur Ausschüttung von Endorphinen und anderen schmerzstillenden Neurotransmittern. Das Placebo erzeugt eine Erwartung, die wiederum die Ausschüttung der schmerzhemmenden Neuropeptide und Transmitter fördert. Das Gehirn kann also den Schmerz formen. An der Ausprägung des Schmerzes sind nämlich körpereigene Schmerzmittel wie Endorphine sowie Botenstoffe wie Serotonin beteiligt (siehe Zusammenfassung in Natur u. Kosmos 10, 2006, 58ff; und Mebs, 2010)

Chronische Schmerzen können zur Zerstörung von Nervengewebe im Gehirn führen. Bei Patienten mit chronischen Rückenschmerzen war der präfrontale Kortex geschrumpft (Apkarian et al., 2004). Als Grund wird die erhöhte Empfindlichkeit bestimmter Schmerznerven im Rückenmark und Gehirn angenommen, die mit einer vermehrten Glutamat-Ausschüttung verbunden ist. In hohen Konzentrationen wirkt Glutamat über eine übermäßige Aktivierung von NMDA-Rezeptoren im Gehirn toxisch. Damit gewinnt chronischer Schmerz eine Bedeutung als zusätzlicher Faktor für die Neurodegeneration im Gehirn.

2.2.17. Einflüsse des Transmitter- und Katecholamin-Stoffwechsels bei der Entstehung neurodegenerativer Prozesse

Bevor sich eine Demenzerkrankung voll ausprägt, finden bereits weitehende biochemische Veränderungen im Gehirn statt, die unter anderem auch den Stoffwechsel der Neurotransmitter, der Überträgerstoffe von Nervensignalen zwischen den Nervenzellen, umfassen. Betroffen ist der Metabolismus von Serotonin, Noradrenalin und Dopamin (Anisman et al., 2008; Felger et al., 2007). Die Katecholamine Noradrenalin und Dopamin steuern unter Anderem die kognitiven Funktionen der präfrontalen Großhirnbereiche nach dem „Inverted-U-Prinzip", also in einem umgekehrt U-förmigen Dosis-Wirkungs-Zusammenhang (Ullsperger und Müller, 2009). Dabei muss ein für die Hirnfunktionen optimaler mittlerer Dopamin- und Noradrenalinspiegel aufrechterhalten werden. Wenn zu wenig oder zu viel Katecholamine ausgeschüttet werden, sind Beeinträchtigungen kognitiver Funktionen die Folge. Damit wird außerdem deutlich, dass Gehirnfunktionen sehr empfindlich gegenüber Veränderungen von Stoffkonzentrationen sind, und dass dabei nicht das lineare Dosis-Wirkungsprinzip, sondern ein Optimumsprinzip gilt

Wesentliche Auslöser pathologischer Veränderungen der Neurotransmitter-Konzentrationen im Gehirn sind die Zytokine der Entzündungsreaktion, die auf den oben beschriebenen Wegen von der Peripherie das Gehirn erreichen können. Dabei treten meist depressive Symptome auf, wie sie häufig auch als Folge von chronischen Entzündungskrankheiten beobachtet werden: Stimmungseinengung in Richtung negativer Grundstimmungen, Verlust der Fähigkeit zu Freude oder Trauer, Verlust der affektiven Resonanz, Antriebshemmung, Abgeschlagenheit, Konzentrationsstörungen, innere Unruhe und Schlafstörungen. Beteiligt an der Wirkung auf den Transmitterstoffwechsel sind die im Verlauf der Entzündungsprozesse gebildeten und freigesetzten Zytokine Interferon-gamma (Ifn-γ), Tumornekrose (TNF-α), Interleukin 1 (IL-1), und andere (Dürr, 2009).

Bei depressiven Patienten wird in der Regel ein erniedrigter Spiegel der Aminosäure **Tryptophan** nachgewiesen (Anderson et al., 1990). Als Ursache dafür kommt eine Aktivierung des Enzyms **Indolamin-2,3-Dioxygenase (IDO)** in den Makrophagen, Monozyten und Gliazellen des Gehirns durch mehrere Zytokine, wie z.B. Ifn-γ und TNF-α, in Frage. Damit wird der Abbau des Tryptophans zu Kynurenin im Gehirn als Folge von chronischen Entzündungen oder einer Aktivierung des angeborenen Immunsystems verstärkt (Russo et al., 2007). IDO oxidiert Tryptophan zu N-Formyl-kynurenin, das anschließend weiter zu Kynurenin abgebaut wird (Abb. 6, s.u.). Folglich kann Kynurenin bei Patienten mit chronischen Entzündungskrankheiten, z.B. auch HIV-1-positive Patienten, in erhöhten Konzentrationen als Anzeiger für die Wirkung der Zytokine nachgewiesen werden, wobei gleichzeitig depressive Symptome auftreten (Fuchs et al., 1990; Capuron et al., 2002). Die Zytokine werden bei chronischen Entzündungsprozessen im Gehirn oder auch in peripheren Organen von Makrophagen, Endothelzellen und Gliazellen freigesetzt. Im Tierversuch mit Ratten und Mäusen kann eine systemische Entzündung durch Injektion von Lipopolysaccharid (LPS), einem Bestandteil von Bakterien-Zellwänden, ausgelöst werden (siehe auch Kap. 2.2.14.). Dies hat depressive Verhaltenssymptome zur Folge, die mit speziellen Verhaltenstests nachgewiesen werden können. Gleichzeitig ist ein verstärkter Abbau von Serotonin und Tryptophan im Gehirn festzustellen, der auf die Aktivierung des Enzyms IDO im Gehirn durch die freigesetzten Zytokine zurückzuführen ist (Godbout et al., 2007; Chang et al., 2009).

Eine chronische Aktivierung des Immunsystems kann somit zu chronisch erniedrigten Tryptophan-Konzentrationen im Plasma führen. Der physiologische Sinn dieses Mechanismus besteht darin, dass möglichen Krankheitserregern oder auch Tumorzellen die essentielle Aminosäuren Tryptophan entzogen wird, um damit deren Vermehrung einzudämmen (Huesker, 2011). Es gibt aber auch eine genetische Veranlagung durch einen Polymorphismus im Gen IFNg-874/C. Diese Patienten bilden auch ohne zusätzliche Entzündungsreize mehr Interferon-gamma (Ifn-γ), das wiederum die Bildung von mehr IDO als normal auslöst und damit permanent den Abbau von Tryptophan zu Kynurenin verstärkt. Diese Patienten müssen eine antientzündliche Therapie erhalten und dürfen nicht zusätzliches Tryptophan mit der Nahrung aufnehmen (Raitala et al., 2005).

Da Tryptophan Ausgangsstoff für die Synthese von **Serotonin** im Gehirn ist, kommt es durch die erhöhte IDO-Aktivität folglich auch zu einem **Serotonin-Mangel** im Gehirn, der mit Depressionen in Verbindung gebracht wird. Da Serotonin-Synapsen vorwiegend im Limbischen System und dort vor allem im Mandelkern (Amygdala) konzentriert sind, führt der Serotoninmangel zu verminderten Erregungen in diesen Hirnbereichen, die somit zu den Depressions-Symptomen beitragen (Ressler und

Nemeroff, 2010).

Serotonin wiederum ist Ausgangsstoff für die Bildung des Schlafhormons **Melatonin**. Dessen Mangel führt nachts zu Schlafstörungen, die bei Depressionspatienten bekanntlich häufig auftreten (Kreuger et al., 2001). Serotonin wirkt in den genannten Hirnbereichen über verschiedene Arten von 5-HT-Rezeptoren (5-HT = 5-Hydroxy-tryptamin = Serotonin) und hemmt dabei im Hippocampus und in der Amygdala die Erregungen, die mit negativen und aggressiven Gefühlen verknüpft sind. Man könnte daher Serotonin als einen „Frustrationstoleranz-Transmitter" bezeichnen (Ressler und Nemeroff, 2010). Serotoninmangel zeigt einen statistisch hoch signifikanten Zusammenhang mit depressivem, aggressivem und impulsivem Verhalten sowie mit Suizidfällen (Mann, 1999). Da Serotonin in verschiedenen Hirnbereichen, besonders im Hippocampus und der präfrontalen Großhirnrinde, auch die Produktion von Nervenwachstumsfaktoren fördert, ist ein Serotoninmangel mit einem Mangel dieser Wachstumsfaktoren sowie mit Zelltod und Gehirndegeneration in diesen Hirnbereichen verbunden (Bremner et al., 1995; Ongur et al., 1998). Der Zelltod wiederum steht bei Depressions-Patienten mit der toxischen Wirkung hoher Cortisol-Konzentrationen in Zusammenhang (McEwen, 1999). **Niedrige Serotonin- und hohe Cortisol-Konzentrationen fördern demnach neurodegenerative Vorgänge im Gehirn.**

Es gibt also einen erwiesenen Zusammenhang zwischen den entzündungsfördernden Zytokinen, der Aktivierung des Enzyms IDO, der Verminderung der Tryptophan- und Serotonin-Konzentration im Gehirn, Depressionen und Gehirndegeneration (Schiepers et al., 2005). Dabei wird nicht nur das Enzym IDO selbst aktiviert, sondern auch seine Synthese. Die Zytokine IFN-α, IFN-β, TNF-α, IL-6 und IL-1β können nämlich über den Induktionsfaktor NF-κB die Transkription und damit die Aktivierung des IDO-Gens zur Synthese des IDO-Enzyms im Gehirn auslösen. Außerdem gibt es direkt vor dem Gen für die IDO auf der DNA eine Bindungsstelle (Promotor) für die Zytokine vom Interferon-Typ (IFN), die damit ebenfalls die Synthese von IDO aktivieren (Schiepers et al., 2005; Review bei Chang et al., 2009, S. 165).

Die Abbauprodukte des Tryptophans, die als Folge der erhöhten Konzentration des Enzyms IDO gebildet werden, üben zusätzliche neurotoxische Wirkungen im Gehirn aus und tragen zur Ausprägung der Depression bei. So verstärken die Abbauprodukte (Metaboliten) des Kynurenins, darunter **3-Hydroxy-kynurenin** und die **Chinolinsäure**, die Bildung reaktiver Sauerstoffverbindungen (ROS) und damit den Oxidativen Stress in den Nervenzellen. Zusätzlich aktiviert die Chinolinsäure den N-Methyl-D-aspartat-Rezeptor (NMDA-Rezeptor) und gleichzeitig die Freisetzung von Glutamat aus Nervenfasern im Gehirn, was eine Übererregung bestimmter Hirnbereiche und als Folge davon Nervenschäden verursacht (Miller et al., 2007; siehe auch die Kapitel 1.9.1 und 2.4.3.3.). Bekanntlich spielt die Überaktivierung des NMDA-Rezeptors im Gehirn bei einigen neurodegenerativen und umweltbedingten Krankheiten des Gehirns eine wesentliche Rolle. Daraus ergibt sich ein Zusammenhang zwischen den Entzündungs-Zytokinen, der IDO-Aktivierung, dem damit verbundenen Tryptophan-Abbau und neurodegenerativen Prozessen im Gehirn (siehe zusammenfassendes Schema in Abb. 6).

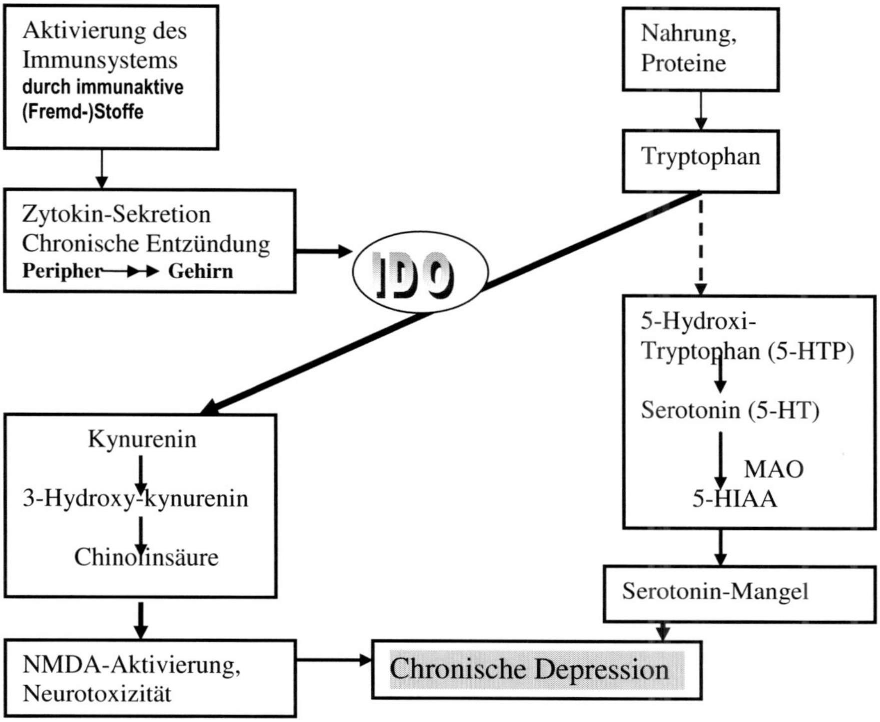

Abb. 6: Mechanismen, die durch Auslösung von (chronischen) Entzündungen über die Ausschüttung von Zytokinen zu depressivem Verhalten führen.
(Nach Godbout et al., 2007, und Chang et al., 2009, modifiziert)
Eine periphere Aktivierung des angeborenen (unspezifischen) Immunsystems durch Krankheitserreger, Fremdstoffe oder Immuntherapie führt zu einer Signalübermittlung zum Gehirn und löst dort (in Makrophagen, Gliazellen) die Produktion und Freisetzung von entzündungsfördernden Zytokinen aus. Diese aktivieren die Gene sowie die Enzymaktivität des Enzyms Indolamin-2,3-Dioxygenase (IDO). IDO wandelt Tryptophan in Kynurenin um, das weiter zur neurotoxischen Chinolinsäure abgebaut wird. Die Chinolinsäure wirkt aktivierend auf den NMDA-Rezeptor und verursacht dessen Überaktivierung (Exzitotoxizität), mit der Folge von neurotoxischen Wirkungen (oxidativer und nitrosativer Stress in Nervenzellen). Durch den verstärkten Abbau des Tryptophans über den Kynurenin-Weg wird die Synthese von Serotonin vermindert, und es kommt zu einem Serotonin-Mangel. Außerdem wird die Serotoninmenge durch die abbauende Aktivität des Enzyms MAO (Monoamin-Oxidase) weiter vermindert, wobei 5-Hydroxy-indol-acetaldehyd (5-HIAA) gebildet wird. Sowohl der Serotoninmangel als auch die neurotoxischen Wirkungen der Abbauprodukte des Kynurenins sind an der Ausprägung der Depression beteiligt.

Kynurenin wird in den Astrozyten des Gehirns zu Kynureninsäure und in den Mikrogliazellen zu Chinolinsäure abgebaut (Schwarcz et al., 2002). Die Kynureninsäure wiederum führt bei Tierversuchen mit Ratten in bestimmten Hirnbereichen, vor allem im Striatum (Streifenkörper), zu einer starken Verminderung der Dopamin-Konzentration, was von Bedeutung für die Symptome der Depression und der kognitiven Leistungsverminderung sowie auch möglicherweise für die

Entstehung der Parkinson-Krankheit ist (Wu et al., 2007; Miller et al., 2007). Zusammenfasend ist festzustellen, dass die Abbauprodukte des Tryptophans als Folge der IDO-Aktivierung sowohl die Stimmung in Richtung Depression als auch die kognitiven Funktionen des Gehirns negativ verändern.

Gestörter Folsäurestoffwechsel und seine Folgen

Es gibt auch einen weitgehend bestätigten Zusammenhang zwischen chronischen Depressionen und einem gestörten Folsäure-Stoffwechsel. Niedrige Spiegel der rezuzierten Form der Folsäure, der **5-Methyl-Tetrahydrofolsäure (5-MTHF)**, sind mit Depressionen assoziiert (Crellin et al., 1993). Es ist bekannt, dass bei umweltbedingten Krankheiten ein Mangel an Reduktionsmitteln wie NADH (Nikotinamid-Adenin Dinukleotid-Wasserstoff), Glutathion und Vitamin C herrscht, weil die Mitochondrienfunktion u.a. durch NO (Sticksoffmonoxid) gehemmt ist, und weil der dadurch entstehende oxidative Stress den reduzierten Wasserstoff verbraucht, der am NADH und am Glutathion gebunden ist (Pall, 2009). Bei einem Mangel an NADH und Vitamin C kann demnach nicht genügend 5-MTHF aus Folsäure gebildet werden. Das 5-MTHF wiederum ist notwendig, um zusammen mit Vitamin B12 aus Homocystein Methionin und anschließend S-Adenosyl-Methionin (SAM) herzustellen.

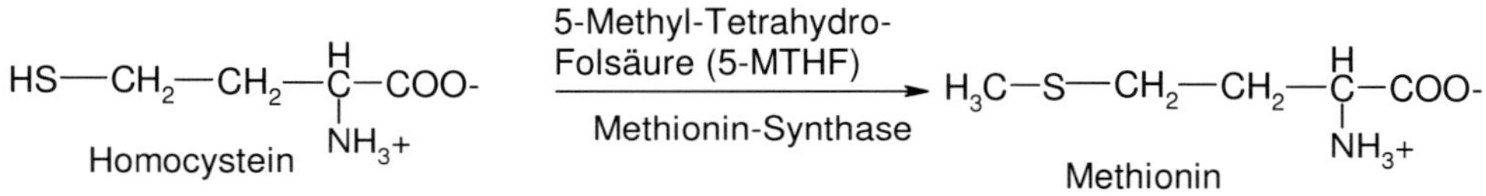

Die Folge ist, dass die Betroffenen einen **erhöhten Homocysteinspiegel** im Blut haben, was als Indikator chronischer Entzündungskrankheiten gilt. Wenn außerdem 5-MTHF durch den Metabolismus von Fremdstoffen wie Phenole, Tetrachlorkohlenstoff und andere verbraucht wird, dann reichert sich Homocystein noch stärker an (Müller, 2010) und kann seine toxischen Wirkungen z.B. am NMDA-Rezeptor entfalten. Wenn dann noch ein genetischer Defekt im Gen für das Enzym Methyltetrahydrofolatreduktase (MTHFR) vorliegt, so ist die Bildung von 5-MTHF zusätzlich gehemmt (Lopez-Leon et al., 2008), und die betroffenen Personen haben somit eine besonders hohe Empfindlichkeit gegenüber Oxidativem Stress und den damit verbundenen chronischen Entzündungen. Grundsätzlich muss also bei derartigen Erkrankungen einschließlich der neurodegenerativen Krankheiten ein genetischer Polymorphismus für das Enzym MTHFR labordiagnostisch abgeklärt werden. Als antidepressive Therapie hat sich eine Zufuhr von Folsäure, Vitamin B12 und Vitamin C bewährt, und diese bestätigt indirekt den oben beschriebenen Mechanismus.

Da Methionin benötigt wird, um S-Adenosyl-Methionin als Methylgruppen-Donator für die Synthesen von Monoamin-Neurotransmittern zur Verfügung zu stellen, führt eine Hemmung der Methioninbildung, die als Folge eines 5-MTHF-Mangels auftritt, auch zu einem Mangel an diesen Neurotransmittern wie **Adrenalin** und dadurch zu einer Beeinträchtigung verschiedener Hirnfunktionen. Adrenalin wird nämlich im Nebenierenmark aus **Noradrenalin** durch das Enzym Phenyl-ethanolamin-N-methyl-Transferase (PNMT) gebildet. Dieses Enzym benötigt als Cofaktor 5-MTHF. Bei Mangel an 5-MTHF ist das Enzym inaktiv, und Noradrenalin liegt gegenüber Adrenalin im Überschuss vor. Ein erhöhter Noradrenalin-Spiegel im Blut zeigt also indirekt oxidativen Stress und einen Mangel an natürlichen Reduktionsmitteln wie Glutathion und NADH an.

Bei der Bildung von Methionin und S-Adenosyl-Methionin (SAM) besteht außerdem ein hoher Energiebedarf, der durch Adenosintriphosphat (ATP) gedeckt werden muss. Im Fall einer Mitochondropathie, wie sie bei chronischen Entzündungskrankheiten vorliegt, steht ATP auch dafür nicht genügend zur Verfügung. Mit dem dadurch verursachten Mangel an SAM wird die Synthese des Katecholamin-Neurotransmitters und Stresshormons Adrenalin zusätzlich gehemmt (Coppen und Bolander-Gouaille, 2005; Dürr, 2009). Gleichzeitig wird aber auch der Abbau von Adrenalin durch das Enzym Catechol-O-Methyltransferase (COMT) gehemmt, weil S-Adenosyl-Methionin fehlt, das für die Funktion dieses Enzyms benötigt wird (siehe Rassow et al., 2008, S. 579).

Tyrosin-Dopamin-Stoffwechsel

Die Zytokine der Entzündungsreaktion haben auch einen Effekt auf den **Dopamin-Stoffwechsel**, der wiederum bei Depressionen, chronischer Erschöpfung und kognitiven Störungen eine Rolle spielt. So senkt beispielsweise Interferon-alpha bei Ratten die Konzentration von **Tetrahydro-Biopterin (BH4)** und von Dopamin im Gehirn bei gleichzeitiger Aktivierung der Stickstoffmonoxid-(NO-)Synthese (Kitagami et al., 2003). BH4 ist ein wichtiges Coenzym für das Enzym Tyrosin-Hydroxylase, das Tyrosin in L-3,4-Dihydroxy-phenylalanin (L-DOPA) umwandelt. Dies ist der geschwindigkeitsbestimmende Schritt bei der Synthese von Dopamin aus Tyrosin. Bei einem BH4-Mangel entsteht somit automatisch auch ein Dopamin-Mangel. Da BH4 auch ein Cofaktor für die NO-Synthase darstellt, führt eine verstärkte NO-Synthese, wie sie nach Aktivierung des NMDA-Rezeptors stattfindet, auch zu einem Mangel an BH4. **Ein Entzündungszustand im Gehirn ist also gekennzeichnet durch hohe Zytokin-, Homocystein- und NO-Konzentrationen bei gleichzeitig verminderten Konzentrationen von 5-MTHF, BH4, Dopamin, Serotonin und Melatonin** (Miller et al., 2007).

Als Folge entsteht letztlich ein gestörter Stoffwechsel von Neurotransmittern im Gehirn, der zu Depressionen, chronischer Erschöpfung und kognitiven Defiziten führt. Gleichzeitig aktivieren verschiedene Zytokine wie IL-1 und TNF-α auch die Membrantransportsysteme für die Wiederaufnahme von Serotonin, Noradrenalin und Dopamin mit Hilfe von verschiedenen Signalkaskaden-Systemen (MAP-Kinase, ERK und andere). Dabei werden die extrazelluläre Konzentrationen dieser Neurotransmitter zusätzlich vermindert (Zhu et al., 2006; Moron et al., 2003; Chang und Karin, 2001), mit vielfältigen Folgen für die Ausprägung psychischer Symptome. Der dadurch bedingte Mangel an Serotonin ist für die Symptome der Depression verantwortlich (Bottiglieri et al., 2000).

2.2.18. Zur Funktion von Noradrenalin und Serotonin

Noradrenalin dient als Neurotransmitter von Nervenzellen des Gehirns, die unter anderem vom Locus coerulus, einem Teil des Stammhirns, ausgehen und von dort in alle wichtigen Hirnregionen verlaufen, darunter vor allem die vordere Großhirnrinde, das Limbische System und der Hippocampus, der eine wichtige Funktion für Lernen und Gedächtnis besitzt. Noradrenalin spielt somit eine wichtige Rolle bei verschiedenen Körperfunktionen, wie z.B. bei Aufmerksamkeit und Wahrnehmung von Umweltreizen, beim Aufwachen aus dem Schlaf, bei der Aktivierung der Stressreaktion und bei Gedächtnisfunktionen, insbesondere bei der Verknüpfung von Gedächtnisinhalten mit negativen Gefühlen. Noradrenalin erniedrigt in den betreffenden Hirnbereichen die Erregungsschwelle, wobei u.a. im Thalamus die Empfindlichkeit für sensorische und motorische Erregungen erhöht wird (Ressler und Nemeroff, 2000).

Das von den Nervenzellen des Locus coerulus produzierte Noradrenalin hat die wichtige Funktion, Entzündungen im Gehirn zu verhindern. Das Noradrenalin hemmt dabei in den Mikroglia-Zellen die Bildung und Ausschüttung von Zytokinen und Chemokinen, die bei Alzheimer-Patienten durch die β-Amyloid-Aggregate ausgelöst wird. Gleichzeitig verstärkt Noradrenalin die Wanderung der Mikrogliazellen sowie die Phagozytose der β-Amyloid-Aggregate. Dies ergaben Versuche mit Mäusen als Versuchstieren sowie auch mit Mikroglia-Zellkulturen (Heneka et al., 2010). Wenn bei den Mäusen der Locus coerulus künstlich degeneriert wurde, dann sammelten sich in deren Gehirn die β-Amyloid-Aggregate in erhöhten Mengen an. Nachdem diese Mäuse Noradrenalin-Vorstufen erhielten, entwickelten sich die Entzündung sowie die β-Amyloid-Aggregate wieder zurück. Noradrenalin dient somit offenbar als hemmender Regulator der Entzündung bei der Alzheimer-Krankheit. Wird seine Funktion durch Degeneration des Locus coerulus im Verlauf der Alzheimer-Krankheit ausgeschaltet, kann die Krankheit ungehindert fortschreiten.

Auch bei Patienten mit Angst- und Depressionssyndromen wird neben einer Fehlregulation des Serotonin-Stoffwechsels auch eine solche des Noradrenalin-Stoffwechsels im Gehirn beschrieben, sodass die oben beschriebenen Innervationsbereiche des Gehirns für die vom Locus coerulus (LC) verlaufenden Noradrenalin-Fasern mit Noradrenalin unterversorgt werden. Gleichzeitig aber reagiert der LC überempfindlich auf Stressreize und gibt vermehrt das übergeordnete Stresshormon CRH (Coricotropin-Releasing-Hormon) ab. Da die hemmende Rückkopplung durch Serotonin über $5HT_1$-Rezeptoren bei chronischem Stress vermindert ist, erfolgt die CRH-Abgabe ungehindert, sodass die chronische Stresszustand sich selbst verstärkt (Ressler und Nemeroff, 2000). Die Folgen sind Schlafstörungen, Konzentrations- und Aufmerksamkeitsstörungen, und eine verminderte Toleranz gegenüber negativen Gefühlen (Aversionen). Der LC wiederum wird unter anderem durch die Glutamat-Nervenaktivität gesteuert, wobei eine Übererregung des Glutamat-Systems einen negativen Einfluss auf auf die Entstehung von Erregungen im Noradrenalin-System hat. Dies führt zu erhöhter Stressempfindlichkeit und Schlafstörungen durch Aufwach-Reaktionen (Valentino et al., 1993).

Gleichzeitig überwiegt die durch Stresshormone (CRH und Cortisol) im Limbischen System geförderte negative Stimmungslage gegenüber der Affektkontrolle, die durch die präfrontale Großhirnrinde ausgeübt wird, das System kippt in Richtung vorherrschender unkontrollierter Affekte um. Dabei sind die Aktivitäten von Noradrenalin-Nervenbahnen erhöht bei gleichzeitig verminderter Aktivität von Serotonin-Nerven. Man spricht hier von einer fehlenden Balance eines Noradrenalin-Serotonin-Systems, das bei gesunden Menschen die Reversibilität der Stressreaktion und eine Affektkontrolle ermöglicht. Das Limbische System gerät in einen Zustand von Überempfindlichkeit, bei dem negative Gefühle wie Angst, Ärger und Aggression überwiegen und Funktionen der Großhirnrinde blockiert sind, wie Konzentration, Denkfähigkeit, Gedächtnis und Affektkontrolle. Traumatische Stresserlebnisse im frühen Kindesalter führen über die Wirkungen der Stresshormone im Gehirn zu einer lebenslangen Störung der Affektbalance und zu anhaltenden Verhaltens-Auffälligkeiten (Ressler und Nemeroff, 2000).

Letztlich zeigen auch die Forschungsergebnisse zur nützlichen Funktion von Serotonin im Gehirn, dass es Neurodegeneration vor allem im Limbischen System bei ansonsten intakten Hirnfunktionen verhindern kann (Ressler und Nemeroff, 2000). Serotonin fördert im Hippocampus die Produktion von Nervenwachstumsfaktoren, die eine Regeneration von Nervenzellen aus neuronalen Stammzellen auslösen. Bei Serotoninmangel fehlt diese Regenerationsfunktion, und die degenerativen Wirkungen der Stresshormone überwiegen. Bei Alzheimer-Patienten sind das Limbische System und der Hippocampus früher als andere Hirnteile von den fortschreitenden Degenerationsprozessen betroffen, sodass die Vermutung nahe liegt, dass Stresshormone Auslöser der Alzheimer-Krankheit sein können.

2.2.19. Die Rolle von Homocystein und B-Vitaminen bei Demenzkrankheiten

Hohe Plasma-Spiegel von Homocystein (Plasma-Hyperhomocysteinämie, HHCY) und niedrige B-Vitamin-Konzentrationen (Folat, B12, B6) gelten als Risikofaktor-Kandidaten für Alzheimer und vaskuläre Demenz (Herrmann, 2010; Obeid et al., 2007). Querschnitts- wie auch prospektiven Studien mit über 45000 Probanden haben eine Assoziation zwischen kognitivem Defizit bzw. Demenz und HHCY sowie erniedrigten B-Vitaminen gezeigt. Erhöhtes Homocystein gilt auch als prognostischer Marker für die Abnahme der kognitiven Leistung. Ältere Menschen >65 Jahre zeigen eine hohe Prävalenz an HHCY und B-Vitaminmangel.

Mit Ratten als Versuchstieren wurde gezeigt, dass eine intravenöse Verabreichung von Homocystein zu einer Zunahme der Konzentration des β-Amyloid-Proteins, einem wichtigen Marker für das Frühstadium der Alzheimer-Krankheit, führt. Gleichzeitig waren die Konzentrationen von Presenilin-1 und von phosphoryliertem Amyloid-Precursor-Protein (APP) erhöht und mit einem Verlust der Gedächtnisleistung der Ratten verbunden. Eine Verabreichung von Folsäure und Vitamin B12 verhinderte die Posphorylierung von APP sowie die Verminderung der Gedächtnisleistung, die mit der Homocystein-Gabe verbunden war (Zhang et al., 2009).

Die beschriebenen Nachweise von Zusammenhängen zwischen erhöhtem Homocystein und der vermehrten Bildung neurodegenerativer Schlüsselproteine, wie Amyloid-ß oder hyperphosphoryliertem Tau-Protein, weisen auf biochemische Pathomechanismen im Homocysteinstoffwechsel hin, bei denen Defizite der Vitamine wie B12 und Tetrahydrofolsäure (THF) bzw. 5-Methyl-Tetrahydrofolsäure (5-MTHF) beteiligt sind (Herrmann, 2010), und die schließlich zu Vorstufen der Alzheimer-Demenz führen.

Hohe Konzentrationen von Homocystein entstehen bei Patienten mit chronischen Entzündungskrankheiten als Folge eines Mangels an 5-Methyl-Tetrahydrofolsäure (5-MTHF, siehe oben). Diese dient unter normalen Bedingungen dazu, Homocystein in einer Vitamin-B12-abhängigen Reaktion in Methionin umzuwandeln (siehe oben Kap. 2.2.16. zum Folsäurestoffwechsel). Bei chronisch entzündlichen Krankheiten herrscht ein Übergewicht an Oxidativem Stress, der eine Regeneration von 5-MTHF aus Folsäure verhindert. Die Folge davon ist, dass Homocystein nicht in Methionin umgewandelt werden kann (Ho et al., 2003). Der Reaktionszyklus, bei dem Methionin über zwei Zwischenstufen (SAM uns SAH) in Homocystein, umgewandelt wird, bleibt bei Homocystein stehen, sodass Homocystein angereichert wird:

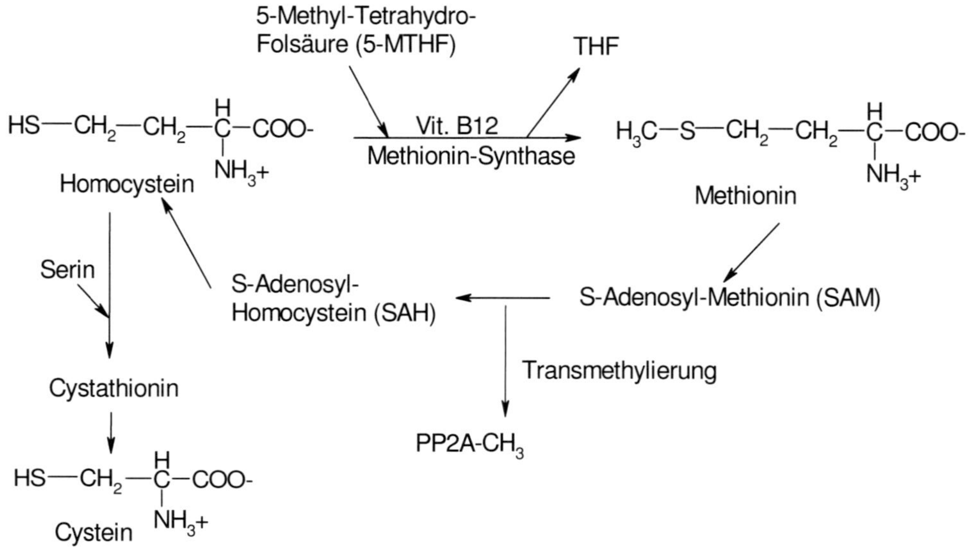

(PP2A-CH3 = methyliertes Enzym Protein-Phosphatase 2A, THF = Tetrahydrofolsäure)

Homocystein ist gleichzeitig ein Indikator für einen Mangel an Methylierungsreaktionen, die notwendig sind, um eine Ansammlung von Phospho-Tau-Protein und Beta-Amyloid-Peptid zu verhindern. Beide sind Ausgangsstoffe für die Bildung der pathogenen Proteinaggregate bei der Parkinson- und Alzheimer-Demenz.

Um die Rolle dieser **Methylierungsreaktion** zu verstehen, müssen folgende Zusammenhänge erläutert werden:

Das **Tau-Protein** bildet nach Phosphorylierung zum Phospho-Tau-Protein Aggregate mit dem α-Synuclein in den so genannten **Lewy-Bodies**, den typischen Protein-Aggregaten bei der Parkinson- und Alzheimer-Krankheit sowie der Lewy-Körperchen-Demenz. Voraussetzung dafür ist die Bindung von Phosphatresten an das Tau-Protein durch Kinasen (das sind Enzyme, die Phosphatgruppen übertragen). Bei gesunden Personen wird ein Teil des Phospho-Tau-Proteins wieder zum Tau-Protein und Phosphat durch das Enzym Protein-Phosphatase-2a (PP2a) gespalten, es herrscht ein Gleichgewicht zwischen Bildung und Spaltung des Phospho-Tau-Proteins. Bei alten oder kranken Personen mit chronischen Entzündungskrankheiten ist dieses Gleichgewicht jedoch in Richtung Phospho-Tau-Protein verschoben, sodass daraus durch weitere Phosphorylierung das Hyperphospho-Tau-Protein entsteht:

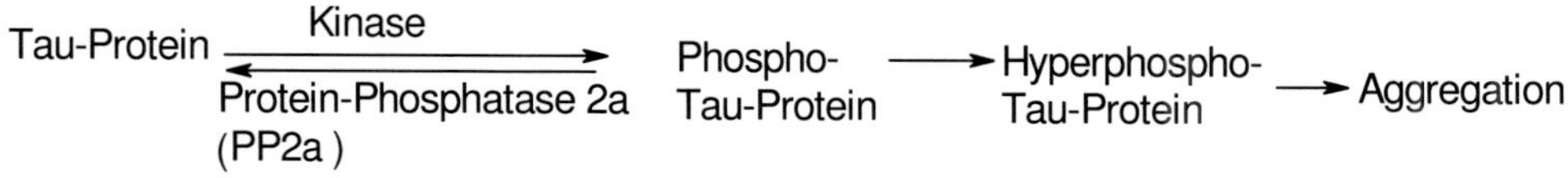

Der Grund für die Ansammlung des Hyperphospho-Tau-Proteins liegt in einem Mangel an der aktiven Form des Enzyms PP2a. Die Aktivierung von PP2a ist nämlich von S-Adenosyl-Methionin (SAM) abhängig. SAM methyliert eine Untereinheit des Enzymkomplexes von PP2a, das dadurch in die aktive Form PP2A (s. Abb. oben) umgewandelt wird (Tolstykh et al., 2000). SAM wiederum wird nur dann in ausreichender Menge gebildet, wenn genügend Vitamin B12 und 5-Methyl-Tetrahydrofolsäure (5-MTHF) für die Reaktion der Methionin-Synthase vorhanden ist. Dies ist aber bei chronischen Entzündungskrankheiten nicht der Fall, weil der dort vorherrschende oxidative Stress diese beiden Vitamine verbraucht bzw. blockiert. Damit überwiegt die Umwandlung des Tau-Proteins zum Phospho-Tau-Protein durch die Kinase, wodurch die Aggregation von Tau mit α-Synuclein und damit die neurodegenerativen Prozesse im Gehirn gefördert werden. Außerdem sammelt sich Homocystein immer weiter an, es kommt zum Krankheitsbild der Plasma-Hyperhomocysteinämie (HHCY), das u.a. durch niedrige B-Vitamine (Folat, B12, B6) gekennzeichnet ist. Die HHCY gehört zu den Risikofaktor-Kandidaten für Alzheimer, Parkinson und vaskuläre Demenz (Obeid et al., 2007).

Homocystein selbst kann außerdem in höheren Konzentrationen pathologische und toxische Wirkungen verursachen. Homocystein ist nämlich chemisch mit Glutaminsäure verwandt, wie ein Vergleich der Strukturformeln verdeutlicht:

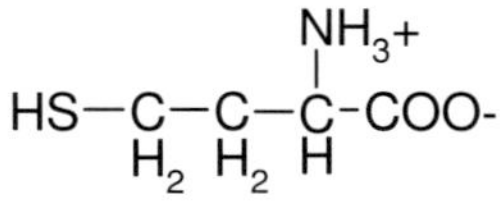

Homocystein

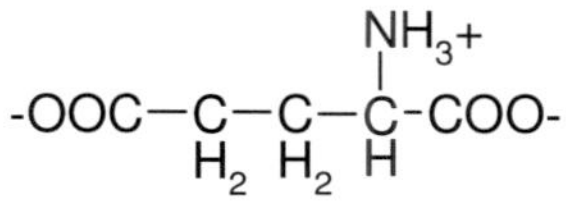

Glutaminsäure

Daraus folgt, dass Homocystein im Gehirn am gleichen Rezeptor wie die Glutaminsäure binden kann, nämlich am NMDA-Rezeptor, und dass es als Folge pathologisch wirksame Signalketten auslösen kann, wie in mehreren Studien an Versuchstieren nachgewiesen wurde (Zhang et al., 2010; Tyagi et al., 2010; Coutinho und Menescal-de-Oliveira, 2010; McCully, 2009). Damit kann Homocystein im Gehirn am NMDA-Rezeptor die gleichen pathologischen Reaktionen hervorrufen wie die Glutaminsäure, und dies in den Hirnzentren, die für Lernen und Gedächtnis verantwortlich sind, wie der Hippocampus und der Präfrontale Cortex. Zu diesen Wirkungen gehören die Induktion und Aktivierung der NO-Synthasen nach erfolgtem Einstrom von Calcium in die Zellen, die Bildung von Peroxynitrit sowie die dadurch ausgelösten toxischen Folgereaktionen, wie die Aktivierung von Entzündungsprozessen und des Programmierten Zelltods (Apoptose). Der NMDA-Antagonist Memantin konnte bei Patienten mit Parkinson-Krankheit und erhöhten Homocystein-Konzentrationen im Blut nach wochenlanger Therapie die kognitive und motorische Leistungsfähigkeit der Patienten signifikant verbessern (Litvinenko et al., 2010). Dies beweist, dass Homocystein und seine Wirkung am NMDA-Rezeptor an der Auslösung der zur neurodegenerativen Krankheit führenden Mechanismen ursächlich beteiligt ist. Selbst kurzzeitige Einwirkung von Homocystein auf Nervenzellkulturen in Konzentrationen, wie sie bei Patienten mit chronisch entzündlichen (Demenz-)Erkrankungen üblich sind, führten zum Absterben der Zellen durch Apoptose (Boldyrev, 2009). Hierbei bindet Homocystein an den extrazellulären NMDA-Rezeptor der Nervenzellen und löst damit die folgende Signalkette aus: Öffnung des Calcium-Kanals, Einstrom von Ca^{++}-Ionen in die Zelle und schnelle und andauernde Phosphorylierung der MAP-Erk-Kinase. Diese Signalkette ist Voraussetzung, um die weitere zum programmierten Zelltod führende Signalkette auszulösen. Dabei wird die Aktivierung von CREB (cAMP-response-element binding protein), einem natürlichen Hemmfaktor dieses Signalweges, durch einen noch unbekannten Rückkopplungsmechanismus gehemmt, sodass die zur Apoptose führenden Reaktionswege ungehemmt ablaufen (Poddar und Paul, 2009). Homocystein wirkt offenbar selektiv auf die Nervenzellen des Hippocampus und nicht auf diejenigen der Großhirnrinde. Es löst dort Signalketten aus, die u.a. zur Phosphorylierung von Proteinen des Zellskeletts (Loureiro et al., 2009) und zur Bildung von Stickstoffmonoxid (NO) und Peroxynitrit führen (Williams et al., 2008). Dies weist darauf hin, dass die Schädigung des Hippocampus, des Hirnzentrums für Lern- und Gedächtnisfunktionen, die bei Alzheimer-Patienten nachgewiesen wurde, möglicherweise auf einen selektiven Angriff des Homocysteins auf dieses Hirnzentrum zurückzuführen ist.

Eine Vitamin-Therapie gegen Neurodegeneration im Gehirn ist sinnvoll.

Wie oben dargestellt, spielen Vitamin B12 und die Folsäure eine Rolle bei der Umwandlung des schädlichen Homocysteins in Methionin. Vitamin B6 hat eine grundlegende Rolle als Bestandteil der Aminotransferasen, den Enzymen, die zur Synthese von Aminosäuren notwendig sind. Bei neurodegenerativen Krankheiten herrscht ein Mangel bei diesen Vitaminen, der durch eine entsprechende Therapie ausgeglichen werden kann. Die über zwei Jahre fortgeführte tägliche Einnahme von hohen Dosen von Vitamin B6 (20 mg), B12 (0,5 mg) und Folsäure (0,8 mg) hemmt tatsächlich bei älteren Menschen das Schrumpfen des Gehirns und beugt damit der Demenz vor. Dies ergab eine Studie von Wissenschaftlern der Universität Oxford und aus Norwegen mit 168 Personen über 70 Jahren und mit einer Demenz-Vorstufe (Mild Cognitive Impairment bei Alzheimer- und anderen Demenz-Vorstufen). Die Vitamine führten bei den Probanden und nicht bei der Placebo-Gruppe zu einer Senkung des Homocystein-Spiegels. Das Hirnvolumen verminderte sich jährlich bei den Vitamin-Konsumenten nur noch um durchschnittlich 0,76 Prozent, während die Placebogruppe eine Atrophierate von 1,08 Prozent zeigte. Gleichzeitig wurde festgestellt, dass die Gehirndegeneration deutlich mit dem Homocysteingehalt korrelierte. Die Rate der Degeneration des Gehirns (Atrophierate) war bei den Personen, die weniger als 13 µmol/L Homocystein im Blut hatten, um 53 Prozent vermindert im Vergleich zur Kontrollgruppe mit höherem Homocysteingehalt (Smith et al., 2010). Damit wurde erstmals eine **positive Wirkung einer regelmäßigen Einnahme von B-Vitaminen** gegen das Fortschreiten der Gehirn-Atrophie bei Demenz-Vorstufen in einer kontrollierten Studie nachgewiesen. Die positive Wirkung der Vitamine B6 und B12 war der Verminderung der Homocystein-Konzentration zuzuschreiben.

Zusammenfassend ist festzustellen, dass es einen Zusammenhang gibt zwischen einem Risiko von Demenzkrankheiten, einem fehlregulierten Homocystein-Stoffwechsel, einem Mangel der Methylierungsfähigkeit durch Methyl-Tetrahydrofolsäure und der Ansammlung von Aggregaten aus Phospho-Tau-Proteinen im Gehirn. Erhöhte Homocystein-Spiegel und gleichzeitig erniedrigte Spiegel von B-Vitaminen (hauptsächlich B12, Tetrahydro-Folsäure) erweisen sich somit als Risikofaktoren für Demenzkrankheiten. Diese wiederum sind im Zusammenhang mit chronischen Entzündungen sowie mit chronischen Wirkungen von Schad- oder Fremdstoffen im Organismus zu sehen. Multizentrische Studien müssen nun zeigen, ob durch Absenkung von HHCY, durch antioxidative Therapie, durch Vitamin B12- und Folsäure-Therapie sowie durch Vorsorgemaßnahmen gegen chronische Belastungen mit Fremdchemikalien die Entwicklung neurodegenerativer Prozesse signifikant beeinflusst werden kann.

2.2.20. Genetische und epigenetische Aspekte der Krankheit

Die Funktionen des Zentralnervensystems sind wesentlich abhängig von Regelungsvorgängen, die durch Neurotransmitter und ein großes Spektrum von Regulationsproteinen (Wachstumsfaktoren, Zytokinen, Hormonen) gesteuert werden. Die Synthese dieser Proteine wiederum erfolgt durch die in entsprechenden Genen festgelegte Erbinformation. Die Aktivität dieser Gene wiederum unterliegt ebenfalls komplexen Regulationsvorgängen, die unter anderem auch von vielen Umweltfaktoren abhängig sind (siehe dazu auch Kapitel 2.8.9.), und bei denen Signalstoffe der Entzündungsreaktionen eine große Rolle spielen.

Hier sollen nur einige wenige Beispiele für eine Fülle von neuen Erkenntnissen der Wissenschaft auf diesem Gebiet erläutert werden. Tatsache ist jedoch, dass diese neuen Erkenntnisse immer deutlicher machen, dass das komplexe Regulationssystem für die Gehirnfunktionen ein sehr labiles Gleichgewicht (Homöostase) zwischen aufbauenden und schädigenden oder degenerativen Prozessen aufrecht erhält, und dass dieses System äußerst sensibel auf umweltbedingte Veränderungen reagiert und leicht auf die „schiefe Bahn“ degenerativer Prozesse geraten kann.

Zur Funktion des p53-Proteins

Verschiedene Gene und Genprodukte spielen eine Schlüsselrolle bei der Aufrechterhaltung einer langfristigen Funktionsfähigkeit des Zentralnervensystems. Dazu gehören insbesondere die Gene der p53-Proteinfamilie, die aus der Grundlagenforschung zu den Ursachen vieler Krebskrankheiten bekannt sind. Das **p53-Protein** wirkt als **Tumor-Supressor** und gleichzeitig als **Transkriptionsfaktor**, d.h. als Aktivator von Genen, die vielfältige Lebensfunktionen der Zelle regulieren, darunter den programmierten Zelltod (Apoptose), die Zellteilung (Proliferation) und die Reparatur von Schäden der DNA. Die entsprechenden p53-Gene - es sind mehrere DNA-Abschnitte – werden als Reaktion auf vermehrten oxidativen Stress und auf stärkere DNA-Schäden aktiviert. Tatsächlich finden sich im Gehirn von Alzheimer-Kranken erhöhte Konzentrationen des p53-Proteins sowie von dessen Transkriptionsprodukten. Dagegen ist bei mehr als 50 Prozent aller menschlichen Krebsarten der p53-Transkriptionsfaktor durch eine genetische Mutation inaktiviert. **p53 hemmt also den Krebs und fördert gleichzeitig neurodegenerative Prozesse im Gehirn** (Checler et al., 2011). Damit stimmt die Tatsache überein, dass dass p53 als Transkriptionsfaktor und als Reaktion auf schädliche Stressreize eine Reihe von Genen aktiviert, deren Produkte den Zellzyklus und damit die Zellteilung hemmen.

Dadurch wird auch die Transformation der Zellen zu Krebszellen verhindert. Dies wird aber durch ein erhöhtes Risiko der Neurodegeneration erkauft.

Wenn im Gehirn bestimmte Bereiche übermäßig aktiviert sind und es zu Schäden der so genannten „Exzitotoxizität" kommt, bei der z.B. eine verstärkte Glutamat-Ausschüttung erfolgt, dann löst p53 als Reaktion auf die Schädigung die Signalkaskade der **Apoptose** aus. **P53 fördert also die Neurodegeneration** im Gehirn (Jacobs, 2006). Oxidativer Stress führt somit zur Aktivierung der Gene für p53 und damit zur Auslösung von Signalketten der Apoptose. Außerdem wirken bei der Alzheimer-Krankheit die pathogenen Beta-Amyloid-Peptide (Aβ-42) als Verstärker („Enhancer") bei der Genaktivierung für p53 und bilden somit einen „Teufelskreis", mit dem die durch p53 ausgelösten neurodegenerativen Reaktionen gefördert werden (Checler et al., 2011). Gleichzeitig aber schützt p53 vor Krebs, indem transformierte Zellen vorzeitig durch Apoptose aus dem Verkehr gezogen werden. Tatsächlich haben Personen, die Krebserkrankungen überlebt haben, ein geringeres Risiko an Alzheimer zu erkranken. Umgekehrt ist bei Personen mit Alzheimer-Demenz die Erkrankungsrate an Krebs deutlich vermindert (Roe et al., 2009). P53 wird heute als molekularer Schlüssel gesehen, der an der Entscheidungsstelle zwischen Alzheimer-Degeneration und Krebs-Entartung der Nervenzellen im Gehirn steht (Checler et al., 2011).

Seit den 1990-er Jahren wurde in der molekulargenetischen Forschung eine Reihe von weiteren zu p53 homologen Proteinen gefunden, die ebenfalls wichtige Regulationsfunktionen u.a. im Nervensystem besitzen und teilweise als Antagonisten zu p53 wirken. Dazu gehören die Gene und die Proteine p63 und p73, von denen durch alternatives Spleißen wiederum mehrere verschiedene Isoformen gebildet werden. Fällt beispielsweise die Funktion bestimmter Isoformen von p73 durch Genmutation oder Gen-Inaktivierung aus, kommt es (bei Versuchstieren) zum Verlust von Nervenzellen der Großhirnrinde durch Apoptose und durch Exzitotoxizitäts-Nekrose, weil die Funktion von p53 überwiegt. Mäuse mit einem p73-Mangel zeigen Entzündungen und Degenerationsvorgänge im Gehirn und eine Ansammlung von Aggregaten von phosphorylierten Tau-Proteinen. Diese Aggregate spielen beim Fortschreiten der Alzheimer-Krankheit eine Rolle (siehe Kapitel 2.4.). Eine bestimmte p73-Isoform (ΔNp73) hemmt ein Enzym (JNK), das das Tau-Protein phosphoryliert und damit dessen Aggregation einleitet. Wird die Phosphorylierung von Tau gehemmt, dann wird auch das Fortschreiten der Alzheimer-Krankheit gehemmt. Zusätzlich hat ΔNp73 noch eine ganze Reihe weitere Funktionen zum Schutz der Nervenzellen. Demnach stellt diese Isoform von p73 (ΔNp73) für die Nervenzellen ein „Überlebensprotein" dar. Es wirkt zudem als Antagonist zu p53 und verhindert dessen schädliche Wirkung.

Ein weiteres Schutzprotein, p63, fördert das Wachstum und das Überleben von neuronalen Stammzellen, die zum Ersatz abgestorbener Glia- und Nervenzellen in bestimmten Hirnregionen, darunter der Hippocampus, dienen. P63 ist somit äußerst wichtig zur Erhaltung der kognitiven Leistungsfähigkeit und zur Verhinderung der vorzeitigen alters- oder umweltbedingten Neurodegeneration. Bei gesunden Personen herrscht ein Gleichgewicht zwischen dem p53-Protein und den p73- und p63-Isoformen, wodurch eine Balance zwischen krebsartiger Entartung und Apoptose der Nervenzellen entsteht, die eine langfristige Funktionsfähigkeit der Nervenzellen im Gehirn gewährleistet (Miller und Kaplan, 2011). Es ist leicht vorstellbar, dass dieses empfindliche Gleichgewicht durch Umweltfaktoren in Richtung vorzeitiger Alterung und Degeneration des Gehirns gestört werden kann.

2.2.20. Ein vorläufiges Fazit

Die oben geschilderten Erkenntnisse der Psychoneuroimmunologie erfordern eine neue Interpretation von psychischen Krankheiten, insbesondere der Depressionskrankheiten, in der psychiatrischen Therapie: Bei der ärztlichen Anamnese müssen die Ursachenfaktoren der Krankheiten bzw. der Depression genauer ermittelt werden, um eine kausale Therapie zu ermöglichen. Dazu gehören neben Faktoren der Lebensbedingungen, wie z.B. chronischer Stress in Beruf und Privatleben, aber auch mögliche chronische Entzündungen, die wiederum durch verschiedene Faktoren aus der Umwelt ausgelöst sein können: Infektionserreger, Allergene oder auch Umweltschadstoffe. Der neue medizinische Wissenschaftszweig der Psychoneuroimmunologie, der diese Erkenntnisse liefert, zwingt damit zu einem veränderten Verständnis des Körper-Seele-Verhältnisses: Organische Entzündungskrankheiten wie Diabetes Typ II, Autoimmunerkrankungen, rheumatische Erkrankungen können sekundär schwere chronische Depressionen verursachen, und Depressionen können nicht mehr generell als psychosomatische Ursache von organischen Symptomen oder Krankheiten interpretiert werden. Depressionen als Folge von Entzündungskrankheiten beruhen auf neurodegenerativen Mechanismen, also auf Schäden bei den Nervenzellen des Gehirns. Sie können sich weiterentwickeln zu Demenzkrankheiten, bei denen ganze Funktionsteile des Gehirns degenerieren. Aufgabe der Medizin muss es daher sein, die umweltbedingten Ursachenfaktoren der Krankheit präventiv auszuschalten.

2.3. Multiple Sklerose (MS) und verwandte Autoimmun-Krankheiten

2.3.1. Symptome, Häufigkeit und Ursachen

Die Multiple Sklerose gehört zu den häufigsten chronisch degenerativen Erkrankungen des Zentralen Nervensystems einschließlich des gesamten Gehirns bei meist jüngeren Erwachsenen, von denen weltweit zwischen 1 bis 2,5 Millionen betroffen sind (Lassmann, 2007; Miller, 2012). Sie ist eine chronisch-entzündliche Krankheit des Zentralnervensystems, bei der fortschreitend große Läsionen in der weißen Substanz von Gehirn und Rückenmark entstehen, die auf einen Abbau der Myelinschicht der Nervenfasern zurückzuführen sind. Die Krankheit schreitet im Verlauf von mehreren Jahren bis Jahrzehnten fort. Man kann dabei drei Stadien unterscheiden (nach Lassmann, 2007):

1. Das Stadium der Entzündung. Es ist bei geeigneter antientzündlicher Therapie reversibel innerhalb Stunden oder Tagen. Es kommt – unter Beteiligung von Stickstoff-Monoxid (NO) - zu einer multifokalen Entzündung im Gehirn mit Ödem, Zytokin-Ausschüttung und entzündlichen Folgewirkungen, darunter auch Hemmung der Erregungsleitung in den Nervenfasern (Axonen). Die Krankheit ist bei etwa 50% der Patienten weitgehend reversibel, d.h. bis auf kleinere Restbeschwerden kommt es zur Genesung.

2. Demyelinisierung: Etwa 10 bis 20 Jahre nach Beginn der Krankheit kommt es bei etwa 50% der Patienten zu fortschreitendem Verlauf mit Abbau der Myelinschicht, also der fettartigen Zellschicht, die die Nervenfasern umgibt. Bei geeigneter Therapie ist dies zwar innerhalb von Tagen oder Wochen noch reversibel, meist aber schreiten die degenerativen Prozesse fort. Folge ist eine Blockierung der Erregungsleitung der Nervenfasern, wobei auch die Natrium-Kanäle an den Internodien (Einschnürungen) der Axonen abgebaut werden.

3. Abbau der Nervenfasern (Axonen). Dies geschieht bei etwa 20% der Patienten, bei denen die Krankheit fortschreitet und verläuft irreversibel. Makrophagen greifen die Membranen der Axonen an den demyelinisierten Stellen an und zerstören sie. Die Folgen sind Atrophie von Teilen des Gehirns und des verlängerten Rückenmarks mit entsprechenden Ausfall-Symptomen. Der Verlust der Erregungsleitung der Nerven ist irreversibel.

Die **Symptome** entsprechen dem Krankheitsverlauf in den drei Stadien. Sie sind gekennzeichnet durch zentral ausgelöste motorische und krampfartige Lähmungen (spastische Paresen), deren Ausmaß im Verlauf der Krankheit zunimmt und in wiederholten Schüben auftritt. Dabei kommt es zu krampfartigen Muskel-Eigenreflexen. Hinzu kommen vorübergehende bis anhaltende Sensibilitätsstörungen der Haut, mit Kribbeln und Taubheitsgefühl (Parästhesie), Entzündungen des Nervus opticus (Opticus-Neuritis), Störungen der Augenbeweglichkeit und der allgemeinen Bewegungskoordination (Ataxie), Blasen- und Mastdarmstörungen, Harninkontinenz, chronische Müdigkeit (Fatigue), sowie schließlich psychische Störungen wie affektive Labilität, reaktiv-depressives Syndrom, und im späten Stadium psychomotorische Verlangsamung, Gedächtnis- und Konzentrationsstörungen und Störungen der geistigen Leistungsfähigkeit. Typisches Kennzeichen einer MS ist das so genannte „Lhermitte-Zeichen“ oder Nackenbeugezeichen: Bei kräftigem Beugen des Nackens treten elektrisierende Missempfindungen entlang der Wirbelsäule und in den Armen auf, hervorgerufen durch den Myelin-Abbau im Mark der Spinalnerven des Nachhirns und des Rückenmarks (zit. nach Klingelhöfer und Rentrop, 2003).

Die **Häufigkeit der Erkrankung** zeigt einen abnehmenden Nord-Süd-Gradienten, das heißt, dass die Krankheit in den nördlichen Industrieländern weiter verbreitet ist als in den weniger entwickelten südlichen Ländern. Dies lässt sowohl auf genetische als auch umweltbedingte Ursachen schließen.

Ursachen und Auslöser der MS

Für die MS gibt es Hinweise auf **Einwirkungen von Chemikalien** bei der Krankheitsentstehung. Die Krankheit wurde etwa zu der Zeit entdeckt, als Amalgam als Zahnfüllmaterial eingeführt wurde, nämlich in den 1870-er Jahren. Epidemiologische Untersuchungen haben zudem einen Zusammenhang zwischen Ernährungsgewohnheiten, insbesondere mit Zucker gesüßten Lebensmitteln, der Häufigkeit von Karies und der Häufigkeit von MS gefunden. Hintergrund: Karies wird seit Jahrzehnten durch Amalgamfüllungen in den Zähnen behandelt (zit. nach Mutter, 2006, S. 43f.). Im Gehirnwasser von MS-Patienten wurde eine 7,5-fach erhöhte Konzentration von Quecksilber gefunden (Ahlrod-Westerlund, 1989). Eine Entfernung der Amalgamplomben führte bei MS-Patienten zu einer Verbesserung verschiedener psychischer Symptome wie Depressionen, Aggressivität und psychotisches Verhalten. Blutwerte und die Werte pathologischer Indikatoren im Gehirnwasser (Liquor) verbesserten sich ebenso (Silberlund, 1992; Silberlund und Kienholz, 1994).

Befunde mit Tierexperimenten oder Tiermodellen haben ergeben, dass Chemikalien wie Cuprizon, Ethidiumbromid oder Lysolecithin einen Abbau der Myelinschicht (Demyelinisierung) im peripheren und Zentralen Nervensystem und damit ein Krankheitsbild auslösen können, das einer MS entspricht. Damit werden in der pathologischen Routineforschung Tiermodelle für Multiple Sklerose und andere Demyelinisierungs-Krankheiten erzeugt (Pham-Dinh und Bumann, 2011).

Cuprizon ist ein anorganischer Kupfer-Ammonium-Komplex. Bei Versuchstier-Modellen mit Mäusen wird durch Fütterung mit Cuprizon eine Demyelinisierung von Nervenzellen im Balken (Corpus Callosum) unter der Großhirnrinde sowie im Hippocampus verursacht. Cuprizon zerstört die Vorläuferzellen (Stammzellen) der Oligodendrozyten im Gehirn, indem es die Signalketten der Apoptose aktiviert. Gleichzeitig sammeln sich Mikrogliazellen und Monozyten an, die am Myelinabbau beteiligt sind (Lindner, 2007).

Ethidiumbromid ist ein roter, hoch toxischer Phenanthridin-Farbstoff, der in vielen, wenn nicht allen Labors der Molekularbiologie zum Nachweis der Nukleinsäuren DNA und RNA verwendet wird, weil es angeblich unverzichtbar ist. Latex-Handschuhe schützen nicht, es dringt hindurch wie durch ein „Nudelsieb“ (Muehlhardt, 2011), und auch durch die Haut. Ethidiumbromid bindet an die DNA und verändert deren Eigenschaften. Es gibt vielfältige Hinweise für mutagene und krebsauslösende Wirkungen. Bei einer Studie zu subakuten Wirkungen mit Ratten hat es mikroskopisch sichtbare Veränderungen ähnlich einer demyelinisierten Neuropathie ausgelöst (lt. Gestis-Stoffdatenbank).

Viele Wissenschaftler sehen auch einen Zusammenhang zwischen MS und vorangegangenen Infektionen durch Viren und Bakterien, für die es eine Reihe von

Hinweisen, aber noch keine endgültigen Beweise gibt (Kieseier, 2009). Einer der Hinweise bezieht sich auf die Isolierung verschiedener Virusarten bei MS-Patienten, wie z.B. Rabies, Herpes Simplex, Herpes Typ 6, Parainfluenza, Paramyxovirus, Coronavirus, das Multiple-Sklerose-assoziierte Retrovirus, und Epstein-Barr. Ferner wurden bei MS-Patienten Virus-Genome im ZNS-Gewebe sowie Virus-spezifische Antikörper oder T-Zellen nachgewiesen. Es gibt auch Virus-Tiermodelle für MS. Diese Hinweise sind bestenfalls als indirekt zu bezeichnen, da Virusinfektionen sowohl bei gesunden als auch kranken Menschen vorkommen können und der statistische Zusammenhang nicht eindeutig nachgewiesen ist. Bis 2009 wurde noch spekuliert, ob Viren eine Voraussetzung für die Auslösung einer MS sind, oder ob sie die Autoimmunreaktion gegen das Gewebe des Zentralnervensystems (ZNS) lediglich modulieren (Comston und Coles, 2002; Gold und Brück, 2007).

Es ist jedoch erwiesen, dass prinzipiell jedes im Zentralnervensystem vorkommende Antigen nach experimenteller Verabreichung eine autoimmune Enzephalomyelitis auslösen kann (Gold und Brück, 2007). Dies war beispielsweise der Fall, als Alzheimer-Patienten nach Impfungen mit Amyloid-Peptiden eine Enzephalomyelitis mit MS-Symptomen entwickelten, oder als Patienten nach einer Tollwut-Impfung mit dem Pasteur-Impfstoff ebenfalls eine MS bekamen (zit. nach Gold und Brück, 2007).

Befunde aus der Epidemiologie

Eine hohe Häufigkeit der Krankheit mit rund 120 Fällen pro 100000 Einwohnern wird in den Industrieländern der gemäßigten Zone beobachtet: West- und Nord-Europa, nördliche Staaten der USA, Kanada, Russland, Neuseeland und Südost-Australien. Dagegen ist die Häufigkeit der Krankheit in Ländern der Tropen und Subtropen mit 5 Fällen pro 100 000 Einwohner sehr gering. In den Industrieländern der gemäßigten Klimazone besteht offenbar ein höheres Risiko, eine MS zu bekommen (Miller, 2012). Dies kann auf mehreren Faktoren beruhen: Einerseits spielt offenbar der höhere Hygienestandard in den genannten Ländern eine Rolle, durch den das Immunsystem junger Menschen nicht auf die üblichen Krankheitserreger geprägt wird und offenbar auf körpereigene Strukturen empfindlicher reagiert, andererseits können Umweltfaktoren, darunter auch Medikamente, Impf- und Schadstoffe, eine Überempfindlichkeit des Immunsystems gegenüber Autoantigenen verursachen. Als weitere Ursache kommen negative Folgewirkungen einer verminderten Sonneneinstrahlung in nördlichen Ländern in Frage, durch die das Erkrankungsrisiko für die MS erhöht wird. Dass dies plausibel ist, wird unten genauer begründet.

Dass Umweltfaktoren bei der Auslösung der MS eine Rolle spielen, geht auch aus epidemiologischen Migrationsstudien hervor, bei denen die Häufigkeit des Vorkommens von MS in Bevölkerungsgruppen untersucht wird, die in andere Länder oder Regionen ausgewandert sind. Die dabei ermittelte Häufigkeit wird mit derjenigen am Ursprungsort verglichen. Im Falle der MS wurde festgestellt, dass Personen, die nach ihrem 15. Lebensjahr aus Regionen mit hoher MS-Prävalenz (Häufigkeit), z.B. aus Mitteleuropa, auswanderten, mit der gleichen Häufigkeit wie in ihrem Ursprungsgebiet eine MS bekommen. Wenn die Personen dagegen vor dem 15. Lebensjahr auswanderten, dann gleicht die Häufigkeit, mit der sie eine MS bekommen, derjenigen in der Zielregion ihrer Auswanderung (Willer et al., 2005).

Dieses Ergebnis deutet auf Umweltfaktoren hin, die sehr wahrscheinlich einen Einfluss auf die Aktivität von Genen ausüben, also einen **epigenetischen Effekt** hinsichtlich der Auslösung der Krankheit haben. Offenbar sind die Aktivitäten der betreffenden Gene vor einem Alter von 15 Jahren noch veränderbar, während nach diesem Alter die Umweltfaktoren nicht mehr wirken, weil die Genaktivitäten durch altersabhängige Mechanismen bereits festgelegt sind. Zu den hier wirksamen ortsabhängigen Umweltfaktoren gehören vermutlich sozioökonomische Faktoren, Hygienebedingungen, Ernährung, die Stärke der Sonnenlicht-Exposition, Ernährung (Wiendl et al., 2007), und, wie oben beschrieben, auch körperfremde Chemikalien

2.3.2. Krankheitsmechanismus

Die Multiple Sklerose wird durch komplexe Autoimmunprozesse geprägt, die das Immunsystem sowohl im Gehirn als auch in der Peripherie umfassen. Genauere wissenschaftliche Untersuchungen zum physiologischen Krankheitsmechanismus haben ergeben, dass das Krankheitsbild der Multiplen Sklerose (MS) nicht einheitlich ist, sondern dass mindestens vier verschiedene physiologische Subtypen unterschieden werden müssen (nach Gold und Brück, 2007):

- Subtyp I: Schäden werden durch Makrophagen und T-Zellen verursacht,
- Subtyp II: Schäden werden vorwiegend durch Antikörper und Komplementaktivierung verursacht,
- Subtyp III: Schäden entstehen durch programmierten Zelltod der Oligodendrozyten (Apoptose), wobei es zu einem Verlust des Myelin-assoziierten Glykoproteins (MAG) und zu Hypoxie (Sauerstoffmangel) kommt,
- Subtyp IV: Absterben der Oligodendrozyten in der Umgebung der weißen Substanz (periläsional).

Die Oligodendrozyten sind spezialisierte Gliazellen, die im Zentralnervensystem die Myelinschichten um die Axonen der Nervenfasern aufbauen (Pham-Dinh und Baumann, 2011). Fehlen diese Zellen, dann können Schäden an der Myelinschicht nicht ausgeglichen werden. Dann ist die Funktion der Erregungsleitung entlang der Axonen eingeschränkt oder ausgeschaltet.

Bei der **MS Typ I und II** kommt es zu einer Degeneration von Nervenzellen offenbar im Zusammenhang mit chronischen Entzündungsprozessen im Gehirn, die als Folge von Autoimmunreaktionen auftreten (Hoffmann und Sakic, 2009). Bisher vermutete man, dass der dabei in größeren Hirnbereichen nachweisbare Myelin-Abbau mit diesen Entzündungsprozessen zusammenhängt. Nach neueren Erkenntnissen besteht ein Zusammenhang zwischen dem Ausmaß der Axon-Schäden im ZNS und dem Grad der Entzündung lediglich bei den akuten Läsionen im ZNS. Bei den chronischen Läsionen liegt offenbar ein neurodegenerativer Mechanismus ohne wesentliche Beteiligung spezifischer Komponenten des Immunsystems und unabhängig von den Entzündungsmechanismen vor (Kieseier, 2009). Da es bei den histopathologisch untersuchten Läsionen offenbar vier verschiedene Typen von Pathomechanismen bei MS gibt, scheint das Krankheitsbild der MS heterogen zu sein.

Grundsätzlich gilt aber weiterhin, dass zunächst eine Abwehrreaktion des Immunsystems gegen Bestandteile der Myelinschicht, die die Nervenfasern der weißen Substanz in Gehirn und Rückenmark umgibt, stattfindet. Die MS ist daher grundsätzlich den **Autoimmunkrankheiten** zuzurechnen, bei denen die

Kontrollmechanismen des Immunsystems und damit die Toleranzüberwachung gestört sind. Dies bedeutet, dass die gegen die körpereigenen Antigene im Zentralnervensystem gerichteten T-Lymphozyten, die so genannten **autoreaktiven T-Zellen** (TH-17), nicht mehr von den regulatorischen T-Lymphozyten (T-reg) in Schach gehalten werden, sodass Teile des Immunsystems nicht mehr zwischen Fremd- und Autoantigenen unterscheiden können (Jahn und Pfeiffer, 2009).

Die Th-17-Zellen greifen neben der Myelinschicht auch die Nervenzellen direkt an und schädigen sie. Zwischen den Th-17-Zellen und den Nervenzellen bildet sich eine Kontaktzone ähnlich einer Synapse, die zu einer Öffnung von Calcium-Kanälen und in der Nervenzelle zum erhöhten Calcium-Spiegel führt. Dadurch wird die Erregungsschwelle erniedrigt und langfristig auch die Apoptose ausgelöst (Siffrin und Zipp, 2010).

Die Auslösung der Krankheit beginnt mit der Erkennung eines spezifischen Autoantigens durch die autoreaktiven T-Zellen. Das Autoantigen ähnelt in der Regel Strukturen und Molekülen, die an Myelin-Proteinen und gleichzeitig auch in der Uwelt vorkommen (Miller, 2012). Eine Antigen-präsentierende Zelle, meist dendritische Zellen und im Gehirn Oligodendrozyten, präsentiert das Autoantigen über den Histokompatibilitätskomplex der Klasse II (MHC II) den T-Lymphozyten. Diese T-Zellen binden mit Hilfe ihres T-Zell-Rezeptors (TCR) an das MHC-II-gebundene Autoantigen. Zusätzlich bilden die T-Zellen noch mehrere Signalbrücken mit der Antigen-präsentierenden Zelle, wie B7 - CD 28 und CD40 - CD40L, die an der T-Zellaktivierung beteiligt sind (Abb.7). Die aktivierten T-Lymphozyten durchqueren anschließend die Blut-Hirn-Schranke, die dabei geschwächt wird, und gelangen so ins ZNS. Sie können dort bis zur erneuten Reaktivierung verweilen oder sich gleich weiter vermehren und direkt weitere Zellen des Immunsystems im ZNS aktivieren, darunter Mikrogliazellen, Astrozyten und Makrophagen. Diese produzieren daraufhin Zytokine wie den Tumornekrosefaktor-α (TNF-α), ferner Lymphotoxine und das toxisch wirkende Stickstoffmonoxid (NO) (Kieseier, 2009).

Als Folge können Autoantigen-spezifische T-Zellen vom Typ der **$CD8^+$-Killerzellen** aktiviert werden, sie greifen daraufhin die Myelin-Proteine an (siehe zusammengefasste Literatur bei Lassmann, 2007). Die außerdem aktivierten Makrophagen binden an die Myelinscheiden und setzen verschiedene Zytokine frei, die wiederum Th1-Lymphozyten und andere Immunzellen zur Ausscheidung von Zytokinen veranlassen, darunter Ifn-γ, Il-2 und TNF-α. Dies deutet auf eine von TH1-Helferzellen gesteuerte Immunreaktion vom verzögerten Typ hin. Dabei binden die aktivierten $CD8^+$-T-Lymphozyten an MHC-II-gebundene Autoantigene, die zur Aktivierung der zellzerstörenden Reaktionen führen. Sie scheiden dann u.a. **reaktive Sauerstoffradikal-Verbindungen (ROS)** aus, die an den Myelinscheiden der Nervenfasern eine Lipid-Peroxidation auslösen. Zusätzlich sind **Stickstoffmonoxid (NO)** sowie reaktive Stickstoffradikale wie **Peroxynitrit** an den Schadensmechanismen beteiligt. Folglich findet man in der Zerebrospinalflüssigkeit von MS-Patienten erhöhte Nitrit-Werte (Rejdak et al., 2008).

Außerdem können aktivierte B-Lymphozyten gegen das Autoantigen gerichtete Autoantikörper (Ak) produzieren, die ebenfalls die Blut-Hirn-Schranke durchqueren und zum Abbau der Myelinscheide an den Axonen der Nervenzellen beitragen.

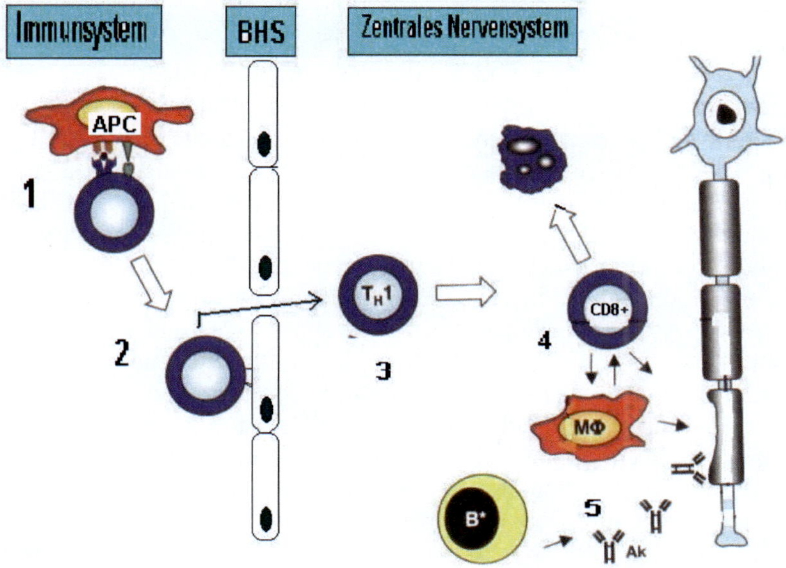

Abb. 7: Immunologische Mechanismen bei der Multiplen Sklerose (nach Kieseier, 2009, verändert)

(1). T-Zellen erkennen über den T-Zell-Rezeptor (TCR) ein spezifisches Autoantigen, das von einer Antigen-präsentierenden Zelle (APC) über den Histokompatibilitätskomplex der Klasse II (MHC II) präsentiert wird. Gleichzeitig wird die T-Zelle über zusätzliche Signalbrücken (B7 – CD28, CD40L – CD40) stimuliert. Die aktivierte T-Zelle proliferiert, entwickelt sich zur TH1-Helferzelle und wandert durch eine Lücke der Blut-Hirn-Schranke (BHS) (2). Die im Zentral-Nervensystem (ZNS) angelangten TH1-Zellen aktivieren Makrophagen, Mikrogliazellen (Mϕ) und T-Killerzellen (CD8+) durch Zytokine (Ifn-γ, Il-1) (3). Die Makrophagen scheiden daraufhin ebenfalls Zytokine (TNF-α) sowie Lymphotoxine und Stickstoffmonoxid aus und schädigen damit direkt die Myelinscheiden der Nervenfasern (Axone). Gleichzeitig greifen auch die aktivierten CD8+-Killerzellen die Myelinscheiden der Nervenfasern an (4). Ein Teil der CD8+-T-Zellen wird später durch Apoptose zerstört. Zusätzlich können auch Antikörper, die von B-Lymphozyten gebildet wurden, mit Hilfe von Komplement am Schädigungsmechanismus teilnehmen (5).

Als Autoantigene kommen verschiedene Myelin-Proteine und auch nicht Myelin-spezifische Antigene in Frage, wie z.B. das Hirnschrankenprotein S100β. Für die meisten Autoantigene konnten Tiermodelle entwickelt und damit die Funktion als Autoantigene bestätigt werden. Dabei zeigen die autoreaktiven T-Lymphozyten eine verminderte Spezifität ihrer Reaktion mit den Autoantigenen, d.h. sie reagieren mit einer großen Zahl verschiedenerAntigene. Es kommt also zu einer Degeneration der Antigenerkennung und damit zu verbreiteten Kreuzreaktionen der autoreaktiven Lymphozyten. Dies hat negative Auswirkungen auf den Krankheitsverlauf.

Im weiteren Verlauf werden aus den Läsionen an der Myelinscheide der Nervenfaser Antigene in die Peripherie freigesetzt, mit denen weitere B- und T-Lymphozyten aktiviert werden, die anschließend den chronischen Krankheitverlauf verstärken (Kieseier, 2009). Es kommt zur Aktivierung des Induktionsfaktors NF-κB, der die Bildung und Freisetztung von Zytokinen, darunter TNF-α und IL-1β auslöst, die wiederum eine Apoptose der Oligodendrozyten bewirken. Dadurch fehlt die Funktion zur Regeneration der Myelinscheiden, und die Neurodegeneration wird gefördert (Selmaj und Raine, 1988).

Bei vielen MS-Patienten finden sich auch Autoantikörper gegen das Myelin-Protein, die gleichzeitig eine proteolytische Enzymaktivität besitzen („Abzyme"), mit der sie das Myelin-Protein nach basischen Aminosäuren genau im Bereich des antigenen Epitops spalten. Mit dem Fortschreiten des Krankheitsverlaufs nimmt die Abzym-Aktivität im Serum zu. Das Medikament „Copaxon" (Wirkstoff Glatiramer-acetat) hemmt die Abzym-Aktivität, aber nicht Trypsin, wirkt also als Immunmodulator und verringert die Häufigkeit der MS-Schübe. (Naturwiss. Rundsch. 59/10, 2006, 568; Bericht). Die Folge dieser Entzündungsvorgänge ist eine fortschreitender Abbau der Membranen der Myelinscheiden und damit ein Verlust der Nervenleitfähigkeit, sowie im weiteren Verlauf auch eine Schädigung der Nervenfasern (Axonen) und damit ein Verlust von deren Funktion.

Periphere Entzündungen und Autoimmunreaktionen können die MS im Gehirn fördern und verstärken. Das aktivierte periphere Immunsystem setzt eine ganze Reihe von Signal- und Wirkstoffen frei, die die Blut-Hirn-Schranke schwächen und den Vorgang der Wanderung von Immunzellen durch die Blut-Hirn-Schranke fördern. Dazu gehören Matrix-Metalloproteinasen, Zytokine, Chemokine, Integrine und Adhäsionsproteine. Die Zytokine Tumornekrosefaktor-alfa (TNF-α) und Interferon-gamma (Ifn-γ) sind für ihre neurotoxischen Wirkungen beim Abbau der Myelinschichten an den Nervenfasern bekannt (Miller, 2012).

Oxidativer und nitrosativer Stress sind auch hier wirksam.

Aktivierte Mikrogliazellen und Makrophagen produzieren im Gehirn große Mengen reaktive Sauerstoffradikale (ROS) und Stickstoffoxide, darunter Peroxynitrit, die an der fortschreitenden Zerstörung der Myelinhüllen der Nervenfasern beteiligt sind (De Vries et al., 2011). Im fortgeschrittenen Stadium zeigen sich auch typische Merkmale der Mitochondrienkrankheit, gekennzeichnet durch Symptome und Folgewirkungen des Energiemangels.

Die ROS und das Peroxynitrit sind wie bei fast allen anderen neurodegenerativen Krankheiten auch die „Übeltäter" am Ende der Entzündungsprozesse, die Signalketten zum programmierten Zelltod auslösen und die Zellmembranen direkt angreifen und durch den Prozess der Lipid-Peroxidation abbauen. Peroxynitrit bildet mit Tyrosinresten der Proteine Nitrotyrosin, das in der Laboranalytik als Marker für den nitrosativen Stress nachgewiesen werden kann (Bishop et al., 2009; Miller, 2012). Die so veränderten Proteine verlieren ihre Funktion, wodurch die Signalwege der Zelle unterbrochen oder verändert werden. Tatsächlich ist die Schwere des Krankheitsbildes der MS und ihr fortgeschrittener Zustand direkt korreliert mit den Konzentrationen der reaktiven Stickstoffverbindungen wie NO und Peroxynitrit in der Zerebrospinal-Flüssigkeit und im Blutserum (Bishop et al., 2009).

Die Entzündungsvorgänge breiten sich in der weißen Substanz des Gehirns in Form der typischen MS-Läsionen (Plaques) aus. Dabei wird auch die Blut-Hirnschranke geschädigt, und lokale Effektorzellen, wie die Mikrogliazellen, werden aktiviert. Aktivierte T-Lymphozyten können nämlich die Blut-Hirn-Schranke überwinden und aus den Blutgefäßen ins Innere des Gehirns vordringen. Nicht-aktivierte T-

Lymphozyten tun dies normalerweise nicht, solange sie nicht in peripheren Lymphknoten durch Entzündungsreize „umerzogen" und aktiviert werden. Wenn diese T-Zellen dann im Gehirn auf „ihr" passendes Antigen an den Myelin-Scheiden treffen, beginnen sie mit der eigentlichen Entzündungskaskade. Dies wurde sowohl für MHC II- als auch für MHC I-bindende T-Lymphozyten in Tiermodellen nachgewiesen (siehe Literatur bei Lassmann, 2007).

Jeder Mensch besitzt in seinem Körper gegen eigene Antigene gerichtete T-Zellen (autoreaktive T-Zellen). Das Gehirn schützt sich normalerweise gegen den Angriff dieser Lymphozyten durch Auslösung des programmierten Zelltods (Apoptose) bei diesen Lymphozyten. Bei MS-Patienten fällt dieser Schutzmechanismus offenbar aus, und die Entzündung im Gehirn kann sich voll entfalten (Lassmann, 2007). Die genauen Ursachen für den Ausfall der immunologischen Toleranz waren bis 2009 noch unklar, aber es gibt Hinweise für Umweltfaktoren, die zur Aktivierung der autoreaktiven T-Zellen führen (Kieseier, 2009).

Weitere Folgen der Entzündungsreaktionen im Gehirn bei MS

Im Verlauf der Entzündungsvorgänge werden auch unkontrolliert Neurotransmitter wie **Glutamat** aus geschädigten Axonen sowie von aktivierten Makrophagen und Mikroglia-Zellen freigesetzt. Glutamat löst bekanntlich weitere pathologische Vorgänge am NMDA-Rezeptor in bestimmten Hirnbereichen aus, wie dies ebenfalls beim Mechanismus der Krankheit MCS beschrieben wurde. Auch hier zeigen sich gemeinsame Merkmale der Pathomechanismen bei chronisch entzündlichen Umwelt-Krankheiten und neurodegenerativen Krankheiten. Eine therapeutische Glutamat-Verabreichung ist also für Patienten mit neurodegenerativen Krankheiten kontraindiziert.

Als Folge kommt es zu Abbau- und Degenerationsvorgängen bei den Myelinscheiden und den Axonen in verschiedenen Gehirnbereichen. Unter den dabei freigesetzten Abbauprodukten befinden sich auch **Cholesterinoxide**, wie z.B. das 7-Keto-Cholesterol, das als Aktivator und Lockstoff für aktivierte Mikrogliazellen und Makrophagen dient und dabei die induzierbare NO-Synthase (iNOS) aktiviert. Das daraufhin gebildete Stickstoffmonoxid (NO) führt zunächst zu reversiblen Hemmungen der Erregungsleitung der Nervenfasern (Axonen), womit die akuten Symptomschübe bei MS und im weiteren Verlauf auch die irreversible Zerstörung der erregungsleitenden Nervenfasern zu erklären sind (Aktas et al., 2007). Oxidierte Cholesterine bewirken somit eine pathologische Eskalation der Entzündungsreaktionen im ZNS, die letztlich zur Zerstörung und Degeneration von Nervenzellen und ganzen Hirnarealen führt (Diestel et al., 2003). Hier zeigt sich erneut **die zentrale Funktion der induzierbaren NO-Synthase iNOS** beim Pathomechanismus entzündlicher neurodegenerativer Erkrankungen, wie dies ebenso bei den chronisch-entzündlichen Multisystem-Erkrankungen wie MCS und CFS nachgewiesen wurde (Pall, 2007).

Bei einigen MS-Patienten konnte auch zusätzlich die Beteiligung von Antikörpern an der Immunreaktion gegen das so genannte MOG-Antigen auf der Oberfläche der Myelinscheiden und der Oligodendrozyten nachgewiesen werden. Nach Bindung dieser Antikörper an das MOG-Antigen kommt es zur Aktivierung des Komplementsystems und damit zu Schädigungen an der Myelinscheide. Offenbar wirken bei vielen MS-Patienten zelluläre Immunmechanismen durch T-Zellen sowie Antikörper-gesteuerte Mechanismen bei der Ausprägung der Gehirn-Läsionen zusammen (Lassmann, 2007).

Histologische Untersuchungen weisen ferner auf Gewebszerstörungen als Folge von Sauerstoffmangel (Hypoxie) sowie auf Schäden bei den Oligodendrozyten, einem Bestandteil der Blut-Hirn-Schranke im Gehirn von MS-Patienten, hin. Dies ist als eine Folge der schädigenden Wirkungen des oxidativen und nitrosativen Stresses auf die Mitochondrien zu erklären.

Es gibt Hinweise dafür, dass die Auslösung der beschriebenen Entzündungsvorgänge an den Myelinscheiden unabhängig von der eigentlichen Entzündung ist, und dass die Entzündung eine sekundäre Folgewirkung vorangegangener Veränderungen an den Myelin-Proteinen ist (zit. nach Lassmann, 2007). Dies steht in Übereinstimmung mit den oben erwähnten epidemiologischen Befunden zum Zusammenhang zwischen einer Quecksilberbelastung durch Zahnamalgam und dem Auftreten der MS. Somit ist anzunehmen, dass Quecksilber direkt oder indirekt die Myelin-Proteine so verändert, dass sie als Antigene für die beschriebene verzögerte TH1-Immunreaktion wirken. MS ist dann womöglich als durch Quecksilber ausgelöste Autoimmun-Krankheit aufzufassen. Zum endgültigen Beweis sind aber weitere Studien notwendig.

Eine weitere Ursache für einen fortschreitenden Verlauf der Krankheit vor allem bei MS Typ III und IV könnte in einem Defekt bei den **Nervenwachstumsfaktoren** zu sehen sein. So fördern der ziliäre neurotrophe Faktor (CNTF) oder der Gehirn-spezifische Nervenwachtumsfaktor (BNDF brain-derived neurotrophic factor) das Überleben von Nervenzellen und Oligodendrozyten im Gehirn, wie mit entsprechenden Tieren mit genetischen Defekten für Wachstumsfaktoren („Knock-out-Tiere") bewiesen wurde. Auch Erythropoietin (EPO) soll eine Nerven-schützende Wirkung besitzen (Gold und Brück, 2007). Bekanntlich fördert das Fehlen von Nervenwachstumsfaktoren die Degeneration von benachbarten Nervenzellen durch den programmierten Zelltod (Apoptose) (Petersen et al., 2009; Mattson, 1998; siehe Kapitel 2.3.8.). Unklar ist bislang noch die Ursache für den Mangel an Nervenwachstumsfaktoren. Es ist aber denkbar, dass oxidativer und nitrosativer Stress, ausgelöst durch chronische Entzündungsvorgänge oder durch Umweltgifte, und der damit zusammenhängende Energiemangel durch Atmungsblockade für eine Hemmung der Synthese von Nervenwachstumsfaktoren verantwortlich sind.

Vitamin-D-Mangel fördert MS.

Man erinnere sich: Die epidemiologischen Befunde zur räumlichen Verteilung des Risikos, eine MS zu erwerben, zeigen eine Benachteiligung der Länder mit geringerer Sonneneinstrahlung, nämlich die Industrieländer der gemäßigten Klimazonen. Damit kommt ein Mangel an Vitamin D als Risikofaktor für MS in Betracht. Tatsächlich ist in den Ländern nahe des Äquators, wo die Sonneneinstrahlung am intensivsten ist, die Häufigkeit von MS in der Bevölkerung am geringsten. Der UV-Anteil des Sonnenlichts ist nämlich für die körpereigene Synthese von Vitamin D verantwortlich (weshalb Vitamin D eigentlich kein Vitamin ist). Außerdem ist ein hoher Vitamin-D-Status bei gleichzeitig hoher Sonnenlicht-Exposition von Kindern und Jugendlichen verbunden mit einem statistisch deutlich verminderten Risiko, eine MS zu bekommen

(Correale et al., 2009). Vitamin D konnte sogar den Zustand einiger MS-Patienten bis zur vollständigen Heilung verbessern (zit. nach Miller, 2012).

Diese epidemiologischen Befunde lassen sich mit den bekannten physiologischen Wirkungen von Vitamin D bestätigen: Der biologisch aktive Metabolit von Vitamin D, 1,25-Dihydroxy-Calciferol, wirkt auf T-Zellen als Regulator, indem Th1- und Th17-Helfer-Tezellen gehemmt und Th2- und regulatorische T-Tellen (Treg) aktiviert werden (Smolders et al., 2008). Damit wird die zelluläre Autoimmun- und Entzündungsreaktion gehemmt oder umgelenkt auf eine offenbar weniger aggressive Antikörper-Antwort durch B-Zellen.

Beteiligung des Stresshormonsystems

Wie bei den meisten chronischen und degenerativen Multisystem-Erkrankungen häufen sich auch bei der Multiplen Sklerose die Hinweise für eine Beteiligung der **Stresshormon-Achse** (HHN-Achse, Hypothalamus-Hypophysen-Nebennieren-Achse) (siehe auch die Kapitel 2.8.3. bis 2.8.5). Bei MS-Patienten sind nämlich häufig die Nebennieren vergrößert und der Cortisolspiegel in Blut und Liquor in der Regel erhöht. Die Aktivierung der HHN-Achse wird zumindest in der Anfangsphase der Krankheit als Antwort auf die Entzündung ausgelöst. Mit fortschreitender Neurodegeneration kann das Cortisol offenbar die Entzündung nicht mehr hemmen, da die Rückkopplung im Hypothalamus nicht mehr funktioniert. Es kommt zu einem andauernden durch Cortisol bedingten Stresszustand, der schließlich zu einer Erschöpfung von Gegenregulationsmechanismen des Stresshormonsystems und damit auch zu verminderten Cortisolantworten im Spätstadium der Krankheit führt (Heesen und Gold, 2007).

Auch das **vegetative Nervensystem**, das bekanntlich mit der Aktivität der HHN-Achse verbunden ist, spielt bei der Ausprägung der Krankheit eine Rolle. In Stresszuständen schüttet der Sympathicus-Nerv Katecholamine wie Adrenalin und Noradrenalin aus. Diese hemmen bei „gesunden“ Personen normalerweise die bei Autoimmunvorgängen ausgelöste Entzündung, indem sie im Gehirn auf den Astrozyten die durch Interferon-gamma (Ifn-γ) ausgelöste Bildung von MHC-2-Proteinen hemmen. Diese MHC-2-Proteine sind notwendig, um bei B-Lymphozyten die Produktion von Autoantikörpern auszulösen. Die Katecholamine hemmen also die Bildung der Autoantikörper und damit auch die Entzündungsreaktion. Bei MS-Patienten fehlen jedoch auf den Astrozyten die β2-Rezeptoren (De Keyser et al., 2004), an die die Katecholamine binden müssen, um die MHC-2-Produktion hemmen zu können. Durch diesen Verlust können Zytokine der Entzündungsreaktion wie Ifn-γ ungehindert die Produktion der MHC-2-Proteine und damit die autoimmune Kettenreaktion auslösen. Bei MS-Patienten ist somit die Kontrolle des Immunsystems durch das vegetative Nervensystem (Sympathicus) gestört (Heesen und Gold, 2007).

2.3.3. Die Akute Disseminierte Enzephalomyelitis (ADEM)

Es handelt sich um eine relativ selten vorkommende akute Entzündung im Zentralnervensystem, die in einigen Merkmalen Ähnlichkeiten mit der Multiplen Sklerose (MS) aufweist. Es gibt jedoch keinen schubartigen Verlauf wie bei der MS, sondern meist nur eine Krankheitsphase mit anschließender Genesung. Jedoch können bis zu 29 Prozent der Patienten mit einer Anfangsdiagnose ADEM später eine MS entwickeln (Mikaeloff et al., 2004). Auch gibt es zunehmende Hinweise dafür, dass kognitive Leistungsverminderungen auch nach Genesung andauern können (Parrish und Yeh, 2012). Die Krankheit tritt mit einer Häufigkeit von ca. 0,5 Fällen pro 100000 Einwohner hauptsächlich bei Kindern auf und ist nach dem 40. Lebensjahr selten. Kennzeichen sind mit Magnet-Resonanz-Tomografie sichtbare degenerative Schäden in der Weißen Substanz in mehreren Hirnbereichen, die auch bis in Bereiche der Grauen Substanz im Thalamus und in den Basalganglien ausgedehnt sein können. Dabei kommt es wie bei der MS zu einem Abbau der Myelinschichten, die die Nervenfasern (Axonen) umhüllen. Die Zahl der Weißen Blutkörperchen im Blut und die Proteinkonzentration in der Zerebrospinalflüssigkeit sind erhöht, was auf Entzündungsvorgänge im Gehirn hinweist.

Als **Symptome** treten je nach Größe und Ort der betroffenen Gehirnteile Verhaltensänderungen, Bewusstseinstörungen, psychomotorische Verlangsamung, Kopfschmerzen, Nackensteifigkeit, Erbrechen, starke Depressionen, epileptische Anfälle, teilweise oder auch halbseitige Lähmungen, ataktische Gangstörung und häufig auch eine beidseitige Entzündung des Sehnervs mit Sehstörungen auf.

Da die Krankheit häufig 1 bis 4 Wochen nach einer Infektion durch Viren oder Bakterien oder auch nach einer Impfung gegen die Erreger auftritt, gilt ADEM als Spätfolge-Krankheit, die auf eine übermäßigen Aktivierung des Immunsystems im Gehirn zurückzuführen ist.

Eine Reihe von Publikationen weist auf ADEM als Folge von Infektionen durch eine Vielzahl von Erregern hin. Bei den Viren sind dies Masern, Mumps, Röteln, Varicella-Zoster (Gürtelrose-Virus), Influenza A und B und H1N1, Epstein-Barr-Virus (EBV), Cytomegalie-Virus, Herpes-Simplex-Virus (HSV), Hepatitis A und C, Coxackie-Virus A, HIV, Humanes T-Zell-assoziiertes Virus 1 (HTLV-1) und menschliches Coronavirus. Bei den Bakterien sind dies Mycoplasmen, Borrelia burgdorferi (der Erreger der chronischen Zecken-Borreliose), Campylobacter, Leptospira, Chlamydia, Legionella, Rickettsia, Streptococcus, darunter besonders die beta-hämolytischen Streptokokken von Typ A (Parrish und Yeh, 2012).

Die Infektionen durch die genannten Erreger stören offenbar die Regulationsmechanismen der Aktivität des Immunsystems, indem die Immuntoleranz gegenüber der Weißen Substanz des Gehirns, die von der Aktivität der Regulatorischen T-Zellen abhängig ist, ausgeschaltet wird. Möglicherweise können auch andere Umweltfaktoren wie Fremdstoffe, insbesondere Amalgam-Quecksilber, Elektromagnetische Strahlung und chronischer Stress zusätzlich diese Störung der Regulationsfähigkeit des Immunsystems fördern.

2.3.4. Systemischer Lupus Erythematosus (SLE)

Hier handelt es sich um eine systemische Autoimmunkrankheit, die mit einer Vielfalt von Antikörpern gegen verschiedene Zell- und Organbestandteile verbunden ist. Aus Versuchen mit verschiedenen Lupus-Tiermodellen ist bekannt, dass es im späteren Verlauf der Krankheit zu ausgeprägtem Absterben von Nervenzellen im Zentralnervensystem kommt. Dies ist begleitet von einer Einwanderung von

Lymphozyten und anderen Immunzellen durch eine offenbar geschädigte Blut-Hirn-Schranke ins Gehirn und einer dort verstärkten Zytokin-Produktion. Dem Absterben der Nervenzellen geht eine ausgeprägte Entzündung im Gehirn voraus, bei der vor allem der Hippocampus, das Zentrum für Lernen und Gedächtnis, zuerst geschädigt wird. Die Entzündung wird begleitet von auffälligen Verhaltensänderungen und kognitiven Leistungsdefiziten insbesondere bei Lernen und Gedächtnis. Gleichzeitig finden biochemische Veränderungen statt: Bei den Lupus-Mäusen wurde eine Erhöhung der Konzentrationen von Glutamin, Glutamat und Lactat im Gehirn nachgewiesen, was im Zusammenhang mit einer übermäßigen Aktivierung des NMDA-Rezeptors und dem damit verbundenen programmierten Zelltod (Exzitotoxizität von Glutamat) gesehen wird (alle Studien zit. nach Hoffmann und Sakic, 2009). Diese Mechanismen sind auch bei den übrigen chronischen Entzündungskrankheiten bekannt (Pall, 2007).

Bei SLE-Patienten wurden verschiedene Autoantikörper nachgewiesen, die gegen verschiedene Strukturen an Nervenzellen gerichtet sind und dadurch das Verhalten beeinflussen und psychiatrische Symptome verursachen. Offenbar können die Autoantikörper die vorgeschädigte Blut-Hirn-Schranke überwinden und dann im Gehirn wirksam werden. In Tiermodellen für SLE wurden Autoantikörper in großen Teilen des Gehirns nachgewiesen. So kommen dort Anti-Glutamatrezeptor- bzw. Anti-NMDA-Rezeptor-Antikörper vor, die das Lernverhalten verändern können. Andere Autoantikörper reagieren spezifisch mit den Natrium-Kanälen und nicht mit den Kaliumkanälen in den Nervenzellmembranen und hemmen so die Aktivität der Nervenzellen bei der Erregungsleitung. Autoantikörper gegen Myelin, Phospholipide und andere Bestandteile von Nerven- und Gliazellen sind offenbar am Pathomechanismus der Krankheit SLE beteiligt. Offenbar gelangen Antikörper-produzierende B- und Plasmazellen durch eine geschädigte Blut-Hirn-Schranke in verschiedene Hirnregionen, wo sie die Rezeptoren für Neurotransmitter blockieren oder auch aktivieren, den Calcium-Metabolismus beeinflussen und an Oberflächenantigene von Nervenzellen binden. Besonders betroffen sind Hippocampus und Kleinhirn, was kognitive Defizite und psychiatrische Symptome bei den Patienten zur Folge hat. Das Vorkommen von Autoantikörpern im Gehirn steht schließlich in Zusammenhang mit einer Degeneration von Hirnregionen in der Umgebung der Ventrikel, wo die Antikörper am wenigsten von der Blut-Hirn-Schranke am Zutritt zu den Hirnstrukturen gehindert werden (alle Studien zit. nach Hoffmann und Sakic, 2009).

2.3.5. Das Guillain-Barré-Syndrom (GBS)

GBS ist eine neurologische Erkrankung, die ebenso wie die MS auf Autoimmunmechanismen zurückzuführen ist. Die akute Form der GBS beruht auf Autoimunreaktionen vom zellvermittelten Typ, während die chronische Form hauptsächlich durch humorale Autoimmunreaktionen, also durch Antikörper vermittelt wird. Symptome sind Atemlähmung, kardiale Störungen, ein plötzlicher Tod durch Herzrhythmusstörungen ist möglich. Ursache beim akuten GBS können Infekte der oberen Luftwege, seltener des Magen-Darm-Traktes sein. Die chronisch entzündliche Form verläuft als demyelinisierende Polyneuropathie. Die Symptome sind langsam fortschreitende sensible und motorische Ausfälle, Reflexverlust, Befall der Muskeln mit Verlust der Muskelreflexe.

Das GBS kann offenbar auch als Folge von Impfungen auftreten. Im Dezember 2009 entwickelte ein älterer Mann 5 Tage nach der Impfung das typische Bild des akuten GBS mit aufsteigender Lähmung und Sensibilitätsstörungen. Der Liquorbefund stützte die Diagnose GBS. Eine Infektionskrankheit wurde als Ursache ausgeschlossen. Die Wahrscheinlichkeit, nach einer Impfung an GBS zu erkranken, liegt zwischen 1 : 100 000 und 1 : 1 000 000 (Wiesbadener Tagblatt, 12.12.09). Der **Schweinegrippen-Impfstoff** Pandemrix, der 2009 von Glaxo-Smith-Kline vermarktet wurde, enthielt als Zusatzstoffe neben den H1N1-Antigenen die Quecksilber-Verbindung Thiomersal als Konservierungsstoff und Squalen als Adjuvans (Verstärkerstoff). Squalen ist eine Triterpen-Verbindung, die durch Sauerstoff oder reaktive Sauerstoffradikale leicht oxidiert wird und dabei selbst Radikale bilden kann. Squalen steht im Verdacht, Autoimmunkrankheiten zu erzeugen. An chronisch Kranken ist der Impfstoff mit Squalen-Zusatz angeblich nie umfangreich erprobt worden, obwohl er gerade bei diesen Patienten nachweislich weniger verträglich ist (Der Spiegel 46, 9.11.09).

2.4. Die Alzheimer Krankheit

Die Alzheimer-Krankheit ist eine degenerative Krankheit des Gehirns, bei der die Nervenzellen fortschreitend und irreversibel zerstört werden. Weltweit waren 2011 schätzungsweise 24 Millionen Menschen betroffen, mit steigender Tendenz. Etwa zwei Prozent davon erkranken an der „familiären Form" der Alzheimer Krankheit, die auf bekannten Mutationen in den Erbanlagen beruhen, und deren Symptome schon früh, teilweise ab dem Alter von 30 Jahren, sichtbar werden (Pietschmann, 2011). Von den nahezu zwei Millionen Demenzkranken in Deutschland haben rund 200 000 die typische Alzheimer-Krankheit. In den Industrieländern bekommen etwa 20% der 80-Jährigen (Pietschmann, 2011) und mindestens 30 bis 50% aller Personen im Alter über 85 Jahren die Alzheimer-Krankheit (Mutter et al., 2005). Zu den Risikofaktoren für eine Alzheimer-Krankheit gehören chronisch-entzündliche Krankheiten wie Diabetes (Pietschmann, 2011), Umweltfaktoren wie Zahnamalgam (Mutter, 2005), ein geringes Bildungs- und Einkommensniveau und geringe geistige und körperliche Aktivität im höheren Lebensalter. In diesem Zusammenhang wird häufig die so genannte „Reservekapazität des Gehirns" genannt, die durch erhöhte geistige und körperliche Aktivität aufgebaut wird und zu erhöhten Anzahl von Nervenzellen und Nerven-Verknüpfungen (Synapsen) in den entsprechenden Hirnregionen wie z.B. im Hippocampus führt (Münte, 2009). Menschen mit hoher Reservekapazität haben demnach ein geringeres Risiko, an der Alzheimer-Krankheit zu erkranken.

Symptome und Merkmale

Die Alzheimer-Krankheit ist eine typische Demenz-Krankheit. Der Begriff „Demenz" ist abgleitet aus dem Lateinischen „de mens" und bedeutet etwa „Abwesenheit von Geist". Damit ist ein wesentliches Merkmal von Demenzkrankheiten beschrieben, das durch einen fortschreitenden Verlust der geistigen Leistungsfähigkeit gekennzeichnet ist. Für die Alzheimer-Krankheit charakteristisch ist ein schleichender, zunächst unmerklicher Beginn: Kleinere Gedächtnisstörungen vorwiegend im Kurzzeitgedächtnis, sowie Stimmungsschwankungen treten auf, die Lern- und Reaktionsfähigkeit nimmt ab. Hinzu kommen Orientierungsstörungen (visuoperzeptuelle Defizite), Sprach- und Wortfindungsstörungen und Antriebsschwäche.

Im fortgeschrittenen Stadium werden die Leistungseinschränkungen offensichtlich: Die Informationsverarbeitung mit Hilfe des Kurzzeitgedächtnisses ist so stark eingeschränkt, dass einfache Aufgaben in Beruf und Alltag nicht mehr bewältigt werden können. Die Berufstätigkeit muss aufgegeben werden, alltägliche Tätigkeiten wie das Autofahren, die Selbstversorgung mit Lebensmitteln, Körperpflege und Haushaltsführung sind nicht mehr ohne die Hilfe anderer Menschen möglich. Die Gedächtnisstörungen sind hochgradig, nahe Verwandte können nicht mehr mit Namen benannt werden, Zeit- und Ortsgefühl gehen verloren. Hinzu kommen Störungen der selektiven und geteilten Aufmerksamkeit, die Sprache wird undeutlich, inhaltlich unverständlich und inhaltsleer (zentrale semantische Sprachstörung), ferner wird eine „konzeptuelle Apraxie" erkennbar, d.h. die Planung von Aktivitäten und Handlungen versagt (z.B. falsche Zuordnung von Werkzeugen zu geplanten Vorhaben und Aktionen). Im weiteren Verlauf werden Verhaltensstörungen zum Problem: ungezielte

Aktivität, zielloses Umherwandern, das Horten von Gegenständen, unmotiviertes Herumschreien, Apathie. Die Gefühlskontrolle versagt, Stimmungsschwankungen und Aggressionen treten plötzlich und unvermittelt auf. Dazu kommen psychiatrische Symptome wie Halluzinationen, paranoide Episoden, Depression oder Angst. Die Schlafstruktur ist nachhaltig gestört, nächtliche Aktivitäten sind häufig (Münte, 2009).

Im Endstadium besteht völlige Abhängigkeit von Pflege und Betreuung durch Hilfspersonen. Familienangehörige und Verwandte werden nicht mehr erkannt. Vermehrt treten körperliche Symptome auf: Gangunsicherheit, Schluckbeschwerden, Krampfanfälle, Harn-und Darm-Inkontinenz.

Zur eindeutigen **Diagnose** der Alzheimer-Krankheit dienen die 1984 erstellten „NINCDS-ADRDA-Kriterien" des damaligen National Institute of Neurological and Communicative Disorders and Stroke (NINCDS) sowie die Kriterien nach DSM-III und ICD-10. Darin sind viele der oben aufgeführten Symptome enthalten. In den 2007 überarbeiteten NINCDS-Kriterien sind auch moderne Biomarker einbezogen, darunter MRT- und PET-Befunde (bildgebende Verfahren zur Gehirnstruktunr und –Funktion), sowie der Nachweis von β-Amyloid- und Tau-Proteinen im Liquor (Kongressreport DGN, 2009).

2.4.1 Pathophysiologie

Bei der Alzheimer-Demenz kann mit modernen bildgebenden Verfahren der Gehirndiagnostik (CT, MRT) ein Verlust der Hirnmasse nachgewiesen werden, der auf einem Absterben von Nervenzellen und deren Verbindungen beruht (Neurodegeneration, Hirnatrophie). Diese Vorgänge betreffen hauptsächlich das cholinerge Projektionssystem des basalen Vorderhirns, also die Hirnbereiche, die durch Nervenfasern beeinflusst werden, die den Überträgerstoff Acetylcholin ausschütten. Die betroffenen Bereiche sind primär sensorische Areale des Großhirns sowie der Hippocampus, sie werden ausgehend vom „Nucleus basalis Meynert" von Acetylcholin-Nerven innerviert (Münte, 2009; Arendt, 2005).

Das cholinerge System ist an der Gedächtnisbildung, am Lernen und Erinnern, am Bewusstsein sowie an der Steuerung des Schlaf-Wach-Rhythmus beteiligt. Folglich äußert sich die Krankheit bereits im Anfangsstadium in den typischen Kurzzeit-Gedächtnisstörungen, in einer fortschreitenden Verminderung der Lernfähigkeit und der kognitiven Funktionen sowie in zunehmenden Schlafstörungen. In den betroffenen Hirnregionen kommt es zur fibrillären Veränderungen der Gliazellen, Proliferation der Mikroglia und zur Hypertrophie von Astrozyten (siehe Zusammenfassung bei Hoyer und Frölich, 2007), also zur entzündlichen Veränderung der an der Blut-Hirn-Schranke beteiligten Zellen.

Die oben (Kap.2.4.) genannten kognitiven Störungen und Ausfälle sind den einzelnen Stadien des Fortschreitens der Degeneration von Hirnbereichen zugeordnet:
Stadium I-II: Riechhirn (transentorhinaler Cortex im medialen Temporallappen, später der gesamte entorhinale Cortex), beginnende Schäden im Hippocampus,
Stadium III: fortgeschrittene Schäden im Hippocampus,
Stadium IV: Ausbreitung der pathologischen Veränderungen auf angrenzende Areale der Großhirnrinde,
Stadium V: weitverteilte Schädigung der Großhirnrinde mit Ausnahme des primär motorischen und sensorischen Kortex.

Stadium VI: Ausbreitung der Schäden auf sekundäre sensorische und motorische Areale, dadurch völlige Hilflosigkeit der Betroffenen (Münte, 2009).

Betroffen von den Degenerationsvorgängen ist im frühen Stadium vor allem der **Hippocampus** (Arendt, 2005; Sayre et al., 1997), ein in der Mitte des basalen Großhirns und ursprünglichen Endhirns (Telencephalon) gelegenener Teil des alten Großhirns (Archicortex), und dort besonders der Gyrus dentatus sowie auch Teile der präfrontalen Großhirnrinde, wie mit der Messung des regionalen Blutflusses mit einer MRT-Technik nachgewiesen wurde (Small, 2001). Die Funktion des Hippocampus besteht u.a. in der Gedächtniskonsolidierung, also in seiner Beteiligung bei der Übertragung von Gedächtnisinhalten vom Kurzzeit- ins Langzeit-Gedächtnis. Als Teil des Limbischen Systems führt er dabei Informationen aus gefühlsmäßigen Erinnerungen hinzu und verknüpft diese mit den Gedächtnisinhalten. Die Gedächtnisbildung wird durch den Mechanismus der Langzeit-Potenzierung (LTP) ermöglicht, bei der synaptische Verbindungen zwischen Nervenzellen neu gebildet oder auch verstärkt werden. Beteiligt sind dabei Glutamat-(NMDA-)Rezeptoren, die gleichzeitig aber besonders anfällig sind für durch Umweltfaktoren und Entzündungsprozesse ausgelöste Degenerationsvorgänge, die auch unter dem Begriff der „Exzitotoxizität" bekannt sind. Somit wird der zunehmende Gedächtnisverlust bei Alzheimer-Patienten erklärbar.

Histologisch und biochemisch sind im Gehirn von Alzheimer-Kranken eine Bildung von unlöslichen Eiweißaggregaten, den **Beta-Amyloid-Plaques** (Aß-Plaque, Abb. 8) außerhalb der Nervenzellen sowie im Inneren der Nervenzellen neurofibrilläre Aggregate aus **Tau-Protein**, die so genannten „Tangles", nachweisbar. Nur wenn beide Aggregate zusammen vorwiegend im Hippocampus auftreten, handelt es sich um die typische Alzheimer-Krankheit.

Ferner ist eine Störung der Mikrotubuli-Struktur und eine Hyperphosphorylierung des Tau-Proteins in den Nervenzellen festzustellen. Diese Zellveränderungen sind irreversibel und verlaufen weiter bis zur Auslösung des programmierten Zelltods, der **Apoptose**. Die Amyloid-Aggregate lösen bereits im Frühstadium der Krankheit eine Signalkaskade aus (Amyloid-Kaskade), die zur Ansammlung toxischer Moleküle, darunter reaktive Sauerstoffradikal-Verbindungen (ROS), und als Folge zur Bildung der neurofibrillären „Tangles" führt (Haas, 2009).

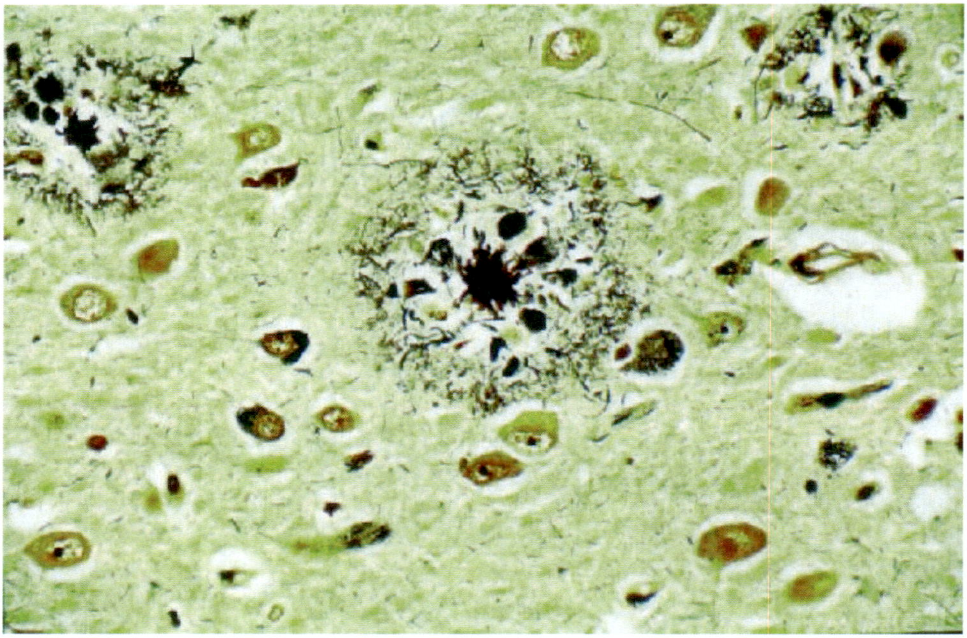

Abb. 8: **Beta-Amyloid Plaques im Gehirngewebe bei Alzheimer-Demenz,** nach Inga Zerr (2009)

(mit freundlicher Genehmigung von PD Schulz-Schaeffer, Neuropathologie Göttingen)

Die Krankheit entwickelt sich zunächst unerkannt und prägt sich im Anfangsstadium als schwache kognitive Leistungsverminderung („**mild kognitive impairment“, MCI**) aus. Noch sind die Gedächtnistörungen nicht von normalen altersbedingten Einschränkungen zu unterscheiden. Im Gehirn jedoch laufen bereits irreversible Degenerationsprozesse ab. Zuerst sind der Riechnerv (Bulbus olfactorius), das Riechhirn, der Hippocampus und die Subicular-Formation von zahlreichen neurofibrillären Aggregaten, den „Tangles“, betroffen. Entsprechend zeigen Alzheimer-Patienten im Frühstadium einen Verlust des Riechvermögens, was durch standardisierte Geruchstests, z.B. den Geruchs-Identifikationstest, festgestellt werden kann. Damit ist es möglich, den Übergang vom MCI-Syndrom zur Alzheimer-Demenz genauer zu bestimmen (Bodis-Wollmer und Moreno, 2011). Die Autoren betonen, dass der Beginn des Krankheitsverlaufs im Geruchsnerv von besonderer Bedeutung für das Anfangsstadium der Alzheimer-Krankheit ist und halten weitere Forschungen zu diesem Aspekt für wichtig. Die Veränderungen im Geruchsnerv deuten auf eine mögliche Beteiligung von Luft- und Umweltschadstoffen bei der Auslösung der Krankheit hin, da diese mit der Riechschleimhaut den ersten Körperkontakt haben. Entsprechende Studien fehlten bis 2011.

Eiweiß-Aggregate (Beta-Amyloid-Plaques, Aβ-Plaques) als typische Merkmale

Nach neueren Forschungsergebnissen spielen die bereits im Anfangsstadium der Krankheit im Inneren der Nervenzellen gebildeten und noch unsichtbaren Aggregate der Aβ-Peptide und nicht die extrazellulären Aβ-Plaques bei der Auslösung der zur Zelldegeneration führenden Signalkaskade eine Rolle (Wirths und Bayer, 2009; Gouras, 2000). Dies wurde auch mit Tiermodellen der Alzheimer-Demenz bestätigt, bei denen frühe β-Amyloid-Ansammlungen im Inneren der Nervenzellen den extrazellulären Plaque-Bildungen in bestimmten Hirnbereichen, vor allem im Hippocampus, vorausgingen. Bereits vor dem jungen Alter von 2 Monaten zeigen die Alzheimer-Modellmäuse massive Ansammlungen von β-Amyloid-Peptiden im Inneren von Nervenzellen des Hippocampus und der Großhirnrinde, bevor erste extrazelluläre β-Amyloid-Plaques nachweisbar werden (Wirths und Bayer, 2009). Das Ausmaß des Nervenzellverlustes von etwa 30% in den betroffenen Hirnregionen war größer als dies durch die Anzahl der extrazellulären Plaques erklärbar wäre (Wirths et al., 2004). Der Nervenzellverlust korrelierte mit dem Ausmaß der intrazellulären Ansammlung von β-Amyloid-Peptiden im präfrontalen Teil der Hirnrinde (Christensen et al., 2008). Gleichzeitig zeigten die untersuchten Tiere ausgeprägte Verhaltensdefizite in den Tests für Angstverhalten und für das Arbeitsgedächtnis. Dass der präfrontale Teil der Großhirnrinde betroffen ist, spielt für die Ursachenanalyse der Alzheimer-Krankheit noch eine besondere Rolle. Die biochemischen Vorgänge werden unten im Einzelnen noch genauer erläutert.

Andere Forschungsergebnisse deuten jedoch darauf hin, dass die Plaques nur eine Begleiterscheinung der Krankheit sein können. Danach gebe es zwar keine Alzheimer-Krankheit ohne Plaques, aber Menschen mit Plaques im Gehirn ohne Demenz-Symptome (Nicotera, 2010). Offenbar werden die Signalketten, die von den Plaques ausgelöst werden und zur Apoptose führen, nicht bei allen Menschen, besonders bei denjenigen mit hohem Bildungsgrad, im gleichen Maße aktiviert. Welche biochemischen Faktoren dafür verantwortlich sind, ist noch nicht im Einzelnen bekannt.

Einige Wissenschaftler nehmen an, dass die Beta-Amyloid- und Tau-Protein-Aggregate lediglich eine Folgereaktion auf den oxidativen Stress darstellen, der im Gehirn schon vor der Aggregat-Bildung als Folge von Entzündungsprozessen auftritt. Die Beta-Amyloid-Peptide könnten demnach als Abwehrreaktion gegen den oxidativen Stress aufgefasst werden, da sie antioxidative Eigenschaften haben (Mondragon-Rodriguez et al., 2011). Demnach führen die eigentlichen krankheitsauslösenden Vorgänge zunächst zu oxidativem Stress, zu der damit verbundenen Fehlfunktion der Mitochondrien und zu einem Ungleichgewicht zwischen Oxidations- und Reduktionsreaktionen in den betroffenen Nerven- und Gliazellen des Gehirns. Die Beta-Amyloid- und Tau-Aggregate sind dann bereits Anzeichen für einen fortgeschrittenen Krankheitsverlauf.

Viren als Ursache?

Es gibt in den letzten Jahren Hinweise für einen Zusammenhang zwischen der Alzheimer-Krankheit und Herpes-Viren. Unter Anderem wurde im Gehirn von 90% der verstorbenen Alzheimer-Patenten in den Plaques das Herpes-simplex-Virus HSV-1 nachgewiesen. Allerdings ist das Virus auch in den Plaques von nicht an Alzheimer erkrankten Verstorbenen zu 80% nachweisbar (Wozniak et al., 2009). Die Wissenschaftler vermuten, dass die Ursache in der verminderten Immunabwehr der älteren Personen zu suchen ist. Bekanntlich treten gerade die chronisch latenten Virusinfektionen bei Personen auf, die ein geschwächtes Immunsystem besitzen. Dieses kann auch durch chronische Chemikalienbelastungen wie z.B. durch Polychlorierte Biphenyle bedingt sein (Dewailly et al., 2000; Truelove et al., 1982).

Als Begleitkrankheiten der Alzheimer-Krankheit treten häufig Diabetes, das metabolische Syndrom mit erhöhten Blutfett- und Cholesterinwerten und Arteriosklerose auf (Bodis-Wollner und Moreno, 2011). Dies weist bereits auf Krankheitsfaktoren hin, die im weitesten Sinne von Lebens-, Ernährungs- und Umweltbedingungen geprägt sind. Offenbar sind die Entzündungsmechanismen, die bei den so genannten „Zivilisationskrankheiten" ablaufen, wesentlich an der Ausprägung der Krankheit beteiligt.

Bedeutung der nikotinischen Acetylcholin-Rezeptoren für die Alzheimer-Krankheit

Von besonderer Bedeutung scheint auch ein Verlust von **nikotinischen Acetylcholin-Rezeptoren (nAchR)** im Gehirn und dort besonders im Hippocampus und in einigen Großhirnrindenregionen zu sein. Dort kann der Verlust dieser Rezeptoren über 50 Prozent verglichen mit Normalpersonen betragen. Die Abnahme dieser Rezeptoren beginnt bereits mit den frühesten Stadien der Krankheit. Neuere Studien mit modernen bildgebenden Verfahren (Gehirn-PET u.a.) haben ergeben, dass es einen signifikanten Zusammenhang zwischen dem Ausmaß der Abnahme von nAch-Rezeptoren in den genannten Hirnbereichen und der Zunahme kognitiver Störungen gibt (siehe Literatur zit. bei Stitzel, 2011). Unklar ist bislang, ob die Abnahme der nAch-Rezeptoren im Gehirn zu den Ursachen oder Folgewirkungen des oxidativen Stresses bei der Alzheimer-Krankheit gehört. Tatsache bleibt jedoch, dass diese Rezeptoren eine große Bedeutung haben, indem sie beispielsweise nach Aktivierung durch Nikotin (u.a. beim Rauchen) eine Schutzwirkung gegen die toxischen Wirkungen des Beta-Amyloid-Peptids (Aβ 1-42) ausüben und die Ansammlung dieser Peptide vermindern (Kihara et al., 2001; Stitzel, 2011). Rauchende Alzheimer-Patienten haben im Gehirn offenbar signifikant weniger Beta-Amyloid-Aggregate als nicht-rauchende Patienten (Hellstrom-Lindahl et al., 2004), ein Umstand, der von der Zigarettenindustrie gern zur Kenntnis genommen wird. Beta-Amyloid-Peptide binden mit hoher Affinität an einige Subtypen der nikotinischen Acetylcholin-Rezeptoren und hemmen offenbar deren Aktivierung und damit auch deren Schutzwirkung gegen die Mechanismen der Alzheimer-Krankheit. Eine bestimmte Variante der nAch-Rezeptoren führt zur Aufnahme der Beta-Amyloid-Peptide ins Innere der Nervenzelle nach ihrer Bindung an den Rezeptor. Dadurch wird offenbar der Signalweg zum programmierten Zelltod (Apoptose) ausgelöst (Lit. zit. bei Stitzel, 2011).

2.4.2. Der Beitrag von Fremdstoffen zur Alzheimer-Krankheit

Zu den Ursachen und Auslösern der Alzheimer-Krankheit gibt es verschiedene teilweise widersprüchliche Hypothesen und Theorien, angefangen von „natürlichen Alterungsprozessen“ bis zu genetischen Faktoren. Häufig wird auf die „moderne Lebensweise“ in der Industriegesellschaft verwiesen, die durch ein „Leben zwischen Computer, Auto und Fernsehgerät“ gekennzeichnet ist, und bei der neben falscher Ernährung der Bewegungsmangel und der Alltagsstress als wesentliche Faktoren genannt werden, die einen frühen Ausbruch von Demenzkrankheiten fördern (Le Goff et al., 2009).

Es gibt mehrere Hinweise, die dafür sprechen, dass die Alzheimer-Krankheit auch etwas mit der Wirkung von Fremd- oder Schadstoffen zu tun hat. Einmal sind es ähnliche Merkmale des biochemischen Pathomechanismus wie Oxidativer Stress und Entzündung, wie sie bei vielen umweltbedingten Krankheiten festzustellen sind, und die durch den Fremdstoffmetabolismus ausgelöst werden können. Zum anderen gibt es epidemiologische Untersuchungen, Tierversuche und In-vitro-Experimente zur Auslösung degenerativer Prozesse durch Chemikalien in Nervenzellen oder im Gehirn.

Kognitive Beeinträchtigungen, gemessen mit neuropsychologischen Testverfahren, kommen in Wohngebieten mit besonders hoher **Schadstoffbelastung in der Luft** signifikant häufiger vor als im Durchschnitt der Bevölkerung, wie eine Studie der Universität Düsseldorf aufzeigte (Ranft et al., 2009). Die Autoren halten einen Zusammenhang mit der Auslösung der Alzheimer-Krankheit für möglich, weil bekannt ist, dass ultrafeine Partikel, die bei Verbrennungsprozessen entweichen, bis ins Gehirn gelangen und dort Entzündungen auslösen können.

Eine weitere Stoffklasse mit Verdacht auf einen Zusammenhang mit Alzheimer betrifft die **Nitrosamine**, die in vielen industriell hergestellten Fertignahrungsmitteln vorkommen oder beim Erhitzen von gepökelten Fleisch- und Wurstwaren wie z.B. Pizza aus Nitrit-Pökelsalz und Eiweiß aus dem Käse gebildet werden. So löst die Modellsubstanz N-Nitrosodiethylamine (NDEA) in Nervenzellkulturen dosisabhängig Degenerationsvorgänge aus, die von einer Hemmung des Energiestoffwechsels in den Mitochondrien, erhöhtem oxidativem Stress, Bildung von Beta-Amyloid-Aggregaten und einer Hemmung der Proteasomen-Aktivität begleitet sind. Gleichzeitig sind die durch den Wachstumsfaktor IGF (Insulin-like Growth Facor) vermittelten Signalwege gehemmt sowie das Acetylcholin-Gleichgewicht gestört. Diese Vorgänge sind typisch für die bei derAlzheimer-Krankheit nachgewiesenen Mechanismen (siehe unten). (De la Monte und Tong, 2009).

Epidemiologische Untersuchungen bestätigten die Rolle der Nitrosamine im Zusammenhang mit neurodegenerativen Erkrankungen: Die Häufigkeit der Alzheimer-Krankheit, von Parkinson und Diabetes steigt mit wachsender Belastung durch Nitrat und Nitrit in den konsumierten Lebensmitteln. Bekanntlich werden in Magen und Darm aus Nitrit und Nitrat Nitrosamine gebildet, sodass die Belastung mit diesem Stoff beim Konsum der genannten Lebensmittel zunimmt. Die Zahl der Fälle von HIV, Hirnschlag und Leukämie folgen diesem Trend jedoch nicht. Daraus leitet De la Monte ihr Postulat ab, dass Nitrosamine wesentlich für die Auslösung der neurodegenerativen Krankheiten verantwortlich sind (De la Monte et al., 2009).

Pestizide und Alzheimer-Krankheit

Ferner weist die Tatsache, dass das Acetylcholin-System im Gehirn betroffen ist, auf neurotoxische Mechanismen hin, die über eine Hemmung der Acetylcholinesterase zu degenerativ-entzündlichen Prozessen im Gehirn führen. Dafür kommen Pestizide vom Typ der **Organophosphate** und **Carbamate** in Frage (siehe Kapitel 1.6.). Diese bewirken eine Anreicherung von Acetylcholin im Gehirn, die zu einer übermäßigen Erregung des Acetylcholin-Systems und damit zu Mechanismen der Exzitotoxizität führt.

Es sei daran erinnert, dass bei der Krankheit MCS (Multiple Chemikalien-Sensitivität) das Acetylcholin über die Muscarin-Rezeptoren zur Aktivierung des NMDA-Rezeptors beiträgt (Pall, 2007). Damit ist zu vermuten, dass es eine Beziehung zwischen MCS und der Alzheimer-Krankheit gibt, und dass MCS-Patienten ein größeres Risiko tragen, die Alzheimer-Krankheit zu bekommen. Genauere Studien hierzu fehlten bis 2011.

Epidemiologische Studien haben bestätigt, dass Personen, die in ihrem Berufsleben regelmäßig Pestiziden ausgesetzt waren, in ihrem Alter in stärkerem Maße kognitive Beeinträchtigungen als Vorstufe einer Demenz zeigen als Kontrollpersonen ohne eine Exposition (Baldi et al., 2003). Das relative Risiko, nach Pestizid-Exposition im späteren Leben eine Alzheimer-Demenz und eine Parkinson-Krankheit zu bekommen, war mit etwa 5- bzw. 2-fach erhöht beziffert worden (Baldi et al., 2003). Auch Pestizid-Anwendungen in der Landwirtschaft können auf Dauer zu einem etwa 1,5-fach erhöhten Risiko für die Alzheimer-Demenz im Alter führen (Hayden et al., 2010).

Quecksilber und Alzheimer-Krankheit

Weiterhin gibt es Nachweise von Schadstoffen im Gehirn von verstorbenen Alzheimer-Patienten. Der Quecksilbergehalt war im Hirngewebe der Alzheimer-Patienten bis zum Vierfachen im Vergleich zu Kontrollpersonen erhöht, und zwar in denjenigen Hirnregionen, die bei der Alzheimer-Krankheit degenerieren (Thompson et al., 1988; Mutter et al., 2005; Mutter, 2006). Aluminium wurde in zweifach erhöhter Konzentration gefunden, der Gehalt an Selen und Zink war dagegen erniedrigt (Wenstrup et al., 1990; Mutter, 2006). Auch die Quecksilberkonzentrationen im Blut waren bei Alzheimer-Patienten erhöht, und zwar zweifach gegenüber Kontrollen. Bei Frühformen der Alzheimer-Krankheit war sogar eine dreifache Erhöhung festzustellen. Gleichzeitig zeigte sich ein Zusammenhang zwischen dem erhöhten Quecksilbergehalt im Blut und der Konzentration des Beta-Amyloid-Peptids (Aß-Peptid) im Liquor (Gehirnwasser) (Hock et al., 1998). Das ßA-Peptid ist ein biochemischer Indikator für die Alzheimerkrankheit, das sich im Gehirn ablagert. Tierversuche mit Ratten haben ergeben, dass die Belastung der Tiere mit Quecksilberdämpfen in Konzentrationen, die denen bei Trägern von Amalgamplomben in den Zähnen entsprachen, zu krankhaften Veränderungen im Gehirngewebe führten, wie sie auch bei der Alzheimer-Krankheit vorkommen (Duhr et al., 1991).

Ebenso wie bei der Krankheit MCS gibt es auch bei Patienten mit der Alzheimerkrankheit genetische Polymorphismen (Mutationen), die mit einer Erhöhung des Krankheitsrisikos verbunden sind. Es gibt eine genetische Variante für das Apolipoprotein E (Apo E4), die zur Folge hat, dass Apo E4 das Quecksilber nicht binden und aus dem Gehirn über die Blut-Hirn-Schranke entfernen kann. Träger dieser genetischen Variante erkranken am häufigsten an Alzheimer, Träger mit dem intakten Gen für Apo E fast gar nicht (zit. nach Mutter, 2006, S. 42).

2.4.3. Biochemische Mechanismen

Auch die biochemischen Vorgänge im Gehirn von Alzheimer-Kranken weisen Merkmale chronisch degenerativer und entzündlicher Krankheiten auf. Hirngewebe von Alzheimer-Patienten, darunter hauptsächlich der Hippocampus, enthält außergewöhnlich große Mengen oxidativ veränderter Proteine, Lipide und DNA-Moleküle, darunter typische Marker für den **Oxidativen Stress** und die Lipid-Peroxidation wie **4-Hydroxynonenal** und **Malondialdehyd** (Butterfield et al., 2002; Huber, A., et al., 2007; Hoyer und Frölich, 2007). Epidemiologische Studien haben ergeben, dass das Risiko, eine Alzheimer-Krankheit zu bekommen, durch eine erhöhte Aufnahme von den Vitaminen C, E, und B12, Folsäure, Flavonoiden, ungesättigten Fettsäuren, Fisch, und einer geringeren Menge von Gesamtfett in der Nahrung vermindert wird (Luchsinger und Mayeux, 2004; Bodis-Wollmer und Moreno, 2011). Damit scheint sich zu bestätigen, dass der oxidative Stress durch eine antioxidativ geprägte Therapie und Ernährung vermindert und dadurch das Risiko für neurodegenerative Krankheiten ebenso wie das der kardiovaskulären Erkrankungen kontrolliert werden kann, und dass der Oxidative Stress daher für den Krankheitsmechanismus von allgemeiner und entscheidender Bedeutung ist.

Bereits im Frühstadium der Krankheit, noch bevor die charakteristischen Protein-Aggregate nachweisbar sind, und wenn nur eine geringe Beeinträchtigung der Gedächtnis-Funktionen vorliegt, sind bereits Anzeichen für oxidative Schädigungen nachweisbar (Nunomura et al., 2004; Petersen et al., 2009). Man nennt das Frühstadium auch **MCI, „Mild Cognitive Impairment“**, was etwa mit „Kognitives Schwächestadium“ übersetzt werden kann (Sultana et al., 2009). Es ist gekennzeichnet durch deutliche Schwächen des Kurzzeit- und Arbeitsgedächtnisses, ohne dass Intelligenz und wesentliche kognitive Fähigkeiten beeinträchtigt sind. Im MCI-Stadium können die frühen biochemischen Marker für Oxidativen und Nitrosativen Stress laboranalytisch nachgewiesen werden: Protein-Carbonyle, 4-Hydroxy-2-Nonenal, 3-Nitro-Tyrosin, Malon-Dialdehyd, sowie eine ganze Reihe von nitrierten Proteinen. Außerdem sind natürliche Antioxidantien wie reduziertes Glutathion sowie die Aktivität antioxidativ wirksamer Enzyme erniedrigt (Rinaldi et al., 2003). Ferner zeigen sich bereits in der Frühphase der Krankheit oxidative Schäden und Fehlfunktionen der Mitochondrien in Nerven- und Gliazellen des Gehirns, was folglich zu Energiemangel im Gehirn und damit zu verstärkter Produktion von oxidativem Stress führt (Correia et al., 2012).

Der Oxidative und Nitrosative Stress sind Ursache und Vorbedingung für die Weiterentwicklung des MCI-Stadiums zur späteren Alzheimer-Demenz (Sultana et al., 2009). Denn viele der oxidierten und nitrierten Proteine, darunter wichtige Enzyme zum Proteinabbau und zum Energiestoffwechsel, verlieren ihre Funktion. Es kommt zu Störungen im Energiestoffwechsel und bei der Beseitigung pathogener Proteine. So sind beispielsweise wichtige Enzyme des Glukose-Abbaus (Glykolyse) als Folge der Nitrierung und Carbonylierung gehemmt. Auch sind die Regulation des pH-Wertes und die Mitochondrien-Funktionen gestört, weil die Enzymkomplexe der Atmungskette durch Carbonylierung inaktiviert werden. Dies hat wiederum einen Mangel an biochemischer Energie in Form von ATP (Adenosin-Triphosphat) zur Folge. Bei ATP-Mangel können Nervenzellen ihre Funktion der Informationsübertragung an den Synapsen nicht erfüllen, und folglich kommt es zum Abbau von Synapsen und Dendriten, zu Gedächtnisverlust und Verminderung kognitiver Leistungsfähigkeit (Sultana et al., 2009; Sultana und Butterfield, 2011).

Zur Funktion der Protein-Aggregate

Im weiteren Verlauf bilden sich in den Nervenzellen kleine oligomere **Amyloid-Aggregate**, die Vorstufen der späteren Amyloid-Plaques, die eine für die Nervenzellen letztendlich tödliche Signalkaskade, die so genannte „Amyloid-Kaskade", auslösen (Haas, 2009). Wesentlicher Baustein der pathologisch wirksamen Beta-Amyloid-Plaques ist das Amyloid-β-Peptid (Aβ 1-42), das aus einem großen Vorläufer-Protein, dem Amyloid-Precursor-Protein (APP) mit Hilfe von Proteasen, der β- und γ-Sekretase, herausgeschnitten wird (Haas, 2009). Das **Amyloid-β-Peptid** (Aβ-1-42) hat die Tendenz zur Aggregat-Bildung und damit zur Auslösung von Signalketten, die zu pathologischen Reaktionen führen. Die β-Amyloid-Aggregate werden schließlich extrazellulär, also zwischen den Nervenzellen im Gehirn, abgelagert. Erhöhte **Cholesterin**-Konzentrationen induzieren offenbar eine vermehrte Bildung und Aktivierung der β- und γ-Sekretase und fördern dadurch die Bildung der schädlichen Aβ(1-42)-Peptide (Golde und Eckman, 2001). Dieser Befund stimmt überein mit epidemiologischen Ergebnissen, nach denen erhöhtes Cholesterin zu den Risikofaktoren für die Alzheimer-Krankheit gehören.

In Gegenwart von Kupfer (Cu^{++}) und Wasserstoffperoxid (H_2O_2) wird das Amyloid-Vorläuferprotein (APP) verstärkt zu den Amyloid-β-Peptiden gespalten. Das Kupfer wird bei der Aktivität der Synapsen vermehrt in den synaptischen Spalt abgegeben. Wenn dann gleichzeitig oxidativer Stress vorliegt, kommt es zu einer vermehrten Bildung der Amyloid-β-Peptide (Sultana und Butterfield, 2011). Dies weist darauf hin, das **Schwermetalle** wie Kupfer, aber vermutlich auch Quecksilber, Blei und andere, die Bildung der Amyloid-β-Peptide im Zusammenwirken mit oxidativem Stress auslösen oder verstärken können. Tatsächlich sind Schwermetalle in den Amyloid-Plaques der Alzheimer-Patienten angereichert, wo sie leicht an die Amyloid-β-Peptide gebunden werden. Dabei hat das Aβ(1-42)-Peptid, das aus einem 42 Aminosäuren langen Fragment des APP-Proteins besteht, eine höhere Bindungsaffinität zu Schwermetallen als das weniger toxische Aβ(1-40)-Peptid. Ein Methionin-Rest des Aβ(1-42)-Peptids bindet das Kupfer (Cu++), das in dieser Form freie Radikale (ROS) und damit oxidativen Stress produziert. Vermutlich ist dies der wesentliche toxische Mechanismus des Aβ(1-42)-Peptids, der letztlich zur Neurodegeneration führt (zit. nach Sultana und Butterfield, 2011).

Es gibt eine besonders pathogene Form des Aβ-Peptids, das am N-terminalen Ende um zwei Aminosäuren verkürzt ist. Dort befindet sich die Aminosäure Glutamat, die durch das Enzym Glutaminzyklase (QC) in eine zyklische Lactam-Form, das Pyroglutamat (pGlu), umgewandelt werden kann. Das dadurch entstandene **pGlu-Aβ** aggregiert 100-fach schneller als Aβ, ist schwerer abbaubar und löst bei den

„normalen“ Aβ-Peptiden (Aβ 1-42) ebenfalls eine verstärkte Aggregation aus (Roßner, 2011; Wirths und Bayer, 2009).

Im Gehirn besitzt der gesunde Mensch als Schutzmechanismus ein weiteres Enzym, die **α-Sekretase**, mit der das APP-Protein so abgebaut wird, dass daraus kein pathogenes Aβ-Peptid entstehen kann. Bei Alzheimer-Patienten scheint aber die Aktivität der α-Sekretase gegenüber der β- und γ-Sekretase vermindert zu sein, sodass bevorzugt das Aβ-Peptid gebildet wird. Außerdem scheinen weitere Aβ-Peptid-abbauende Enzyme inaktiv zu sein. Die Folge ist, dass das Aβ-Peptid vermehrt aggregiert und die Amyloid-Plaques bildet, die aus den Zellen ausgeschieden und dazwischen abgelagert werden.

Die Wirkungen des Amyloid-β-Peptids und seiner Aggregate

Mehrere Studien haben gezeigt, dass das Aβ(1-42)-Peptid für die Verminderung der kognitiven Leistungsfähigkeit bei der Alzheimer-Krankheit direkt verantwortlich ist. Deutlich erhöhte intrazelluläre und membrangebundene Konzentrationen des Aβ(1-42)-Peptids wurden bei Alzheimer-Patienten im Vergleich zu gesunden Kontrollpersonen nachgewiesen, während die Konzentrationen des Aβ(1-40)-Peptids in beiden Gruppen gleich war (Steinerman et al., 2008; Bodis-Wollner und Moreno, 2011). Das lösliche Aβ(1-42)-Peptid wird für die beobachtete Verminderung der Langzeit-Potenzierung (LTP) an den Synapsen im Hippocampus, also für die Hemmung der dortigen Prozesse der Gedächtnisbildung, verantwortlich gemacht. Auch die dimeren und trimeren Aggregate des Aβ(1-42)-Peptids hemmen die LTP. Sie hemmen außerdem die Natrium-Kanäle in den hemmenden GABA-Nerven des Hippocampus, was zu neuronaler Übererregung in den Nervennetzen des Hippocampus führt (viele Studien, zusammengefasst in Bodis-Wollner und Moreno, 2011).

Vom Aβ-Peptid und seinen Aggregaten gehen mehrere pathogene Signalketten aus, die schließlich zum Zelltod hauptsächlich in den Acetylcholin-Arealen (cholinerges System des Gehirns) führen. Beispielsweise bindet das Aβ(1-42)-Peptid an den nikotinischen Acetylcholin-Rezeptor (nAchR, Typ α7) und an den Rezeptor p75NTR für den Wachstumsfaktor NGF (Nerve Growth Factor) und blockiert dabei deren Funktionen. An den muskarinischen Acetylcholin-Rezeptoren (mAchR) verursacht Aβ eine Entkopplung der G-Proteine und damit eine Ausschaltung der dadurch beginnenden Signalkette. Ferner senkt Aβ die Aktivität des Enzyms Cholin-Acetyl-Transferase, womit die Synthese des Neurotransmitters Acetylcholin gehemmt wird All diese Hemmungsvorgänge bewirken offenbar eine Verminderung der Informationsverarbeitung im cholinergen System des Gehirns, das insbesondere in den Zentren des basalen Vorderhirns für Lernen und Gedächtnis zuständig ist (Schliebs und Arendt, 2011).

Die Aβ-Aggregate sowie das Aβ(1-42)-Peptid binden und aktivieren zudem auch den NMDA-Rezeptor im Gehirn und lösen damit durch Öffnung der Calcium-Kanäle weitere Signalketten im Inneren der Nervenzellen aus, die u.a. wie oben geschildert auch zur Aktivierung der NO-Synthasen, zur Bildung des toxischen Peroxynitrits, zur Phosphorylierung des Tau-Proteins und letztlich zur Auslösung des programmierten Zelltods (Apoptose) durch Aktivierung der Caspasen führen (Mandelkow, 2011;

Mondragon-Rodriguez et al., 2011).

Aβ(1-42) hemmt ferner die Funktion des Nerven-Wachstumsfaktors NGF, indem es an den Neurotrophin-p75-Rezeptor bindet und diesen blockiert (Sultana und Butterfield, 2011). Dies führt zum Ausfall der Selbsterhaltungsmechanismen der Nervenzellen im cholinergen System und damit zur Einleitung des Selbstzerstörungsmechanismus der Zellen (Apoptose). Außerdem induzieren Aβ bzw. dessen Aggregate die Bildung des Enzyms Glykogensynthasekinase, das die Phorphorylierung des **Tau-Proteins** katalysiert. Das phosphorylierte Tau-Protein verliert dadurch seine Funktion der Stabilisierung und Vernetzung der Mikrotubuli in den Nervenfasern, deren Stofftransport dadurch gestört ist (nach Schliebs und Arendt, 2011).

Durch die Bindung des Aβ(1-42)-Peptids an die genannten verschiedenen Rezeptoren von Nerven- und Gliazellen im Gehirn wird auch die chronische Entzündungsreaktion im Gehirn gefördert, indem die Produktion von Zytokinen und Chemokinen aktiviert wird. Leukozyten des Immunsystems werden angelockt, sie binden an das Endothel der Blutgefäße und setzen die Entzündungsreaktion in Gang (s.u. Kap. 2.5.4., Sultana und Butterfield, 2011).

Das Aβ(1-42)-Peptid wandert außerdem über ein Translokase-System in der äußeren Membran ins Innere der **Mitochondrien** und stört deren Struktur und Funktion, sodass Enzyme des Atmungs- und Energiestoffwechsels gehemmt werden. Der dadurch bedingte Energiemangel hat zur Folge, dass u.a. die Langzeitpotenzierung der Synapsenverknüpfungen zwischen Nervenzellen und damit Lern- und Gedächtnisprozesse gehemmt werden (Correia et al., 2012), was sich in den Symptomen der Vorstufe der Alzheimer-Krankheit als Gedächtnisschwäche (Mild Cognitive Impairment, MCI) äußert. Auch wird in den Mitochondrien das Enzym Superoxid-Dismutase-2 (SOD-2) gehemmt. Die Folge davon ist eine Ansammlung von Superoxid-Anionen, die damit den oxidativen Stress verstärken (Anantharaman et al, 2006).

Die Aβ-Peptide können sich außerdem einer Hypothese zufolge zu Ringen verknüpfen , die in die Membranen der Nervenzellen eingebaut werden und dort Öffnungen bilden, durch die Calcium-Ionen einströmen können. Dadurch werden die Nervenzellen übermäßig erregt, was wiederum verschiedene Signalketten auslöst, die zum Zelltod (Apoptose) führen (Diaz, 2008).

Andererseits scheinen die antioxidativen Eigenschaften des Aβ(1-42)-Peptids geradezu paradox im Vergleich zu den beschriebenen pathogenen Wirkungen zu sein. Einige Wissenschaftler glauben sogar, dass die Ansammlung von Aβ(1-42)-Peptiden eher eine Abwehrreaktion gegen den oxidativen Stress als ein pathologischer Mechanismus darstellen (Castellani et al., 2008). So dient ein Methionin-Rest im Aβ(1-42)-Peptid als Radikalfänger und als Reduktionsmittel für schädliche Schwermetall-Ionen. Gleichzeitig aber wirkt das Aβ(1-42)-Peptid mit Schwermetallen wie Kupfer und Eisen zusammen bei der Peroxidation von Membranlipiden, wobei Wasserstoffperoxid und 4-Hydroxynonenal als Abbauprodukte entstehen, die ihrerseits toxische Wirkungen auf die Nervenzellen ausüben (Butterfield et al., 2002).

Die Rolle des Tau-Proteins

Neben den extrazellulären Beta-Amyloid-Aggregaten sind die im Inneren der Zellen abgelagerten Aggregate aus pathologisch verändertem **Tau-Protein** von Bedeutung für das Krankheitsgeschehen (Mandelkow et al., 2006). Das Tau-Protein hat im gesunden Zustand eine wichtige Funktion für die Stabilisierung der Mikrotubuli, der röhrenförmigen Proteinfasern, die sich in den langen erregungsleitenden Nervenfasern (Axonen) befinden und dort den Stofftransport vom Zellkörper bis zum Axon-Ende, der so genannten Präsynapse, steuern. Proteine, Nährstoffe, Neurotransmitter und auch ganze Zellorganellen wie Mitochondrien und Peroxisomen werden entlang der Mikrotubuli mit Hilfe des „Motorproteins“ Kinesin transportiert (Pietschmann, 2011).

In den erkrankten Nervenzellen funktioniert das Tau-Protein nicht mehr richtig, sodass die Transportfunktion der Mikrotubuli und des Kinesins gestört ist (Ebneth et al., 1998). Außerdem wird das Zellskelett der Nervenzellen in seiner Struktur und Funktion geschädigt, wobei sich in den Zellen und ihren Fortsätzen (Axonen, Dendriten) Aggregate aus pathologisch verändertem Phospho-Tau-Protein, die neurofibrillären „Tangles“, ablagern (Mathew et al., 2011).

Proteinkinasen phosphorylieren das Tau-Protein.

Proteinkinasen sind Enzyme, die eine Phosphatgruppe an Proteine binden. Dies nennt man Phosphorylierung. Dadurch können Funktionen dieser Proteine, z.B. Enzymaktivitäten, aktiviert oder gehemmt werden. Im Fall des Tau-Proteins besteht die Ursache seiner Fehlfunktion in einer übermäßigen Phosphorylierung durch aktivierte Kinasen wie z.B. „MARK“, MAPK, SAPK, PKA, GSK3, CdK5 (= Tau-Kinase II) und viele weitere (Mathew et al., 2011). Alle diese Enzyme sind Kinasen, die Phosphatgruppen auf Proteine übertragen. Die Aktivierung dieser Kinasen geschieht als Folge verschiedener Signalketten, die u.a. durch den oxidativen und nitrosativen Stress ausgelöst werden. Man spricht daher von **Stress-aktivierten Protein-Kinasen (SAPK)**, von denen es mindestens sechs verschiedene gibt. So kann der oxidative Stress den MAP-Kinase-Signalweg aktivieren, der zur Phosphorylierung von Tau führt (siehe bei Mondragon-Rodriguez et al., 2011). Eine weitere dieser Signalketten steht mit der Toxizität der Beta-Amyloid-Peptide in Verbindung, die über eine Aktivierung des NMDA-Rezeptors den Einstrom von Calcium ins Innere der Nerven- und Gliazellen auslösen. Die erhöhte Calcium-Konzentration aktiviert Calcium-abhängige Kinasen, wie die Calcium-Calmodulin-Protein-Kinase II, die ihrerseits das Tau-Protein phosphorylieren und dadurch dessen Aggregation bewirken (Johnson et al., 1997; Johnson und Stoothoff, 2004).

Durch die Phosphorylierung verliert das Tau-Protein seine Bindungsfähigkeit für die Mikrotobuli, es löst sich von den Mikrotubuli ab und lagert sich zu helixartig gewundenen Filamenten, den **neurofibrillären „Tangles“ (NFT)**, zusammen (Friedhoff et al., 2000; Drewes, 2004). Das phorphorylierte Tau ist außerdem resistent gegen den Abbau durch Proteasen. Die Phosphorylierung des Tau-Proteins ist zwar Bedingung für die Ablösung von den Mikrotubuli und die Auslösung der Aggregat-Bildung, aber nicht für das Ausmaß der Aggregation. Dieses ist nämlich von der Größe und Ausdehnung der Beta-Faltblatt-Struktur des Tau-Protein-Moleküls abhängig, ähnlich wie dies bei den Prion-Proteinen der Fall ist (Khlistunova et al.,

2011).

Das Tau-Protein, das aus den Filamenten von Alzheimer-Patienten isoliert wurde, zeigt neben den Phosphorylierungen noch weitere chemische Veränderungen. So sind an den NH_2-Gruppen der Lysinreste Zucker-Aldehyde und –Ketone gebunden, man spricht hier von **„Advanced Glycation End Products“** oder „AGE-Produkten“, die zu einer verstärkten Vernetzung und Aggregation der Tau-Filamente führen (Ledesma et al., 1994). Die Zucker-Aldehyde und -Ketone wiederum sind das Ergebnis von Oxidationen der Zuckermoleküle durch reaktive Sauerstoffradikale (ROS), die im Gehirn während des Krankheitsverlaufs entstehen (siehe unten). Zusätzlich kann das Tau-Protein selbst durch die ROS an seinen SH-Gruppen oxidiert werden, wobei zwischen den einzelnen Molekülen Disulfid-Brücken (-S-S-) gebildet werden, wodurch die Aggregate stabilisiert werden (Schweers et al., 1995). Außerdem sind in den Tau-Filamenten häufig noch Ubiquitin-Proteine gebunden (Ledesma et al., 1994). Ubiquitin dient normalerweise als Signal dafür, dass das betreffende Protein durch Proteasomen abgebaut werden soll. Da dieser Mechanismus bei der Alzheimer-Krankheit gehemmt ist, bleiben die Protein-Ubiquitin-Komplexe erhalten und sammeln sich an.

Natürliche Polyanionen wie die Glukosamino-glykan-sulfate oder Heparinsulfat, die in der extrazellulären Matrix oder auch an Bakterienzellwänden vorkommen, lösen die Phosphorylierung von Tau durch Aktivierung mehrerer Proteinkinasen aus, sie fördern außerdem die Aggregation der Phosphat-Tau-Proteine, deren Quervernetzung und die Bildung der unlöslichen Tau-Aggregate (Tangles). Es wurde beobachtet, dass Heparinsulfat sich noch vor der Tau-Phosphorylierung und –Aggregation in den Nervenzellen von Alzheimer-Kranken ansammelt (Braak et al., 1997). Daraus ist zu schließen, dass die genannten Polyanionen eine Rolle bei der Auslösung des Pathomechanismus der Alzheimer-Krankheit spielen, was möglicherweise Entzündungsmechanismen und den oxidativen Stress einschließt.

Die Ansammlung von phosphoryliertem Tau-Protein in den Nervenzellen der betroffenen Hirnbereiche gilt als Signal für die Umwandlung des gesunden Gehirns in den Zustand der Neurodegeneration bei der Alzheimer-Krankheit. Mit fortschreitender Krankheit steht die Menge und die Verbreitung der Tau-Protein-Aggregate („neurofibrilläre Tangles“, NFT) im Gehirn im Zusammenhang mit dem Ausmaß der Demenz. Dementsprechend werden **sechs neuropathologische Stadien** der Krankheit definiert (nach Mathew et al., 2011):

- **Stadium I – II**: frühe NFT in der entorhinalen Großhirnrinde (Riechhirn), noch keine kognitiven Symptome,
- **Stadium III – IV**: Die NFTs breiten sich in der entorhinalen Großhirnrinde und in Teilen des Hippocampus aus. Die Patienten zeigen Symptome der leichten kognitiven Leistungsschwäche („Mild Cognitive Impairment“, MCI).
- **Stadium V – VI**: Übermäßige Ausbreitung der NFTs im gesamten Großhirn, die typischen Alzheimer-Symptome treten auf.

Folgewirkungen des prosphorylierten Tau-Proteins

Wenn das Tau-Protein an den Mikrotubuli fehlt, verändern die Mikrotubuli ihre Struktur, und die Motorproteine wie das Kinesin können nicht mehr an den Mikrotubuli entlang wandern. Dadurch werden die Synapsen nicht mehr mit

Proteinen, Neurotransmittern und Energie versorgt, sodass die Erregungsübertragung zwischen den Nervenzellen aufhört. Die Folge davon ist ein Mangel an Nervenwachstumsfaktoren an den Synapsen und eine Degeneration zunächst der Nervenfortsätze (Axonen, Dendriten) und schließlich der ganzen Nervenzellen (Mandelkow, 2011; Mandelkow et al., 2007). Weil sich im Zellkörper Peroxisomen sowie das Amyloid-Precursor-Protein (APP) ansammeln, die nicht mehr abtransportiert werden, nehmen der oxidative Stress und die Beta-Amyloid-Aggregation zu (Stamer et al., 2002). Außerdem haben die Tau-Protein-Aggregate, die „Tangles", selbst ein pathogenes Potential, indem sie über Signalsysteme den Verlust der Synapsen sowie den Zelltod (Apoptose) auslösen (Mocanu et al., 2008). Dieser Pathomechanismus ist auch für andere neurodegenerative Krankheiten, vor allem für die Parkinson-Krankheit, von Bedeutung (siehe nächste Kapitel).

Das pathogene Tau-Protein übt auch extrazellulär schädigende Wirkungen aus, indem es an die Muskarin-Rezeptoren M1 und M2 bindet, dadurch die Funktion des Acetylcholins hemmt und so die intrazellulären Kalzium-Konzentrationen erhöht. Dadurch wird die synaptische Erregungsübertragung gehemmt (Gomez-Ramos et al., 2008). Die Wirkung des pathogenen Tau-Proteins lässt sich somit in zwei Phasen unterscheiden: eine anfangs hyperaktive Phase, in der als Folge der Hemmung der GABA-Nerven im Hippocampus Nerven-Übererregungen vorherrschen, und eine späte Phase mit synaptischer Fehlfunktion. Noch aber sind nicht alle pathogenen Wirkungen des Tau-Proteins und dessen Zusammenwirken mit dem Aβ-1-42-Peptid bei der Pathogenese der Alzheimer-Krankheit bekannt (Bodis-Wollner und Moreno, 2011). Tatsächlich gibt es einen Zusammenhang zwischen der kognitiven Leistungsminderung und der Dichte der neurofibrillären Tauprotein-Aggregate (NFT) in den betroffenen Hirnbereichen (Garcia-Sierra et al., 2001).

Einen indirekten Beweis für die Auslösung der Alzheimer-Krankheit durch aggregiertes Tau-Protein lieferten Versuche mit gentechnisch veränderten Mäusen, denen die Variante des menschlichen Gens für ein leicht aggregierendes Tau-Protein übertragen worden war. Diese Mäuse entwickelten innerhalb von wenigen Monaten Alzheimer-ähnliche Symptome, und das menschliche Tau-Protein löste auch beim Mäuse-Tau-Protein eine Aggregation aus, ähnlich wie dies nach Infektion mit pathologisch verändertem Prionen-Protein bei BSE in Rindern oder bei der Creuzfeldt-Jakob-Krankheit des Menschen geschieht (Mandelkow, 2011). Erstaunlicherweise konnte dieses Tau-Gen in den Alzheimer-Mäusen mit bestimmten Wirkstoffen über epigenetische Mechanismen wieder abgeschaltet werden, mit der Folge, dass die Mäuse im „Swimmingpool-Test" sich wieder an die Position der rettenden Insel erinnern konnten und zielstrebig dorthin schwammen, was die kranken Alzheimer-Mäuse nicht konnten. In den Gehirnen dieser therapierten Mäuse hatten sich die vormals verschwundenen Synapsen wieder neu gebildet, und die Aggregate des menschlichen Tau-Proteins hatten sich sogar wieder aufgelöst, während das Mäuse-Tau-Protein weiterhin aggregiert blieb. Offenbar waren die Alzheimer-Mäuse wieder weitgehend gesund geworden! Dies bedeutet, dass hier möglicherweise erste Anhaltspunkte für eine kausale Therapie der Alzheimer Krankheit beim Menschen gefunden wurden (Mandelkow, 2011).

Zur Rolle des oxidativen und nitrosativen Stresses

Beide Aggregat-Typen, die β-Amyloid-Aggregate und die „Tangles" des Tau-Proteins, sind, wie oben dargelegt, an den Pathomechanismen beteiligt, die zu oxidativem Stress und schließlich zur Zerstörung der Zellen im Gehirn führen. Andererseits sind die Aggregate möglicherweise auch die Folge von oxidativem Stress, der durch andere krankheitsauslösende Vorgänge entstanden ist. Sie stellen demnach Zwischenprodukte bei den biochemischen Vorgängen dar, die zum programmierten Zelltod (Apoptose) führen (Mondragon-Rodriguez et al., 2011). Die β-Amyloid-Aggregate lösen nämlich eine Signalkette aus, die zu vermehrtem oxidativem Stress und folglich zu einer vermehrten Protein-Oxidation und Lipid-Peroxidation in den betroffenen Hirnregionen führen. Dabei binden Aβ-Peptid-Fibrillen an den **RAGE-Rezeptor** (receptor for advanced glycation end products), der wiederum Signalketten zur Bildung von Sauerstoffradikalen (ROS) und von Entzündungsreaktionen auslöst (Yan et al., 1996). Zusätzlich können pathogene Beta-Amyloid-Peptide in die Mitochondrien-Matrix einwandern und dort an verschiedene Enzyme binden, darunter das Enzym ABAD (amyloid beta binding alcohol dehydrogenase), mit der Folge, dass vermehrt reaktive radikalische Sauerstoffmoleküle (ROS) gebildet werden, die wiederum hemmend in die Atmungskette in den Mitochondrien eingreifen und dort die Bildung von ROS verstärken (Chen und Yan, 2006). Andererseits kann auch eine Fehlfunktion der Mitochondrien, die beispielsweise bei chronischen Entzündungen im Gehirn oder durch Vermittlung von Schwermetallen wie Blei, Kupfer, Eisen und Quecksilber auftritt, eine vermehrte Produktion von reaktiven Sauerstoffradikalen (ROS) verursachen und dadurch zu frühen Stadien der Alzheimer-Demenz führen (Atamna, 2004; Zhu et al., 2004).

Schließlich herrscht in den betroffenen Zellen ein Ungleichgewicht zwischen oxidierenden und antioxidierenden (reduzierenden) Stoffen zu Gunsten der oxidierenden Stoffe, es herrscht „oxidativer Stress". Die oxidierenden Stoffe greifen praktisch alle biologischen Moleküle an: DNA, RNA, die Lipide der Zellmembranen, Cholesterin, Kohlenhydrate, Proteine und lebenswichtige Antioxidantien, wie das reduzierte Glutathion (Sultana und Butterfield, 2011).

Die als Folge der vermehrten ROS-Bildung entstandenen oxidierten und carbonylierten Proteine, darunter wichtige Strukturproteine und Enzyme des Zellstoffwechsels, verlieren ihre Funktion. Eine Vielzahl von Zellfunktionen, darunter die Integrität des Zellskeletts, die Synthese der Neuotransmitter, der Energiestoffwechsel sowie Synthese und Abbau von Proteinen sind gestört. Beispiel: Da auch das Hitzeschock-Protein 60 (HSP 60) von diesen oxidativen Veränderungen betroffen ist, verliert es seine Funktion bei der korrekten Faltung und Anordnung der Mitochondrien-Enzyme. Es kommt zu Ansammlung fehlgefalteter Proteine und deren Aggregation zu unlöslichen Strukturen, die schließlich die weitere Zelldegeneration im Gehirn veranlassen. Der oxidative Stress gehört also zu den biochemischen Veränderungen, die am Anfang des Krankheitsprozesse stehen (Butterfield und Sultana, 2007; Sultana und Butterfield, 2011), und die durch sich selbst verstärkende Mechanismen und Rückkopplungen zum fortschreitend pathologischen Verlauf der Krankheit führen.

In den Teilen des Gehirns, in denen die Protein-Plaques bei Alzheimer-Kranken zuerst auftreten (Hippocampus, Teile der Großhirnrinde, Basalganglien), wurde eine übermäßige **Ansammlung von Eisen** nachgewiesen. Eisen wirkt dort als Katalysator bei der Bildung der besonders toxischen **Hydroxyl-Radikale** (OH*) durch die Fenton-Reaktion (siehe Kapitel 2.3.1.). Diese OH*-Radikale reagieren anschließend mit den Aβ-Peptiden und verändern diese so, dass sie leicht aggregieren. Eisen fördert damit die Proteinaggregat-Bildung, die durch weitere Spuren-Belastungen von Schwermetallen wie Zink und Kupfer gefördert wird (siehe zusammengefasste Literatur bei Moreira et al., 2009).

Hinweise über die Rolle der Sauerstoffradikale beim Krankheitsmechanismus ergeben sich auch aus Untersuchungen mit einem „Alzheimer-Modell-Mäusestamm", bei dem die Aktivität der **Cu/Zn-Superoxid-Dismutase (SOD)** vermindert ist, einem Enzym, das zum Abbau von Sauerstoffradikalen und deren Verbindungen dient. Folge ist ein erhöhter Aβ-Peptidspiegel. Offenbar führt die verminderte SOD-Aktivität zu einer vermehrten Bildung von Sauerstoff-Radikalen, die direkt oder indirekt die fehlerhafte Abspaltung des Amyloid-β-Peptids vom Amyloid-Vorläufer-Protein (APP) bewirken. So lässt sich bei isolierten Nervenzellen mit Wasserstoffperoxid der β-Amyloid-Spiegel in den Zellen stark erhöhen (Mattson, 2004).

Nitrostress

Grundsätzlich hat **Stickstoffmonoxid (NO)** neben dem Oxidativen Stress eine große Bedeutung für alle neurodegenerativen Krankheiten, weil es als Reaktion auf Entzündungsvorgänge im Übermaß gebildet wird (Rossi-George und Gow, 2009; siehe auch Kapitel 2.2.8.). Patienten mit Alzheimer und Parkinson-Krankheit zeigen eine Zunahme von Nitrotyrosin, das als Markersubstanz für den nitrosativen Stress gilt. Bei der Alzheimer-Krankheit wird NO offenbar vermehrt von allen drei Isoformen der NO-Synthase (NOS) produziert, die im Gehirn vorkommen, nämlich von der endothelialen NOS (eNOS), die in den Endothelzellen der Blutgefäße des Gehirns vorkommt, der neuronalen NOS (nNOS), die bei Alzheimer-Patienten in den Pyramidenzellen der Großhirnrinde in aktiver Form vorliegt, und von der induzierbaren NOS (iNOS), die bei gesunden Personen im Gehirn nicht nanchweisbar ist, bei Alzheimer-Patienten jedoch in Astrozyten und in bestimmten Nervenzellen des Gehirns aktiv ist (Lüth, Arendt, 2011).

Im Hippocampus und in der Großirnrinde von Alzheimer-Kranken wurden **nitrierte Proteine** (d.h. gebundene Nitrogruppen an den Seitenketten bestimmter Aminosäure, wie z.B. Nitrotyrosin) nachgewiesen. Die Nitrogruppen stammen von Reaktionen des Peroxynitrits mit den Aminosäureresten der Proteine (Sayre et al., 1997), sie können aber auch durch Reaktion von Stickstoffmonoxid (NO) mit Wasserstoffperoxid entstehen. Die Nitrogruppen werden bevorzugt an den Resten der Aminosäuren Cystein, Methionin, Phenylalanin und Tyrosin gebunden. So entstehen beispielsweise Reste aus 3-Nitrotyrosin in den Proteinen. Dies hat zur Folge, dass viele Proteine nicht mehr phosphoryliert werden können, d.h. dass kein Phosphat gebunden werden kann. Damit fällt ein wesentlicher Regulationsmechaninmus zur Aktivierung oder Inaktivierung von Proteinen aus. Dies kann auch zum programmierten Zelltod (Apoptose) führen. Da dies bevorzugt im Hippocampus geschieht, sind Lernvorgänge und die Gedächtnisbildung gehemmt. Tatsächlich können Alzheimer-Patienten kurzzeitige Erinnerungen nicht mehr behalten. Sie verlieren damit wesentliche

Fähigkeiten zur Bewältigung des Alltags (Sultana und Butterfield, 2011).

Durch Nitrierung und Oxidation von Proteinen gehen eine Reihe von Enzymaktivitäten und andere wichtige Funktionen in den Nervenzellen verloren. Strukturen der Nervenzell-Axonen, also der ableitenden Nervenfasern, des Zytoskeletts, der Mitochondrien und damit des Energiestoffwechsels, und Funktionen des antioxidativen Schutzes und der Entgiftung werden durch die Nitrierung geschädigt oder gehemmt. Dies führt letztlich zum Übergang der kognitiven Störung in die Demenz-Krankheit (Sultana und Butterfield, 2011). Unter anderem werden einige zur Entgiftung benötigte Enzyme wie Glutathion-Transferasen (GSTM3), so genannte „Multidrug-Resistance-Proteine“ (MDR) sowie Hitzeschock-Proteine (HSP) und Chaperone inaktiviert, wodurch die Entgiftungsfähigkeit der Zellen vermindert wird (Sultana et al., 2009). Dadurch nimmt vermutlich die Chemikalienempfindlichkeit der Zellen zu, ein Vorgang, der an die Auslösung der Multiplen Chemikalien-Überempfindlichkeit durch den NO-Peroxynitrit-Zyklus nach Pall (2009) erinnert.

NO aktiviert – neben einigen Zytokinen - ferner die **Cyclooxygenase-2** (COX-2) in Nervenzellen des Gehirns während des Entzündungsstadiums neurodegenerativer Krankheiten. Die hochregulierte Aktivität der induzierbaren Cyclooxygenase-2 gilt als möglicher Biomarker für das Fortschreiten der Alzheimer-Krankheit (Rossi-George und Gow, s.o.). Cyclooxygenasen sind Bestandteile des Enzymkomplexes der **Prostaglandin-Synthase**, der zur Herstellung der Prostaglandine dient. Die Prostaglandine wiederum sind hochaktive Wirkstoffe der Entzündungsreaktion, die über Rezeptoren an Muskel-, Nerven- und Immunzellen vielfältige Signalketten auslösen, an deren Ende Wirkungen auf Blutgefäße (Erweiterung), auf glatte Muskeln im Darm, in den Bronchien und in der Niere, sowie die Auslösung von Schmerzempfindungen (über Nocizeptoren vom TRP-Typ) und Fieber steht. Es ist anzunehmen, dass die Prostaglandine auch im Gehirn die Entzündungsvorgänge fördern. Eine Therapie mit Cyclooxygenase-(COX-)Hemmern wie die nicht-steroidalen Antiphlogistika, zu denen auch die Acetylsalicylsäure („Aspirin“) gehört, wird diskutiert (Mutschler, 2001).

Als Folge des Nitrosativen Stresses (NO, $ONOO^-$) wird ein Enzym zur Synthese des Energieüberträgers ATP, die ATP-Synthase-alpha, durch Nitrierung gehemmt, und damit wird der Elektronenstransport in der Atmungskette der Mitochondrien unterbrochen (Butterfield, Sultana, 2007). Die Elektronen werden auf Sauerstoff umgeleitet, es entstehen weitere toxische Sauerstoff-Radikale. Ferner kommt es zur Freisetzung von Stoffen, die Immunzellen anlocken und dann eine Entzündung auslösen (Spektrum d. Wiss., 2003; Huber, A., et al., 2007).

2.4.3.1. Hemmung des Energiestoffwechsels

Der Energiestoffwechsel wird in bestimmten Hirnbereichen (Hippocampus und präfrontaler Cortex) durch Hormone wie Insulin über Insulin-Rezeptoren an Nervenzellen aktiviert. Es gibt Hinweise dafür, dass bei Alzheimer-Patienten der Energiestoffwechsel genau in diesen Hirnbereichen stark gehemmt ist. Betroffen sind auch die Assoziationszentren in den Scheitel- und Schläfenregionen der Hirnrinde (siehe Hoyer, Frölich, 2007, S. 205). Die Zahl der Insulin-Rezeptoren ist vermindert und Insulin wird inaktiviert. Dies geschieht vermutlich als Folge des oxidativen

Stresses. Der zur Energiegewinnung dienende Abbau von Glukose, also der Glykolyseweg, ist gehemmt (Sultana et al., 2009), es kommt zu einer Ansäuerung durch Ansammlung von Milchsäure.

Aber auch die Energieproduktion in den Mitochondrien ist bei Alzheimer-Kranken gehemmt. Im Verlauf der Krankheit zeigen die Mitochondrien in den Nerven- und Gliazellen der betroffenen Hirnregionen, insbesondere im Hippocampus, zunehmende morphologische Veränderungen: Die inneren Membranstrukturen („Cristae“) werden abgebaut, die Mitochondrien verkleinern und fragmentieren sich, bevor sie ganz verschwinden. Dies ist direkt mit Degenerationsprozessen der Nervenzellen verbunden (Correira et al., 2012).

Dies hängt offenbar unter Anderem zusammen mit einem **Mangel an Thiamindiphosphat (Vitamin B1)**, der im Gehirngewebe von Alzheimer-Patienten nachgewiesen wurde. Entsprechend waren auch die Aktivitäten der Vitamin-B1-abhängigen Enzyme in diesen Gehirnen vermindert, darunter die Enzyme Alfa-Ketoglutarat-Dehydrogenase (αKGDH) und der Pyruvat-Dehydrogenase-Komplex (PDHC). Diese Hemmwirkungen sind vermutlich auf die schädigende Einwirkung der Beta-Amyloid-Peptide auf die Mitochondrien zurückzuführen, wie durch Laborexperimente nachgewiesen wurde (Lit. zusammengefasst bei Bemeur et al., 2011).

Die insgesamt verminderte ATP-Produktion in den Nervenzellen von Alzheimer-Kranken bewirkt einen Energiemangel, der wiederum zu einer Reihe von Funktionsdefekten in den Nervenzellen führt: Der Stofftransport in den Axonen zu den Synapsen ist gehemmt, Neurotransmitter für die Erregungsübertragung an den Synapsen fehlen, wobei das Beta-Amyloid-Peptid direkte Hemmwirkungen auf den Stofftranport im Axon sowie auf die Mitochondrienfunktionen ausübt (Correia et al., 2012). Oxidierte pathogene Proteine wie das Tau-Protein und das ß-Amyloid-Protein werden verstärkt phosphoryliert (mit Phosphorsäureresten verbunden), sie können daher nicht abgebaut und über den Golgi-Apparat auch nicht aus der Zelle transportiert werden, sie sammeln sich an und aggregieren zu unlöslichen Komplexen. Gleichzeitig wird der Energie-verbrauchende Abbau der ß-Amyloid-Aggregate durch Zink-Metalloproteinasen gehemmt (Hoyer, Frölich, 2007). Nebenbei bemerkt: Zink ist ein Cofaktor für die Funktionsfähigkeit dieser Proteinasen, die zu so genannten Proteasomen zusammengelagert sind. Als Ursache für die Ansammlung der ß-Amyloid-Aggregate im Gehirn der Alzheimer-Patienten kommt somit eine Hemmung der Funktion der Proteasomen in Frage. Diese Protein-abbauenden Enzymkomplexe können offenbar durch Produkte des oxidativen Stresses sowie durch Peroxynitrit, oder auch durch direkte Wirkung toxischer Chemikalien wie Organozinn-Verbindungen (z.B. Triphenyl- oder Tributyl-Zinn) gehemmt werden (Shi et al., 2009). Die Folge ist eine ungehemmte Ansammlung pathologisch veränderter Proteine im Gehirn.

Hinzu kommt ein toxischer Effekt des **Cortisols**, das bei chronisch-entzündlichen Krankheiten nach **Aktivierung der Stresshormonachse** sowie auch im Alter und bei Alzheimer-Patienten in erhöhten Konzentrationen vorliegt und im Gehirn, speziell im Hippocampus, schädigend wirkt (siehe auch Kapitel 2.8). Cortisol aktiviert in den Gliazellen und Astrocyten die Produktion von Zytokinen der Entzündungsreaktion, darunter die Interleukine Il-6 und Il-1β und den Tumornekrosefaktor-alfa (TNF-α). Als Folge davon wird der Induktionsfaktor NF-kB aktiviert, der wiederum einen zum

Programmierten Zelltod (Apoptose) führenden Signalweg auslösen kann und gleichzeitig Gene für die Entzündungs-Zytokine (Il-6, Ifn-γ, TNF-α) aktiviert (siehe Zusammenfassung und Literatur bei Hoyer, Frölich, 2007). Damit verliert der Hippocampus seine hemmende Funktion auf die Stresshormonachse, und es kommt zu einer vermehrten Cortisol-Ausschüttung und damit zu einer weiter verminderten Stresstoleranz sowie zu Entzündungsreaktionen im Gehirn bei den betroffenen Patienten. Es liegt hier also ebenfalls ein durch Cortisol ausgelöster Verstärkungskreislauf vor, der die degenerativen Vorgänge im Gehirn beschleunigt. Dies ist auch an der erhöhten basalen ACTH-Konzentration zu erkennen (Hauger et al., 1994).

2.4.3.2. Die pathologischen Wirkungen der Sauerstoffradikale (ROS)

Reaktive Sauerstoffverbindungen (ROS) fördern bei der Alzheimer-Krankheit die fehlerhafte Abspaltung des Aβ-Fragmentes (gelesen „A-beta-Fragment") vom Beta-Amyloid-Precursor-Protein (βAPP) und verstärken die neurotoxischen Wirkungen der Aβ-Plaques. Die Aβ-Fragmente bilden daraufhin Fibrillen mit β-Faltblattstrukur (β-Amyloid-Fibrillen), die sich außerhalb der Nervenzellen anreichern und dort die β-Amyloid-Plaques verursachen. Bestandteil dieser β-Amyloid-Plaques ist außerdem das Protein α-Synuclein, das auch bei der Parkinson-Krankheit eine Rolle spielt (Krüger et al., 2008). Die ROS sowie die β-Amyloid-Plaques schädigen die Nervenzellen durch Störung des Ca^{++}-Haushaltes. Bereits oligomere β-Amyloid-Aggregate fördern die Aufnahme und Ansammlung von Ca^{++}-Ionen im Inneren der Mitochondrien. Dies führt zu einer Störung der Mitochondrienfunktionen, darunter die ATP-Produktion, die durch den Elektronentransport der Atmungskette erfolgt (Reddy, 2009). Die danach folgende Schädigung der Nervenzellen ist vermutlich auf das Energiedefizit zurückzuführen, das durch die Mitochondrien-Schädigung zu erklären ist, sowie durch die Bildung von Sauerstoffradikalen als Folge der unvollständig ablaufenden Atmungskette (siehe Kapitel 2.2.1.).

Die erhöhte Ca^{++}-Konzentration in den betroffenen Nervenzellen von Alzheimer-Kranken steht in Zusammenhang mit einer erhöhten Aktivierung des NMDA-Rezeptors als Folge von Wirkungen des Oxidativen und Nitrosativen Stresses. Weil bei der Alzheimer-Krankheit der Energiestoffwechsel der Mitochondrien gehemmt ist, kann die ATP-abhängige K-Na-ATPase das Membranpotential an den Nervenzellen nicht mehr konstant halten, der NMDA-Rezeptor wird empfindlich gegenüber freien Aminosäuren wie Glutamat und öffnet folglich seinen Calcium-Kanal, sodass Ca^{++}-Ionen nach Innen strömen.

Eine der Folgereaktionen des oxidativen und nitrosativen Stresses ist die **Lipid-Peroxidation**, bei der die als Bausteine der Zellmembranen dienenden Lipidmoleküle in einer Radikal-Kettenreaktion abgebaut werden. Betroffen davon sind die Membranen der Mitochindrien und der Nervenfasern, deren Funktionen dadurch zerstört werden. Das dabei freigesetzte Abbauprodukt, **4-Hydroxy-nonenal**, ist sehr reaktionsfähig; es greift u.a. die Enzyme des Proteasoms an und hemmt dadurch deren Aktivität (Sultana und Butterfield, 2011). Proteasomen sind Protein-abbauende Enzymkomplexe. Fallen diese Proteasomen aus, dann sammeln sich nicht abgebaute Proteinabfälle in den Zellen an, darunter auch die Beta-Amyloid- und Tau-Aggregate. Der Krankheitsprozess schreitet voran.

Hinzu kommt, dass 4-Hydroxy-Nonenal das Glutamat-Transportsystem EAAT2 im Gehirn hemmt, sodass sich Glutamat zwischen des Synapsen ansammelt und den **NMDA-Rezeptor** verstärkt aktiviert, was zu verstärktem Calcium-Einstrom in die Nervenzellen führt (Butterfield, Sultana, 2007). Die dadurch erhöhte Calcium-Konzentration löst weitere schädigende biochemische Vorgänge in der Zelle aus, darunter die Aktivierung von NO-Synthasen und die Verstärkung des Oxidativen Stresses. Als Ergebnis entstehen vermehrt Sauerstoffradikale (ROS), Stickstoffmonoxid (NO) und Peroxynitrit (ONOO) (Pall, 2009).

Die Hemmung des Energiestoffwechsels in den Mitochondrien der Nervenzellen hat wiederum verstärkende Rückwirkungen auf den NMDA-Rezeptor: Bei ATP-Mangel kann das Ruhepotential der Nervenzellen durch die Tätigkeit der ATP-verbrauchenden K-Na-ATPase nicht aufrecht erhalten werden. Von diesem Ruhepotential ist aber eine Hemmung des Ca^{++}-Ionen-Kanals des NMDA-Rezeptors abhängig, die durch Mg^{++}-Ionen erfolgt. Bei ATP-Mangel entfällt also diese Hemmung, das Ca^{++} strömt ins Zellinnere, und die pathologischen Vorgänge werden ausgelöst (Novelli et al., 1988; Huber, A., et al., 2007). Unter Energie- bzw- ATP-Mangel ist also der NMDA-Rezeptor empfindlicher für die Aktivierung durch Glutamat. Als Folge dieser NMDA-Aktivierung wurde eine Hochregulierung der Synthese des Aβ-Vorläuferproteins Aβ-PP und eine Hemmung der α-Sekretase-Aktivität nachgewiesen, beides Vorgänge, die eine Bildung von Aβ-Proteinaggregaten fördern (Moreira et al., 2009). Die Aβ-Proteinaggregate wiederum lösen die Membranzerstörung durch Lipid-Peroxidation, sowie eine weitere Bildung von Wasserstoffperoxid und von Hydroxynonenal aus, beides Stoffe, die Schadwirkungen in den Zellen verstärken (Varadarajan et al., 2000; Mark et al., 1997).

Nicht zuletzt muss erwähnt werden, dass die reaktiven Sauerstoffradikale (ROS) das als Schlafhormon und Antioxidans im Gehirn wirkende **Melatonin** oxidieren und damit unwirksam machen. Melatonin hat im Gehirn die wichtige Funktion, die durch die Beta-Amyloid-Peptide ausgelöste Produktion erhöhter Mengen von ROS wieder zu neutralisieren und damit das Gehirn vor deren Schadwirkungen zu schützen (Pappolla et al., 1997). Ein vorzeitiger Verlust von Melatonin macht das Gehirn anfälliger gegenüber neurotoxischen Wirkungen von Beta-Amyloid-Peptiden und anderen toxischen Stoffen wie Peroxynitrit und erhöht das Risiko für die Alzheimer-Demenz (Reiter, 1992; Pall, 2007).

Es wird deutlich, dass beim Schadens-Mechanismus, der von der kognitiven Schwäche (MCI) zur ausgeprägten Alzheimer-Krankheit führt, der Oxidative und Nitrosative Stress und seine Folgereaktionen eine Rolle spielen, und dies bereits im Vorstadium der Krankheit, wenn die Amyloid-Proteine nur kleine oligomere Aggregate gebildet haben. Dieses Prinzip gilt auch für die anderen neurodegenerativen Krankheiten. Offenbar löst der Oxidative Stress in der Mikroglia die Aktivierung der neuronalen NO-Synthase (nNOS) und damit die Bildung von NO (Stickstoffmonoxid) aus, das wiederum den Signalweg von RAS über RAF, MAPKK, MAPK zu NF-kB in Gang setzt (siehe Lehrbücher der molekularen Zellbiologie, wie Lodish et al., 2001). RAS ist ein GTP-bindendes Protein, das nach Bindung von GTP aktiviert wird und dann als Schalter für weitere Reaktionen dient. Das Enzym MAPK (Mitogen-aktivierte Protein-Kinase) ist eine Proteinkinase, die nach einer Stimulierung der Zelle durch verschiedene Wachstumsfaktoren spezifische Zielproteine phosphoryliert, d.h. ein Molekül Phosphorsäure an die Zielproteine anheftet. Die MAPK aktiviert dadurch u.a.

die Mitose (Zellteilung), kann also zu einer Reaktivierung des Zellzyklus bei Nervenzellen führen und damit zu einer Reversion der Zelldifferenzierung in das frühere Stadium der Nerven-Stammzellen (Arendt, 2005). Dementsprechend sind in Nervenzellen des Gehirns von Alzheimer-Patienten verschiedene Proteine des Zellzyklus nachweisbar, wie z.B. die Cycline B, C, D, E und die Cyclin-abhängigen Kinasen (Cdk4, Cdk5, Cdc2/Cyclin B1-Kinase). Die Nervenzellen treten offenbar in den Zellzyklus ein und gelangen damit von der G0-Phase in die G1-Phase (Ueberham et al., 2011). Die in den Mitochondrien produzierten ROS können ferner den Induktionsfaktor p53 aktivieren, sodass dieser sowohl den Zellzyklus bei Nervenzellen induzieren als auch Signalketten zur Auslösung der Apoptose aktivieren kann (Holley, St. Clair, 2009).

Dadurch verlieren die Nervenzellen ihre Funktion der Erregungsübertragung und können auch zu Krebszellen entarten. Außerdem übertragen die aktivierten Cyclin-abhängige Kinasen (Cdk) anschließend Phosphatgruppen auf das Amyloid-Vorläufer-Protein und das **Tau-Protein** und fördern so die Bildung unlöslicher Tau-Protein-Aggregate, den „Tangles", in den Nervenzellen fördern (Hoyer, Frölich, 2007). Damit wird der pathologische Prozess bei der Alzheimer-Krankheit verstärkt.

Möglicherweise ist die Bildung der Protein-Aggregate im Anfangsstadium der Alzheimer Krankheit ursprünglich als eine Art **Schutzmechanismus** der Zelle gegen den Oxidativen Stress aufzufassen, da die Konzentration der ROS mit der Aggregatbildung zunächst abnimmt (Moreira et al., 2009). Jedoch im weiteren Verlauf der Krankheit wandelt sich die antioxidative Aktivität der Aggregate in eine pro-oxidative Aktivität um, sodass im fortgeschrittenen Stadium der Oxidative Stress wieder zunimmt.

Die Protein-Oxidation geschieht schon im Frühstadium

Es gibt noch eine Vielzahl weiterer pathologisch wirksamer biochemischer Reaktionen, die den neurodegenerativen Prozess verstärken, und bei denen oxidierte und nitrierte Proteine eine Rolle spielen. Sie können hier nicht alle aufgeführt werden (siehe Sultana und Butterfield, 2011). Die Folgen dieser Vorgänge sind ein Ungleichgewicht von antioxidativ wirkenden Stoffen und den reaktiven Sauerstoff- und Stickstoffverbindungen und die Aktivierung schädigender Signalketten, die zum programmierten Zelltod, der Apoptose, führen. Der oxidative und nitrosative Stress, nitrierte und oxidierte Proteine, oxidative Schäden an der Zellkern- und Mitochondrien-DNA und viele der dadurch ausgelösten Vorgänge sind bereits im Frühstadium der Krankheit (MCI, „Mild Cognitive Impairment") nachzuweisen (Sultana und Butterfield, 2011), wenn die Krankheit äußerlich noch nicht in Erscheinung tritt.

2.4.3.3. Energiemangel und NMDA-Aktivierung als wesentliche Faktoren der Alzheimer-Krankheit

Es gibt mehrere Hinweise dafür, dass die Bildung von Beta-Amyloid-Aggregaten direkt oder indirekt zu einer Überaktivierung des NMDA-Rezeptors und damit zur Übererregungstoxizität („Excitotoxicity") im Gehirn führt (Harkany et al., 2000; Mandelkow, 2011). Außerdem scheint auch ein erhöhter Glutamat-Gehalt im Gehirn an der **Übererregungstoxizität des NMDA-Rezeptors** beteiligt zu sein (Huber et al., 2007).

Dieser bei der Alzheimer-Krankheit nachgewiesene, von einer Aktivierung des NMDA-Rezeptors ausgehende und sich selbst durch positive Rückkopplung verstärkende Mechanismus ähnelt sehr den Vorgängen bei der Krankheit MCS (Multiple Chemical Sensitivity) und anderen chronisch-entzündlichen Multisystem-Erkrankungen. Der biochemische Rückkopplungsmechanismus führt zu einer Verstärkung pathologischer Vorgänge, wie sie vom NO-Peroxynitrit-Kreislauf und seiner Folgewirkungen bekannt sind (Pall, 2007, 2009). Denn wie bei MCS spielt der NMDA-Rezeptor auch beim Mechanismus der Alzheimer-Krankheit eine entscheidende Rolle (Huber, A., et al., 2007). Da der NMDA-Rezeptor auf Glutamat mit erhöhtem Calcium-Einstrom in die Zelle reagiert und dies langsamer geschieht als bei den Wirkungen der Neurotransmitter, muss Glutamat hier als Auslöser von neurotoxischen Effekten im Gehirn betrachtet werden, und dies sowohl bei der Alzheimer-Krankheit wie auch bei MCS. Glutamat führt im Überschuss somit letztlich zu den degenerativen Prozessen und zur Apoptose (programmierten Zelltod) von Nervenzellen bei diesen Krankheiten (Greenamyre, Porter, 1994).

Glutamat ist eine Aminosäure, die im Gehirn als der am häufigsten vorkommende Neurotransmitter eine wichtige Rolle bei den Gehirnfunktionen spielt. Glutamat entsteht aus Alfa-Ketoglutarsäure, einem Zwischenprodukt des Zitronensäurezyklus in den Mitochondrien. Eine zu hohe Menge Glutamat im Gehirn wirkt exzitotoxisch, d.h. schädigend durch Übererregung vieler Gehirnbereiche, in denen der NMDA-Rezeptor vorkommt. Ein Mangel an Glutamat dagegen führt zum Ausfall vieler Hirnfunktionen. Damit wird deutlich, dass der Glutamatspiegel im Gehirn einer empfindlichen Regulation unterliegt. Wenn diese Regulation und damit das Glutamat-Gleichgewicht gestört ist, und das ist bei neurodegenerativen Krankheiten der Fall, dann kommt es zu Gehirnschäden (Bak et al., 2011).

Eine besondere Rolle bei der Glutamat-Regulation spielt die Funktion der Mitochondrien, die als Folge des oxidativen Stresses bei neurodegenerativen Krankheiten gestört ist und somit zum Glutamat-Ungleichgewicht im Gehirn beiträgt. Auch die begleitenden Astrozyten in der Umgebung der Nervenzellen haben eine wichtige Funktion beim Stoffwechsel des Glutamats, indem sie überschüssiges Glutamat aus dem synaptischen Spalt aufnehmen und in Glutamin umwandeln. Das Glutamin wird bei Bedarf wieder an die Nervenzelle abgegeben, wo es in Glutamat umgewandelt wird. Es gibt also einen biochemischen **Glutamin-Glutamat-Zyklus**, bei dem ein Stoffaustausch zwischen den Nervenzellen und den Astrozyten abläuft. Störungen des Energiestoffwechsels der Mitochondrien bringen diesen Zyklus aus dem Gleichgewicht und führen zu Funktionsstörungen im Gehirn (Siehe umfangreiche Literatur bei Bak et al., 2011).

Einen weiteren Beweis für die besondere Rolle des NMDA-Rezeptors bei beiden Krankheiten (Alzheimer und Parkinson) lieferten Untersuchungen mit einem Tiermodell der Alzheimer-Krankheit. Bei Ratten konnten durch Injektionen von ß-Amyloid-Peptiden in den Hippocampus die Symptome und Mechanismen der Alzheimer-Krankheit ausgelöst werden: Es kam zu ausgedehnten Zelldegenerationen durch Apoptose und zur Aktivierung von Astrozyten und Mikroglia-Zellen. Wenn die Ratten gleichzeitig den NMDA-Antagonisten Memantin injiziert bekamen, war das Ausmaß der Nervendegeneration sowie die Bildung pathologischer Faserproteine wie das saure Glia-Faserprotein (GFAP) in den betroffenen Hirnbereichen signifikant vermindert (Miguel-Hildago et al., 2002). Die Memantin-Therapie von Alzheimer-Patienten ist mittlerweile üblich und führt nach den Ergebnissen mehrerer Studien zu deutlicher Verbesserung der Symptome und funktionellen Defizite der Alzheimer-Patienten (Winblad und Poritis, 1999). Gleiches gilt übrigens auch für die Parkinson-Krankheit (Huber, A., et al., 2007). Damit war gezeigt, dass eine Hemmung der Aktivierung des NMDA-Rezeptors auch die Ausprägung der Alzheimer- und Parkinson-Krankheit zumindest zeitweise verhindern kann. Beide Krankheiten sind also zur Gruppe der chronischen Krankheiten hinzu zu zählen, bei denen der Pathomechanismus über den NMDA-Rezeptor vermittelt wird. Dazu gehören auch die chronisch-entzündlichen Multisystem-Erkrankungen, die nach Pall (2007, 2008) über den NO-Peroxynitrit-Zyklus ablaufen. Offenbar kann der NMDA-Rezeptor auch direkt durch Beta-Amyloid-Aggregate bzw. -Peptide aktiviert werden (Mandelkow, 2011).

Der Zusammenhang zwischen oxidativem Stress, der u.a. durch den NO-Peroxynitrit-Zyklus verursacht und verstärkt wird, und den Krankheitsmechanismen bei der Alzheimer-Krankheit wird ferner deutlich durch den Befund, dass β-Amyloid-Peptide eine große Bindungsaffinität für Metallionen wie Kupfer und Eisen haben. Diese Metallkomplexe sind an der Katalyse zur Bildung der toxischen Hydroxyl-Radikale (OH_*) beteiligt (Sayre et al., 1997).

Der Oxidative- und Nitrosative Stress, die Aktivierung des NMDA-Rezeptors und die Verstärkungskreisläufe, die durch positive Rückkopplungen den Kranheitsmechanismus verstärken, sind Merkmale, die bei den durch Chemikalien ausgelösten chronischen Umweltkrankheiten MCS und CFS im Prinzip ebenfalls vorkommen (siehe Pall, 2007, 2009). Die Mechanismen der Alzheimer-Krankheit und von MCS verlaufen also gleich oder zumindest ähnlich. Vermutlich stellt MCS wie das MCI (Mild Cognitive Impairment) ein Frühstadium der Demenz dar. MCS kann möglicherweise auch direkt in die Alzheimer-Demenz übergehen, dafür fehlen aber bislang noch genauere Untersuchungen. Dennoch liegt der Schluss nahe, dass die Mechanismen der Demenzkrankheiten ebenso wie bei MCS/CFS neben anderen Entzündungsfaktoren (Allergien, Krankheitserreger) auch durch Chemikalien ausgelöst werden können.

2.4.4. Die Alzheimer-Krankheit ist eine Entzündungskrankheit

Viele epidemiologische Studien haben bestätigt, dass das Risiko für die Alzheimer-Krankheit bei Patienten mit Schlaganfall, Bluthochdruck, Diabetes Typ II, Atherosklerose und hohen Cholesterinwerten erhöht ist, wobei das gleichzeitige Vorliegen mehrerer dieser Faktoren das Risiko zusätzlich steigert (zit. nach Sultana und Butterfield, 2011). Bei allen diesen Krankheiten spielen chronische **Entzündungsprozesse** vor allem in den Gefäßen eine grundlegende Rolle.

Der oxidative und nitrosative Stress steht in direkter Beziehung zu Entzündungsprozessen. Die Beteiligung von Entzündungsmechanismen des Immunsystems bei der Alzheimer-Krankheit lässt sich durch verschiedene Befunde nachweisen: Die Beta-Amyloid-Peptide wirken als Signalstoffe zur Anlockung und Aktivierung der Mikroglia-Zellen, die sich um die ß-Amyloid-Plaques herum ansammeln und Zytokine freisetzen (siehe Review bei Huber, A. et al., 2007). Das Vorkommen von

Zytokinen, Chemokinen und Komplement-Faktoren in der Zerebrospinalflüssigkeit (Liquor) von Alzheimer-Patienten weist entsprechend auf Entzündungsprozesse hin. Man kann davon ausgehen, dass über die ß-Amyloid-Fibrillen eine Signalkette ausgelöst wird, die zur Anlockung von weiteren aktivierten Zellen des Immunsystems führt, die schließlich eine Entzündungskaskade auslösen (Aktas et al., 2007).

Die von den Zellen des Immunsystems bei Entzündungen ausgeschütteten Zytokine aktivieren Signalwege, die zu einer verstärkten Ansammlung des pathogenen Beta-Amyloid-Peptids führen. Dies betrifft insbesondere die Zytokine Tumor-Nekrose-Faktor alfa (TNF-α), Interleukin-1β (IL-1β) und Interferon-gamma (Ifn-γ), die über den JNK-abhängigen MAPK-Signalweg die Produktion des Enzyms Gamma-Sekretase auslösen. Dieses Enzym spaltet das Amyloid-Precursor-Protein (APP) und setzt das pathogen wirksame Amyloid-β-Peptid frei (Liao et al., 2004). Daraus folgt, dass chronische Entzündungen durch Vermittlung der Zytokine den neurodegenerativen Prozess im Gehirn fördern können.

Die Entzündungsprozesse im Gehirn können durch **Noradrenalin** gehemmt werden. Astrozyten und Mikrogliazellen, beide Bestandteile der Blut-Hirn-Schranke, besitzen Noradrenalin-Rezeptoren (β2-Rezeptoren), über die Noradrenalin seine hemmende Funktion auf die Produktion entzündlicher Zytokine durch diese Zellen ausübt. Darüber hinaus aktiviert Noradrenalin die Wanderung der Mikrogliazellen zu den Beta-Amyloid-Aggregaten und fördert die Phagozytose dieser Aggregate durch diese Zellen, wie an transgenen Mäusen, die das Amyloid-Precursor-Protein APP ausprägen, gezeigt wurde. Das Noradrenalin stammt aus dem Locus coerulus, einem Kern des Stammhirns. Wird dieser Kern künstlich degeneriert, dann produzieren die Astrozyten und Mikrogliazellen vermehrt Entzündungszytokine, und die Entzündungs- und Degenerationsprozese im Gehirn der Versuchstiere schreiten voran (Heneka et al., 2010). Bei Alzheimer-Patienten ist der Locus coerulus ebenfalls degeneriert, sodass die hemmende Wirkung des Noradrenalins auf das Fortschreiten der Ablagerung von Beta-Amyloid-Aggregaten und der damit verbundenen entzündlichen Gehirn-Degeneration offenbar entfällt. Eine intakte Noradrenalin-Produktion im Locus coerulus ist somit eine Grundbedingung für die Verhinderung entzündlicher und neurodegenerativer Prozesse im Gehirn (Bondareff et al., 1987).

Es gibt auch einen Zusammenhang zwischen erhöhten **Homocystein-**Konzentrationen im Blut und dem Risiko, eine Alzheimer-Demenz zu bekommen. Bereits bei leicht erhöhten Konzentrationen im Blut (über 14 μmol/l) verdoppelt sich das Risiko für Demenzerkrankungen. Dies ergab eine US-amerikanische Studie. Jeder Anstieg von Homocystein im Blut um 5 μmol pro Liter erhöhte das Demenzrisiko um 40%. Bei Demenzpatienten wurden die höchsten Homocysteinspiegel gemessen. Dies betraf vor allem Alzheimer-Patienten (Deutsches Grünes Kreuz, Broschüre Homocystein, 2008). Homocystein wirkt als Glutamat-Agonist aktivierend auf den NMDA-Rezeptor, der bekanntlich bei übermäßiger Aktivierung über den vermehrten Calcium-Einstrom den nitrosativen und oxidativen Stress im Gehirn verstärkt. Eine Erhöhung des Homocysteinspiegels bei chronischen Entzündungen im Gehirn gilt als Risikofaktor für neurodegenerative und neuropsychiatrische Krankheiten (Müller, T., 2010). Eine Therapie muss also eine Verminderung des Homocystein-Spiegels zum Ziel haben. Folsäure und Vitamin B12 fördern die Umwandlung des Homocysteins in Methionin und dient somit auch zur Prävention von Demenzerkrankungen. Vitamin B12-Mangel bereits innerhalb des Normbereiches, hohe Homocystein- und

Methylmalon-Säure-Konzentrationen sind assoziiert mit kognitiven Defiziten, die mit psychopathologischen Testmethoden ermittelt wurden, sowie auch mit der Alzheimer Krankheit, wie in mehreren Studien festgestellt wurde (zit. in Smith und Refsum, 2009). Vitamin B12 ist in der Form von Methyl-Cobalamin an der Methylierung von Homocystein beteiligt, die zur Bildung von Methionin führt (siehe Kapitel 2.2.19). Vitamin B12 hat daher eine wichtige Funktion bei der Beseitigung des pathologisch wirksamen Homocysteins.

Daraus ergeben sich Hinweise für Therapieansätze. Auch wenn einige Studien bislang noch keine ausreichenden Belege für eine Umkehrung des pathologischen Prozesses bei Demenzkrankheiten durch Vitamin B12-Gabe erbracht haben (Smith und Refsum, 2009), so gibt es doch Hinweise aus Tierversuchen, dass eine Therapie mit einem Gemisch aus den Vitamin B6 und B12 sowie Folsäure den Homocystein-Spiegel senken können (Vishwanathan et al., 2009). Demnach soll Folsäure in Kombination mit Vitamin B6 und B12 verabreicht werden, um die Homocysteinwerte zuverlässig abzusenken (Schmid, 2008).

2.4.5. Der programmierte Zelltod (Apoptose) wird durch die Schadensmechanismen ausgelöst.

Wie oben beschrieben, führen die verschiedenen Schadensmechanismen, die durch lösliche Beta-Amyloid-Oligomere und aggregiertes Tau-Protein ausgelöst werden, letztlich zum Absterben von Nerven- und Gliazellen im Gehirn. Unstrittig ist heute, dass die Signalketten der Apoptose, die durch diese Schadensmechanismen ausgelöst werden, die Hauptursache für die Neurodegeneration bei der Alzheimer-Krankheit darstellen. Ein Absterben durch Nekrose scheint weniger in Frage zu kommen (Garrido et al., 2011). Demnach werden als Folge der Wirkung der Beta-Amyloid-Peptide die Caspasen 1 bis 9, die Bestandteile der Apoptose-Signalkette sind, bei der Alzheimer-Krankheit aktiviert. Zusätzlich bewirkt die Fehlfunktion der Mitochondrien, die als Folge des oxidativen Stress verursacht wird, dass Cytochrom C freigesetzt und die Apoptose ausgelöst wird. Zwischen der Amyloid-Beta-Aggregation und der Aktivierung der Caspasen gibt es mehrere biochemische Verbindungswege (zit. in Garrido et al., 2011). Wenn die Caspasen einmal aktiviert sind, dann hemmen sie die Protein-abbauende Aktivität der Proteasomen und fördern dadurch die Beta-Amyloid-Aggregation und damit auch die Apoptose-Signalkette. Dies stellt einen Verstärkungskreislauf für den programmierten Zelltod dar (Sun et al., 2004). Letztlich führen vielfältige und komplexe biochemische Signalwege durch eine grundlegende Regulationsstörung zur Apoptose von Nervenzellen und damit zur Gehirndegeneration.

2.4.6. Hinweise auf genetische Veranlagungen für die Alzheimer-Krankheit

Verschiedene genetische Veranlagungen begünstigen die Entstehung der Alzheimer-Krankheit. Etwa 10 Prozent aller Alzheimer-Fälle sind eindeutig und hauptsächlich auf genetische Einflüsse zurückzuführen. Diese Fälle betreffen Familien, in denen das Erkrankungsrisiko aufgrund genetischer Anlagen erhöht ist. Autosomal dominante

Mutationen im Amyloid-Precursor-Protein-Gen (APP), Presenilin-1- und Presenilin-2-Gen und im Tau-Gen werden mit familiär gehäuften Formen der Alzheimer-Krankheit in Verbindung gebracht. Träger dieser Mutationen erkranken bereits im Alter zwischen 30 und 60 Jahren, sie machen einen Anteil von 1 bis 6% aller Demenz-Krankheiten aus (Schnakenberg, 2010; Bekris et al., 2011). Diese Mutationen erhöhen die Bildung des pathogenen Beta-Amyloid-42-Peptids (Bodis-Wollner und Moreno, 2011). Die Mutationen im Presenilin-1-Gen führen zu einer verstärkten Spaltung von APP und damit zur β-Amyloid-Bildung. Sie beeinflussen die Struktur und Aktivität des Enzyms γ-Secretase so, dass ein längeres Aβ-Amyloid-Peptid aus 42 anstatt 40 Aminosäuren gebildet wird, das dann eine stärkere Tendenz zur Aggregation besitzt (Wirths und Bayer, 2009). Einige dieser Mutationen führen auch zu einem Umbau der Messenger-RNA durch einen „Alternative Splicing" genannten Vorgang, der zu völlig veränderten Proteinen und damit auch Enzymaktivitäten führt (Bekris et al., 2011).

Die γ-Sekretase ist ein Komplex aus 4 verschiedenen Proteinen: Presenilin-1 oder 2, Nicastrin (Nct), Aph1 und Aph2. Genetische Veränderungen in einem der 4 Gene führen zu unkorrektem Bau des Pesenilin-Komplexes und zu deren Fehlfunktion bei der Spaltung von APP. Diese Mutationen sind eine der häufigsten Ursachen für familiär gehäufte Alzheimer-Krankheiten (Kaether, 2011).

Sechs autosomal dominant ausprägende Mutationen wurden im Gen für das Amyloid-Vorläufer-Protein (APP) auf Chromosom 21 entdeckt, die zu einem frühen Beginn der Alzheimer-Krankheit beitragen. Später wurden über 20 weitere Mutationen im APP-Gen bekannt (Bekris et al., 2011). Die Mutationen erleichtern den Schnitt des APP-Moleküls durch die ß-Sekretase und bewirken eine Verlängerung des ausgeschnittenen Aβ-Peptids auf 42 Aminosäuren und damit dessen verstärkte Aggregation (Haas, 2009). Alle genannten APP-Mutationen beeinflussen die enzymatische Spaltung des APP-Moleküls in der Weise, dass eine erhöhte Menge an β-Amyloid-Peptid entsteht, das zur Aggregation neigt.

Genetisch verändertes APP spielt auch eine Rolle bei der Fehlfunktion der Mitochondrien, es wird zusammen mit Beta-Amyloid ins Innere der Mitochondrien transportiert und stört dort die Energiegewinnung (Devi et al., 2006). Schließlich wird auch die genetische Expression von APP, also die Aktivität des APP-Gens, durch Mutationen in den zugehörigen Promotoren oder durch epigenetische Effekte verändert, wie in Mäuse-Modellen für APP-Mutationen festgestellt wurde (Higgins und Jacobson, 2003).

Eine zweite Gruppe von Alzheimer-Fällen mit genetischen Ursachenfaktoren ist gekennzeichnet durch einen späteren Beginn der Krankheit ab einem Alter von etwa 60 bis 65 Jahren. Bei diesen Patienten, das sind etwa 90% der Alzheimer-Fälle, ist ein multiples Zusammenwirken von verschiedenen Genveränderungen und Umweltfaktoren anzunehmen, darunter auch Varianten des Gens für das Apolipoprotein E (ApoE). Bei diesen Fällen ist keine familiäre Häufung festzustellen. (Bekris et al., 2011).

Cholesterin, genetische Apolipoprotein-E-Variante und das Alzheimer-Risiko

Eine weitere Mutation (ApoEε4), für die statistisch ein Zusammenhang mit dem Auftreten der sporadischen Form der Alzheimer Demenz nachgewiesen wurde, betrifft das **Apolipoprotein E** (ApoE). Das Protein ApoE bindet Cholesterin und transportiert dieses an seinen Bestimmungsort. ApoE bindet aber auch das β-Amyloid-Peptid und ist Bestandteil der β-Amyloid-Plaques. Die ApoEε4-Mutation verursacht eine höhere LDL-Cholesterin-Konzentration im Blut, sie verstärkt außerdem offenbar die Plaquebildung im Gehirn und kommt bei 2% der Bevölkerung vor (Rassow et al., 2008). Das mutierte ApoEε4-Protein bindet offenbar weniger Cholesterin und ist daher mit einem erhöhten Cholesterinspiegel assoziiert. Da Cholesterin für die Bildung des Aβ-1-42-Peptids benötigt wird, ergibt sich hieraus ein Zusammenhang zwischen der ApoEε4-Mutation, dem erhöhten Cholesterinspiegel und einer vermehrten Bildung des pathogenen Aβ-1-42-Peptids (Borchard-Tuch, 2011; Bussfeld, 2010). Ein erhöhter Cholesterinspiegel muss daher als Risikofaktor für die Alzheimer-Demenz angesehen werden. Außerdem bindet das ApoEε4-Protein bevorzugt an VLDL (very low density lipoprotein) und verändert dessen Funktion beim Cholesterin-Stoffwechsel (Mahley et al., 2006). ApoEε4 bindet auch stärker als andere ApoE-Varianten an aggregiertes Beta-Amyloid und verstärkt damit die Ablagerung der Beta-Amyloid-Aggrgate (Stratman et al., 2005). Folglich haben Personen mit einer ApoEε4-Mutation ein erhöhtes Risiko für die Amyloid- und Aggregat-Pathologie. Außerdem gibt es einen Zusammenhang zwischen der ApoEε4-Mutation, vermehrten Mitochondrienschäden und den damit verbundenen Schädigungen durch oxidativen Stress (Gibson et al., 2000).

Das „gesunde" Apolipoprotein E (ApoEε3) hat eine nervenschützende Funktion, indem es die Phosphorylierung des Tau-Proteins hemmt. Die Variante ApoEε4 kann dies nicht, im Gegenteil aktiviert ApoEε4 die übermäßige Tau-Phosphorylierung. Zusätzlich baut das Enzym AECE (Apo E Cleaving Enzyme) das ApoEε4-Molekül zu neurotoxischen Fragmenten ab, die wiederum mit den Phosphat-Tau-Protein reagieren und Vorstufen der Tau-Aggregate (NFT, neurofibrilläre Tangles) bilden. Diese NFT-ähnlichen Filamente lagern sich in der Umgebung der Mitochindrien ab und hemmen dort die Mitochondrien-ATPase. Dadurch wird der gesamte Energiestoffwechsel der Nervenzellen beeinträchtigt (Huang und Stultz, 2007). Es gibt dementsprechend auch einen statistischen Zusammenhang zwischen der ApoE4-Mutation, einem defekten Energiestoffwechsel in den Mitochondrien der Nervenzellen, dem dadurch verstärkten oxidativen Stress und dem Auftreten der Alzheimer-Krankheit (Mosconi et al., 2008).

Außerdem können bestimmte Varianten des Apolipoproteins E, nämlich Apo-E2 und Apo-E3, wegen zusätzlicher Cystein-Reste im Proteinmolekül Schwermetalle wie Quecksilber und Blei in Nervenzellen und im Liquor binden und entgiften, während andere Apolipoproteine wie Apo-E4 dies nicht können. Personen mit dem genetischen Apo-E4-Polymorphismus haben ein erhöhtes Risiko, die Alzheimer-Krankheit schon in jüngeren Jahren zu entwickeln (Basurto-Islas et al., 2008; Strittmatter, 1996; Mutter et al., 2005). Personen mit Quecksilber-Belastung durch Zahnamalgam und mit deutlichen Symptomen von dadurch bedingten allgemeinen Beschwerden haben signifikant häufiger die Erbanlagen (Allele) für die Apo-E4-Variante des Apolipoproteins E (Godfrey et al., 2003). Damit ergibt sich ein Zusammenhang zwischen dem Polymorphismus für das Entgiftungsprotein Apo-E4, dem Vorliegen von Quecksilberbelastungen durch Zahnmalgam und der Alzheimer-Demenz.

Weitere genetische Dispositionen

Ein wichtiges Transportprotein, das auch zur Entgiftung des pathogenen Aβ-1-42-Peptids durch die Blut-Hirn-Schranke dient, ist das **P-Glykoprotein**. Es gehört zu den ABC-Proteinen (ATP Binding Cassette Proteins), die unter Energieaufwand Fremdstoffe wie Antibiotika, Zytostatika und andere Arzneiwirkstoffe oder auch zu hoch konzentrierte körpereigene Stoffe wie Steroide und Cholesterin aus den Endothelzellen ins Blut befördern. Bei einigen Alzheimer-Patienten ist das P-Glykoprotein in zu geringer Menge vorhanden oder teilweise funktionsunfähig, und das Aβ-1-42-Peptid sammelt sich im Gehirn an. Bei Mäusen als Versuchstieren konnten Wissenschaftler das Gen für das P-Glykoprotein mit dem Antibiotikum Rifampicin hochregulieren. Auch bei menschlichen Alzheimer-Patienten konnten die kognitiven Beeinträchtigungen mit Rifampicin nachweislich verbessert werden, vermutlich weil das Beta-Amyloid wieder vermehrt ins Blut abtransportiert wird (Fricker, 2011; Potschka, 2009).

Mutationen in Genen für Enzyme des Entgiftungssystems können das Risiko für die Alzheimer-Krankheit ebenfalls erhöhen. So führt eine Mutation im Gen für die Glutathion-S-Transferase P1 (GSTP1) zu einer signifikanten Erhöhung der Erkrankungswahrscheinlichkeit (OR: 1,9). Dies beweist nebenbei, dass Fremdchemikalien als Krankheitsursache eine Rolle spielen, wenn deren Abbau gestört ist. Wenn gleichzeitig mit der GSTP1-Mutation eine ApoE4-Mutation vorliegt, erhöht sich das Risiko sprunghaft um das etwa Zehnfache (OR: 19,98) (Bernhardini et al., 2005).

Ferner gibt es noch Mutationen im Gen für das **Tau-Protein**, die jedoch nicht zur klassischen Alzheimer-Demenz führen, sondern zu Fronto-Temporalen Demenzen (FTD), die ebenfalls durch die Bildung von Neurofibrillenbündeln gekennzeichnet sind (Wirths und Bayer, 2009).

Weitere Mutationen in den Genen EXO1 und FOXO3A beschleunigen ebenfalls die Degeneration von Nervenzellen. EXO1 ist an den DNA-Reparaturmechanismen beteiligt, und FOXO3A an den Regulationsmechanismen des Energiestoffwechsels (Schreiber, 2010).

Eine genetische Variante für das Enzym **Methyl-tetrahydrofolat-Reduktase** (MTHFR) mit verminderter Aktivität (30% heterozygot und 60% homocygot) führt bei betroffenen Personen zu einem reduzierten Methyl-tetrahydrofolat- (MTHF) und einem erhöhten Homocystein-Spiegel. Das erhöhte Homocystein bewirkt im Gehirn eine Förderung der NMDA-Rezeptor-abhängigen Degenerations- und Entzündungsprozesse und damit auch der Mechanismen der Alzheimer-Krankheit (Obeid et al., 2006; Schnakenberg, 2010). Bestätigt wird dies durch eine Studie mit an Alzheimer erkrankten Nonnen, bei denen das Ausmaß der Gehirn-Degeneration signifikant mit einem verminderten Folsäurespiegel im Serum zusammenhing (Snowdon et al., 2000).

Diese eindeutig nachgewiesenen genetischen Veranlagungen für die Alzheimer-Demenz verdrängen aber nicht die angenommene Rolle von Fremdchemikalien bei der Auslösung und beim biochemischen Mechanismus der Krankheit. Sie spielen nur bei einer Minderheit der Alzheimer-Patienten eine Rolle und sind eher dazu geeignet, mit einem durch Chemikalien bewirkten Auslösungsmechanismus additiv oder synergistisch zusammenzuwirken. Anders formuliert: Personen mit einer genetischen

Veranlagung für die Alzheimer-Krankheit reagieren entsprechend empfindlicher auf Chemikalien, die anschließend degenerative Mechanismen im Gehirn auslösen.

2.4.7. Epigenetische Mechanismen

Wie bereits in Kapitel 2.3.16 dargelegt, spielen nach neueren Erkenntnissen auch epigenetische Mechanismen eine Rolle bei der Auslösung neurodegenerativer Krankheiten. Das sind Mechanismen, bei denen die Regulation der Genaktivität gestört wird. Es kommt zu ungeregelten Hemmungen oder Aktivierungen der Genaktivität, beispielsweise durch einen Abbau oder eine Verstärkung von DNA-Methylierungen oder Histon-Acetylierungen.

Dies kann auch Mechanismen betreffen, an denen die **Methyl-tetrahydrofolat-Reduktase** (MTHFR) beteiligt ist. Dieses Enzym dient u.a. auch zur Übertragung von Methylgruppen auf die DNA. Durch die Wirkung des oxidativen Stresses können Genaktivitäten verändert werden, die in die Stoffwechselregulation der Zelle eingreifen (Friso et al., 2002). Dies ist dadurch zu erklären, dass als Folge des oxidativen Stresses die für die Übertragung von Methylgruppen benötigte Tetrahydrofolsäure oxidiert wird und daher für die DNA-Methylierung nicht mehr zur Verfügung steht. Dies wiederum bedeutet, dass Gene mit schädlichen Wirkungen aktiviert bzw. nicht mehr gehemmt werden können. Der oxidative Stress bestimmt also die Ausprägung neurodegenerativer Krankheiten auch über epigenetische Mechanismen (Lahiri et al., 2009).

Schwermetalle wie Blei oder Quecksilber können insbesondere in der frühkindlichen Entwicklungsphase zu einer verstärkten Aktivierung von Genen führen, die an der Ausprägung der Alzheimer-Krankheit beteiligt sind (Zawia et al., 2009). An Zellkulturen wurde herausgefunden, dass Blei konzentrationsabhängig die Methylierung des Promotors für das Amyloid-Precursor-Protein APP vermindert (Li et al., 2010). Dies hat zur Folge, dass das Amyloid-Precursor-Protein APP vermehrt gebildet wird. Demnach beruht die neurotoxische Wirkung von Blei auch auf epigenetischen Mechanismen, die zur vermehrten Produktion von pathogenen Proteinen und damit zur Alzheimer-Krankheit führen. Auch hier spielt der oxidative Stress im Zusammenwirken mit den Schwermetallen eine Rolle, wobei möglicherweise ebenfalls die DNA-Methylierung mit Hilfe von Tetrahydrofolsäure gehemmt wird.

Der **oxidative Stress** kann offenbar auch direkt in die Regulation der Genaktivität mit pathologischen Folgen eingreifen. Er führt u.a. zur Aktivierung des Gens für Presenilin-1, dem Enzym, welches das pathogen wirksame Aβ-(1-42)-Peptide aus dem Amyloid-Precursor-Protein (APP) abspaltet. Dadurch werden Signalketten wie z.B. JNK und ERK1/2 ausgelöst, die zu den neurodegenerative Prozessen der Alzheimer-Krankheit führen (Tamagno et al., 2008).

Zusammenfassend ist festzustellen, dass die epigenetischen Mechanismen, die zur Aktivierung von Genen für pathologische Proteine führen, in den letzten Jahren der wissenschaftlichen Forschung zu neurodegenerativen Krankheiten eine zunehmende Bedeutung erfahren haben. Diese Mechanismen sind besonders empfindlich gegenüber gestörten biochemischen Gleichgewichten in der Zelle, wie z.B. das Oxidations-Reduktions-Gleichgewicht, das wiederum durch schädliche Umwelteinflüsse wie z.B.

Schwermetalle, beeinflusst werden kann.

2.4.8. Quecksilber und andere Umweltchemikalien als Auslöser

Nach den oben dargestellten Befunden kann man eine Wirkungskette von Fremdstoffen über deren Metabolismus und den dabei gebildeten reaktiven Sauerstoffverbindungen (ROS) bis zu den pathogen wirksamen Molekülen (Aβ-Fibrillen) der Alzheimer-Krankheit nachvollziehen. Damit sind Fremdchemikalien wie z.B. Quecksilber aus Amalgam-Füllungen (Mutter, 2006; Mutter et al., 2007) neben anderen als auslösende Faktoren der Alzheimer-Krankheit in Betracht zu ziehen.

Das **Quecksilber** (Symbol Hg) hat nach vielfachen Befunden eine besondere Bedeutung bei der Auslösung der Alzheimer-Krankheit (Mutter, 2006; Curth, 2008), wie aus der Darstellung in Kapitel 1 hervorgeht. In Gehirnen von verstorbenen Alzheimer-Patienten wurde bei mehreren Studien Quecksilber in Konzentrationen zwischen 20 und 178 µg/g gefunden. Mehrere In-vitro-Studien zur Wirkung von Quecksilber zeigten, dass bei den angewendeten Testsystemen alle Veränderungen, die bei Alzheimer-Patienten nachweisbar waren, dort ebenfalls auftraten. Insbesondere fiel eine Störung der Redox-Regulation in den Zellen auf, die auf eine hohe Affinität des anorganischen Quecksilbers gegenüber Selen und Selen-Proteinen zurückzuführen ist, und die dadurch zur Neurodegeneration führt (Mutter et al., 2010). Bereits geringste Konzentrationen, z.B. 2 Mikroliter (µl) einer 100 nanomolaren Lösung von anorganischem Quecksilber in 2 Milliliter Nährlösung, können innerhalb von Minuten zur Degeneration von Axonen und zur Bildung neurofibrillärer Plaques führen (Leong et al., 2001). Höhere Konzentrationen bewirken Apoptose und die Bildung von Hitzeschock-Proteinen. Quecksilber hemmt in Gewebekulturen aus menschlichen Hirnzellen die Bindung von Guanosin-Triphosphat (GTP) bei der Mikrotubuli-Synthese und stört damit die Funktion der Nervenzellen (Duhr et al., 1993). Die Polymerisation von Tubulin zu den Mikrotubuli wird gehemmt, dabei speziell die Wechselwirkung zwischen Actin und Tubulin, an der ADP beteiligt ist (Palkiewicz et al., 1994). Tubulin hat mindestens 14 SH-Gruppen, die Quecksilber stark binden können. Dabei geht die Funktion des Tubulins verloren. Folge ist die Bildung der für neurodegenerative Krankheiten typischen neurofibrillären Bündel und senilen Plaques. Bei lebenden Ratten, die 4 mal täglich Quecksilberdämpfe (250 g/m^3) eingeatmet hatten, wiesen die gleichen molekularen Veränderungen im Hirngewebe auf, wie sie sowohl bei den Gewebskulturen als auch bei Gehirnen von verstorbenen Alzheimer-Patienten gefunden wurden. (Mutter et al., 2005).

Insbesondere die Befunde von Leong et al. (2001) und Olivieri et al. (2002), die durch Versuche mit Nervenzellkulturen erhoben wurden, zeigten den Zusammenhang der toxischen Wirkungen von Quecksilber mit den Krankheitsmechanismen der Alzheimer-Krankheit auf: Sie wiesen eine Sekretion von Beta-Amyloid, verstärktem oxidativem Stress und Hyperphorphorylierung des Tau-Proteins bereits nach Zugabe von sehr geringen Quecksilbersalz-Konzentrationen nach, wie dies auch bei der Alzheimer-Krankheit beobachtet wird. Damit ist bewiesen, dass Zellschäden bereits bei niedrigeren Quecksilber-Konzentrationen auftreten als diejenigen, die in den Organen wie Niere und Hirn bei Amalgamträgern nachgewiesen wurden (Mutter, 2006). Die toxischen Wirkungen von Quecksilberionen, wie sie in Kapitel 1 beschrieben wurden, fügen sich in die biochemischen Mechanismen zur Auslösung und Ausprägung der Alzheimer-Krankheit ein. Entscheidend ist die Tatsache, dass elementares Quecksilber (Hg°) aus den Amalgamfüllungen verdampft, anschließend über die Atemluft und die Lungen ins Blut gelangt, dann die Blut-Hirn-Schranke durchdringt und in den Nerven-, Gliazellen und Astrozyten des Gehirns zum Hg^{++}-Ion oxidiert wird. In dieser Form kann Quecksilber nicht mehr durch die Blut-Hirn-Schranke zurück ins Blut diffundieren, es sammelt sich in den Gehirnzellen an (Müller, 2002). Die diagnostische Bestimmung von Quecksilberwerten im Blut liefert also keine Aussage darüber, wie hoch die Quecksilberbelastung des Gehirns tatsächlich ist.

Dass Quecksilber im Gehirn pathologische Wirkungen ausübt und zur Auslösung der Alzheimer-Krankheit beiträgt, bestätigen eine Literaturstudien (Curth, 2008; Mutter et al., 2010), bei denen 1041 wissenschaftliche Arbeiten über den Zusammenhang zwischen Quecksilber-Belastung und der Alzheimer Krankheit ausgewertet wurden. Die Studien kommen zum Ergebnis, dass

- eine schlechtere Gedächtnisleistung bei Quecksilber-exponierten Personen in 32 von 40 Studien nachgewiesen wurde,
- erhöhte Quecksilberwerte im Gehirn von Alzheimer-Patienten bei einem großen Teil der Autopsie-Studien gefunden wurden,
- Quecksilber in Zellkulturen die gleichen Veränderungen auslösen konnte, wie sie auch im Gehirn bei Alzheimer-Patieten gefunden wurden,
- in Tierversuchen Ratten Veränderungen und Symptome entwickelten, die denen der Alzheimer-Krankheit entsprechen, wenn sie zuvor Quecksilber ausgesetzt worden waren.

Dagegen war ein Zusammenhang zwischen den Quecksilbergehalten in Blut, Urin, Haaren, Nägeln und Liquor nicht konsistent festzustellen. Dies verwundert nicht, da Quecksilber im Inneren von Nervenzellen und in den Zellen der Blut-Hirn-Schranke als Hg^{++}-Ion gespeichert wird und so die Zellmembran nicht mehr nach außen durchdringen und ins Blut gelangen kann.

Da die Mehrzahl der zitierten Studien, die von unterschiedlichem Studiendesign waren, übereinstimmende Ergebnisse hinsichtlich des Zusammenhangs von Quecksilber-Exposition und Merkmalen der Alzheimer-Krankheit zeigten, kommt Quecksilber, das u.a. aus Zahnamalgam freigesetzt wird, als Ursachenfaktor für die Alzheimer-Krankheit in Frage. Andere Metalle können bei Anwesenheit von Quecksilber eine synergistische Rolle spielen (Curth, 2008).

Andere Schwermetalle, darunter besonders Eisen und Kupfer, spielen ebenfalls eine Rolle bei der Alzheimer-Krankheit. Beide Metalle sind als Ionen (Cu^{++}, Fe^{++}) an der Bildung der reaktiven Sauerstoffradikale durch die Fenton-Reaktion beteiligt. Dabei wirken sie mit dem Aβ(1-42)-Peptid zusammen. Die bei Alzheimer festgestellte Mitochondrien-Fehlfunktion verstärkt diese Vorgänge noch. Da eine übermäßige Ansammlung von Eisen zusammen mit den Aβ(1-42)-Peptid-Plaques und Tau-Aggregaten im Hippocampus und präfrontalen Großhirn bei Alzheimer-Kranken auftritt, ist ein Zusammenhang der Wirkung des Eisens bei den dortigen Degenerationsvorgängen offensichtlich (Mondragon-Rodriguez et al., 2011).

Wie oben bereits erwähnt, verändern Schwermetalle wie Blei die epigenetische Regulation der Genaktivität, indem sie z.B. die Methylierung von Genen für pathogen wirksame Proteine vermindern. Wenn dies im vorgeburtlichen Entwicklungsstadium des Fötus geschieht, können die Gehirnentwicklung beeinträchtigt und neurodegenerative Krankheiten wie Alzheimer gefördert werden (Lahiri et al., 2009; Pilsner et al., 2009).

Die Rolle von Quecksilber, Schwermetallen und anderen Chemikalien bei der Auslösung der Alzheimer-Krankheit ist umso bedeutsamer, als der irreversible biochemische Krankheitsmechanismus bereits beim Vorliegen von kleinen oligomeren Amyloid-Aggregaten beginnt, wenn die äußerlich erkennbaren Symptome wie z.B. Gedächtnis- und Lernstörungen noch nicht deutlich sind (Haas, 2009). Die Alzheimer-Krankheit erweist sich mit großer Wahrscheinlichkeit nach den oben dargestellten Mechanismen als eine Umweltkrankheit, wenn auch der direkte Bezug nicht sofort, sondern erst im langfristigen Verlauf der Krankheit erkennbar wird. Die Notwendigkeit wirkungsvoller Präventionsmaßnahmen gegen Chemikalienbelastungen ist offensichtlich, um die Bevölkerung vor dem irreversiblen Verlauf einer der verheerendsten Krankheiten der Menschheit zu schützen, auch wenn endgültige Beweise nach den Kriterien der evidenzbasierten Medizin noch nicht vorliegen.

2.5. Die Parkinson-Krankheit und sekundäre Parkinson-Syndrome

Die Parkinson-Krankheit wurde bereits 1817 vom englischen Arzt und Apotheker James Parkinson erstmals beschrieben. Er nannte sie damals aufgrund des typischen Zitterns „Schüttellähmung". Rund 50 000 Menschen erkranken in Deutschland pro Jahr neu an der Parkinson-Krankheit. Im Alter von über 55 Jahren steigt die Häufigkeit auf 1: 100 Personen. Im Jahr 2006 gab es in Deutschland insgesamt 250 000 Erkrankte. Damit ist die Parkinson-Krankheit eine der häufigsten neurologischen Erkrankungen. Es wundert daher nicht, dass auch viele bekannte und historische Persönlichkeiten an dieser Krankheit litten, wie z.B. Wilhelm von Humboldt, Johnny Cash, Michael J. Fox, Raimund Harmsdorf, Papst Johannes Paul II und Muhammed Ali (nach Kompetenznetz Parkinson, 2003). Die Häufigkeitsverteilung der Krankheit in Abhängigkeit vom Lebensalter zeigt zwischen dem 55. und 65. Lebensjahr ein Maximum.

Beschwerde-Symptome (in Stichworten):

- Anfangssymptome: Ungeschicklichkeit in der Feinmotorik, kleinere Schrift, leiseres Sprechen, Depressionen, schnelleres Ermüden, Schlafstörungen, Nachtschweiß, innere Unruhe, starres Gesicht,
- Schluckstörungen, Speichelfluss, Dysphagie,
- Tremor des linken Daumens mit 4-6 Bewegungen pro Sek. (Pillendreher-Syndrom),
- Ruhezittern der Extremitäten, hauptsächlich der Arme, meist auf einer Körperseite und in Ruhe stärker ausgeprägt, bei Bewegung geringer werdend,
- Rigor, Muskelsteifheit und -anspannung, besonders am Rücken, auch an Gelenken, Zwerchfell,
- zunehmende gebückte Haltung mit langsamen und kraftlosen, langsamen Bewegungen (Bradykinese),
- Rückenschmerzen,
- schwere Beweglichkeit der Arme (Stadium 4), fehlendes Armpendeln rechts beim Gehen,
- Maskenhafte Gesichtsmimik,
- Depressionen,
- Später im Stadium 5: Beeinträchtigungen der Intelligenz und der Gefühle, verlangsamtes Denken, verminderte Auffassungsgabe, permanente Verschlechterung der Konzentrations- und Urteilsfähigkeit bis zur vollständigen Demenz, Halluzinationen, Verhaltensstörungen, Schlafstörungen, Tunnelphänomen: Angst vor Engstellen, z.B. Türen, Bürgersteige, schmale Wege.
- Störung der Halte- und Stellreflexe, die zur unbewussten Koordination von Bewegungen dienen, dadurch Haltungs- und Gangunsicherheit (Ataxie),
- Endstadium : Schwäche der Atemmuskulatur, Tod meist durch Lungenentzündung, autonome Fehlfunktionen: Verstopfung, Blutunterdruck, Urin-Inkompetenz, Schwitzen, Impotenz (Bekris et al., 2011).

Patienten beschreiben ihre Krankheit als einen fortschreitenden Prozess, der zunächst mit dem Gefühl beginnt, „dass irgend etwas nicht stimmt", „dass wir nicht länger wir selbst sind" oder „vom eigenen ich getrennt sind". Die Wahrnehmung von Raum und Zeit verändert sich langfristig, wobei die Patienten eigene Bezugs- und

Koordinatensysteme entwickeln, die von den „normalen Systemen“ abweichen. Beispielsweise kommt es zu komprimierten Zeitwahrnehmungen, in denen lange zeitliche Verläufe von Vorkommnissen als momentan erlebt werden. Die Parameter dieser Bezugssysteme können sich häufig ändern, und entsprechend werden Wahrnehmung und Verhalten der Patienten unvorhersehbar und chaotisch. Es gibt Wissenschaftler, die diese als Folge degenerativer Prozesse auftretenden Symptome mit Hilfe von nichtlinearen „pathologischen“ mathematischen Funktionen darzustellen versuchen, und die dabei zu Modellen der Chaos- und Katastrophentheorie kommen (Sacks, 1991, S.396). Die Symptome der Parkonsonkrankheit betreffen demnach nicht nur motorische Funktionen, sondern auch die sensorische Wahrnehmung, das Bewustsein und die Stimmungen (Bodis-Wollber und Moreno, 2011).

Die Patienten empfinden den Krankheitsverlauf als „sich selbst ernährende und verzehrende Krankheit“, als einen Wirbel, „eine Spirale nach unten“. Das Verhalten und die Symptome der Krankheit bringen sich selbst hervor und „verstärken sich immer wieder selbst“ (Sacks, 1991, S. 291). Wie später noch gezeigt wird, stimmen diese Gefühle auffallend mit den biochemischen Selbstverstärkungsmechanismen von chronisch-entzündlichen Krankheiten überein, bei denen die Bildung toxischer Zwischenprodukte wie Peroxynitrit durch positive Rückkopplung aktivierend auf Rezeptoren und Enzyme im Zentralnervensystem zurückwirken (Pall, 2007). Diese Selbstverstärkungsmechanismen begründen den irreversibel fortschreitenden Verlauf der Parkinson-Krankheit wie auch anderer neurodegenerativer Krankheiten. Wenn die Krankheit also einmal begonnen hat, „kann sich der Abstieg allein fortsetzen, führt unverzüglich zu zahllosen Teufelskreisen, positiven Feedbacks, Kettenreaktionen, … eine Dynamik, die den Kern der Krankheit bildet“ (Sacks, 1991, S. 317). Im Endstadium wirkt auch die Therapie mit L-Dopa nicht mehr, weil die Zielzellen des dopaminergen Systems degenerieren und absterben. Statt dessen überwiegen allgemeine Überempfindlichkeitsreaktionen mit Stupor und paradoxer Kinesie als Folge der Therapie (Sacks, 1991, S. 420f.).

Pathophysiologie

Die Symptome weisen also auf eine neurologische Ursache der Erkrankung sowie auch auf irreversible, sich selbst verstärkende Mechanismen hin. Bei der typischen Parkinson-Krankheit beginnt der pathologische Prozess im dorsalen motorischen Nucleus des Vagus-Nerven in der Medulla oblongata („verlängertes Rückenmark“). Von dort breitet er sich in Richtung der höheren Hirnbereiche aus, zunächst in den Kernen des unteren Hirnstamm-Bereichs, dann in den basalen Teilen des Mittel- und Vorderhirns, bis er schließlich auch Teile der Großhirnrinde erreicht und und dadurch kognitive und emotionale Defizite verursacht. Es gibt auch einen von peripheren nicht-motorischen und nicht-dopaminergen Nerven ausgehenden und zu den Basalganglien und zum Großhirn fortschreitenden Krankheitsprozess, der mit den Symptomen der Parkinson-Krankheit einher geht (Bodis-Wollner und Moreno, 2011).

Bekannt ist schon seit längerer Zeit, dass bei Betroffenen im Gehirn ein Mangel am Neurotransmitter **Dopamin** vorliegt. Im Wesentlichen ist dies auf eine Degeneration von Dopamin enthaltenden Nervenzellen (so genannten „dopaminergen Neuronen“) in der Substantia nigra, einer Region im Bereich der Basalganglien, die dem Mittelhirn zugerechnet werden, zurückzuführen. Damit gelangen andere Botenstoffe, nämlich

Acetycholin und Glutamat, die hauptsächlich im Striatum (Streifenkörper) produziert werden, ein Übergewicht bei der vom Gehirn gesteuerten Bewegungskoordination, sodass diese letztlich gestört wird.

Die Folgen ist auch eine verminderte Erregungsübertragung zwischen den präsynaptischen dopaminergen und postsynaptischen Nervenzellen in diesen Hirnbereichen. Damit sind Störungen des motorischen Systems, aber auch von kognitiven Funktionen insbesondere bei den zwischen Hippocampus und präfrontalen Großhirn verlaufenden Nervenerregungen verbunden. Dies führt auch zu einer Verminderung der Funktionen des Arbeitsgedächtnisses. Gleichzeitig werden hemmende Funktionen, die über den Transmitter GABA (Gamma-amino-buttersäure) insbesondere im vorderen Großhirn vermittelt werden, beeinträchtigt, sodass bestimmte Erregungen übermäßig und unkontrolliert ablaufen und mit den motorischen Störungen (Tremor) zusammenhängen (Bodis-Wollner und Moreno, 2011).

Mit besonderen bildgebenden Verfahren, der SPECT (Single-Photonen-Emissions-Computer-Tomografie) und der funktionellen Magnetresonanz-Tomografie (fMRT) können Degenerationsvorgänge in den Dopamin-enthaltenden Hirnregionen sichtbar gemacht werden (Kompetenznetz Parkinson, 2003).

Bemerkenswert ist, dass dieses dopaminerge System sowohl Funktionen bei der Regulation motorischer Bewegungsprogramme, als auch im so genannten „Belohnungssystem" des Gehirns besitzt. So haben die Basalganglien die Aufgabe, Ausmaß und Richtung der willkürlichen Bewegungen zu kontrollieren (Thews, Mutschler, Vaupel, 1989). Störungen oder Degenerationsvorgänge in diesem Hirnbereich führen zu Störungen der Bewegungskoordination und verschiedener motorischer Funktionen, wie sie in der Symptomatik der Parkinson-Krankheit zum Ausdruck kommen. Gleichzeitig führt der Dopaminmangel auch zu Störungen im Gefühlsleben, wobei depressive Stimmungen überwiegen. Die frühen motorischen Störungen lassen sich diagnostisch erst dann feststellen, wenn bereits rund 60 Prozent der Dopamin-Nerven in der Substantia nigra zerstört sind. Daher sind frühere Labormarker unbedingt notwendig, um möglichst früh therapeutisch eingreifen zu köännen (Vaya et al., 2011).

Ein typisches Merkmal der Krankheit sind die **Lewy-Körperchen**, das sind im Mikroskop erkennbare Eiweißaggregate im Inneren der Nervenzellen, die hauptsächlich aus dem aggregierten Protein Alpha-Synuklein bestehen. Diese Aggregate treten im Frühstadium der Krankheit zunächst in peripheren Nerven, beispielsweise im Riechnerven oder im Nervengeflecht des Magen-Darm-Traktes auf. Im weiteren Verlauf breiten sich die Aggregate aufsteigend im Zentralnervensystem, zunächst im Rückenmark und später im Stamm- und basalen Großhirn aus (Braak et al., 2003). Die damit verbundenen Degenerationsvorgänge sind im Endstadium bei den Nervenfasern (Axonen) im Hippocampus und in der Umgebung des Mandelkerns in der älteren Hirnrinde festzustellen. Dies führt zu einer Unterbrechung des limbischen Regelkreises, bei dem Gedächtnisinhalte mit Gefühlen verknüpft werden. Damit sind insbesondere bei der Demenz-Variante der Parkinson-Krankheit erhebliche kognitive Störungen verbunden. Ähnliche Vorgänge sind auch von der Alzheimer-Krankheit im späteren Stadium bekannt. Bei der klassischen Variante der Parkinson-Krankheit beschränkt sich der Funktionsverlust auch im fortgeschrittenen Stadium zunächst auf die Mandelkerne und das Limbische System, und die schweren Schäden bei den

Nervenfasern treten zunächst nicht auf (Jellinger, 2007).

Der von der Peripherie zum Zentralnervensystem fortschreitende Verlauf der Krankheit deutet auf umweltbedingte Ursachen hin. Braak et al. (2003) vermuteten einen Prion-ähnlichen Erreger, der über die Nahrung oder auch über die Luft aufgenommen wird und von da in die peripheren Nerven gelangt. Viele Patienten zeigen beispielsweise im Anfangsstadium einen Verlust des Geruchssinns sowie Störungen der Herz-Kreislauf-Funktionen durch Verlust der Sympathicus-Kontrolle (Vaja et al., 2011). Diese Symptome können jedoch auch auf Schäden durch Fremdstoffe beruhen, die über die Atemluft in den Riechnerven oder über die Nahrung ins vegetative Nervensystem gelangen. Diese Vermutung bedarf weiterer Klärung.

Varianten der Parkinson-Krankheit und Parkinson-Syndrome

Von der Parkinson-Krankheit abzugrenzen sind **sekundäre Parkinson-Syndrome**, die nach Infektionen, Traumen, bei Tumoren und Durchblutungsstörungen sowie nach Einwirkungen von Fremdstoffen beschrieben wurden (Müller, Labouvie, 2008). Während bei der Parkinson-Krankheit die Zahl der Dopamin-Nervenzellen reduziert ist, findet man bei einem Teil der Parkinson-Syndrome eine verminderte Dichte der D2-Rezeptoren auf der postsynaptischen Membran (Tatsch, 1997).

Zu den Parkinson-Syndromen werden die Kortikobasale Degeneration, die Progressive Supranukleäre Lähmung (Progressive Supranuclear Palsy, PSP), die Multiple System-Atrophie, der Postenzephalitische Parkinsonismus und die Dementia Pugilistica gezählt (Mathew et al., 2011).

Es gibt eine Reihe von Varianten der Parkinson-Krankheit, die epidemieartig auftreten und somit eine Ursache durch virale Infektionserreger nahelegen, wie beispielsweise die als „**Encephalitis lethargica**“ bezeichnete „europäische Schlafkrankheit“, die sich zwischen 1916 und 1927 als Pandemie in Europa ausbreitete (Sacks, 1991). Die Abgrenzung zu den oben genannten verschiedenen Parkinson-Syndromen ist schwierig. Da sich diese Pandemie in jener Zeit mit der weltweiten Grippe-Pandemie überschnitt, vermutete man, dass die Influenza-Viren den vermutlichen, aber nicht identifizierten Enzephalitis-Erregern den Weg bahnten und die Pandemie begünstigten. Die Krankheit zeigt auch Merkmale des Chronischen Erschöpfungssyndroms und der Myalgischen Enzephalopathie (CFS/ME), die häufig chronischen Virusinfektionen wie die durch das XMR-Virus (xenotropic murine leukemia virus-related virus) folgt.

Die Symptome bei der E. lethargica erscheinen zunächst abweichend von denen der echten Parkinson-Krankheit: Die Betroffenen fallen im akuten Stadium in Zustände tiefen Komas, die sich mit Phasen ausgeprägter Schlaflosigkeit abwechseln können. Im weiteren meist jahrelangen chronischen Verlauf folgt eine längere latente Phase mit vorübergehender Verminderung oder auch völligem Verschwinden der Symptome. Schließlich beginnt die eigentliche chronische Parkinson-Phase, oft ausgelöst durch eine Schwächung infolge anderer Krankheiten oder auch durch Stress, Schock oder eine Depression. Dann leben die Patienten in einem Zustand von Teilnahmslosigkeit und ohne äußere Zeichen von Gefühlen oder Antrieb und Initiative dahin. In schweren Fällen herrscht ein Zustand von Wachkoma-artiger Demenz. Die „willenlosen Patienten hatten ihr <ich> verloren“ (Sacks, 1991). In vielen anderen Fällen folgte ein langes Stadium von „postenzephalitischen Syndromen“, die auch heute noch aufteten.

Diese Syndrome sind gekennzeichnet durch ein weites Spektrum von Verhaltensstörungen, die Sacks (1991) ausführlich in 20 Fällen schildert. Dabei sind Parkinson´sche Syndrome die häufigsten beobachteten Störungen, die meist mit einer mehrjährigen Latenz nach der akuten Epidemie auftraten. Bei den Patienten war eine Vielfalt unwillkürlicher, zwanghafter Bewegungen zu beobachten: Muskel-Spasmen, -Zuckungen und Gliedmaßen-Verrenkungen, die ähnlich einem Parkinson-Rigor ausgeprägt waren, sowie komplexe zwanghafte Bewegungsformen ähnlich der Chorea Huntington. Hinzu kommen psychische Symptome wie Depressionen, Wutanfälle und emotionale Instabilität, Apathie, Schlafstörungen, Alpträume.

Nach Sacks (1991, S. 289) hängt die Auslösung der chronischen Phase des Parkinsonismus ausdrücklich mit einem allgemeinen Schwächezustand des Körpers zusammen. Die Krankheit könne wieder in den latenten Zustand zurückkehren oder auch ganz verschwinden, wenn der Patient „Kraft und Gesundheit" wiedererlangt habe. Damit weist Sacks – bewusst oder unbewusst – auf Zustände hin, die auch bei anderen chronisch-entzündlichen Multisystem-Erkrankungen wie MCS (Multipe Chemical Sensitivity) oder CFS (Chronisches Erschöpfungssyndrom bzw. myalgische Enzephalopathie) beobachtet wurden. Im Falle von MCS gilt als eindeutig bewiesen, dass die allgemeine Schwächung des Organismus in der Latenzphase durch chronisch-toxische Wirkungen von Chemikalien wie z.B. Organophosphat-Pestiziden verursacht wird (Pall, 2009). Es besteht die begründete Vermutung, dass die Phasen der Encephalitis lethargica und der daraus entstehenden Parkinson-Krankheit ebenfalls mit Chemikalienwirkungen zusammenhängen könnten (siehe unten Kapitel 2.5.1).

Eine Therapie mit L-Dopa sowie mit Anticholinergika reduzierte die Symptome zeitweise und führte erstaunlicherweise in vielen Fällen auch zu einem „Erwachen" aus dem lethargisch-dementen Zustand. Eine langzeitige Anwendung der L-Dopa-Therapie bewirkte häufig jedoch nach einer kurzen Aufwachphase eine Verschlimmerung des Krankheitsverlaufs bis hin zum vorzeitigen Tod. Die Krankheit verläuft dann fortschreitend degenerativ mit langsam zunehmenden motorischen und geistigen Symptomen (Sacks, 1991). Die L-Dopa-Therapie kann dann offenbar die Balance oder einen Zustand eines sehr labilen Gleichgewichts nicht mehr aufrecht erhalten – ein Hinweis auf die später beschriebenen latent fortschreitenden biochemischen Zerstörungsprozesse im Organismus der Betroffenen. Die Patienten haben auch während der L-Dopa-Therapie das intuitive und unbestimmbare Gefühl der „Unstimmigkeit" in ihrem Körper, ein Gefühl der Maßlosigkeit und des „Teufelskreislaufes" des Krankheitsprozesses (Sacks, 1991, S. 301). Diese Feststellungen und Gefühle deutet auf einen auffälligen Bezug zu den biochemischen Mechanismen chronisch entzündlicher Multisystemkrankheiten hin, die durch den so genannten „vicious cycle", den Teufelskreislauf des NO-Peroxynitrit-Zyklus nach Pall (2007) gekennzeichnet sind.

Es gibt außerdem Übergangsformen zwischen den verschiedenen Demenzkrankheiten, die auch als „Parkinson-Demenz", Limbische und Neocortikale Lewy-Körperchen-Krankheit oder Hirnstamm-Demenz bezeichnet werden. Sie werden in Kapitel 2.7. behandelt.

2.5.1. Chemikalien als Auslöser der Parkinson-Krankheit und der Parkinson-Syndrome

In der Wissenschaft besteht Konsens darüber, dass die Parkinson-Krankheit durch einen äußeren Einfluss im Zusammenwirken mit Degenerationsprozessen im Rahmen der normalen Alterung des Zentral-Nervensystems entsteht. Beide Faktoren fördern zusammen eine Überproduktion von reaktiven Sauerstoffradikalen und deren Verbindungen (ROS), führen damit zu einer andauernden Störung des Redox-Gleichgewichtes und sind an der Auslösung des programmierten Zelltods im Gehirn von Parkinson-Kranken beteiligt (Friedman, 2011).

Schon längere Zeit gibt es Vermutungen, dass Chemikalien oder Fremdstoffe bei der Auslösung der Parkinson-Krankheit eine Rolle spielen. Nach der Erstbeschreibung durch Parkinson im Jahr 1817 breitete sich die Krankheit etwa zur gleichen Zeit aus, als sich die industrielle Revolution in Europa durchsetzte und eine zunehmende Umweltverschmutzung offensichtlich wurde. Dass dennoch ein Zusammenhang mit der Wirkung von Fremdchemikalien lange Zeit nicht erkannt wurde, liegt offenbar daran, dass viele hypothetische industriell hergestellte Giftstoffe unmittelbar keine erkennbaren toxischen Wirkungen hervorrufen, während die Parkinson-Krankheit klinisch erst dann manifest wird, wenn etwa 80% der Zellen der Substantia Nigra zerstört sind (Sacks, 1991, S. 391). Dies ist meist im Verlauf eines mehr oder weniger beschleunigten Alterungsprozesses im Gehirn der Fall, also möglicherweise Jahrzehnte nach Einwirkung schädlicher Stoffe. Entsprechend entwickeln sich die von Sacks (1991) beschriebenen postenzephalitischen Syndrome, die beispielsweise durch Designerdrogen wie MPTP ausgelöst werden, erst viele Jahre nach der ursprünglichen Schädigung im Gehirn.

Bekannt ist schon länger die Tatsache, dass Menschen, die häufig mit Pestiziden umgehen, wie Landwirte und Winzer, häufiger als der Durchschnitt der Bevölkerung von der Parkinson-Krankheit betroffen sind (Binz, 2009). So hat 2009 die landwirtschaftliche Berufsgenossenschaft nach der Klage eines Betroffenen die Pestizid-bedingte Parkinson-Krankheit als Berufskrankheit anerkannt. Zuvor hatte auch schon das Landessozialgericht Mainz ähnlich entschieden (Stichwort Bayer 3, 2009).

Epidemiologische Studien bestätigen einen statistischen Zusammenhang zwischen Belastungen mit Pestiziden und der Häufigkeit des Auftretens von Parkinson-Fällen. Wissenschaftler des Department of Nutrition an der Harvard School of Public Health in Boston, USA, haben in einer Studie Zusammenhänge zwischen einer geringfügigen, aber chronischen Belastung mit Pestiziden und dem individuellen Parkinsonrisiko untersucht. Dafür analysierten sie Daten der Cancer Prevention Study II, einer 1992 begonnenen Langzeitstudie der American Cancer Society. Für die aktuelle Studie untersuchten die Forscher 143 325 Teilnehmer, die zum Studienbeginn 1992 weder an einem Morbus Parkinson erkrankt waren, noch eine Parkinsonsymptomatik aufwiesen. 7.864 Studienteilnehmer (5,7 Prozent) gaben an, dass sie Pestiziden ausgesetzt waren. Darunter befanden sich 1.956 Landwirte oder in der Landwirtschaft tätige Personen und Fischer. Der Datenabgleich ergab, dass die Personen mit einer zurückliegenden **regelmäßigen Pestizidexposition** eine um 70 Prozent höhere Inzidenz für einen Morbus Parkinson aufwiesen. Dabei spielte es keine Rolle, ob die mit Pestiziden belasteten Probanden aus dem Bereich der Landwirtschaft stammten oder nicht. Eine

Exposition mit Asbest, Säuren, Lösungsmitteln und anderen Chemikalien hatte ebenso wie eine Belastung mit Kohlen- und Mineralienstaub und acht weiteren beruflich bedingten Belastungen keinen Einfluss auf die Inzidenz eines Morbus Parkinson. Angesichts dieser Studienergebnisse empfehlen die Forscher weitere Untersuchungen, um herauszufinden, welche chemischen Bestandteile der Pestizide für diese Zusammenhänge verantwortlich sein könnten (Ascherio et al., 2006).

In einer weiteren 2009 durchgeführten epidemiologischen Studie fanden Wissenschaftler heraus, dass die frühere jahrelange Exposition gegenüber dem Fungizid **Maneb** und dem Herbizid **Paraquat** bei Anwohnern des Central Valley in Kalifornien, bei denen Parkinson diagnostiziert worden war, das Risiko, an Parkinson zu erkranken, um 75% erhöhte (Wheeler, 2009). Das Risiko ist nochmals vier bis sechsmal größer, wenn die betroffenen Personen einem oder beiden Pestiziden Paraquat und Maneb in ihrer Jugendzeit ausgesetzt waren. Dieser Befund deutet darauf hin, dass die Wirkung der genannten Pestizide, also der biochemische Auslösungsprozess, offenbar Jahre dauert, bis die Krankheitssymptome sichtbar werden, und dass die Wirkungen im Jugenalter sich später stärker ausprägen als Wirkungen, die im Erwachsenenalter stattfinden.

Diese zeitliche Verzögerung zwischen der auslösenden Exposition und dem Auftreten sichtbarer Krankheitssymptome wird bei juristischen Verfahren zur Anerkennung von Schadstoffen als Krankheitsursache bislang nur wenig beachtet. Beide Pestizide (Maneb und Paraquat) wirken außerdem bezüglich neurotoxischer Effekte synergistisch zusammen und erhöhen dadurch das Risiko, an Parkinson zu erkranken. Sie blockieren u.a. den Komplex I der Atmungsenzyme in den Mitochondrien und begünstigen so die Entstehung von Sauerstoff-Radikalen (s. unten). Die Krankheit tritt zudem bei Bauern und Bewohnern der ländlichen Umgebung des Untersuchungsgebietes auffällig häufig auf. Dies stützt die Vermutung, dass die in der Landwirtschaft eingesetzten Pestizide zumindest teilweise dafür verantwortlich sind (zitiert nach Müller, S., 2009; Wheeler, 2009). Eine Häufung der Fälle von Parkinson-Krankheit nach Pestizid-Exposition wurde auch von Menegon (1998) beschrieben.

Paraquat kann auch über den oxidativen Stress, der nach seiner Einwirkung entsteht, Gene aktivieren, darunter das Gen für das Protein DJ1. Wissenschaftler haben herausgefunden, dass im Fall einer DJ1-Mutation das Risiko für die Auslösung der Parkinson-Krankheit durch Paraquat stark erhöht wird (Mitsumoto et al., 2001). Mäuse, bei denen das Gen für DJ1 durch eine Knock-Out-Mutation unwirksam geworden ist, zeigen eine hohe Empfindlichkeit gegenüber den Pestiziden Paraquat und Rotenon (Goldberg et al., 2005). Diese Beispiele zeigen, dass die Parkinson-Krankheit durch ein Zusammenwirken von genetischer Disposition und der Wirkung von bestimmten Chemikalien ausgelöst werden kann.

Insektizide wirken stärker als andere Pestizide.

Eine französische Studie ergab ebenfalls, dass die Bauern, die an Parkinson litten, häufiger und über einen längeren Zeitraum Pestizide genutzt hatten als nicht betroffene Versicherte einer französischen Krankenkasse. Bauern, die Insektizide benutzt hatten, wiesen ein doppelt so hohes Parkinson-Risiko auf, wie diejenigen, die andere Pestizide wie Herbizide und Fungizide einsetzten (Elbaz et al., 2009). Die Studie bestätigte nicht nur die Rolle von Pestiziden bei der Auslösung der Parkinson-Krankheit, sie weist darüber hinaus darauf hin, dass der Wirkungsmechanismus der Insektizide, der in Funktionen des Nervensystems eingreift, auch beim menschlichen Organismus in höherem Maße schädigend wirkt als die anderen genannten Pestizide.

Auch **Permethrin**, ein Pyrethroid, das unter anderem mit den Bayer-Insektiziden „Coopex“ und „Advantix“ zur Bekämpfung von Hundeflöhen eingesetzt wird, führt bei den Anwendern zu einer dreifachen Steigerung des Risikos für die Parkinson-Krankheit. Wissenschaftler um Carolin Tanner vom Parkinson´s Institute in Sunnyvale, Kalifornien, verglichen 519 Parkinson-Patienten mit 511 Kontrollpersonen und fanden, dass 8,5% der Parkinson-Patienten Kontakt mit Pestiziden hatten, während es nur 5,3% in der Kotrollgruppe waren. Weitere Studien hatten zuvor ergeben, dass Permethrin und Paraquat bei Tieren in Laborversuchen das Risiko der Parkinson-Krankheit verdreifacht hatten (Tanner et al., 2009).

Pestizide und eine zu hohe Konzentration des Proteins α-Synuclein wirken offenbar zusammen beim Verlust von Dopamin-Nervenzellen im Alter oder bei der Auslösung der Parkinson-Krankheit. Dies konnte an einem Tiermodell mit Mäusen, bei denen eine α-Synuclein-Überexpression vorlag, gezeigt werden (Thiruchelvam et al., 2004).

Wirkungen von Düngemitteln und anderen Chemikalien

Auch der hohe Einsatz von **Nitrat** als Dünger in der Landwirtschaft, aus dem die noch giftigeren Metabolite Nitrit und Nitrosamin entstehen, werden für die stark ansteigenden Fallzahlen von Alzheimer, Parkinson und Diabetes verantwortlich gemacht. Da die Nitrosamine als Mutagen auf die Erbsubstanz DNA verändernd einwirken, werden Genfunktionen so verändert, dass die neurodegenerativen Krankheiten zunehmen, wie die Wissenschaftlerin Suzanne de la Monte von der Brown Universität in Providence, Rhode Island, feststellte. Parallel zum Anstieg von Düngemitteln, Fleischkonsum und Fertiggerichten gebe es bei der 75- bis 84-jährigen Bevölkerung der USA einen sprunghaften Anstieg der Parkinson-, Alzheimer- und Diabetes-Krankheit als Todesursache (De la Monte, et al., 2009).

Wissenschaftler vermuten auch eine besondere Rolle von Stoffen, die aus der Nahrung in eine bereits **vorgeschädigte Darmwand** eindringen und in Nervenzellen des Submukosal-Plexus eine Fehlfaltung und Aggregation des Synuklein-Proteins hervorrufen können. Diese Aggregate lösen dort Nervenerregungen aus, die über Projektionsfasern zum Gehirn geleitet werden und dort ebenfalls pathogen wirken (Braak et al., 2006). Denkbar ist, dass chronischer **psychischer Stress** diese Vorgänge fördert. So gibt es für das übergeordnete Stresshormon CRH spezielle CRH-Rezeptoren im Darm, die bei Erregung dort Sauerstoff- und Stickstoffoxid-Radikale bilden und Entzündungsprozesse auslösen. Die Folge ist das so genannte „Leaky-Gut-Syndrom“, bei dem die Verbindungen zwischen den Darmepithelzellen („Tight Junctions“) gelöst werden, sodass größere Moleküle, darunter auch pathogen wirkende, die Darmwand durchdringen können. Dadurch kommt es auch zu immunologischen Reaktionen gegen diese Fremdstoffe, die wiederum über Zytokine Entzündungsreize auch zum Gehirn senden (Muss, 2011). Damit wird deutlich, dass der Zustand des Darmes einen großen Einfluss auf die Entstehung neurodegenerativer

Krankheiten, insbesondere der Parkinson-Krankheit haben kann. Therapeutische Konsequenzen müssen die Darmsanierung mit einbeziehen.

Hemmstoffe der Zellatmung und Auslösung der Parkinson-Krankheit

Hinweise, dass neben anderen Faktoren auch Chemikalien als Auslöser und Ursache für neurodegenerative Krankheiten in Frage kommen, ergeben sich auch aus den pathophysiologischen Mechanismen. Dies gilt auch für die Parkinson-Krankheit. Die Dopamin-Nervenzellen des Hirnstammes, und dort besonders in der Substantia Nigra, sowie das gesamte dopaminerge System, das aus Teilen der Basalganglien, des Corpus striatum und des Präfrontalen Cortex (vordere Hirnrinde) besteht, sind besonders empfindlich gegenüber Chemikalien. Hinzu kommt, dass der Hirnstamm nicht durch die Blut-Hirn-Schranke vor dem Eindringen von Fremd- und Schadstoffen geschützt ist. Somit ergibt sich die Vermutung, dass es einen Zusammenhang zwischen der besonderen Chemikalien-Empfindlichkeit von Hirnstamm und dopaminergem System und der Parkinson-Krankheit gibt.

Das Atmungsgift Rotenon löst Parkinson aus.

Wissenschaftler haben **Tiermodelle zur Parkinson-Krankheit** entwickelt, bei denen bestimmte organische Hemmstoffe der Atmungskette in den Mitochondrien zur Auslösung der Krankheit angewendet werden. Dabei wird z.B. die Substanz **Rotenon** routinemäßig als Hemmstoff des Enzymkomplexes I in den Mitochondrien und gleichzeitig als Auslöser der Parkinson-Krankheit eingesetzt. Unter dem Einfluss dieses Stoffes degenerieren im Rattengehirn selektiv die den Transmitter Dopamin bildenden (dopaminergen) Nervenzellen des Nigrostriatums, das sind Teile der Basalganglien im Stammhirn und der basalen Hirnrinde, bestehend aus Substantia nigra und dem Striatum (Sherer et al., 2003). Ähnliche Wirkungen wurden mit den Pestiziden Pyridaben, Fenpyroximat, Fenazaquin und Tebunfenpyrat festgestellt, Substanzen, die zu den so genannten Pyrazol-Acariziden (Mittel gegen Milben) gehören (Sherer et al., 2007). Mit ihrer toxischen Wirkung auf den Atmungsstoffwechsel der Nervenzellen wird eine wesentliche Funktion der Basalganglien des Gehirns bei der Regelung des Bewegungsablaufs gestört, es kommt zu den motorischen Symptomen der Parkinson-Krankheit.

Ähnliche Wirkungen zeigten weitere Hemmstoffe der Mitochondrien-Atmung, wie Antimycin A und Myxothiazol (Panov et al., 2005). Die 3-Nitropropionsäure, ein Hemmstoff den Enzymkomplexes II in den Mitochondrien, löst bei Versuchstieren die Huntington´sche Krankheit aus. Allen diesen Hemmstoffen ist gemeinsam, dass sie den Elektronentransport in der Atmungskette an der inneren Membran der Mitochondrien hemmen. Dadurch kann die Zelle nicht mehr ausreichend Energie in Form von ATP (Adenosin-Triphosphat) gewinnen, und der Stoffwechsel wird beeinträchtigt. Insbesondere werden die energieverbrauchenden Transportvorgänge an Nervenfasern sowie die Synthesen von Botenstoffen und Eiweißen vermindert.

Außerdem entstehen dabei in den Mitochondrien durch die so genannte „Fenton-Reaktion“ verschiedene besonders reaktionsfähige und daher schädliche Sauerstoffradikal-Verbindungen (ROS), die sich bei andauernder Einwirkung der Schadstoffe ansammeln und verschiedene Radikal-Kettenreaktionen auslösen (siehe

Kapitel 2.2.1. und 2.2.2.), bei denen u.a. biologische Membranen wie die der Nervenzellen geschädigt werden.

Die erhöhte ROS-Konzentration war bei den als Versuchstieren verwendeten Ratten nach sechs Tagen Rotenon-Infusion sowie auch bei isolierten Mitochondrien im Reagenzglas nach Behandlung mit Rotenon nachweisbar, und dies bei sehr niedrigen Konzentrationen der toxischen Stoffe im Pikomol-Bereich (Panov et al., 2005).

Oxidativer Stress und programmierter Zelltod

Die hohen ROS-Konzentrationen erhöhen wiederum die Empfindlichkeit der Zellen gegenüber einströmenden Calcium-Ionen und bewirken ferner eine Erhöhung der Durchlässigkeit der Zellmembranen für Fremdstoffe sowie eine Auslösung des programmierten Zelltods (Apoptose). Die ROS aktivieren bestimmte Signalsysteme in den Gliazellen des Gehirns, die anschließend bei benachbarten Dopamin-Nervenzellen zum Zelltod führen (Berg et al., 2004; Cui et al., 2004; Friedman, 2011). Diese Apoptose ist bei neurodegenerativen Krankheiten im Endstadium verantwortlich für die festgestellte Gehirn-Atrophie. Es gibt also einen durch Tierversuche bestätigten Zusammenhang zwischen der Hemmwirkung von Rotenon auf den Atmungsstoffwechsel der Mitochondrien, der Bildung von Reaktiven Sauerstoffverbindungen (ROS), der Auslösung der Apoptose und der Auslösung der Parkinson-Krankheit. Die Wirkungen von Rotenon und die dadurch ausgelöste Bildung von Sauerstoffradikalen finden speziell in den Mitochondrien der Nervenzellen des Gehirns und nicht in denen der Leber-Zellen statt. Demnach ist das Gehirn stärker empfindlich gegenüber den toxischen Substanzen als andere Organe (Panov et al., 2005).

Rotenon, eine aus bestimmten tropischen Pflanzenwurzeln gewonnene polyzyklische aromatische Sauerstoffverbindung, wird auch als Insektizid und Acarizid (gegen Milben) verwendet, ist aber wegen seiner hohen Toxizität in Deutschland als Insektizid nicht zugelassen, wird aber dennoch u.a. von Biogärtnern im Internet angeboten (Wikipedia, Internet-Lexikon, 2008).

Die Befunde zur Wirkung von Rotenon und 3-Nitropropionsäure auf die Mitochondrien von Gehirnzellen deuten darauf hin, dass bestimmte Mechanismen zur Auslösung chronischer neurodegenerativer Krankheiten mit denen bei chronisch entzündlichen Multisystem-Erkrankungen wie MCS und CFS in wesentlichen Teilen übereinstimmen. Die bei der Parkinson- und Huntingtonschen Krankheit nachgewiesenen Chemikalien-Wirkungen auf die Mitochondrien der Gehirnnervenzellen sind im Prinzip vergleichbar mit den Mechanismen, die bei MCS/CFS als „Mitochondrien-Krankheit“ beschrieben wurden (Linford et al., 2006; Kuklinski, 2004).

Weitere Mitochondriengifte

Experimentell kann die Parkinson-Krankheit bei Versuchstieren mit den Nervengiften **6-Hydroxy-Dopamin (6-OHDA)** und **4-Phenyl-1,2,3,6-Tetrahydropyridin (MPTP)** ausgelöst werden, um Tiermodelle zur Untersuchung der Krankheit zu erhalten. 6-OHDA und MPTP bzw. dessen Metabolit, MPP^+, erzeugen in den Dopamin-Zellen des Streifenkörpers und in der Substantia Nigra durch

Hemmung der Atmungskette in den Mitochondrien reaktive Sauerstoffverbindungen (ROS) wie Wasserstoffperoxid, das Peroxyradikal-Anion (*O_2^-), Hydroxi-Radikale (*OH) und Stockstoffmonoxid (*NO) mit der Folge vielfältiger schädigender Reaktionen, die schließlich zum Absterben der Zellen führen (Bernstein und O´Malley, 2009; Tieu et al., 2003). Umgekehrt kann bereits durch Entzündungen vorhandener oxidativer Stress in den Dopamin-Nerven aus Dopamin das toxische **6-Hydroxy-Dopamin** (6-OHDA) herstellen, das wiederum den oxidativen Stress verstärkt (Vaya et al., 2011). Die Radikale wirken unter anderem als Hemmstoffe von Komplex I der Atmungskette in den Mitochondrien. Daher löst besonders 6-OHDA recht schnell die Produktion der ROS aus, mit der Folge, dass kurze Zeit später oxidativ geschädigte Proteine gebildet werden. Die durch die Wirkung beider Stoffe in den Mitochondrien gebildeten ROS aktivieren anschließend die klassische Apoptose-Signalkaskade, die zur Aktivierung der Caspasen und zur DNA-Fragmentierung führt (Kotake und Ohta, 2003). Die Wirkung von 6-OHDA und MPP^+ verdeutlicht den Zusammenhang zwischen Hemmung der Mitochondrienfunktion, Oxidativem Stress und den degenerativen Vorgängen in den Nervenzellen des Gehirns mit abschließendem Zelltod (Apoptose).

Eine Folgewirkung in den Mitochondrien ist die Bildung von **Cardiolipin-Hydroperoxid** und die Freisetzung von Cytochrom C aus den Mitochondrien (Perier et al., 2006). Die oxidative Veränderung des Cardiolipins wiederum könnte für Autoimmunkrankheiten verantwortlich sein, bei denen Cardiolipin-Antikörper nachgewiesen werden (eigene Beobachtungen bei Patienten mit chronischen Entzündungskrankheiten).

Die Befunde mit MPTP aus den Tierversuchen stimmen überein mit den Langzeitwirkungen der **Designerdroge MPTP** beim Menschen, die seit 1979 als „synthetisches Heroin" verkauft wurde. MPTP verursacht auch beim Menschen permanente und irreversible Schäden in der Substantia Nigra innerhalb von Sunden oder Tagen nach der Einnahme. Die ausgelösten Symptome sind denen bei der Parkinson-Krankheit bemerkenswert ähnlich (Sacks, 1991, S. 389). MPTP gelangt durch die Blut-Hirn-Schranke in die Zellen des Gehirns und wird in den Astrozyten durch das Enzym Monoaminoxidase B (MAO-B) zu Methylphenylpyridin (MPP^+) oxidiert. MPP^+ wird selektiv durch ein Dopamin-Transportsystem in die Dopamin-Zellen der Substantia Nigra aufgenommen und in deren Mitochondrien angereichert. Dort hemmt es den Elektronentransport der Atmungskette am Komplex I und erzeugt dabei toxische Sauerstoffradikale (Andreas und Ray, 2003).

MPP^+ ist ein Abbauprodukt des Methylphenyl-tetrahydropyridins (MPTP), das nach kurzer Zeit ein der Parkinson-Krankheit ähnliches neurodegeneratives Syndrom erzeugt. MPTP reichert sich in den Dopamin-Zellen der Substantia nigra im Gehirn an, wo es zu MPP^+ umgewandelt wird und die Atmungsreaktion der Mitochondrien hemmt (Marquardt, Schäfer, 2003, S. 483). Allein diese Befunde machen deutlich, wie eng der Krankheitsmechanismus bei Parkinson mit der Wirkung von Chemikalien verknüpft ist, die in den Atmungsstoffwechsel der Mitochondrien eingreifen.

Ähnliche Wirkungen hat chronischer Konsum von hohen Dosen von **Amphetaminen**, die zu starker Degeneration vor allem von Dopamin-Nerven führen, wobei eine Hemmung der Mitochondrien-Atmungskette, ATP-Mangel und oxidativer Stress als Folge nachgewiesen wurden (Afanas'ev II et al., 2001).

Quecksilber aus Amalgamfüllungen und andere Metalle

Wie bei den übrigen neurodegenerativen Krankheiten gibt es auch für die Parkinson-Krankheit Hinweise für Schäden durch Quecksilber aus Amalgamfüllungen. Eine Studie hat ergeben, dass Parkinsonkranke vor dem Auftreten der sichtbaren Symptome im Mittel eine deutlich höhere Anzahl an Amalgamfüllungen hatten als gesunde Kontrollpersonen (Seidler et al., 1996). Es ist anzunehmen, dass das Risiko, an Parkinson zu erkranken, durch eine Mischbelastung mit Amalgam und Pestiziden überproportional verstärkt wird. Eine weitere Studie hatte ergeben, dass verschiedene Metallionen, darunter Eisen, Blei, Zink, Aluminium und Quecksilber, in den Bereichen der Substantia nigra des Gehirns konzentriert waren, in denen sich auch das Neuromelanin befindet (Zecca et al., 2008b). Neuromelanin ist ein Polymer, das im Gehirn und besonders in den Dopamin-Nerven aus Oxidationsprodukten des Dopamins gebildet und abgelagert wird. Wenn erhöhter oxidativer Stress die Struktur des Neuromelanins verändert, werden die Metalle freigesetzt und können, besonders im Fall des Quecksilbers, eine Zerstörung von Nervenzellen in der Substantia nigra verursachen. Neuromelanin hat demnach im Gehirn eine Schutzfunktion gegen schädliche (Schwer-)Metalle. Fällt dieser Schutz aus, können Metallionen, vor allem Eisen und Quecksilber, die Neurodegeneration in der Substantia nigra und damit die Parkinson-Krankheit auslösen (Li et al., 2005; Vaya et al., 2011).

Weitere toxische Stoffe im Zusammenhang mit Parkinson

Zu den Stoffen, die außerdem noch die Parkinson-Krankheit auslösen oder fördern können, zählen Kohlenmonoxid (CO), Mangan und andere Schwermetalle, Cyanid und Methanol (Zayed et al., 1990; Berg et al., 2007), sowie Kohlenwasserstoffe (Pezzoli, 2000). In der Diskussion sind weitere Stoffe, wie einige Pestizide und Herbizide, darunter auch Dieldrin (Kitazawa et al., 2001). Die beobachteten Zusammenhänge wurden sowohl durch Tierversuche, bei In-Vitro-Modellen (Gewebe- und Zellkulturen) als auch bei Parkinson-Patienten ermittelt (Chand und Litvan, 2009).

Auch der „normale“ Trinkalkohol, das **Ethanol**, kann bei übermäßigem Dauerkonsum zur Parkinson-Krankheit führen. Dabei wird zunächst das Ethanol zu Acetaldehyd umgewandelt. Direkt in der Substantia Nigra des Gehirns entsteht dann aus Acetaldehyd und Dopamin das **Salsolinol**, ein so genanntes „endogenes Alkaloid“ mit toxischen Eigenschaften. Dieses wird zu N-Methyl-Salsolinol (NM-Sal) methyliert, das dann in das 6,7-Dihydroxy-1,2-dimethyl-isochinolinium-Ion ($DHDMIQ^+$) übergeht, das ebenfalls in der Substantia Nigra nachgewiesen wurde. NM-Sal hemmt in dopaminergen Neuronen die Aktivität der Tyrosin-Hydroxylase, ein Enzym der Dopamin-Biosynthese. Damit ergibt sich ein Modell für die Entstehung der Parkinson-Krankheit, nämlich durch Bildung eines neurotoxischen endogenen Alkaloids aus zwei natürlichen Ausgangsstoffen, nämlich Dopamin und Acetaldehyd (Stammel, Thomas, 2007).

Physisches Trauma und Parkinson

Nicht zuletzt soll noch erwähnt werden, dass es einen klaren Zusammenhang zwischen schwerem Hirntrauma, wie es nach Unfällen oder auch bei bestimmten

Sportarten wie dem Boxen häufig auftritt, und dem Risiko der Parkinson-Krankheit im späteren Leben gibt (Bower et al., 2003). Das bekannte Schicksal des Boxweltmeisters Muhamed Ali liefert ein anschauliches Beispiel. Die bei Hirntraumen entstehenden Ödeme, Blutungen und Sauerstoffmangel-Zustände führen zu Ansammlungen von Stoffwechselprodukten mit toxischen Wirkungen, die Mechanismen der Parkinson-Krankheit auslösen.

Stoffe gelangen ohne Umweg ins Gehirn.

Noch ein weiterer Befund ist interessant: Im Anfangsstadium der Parkinson-Krankheit kommt es zu einer Ansammlung von Lewy-Körperchen nicht nur in den Stammhirn-Kernen, sondern auch im vorderen Teil des Riechhirns, der mit der Nasenschleimhaut in Verbindung steht, und dies noch bevor die pathologischen Veränderungen in der Substantia Nigra nachweisbar und die sensorischen und motorischen Krankheitssymptome sichtbar werden (Del Tredici et al., 2002). Es sei daran erinnert, dass die über die Luft in den Körper gelangenden Schadstoffe zuerst mit den Zellen der Riechschleimhaut und mit den damit verbundenen Nervenzellen des Riechhirns in Kontakt kommen. So wurde bei Ratten nach einem Belastungstest mit Polychlorierten Biphenylen (PCB) nachgewiesen, dass sich die PCB-Konzentration im Riechkolben mit zunehmender Entfernung von der Riechschleimhaut verminderte (Apfelbach, 1998). Es könnte also ein Zusammenhang bestehen zwischen der Aufnahme von Schadstoffen über den Luftweg, den erhöhten Chemikalienkonzentrationen in Riechnerven und im Riechhirn und den Anfangsstadien der Parkinson-Krankheit im vorderen Teil des Riechhirns. Diese Annahme muss wissenschaftlich noch genauer bewiesen werden.

Parkinson-Syndrome und Fremdstoffe

Auch die Auslösung eines **Parkinson-Syndroms** kann durch von außen einwirkende Fremd- und Schadstoffe sowie **Medikamente** geschehen, und dies offenbar in stärkerem Maße als bei der eigentlichen Parkinson-Krankheit (Müller, Labouvie, 2008). **Neuroleptika** vom Typ der Butyrophenone und Phenothiazine sind dafür bekannt, ein Parkinson-Syndrom auszulösen, sie blockieren dabei die Bildung der postsynaptischen D2-Rezeptoren, während Reserpin die präsynaptische Dopamin-Freisetzung hemmt. Auch **Antipsychotika** wie Haloperidol wirken als D2-Dopaminrezeptor-Antagonisten. Diese Hemmung präsynaptischer D2-Rezeptoren führt zur Hemmung der Dopamin-Freisetzung und damit zu einer Zunahme des Dopamin-Metabolismus, was wiederum eine Zunahme der Chinon-Bildung und des oxidativen Stresses bewirkt. Die Haloperidol-Metaboliten wiederum blockieren den Komplex I der Atmungskette der Mitochondrien, was ebenfalls den oxidativen Stress durch Bildung von Peroxid-Radikalen verstärkt (Reinke et al., 2004).

Ein beruflicher Umgang mit Mangan, Kohlenmonoxid, Vinylchlorid und Trichlorethylen steht ebenfalls mit einem Parkinson-Syndrom in Verbindung. Entsprechende Fälle wurden bereits als Berufskrankheiten anerkannt (Damarowski, 1999). Bestimmte Pestizide und Lösemittel können ebenfalls ein Parkinson-Syndrom auslösen (Labouvie und Müller, 1990; Müller et al., 1997).

2.5.2. Befunde zum biochemischen Pathomechanismus der Parkinson-Krankheit

Die biochemischen Mechanismen neurodegenerativer Krankheiten haben gewisse Merkmale gemeinsam, wie z.B. die Beteiligung des Oxidativen Stresses und die Bildung unlöslicher Proteinablagerungen in den Zellen, die dem eigentlichen Zelltod vorausgehen (Berg et al., 2004). Zentrale Rollen spielen auch bei der Parkinson-Krankheit und den verwandten Parkinson-Syndromen der oxidative und nitrosative Stress, also die Reaktiven Sauerstoffverbindungen (ROS), Stickstoffmonoxid, Peroxynitrit, der Induktionsfaktor NF-kB und die entzündungsfördernden Zytokine.

Störungen der Mitochondrienfunktionen sind an der Produktion des vermehrten oxidativen Stresses auch bei der Parkinson-Krankheit ursächlich beteiligt. In Teilen der Substantia nigra (pars compacta) wurde ein Verlust der Aktivität des Komplexes I der Atmungskette in den Mitochondrien nachgewiesen, wobei dort gleichzeitig der oxidative Stress deutlich verstärkt auftritt (Chinta und Andersen, 2008; Berg, 2007). Versuche mit isolierten Mitochondrien aus Nervenzellen haben ergeben, dass das pathogen wirksame Alfa-Synuclein dosisabhängig das Membranpotential der Mitochondrien verändert und offenbar schädigend auf die Membranen der Mitochondrien einwirkt (Banerjee et al., 2010). Weiterhin sind offenbar Mutationen in der Mitochondrien-DNA für den Funktionsverlust von Enzymen des Energiestoffwechsels und von Enzymkomplexen der Atmungskette in den Mitochondrien verantwortlich (zusammengefasste Befunde bei Correia et al., 2012), was wiederum die Entstehung von oxidativem Stress fördert. Derartige Mutationen in der Mitochondrien-DNA können sowohl durch Vererbung als auch durch Umweltgifte erworben werden (siehe Kapitel 2.5.1). Diese Mutationen führen u.a. zu Hemmungen von Signalwegen in den Zellen, darunter der sogenannte PINK1-Parkin-Signalweg, wodurch eine Beseitigung defekter Mitochondrien aus den Zellen verhindert wird. Die Folge ist eine Ansammlung von beschädigten und weitgehend funktionsunfähigen Mitochondrien in Nerven- und Gliazellen der betroffenen Teile des Dopamin-Systems bei der Parkinson-Krankheit (Geisler et al., 2010).

Mittlerweile ist wissenschaftlich anerkannt, dass Umweltgifte und Fremdstoffe durch toxische Wirkungen auf die Mitochondrien eine übermäßige Produktion freier Radikale auslösen, die neben anderen neurodegenerativen Krankheiten auch zur Parkinson-Krankheit führen können (Chand und Litvan, 2009; siehe Kapitel 2.5.1.). So blockieren Pestizid-Wirkstoffe wie Rotenon, 1-Methyl-4-phenyl-1,2,3,6-Tetrahydropyridin (MPTP), Paraquat und Maneb den Kompex I der Atmungskette in den Mitochondrien und fördern somit die Bildung von Sauerstoffradikalen ($O_2^{\cdot-}$) (Chand, Litvan, 2009; Greenamyre et al., 2001; Kochen, 2009), die dann über die Fenton-Reaktion den oxidativen Stress in den Zellen des Gehirns (Neuronen, Gliazellen) ausprägen.

Die verminderte Funktion von Komplex I der Atmungskette in den Mitochondrien hängt auch mit **chronischen Entzündungsvorgängen** im Gehirn zusammen, wie sie von Pall (2007, 2008) beschrieben wurden: Aktivierte Gliazellen scheiden Zytokine wie Il-6 und Il-1ß aus, die eine Ausschüttung von Glutamat durch bestimmte Nerven im Gehirn veranlassen (Mogi et al., 1994; Berg et al., 2007). Glutamat wiederum aktiviert den NMDA-Rezeptor, der über den Einstrom von Calcium eine Aktivierung der NO-Synthetasen iNOS und nNOs im Gehirn bewirkt (Pall, 2007). Diese produzieren vermehrt Stickstoffmonoxid (NO), das wiederum an der Ausprägung des oxidativen und nitrosativen Stresses beteiligt ist, der über die Lipid-Peroxidation und andere Mechanismen zur Hemmung der Zellatmung in den Mitochondrien führt. Es liegt also ein Defekt des Energiestoffwechsels vor.

Dieser Defekt wird noch durch einen weiteren Mechanismus verstärkt: Die Aktivität der Gene für die Enzyme des Energiestoffwechsels in den Mitochondrien ist herunterreguliert. Betroffen sind davon u.a. die NADH-Dehydrogenase, das Cytochrom-C-Bindungsprotein COX 11, und weitere (Weinreb et al., 2007). Die Folge ist eine verminderte Produktion des Energieüberträgerstoffes ATP, sodass in den betroffenen Teilen des Gehirns ein **Energiemangel** herrscht. Weil dabei auch der Elektronentransport in den Mitochondrien gehemmt ist, kann der Elektronenüberträger NADH nicht in NAD umgewandelt werden, und der Elektronenstrom wird auf Sauerstoff umgeleitet, sodass **Sauerstoffradikale** entstehen. Diese hemmen wiederum den Proteinabbau durch die Proteasomen und verstärken insgesamt den oxidativen Stress in den Nerven- und Gliazellen der Substantia Nigra (Berg et al., 2007, S. 12). Das Energiemangelsyndrom wurde auch bei anderen umweltbedingten chronischen Krankheiten beschrieben (Pall, 2007; Kuklinski, 2004).

Es gibt weitere Hinweise dafür, dass eine Hemming von Komplex I der Atmungskette in den Mitochondrien wesentlich an der Entstehung der Parkinson-Krankheit beteiligt ist. Als Folge eines Mangels an den Vitaminen B1 und B6 kommt es nämlich zu einer Ansammlung von oxidiertem Nikotinamid-Adenin-Dinukleotid (NAD+) (Bemeur et al., 2011), das folglich vermehrt zu Nikotinamid abgebaut wird. Dieses wird durch das Enzym Nikotinamid-N-methyl-transferase zu 1-Methyl-nikotinamid (MNA) umgewandelt, das wiederum an den Untereinheiten von Komplex I der Atmungskette angreift und diese dort mit Hilfe des gebildeten Superoxids zerstört (Fukushima et al., 2004).

Nitrosativer Stress

Bei der Parkinson-Krankheit ist ferner die NO-Konzentration sowie von **Peroxynitrit** in aktivierten Gliazellen des Gehirns erhöht (Literatur zitiert bei Berg et al., 2007). Offenbar spielt auch der **nitrosative Stress** bei der Parkinson-Krankheit eine Rolle. Bei Parkinson-Patienten wurde in der Substantia nigra eine erhöhte Zahl von Gliazellen mit dem aktivierten Enzyym iNOS nachgewiesen. Eine deutlich erhöhte Nitrit-Konzentration in der Zerebrospinalflüssigkeit der Patienten steht damit in Zusammenhang und deutet darauf hin, dass bei der Parkinson-Krankheit der nitrosative Stress in der Substantia nigra wesentlich am Pathomechanismus beteiligt ist (Vaya et al., 2011). Dies deutet auf eine Aktivierung des NO-Peroxynitrit-Zyklus (Pall, 2007) sowie eine verstärkte Lipid-Peroxidation und andere ROS-Folgereaktionen auch bei der Parkinson-Krankheit hin. NO fördert zudem die Freisetzung von Eisen aus dem Eisenprotein Ferritin. Das Eisen wiederum verstärkt die ROS-Bildung. Hier zeigen sich also wiederum verschiedene Reaktionen, die sich gegenseitig in ihrem Beitrag zum degenerativen Prozess im Gehirn verstärken.

Der oxidative und nitrosative Stress führt bei Parkinson-Kranken wie auch bei den Umweltkrankheiten MCS und CFS zu einem Mangel an reduziertem Glutathion und dadurch zur Freisetzung von Arachidonsäure, deren Metabolismus durch das Enzym Lipoxygenase zu weiteren Zellschäden beiträgt (Literatur zusammengefasst siehe bei

Berg et al., 2007).

Die Konzentration des **reduzierten Glutathions** (GSH) ist bei der Parkinson-Krankheit besonders in der Substantia nigra deutlich erniedrigt, und dies geschieht noch bevor die Aktivität von Komplex I der Atmungskette in den Mitochondrien vermindert ist und bevor Eisen aus Neuromelanin freigesetzt wird. Dies deutet darauf hin, dass der Verbrauch des reduzierten Glutathions in einem frühen Stadium der Krankheit stattfindet, noch bevor die wichtigen biochemischen Mechanismen ausgelöst wurden (Jenner et al., 1992). Es gibt Berichte von einzelnen Therapieerfolgen nach monatelanger täglicher intravenöser Verabreichung von reduziertem Glutathion, die zur Verminderung der Krankheitssymptome führten (Sechi et al., 1996). Da Glutathion jedoch nicht die Blut-Hirn-Schranke durchdringen kann, sind wirkliche Therapieerfolge selten.

Oxidativer Stress ist auch hier der wesentliche Schadensfaktor.

Der **oxidative Stress** wirkt schädlich auf das Zentralnervensystem zurück. Die Schadwirkungen des oxidativen Stresses werden auch von Mikrogliazellen vermittelt, wie mit Tierversuchen nachgewiesen wurde (Wu et al., 2003). Die aggressiven Radikale verursachen u.a. eine Lipid-Peroxidation, eine Radikal-Kettenreaktion, bei der biologische Membranen in den Zellen geschädigt und zerstört werden. Eisenionen, die einen Komplex mit **Neuromelanin** bilden, verstärken die Bildung von freien Radikalen. Das Neuromelanin ist selbst ein Produkt des oxidativen Stresses, es entsteht durch Oxidation von Dopamin in den **Dopamin-bildenden Nervenzellen der Substantia Nigra**, des Gehirnteils, der bei der Parkinson-Krankheit früh geschädigt wird (Betarbet et al., 2002; Jellinger, 2007; Odh et al., 1994). Bei gesunden Menschen kann Neuromelanin freies Eisen binden und unschädlich machen. Bei Parkinson-Patienten jedoch ist die Fähigkeit des Neuromelanins zur Bindung von Eisen vermindert, und die Konzentration von freiem Eisen in der Substantia nigra ist erhöht (Gotz et al., 2004). Der Grund dafür ist, dass oxidativer Stress, darunter vor allem das Wasserstoffperoxid (H_2O_2), das Neuromelanin abbaut, sodass das gebundene Eisen (Fe^{++}) freigesetzt wird, das wiederum die Bildung freier Radikale auslöst (Zecca et al., 2008). Dies beweist, dass der Krankheitsprozess sich selbst verstärkt: Das durch oxidativen Stress veränderte Neuromelanin hat eine geringere Kapazität zur Bindung von Eisen, und dieses freigesetzte Eisen verstärkt die Radikalbildung durch die Fenton-Reaktion (siehe Kap. 2.2.1.) und damit den biochemischen Pathomechanismus. Gleichzeitig liefert die Wirkung des Neuromelanins die Erklärung dafür, dass Oxidativer Stress bevorzugt die Zellen der Substantia Nigra und des Striatums schädigt und dort eine oxidative Veränderung des Proteins α-Synuclein bewirkt, das dann in Aggregaten abgelagert wird (Betarbet et al., 2000; Sherer et al., 2003).

Toxische Oxidationsprodukte des Dopamins sind wirksam.

In den Zellen von Parkinson-Kranken findet ein verstärkter **Dopamin-Metabolismus** statt, der zur Bildung von **Dopachinon** als Metaboliten sowie einem reaktiven Sauerstoffradikal ($O_2^{\cdot-}$) führt. Daraus entsteht durch Reaktion mit Wasser sowie durch die Fenton-Reaktion das reaktive Hydroxyl-Radikal ($OH^{\cdot}$) als Ausgangsstoff für eine Vielzahl von reaktiven Sauerstoffverbindungen (ROS).

An diesen Reaktionen sind Eisenionen beteiligt, die bei Parkinson-Patienten bereits im Frühstadium in erhöhten Konzentrationen im Gehirn vorkommen. Man vermutet, dass eine gestörte Blut-Hirn-Schranke für die verstärkte Eisenaufnahme durch Gehirnzellen verantwortlich ist, wie sie auch bei MCS-Patienten und Patienten mit toxischer Enzephalopathie vorkommt. In Gegenwart erhöhter Eisenmengen wird das Polymer Neuromelanin aus Dopamin verstärkt gebildet, welches wiederum die Bildung von ROS und damit den oxidativen Stress verstärkt. Hinzu kommt, dass Neuromelanin verschiedene toxische Substanzen wie MPP^+ (Methyl-Phenyl-Dihydropyridin) sowie einige Pestizide leicht binden kann und so zur Wirkung von Neurotoxinen bei neurodegenerativen Prozessen verstärkend beiträgt (siehe zusammengefasste Literatur bei Berg et al., 2007, S. 11f.).

Die Oxidation von Dopamin und Dopa in den Nerven der Substantia nigra wird durch Hydroxyl-Radikale verstärkt, die als Nebenprodukte des Monoamino-Oxidasen-(MAO-)Metabolismus entstehen, wobei Eisenionen die Reaktion fördern. Als Folge dieser Reaktionen entstehen aus Dopamin **toxische Chinone**, die wiederum mit Cystein-Resten an deren SH-Gruppen zu Cysteinyl-Dopamin reagieren und dabei die Funktionen der betreffenden Proteine ausschalten. Die Folgen sind meistens eine Protein-Aggregation und schließlich der dadurch ausgelöste Zelltod (Asanuma et al., 2003; Vaya et al., 2011).

Degenerative Mechanismen

Im weiteren Verlauf der Krankheit verstärken sich die degererativen Prozesse in den Nervenzellen: die Lipid-Peroxidation schreitet fort und oxidierte Abbauprodukte der Zell- und Mitochondrienmembranen wie Malondialdehyd, Isoprostane, konjugierte Diene und gasförmige Kohlenwasserstoffe wie Ethan sammeln sich an. Gleichzeitig ist die Konzentration des Glutathions in den betroffenen Gehirnregionen vermindert. Bei der Parkinson-Krankheit ist dies besonders in den Dopamin-produzierenden Nervenzellen der Substantia Nigra, einem Teil der so genannten Basalganglien am Stammhirn, der Fall (Dexter et al., 1994; Jenner et al.,1992). Diese Basalganglien sind an der Regulation der Bewegungsprogramme für die Muskeln der Arme und Beine beteiligt. Wenn die Zellen der Substantia nigra geschädigt sind, entfallen hemmende Erregungen zu anderen motorischen Hirnzentren, und die Bewegungen werden unkoordiniert verstärkt. Die Folge sind die Symptome der „Schüttellähmung“, wie sie typisch für die Parkinson-Krankheit sind.

Hinzu kommt noch ein Ausfall der hemmenden Wirkung von **GABA-Nerven**, die vom Streifenkörper (Corpus striatum) zu den Basalganglien des Großhirns verlaufen. Dies beruht auf der verminderten Dopamin-Freisetzung im Streifenkörper bei Parkinson-Patienten. Dadurch kommt es zur verstärkten Freisetzung von Glutamat in den subthalamischen Kernen des Stammhirns und damit zur Übererregungs-Toxizität der davon abhängigen Hirnbereiche, wobei über die Aktivierung von NO-Synthasen der oxidative und nitrosative Stress und damit der degenerative Prozess verstärkt wird (Wichmann und DeLong, 2006).

Folgewirkungen des oxidativen und nitrosativen Stresses

Die Schäden in der Substantia Nigra entstehen dadurch, dass die ROS Proteine und Enzyme oxidieren und somit inaktivieren. Von besonderer Bedeutung ist dabei die Inaktivierung des für den Eiweißabbau notwendigen **Ubiquitin-Proteasom-Systems**. Hinzu kommt, dass auch die Gene für diesen Proteinabbau-Komplex bei Parkinson-Kranken herunterreguliert sind, dass also die Fähigkeit zum Proteinabbau durch veränderte Regulation der Genaktivität deutlich vermindert ist (Weinreb et al., 2007). Die Folge davon ist eine vermehrte Ansammlung von fehlgefalteten oxidierten Proteinen, die dabei unlösliche Aggregate bilden. Diese Aggregate werden schließlich in mikroskopisch sichtbaren Strukturen abgelagert, wie z.B. in den so genannten **Lewy-Körperchen** bei der Parkinson-Krankheit (Berg et al., 2007; Krüger et al., 2007).

Im Fall der Parkinson-Krankheit wird das Zielprotein **α-Synuclein** durch den oxidativen und nitrosativen Stress, vor allem durch die Wirkung des Peroxynitrits, so verändert, dass es durch den Ubiquitin-Proteasom-Mechanismus nicht mehr abgebaut werden kann (Jellinger, 2007). Unter dem Einfluss von ROS und NO (Stickstoffmonoxid) werden die vier Methionin-Reste im α-Synuclein-Protein zu Sulfoxiden oxidiert (Wassef et al., 2009). Als Folge der damit zusammenhängenden Strukturveränderung bildet α-Synuclein oligomere Aggregate und Fibrillen. Verschiedene Pestizide, Herbizide, Metallionen und Metall-Proteine verstärken diesen Vorgang (Sherer et al., 2003; Nielsen et al., 2001; Jellinger, 2007). Der oxidative Stress, der als Folge der Langzeit-Einwirkung von Rotenon und MPTP (1-Methyl-4-phenyl-1,2,3,6-tetrahydropyridin) ausgelöst wird, führt zu den beschriebenen α-Synuclein-Aggregaten, die den Lewy-Körperchen stark ähneln (Betarbet et al., 2000). Dies kann als weiterer Hinweis für umweltbedingte Ursachen der Parkinson-Krankheit gelten. Das α-Synuclein kann dann nicht mehr durch eine Ubiquitin-Kette markiert und dann durch das Proteasom nicht mehr abgebaut werden (Berg et al., 2007; Lodish et al., 2001, S. 72). Dadurch sammeln sich Proteinablagerungen in den Zellen an, die dann durch Einwirkung von Produkten des Oxidativen und Nitrosativen Stresses weiter chemisch verändert werden.

Die α-Synuclein-Aggregate treten vor allem bei älteren Personen bereits dann häufig auf, wenn relevante Symptome der Parkinsonkrankheit noch nicht äußerlich sichtbar sind. Häufig haben diese Patienten jedoch unspezifische Symptome wie REM-Schlaf-Störungen und Darm-Verstopfung, die bereits auf den beginnenden Krankheitsprozess hinweisen (Boeve et al., 2001).

Im Zytoplasma der absterbenden Dopamin-Nervenzellen von Parkinson-Patienten findet man dann die **Lewy-Körperchen** als faserige Proteinablagerungen aus fehlgefalteten α-Synuclein-Molekülen und Ubiquitin (Jellinger, 2007). Das α-Synuclein-Molekül ist normalerweise ein Bestandteil präsynaptischer Nervenendigungen, wo es teilweise in Membranen gebunden und teilweise im Plasma gelöst vorkommt und vermutlich eine Funktion bei der Erregungsübertragung der Nervenzellen ausübt.

Die Pathologie der Lewy-Körperchen: Teufelskreise

Das polymerisierte α-Synuclein in den Lewy-Körperchen ähnelt den Aggregaten in den Einschlusskörperchen anderer degenerativer ZNS-Erkrankungen, beispielsweise der Alzheimer Krankheit, bei der genetische Veränderungen im α-Synuclein nachgewiesen wurden (Krüger et al., 2007). Das α-Synuclein enthält als charakteristische Veränderung **Nitrotyrosin**, das durch Reaktion der Tyrosinreste mit **Peroxynitrit** entanden ist. Peroxynitrit ist eines der Produkte, die nach Aktivierung des NMDA-Rezeptors im Rahmen des NO-Peroxynitrit-Zyklus nach Pall (2007) gebildet werden. Hier zeigt sich erneut die biochemische Verknüpfung zwischen den Grundmechanismen chronisch-entzündlicher Krankheiten und den neurodegenerativen Prozessen.

Die Aggregation des Synucleins wird durch Bindung an weitere Proteine wie das Tau-Protein und das Synphilin-1-Protein verstärkt. Beide sind bei den meisten Parkinson-Formen zusammen mit Synuclein in den Lewy-Körperchen nachweisbar. Das Synuclein und das Tau-Protein wirken zusammen bei der Polymerisation des Tubulins, wobei Mikrotubulus-Fasern entstehen. Diese Vorgänge sind bei Parkinson und Alzheimer ähnlich, sie führen bei beiden Krankheiten zur Plaquebildung (Jellinger, 2007).

Das Synphilin-1 erhöht die Empfindlichkeit der Zellen gegenüber oxidativem Stress, wie in-vitro-Versuche mit Zellen ergeben haben, in denen das Synphilin-1-Gen durch eine Mutation überaktiviert war (Krüger et al., 2007). Die Aggregation der Proteine α-Synuclein, Tau und Ubiquitin in den Lewy-Körperchen wird offenbar gefördert durch die Aktivität des Enzyms Lrrk2-Kinase, das Phosphatgruppen an diese Proteine bindet (Toft et al., 2007). Offenbar wird in den betroffenen Hirnzellen eine Signalkette aktiviert, an der das Protein LLRK2 sowie die Lrrk2-Kinase beteiligt sind (Helmholtz-Gesellschaft München, 2011), und die zu den neurodegenerativen Vorgängen bei der Parkinson-Krankheit führt. Das Ganze funktioniert als „**Teufelskreis**“ (vicious cycle) ähnlich wie der NO-Peroxynitrit-Zyklus bei den chronischen Multisystem-Erkrankungen, indem die Reaktiven Sauerstoffradikal-Verbindungen (ROS) die Menge der fehlgefalteten Proteinkomplexe in den Lewy-Körperchen erhöht, und indem andererseits diese fehlgefalteten Proteine wiederum eine Zunahme der ROS bewirken (Zusammenfassung bei Weinreb et al., 2007). Derartige „Teufelskreisläufe“ scheinen charakteristische Merkmale chronisch degenerativer Krankheiten zu sein.

Das pathologisch veränderte α-Synuclein wirkt offenbar als eine Art Matrize oder „Druckvorlage“, an die andere Proteine sich anlagern und dabei die gleiche pathologisch wirksame Struktur erwerben wie das pathologische α-Synuclein (Hardy, 2005). Nach dieser Matrizen-Theorie ist der fortgeschrittene Krankheitsmechanismus von demjenigen im Anfangsstadium der Krankheit zu unterscheiden, bei dem die Funktion der Sauerstoffradikale überwiegt (Chand und Litvan, 2009).

Ähnliche Merkmale mit Prionen-Krankheiten

Diese Matrizen-Theorie zeigt auffallende Ähnlichkeit mit den Befunden von Prionen-Krankheiten wie **BSE** („Rinderwahn“) oder die **Jakob-Kreutzfeldt-Krankheit**. Nach Prusiner bewirkt das pathologisch veränderte Prionen-Protein PrPsc nach Infektion und Eindringen in eine Wirtszelle, dass die normale Konformation des

PrPc-Proteins in die abnorme Form PrPsc (mit höherem Anteil an ß-Faltblatt-Konformation) überführt wird, wenn es mit der von außen eingeführten Form in Kontakt kommt. Dies geschieht durch eine kaskadenförmige Umwandlung von vorher bestehendem PrPc, wobei pathologische Protein-Ablagerungen, die sog. Amyloid-Plaques, entstehen, die nicht abgebaut werden können. Hierdurch wird dann der Krankheitsprozess eingeleitet und das Prion vermehrt. Injektion pathologisch veränderter PrPsc-Fibrillen ins Gehirn von transgenen Mäusen, die das verkürzte PrPc etwa 16 mal stärker bildeten als in normalen Gehirnen, führte nach 380 bis 660 Tagen zur Auspägung einer Scrapie-ähnlichen Hirnerkrankung mit spongiformen Veränderungen und Amyloid-Plaques, die aus aggregiertem pathologischen PrPsc-Protein bestehen (Oesch und Raeber, 2005).

Entzündungsmechanismen und Apoptose

Eine weitere Verstärkung des Krankheitsprozesses wird durch Auslösung von **Entzündungsvorgängen** in den betroffenen Hirnregionen verursacht: Das durch Oxidation von Dopamin in der Substantia Nigra gebildete **Neuromelanin** verbleibt nach Degeneration der betroffenen Dopamin-Nervenzellen im extrazellulären Raum, wo es von Makrophagen aufgenommen wird. Diese geben Zytokine in ihre Umgebung ab, die daraufhin Mikroglia-Zellen und Astrozyten aktivieren und dazu veranlassen, weitere Entzündungs-Zytokine sowie ROS auszuscheiden. Man spricht von „Reaktiver Astrozytose“ als Begleitmerkmal der fortgeschrittenen Parkinson-Krankheit (Jellinger, 2007).

Bei erhöhten NO- und ROS-Konzentrationen im Gehirn wird außerdem die Neigung der Nervenzellen zum **programmierten Zelltod (Apoptose)** verstärkt (Pall, 2007), die besonders im höheren Lebensalter zur Gehirnatrophie führt. Die Zunahme eines Absterbens von Zellen durch Apoptose als Folge von entzündlichen Multisystem-Erkrankungen wurde durch mehrere Studien bestätigt (Behan, Bakheit, 1991; Natelson, Lange, 2002; Englebienne, DeMeirleir, 2002; Rea et al., 1999; Massarotti, 2002; Daoud, Barkhuizen, 2002). Bei der Parkinson-Krankheit kommt es zu unnormaler Apoptose als Folge einer gestörten Wechselwirkung zwischen den drei Proteinen Parkin, α-Synuclein und Ubiquitin (Chand und Litvan, 2009). Außerdem lösen die am Beginn der Parkinson-Krankheit entstandenen fehlgefalteten Proteine zwei verschiedene Signalwege aus, den so genannten IRE1- und PERK-Signalweg, die am Ende zur Aktivierung von Caspasen und damit zum programmierten Zelltod (Apoptose) führen. Toxische Stoffe können außerdem über Proteine der Bcl-2-Familie, darunter das Bax-Protein, die Apoptose und damit die Parkinson-Krankheit im Endstadium auslösen, wobei Cytochrom-C aus den Mitochondrien in das Zellplasma freigesetzt wird. Dieses bewirkt schließlich nach Bindung an ein Adapterprotein die Caspase-Aktivierung und leitet damit die Apoptose ein (Bernstein und O`Malley, 2009; Lodish et al., 2001, S. 1134f.). Damit kann ein Zusammenhang zwischen der Wirkung toxischer Stoffe und dem Absterben von Zellen bei der Parkinson-Krankheit als erwiesen gelten.

Im Verlauf der Parkinson-Krankheit kommt es auch zu einem Verlust von **nikotinischen Acetylcholin-Rezeptoren (nAchR)** im cholinergen System des Gehirns, vor allem in der Substantia nigra, im Streifenkörper (Striatum), im basalen Vorderhirn und in Teilen der Großhirnrinde (Aubert et al., 1992; Stitzel, 2011). Die

Ursache dafür ist noch nicht völlig klar, sie ist aber im Zusammenhang mit Wirkungen von Sauerstoffradikalen (ROS) und mit deren epigenetischen Folgewirkungen (siehe unten) auf Gene für die Acetylcholinrezeptor-Untereinheiten denkbar. Die Symptome der Parkinson-Krankheit hängen demnach mit einem Verlust an der Aktivität von cholinergen Nerven im Gehirn zusammen, wenn auch der Verlust der nAch-Rezeptoren nicht allein die neurodegenerativen Vorgänge im „Nigrostriatum" bei der Parkinson-Krankheit erklären kann. Die Bedeutung der nikotinischen Acetylcholin-Rezeptoren bei der Parkinson-Krankheit wird auch dadurch deutlich, dass Parkinson-Patienten gerne rauchen und dabei oft eine Besserung ihrer Symptome spüren. Dies beruht offenbar auf einer aktivierenden und neuroprotektiven Wirkung des Nikotins auf die nAch-Rezeptoren, was in mehreren Studien nachgewiesen wurde (zit. bei Stitzer, 2011).

2.5.3. Labormarker für die Parkinson-Krankheit

Nach den oben dargestellten Mechanismen suchen Wissenschaftler nach der Möglichkeit, die Krankheit sowie deren Verlauf durch verschiedene Labormarker und diagnostische Parameter zu kontrollieren, und zwar deutlich früher als der Zeitpunkt, wenn eine Diagnose der Krankheit anhand der motorischen Symptome erstellt wird, und wenn dann bereits 60% der Dopamin-Nerven in der Substantia nigra zerstört sind (Vaya et al., 2011). Allerdings sind diese Marker relativ unspezifisch und nicht typisch für die Krankheit, da sie meistens oxidativen und nitrosativen Stress anzeigen, der auch durch andere Entzündungskrankheiten verursacht sein kann. Dennoch seien diese Marker stichwortartig genannt (nach Vaya et al., 2011):

- Neuromelanin im Plasma,
- Anti-Neuromelanin-Antikörper im Plasma,
- Verminderung der Superoxid-Dismutase-Aktivität (SOD) im Blut,
- erhöhte oxidierte Pyrimidin-Basen und Purin-Nukleotide im Plasma,
- erhöhte Zahl von DNA-Strangbrüchen in Blutzellen.

2.5.4. Epigenetische Umprogrammierung von Genaktivitäten und sich selbst verstärkende Krankheitsmechanismen

Weiteren Aufschluss über die Zusammenhänge der pathologischen Mechanismen bei der Parkinson-Krankheit lieferten Studien zum Genexpressionsprofil bei Patienten im Vergleich zu gesunden Personen. Dabei wird der Aktivitätszustand der Gene mit einer modernen Mikrochip-Technik untersucht, bei der gleichzeitig die Aktivität von mehreren Tausend Genen anhand der vorhandenen RNA in Zellextrakten durch Hybridisierung auf dem Chip erfasst wird (Affymetrix-Chip-Technik). Dabei zeigte sich, dass bei Parkinson-Patienten eine sehr signifikante Korrelation zwischen den deutlich verminderten Gen-Aktivitäten für den Protein-Abbau (das Ubiquitin-Proteasom-System) und den Enzymen für den Energiestoffwechsel und den Elektronentransport in den Mitochondrien besteht (Weinreb et al., 2007). Daraus folgt, dass der Krankheitsprozess auch in die Regulation der Genaktivität eingreift und diese verändert. Dabei werden beide biochemischen Systeme, das Ubiquitin-Proteasom-System und der Energiestoffwechsel, in Richtung auf den chronisch-degenerativen Prozess umgeschaltet, sodass beide Systeme gleichsinnig wirken. Denn die vermehrte Ansammlung von nicht abgebauten pathologisch veränderten Proteinen (Synuclein, Tau-Protein, Ubiquitin) in den Lewy-Körperchen wird durch den Oxidativen Stress gefördert, der wiederum als Ergebnis der Hemmung des Elektronentransportes in den Mitochondrien entsteht. Andererseits erzeugen die Proteinablagerungen wieder den Oxidativen Stress, der den Mitochondrienstoffwechsel hemmt – ein für degenerative Krankheiten typischer „Teufelskreis“.

Das Muster der Genaktivierungen („Genexpressionsprofil“) wird durch Fremd- und Schadstoffe, die eine Parkinson-Krankheit auslösen können, wie z.B. 6-Hydroxy-dopamin oder 1-Methyl-4-phenyl-pyridin (MPP^+), stark verändert, wie mit Microarray-Studien nachgewiesen wurde (Bernstein und O'Malley, 2009). So werden Gene für Signalwege, die zur Apoptose führen, gleichzeitig aber auch Gene für antioxidative Schutzmechanismen aktiviert.

Es gibt offenbar viele genetische Varianten im Regulationssystem der Genaktivität, bei denen Bindungsstellen für Transkriptionsfaktoren oder die „Splicing-Mechanismen“ für die Messenger-RNA verändert sind. Dies führt zu Veränderungen der Protein-Zusammensetzung in den Nervenzellen. Bereits geringe Veränderungen im Protein-Gleichgewicht einer Zelle können zu einer Überschreitung der Schwelle führen, nach der die Signalwege der Zelle in Richtung Degeneration und Apoptose verlaufen (Chand und Litvan, 2009).

Die soeben beschriebenen biochemischen Vorgänge bei der Parkinson-Krankheit ähneln sehr den Prozessen, wie auch für die Krankheit MCS beschrieben wurden. Insbesondere fallen auch die sich selbst verstärkenden Mechanismen („Teufelskreise“) bei der Parkinson-Krankheit ebenso wie bei den chronischen Multisystem-Erkrankungen auf (Pall, 2007). Daraus ergibt sich die Frage, ob neurodegenerative Krankheiten wie die Parkinson-Krankheit bezüglich des Mechanismus überhaupt noch getrennt von den chronisch-entzündlichen Multisystem-Erkrankungen wie MCS und CFS betrachtet werden sollen. Ein wesentlicher Unterschied zwischen Parkinson-Krankheit und MCS scheint lediglich im Fehlen der Lewy-Körperchen in der Substantia Nigra von MCS-Patienten zu bestehen, möglicherweise wurden sie bei diesen bislang nur noch nicht nachgewiesen.

2.5.5. Genetische Veranlagung für die Parkinson-Krankheit

Nach dem gegenwärtigen Stand der Forschung (2009) beruht die Parkinson-Krankheit auf einem Zusammenwirken von genetischer Veranlagung und Risikofaktoren aus der Umwelt (Chand und Litvan, 2009). Bei etwa 5 bis 10 Prozent der Parkinson-Patienten dominieren genetische Krankheitsfaktoren. Etwa 75 Prozent der Parkinson-Fälle werden in der Schulmedizin als „idiopathisch“, also unerklärlich, betrachtet (Bekris et al., 2011). Es gibt Hinweise dafür, dass bei Parkinson-Patienten bestimmte **Mutationen** in den Genen für verschiedene Proteine vorkommen, die am Krankheitsmechanismus der Parkinson-Krankheit beteiligt sind. Betroffen sind der Komplex I der Atmungskette der Mitochondrien, das Ubiquitin-Proteasom-System, Zytoskelett-Proteine und Proteine, die den oxidativen Stress erzeugen. Gleichzeitig kann der Oxidative Stress aber auch durch Umweltfaktoren wie Chemikalien verstärkt werden. Genetische und Umweltfaktoren wirken daher vermutlich bei der Auslösung der Parkinson-Krankheit zusammen. Demnach sind die Träger der genannten Mutationen als besonders empfindlich gegenüber den Umweltfaktoren einzustufen, die die Parkinson-Krankheit fördern (Krüger et al., 2007, s.o., S. 40).

Autosomal dominant vererbte Gene

Es gibt autosomal dominant vererbte Formen der Parkinson-Krankheit. Dies bedeutet, dass Krankheitssymptome auch dann auftreten, wenn ein Gen (Allel) für das betreffende Protein auf nur einem der beiden entsprechenden Chromosomen in der mutierten Form vorliegt. Beispielsweise werden Mutationen in den **Genen für das Alpha-Synuclein-Protein** überwiegend dominant ausgeprägt, wie z.B. die Gene PARK-1 und PARK-4 (Bekris et al., 2011). Als Folge entstehen veränderte Synuclein-Proteine (PARK-1) oder eine Vervielfachung des Synuclein-Gens (PARK-4). Bei den betroffenen Patienten beginnt die Krankheit bereits im Jugendalter, verbunden mit einem raschen Fortschreiten der Symptome. Die mutierten Proteine haben eine vermehrte Neigung zur Selbstaggregation und zur Bildung von Amyloid-ähnlichen Protofibrillen. Bei PARK-4 kommt es zur Überexpression des Synuclein-Gens und damit zu einer verstärkten Aggregat-Bildung. In den daraus gebildeten Lewy-Körperchen ist das α-Synuclein-Protein auch am Serinrest phosphoryliert (Bekris et al., 2011).

Weitere Mutationen im Alpha-Synuclein-Gen stehen mit einer erhöhten Expression dieses Gens in Zusammenhang und werden für die Erhöhung der Häufigkeit einer spontanen Entstehung der Krankheit verantwortlich gemacht (Mizuta et al., 2006).

Die Mutation PARK-5 betrifft das Enzym Ubiquitin-carboxyl-terminal-Hydrolase-L1 (UCHL1). UCHL1 spaltet Polyubiquitin-Ketten in Monomere und bindet an diese. Dadurch stabilisiert UCHL1 die Ubiquitin-Monomere und gewährleistet damit das Ubiquitin-Recycling. Die UCHL1-Mutation führt zu einer Störung der Ubiquitin-Funktion und damit zu einem verminderten Abbau von Alpha-Synuclein durch die Proteasomen (Leroy et al., 1998). Da UCLH1 im Gehirn in Mengen von bis zu 2 Prozent des Gesamtproteins gebildet wird, sind dort die Schäden durch die Synuclein-Ansammlungen am größten. Einige weitere Mutationen von Genen für verschiedene Proteine (PINK1, DJ-1, LRRK2), deren Funktion in der Abwehr von oxidativem Stress besteht, stehen in Zusammenhang mit einem signifikant erhöhrem Risiko für die Parkinson-Krankheit (referiert in Vaya et al., 2011). Diese Befunde bestätigen die große Bedeutung des oxidativen Stresses für die Krankheit.

Eine weitere Mutation mit der Bezeichnung PARK8, deren Träger ein höheres Risiko für die familiär gehäuft auftretende Parkinson-Krankheit haben, betrifft das Gen für das Enzym LRRK2 (Leucine Repeat Rich Kinase 2), eine aus mehreren Protein-Untereinheiten bestehende Protein-Kinase, die Phosphat auf Proteine überträgt und damit Signalketten zur Regulation von Stoffwechselvorgängen auslöst. Die Mutation führt zu Fehlregulationen, die mit der Bildung der Lewy-Körperchen und dem Verlust von Nervenzellen in der Substantia nigra zusammenhängen (Khan et al., 2005).

Autosomal rezessiv ausprägende Gene

Rezessive Ausprägung von Genmutationen bedeutet, dass Krankheitssymptome nicht auftreten, wenn nur ein Gen (Allel) für das betreffende Protein auf nur einem der beiden entsprechenden Chromosomen in der mutierten Form und das andere Gen in der normalen Form vorliegt. Beide Allele müssen also in der mutierten Form vorliegen, wenn die Symptome auftreten.

Eine Mutation im Gen für Parkin (PARK 2), einem Enzym, das als Ubiquitin-E3-Ligase wirkt, führt zu einer Hemmung des Protein-Abbaus durch die Proteasomen und damit zu einer Ansammlung von „Abfall-Proteinen" in den Zellen (Vaya et al., 2011; Bekris et al., 2011). Das **Parkin-Protein** hat außerdem eine Schutzfunktion gegen oxidativen Stress. Wenn seine Funktion durch eine Mutation verloren gegangen ist, dann ist die Funktion der Mitochondrien beeinträchtigt, und der Schaden durch oxidative Radikale nimmt zu (Palacino et al., 2004). Träger von Parkin-Mutationen zeigen unterschiedliche Ausprägungen von Krankheitssymptomen. Es gibt Fälle von Trägern der mutierten Parkin-Gene mit äußerlicher Symptomfreiheit bei gleichzeitiger Fehlfunktion von Dopamin-Nerven im Streifenkörper (Striatum), die bei funktioneller Gehirntomografie sichtbar werden. Andere Fälle von Parkin-Mutationen zeigen psychiatrische Symptome wie „vegetative Dystonie" bis hin zu später Ausprägung von Parkinson-Symptomen. Wissenschaftler schließen daraus auf komplexe Wechselwirkungen zwischen Umweltfaktoren und der Dosis des mutierten Genproduktes, die für die unterschiedlichen Ausprägungen der Krankheit verantwortlich sind (Bekris et al., 2011).

Weitere Mutationen in Genen, die rezessiv ausprägen und zu Parkinson-Symptomen führen, sind bekannt, darunter die Mutationen PINK1 und PARK9. Bei beiden Mutationen sind Enzyme betroffen, die mit Funktionen der Mitochondrien verbunden sind, und deren Fehlfunktion zu Schäden durch oxidativen Stress und Apoptose führen. Näheres siehe bei Bekris et al. (2011).

Es gibt ferner einen Zusammenhang zwischen der Parkinson-Krankheit und einer Mutation im Gen für das Enzym **Glucocerebrosidase** (GBA), der in vielen Studien bestätigt wurde (Bekris et al., 2011). Glucosylcerebroside sind Glukolipid-Bestandteile von Zellmembranen bevorzugt im Zentral-Nervensystem. Eine Fehlfunktion des Enzyms hemmt den Lipidstoffwechsel und führt zu Ansammlungen von Glucocerebrosiden in den Lysosomen mit der Folge von Störungen der Nervenfunktionen. Betroffene Patienten leiden oft gleichzeitig unter der Gaucher-Krankheit, bei der Leber und Milz vergrößert sind und Herde im Knochenmark und in der Haut vorliegen. Die Parkinson-Symptome beginnen früh im Lebenslauf. Die Krankheit ist häufig mit kognitiven Defiziten verbunden, zeigt aber keine Reaktion auf eine Levodopa-Therapie. Da Lewy-Körperchen auch im Hippocampus auftreten, gilt die GBA-bedingte Parkinson-Krankheit als untypisch mit variablem Krankheitsbild (Bekris et al., 2011).

Bei einigen Parkinson-Patienten wurde eine genetische Disposition für die Parkinson-Krankheit festgestellt, die auf einer Mutation im **Promotor für das Protein α-Synuclein** beruht. Dadurch ist der Promotor permanent aktiviert, und es kommt zu einer vermehrten Bildung des Proteins (Farrer et al., 1999 und 2004), das dann nach chemischer Veränderung durch den oxidativen und nitrosativen Stress verstärkt in die Lewy-Körperchen eingelagert wird.

Ferner treten Mutationen im Gen für das Phase-I-Entgiftungsenzym **Cytochrom-P450-Monooxigenase Cyp2D6B** bei Parkinson-Patienten häufiger auf als bei Kontrollpersonen (Saitoh et al., 1995; Jellinger, 2007). Cyp2D6 ist am Abbau von verschiedenen Medikamente (Debrisoquin, Propranolol, Dextrometorphan) und verschiedener Fremdstoffe in der Leber beteiligt. Ein genetischer Defekt führt vermutlich zu einer Anreicherung dieser Stoffe im Körper und kann dadurch für die Auslösung der Parkinson-Krankheit verantwortlich sein.

Auch eine genetische Variante für das Enzym **„Induzierbare NO-Synthase“ (iNOS 2A)** wurde im Zusammenhang mit der Parkinson-Krankheit beschrieben (Jellinger, 2007). Dies deutet darauf hin, dass der auch bei MCS beschriebene biochemische Pathomechanismus, der über die NO-Synthese verläuft, auch bei der Parkinson-Krankheit eine Rolle spielt. Beide genetischen Befunde können als indirekte Hinweise für die Beteiligung von Chemikalien am Mechanismus der Parkinson-Krankheit gewertet werden.

2.6. Weitere neurodegenerative Erkrankungen aus dem Parkinson-Syndrom-Spektrum: Das Steele-Richardson-Olzewski-Syndrom und verwandte Krankheiten

Gemeinsame Merkmale

Vor einigen Jahren wurden weitere degenerative Erkrankungen des Gehirns bekannt, die mit der Parkinson-Krankheit verwandt sind, sich aber dennoch von dieser deutlich unterscheiden. Dazu gehören die Arteriosklerotische Pseudo-Parkinson-Krankheit, die Lewy-Körperchen-Demenz, die Kreutzfeldt-Jakob-Krankheit, die Whipple´sche Krankheit und das Steele-Richardson-Olzewski-Syndrom oder Progressive supranukleäre Lähmung (PSP) (Geser et al., 2007). Diese Krankheiten werden entsprechend den Hirnbereichen, in denen degenerative Prozesse ablaufen, auch unter dem Begriff der **Progressiven Supranukleären Lähmungs- und Degenerationskrankheiten** zusammengefasst (Geser et al., 2007). Nach anderen Autoren wird aber die Progressiven Supranukleären Blickparese (PSP, Progressive Supranuclear Palsy) als eigenständiges Krankheitsbild abgegrenzt (Poewe und Wenning, 2007).

Es gibt begründete Hinweise aus der Epiedmiologie sowie aus den gemeinsamen Merkmalen des Pathomechanismus, dass die zunehmende Zahl von Demenzkrankheiten unterschiedlicher Ausprägung mit zunehmenden Belastungen durch Chemikalien in der Umwelt und in Verbrauchsmaterialien wie z.B. Verpackungsfolien von Lebensmitteln zusammenhängt.

2.6.1. Progressive Supranukleäre Blickparese (PSP, Progressive Supranuclear Palsy)

Wesentliche pathophyiologische Merkmale sind fortschreitende und irreversible Degenerationsprozesse in den basalen Bereichen der Hirnrinde, die sich oberhalb der Basalganglien befinden. Die Häufigkeit wird auf 5 von 100 000 Personen der Bevölkerung geschätzt. Die Lebensdauer nach Diagnose beträgt 6 bis 10 Jahre (Fimm, 2009).

Die Krankheit beginnt häufig im Alter zwischen 55 und 70 Jahren, manchmal auch früher. Die ersten Symptome sind Unsicherheit in der Körperhaltung, später eine allgemeine Haltungs- und Gleichgewichtsstörung, eine Neigung zum Fallen und Stolpern, sowie Einschränkungen der kognitiven Fähigkeiten und beim Verhalten. Im weiteren Verlauf folgt eine zunehmende Sprachstörung (Dysarthrie, Palilalie und Palilogie), die infolge einer Lähmung des neuromuskulären Apparates der Spracherzeugung eintritt. Die Sprache wird veraschen und wenig artikuliert.

Zu den weiteren Symptomen gehören unkoordinierte Bewegungen, ungeregelte Muskelspannung, eine Lähmung der Augenmuskeln, die mit starrem Blick verbunden ist (vertikale Blickparese), schmerzhafte Schluckbeschwerden (Dysphagie), sowie Apathie, Übererregbarkeit, sensorische Defekte und allgemeine kognitive Leistungsschwäche. Häufig enden diese Krankheiten mit allgemeiner Muskellähmung, die zu völliger Hilflosigkeit in den alltäglichen Verrichtungen führen kann. Die allgemeine Bewegungsverlangsamung (Bradykinese) ist oft mit einer Lähmung der Augenbewegungsnerven verbunden. Die Betroffenen sind dann auf den Rollstuhl, künstliche Ernährung und umfassende Pflege und Hilfe angewiesen (Geser et al., 2007; Poewe und Wenning, 2007).

Die Krankheit unterscheidet sich von der Parkinson-Krankheit durch die betroffenen Hirnregionen, in denen die Degenerationsprozesse ablaufen und durch die Eigenschaften der im Gehirn abgelagerten Proteinaggregate. Im Unterschied zur Parkinson-Krankheit verläuft die Progressive supranukleäre Lähmung relativ schnell fortschreitend. Schon im frühen Krankheitsstadium sind mit bildgebenden Verfahren degenerative Veränderungen mit Neurofibrillen im frontalen Großhirn, Hippocampus, Thalamus, im Mittelhirn sowie weiteren Teilen der Basalganglien nachzuweisen. Ansammlungen von unlöslichem, faserartigem und stark phosphoryliertem Tau-Protein befinden sich in den Nerven- und Gliazellen der betroffenen Hirnbereiche. Damit verbunden ist ein Verlust von Nervenzellen durch Apoptose sowie ungewöhnlich verformte Astrozyten mit Knoten- und Faserbildung. Die Proteinaggregation wird begleitet von oxidativem Stress, Lipid-Peroxidation, einer Störung der Mitochondrien-Atmung, wie dies auch von den anderen neurodegenerativen Krankheiten bekannt ist, sowie von Entzündungsvorgängen (Toloso et al., 2002; Litvan, 2005). Es wird vermutet, dass der oxidative Stress auch hier eine Signalkette aktiviert, deren Ergebnis aktivierte Protein-Kinasen sind, die anschließend das Tau-Protein phosphorylieren und somit zur Aggregat-Bildung veranlassen (Hartzler et al., 2002). Die gleichzeitig beobachtete Aktivierung von Mikroglia-Zellen und des Komplementsystems weist auf Entzündungsvorgänge bei den Tau-Protein-Krankheiten hin (Litvan, 2005; Geser et al., 2007).

Als Ursache werden neben einer multifaktoriellen Krankheitsentstehung und genetischer Veranlagung - eine Mutation im Gen für das Tau-Protein ist bei PSP-

Kranken signifikant häufiger vorhanden - auch **Umwelteinflüsse** diskutiert. So kann die progressive supranukleäre Lähmungskrankheit auf toxische Wirkungen gegenüber der Funktion der Atmungskette in den Mitochondrien zurückzuführen sein. Es gibt ferner eine Reihe von Fallstudien, bei denen die Belastung mit organischen **Lösungsmitteln** offenbar in Zusammenhang mit der Krankheitsausprägung steht. Auch sollen Bestandteile bestimmter tropischer Früchte, wie die **Tethrahydro-Isochinoline (TIQs)**, nach chronischer Aufnahme zu den Parkinson-ähnlichen Degenerationskrankheiten führen. Bestätigt wurde dies durch Tierstudien, bei denen TIQs an Mäuse, Ratten und Affen verabreicht wurden, die danach eine Parkinson-ähnliche Störung der Muskelbewegungen verursachten (Siehe viele Literaturangaben hierzu bei Geser et al., 2007, S. 127: Environmental Factors).

Möglich erscheint ein von Schadstoffen ausgelöster Mechanismus, der über den oxidativen Stress zur Protein-Aggregation, hauptsächlich des Tau-Proteins, und zur Entzündung und Zellzerstörung (Apoptose) im Hirngewebe führt (Geser et al., 2007). Wissenschaftler vermuten ferner, dass Umweltschadstoffe möglicherweise auch in die Regulation der epigenetischen Prozesse eingreifen, die bei der Synthese des Tau-Proteins ablaufen. Es kommt offenbar zu einem Umschalten des Spleißens der Boten-RNA (Messenger-RNA, mRNA), die dann als Matrize für die Synthese des Tau-Proteins dient. Das Spleißen der mRNA ist der biochemische Vorgang, bei dem verschiedene Abschnitte der mRNA neu kombiniert werden, bevor die Proteinsynthese beginnt. Auf diese Weise können aus einem Gen mehrere verschiedene Proteine gebildet werden. Durch ein fehlerhaftes Spleißen entsteht dann ein „falsches" Tau-Protein, das die Tendenz hat, sich zu Aggregaten zusammen zu lagern und so die degenerative Krankheit auszulösen (Golbe, 2000; Burn and Lees, 2002). Es gibt aber auch verschiedene genetische Polymorphismen für das Gen des Tau-Proteins, die eine Quervernetzung des Tauproteins und damit die Ausprägung der Krankheit begünstigen (Geser et al., 2007).

2.6.2. Die Lewy-Körperchen-Demenz

Symptome

Bei den weiteren Demenzerkrankungen, die erst in den letzten Jahren genauer bekannt und entsprechend definiert wurden, gibt es einige Zwischenformen, die sowohl Merkmale der Parkinson-Krankheit als auch der Alzheimer-Demenz aufweisen. Die Lewy-Körperchen-Demenz (Dementia with Lewy-Bodies, DLB) ist diesen Krankheiten zuzuordnen (Jellinger, 2007). Sie wurde 1996 genauer beschrieben (McKeith et al., 1996) und gilt als die zweithäufigste Form einer degenerativen Demenz nach der Alzheimer-Krankheit. Rund 30% der klinischen Demenzfälle haben eine DLB (Poewe und Wenning, 2007). Es handelt sich um eine fortschreitende Demenz bei älteren Personen, die auch vor dem Alter von 65 Jahren auftreten kann. Die Demenz-Symptome prägen sich innerhalb des ersten Jahres nach Beginn der Parkinson-Symptome aus. Das Fortschreiten der Behinderung ist bei der DLB deutlich schneller als bei der Parkinson-Krankheit. Die DLB ist neben typischen Parkinson-Symptomen durch folgende Symptome gekennzeichnet: abnehmende Wahrnehmung von Umweltreizen, Defizite in der räumlich-visuellen Wahrnehmung, visuelle und akustische Halluzinationen, psychotische Symptome, Wahnvorstellungen, allgemeine Verminderung der kognitiven Leistungsfähigkeit, stark variierende Aufmerksamkeit und kognitive Leistungsfähigkeit, motorische Störungen wie Haltungsprobleme, Zuckungen der Gesichtsmuskeln, häufige Depressionen, schwere Erschöpfung und Schläfrigkeit (Hypersomnolenz, Narkolepsie) sowie Schlafstörungen mit stark verändertem REM-Schlaf, heftigen Bewegungen während der REM-Phase und lebhaften Alpträumen. Die Träume werden mit heftigen Bewegungen ausagiert. Ursache ist die mangelnde Hemmung von motorischen Zetran des Hirnstamms während des Traumschlafs (Münte, 2009). Die Gedächtnisstörungen sind jedoch geringer ausgeprägt als bei der Alzheimer-Demenz. Auch fällt eine orthostatische Intoleranz infolge Blut-Unterdruck auf, also Schwindel und Gleichgewichtsstörung beim Aufstehen aus einer Liegeposition; sie ist zurückzuführen auf Schäden in sympathischen Ganglien-Nerven (Poewe und Wenning, 2007; siehe zusammengefasste Literatur bei Jellinger, 2007).

Pathophysiologie und Biochemie

Die pathologischen Merkmale ähneln der Alzheimer-Demenz: Es kommt zur Aggregation von pathologisch verändertem Alfa-Synuclein und in einigen Fällen auch von Beta-Amyloid sowie zur Ansammlung von Lewy-Körperchen vorwiegend in der Substantia nigra, in Teilen des Limbischen Systems und später auch in weiten Teilen der Großhirnrinde. Das Membran-gebundene Alfa-Synuclein tritt in Wechselwirkung mit Beta-Amyloid-Peptiden und löst so vermutlich eine Reaktionskaskade aus, die zur Ansammlung der Lewy-Körperchen führt. In Tierversuchen wurde nachgewiesen, dass bereits vorhandene Beta-Amyloid-Plaques die Bildung von Alfa-Synuclein-Aggregaten fördern. Auch das pathologisch veränderte Tau-Protein fördert zusammen mit Alfa-Synuclein die Aggregation der Beta-Amyloid-Fibrillen. Man vermutet hier ein Zusammenwirken von biochemischen Mechanismen bei der Parkinson- und der Alzheimer-Krankheit, aber auch bei alten Menschen im „normalen“ alternden Gehirn. Dort sind diese Mechanismen möglicherweise sogar nützlich, weil sie pathologische Proteine ausfällen und entfernen.

Bei den Demenz-Krankheiten jedoch, besonders bei der Lewy-Körperchen-Demenz (DLB), bewirken diese Mechanismen u.a. Degenerationen von Nervenfasern (Axonen) in der Hippocampus-Region und im Riechhirn (Entorhinal Cortex). Daher wurde die Krankheit DLB früher auch als „atypische Alzheimer-Demenz“ bezeichnet. Das gesamte Striatum (Streifenkörper, die Region der Basalganglien unterhalb der Großhirnrinde) ist pathologisch verändert durch Lewy-Körperchen und Alfa-Synuclein-Aggregate. Das Putamen, das einen Teil des Striatums darstellt, ist bei DLB atrophiert (zurückgebildet) und mit Amyloid-Plaques angefüllt (Jellinger, 2007). Bei der typischen Alzheimer Demenz (AD) ist dies jedoch nicht der Fall, sodass die DLB hier von der AD unterschieden werden kann. Die Nervenschäden sind (wie bei den anderen neurodegenerativen Erkrankungen) in Zusammenhang zu sehen mit Entzündungsvorgängen im Gehirn: Mikroglia- und Astroglia-Zellen bilden Zytokine wie TNF-α, und Il-1α, und die NO-Synthase iNOS ist aktiviert, während gleichzeitig in den betroffenen Hirnregionen Lewy-Körperchen gebildet werden (Jellinger, 2007).

Auffällig ist ferner, dass bei der DLB (und auch bei der Parkinson-Krankheit) die Zahl und Aktivität der Muskarin-1-Rezeptoren in der Großhirnrinde erhöht ist, was auf eine pathologische Veränderung der cholinergen Projektionsfasern von der basalen Vorderhirn-Region hindeutet (siehe Lit. zit. bei Jellinger, 2007). Es sei an die Beschreibung der Krankheitsmechanismen der Multiplen Chemikalien-Sensitivität (MCS) erinnert, bei denen aktivierte Muskarin-Rezeptoren nach der Wirkung von Organophosphat-Pestiziden auf die Acetylcholin-Esterase in verstärktem Maße Erregungen zum NMDA-Rezeptor vermitteln (siehe Pall, 2007). Da verschiedene Pestizide bekanntlich auch bei der Parkinson-Krankheit als Auslöser in Verdacht stehen, und da diese über das Riechhirn auch in das basale Vorderhirn gelangen können, liegt ein derartiger Auslösungsmechanismus auch für die Parkinson-Demenz nahe. Bei der Lewy-Körperchen Demenz (DLB) soll aber gerade ein entgegen gesetzter Effekt bestehen: Es wird ein ein Defekt bei den Acetylcholin-Nerven vermutet, der eine Hochregulation der Muskarin-Rezeptoren bewirkt. Cholin-Esterase-Inhibitoren hätten sich daher sogar als Mittel mit Heilwirkung bei der DLB erwiesen (siehe zitierte Literatur bei Jellinger, 2007). Das sind widersprüchliche Befunde, die dennoch zumindest auf Schäden und Schadensmechanismen im Acetylcholin-System des Gehirns hindeuten, die im Ergebnis zur Demenz führen, und die mit Medikamenten und/oder Chemikalien beeinflusst werden können.

Die Krankheit DLB ist von der Parkinson-Variante mit Demenz (PDD, Parkinson-Disease with Dementia) dadurch abzugrenzen, dass die Demenz-Symptome noch innerhalb der ersten 12 Monate seit Erscheinen der Parkinson-Symptome auftreten (McKeith et al., 1996). Morphologisch sind DLB und PDD bislang noch nicht unterscheidbar, weil Lewy-Körperchen in beiden Varianten auftreten. Biochemisch zeigt sich jedoch ein höherer Anteil von Beta-Amyloid-Plaques, Tau-Protein- und Alfa-Synuclein-Aggregaten bei der DLB im Vergleich zur PDD (Jellinger, 2007). Noch gibt es keine systematischen Untersuchungen zu den Ursachen und Risikofaktoren der Krankheit, bis auf die Hinweise auf Chemikalien als mögliche Auslösungsfaktoren.

Eine Therapie der psychiatrischen Symptome (Halluzinationen, Wahn, Aggressivität) mit den klassischen Neuroleptika ist lebensbedrohlich und stark kontraindiziert, da die DLB- und PDD-Patienten eine hohe Neuroleptika-Überempfindlichkeit besitzen (Aarsland et al., 2003). Diese beruht u.a. auf der Blockade von Dopamin-Rezeptoren (D2, D3) und 5-Hyrdoxy-Tryptamin (5-HT-)-Rezeptoren (= Serotonin-Rezeptoren) durch die Neuroleptika (Mutschler, 2001), wodurch die Krankheitssymptome letztlich verstärkt werden.

2.6.3. Multiple System-Atrophie (MSA)

Die MSA ist eine fortschreitende, mit den Parkinson-Syndromen verwandte neurodegenerative Krankheit, bei der neben den für Parkinson typischen Hirnbereichen vor allem das Kleinhirn mit seinen motorischen Funktionen, Teile des verlängerten Rückenmarks (Medulla), das Striatum (Streifenkörper), Globus pallidus, Substantia nigra, die unteren Oliven, die Pyramidenbahnen, die von der motorischen Hirnrinde zum Rückenmark verlaufen, sowie Teile des Vegetativen Nervensystems (Sympathicus und Parasympathicus) betroffen sind. In diesen Teilen des Nervensystems kommt es zur Nerven-Degeneration (Atrophie), Gliose, zur übermäßigen Ansammlung von Eisen sowie zu Entzündungsvorgängen. In den Glia-

und Nervenzellen sind Aggregate von Alpha-Synuclein nachzuweisen (Burn und Jaros, 2001; Mathew et al., 2011). Es gibt Hinweise auf zentrale biochemische Veränderungen des Dopamin-, Acetylcholin- und Serotoninstoffwechsels (Polinsky et al., 1988; Brehm, 2007). Die Symptome sind vorwiegend zentral-autonom, betreffen also die Regulation der Organfunktionen und äußern sich beispielsweise in Schwindelzuständen, Harninkontinenz, Harnretention, Impotenz, Verstopfung, orthostatische Hypotonie (Blutdruckabfall beim Aufstehen) und Schlafstörungen (Fimm, 2009). Hinzu kommen fortschreitende Bewegungshemmung (Akinese), Störungen der Bewegungskoordination (Ataxie, bei der Variante C der MSA) und Rigidität, instabile Körperhaltung (posturale Instabilität), Sprachstörung durch zentralen Ausfall von Sprachfunktionen (Dysarthrie), und Tremor. Diese motorischen Symptome werden durch degenerative Vorgänge im Kleinhirn (Cerebelläre Ataxie) verursacht. Die Häufigkeit der Krankheit liegt bei 4,4 Fällen pro 100 000 Personen.

Da die Symptome besonders der Variante MSA-P teilweise mit der Parkinson-Krankheit übereinstimmen, ist eine diagnostische Abgrenzung schwierig. Zur Diagnostik empfiehlt sich der Schellong-Test, bei dem der Blutdruck liegend und anschließend nach dreiminütigem Stehen gemessen wird. Ergänzend wird die Bestimmung der Katecholamine im Serum und Urin in aufrechtem und liegendem Zustand empfohlen. Näheres zur Diagnostik und Therapie der Krankheit siehe bei Poewe und Wenning (2007) und Brehm (2007).

2.6.4. Kortikobasale Degeneration (CBD)

Die Symptomatik ist ebenfalls gekennzeichnet durch supranukleäre Blickparese (Lähmung der Augenmuskeln) und ungeregelte Muskelspannung (Dystonie), die zu plötzlichen unwillkürlichen Muskelzuckungen (myoklonischer Tremor) an Armen und Beinen führt. Im Frühstadium betrifft dies nur die einseitigen Extremitäten, die Symptomatik ist asymmetrisch. In Abgrenzung zu den oben genannten Krankheiten ist hier eine Apraxie, ein Verlust der Fähigkeit zu zweckmäßigen Bewegungen der Gliedmaßen als charakteristisches Merkmal zu nennen. Hinzu kommen Sensibilitätsstörungen, unkontrollierbare wiederholte Bewegungsabläufe (wie z.B. das Auf- und Absetzen der Brille), Gleichgewichts- und Haltungsstörungen, häufige Stürze und eine Sprachhemmung (Dysphasie) als Folge von gestörten kognitiven Gehirnfunktionen wie Aufmerksamkeit, Gedächtnis und Exekutivfunktionen. Auch liegen ausgeprägte neuropsychologische und kognitive Beeinträchtigungen mit visuell-räumlichen Verarbeitungsdefiziten vor. Viele Patienten (30 bis 50%) entwickeln im weiteren Krankheitsverlauf eine Depression sowie Verhaltensveränderungen wie Apathie, Enthemmung, Impulsivität und Reizbarkeit. 25% entwickeln schließlich eine Demenz. Das Krankheitsbild weist insgesamt auf eine Störung exekutiver Funktionen des Zentralnervensystems hin. Der Verlauf ist irreversibel fortschreited bis zum Tod innerhalb von 8 Jahren. Degenerative Veränderungen finden sich in fronto-parietalen Arealen der Großhirnrinde, in der Substantia nigra, im subthalamischen Kern, Striatum, Globus pallidus und im Thalamus (Fimm, 2009). Die neurodegenerativen Veränderungen stehen in Zusammenhang mit Ablagerungen des Tau-Proteins vorwiegend im motorischen System des Striatums (Streifenkörper) und der Substantia nigra sowie in vielen weiteren subkortikalen Strukturen wie Thalamus, Nucleus subthalamicus, Pallidum, Nucleus ruber, Nucleus dentatus und im Kleinhirn. Zur Abgrenzung von anderen neurodegenerativen Krankheiten wie PSP wird bei der CBD häufig die mangelnde Wirkung des Medikaments L-Dopa angeführt (Poewe und Wenning, 2007).

2.7. Weitere Demenzformen und neurodegenerative Krankheiten

Viele neurodegenerative Störungen und Demenzformen stehen in Zusammenhang mit chronischen organischen Krankheiten, die im weitesten Sinne auf lokalen oder auch systemischen Entzündungen beruhen. Erst sekundär und mit Verzögerung kommt es über Botenstoffe der Entzündungsreaktion im Gehirn zu Funktionsbeeinträchtigungen bis hin zur Demenz.

2.7.1. Arteriosklerose, Vaskuläre Demenzen und Infarkt-Folgen

Es handelt sich ebenfalls um degenerative Krankheiten des Gehirns mit Demenz-Symptomen. Sie sind als Folge von Durchblutungsstörungen oder sogenannte hypoxisch-ischämische Läsionen des Gehirns zu erklären (Münte, 2009), das sind durch Sauerstoffmangel oder Infarkte verursachte Schädigungen von Teilen des Gehirns. Dabei hängt die Stärke der Demenz-Symptome vom Ausmaß der Durchblutungsstörung und den davon betroffenen Hirnbereichen ab. Eine sekundäre Ursache können kleine Schlaganfälle (Infarkte) von Hirngefäßen sein, man spricht dann von „Multi-Infarkt-Demenz". Als Folge von Bluthochdruck können die kleinen Gefäße im Gehirn durch Arteriosklerose verändert sein, dann liegt häufig eine **„sub-kortikale arteriosklerotische Enzephalopathie" (SAE, „Morbus Binswanger")** oder auch eine **kortikale vaskuläre Demenz** vor. Bei der SAE überwiegen die Symptome der Depression, Persönlichkeitsveränderung, Affektlabilität, psychomotorische Verlangsamung. Bei der kortikalen Demenz sind die Krankheitssymptome denen der Alzheimer-Demenz ähnlich, Gedächtnisstörungen, motorische Ausfälle (Apraxie) mit entsprechenden Geh- und Bewegungsstörungen, Sprachstörungen (Aphasie), kognitiven Defiziten (Agnosie). Im Unterschied zur Alzheimer Krankheit beginnen die Beschwerden plötzlich. Stufenförmige Verschlechterungen und starke Schwankungen der Leistungsfähigkeit kommen häufig vor (Münte, 2009).

Der Krankheitsmechanismus beruht wie viele andere Kreislaufkrankheiten auf entzündlichen Veränderungen an den Wänden der Blutgefäße, die in vielen Fällen direkt oder indirekt auf Umwelteinflüsse im Lebenslauf der Betroffenen zurückgeführt werden können, wie z.B. das Rauchen, aber auch Belastungen mit Chemikalien und Fremdstoffen wie Feinstaub, vielfältige organische Stoffe und Schwermetalle. Auch ist ein Zusammenhang der Gefäßentzündungen mit Autoimmunerkrankungen möglich, die auch bei jungen Patienten zu demenzartigen Krankheitsbildern führen können (Münte, 2009). Für Autoimmunkrankheiten ist ein Umweltbezug neben anderen Ursachen möglich.

Es ist bekannt, dass die beim Rauchen freigesetzten über 4000 Substanzen, darunter einige krebserregende organische Kohlenwasserstoffe wie Benzo(a)pyren, aromatische Amine, Ammoniak, Blausäure, Kohlenstoffmonoxid, Schwefel- und Stickoxide schädliche Wirkungen auf die Blutgefäße haben. Die Schadstoffe wirken auf die Epithelzellen der Blutgefäße und lösen dort Signalketten aus, die letztlich im Zusammenwirken mit Blutzellen zu Entzündungen und zur Ausprägung der **Arteriosklerose** führen. Reaktive Sauerstoffmetaboliten der Schadstoffe aktivieren beispielsweise Induktionsfaktoren wie NF-kB, der wiederum die Gene zur Produktion von entzündungsfördernden Zytokinen wie die Interleukine Il-1, Il-2, Il-6 und Interferon-γ aktiviert. Die Zytokine aktivieren ihrerseits Granulozyten und Makrophagen zur Bildung reaktiver Sauerstoffradikalverbindungen (ROS), sodass immer mehr von diesen reaktiven Sauerstoffradikal-Verbindungen entstehen. Diese oxidieren die im Blut kreisenden schädlichen LDL-Cholesterin-Komplexe, die sich anschließend an den Gefäßwänden auch im Gehirn ablagern. Dabei entsteht die pathologische Form des LDL-Cholesterins („E-LDL"). Dieses wird vom Immunsystem als „fremd" erkannt, sodass zusätzlich eine Immunreaktion ausgelöst wird, die wiederum die Entzündung an der Gefäßwand verstärkt. Es bildet sich der bekannte arteriosklerotische Plaque, in den die aktivierten Zellen des Immunsystems, nämlich Makrophagen und Lymphozyten, einwandern. Die Makrophagen sind schließlich mit den LDL-Partikeln gefüllt und werden dann zu „Schaumzellen" umgewandelt. Der Plaque vergrößert sich und behindert den Blutfluss im Gefäßsystem. Wenn nach weiteren biochemischen Vorgängen, die hier im Einzelheiten nicht dargestellt werden können, die Fibrin-Deckschicht des Plaque aufplatzt, können die Blutplättchen (Thrombozyten) zur Aggregation veranlasst werden, sodass ein Gefäßverschluss durch Blutgerinnung möglich ist: Der Infarkt ist da (Libby, 2003). Besonders fatal wirkt der Infarkt sich dann aus, wenn lebenswichtige Organe wie das Gehirn beim Schlaganfall oder der Herzmuskel beim Herzinfarkt, nicht mehr richtig durchblutet werden.

Zusammenfassend ist festzustellen, dass Hirninfarkte mit Entzündungsvorgängen und mit oxidativem Stress zu erklären sind, deren Entstehung wiederum auf die Wirkung von Umweltchemikalien zurückgeführt werden kann. Eine wirksame Prävention gegen Infarkt, Schlaganfall und Vaskuläre Demenz ist demnach in einem Schutz vor Belastungen durch Fremdchemikalien in der Umwelt zu suchen, seien diese durch Zigarettenrauch, Belastung von Lebensmitteln, der Luft, des Trinkwassers oder von Verbrauchsgegenständen aller Art bedingt.

2.7.2. Neurodegeneration und Demenz bei Diabetes Typ II

Zu den „modernen" chronisch-entzündlichen Krankheiten in den westlichen Industrieländern zählt auch das so genannte „**Metabolische Syndrom**", eine Entgleisung des Stoffwechsels als Folge einer chronischen Entzündungskrankheit. Ein Metabolisches Syndrom liegt vor, wenn vier Teilerkrankungen gleichzeitig auftreten: Übergewicht (Adipositas), Bluthochdruck, Insulinresistenz (Diabetes Typ II) und hohe Blutfettwerte (Cholesterin, Triglyceride). Sie sind insbesondere bei gleichzeitigem Auftreten hohe Risikofaktoren für Herzinfarkt und Schlaganfall und gelten in den USA als das „Deadly Quartet", das tödliche Quartett. In Deutschland wird die Häufigkeit des Metabolischen Syndroms in der Bevölkerung auf 25 Prozent geschätzt.

Bislang galten eine „falsche Ernährung" und Bewegungsmangel als die wichtigsten Ursachenfaktoren. Weitere Risikofaktoren aus der Lebensumwelt werden häufig unterschätzt oder auch verschwiegen, wie z.B. stressbelastete Arbeitsbedingungen und Schadstoffe in vielen Lebensbereichen wie Nahrung, Luft, Wasser, Gebäuden, Textilien und in vielen Gebrauchsmaterialien. Durch neuere Forschungsergebnisse wird ein Zusammenhang zwischen Umweltfaktoren, darunter auch Fremdstoffe und

Umweltgifte, und Adipositas und Diabetes Typ 2 immer deutlicher nachweisbar (Fehm und Peters, 2007).

Vom „tödlichen Quartett" kommt besonders **Diabetes Typ II** immer mehr in Verdacht als Risikofaktor für Demenz. Weltweit sind 155 Millionen Menschen an Diabetes erkrankt, 90 Prozent davon an Typ 2. In den westlichen Industrieländern ist die Häufigkeit mit 7 bis 8 Prozent der Bevölkerung am höchsten, mit steigender Tendenz (WHO, Stand 2000). Diabetes Typ II ist charakterisiert durch Insulin-Resistenz, also durch eine verminderte Reaktionsfähigkeit von Geweben und Organen auf das Hormon Insulin, sowie teilweise auch durch Insulinmangel.

Die Ursache der Insulinresistenz liegt in einer verminderten biologischen Reaktion der Zielorgane des Insulins, das sind hauptsächlich Skelettmukeln, Leber und Fettgewebe. So ist die Aufnahme der Glukose in das Muskelgewebe vermindert und die Glukose-Produktion in der Leber weniger gehemmt als bei gesunden Personen. Die Neusynthese der Glukose (Glukoneogenese) ist gesteigert, und der Abbau von Glykogen zu Glukose in der Leber wird durch Insulin nicht mehr ausreichend gehemmt. Offenbar sind die Signalwege, die von der Bindung des Insulins an den Insulinrezeptor ausgehen, gestört. Wo hier genau der Defekt besteht, war bis Anfang 2011 noch nicht bekannt. Wissenschaftler gehen jedoch von einem Summationseffekt durch Fehlregulationen an verschiedenen Signal- und Stoffwechselwegen aus, die noch genauer erforscht werden müssen (Büttner und Bollheimer, 2007). Dabei sind die β-Zellen der Bauchspeicheldrüse (Pankreas) in ihrer Reglerfunktion offenbar dauerhaft eingeschränkt und „überfordert". Dies zeigt sich u.a. in dem erhöhten Insulinspiegel (Hyperinsulinämie) im Anfangsstadium der Krankheit und einem erniedrigten Insulinspiegel (Hypoinsulinämie) im fortgeschrittenen Stadium. Im weiteren Verlauf der Krankheit nimmt die Kompensationsfähigkeit der β-Zellen weiter ab, bis schließlich ein Insulinmangel herrscht. Bei Typ-2-Diabetikern zeigt sich entsprechend in der Bauchspeicheldrüse ein Verlust der Masse der β-Zellen. Letztlich sind also Insulinresistenz und die Funktionsstörung der β-Zellen notwendige Bedingungen für die Entstehung des Typ-2-Diabetes (Büttner und Bollheimer, 2007).

Diabetes Typ II und Demenz

Epidemiologische Studien haben ergeben, dass Patienten mit Typ-II-Diabetes ein höheres Risiko für kognitive Beeinträchtigungen (MCI) und Demenz besitzen (Stewart und Liolitsa, 1999). Es gibt einen statistischen Zusammenhang zwischen dem gemeinsamen Auftreten von Diabetes II und Vaskulärer oder Alzheimer-Demenz, wobei offenbar die Häufigkeit von vaskulärer Demenz bei Diabetes Typ II häufiger ist als die der Alzheimer-Demenz (Li und Hölscher, 2007). Der Zusammenhang zwischen Diabetes II und Demenz wird mit zunehmendem Alter stärker ausgeprägt. Wenn Diabetes-Patienten mit Insulin behandelt werden, steigt das Risiko für eine spätere Demenz bis zu 4,3-fach, wie die sogenannte Rotterdam-Studie ermittelt hat (Umegaki, 2012). Demnach scheint Insulin ein Demenz-auslösender Faktor darzustellen.

Es gibt bei Diabetes Typ II jedoch eine ganze Reihe von Faktoren, die an der Auslösung einer Demenz ursächlich beteiligt sein können (Umegaki, 2012). Zu nennen ist zunächst die bei Diabetes im Blut erhöhte Konzentration von **Glukose**, die ihre toxischen Wirkungen auf Nervenzellen durch den veränderten osmotischen Wert des Blutes sowie durch Auslösung von oxidativem Stress ausübt. Außerdem bildet

Glukose in höheren Konzentrationen vermehrt **glykosidische Endprodukte** (advanced glycation endproducts, AGEs), die ebenfalls auf Nervenzellen toxisch wirken. Die AGEs entstehen durch die in der Chemie als „Maillard-Reaktion“ bekannte Verbindung von reduzierenden Zuckermolekülen mit Aminogruppen von Proteinen, wodurch vernetzte Komplexe und unstabile Verbindungen mit toxischem Potential entstehen. Die AGEs sammeln sich im Gehirn von Diabetes-Patienten an. Sie binden an freie Radikale und lösen oxidativen Stress aus, der zu Schäden und Fehlfunktionen der Mitochondrien führt und folglich zur Schädigung von Nervenzellen beiträgt. Da gleichzeitig die antioxidative Kapazität der Nervenzellen bei Diabetes vermindert ist, wird der oxidative Stress ungehindert wirksam. Außerdem aktivieren die AGEs die Mikrogliazellen und damit Entzündungsvorgänge im Gehirn, was ebenfalls die Schädigung von Nervenzellen verstärkt. Aktivierte Mikrogliazellen spielen auch bei anderen neurodegenerativen Krankheiten des Gehirns wie der Alzheimer-Krankheit eine Rolle. Übermäßig aktivierte und ungeregelt aktive Mikrogliazellen wirken toxisch auf Nervenzellen (Umegaki, 2012).

Weitere Schädigungen des Gehirns ergeben sich durch Veränderungen bei Transport und Stoffwechsel des Insulins im Gehirn. Insulin hat nämlich vielfältige Funktionen im Gehirn, die im Zustand der Insulin-Resistenz bei Diabetes gehemmt oder verändert sind. So wird der Transport von Insulin durch die Blut-Hirn-Schranke bei Insulin-Resistenz gehemmt, und die Insulin-Spiegel im Gehirn sind folglich vermindert. Gleichzeitig aber fördert der Zustand der Insulin-Resistenz, vermittelt über eine Verminderung der Empfindlichkeit der Insulin-Rezeptoren, eine verstärkte Bildung von pathogen wirksamen Beta-Amyloid-Peptiden und von phosphoryliertem Tau-Protein, die beide zum erhöhten Risiko einer Alzheimer-Demenz bei Diabetes-Patienten beitragen (Li und Hölscher, 2007). Die dabei wirksamen biochemischen Signalwege sind bekannt und führen zu veränderten Produktionsmengen von verschiedenen Enzymen (Insulin-abbauendes Enzymm IDE, und Glykogen-Synthase-Kinase), die letztlich zu vermehrten Amyloid- und Phospho-Tau-Protein-Ablagerungen im Gehirn führen, die wesentliche Merkmale der Alzheimer-Demenz darstellen.

Andererseits zeigen viele Diabetes-II-Patienten im fortgeschrittenen Stadium Symptome und Merkmale einer Vaskulären Demenz, die sich auch als Krankheit der kleinen Blutgefäße und Kapillaren im Gehirn darstellt. Diese steht in Zusammenhang mit Wirkungen von entzündungsfördernden Zytokinen wie der Tumornekrosefaktor alpha (TNF-α), der bei älteren Diabetes-Patienten mit kognitiver Beeinträchtigung erhöht ist. TNF-α ist auch bekannt als Risikofaktor für die Arteriosklerose, sodass die Annahme nahe liegt, dass die kognitiven Beeinträchtigungen bei Diabetes-Patienten mit entzündlichen Verschlüssen der kleinen Blutgefäße im Gehirn zusammenhängen (Suzuki et al., 2006). Der Fortschritt der kognitiven Beeinträchtigungen bei einer diabetischen Gefäßkrankheit im Gehirn ist jedoch nicht so stark ausgeprägt wie bei einer typischen Alzheimer-Demenz. Zusätzlich wirkt auch der bei Diabetes häufig erhöhte Blutdruck schädigend auf Blutgefäße im Gehirn, sodass dieser zusammen mit den entzündlichen Gefäßveränderungen die kognitiven Störungen bis hin zu einer vaskulären Demenz weiterentwickeln kann (Umegaki, 2012)

Chronisch-systemische Wirkungen auf das Gehirn beim Metabolischen Syndrom

Das Metabolische Syndrom tritt auch als Begleitsyndrom bei Patienten mit chronischen Multisystem-Erkrankungen auf, zu denen auch die Multiple Chemikalien-Sensitivität (MCS) oder das Chronische Erschöpfungssyndrom/Myalgische Enzephalitis (CFS/ME) gehören (Pall, 2007). In einer Studie mit MCS-Patienten, die eine Adipositas (Fettleibigkeit) nach dem Auftreten von MCS entwickelt hatten, war durchweg der **Leptin-Gehalt** im Serum pathologisch erhöht. Das Leptin konnte bei diesen Patienten aber nicht die Fetteinlagerung hemmen, wie dies bei Gesunden der Fall ist. Man vermutet daher auch hier eine **Leptin-Resistenz** des Sättigungszentrums im Hypothalamus, d.h. die Leptin-Rezeptoren reagierten nicht auf die Sättigungssignale des Leptins (Müller, 2003).

Das Leptin wird von den Fettzellen im weißen Fettgewebe ins Blut abgegeben. Der Leptin-Spiegel hängt direkt ab vom prozentualen Anteil des Fettgewebes im Körper. Leptin kann die Blut-Hirn-Schranke mit einem eigenen Transportsystem durchdringen und bindet im Hypothalamus an spezifische Leptin-Rezeptoren. Dadurch reduziert es den Appetit, aktiviert das sympathische Nervensystem und damit den Energieverbrauch (Lamounier-Zepter et al., 2007). Bei chronisch-entzündlichen Multisystemerkrankungen versagt jedoch dieses Rückkopplungssystem. Hinzu kommt, dass die Fettzellen (Adipozyten) verschiedene entzündungsfördernde Botenstoffe (Zytokine) des Immunsystems vermehrt ausscheiden, darunter den Tumor-Nekrose-Faktor-alfa (TNF-α) und die Interleukine (IL) IL-1β, IL-6, IL-8, IL-10, die an Entzündungsprozessen teilnehmen. Bei Adipositas ist die Produktion dieser Zytokine durch die Adipozyten und die Gewebsmakrophagen insgesamt erhöht. Dadurch wird der Zustand einer andauernden chronischen Entzündung aufrechterhalten (Wisse, 2004), wenn dieser nicht bereits zuvor durch andere Mechanismen ausgelöst worden war. Gleichzeitig ist die Fettsäureoxidation in den Mitochondrien bei Adipositas- und Diabetes-2-Patienten gehemmt (Büttner- und Bollheimer, 2007), was möglicherweise in Zusammenhang mit der Atmungshemmung der Mitochondrien durch Peroxynitrit bei chronisch-entzündlichen Multisystemerkrankungen (Pall, 2007) zu sehen ist.

Neben dem Leptin hat auch das Insulin einen regelnden Einfluss auf die Ausprägung der Adipositas. Die Ausschüttung von Insulin durch die Bauchspeicheldrüse wird bekanntlich sowohl durch erhöhte Zucker- als auch Fettkonzentrationen ausgelöst. Ist dies der Fall, dann gelangt auch vermehrt Insulin ins Gehirn, wo es im ventromedialen Hypothalamus an Insulinrezeptoren von speziellen Nervenzellen, den SF-1-Neuronen, bindet und dort eine Signalkette auslöst, die im Endeffekt das Sättigungsgefühl unterdrückt und gleichzeitig den Energieverbrauch senkt (Klöckener et al., 2011). Dann kann man auch nachts dem Kühlschrank nicht widerstehen. Dies wiederum führt zu vermehrter Fetteinlagerung in die Adipozyten des Fettgewebes, womit das Krankheitsbild der Adipositas gefördert wird. Damit kann auch die Entzündungsfördernde Wirkung der Adipozyten verstärkt werden.

Fatale gestörte Regelkreise

Im Einzelnen finden hierbei folgende Vorgänge statt: Bindet Insulin an seinen Rezeptor auf der Oberfläche der SF-1-Zellen, bewirkt es die Aktivierung der PI3-Kinase. Die PI3-Kinase wiederum steuert über Phosphorylierung die Bildung von PIP3, einem weiteren Signalmolekül. PIP3 macht die entsprechenden Kanäle in der Zellwand durchlässig für

Kalium-Ionen. Deren Einstrom bewirkt, dass die Nervenzelle langsamer „feuert“ – die Weiterleitung von elektrischen Impulsen wird unterdrückt. Über die Zwischenstation der SF-1-Neurone hemmt Insulin bei Übergewicht somit wahrscheinlich indirekt die POMC-Neurone, die ebenfalls im Hypothalamus vorkommen und für das Sättigungsgefühl verantwortlich sind. Gleichzeitig steigt dann die Nahrungsaufnahme weiter. Bewiesen wurde dieser Mechanismus mit Mäusen, denen mit gentechnischen Verfahren ein Defekt des Insulinrezeptors angezüchtet wurde. Wenn diese Mäuse fettreiche Kost fraßen, blieben sie schlank, während die Kontrolltiere mit intaktem Insulinrezeptor schnell an Gewicht zunahmen (Klöckener et al., 2011).

Neben dieser die Adipositas fördernden Wirkung des Insulins gibt es auch noch einen weiteren Regelkreis mit negativer Rückkopplung: Das Insulin bindet nämlich auch an Dopamin-Zellen im Mittelhirn und erzeugt damit ein Sättigungssignal, wodurch die weitere Nahrungsaufnahme gehemmt und dadurch der Adipositas entgegen gewirkt wird (Könner et al., 2011). Bei chronischen Entzündungskrankheiten können jedoch die Funktionen der Dopamin-Nerven im Gehirn und damit auch die negative Rückkopplung über das Insulin beeinträchtigt sein. Der Grund dafür ist, dass bei chronischen Entzündungen im Gehirn ein Tetrahydro-Biopterin-Mangel herrscht, der auf einer verstärkten Produktion von Neopterin auf Kosten des Biopterins (Fuchs, 2008) sowie auf einer Oxidation des Tetrahydro-Biopterins (BH4) zu Dihydro-Biopterin durch reaktive Sauerstoffverbindungen (ROS) beruht. Das Tetrahydro-Biopterin wird aber als Coenzym zur Synthese von Katecholamin-Transmittern aus der Aminosäure Phenylalanin, darunter Dopamin, Noradrenalin und Adrenalin, benötigt. Bei einem Mangel an BH4 kann daher nicht ausreichend Dopamin gebildet werden, was zu Veränderungen von Gehirnfunktionen und zu psychischen Störungen wie Depressionen führt. Der Dopamin-Mangel kann langfristig eine Degeneration der Dopamin-Zellen im Gehirn bewirken. Die Folge davon ist, dass das Insulin seine negative Rückkopplungswirkung auf die Dopamin-Zellen im Mittelhirn nicht mehr ausreichend ausüben und damit ein Sättigungssignal nicht mehr erzeugen kann. Dann würde der oben beschriebene Mechanismus der Wirkung des Insulins über die SF1-Zellen im Hypothalamus und damit die Fetteinlagerung überwiegen.

Damit wird deutlich, dass unter der Bedingung einer chronischen Entzündung die hormonellen Regulationsvorgänge in Richtung einer verstärkten Fetteinlagerung ins Gewebe und damit zu **Adipositas** umgelenkt werden. Zudem fördert eine „falsche“ energie- und fettreiche Ernährung die Entstehung einer Adipositas, wobei das Insulin die entscheidende Rolle spielt. Wenn dann aber das Fettgewebe weiter wächst, werden Entzündungsvorgänge durch verstärkte Ausschüttung von Zytokinen gefördert, wodurch wiederum die chronischen Krankheitsbilder verstärkt werden. Somit zeigt sich bei Adipositas ein weiterer die Krankheit verstärkender hormoneller „Teufelskreis“.

Der insgesamt durch die chronische Entzündungssituation im Gehirn gestörte Neurotransmitter-Stoffwechsel führt indirekt – z.B. über einen Dopamin-Mangel – zur Degeneration bestimmter Hirnzentren, in denen sich Dopamin-Nerven befinden (dopaminerges System). Damit wird die Wirkung von neurodegenerativen Faktoren bei Diabetes Typ II weiter verstärkt.

Chronisch-entzündliche Multisystem-Erkrankungen sind daher grundsätzlich starke Risikofaktoren für Demenzerkrankungen. Da diese Multisystemerkrankungen auch umweltbedingt sein können, gibt es eine Wirkungskette, die von entzündungsauslösenden Umweltfaktoren (Fremdchemikalien, Allergene) über die chronische Entzündung, den oxidativen und nitrosativen Stress und deren Auswirkungen im Gehirn bis zur Ausprägung der Demenzkrankheiten führt. Im weitesten Sinne sind Demenzkrankheiten daher als Umweltkrankheiten zu bezeichnen.

2.7.3. Die frontotemporale Demenz (FTD)

Die FTD gehört nach der Alzheimer Krankheit zu den häufigsten Formen der degenerativen Demenzkrankheiten (20% der Demenzfälle zwischen dem 45. und 60. Lebensjahr) und betrifft meist ältere Menschen. Klinisch zeigt sie recht heterogene Merkmale, ist aber gekennzeichnet durch Störungen des Sprachvermögens, des (Sozial-)Verhaltens und des Wesens und der Persönlichkeit. Gleichzeitig sind räumlich-sensorische und praktische Funktionen zunächst relativ intakt. Es gibt mehrere Subtypen der FTD: Beim unspezifischen Typ kommt es zu einem Verlust von Nervenzellen in den obersten Rindenschichten und zu bindegewebigem Umbau („Gliose"). Bei der „semantischen Demenz" wird ein fortschreitender Verlust des Objekt- und Wortverständnisses (semantische Konzepte) beobachtet, wobei die Bedeutung von Wörtern, Objekten, Gesichtern Geräuschen und Gerüchen verloren geht. Bei der primär progressiven Aphasie (PPA) liegt ein fortschreitender Zerfall des Sprachvermögens vor (Münte, 2009). Manchmal tritt die FTD auch zusammen mit der Parkinson-Krankheit oder der Amyotrophie (siehe Kap. 2.7.4.) auf. Ensprechend wird die FTD in vier Varianten aufgegliedert (nach Mathew et al., 2011):

- Die primäre progressive Aphasie (PPA, Sprachlähmung), wenn das Sprechvermögen im Anfangsstadium bereits beeinträchtigt ist,
- Die frontale Variante der FTD (fvFTD), wenn Persönlichkeitsveränderungen und Verhaltensauffälligkeiten im Anfangsstadium überwiegen,
- Die bei der Parkinson-Krankheit als Begleitsyndrom auftretende FTD,
- Die bei der Amyotrophen Lateralsklerose als Begleitsyndrom auftretende FTD.

Klinische Merkmale

Die FTD tritt meist im Alter zwischen 45 und 65 Jahren auf. Männer und Frauen sind etwa gleich häufig betroffen. Die Krankheit kann zwischen 2 bis 20 Jahre lang dauern, bei einer mittleren Dauer von 8 Jahren.

Bei der fvFTD ist eine grundlegende Veränderung in der Persönlichkeit und im Sozialverhalten typisch. Die Bewältigung des Alltags ist zunehmend gestört, was sich in einer Abnahme der regelmäßigen Körperhygiene und der Selbstverpflegung sowie in einer geistigen Rigidität, Inflexibilität und einem stereotypen Verhalten zeigt. Auch fallen eine emotionale Abstumpfung, ein Verlust an Einsicht, eine soziale Enthemmung und sozial unangemessene Verhaltensweisen auf (Premi et al., 2012). Die Aussprache verändert sich zunehmend in Richtung von Stereotypien und undeutlicher Sprechweise bis hin zum völligen Verstummen (Snowden et al., 2002; Mathew et al., 2011). Bei kognitiven Tests zeigen sich Aufmerksamkeitsdefizite, geringe Abstraktionsfähigkeit und ein Verharren auf eingefahrenen Denkweisen. Bei der primären progressiven Aphasie (PPA) haben die Betroffenen große Mühe beim Sprechen, grammatikalische Fehler und Wortfindungsstörungen nehmen zu. Verhaltensänderungen kommen bei allen Varianten der FTD vor (Mathew et al., 2011).

Bei allen Varianten der FTD degenerieren die präfrontale und die vordere seitliche Großhirnrinde. Dabei sterben Nerven- und Gliazellen der oberflächlichen Zellschichten der Großhirnrinde ab. In der Weißen Substanz des Gehirns zeigen sich Verluste der Axonen der Nervenzellen und ein Abau der Myelinschichten. Bestimmte

Varianten der FTD können spezifischen geschädigten Hirnregionen zugeordnet werden: So korreliert eine Degeneration in dorsomedialen-frontalen Gehirnbereichen mit Apathie-Symptomen, während eine orbito-frontale Atrophie mit einem Enthemmungs-Syndrom zusammenhängt (Rosen et al., 2005). Veränderte Tau- und Ubiquitin-Proteine sind bei FTD allgemein nachweisbar. Im Inneren der Zellen sind runde, mit Silber anfärbbare Einschlüsse, sogenannte Pick-Körperchen, zu erkennen (Premi et al., 2012). Als Krankheitsursachen kommen Mutationen im Gen für das Tau-Protein auf Chromosom 17 in Frage. Dadurch kann das Tau-Protein nicht mehr mit den Mikrotubuli in Wechselwirkung treten, es verliert damit seine normale Funktion. Im weitern Verlauf der Krankheit zeigt häufig sich eine Verminderung des Serotonin-Stoffwechsels im Gehirn. Damit hängen offenbar einige der Verhaltenssymptome bei FTD zusammen, wie Depressionen, Enthemmungen, übermäßige Impulsivität. Positive Erfolge bei einer Therapie mit Antidepressiva vom Typ der selektiven Serotonin-Wiederaufnahme-Hemmer (SSRI) wurden berichtet (Premi et al., 2012).

Da erkrankte Personen innerhalb einer Familie, in der die gleiche Mutation für Tau verbreitet ist, deutliche Unterschiede im klinischen Erscheinungsbild der Krankheit zeigen, werden weitere Krankheitsfaktoren aus der Umwelt als Ursache annommen, darunter Umweltschadstoffe und deren mögliche epigenetische Wirkungen (Mathew et al., 2011). So wurde in vielen Fällen der zufällig auftretenden FTD ein Zusammenhang zwischen einer veränderten genetischen Expression von verschiedenen Formen des Tau-Proteins und der Neurodegeneration im Gehirn festgestellt, wobei das Tau-Protein häufig nicht als Aggregate abgelagert wurde (Sutherland et al., 2007).

2.7.4. Amyotrophe Lateralsklerose (ALS)

Die ALS (ICD 10, G 12.2: Motoneuron-Krankheit) ist eine unheilbare degenerative Erkrankung des motorischen Nervensystems, also eines Teils des peripheren Nervensystems, das allerdings mit motorischen Zentren des Gehirns verknüpft ist. Die Häufigkeit der Krankheit in den Industrieländern beträgt 3 bis 8 erkrankte Personen auf 100 000 Einwohner.

Bei dieser Nervenkrankheit werden Nervenfasern sowohl in der motorischen Großhirnrinde als auch in motorischen Bahnen des Rückenmarks zerstört, die zur Erregung der Muskeln und damit zur Bewegungssteuerung dienen. Dies betrifft sowohl die **ersten Motoneurone**, die sich in der Motorischen Hirnrinde befinden, als auch **zweiten Motoneurone**, die den ersten nachgeschaltet sind und sich als so genannte Vorderhornzellen im Rückenmark oder in Teilen des Hirnstammes befinden. Die Fortsätze (Axonen) der zweiten Motoneurone sind mit der Skelettmuskulatur verbunden und dienen bei Erregungsübertragung zur Auslösung von Muskelkontraktionen.

In den betroffenen Nervenzellen des motorischen Systems befinden sich Aggregate von Ubiquitin-Proteinen und Neurofilamenten besonders in den Axonen. Dadurch wird der Stofftransport in den langen Axonen der motorischen Nerven gehemmt. Die Proteasomen können ihre Funktion beim Abbau von Proteinen nicht mehr geregelt erfüllen, die Protein-Aggregate sammeln sich an. Diese Veränderungen gehen dem Zelltod durch Apoptose voraus (Garrido et al., 2011).

Die Folge der Degeneration dieser motorischen Nerven sind Lähmungen und Muskelschwäche, die auch zur Aussetzung der Atmung führen können. Es kommt ferner zur Degeneration der 1. und 2. Hirnnerven mit der Folge von Störungen motorischer Funktionen, wie z.B. Zuckungen und Lähmungen an Arm- und Gesichtsmuskeln, Sprech- und Schluckstörungen. Die andauernde Muskelschwäche führt schließlich zu Muskelschwund (Amyotrophie). Die Folge sind Bewegungs- und Gangstörungen. Wenn vorwiegend die ersten Motoneuronen betroffen sind, entsteht ein verstärkter Muskeltonus (Spastik). Im fortgeschrittenen Stadium sind die Patienten oft auf den Rollstuhl angewiesen. Die Überlebenszeit beträgt vom Beginn der sichtbaren Symptome an gerechnet etwa 3 bis 5 Jahre (nach Wikipedia, 2009).

Die ALS wurde ebenso wie die MS etwa zu der Zeit entdeckt, als Amalgamfüllungen zur Therapie der Karies breit eingeführt und angewendet wurden (Mutter, 2006). Auch für diese Krankheit muss also ein Umweltbezug angenommen werden, obwohl in Fachbüchern der Neurologie nach wie vor behauptet wird, dass die Ätiologie der Krankheit unbekannt sei (Ludolph, 2006). Ähnlich wie bei der Alzheimer-Krankheit und MS wurde bei ALS-Patienten höhere **Quecksilber**-Konzentrationen im Hirngewebe gefunden (Khare et al., 1990). Es gibt Fallberichte über einen Zusammenhang zwischen Quecksilber-Belastung und ALS. Die Entfernung von Amalgamfüllungen und antioxidative Behandlung mit Vitamin E und Selen führte in berichteten Fällen zu völliger Beseitigung der Krankheitssymptome (Rhede und Pleva, 1994; Mutter, 2006, S. 45).

90 Prozent der Fälle von ALS entstehen sporadisch ohne Bezug zu bekannten genetischen Anlagen. Diese Fälle werden meist im Zusammenhang mit Schadstoff-Expositionen wie **Pestizide, Schwermetalle**, besonders Quecksilber aus Amalgam sowie Blei, und Nikotin-Konsum bzw. Zigarettenrauch beschrieben. Kriegsveteranen, die oft vielfältigen Schadstoffbelastungen ausgesetzt waren, sind häufiger als die Normalbevölkerung von ALS betroffen (zit. nach Müller, 2010).

Einige neurodegenerative Krankheiten, darunter auch etwa 20% der autosomal dominanten ALS-Fälle, sind verbunden mit genetischen Defekten der **Superoxid-Dismutase-1** (SOD-1) (Rosen et al., 1993). Das SOD-1-Protein ist im Gehirn besonders hoch konzentriert und macht dort etwa 1% der Gesamt-Proteinmasse des Gehirns aus (Garrido et al., 2011). Der Grund dafür ist klar: Das Gehirn muss besonders gut gegen oxidativen Stress und damit vor Neurodegeneration geschützt werden. Die SOD bildet nämlich aus dem Superoxid-Radikalion ($^{\cdot}O_2^-$) Wasserstoff-Peroxid, das dann durch Glutathion-Peroxidase entgiftet wird. (Bieger, 2006; Eyer, Klimmek, 2004). Oxidativer Stress führt somit im Falle der ALS bei Vorliegen eines genetischen SOD-Defektes zur Degeneration motorischer Nervenzellen (Mattiazzi et al., 2002). Offenbar wird bei einem SOD-Defekt der NMDA-Rezeptor durch ROS so geschädigt, dass seine Funktionen bei motorischen Nerven gestört sind (Pall, 2007).

Die besondere Rolle der SOD weist auch darauf hin, dass oxidativer Stress (ROS) und eine Mitochondrien-Fehlfunktion mit dem Krankheitsmechanismus der Amyotrophen Lateralsklerose zusammenhängen (Ludolph, 2006; Zanin und Keating, 2009). Die Folgeschäden von Oxidativem Stress, nämlich oxidativ veränderte Mitochondrien-Proteine und –Lipide, werden bereits zu Beginn der Krankheit festgestellt, wenn die äußeren Symptome noch nicht sichtbar sind (Mattiazzi et al., 2002; Damiano et al., 2006). Die Struktur der Mitochondrien in den motorischen Nervenzellen ist durch Vakuolenbildung verändert, und die Aktivitäten der Komplexe

II und IV der Atmungskette in den Mitochondrien sind vermindert. Dies hat zur Folge, dass die ATP-Synthese vermindert ist und dass Cytochrom C aus den Mitochondrien ins Zellplasma freigesetzt wird, was wiederum die Signalkette der **Apoptose** aktiviert. Dies führt schließlich zum Absterben der Zelle. Diese Erkenntnisse wurden vielfach sowohl mit Zellkulturen als auch an Versuchstieren gewonnen (zit. nach Garrido et al., 2011).

Ein Bezug der Krankheit zu Schadstoffbelastungen wird dadurch erklärbar, dass vermehrte ROS auch als Folge des Fremdstoff-Metabolismus der Phase I entstehen können, bei dem Cytochrom-p450-Oxigenasen Sauerstoffradikal- und Peroxi-Verbindungen als Metabolite produzieren. Somit erhöht die oben beschriebene Mutation im Gen für die Superoxid-Dismutase (SOD) die schädigenden Wirkungen der ROS, und die Träger dieser Mutation haben ein erhöhtes Risiko, als Folge von Fremdstoffbelastungen durch die Wirkung der ROS das Krankheitsbild der ALS zu entwickeln.

Einen Hinweis, dass der bei vielen umweltbedingten entzündlichen Krankheiten beteiligte **NMDA-Rezeptor** im Gehirn eine Rolle spielen könnte, ergibt sich aus der Tatsache, dass der Glutamat-Antagonist „Riluzol" die Zerstörung der motorischen Nerven hemmt. Riluzol kann die Überebenszeit von ALS-Patienten um Monate verlängern (Ludolph, 2006).

Zusammengefasst ist festzustellen, dass die ALS eine multifaktorielle chronisch degenerative Krankheit des motorischen Nervensystems einschließlich entsprechender Hirnbereiche darstellt, bei der genetische Faktoren, Umweltschadstoffe, Protein-Aggregation und oxidativer Stress zum Fortschreiten der Krankheit beitragen, bis schließlich Nervenzellen durch den Mechanismus des programmierten Zelltods (Apoptose) absterben (Garrido et al., 2011).

2.7.5. Die Huntington'sche Krankheit (HD)

Die auch als „Chorea Huntington" benannte Krankheit wird auf eine autosomal-dominant vererbte Mutation auf Chromosom 4 zurückgeführt. Die Genexpression der Mutation ist jedoch unterschiedlich, sodass auch ein umweltbedingter Einfluss nicht auszuschließen ist. Die Häufigkeit der Krankheit liegt bei 4 bis 5 Betroffenen auf 100 000 Einwohner. Die Erkrankung tritt meist in einem Alter zwischen 30 bis 50 Jahren auf, wenn das Gen mütterlicherseits vererbt wurde. Bei Vererbung durch den Vater erfolgt die Erkrankung deutlich früher.

Symptome in Stichworten:

Psychische Symptome: am Anfang Hyperaktivität, affektlabil, Konzentrationsstörungen, mit nachteiligen Folgen für das soziale Leben. In fortgeschrittenen Stadien Störungen des Arbeitsgedächtnisses, Verwahrlosung, Störungen der Impulskontrolle, affektive Enthemmung, seltener auch Gewalttätigkeit, manisch depressive oder Schizophrenie-artige Psychosen, Planungsstörung, Persönlichkeitsveränderung.

Neurologische Symptome: Andauernde, schnelle Kontraktionen in wechselnden Muskelgruppen mit herabgesetztem Muskeltonus, dadurch unwillkürliche Bewegungen, Unruhe beim Sitzen, zunehmende manuelle Ungeschicklichkeit, Grimassen im Gesicht, Beeinträchtigung der visuell-motorischen Koordination,

Sprachstörung durch Lähmung (Dysarthrie).

In der Computer-Tomografie des Gehirns ist eine Atrophie des Streifenkörpers (Corpus striatum) erkennbar, später in eine generelle **Gehirnatrophie** übergehend. Bei der Huntington-Krankheit sind demnach auch neuropsychologische Funktionen des Gehirns betroffen, darunter Aufmerksamkeits- und Gedächtnisfunktionen, und dabei vor allem kurzfristiges Speichern von Informationen, das Arbeitsgedächtnis, das motorische Lernen und exekutive Funktionen. Beeinträchtigt sind der freie Wortabruf und Prozesse, die Handlungskontrolle, Problemlösen und flexibles intellektuelles Verhalten unterstützen (Flimm, 2009).

Die **Pathophysiologie** der Krankheit ist noch nicht eindeutig geklärt. Bekannt ist jedoch, dass die unkontrollierten übermäßigen Bewegungen (Hyperkinese) mit einem Ausfall hemmender Nervenfunktionen, die durch GABA-Nerven im Globus pallidus externus zur Bewegungskontrolle dienen, verbunden sind (Flimm, 2009).

Bezüglich des **Krankheitsmechanismus** sind folgende Fakten bekannt: Die ATP-Produktion und Atmungskette in den Mitochondrien sind vermindert, und die Aktivitäten der Komplexe I und III der Atmungskette bei Hirnproben von HD-Patienten sind blockiert. Bei den Betroffenen wird eine mutierte Variante des Proteins „**Huntingtin**" in die Mitochondrien-Membranen eingelagert, was zu Fehlfunktionen der Mitochondrien, zu oxidativem Stress, gestörtem Calcium-Transport durch Membranen, zu Energiemangel und schließlich zum Verlust von Nervenzellen in der Großhirnrinde und im Streifenkörper (Striatum) führt (Bates, 2005; Correia et al., 2012). Die Mutationen des Huntingtin-Gens besteht in einer unnormalen Wiederholung der Basensequenz CAG (36 bis 250 mal), eine so genannte „Triplett-Expansion" (Schilling, 2011). Die Wiederholung von mehr als 38 solcher Tripletts führt regelmäßig zur Erkrankung. Das mutierte Huntingtin-Protein hat dementsprechend verlängerte Enden aus der Aminosäure Glutamin. Der Huntingtin-Defekt führt zu einer Deregulation der Genexpression in den Nervenzellen, die mit einer Hemmung der Aktivität des CREB-Bindeproteins (CBP) zusammenhängt (CREB = cAMP response element binding factor). Dadurch bedingt ist eine verminderte Histon-Acetylierung. Inhibitoren des Enzyms Histon-Deacetylase (HDAC) haben eine positive Wirkung (Fischer, 2009).

Zusätzlich wirkt ein enzymatisches Spaltprodukt des Huntingtins toxisch auf die Nervenzellen. Das Fragment bildet krankhafte Protein-Ansammlungen in den Nervenzellen (Schilling, 2011).

Die durch das veränderte Huntingtin ausgelösten Mechanismen führen schließlich zu verminderter ATP-Produktion in den Mitochondrien, wodurch der Transport der Neurotransmitter-Vesikel und damit die Signalübertagung an den Synapsen beeinträchtigt werden. Die Folge ist eine verminderte Anpassungsfähigkeit der Synapsen an Belastungen und Anforderungen z.B. bei Lernprozessen, und dies bereits zu einem Zeitpunkt, bevor die Symptome äußerlich erkennbar sind (Zanin und Keating, 2009).

Die HD gilt als typische „Erbkrankheit", weil die genetische Komponente als Ursache der Krankheit überwiegt. Dennoch kann die HD bei verschiedenen Krankheitsmodellen mit Wirbeltieren durch Chemikalien, nämlich mit selektiven Hemmstoffen von Enzymen der Atmungskette in den Mitochondrien, ausgelöst werden. So verursacht **3-Nitro-propionsäure**, ein selektiver Hemmstoff des Enzyms Succinat-Dehydrogenase und des Komplexes II der Atmungskette einen Verlust von

Nervenzellen in der Substantia nigra bei gleichzeitigem Auftreten von typischen Symptomen der Huntington-Krankheit. Auch weist die große Bedeutung des Oxidativen Stresses bei der HD auf mögliche zusätzliche Umwelteinflüsse durch Fremdstoffe hin.

2.7.6. Epilepsie

Die Epilepsie ist eine chronische Krankheit des Gehirns, die durch wiederkehrende spontan auftretende Krampfanfälle gekennzeichnet ist. Wegen der auffälligen Krankheitssymptome wurde die Epilepsie bereits 5000 Jahre vor Christus in Mesopotamien beschrieben, und Hippokrates nahm bereits 400 v. Chr. eine Krankheit des Gehirns an (Siman-Tov und Gadoth, 2011). Heute gelten Perioden von unnormalen synchronen Erregungen bestimmter Gruppen von Nervenzellen in bestimmten Gehirnteilen, dem „epileptischen Fokus", als Ursache der Anfälle. Eine dieser betroffenen Hirnregionen ist der **Hippocampus**, der bei der sogenannten **„Temporallappen-Epilepsie"** sklerotische Veränderungen aufweist (Ono und Galanopoulou, 2012). Grundsätzlich sind dabei Verminderungen von Erregungsschwellen an der Auslösung der Erregungen von Nervenzellen beteiligt. Es gibt generalisierte Anfälle, die das gesamte Gehirn betreffen, und die meist mit Bewusstlosigkeit während der mehr als 5 Minuten dauernden Anfälle verbunden sind. Lokalisierte Anfälle dagegen beginnen in begrenzten Hirnregionen, und die Symptome hängen von den Funktionen der betroffenen Regionen ab. Dann kommt es beispielsweise zu Störungen des Sehvermögens, der Bewegung der Arme und Beine, des Gleichgewichtssinns, des Sprachvermögens, und andere. Zusätzliche Symptome sind ungewöhnliche Erregungs- und Angstzustände, Deja-Vu-Erlebnisse, Bewusstseinsstörungen, Bewegungsautomatismen an Mund und Extremitäten, bewegungsloses Starren mit den Augen. Auch sind oft die kognitive Leistungs- und Lernfähigkeit und das Langzeitgedächtnis beeinträchtigt (Ono und Galanopoulou, 2012). Bei Patienten mit chronischer Temporallappen-Epilepsie (TLE) nimmt das Ausmaß der Sklerose und Atrophie des Hippocampus im Verlauf der Krankheit zu (Motamedi und Meador, 2003). Dieser progressive Verlauf der TLE ist charakteristisch für neurodegenerative Krankheiten, die durch den programmierten Zelltod (Apoptose) der Nervenzellen im Gehirn gekennzeichnet sind.

Ursachen und Pathomechanismus bei Epilepsie

Bezüglich des Pathomechanismus werden mehrere Faktoren für die Krankheit genannt: eine Verstärkung der Erregungsübertragung zwischen verschiedenen funktionellen Hirnbereichen, eine Fehlfunktion hemmender Mechanismen, z.B. der GABA-Nerven, Veränderungen von Funktionen der Nervenzellen und der Zelltod in bestimmten Hirnbereichen (Siman-Tov und Gadoth, 2011). Die abnormalen Erregungsmuster im Gehirn sind mit einer Übererregung der betroffenen Hirnregionen verbunden, und diese wiederum hängt zusammen mit einer Gliose (Vermehrung und Ausbreitung von Gliazellen), mit einem Verlust von Nervenzellen sowie auch einer ungeregelten Neubildung von Nervenverknüpfungen (Synapsen), mit Veränderungen bei erregenden und hemmenden Zellsignalen, vermehrter Ausschüttung von Zytokinen der Entzündungsreaktion, sowie Veränderungen bei den spannungsabhängigen Ionenkanälen der Nervenzellen und Autoimmun-Prozessen (Giblin und Blumenfeld, 2010). Diese Funktionsveränderungen können auch durch Umwelteinflüsse, darunter Chemikalien, durch Infektionen (Meningitis, Enzephalitis), Hirntrauma und Verletzungen sowie Gefäßerkrankungen im Gehirn verursacht werden. Dabei ist die posttraumatische Epilepsie mit 5 bis 6 Prozent aller Fälle auffällig häufig (Ono und Galanopoulou, 2012).

In Tierversuchen können epileptische Zustände durch Chemikalien wie **Pilocarpin** erzeugt werden, mit der Folge einer Aktivierung und Vermehrung von Astrozyten und Mikrogliazellen (Shapiro et al., 2008). Pilocarpin wird als Medikament zur Aktivierung des Parasympathicus („Parasympathomimeticum"), eines Teils des Vegetativen Nervensystems, verwendet, um z.B. Verdauungsfunktionen und die Tätigkeit sekretorischer Drüsen glatter Muskeln innerer Orane zu fördern. Die aktivierten Gliazellen schütten Zytokine wie Interleukin-1-beta (IL-1β) und Tumornekrosefaktor-alfa (TNF-α) aus, wodurch im epileptischen Zentrum des Gehirns, häufig im Hippocampus, ein chronischer Entzündungszustand ausgelöst wird. Zusätzlich geben die Gliazellen Kaliumionen (K+) und weiteres Glutamat nach Außen ab und verstärken damit die Prozesse der Neurogenese, Synapsen-Neubildung und Gewebsveränderung, in deren Folge neue Erregungskreise und damit verstärkte Epilepsie-Symptome entstehen (Ono und Galanopoulou, 2012).

Schadstoffe wie bestimmte Pestizide spielen offenbar eine Rolle. Verschiedene zyklische **chlorierte Kohlenwasserstoffe (DDT, Lindan)** können GABA-Rezeptoren und damit die Funktion hemmender Synapsen hemmen (Solecki und Pfeil, 2004). Bei der Entstehung der Epilepsie spielt nämlich ein Ungleichgewicht zwischen erregenden und hemmenden Nerven zu Gunsten verstärkt aktiver Glutamat-Nerven und gehemmten GABA-Nerven eine Rolle. Wiederholte und verlängerte epileptische Abfälle führen offenbar zu einem Verlust hemmender GABA-Nerven im Hippocampus und folglich zu dessen Übererregung über Glutamat-Nerven (Cavazos und Cross, 2006). Dadurch werden wiederum Erregungsschwellen gesenkt und Erregungen in anderen Nervenbahnen und damit das Erregungsniveau im Gehirn insgesamt verstärkt. Die Folge kann wiederum eine insgesamt verstärkte Ausschüttung von Glutamat im Gehirn sein.

Dieser „epileptische Zustand" einer Übererregung des Gehirns ist gekennzeichnet durch weitere biochemische Merkmale, wie eine Abnahme von GABA-Rezeptoren, einer Verminderung der Aktivität des Enzyms Glutaminsäure-Decarboxylase, das Glutamat abbaut, einer Verminderung von GABA-Transportsystemen und einer Zunahme von Glutamat-Rezeptoren (Ono und Galanopoulou, 2012). Die Aktivität von GABA-Nerven ist besonders im frühkindlichen Alter von Bedeutung, um eine ordnungsgemäße Gehirnentwicklung durch geeignete Nervenzell-Differenzierung und synaptische Verknüpfung zu gewährleisten. Frühzeitige Hemmung der Aktivität der GABA-Nerven durch Umwelteinflüsse oder Stress führt im Gehirn zu abnormalen Strukturen und fehlerhaften synaptischen Verknüpfungen (Cancedda et al., 2007), was spätere kognitive Beeinträchtigungen und eine Disposition zur Epilepsie zur Folge haben kann.

Andere Chemikalien, wie z.B. Pestizide vom Typ der **Organophosphate** und Carbamate wirken indirekt über eine Übererregung von Muskarin-Nerven durch Acetylcholin und führen nach Aktivierung von NMDA-Rezeptoren zur

Exzitotoxizität, also zur Schädigung infolge Übererregung bestimmter Hirnbereiche, in denen der NMDA-Rezeptor konzentriert vorkommt, wie z.B. im **Hippocampus** (siehe Kapitel 1.6.). Glutamat wird nämlich bei längeren epileptischen Anfällen oder auch anderen pathologischen Vorgängen im Gehirn verstärkt ausgeschüttet, wodurch in bestimmten Hirnbereichen übermäßige Erregungen auftreten, die zur Exzitotoxizität und damit zu Schäden im Gehirn führen (Ono und Galanopoulou, 2012).

Die dabei ablaufenden biochemischen Prozesse sind auch von anderen neurodegenerativen oder chronisch-entzündlichen Multisystem-Erkrankungen bekannt: Die übermäßige Aktivierung von NMDA-Rezeptoren führt in den Nervenzellen zur Öffnung von Calcium-Kanälen, zum Einstrom von Calcium (Ca^{++}) ins Zellinnere und dort zur Auslösung von oxidativem und nitrosativem Stress, der schließlich den programmierten Zelltod, die Apoptose, zur Folge haben kann (Cock, 2002; Naegele, 2007). Tatsächlich spielt die Schädigung des Hippocampus und die dort festgestellte Apoptose eine besondere Rolle bei der Epilepsie (Shin und McNamara, 1994). **Oxidativer und nitrosativer Stress** im Gehirn wurden zudem als wesentliche Faktoren bei der Entstehung einer Epilepsie beschrieben (Patel, 2004), wobei besonders das **Peroxynitrit** als Auslöser der Anfälle identifiziert wurde (Poon et al., 2004). Der Oxidative Stress wiederum bewirkt im Gehirn über die Schädigung der Mitochondrien-DNA eine Hemmung der Atmungskette in den Mitochondrien, wodurch zusätzliche Peroxyradikale entstehen, die den oxidativen Stress verstärken. Dieser „Teufelskreis" des oxidativen Stresses wird als wesentlicher Faktor der Auslösung epileptischer Anfälle angesehen. Die Funktion von Sauerstoffradikalen bei der Epilepsie wurde in vielen Studien mit Tiermodellen für die Epilepsie bestätigt (Siman-Tov und Gadoth, 2011). Beispielsweise produzieren Ratten, die als Tiermodelle für Epilepsie eingesetzt wurden, erhöhte Mengen von Malondialdehyd und 4-Hydroxy-Nonenal, die Markersubstanzen für die Lipid-Peroxidation. Gleichzeitig war bei den Ratten im Hippocampus ein verstärktes Absterben von Nervenzellen festzustellen (Frantseva et al., 2000).

Dies beweist einmal mehr, dass durch degenerative Prozesse, die mit oxidativem und nitrosativem Stress zusammenhängen, hauptsächlich und zuerst der **Hippocampus**, das Hirnzentrum für Lernen und Gedächtnis, betroffen ist. All diese genannten Faktoren, die Exzitotoxizität des Glutamats und der oxidative und nitrosative Stress, können auch auf den Mechanismen beruhen, die unter anderem auch durch Fremd- und Schadstoffe ausgelöst werden. Dabei spielen offenbar die Pestizide vom Typ der Organophosphate eine hervorgehobene Rolle, wie aus den Erörterungen in Kapitel 1.6. hervorgeht, weil diese Giftstoffe indirekt über Glutamat und den NMDA-Rezeptor zu einer hohen „Exzitotoxizität", einer Schädigung durch Übererregung in Nervenzellen des Gehirns, führen. Bis auf Fallberichte einzelner engagierter Ärzte (Binz, 2009 und 2010) sind Pestizide und andere Schadstoffe als Ursache der Epilepsie noch nicht näher untersucht worden. Dr. Binz berichtet von Epilepsie-Patienten unter den von ihm untersuchten Mosel-Winzern, die zuvor über Jahre Pestiziden vom Typ der Organophosphate und der DDT- und Lindan-ähnlichen Wirkstoffe ausgesetzt waren. Der Schädigungsmechanismus der Epilepsie entspricht damit weitgehend denjenigen Mechanismen, die Pall (2007) für die chronisch-entzündlichen Multisystem-Krankheiten mit dem NO-Peroxynitrit-Verstärkungszyklus an zentraler Stelle beschrieben hat.

Epilepsie und Demenz

Viele der hier beschriebenen biochemischen Mechanismen bei Epilepsie finden auch bei anderen neurodegenerativen Krankheiten einschließlich der Alzheimer-Demenz statt. So ist es nicht verwunderlich, dass mindestens 10 bis 22% der Alzheimer-Patienten mindestens einen epileptischen Anfall im Verlauf ihrer Krankheit erleben. Etwa 3,6 bis 7% der Alzheimer-Patienten haben eine ausgeprägte Epilepsie. Die im Verlauf zunehmende Ansammlung von Beta-Amyloid-Peptiden im Gehirn der Alzheimer-Patienten wird als Ursache der erhöhten Erregbarkeit verschiedener Hirnbereiche angesehen, die schließlich für die Anfälle verantwortlich ist. Auch mit Tiermodellen, die gleichzeitig Merkmale von Epilepsie und der Alzheimer-Demenz hatten, konnte gezeigt werden, dass die biochemischen Vorgänge, die für Neurodegeneration und die Entstehung der Epilepsie verantwortlich sind, weitgehend übereinstimmen und zusammenwirken (Palop et al., 2007).

Es gibt auch genetisch bedingte Varianten der Epilepsie, darunter die autosomal dominant vererbte nächtliche Frontalhirn-Epilepsie (ADNFLE), bei der Gene für Nikotin-Rezeptor-Untereinheiten mutiert sind. Die betroffenen Personen bekommen während des leichten Schlafs in der Nacht Krampfanfälle (Scheffer et al., 1995). Man nimmt an, dass die Mutationen zu einer erhöhten Empfindlichkeit der nikotinischen Acetylcholin-Rezeptoren führen (Stitzel, 2009). Da chronische Entzündungsmechanismen auch Einfluss auf das Acetylcholin-System und den damit verbundenen Glutamat-Nerven im Gehirn haben können, ist anzunehmen, das die Träger der genannten Mutationen besonders empfindlich reagieren auf die Ursachen der chronischen Entzündungen, zu denen auch Umweltchemikalien gehören.

2.7.7. Andere Demenzen

Es gibt noch eine Reihe weiterer neurodegenerativer Krankheiten, die in ihrem Verlauf zu einer Demenz-Symptomatik führen können, und die verschiedene Ursachen haben können: chronische Infektionen durch Viren oder Bakterien (z.B. HIV, AIDS-Demenz, Herpes, Varizella-Zoster, FSME, Syphilis, Borreliose, Fleckfieber, Malaria, Toxoplasmose, Prion-Erkrankungen wie Creutzfeldt-Jakob), Autoimmunkrankheiten (Lupus erythematodes, Multiple Sklerose, Hashimoto-Enzephalopathie), verschiedene Organkrankheiten und –Fehlfunktionen (Unter- oder Überfunktion der Schilddrüse, Nebenschilddrüse, chronische Nieren- und Lebererkranungen und –Versagen, Vitaminmangel) und schließlich chronisch neurotoxische Wirkungen durch Umweltgifte (Münte, 2009). Dabei muss darauf hingewiesen werden, dass die genannten organischen Faktoren und Ursachen selbst Folgen chronischer Umweltbelastungen sein können, wie dies bei den Autoimmunkrankheiten bereits weitgehend bekannt und akzeptiert ist. Der Arzt muss dennoch vor einer engültigen Demenz-Diagnose die genannten Ursachenfaktoren durch seine Anamnese und durch geeignete neuropsychologische und laboranalytische Testverfahren abklären.

2.8. Der Zusammenhang von Stress, Depressionen, degenerativen Hirnprozessen und psychischen Krankheiten

Patienten mit Depressionen haben ein höheres Risiko als nicht-depressive Personen, an der Parkinson-Krankheit zu erkranken (Flimm, 2009). Zudem ist schon länger bekannt, das Patienten mit affektiven Störungen, zu denen auch Depressionen gehören, in bildgebenden Verfahren Veränderungen des Gehirns zeigen und damit assoziierte kognitive Beeinträchtigungen aufweisen. Es kommt dabei zunächst zu funktionellen Veränderungen von Netzwerken der Großhirnrinde und zu lediglich diffusen strukturellen Veränderungen im Gehirn (Beblo und Lautenbacher, 2009). Im langfristigen Verlauf können die Hormone der Stressachse jedoch nachweisbare degenerative Veränderungen im Gehirn verursachen.

Depressionen können Folge von chronischen Stressbelastungen, aber auch von einer Vielzahl anderer Umweltfaktoren sein. Depressionen und Angststörungen sind keine „Geisteskrankheiten", wie viele Psychiater immer noch meinen, sie haben organische Ursachen, und sie können bestimmten Hirnzentren genau zugeordnet werden (Roth, 2011). In den folgenden Kapiteln soll ein möglicher Zusammenhang zwischen Depressionen, die häufig bei Personen mit psychosozialem Stress beobachtet werden, und neurodegenerativen Vorgängen im Gehirn anhand der bisher bekannten pathophysiologischen und biochemischen Mechanismen begründet werden.

2.8.1. Stress und Depressionen

Andauernde Stressbelastungen, Depressionen und chronische Erschöpfung haben – neben Umweltschadstoffen - offenbar eine besondere Bedeutung für die Entwicklung von Demenzerkrankungen. Hierfür gibt es vielfache Hinweise aus Forschung und medizinischer Praxis. Schon länger bekannt ist die Tatsache, dass bei chronischen Depressionen kognitive Leistungsdefizite des Gehirns auftreten, die sich in Konzentrations- und Gedächtnisstörungen und allgemeiner Verhaltensunsicherheit äußern, und die mit einer Aktivierung des Immunsystems zusammenhängen (Schleifer, 2009). Chronischer Stress führt zu einer dauerhaft erhöhten Ausschüttung des Stresshormons **Cortisol** (Hypercortisolismus), und Cortisol führt über die Wirkung auf Glukokortikoid-Rezeptoren letztlich zu einer Atrophie des Hippocampus und den damit verbundenen und nachweisbaren Gedächtnisstörungen und Depressionen (McEwen und Sapolsky, 1995; McEwen, 1999).

Die Symptome der **Major-Depression** deuten tatsächlich auf den Verlust wichtiger kognitiver Funktionen des Gehirns hin: die verminderte Fähigkeit zum Denken, Konzentrationsstörungen, die verminderte Entscheidungsfähigkeit, Unentschlossenheit, objektivierbare exekutive Fehlfunktionen, Aufmerksamkeitsdefizite, Gedächtnisstörungen. Bei anspruchsvollen Arbeitsgedächtnis-Aufgaben treten Defizite auf. Viele Studien dokumentieren übereinstimmend Beeinträchtigungen des verbalen und visuell deklarativen Gedächtnisses. Die Fähigkeiten zum Problemlösen, zur Konzeptbildung und zum Planen sind vermindert, was auf Defizite bei komplexen exekutiven Funktionen des Gehirns hinweist. Patienten mit Major-Depression sind stärker beeinträchtigt als solche mit Disthymie (Beblo und Lautenbacher, 2009).

Offenbar gibt es auch einen engen Zusammenhang zwischen chronischem Stress, Depressionen und der Alzheimer-Demenz (Caraci et al., 2010). Hirnorganische Veränderungen wurden hauptsächlich bei älteren Depressions-Patienten gefunden. Mit bildgebenden Verfahren wurde eine Volumenverminderung in mehreren Hirnbereichen nachgewiesen, so im dorsolateralen präfrontalen Cortex, im subgenualen anterioren cingulären Cortex und im Amygdala-Hippocampus-Komplex. Eine **Verminderung des Hippocampus-Volumens** ist offenbar besonders bei traumatisierten depressiven Patienten nachweisbar. Als Ursache dafür wird eine durch ein Trauma ausgelöste Fehlregulation der Stresshormonachse (Hypothalamus-Hypophysen-Nebennierenrinden-Achse) mit neurotoxischen Effelten des erhöhten Cortisolspiegels gesehen. Die Verminderung des Hippocampus-Volumens ist assoziiert mit Gedächtnisdefiziten (Beblo und Lautenbacher, 2009). Möglicherweise nimmt die Depression im Alter den normalen Alterungsprozess vorweg, da ein Teil dieser organischen Veränderungen auch bei älteren Menschen ohne Depressionskrankheit gefunden wurde. Angst und Depressionen beeinflussen die Gedächtnisleistung bei älteren Menschen negativ, bei jungen Menschen dagegen kaum nachweisbar. Da Demenz häufig mit Depression zusammengeht, könnten die kognitiven Defizite älterer Patienten mit Depressionen auf eine beginnende Demenz hinweisen (Beblo und Lautenbacher, 2009).

Es ist außerdem zu vermuten, dass chronische Stressbelastungen und Umweltschadstoffe bei chronisch degenerativen Erkrankungen des Zentralnervensystems in ähnlicher Weise zusammenwirken, wie dies bei den chronisch-entzündlichen Multisystemerkrankungen beschrieben wurde. Zudem muss bei einem Teil der Patienten mit chronischer Depression und Stressüberempfindlichkeit angenommen werden, dass diese „psychischen" Krankheiten ihre Ursache in chronisch-entzündlichen Multisystemerkrankungen, darunter die Multiple Chemikalien-Sensitivität (MCS) und das Chronische Erschöpfungssyndrom (CFS/ME) haben (siehe Pall, 2007 und 2009).

Zunächst ist zu klären, wie chronischer Stress, Depressionen und die Wirkungen von Umweltschadstoffen beim biochemischen Krankheitsmechanismus zusammenhängen. Patienten mit ausgeprägter MCS und CFS/ME berichten fast immer über mittlere bis schwere Depressionssymptome. Dies verleitet viele der behandelnden Ärzte zur Annahme, dass hier die primäre Krankheitsursache und nicht die mögliche Folgewirkung eines organischen Krankheitsprozesses vorliege. Beim Krankheitsmechanismus des Chronischen Erschöpfungssyndroms (CFS/ME) können Depressionen als Folge einer tiefgreifenden Störung des Hormon- und Neutrotransmitter-Gleichgewichtes im Gehirn erklärt werden (Berg, 2003), die wiederum eine Folge der Einwirkung von Chemikalien sein kann.

Einen weiteren Hinweis, dass zumindest bei einem Teil der Depressionspatienten ein organischer Krankheitsmechanismus vorliegt, liefert der Befund, dass etwa 30 Prozent der Patienten mit manifester Depressionskrankheit nicht auf die häufig angewendeten Antidepressiva reagieren, und dass nur 30 Prozent der Patienten nach Anwendung dieser Medikamente eine Besserung der Symptome zeigen (Caraci et al., 2010). Diese nicht auf Antidepressiva reagierenden Patienten gehören zu einer Gruppe, bei der Depressionen und kognitive Leistungsminderungen als Frühsymptome einer Demenzerkrankung auftreten, während die auf Antidepressiva positiv reagierenden Patienten im weiteren Verlauf in der Regel nicht dement werden (Gualtieri und

Johnson, 2008). Offenbar gibt es zwei grundsätzlich im Pathomechanismus unterscheidbare Formen von Depressionskrankheiten, wobei diejenige, die zur späteren Demenz führt, auf organischen Entzündungsmechanismen beruht (Caraci et al., 2010), wie später noch genauer dargelegt wird. Die Vermutung liegt nahe, dass die als Begleitsyndrom bei MCS und CFS/ME auftretenden Depressionen zur organischen Entzündungsform gehören, die ein hohes Risiko einer Weiterentwicklung zur Demenzkrankheit besitzt. Dies stimmt überein mit Berichten von MCS- und CFS-Patienten aus umweltmedizinischen Arztpraxen, die zuvor von Neurologen und Psychiatern in psychotherapeutische Behandlung verwiesen wurden, bei denen aber die Einnahme von Psychopharmaka keine Wirkung zeigte und häufig sogar zu einer Verschlechterung des Krankheitsverlaufs führte (Müller, Ohnsorge, Huber, Binz, 2009).

2.8.2 Auslösungsfaktoren für Depressionen

Depressionen spielen in der Krankheitsstatistik der westlichen Industrieländer eine zunehmend große Rolle. Bis 2020 könnten Depressionen die zweithäufigste Ursache für Arbeitsunfähigkeit werden. Auch der Gesundheitsreport 2001 der DAK bestätigt diese Entwicklung. Depressionen stehen demnach erstmals an vierter Stelle der Gründe für Fehlzeiten am Arbeitsplatz (dpa-Pressemeldung, 22.6.01). Als Ursache für diesen Trend wird allgemein die zunehmende Stressbelastung am Arbeitsplatz gesehen. Steigender Zeitdruck, höhere Leistungsanforderungen und wachsende Arbeitsplatz-Unsicherheit erhöhen danach zunehmend die psychische Belastung am Arbeitsplatz und damit die Gefahr, eine psychische Störung zu entwickeln. Dauerstress-Situationen und Depressionen hängen also eng miteinander zusammen, wobei die Depressionen sich als Folge der Dauerstress-Situation entwickeln können. Dabei bleibt aber oft unberücksichtigt, dass auch Fremdchemikalien und Schadstoffe in der Umwelt, in der Nahrung, am Arbeitsplatz und in Gebäuden und Wohnungen zur Ausprägung von Depressionen beitragen können, und dass diese zusammen mit allen anderen genannten soziokulturellen und psychischen Stressfaktoren an der Ausprägung der Symptome einer Chemikalien-Überempfindlichkeit oder einer Demenzerkrankung beteiligt sein können.

So wird beispielsweise eine **Dopamin-Fehlfunktion** für Depressionen verantwortlich gemacht. Das dopaminerge System dient u.a. als Belohnungssystem, dessen Defekt zu depressiven Stimmungen führt. Dies kann sowohl genetische Ursachen haben als auch umweltbedingt sein. Chronische Belastungen mit Umweltgiften wie Lösungsmitteln, Formaldehyd, bestimmten Pestiziden, Quecksilber und Pentachlorphenol können eine Reduktion der D2-Rezeptoren verursachen und damit die Belohnungsfunktion des Dopamins im Limbischen System des Gehirns vermindern (Müller et al., 1997, 2000, 2008, 2010).

Industriechemikalien, darunter insbesondere Pestizide vom Typ der Organophosphate, stehen im Verdacht, Depressionen und deren Folgekrankheiten, zu denen auch die Demenzen gehören, auszulösen oder zu fördern. Tatsächlich wurde in einer Reihe von Studien statistisch ein starker Zusammenhang zwischen Pestizid-Vergiftungen oder –Belastungen und langzeitig andauernden Depressionen gefunden (zit. in Beseler et al., 2008). Betroffen waren meist beruflich belastete Personen, die mehrere Jahre lang in der Landwirtschaft oder als Schafzüchter Pestizide, darunter

Carbamate, Pyrethroide und Organophosphate, anwendeten. Besonders bei den Personen, die Organophosphate anwendeten, war die Häufigkeit von Depressionen und Angstzuständen signifikant erhöht. Die Depression kam bei den Betroffenen auch dann mit signifikanter Häufigkeit vor, wenn zwar langzeitige Pestizid-Kontakte gegeben waren, eine Vergiftung von den Ärzten aber nicht diagnostiziert war. Die Organophosphate wirken als Cholinesterase- und Neuropathy-Target-Esterase-Inhibitoren (siehe Kap. 1.9.). Dadurch werden in den Zellen des Zentralnervensystems mehrere Schadensmechanismen ausgelöst, die u.a. zu einer Übererregung bestimmter Hirnbereiche mit Acetylcholin-Rezeptoren (Muscarin-Rezeptoren) sowie zu degenerativen Prozessen führen. Die Anwendung von Carbamat-Pestiziden war dagegen nicht signifikant mit Depressionen verbunden. Dies deutet darauf hin, dass für die Depressionen-auslösende Wirkung unter anderem die irreversible Hemmung verschiedener Enzyme und Zellfunktionen durch die Organophosphate in Frage kommt, während die Hemmwirkung der Acetylcholin-Esterase durch Carbamate nur kurzzeitig besteht und schnell reversibel ist.

Die langzeitig andauernde Depressionskrankheit kann sowohl durch akute Pestizid-Vergiftungen als auch durch chronische Niedrigdosis-Belastung ausgelöst werden, wie sowohl epidemiologische Studien als auch Betrachtungen zum Wirkungsmechanismus nahe legen (Browne et al., 2006; Beseler et al., 2008). Einige der Studien stellten ausdrücklich fest, dass die Depressionen bei der Überzahl der Testpersonen erst nach den Pestizid-Kontakten auftraten, sodass der Ursache-Wirkungs-Zusammenhang zwischen Pestizid-Exposition und Depression bestätigt wurde. Einschränkend muss jedoch darauf hingewiesen werden, dass bei den zitierten Studien andere Faktoren ("Confounder"), wie z.B. psychosozialer Stress oder finanzielle Notlagen, die ebenfalls Depressionen auslösen können, nicht immer berücksichtigt oder ausgeschlossen wurden.

Es gibt ferner Hinweise dafür, dass auch die **Feinstaubbelastung** der verunreinigten Luft schädliche Veränderungen im Gehirn, insbesondere im Hippocampus, auslösen kann, die mit verändertem Verhalten in Richtung erhöhter Ängstlichkeit und Depressionen zusammenhängen (Fonken et al., 2011). Die deutlichen pathologischen Veränderungen im Hippocampus stehen offenbar im Zusammenhang mit einer systemischen Entzündungssituation im Körper, die Folge von Feinstaubwirkungen auf Makrophagen und Epithelzellen in den Lungenbläschen sein können (Sawyer et al., 2010). Wie in Kapitel 2.2.11 genauer erläutert wurde, können Zytokine, die bei chronischen Entzündungen im Körper gebildet werden, über verschiedene Signalwege direkt und indirekt schädigend im Gehirn wirken, wobei der Hippocampus hauptsächlich betroffen ist.

Überempfindlichkeit, verminderte Stresstoleranz und Depressionen hängen zusammen.

Eine verminderte Stresstoleranz und eine Depressionskrankheit hängen oft zusammen, weil bei beiden Syndromen die Stresshormonachse permanent aktiviert ist. Eine unspezifische Überempfindlichkeit, die durch entsprechende Vorbelastungen, wie z.B. Entzündungen, entstanden sein kann, vermindert die Stresstoleranz. Dies zeigte eine Studie der Gesundheitsbehörden der Stadt Frankfurt (dpa-Meldung, 2009). Diese ergab, dass die Häufigkeit der Gesundheitsbeschwerden von Bewohnern der

Umgebung des Flughafens Frankfurt mit dem Lärmpegel zunimmt, dies aber nicht bei allen Menschen, sondern **nur bei Personen mit besonderer Überempfindlichkeit**. Die Beschwerden äußern sich in Symptomen wie Erschöpfung, Magen- und Darmbeschwerden und Asthma. Für rund 50% der Bewohner im Umfeld des Flughafens ist Fluglärm ein großer Belastungs- und Stressfaktor, und bei 20% ist er auffallend oft (signifikant) mit körperlichen und seelischen Beschwerden verbunden. Lärmmesswerte seien daher nicht der einzig richtige Maßstab für die Auswirkungen des Fluglärms, sondern es müssten weitere Gesundheitsmerkmale wie Vorbelastungen und Überempfindlichkeiten von Teilen der Bevölkerung berücksichtigt werden. Unklar bleibt hierbei, ob die beobachteten Entzündungssymptome wie Asthma und die Magen-Darm-Beschwerden als Folge des Lärmstresses auftraten, oder ob bereits vorhandene Entzündungskrankheiten wie Allergien und Asthma die Stressanfälligkeit gegenüber Lärm erhöhen. Tatsache bleibt aber dennoch, dass es einen biochemisch-physiologisch begründeten Zusammenhang zwischen Stressempfindlichkeit und chronischen Entzündungen gibt.

Zusammenhang zwischen Chemikalienbelastung und Stressempfindlichkeit

Belastungen durch Chemikalien können die Stressempfindlichkeit ebenfalls erhöhen. Als Beispiel seien die in Lösungsmitteln häufig immer noch vorkommenden aromatischen Kohlenwasserstoffe (Benzol und dessen Abkömmlinge) genannt. Benzol und verwandte aromatische Kohlenwasserstoffe wie Toluol, Xylol bilden beim Abbaustoffwechsel (Metabolismus) Epoxide, daraus entsteht Phenol bzw. Phenolderivate und im weiteren Verlauf Hydrochinon, Brenzkatechin (Catechol), 1,4-Benzochinon, Trihydroxybenzol sowie reaktive Sauerstoffradikale (ROS). Die bei diesem Metabolismus gebildeten erhöhten Mengen von Catecholen hemmen den Abbau der Katecholamine durch Blockierung der Aktivität von Enzymen wie die Catechol-O-Methyltransferase (COMT). Die bei Stress vermehrt gebildeten Katecholamine (Adrenalin, Noradrenalin, Dopamin) können dann nicht schnell abgebaut werden, die Stressempfindlichkeit ist erhöht. Wenn ein Patient dann auch noch einen genetischen Polymorphismus mit verminderter COMT-Aktivität besitzt, prägt sich der Effekt noch stärker aus (Müller, 2007 und 2011).

Umgekehrt kann Dauerstress negative Auswirkungen auf Zellfunktionen und den Zellstoffwechsel haben, sodass möglicherweise die Empfindlichkeit der betroffenen Personen gegenüber Schadstoffwirkungen zunimmt. Somit könnte Dauerstress an der Auslösung einer Multiplen Chemikalienüberempfindlichkeit (MCS) beteiligt sein.

Grundsätzlich müssen bei der **Anamnese** von Depressionskrankheiten die Ursachen auf drei Ebenen geklärt werden:

- genetische Disposition,
- psychische, traumatische oder Stressbelastungen,
- organische Ursachen: chronische Entzündungen, Infektionen, Allergien, Umweltfaktoren (Chemikalien, Strahlung, u.a.).

Eine rein „psychogene Depression“ ist nach neueren Erkenntnissen über neuroendokrin-immunologische Regelsysteme (NEIS = Neuro-endokrino-Immunsystem) nicht mehr anzunehmen. Depressionen sind demnach häufig Teilsymptome von chronischen Multisystem-Erkrankungen (Müller, 2010). Beispiel: Die bei Entzündungen freigesetzten Zytokine greifen direkt in die Auslösung der

Stresshormonachse ein und aktivieren ferner Enzyme wie die Indolamin-2,3-dioxygenase (IDO), die in den Tryptophan-Serotonin-Melatonin-Stoffwechsel eingreifen. Dadurch entstehen letztlich die Symptome einer Depression, wie unten noch genauer begründet wird. Es ist daher nicht mehr möglich, das Symptom Depression den psychischen Krankheiten zuzuordnen und einer Diagnose gleichzusetzen, d.h. als eigenständige Krankheit psychischen Ursprungs zu behandeln (Müller, 2010).

2.8.3. Beispiel Posttraumatisches Stress-Syndrom (PTSD)

Besonders gravierend äußern sich diese Wirkungsmechanismen beim Posttraumatischen Stress-Syndrom (PTSD). Dieses galt bislang als überwiegend psychisch bedingte schwere Funktionsstörung von Hirnfunktionen, die als Folge einer starken psychischen Stresssituation ausgelöst wird. Dazu gehören Kriegserlebnisse oder der Verlust einer eng verbundenen Bezugsperson oder eines Lebenspartners. PTSD wird auch häufig in Verbindung mit dem direkten Erleben von schwerer Verletzung und Lebensgefahr bei sich selbst oder nahe stehenden Personen beobachtet. Eine intensiv erlebte kurzzeitige Stresssituation wirkt als Auslöser der anschließenden chronischen Krankheitssymptome, die in einigen Merkmalen auch denen beim chronischen Erschöpfungssymptom ähneln: Angst- und Stressreaktionen bei Situationen, die dem Auslöser ähneln und entsprechendes Vermeidungsverhalten, starkes Erschöpfungsgefühl, allgemeiner Schwächezustand, schwere Depressionen, Schlafstörungen, Stressüberempfindlichkeit, kognitive Ausfallserscheinungen wie Gedächtnisstörungen und mangelnde Informationsverarbeitung, emotionale „Taubheit", Beeinträchtigung der Aufmerksamkeits- und Exekutivfunktionen und des optisch-räumlichen Vorstellungsvermögens. In Einzelfällen kommt es zu dramatischen Funktionsdefiziten, die an die Defizite hirngeschädigter Patienten erinnern (Beblo und Lautenbacher, 2009; näheres siehe unter www.traumatherapie.org, 2011).

Als Beispiel sei ein Fall eines 23-jährigen Patienten berichtet (Markowitsch et al., 1998), der nach einem Schwelbrand in seinem Haus schwerste kognitive Beeinträchtigungen zeigte: extreme Defizite in allen Bereichen des Gedächtnisses, inklusive retrograder Amnesie, der Sprachverarbeitung, Rechenfertigkeiten, Wortflüssigkeit und visuell-konstruktiver Fertigkeiten. Der Hausbrand hatte ein traumatisches Ereignis aktualisiert, bei dem der Patient im Alter von vier Jahren einen Autofahrer bei lebendigem Leibe verbrennen sah (zit. nach Beblo und Lautenbacher, 2009). Das Trauma im Gehirn kann hier sowohl durch die erhöhten Stresshormone als auch durch die beim Schwelbrand gebildeten Schadstoffe ausgelöst worden sein.

Das PTSD hat gravierende langzeitige Auswirkungen auf das Verhalten und die gesamte Lebensführung, wie bei Tausenden von Veteranen der Irak- und Afghanistan-Kriege der US-Armee häufig zu beobachten ist. 2009 starben im Irak mehr US-Soldaten, nämlich 334, durch Suizid als im Kampf (149 Soldaten). Unter den US-Veteranen gibt es monatlich etwa 1000 Selbstmordversuche. Weit über 100 Soldaten oder Veteranen aus den Irak- und Afghanistan-Einsätzen wurden aus Verzweiflung oder durch psychische Krisen zu Mördern und Amokläufern, Opfer waren zu 1/3 Ehefrauen, Freundinnen oder andere Familienmitglieder. Die Krankheit führt zum

Verlust der Emotions- und Gefühlskontrolle, Gefühle wie Schuld, Angst, Panik, Wut und Alpträume treten unvermittelt auf. Hinzu kommt eine permanente Anspannung und Überreizung, verbunden mit stark verminderter Stresstoleranz. „Man steht ständig unter Strom, nach einer Weile ist das zentrale Nervensystem wie frittiert", stellt ein Psychotherapeut der US-Armee fest. Diese Beobachtung weist bereits darauf hin, dass der Krankheitsverlauf häufig irreversibel ist und sich teilweise fortlaufend verschlimmert, auch wenn die auslösenden Stress-Situationen schon lange in der Vergangenheit liegen (Der Spiegel, 2010).

Sacks (1999, S. 178) beschreibt den Fall einer Frau, die als Kind von verschiedenen schweren Schickssalsschlägen wie dem frühen Tod der beiden Eltern, Misshandlungen im Waisenhaus und einem Mordversuch mit schweren Verletzungen ausgesetzt war. Die Folge war im Alter von 12 Jahren eine akute Erkrankung an Enzephalitis lethargica, einer Entzündungskrankheit des Gehirns schweren körperlichen und geistigen Lähmungssymptomen. Mit 16 Jahren entwickelte sich schließlich eine fortschreitende Parkinson-Krankheit mit verschiedenen Bewegungs- und Haltungsstörungen sowie Kontrollverlust beim Sprechen, Denken und bei Emotionen bei gleichzeitig unverminderter Intelligenz. Das Beispiel zeigt, wie traumatisch erlebte Stresssituationen nach Jahren zu neurodegenerativen Prozessen und Krankheiten über PTSD hinaus führen können.

Auch der biochemische und physiologische Krankheitsmechanismus beim PTSD ähnelt in wesentlichen Bereichen dem der übrigen chronisch-entzündlichen Multisystem-Erkrankungen: Erhöhte Entzündungs-Zytokin-Werte, die gleichzeitige Aktivierung der Hypothalamus-Hypophysen-Nebennieren-Achse („Stress-Achse"), sowie eine stark erhöhte NMDA-Rezeptor-Aktivität und NO-Konzentration, nachgewiesen sowohl in Tierversuchen als auch am betroffenen Patienten, lassen auf Vorgänge schließen, wie sie bereits bei den chronischen Umweltkrankheiten MCS und CFS sowie bei einigen Demenzkrankheiten beschrieben wurden (näheres siehe unter Pall, 2007). Selbst in der wissenschaftlichen Psychiatrie gilt das PTSD als eine organische Störung, weil Veränderungen in den Gehirnzentren, die mit der Stressachse (Hypothalamus) in Verbindung stehen, mit bildgebenden Verfahren nachweisbar sind, und weil Stresshormone andauernd im Überschuss gebildet werden: So sind bei den betroffenen Personen die Spiegel von Adrenalin und Cortisol zumindest in den ersten Wochen nach dem auslösenden Ereignis andauernd erhöht (ARD, 1.7.08).

2.8.4. biochemische und physiologische Krankheitsmechanismen bei Stress und Depressionen

Allgemein gilt chronischer Stress als ein hoher Risikofaktor für zahlreiche körperliche und psychische Krankheiten. Gelenkentzündungen (Rheuma), Krebs und Depressionskrankheiten werden durch einen stressbelasteten Lebensstil gefördert. Aus der epidemiologischen Forschung gibt es mehrere Hinweise dafür, beispielsweise aus einer Studie von Shelley Taylor et al. von der University of California in Los Angeles, bei der 124 Probanden einer unangenehmen Situation ausgesetzt wurden: sie mussten vor abweisenden Zuhörern improvisierte Vorträge halten und Rechenaufgaben lösen, während ein sichtlich genervter Prüfer Zeitdruck ausübte. Danach war die Konzentration von zwei Entzündungsmarkern im Speichel erhöht. Gleichzeitig waren zwei Hirnregionen stärker aktiviert, die bei der Verarbeitung von sozialem Stress und negativen Gefühlen eine Rolle spielen (Taylor et al., 2010). Die Ergebnisse weisen darauf hin, dass die Anfälligkeit für Entzündungskrankheiten durch Mobbing und sozialen Stress wächst. An der Universität Regensburg untersuchten Wissenschaftler um Inga Neumann an Tiermodellen die Folgen von chronischer Stressbelastung u.a. auf das Immunsystem, die Emotionen, die Tagesrhythmik des Körpers (Neumann, I., 2011)

Beim chronischen Erschöpfungssyndrom sind Depressionen von einem ausgeprägten **Serotonin-Mangel** im Gehirn begleitet, der wiederum durch verschiedene Botenstoffe des Immunsystems, die Zytokine, ausgelöst wird (Berg, 2003). Patienten mit Depressionen und Demenz-Krankheiten zeigen in der Regel chronisch erhöhte Zytokin-Werte im Blut (Leonard, 2007). Auch andauernder psychosozialer Stress steht in Zusammenhang mit einer **Aktivierung von Entzündungevorgängen im Gehirn**, wobei der Induktionsfaktor NF-κB aktiviert wird, der wiederum die Synthese von Zytokinen der Entzündugsreaktion wie IL-6, IL-1 und TNF-α auslöst (Bierhaus et al., 2003). Diese Mechanismen laufen verstärkt ab, wenn die betroffenen Patienten unter chronischen Depressionen leiden, wobei diese Depressionen auch durch die Wirkung erhöhter Zytokin-Produktion verursacht sein können, die als Folge von Umwelteinwirkungen wie Infektionen, Schadstoffe und frühkindliche traumatische Stresserlebnisse ausgelöst wurde (Pace et al., 2006; Glaser et al., 2003).

Es gibt nämlich einen nachgewiesenen Zusammenhang zwischen der Einwirkung von Umweltfaktoren im weitesten Sinne (psychischer Stress, Krankheitserreger und/oder Fremdstoffe) im früheren Leben, Depressionen und einer Aktivierung des Immunsytems, wobei chronisch Zytokine freigesetzt werden (Schleifer, 2009). Diese Zytokine werden als Folge der chronischen Entzündungsprozesse im Immunsystem gebildet. So gelten Lipopolysaccharide als Bestandteile von Bakterienzellwänden sowohl als Auslöser von Entzündungen als auch von Depressionen, weil sie die Produktion von Zytokinen anregen, die wiederum im Gehirn wirksam sind (Pekary et al., 2007).

So verwundert es nicht, wenn bei Patienten mit schweren Depressionen die Spiegel der **TH1-Zytokine** (TH1 = T-Helfer-Lymphozyten Typ 1), besonders von IL-6, erhöht sind (zusammenfassende Literaturübersicht hierzu siehe bei Pilger, 2005). Hohe Konzentrationen von IL-6 stehen in Zusammenhang mit der Aktivierung von Entzündungsmechanismen im Gehirn, die besonders im Hippocampus, einem basalen Teil der „alten“ Großhirnrinde, ablaufen. Dort befindet sich eine besonders hohe Konzentration von IL-6-Rezeptoren, die nach Bindung von IL-6 Signalketten mit schädigenden Folgewirkungen einschließlich Neurodegeneration auslösen (Pickering und O’Connor, 2007; Wichers und Maes, 2002). Die IL-6-Konzentration im Blutplasma korreliert beim Menschen tatsächlich mit einer Abnahme der Grauen Substanz im Hippocampus (Marsland et al., 2008). Dieser Teil des Gehirns gehört zum Zentrum des Limbischen Systems, das eine besondere Bedeutung für Gefühle, Motivation und Lernvorgänge hat. Es fördert die Übertragung von Gedächtnisinhalten aus dem Kurzzeit- ins Langzeiggedächtnis insbesondere dann, wenn positive Gefühle und Motivation damit assoziiert sind. Schäden in diesem Gehirnbereich führen bei den betroffenen Personen zum Verlust von wesentlichen Fähigkeiten zur Bewältigung des Alltags, weil die Informationsverarbeitung gestört ist und die dazu nötigen

Motivationsimpulse fehlen. Da hohe IL-6-Konzentrationen auch mit Depressionskrankheiten korrelieren (Wichers und Maes, 2002), ergibt sich aus den genannten Zusammenhängen, dass bei chronischen Depressionen bereits **neurodegenerative Prozesse zunächst im Hippocampus stattfinden**, und dass die Leistungsschwäche von Depressionspatienten auf den Verlust neurologischer Funktionen des Gehirns zurückzuführen ist.

Bei Depressionen ist auch die Aktivität der präfrontalen Großhirnregionen verändert, wobei im dorsalen Bereich eine Aktivierung und im ventralen Bereich eine Hemmung in vielen Studien mit funktionellen bildgebenden Verfahren der Gehirndarstellung (PET, fMRI) festgestellt wurde (Drevets, 1998; Ressler und Nemeroff, 2010).

Die Blut-Hirn-Schranke stellt für die Zytokine keine unüberwindbare Barriere dar, weil es dort für jedes Zytokin ein spezifisches Transportsystem durch die Membranen gibt (Banks et al., 2009). Entsprechend gibt es auch einen Zusammenhang zwischen erhöhten Spiegeln entzündungsfördernder Zytokine und aggressivem oder feindseligem Verhalten, wie mehrere Studien nachgewiesen haben (Schleifer, 2009). Die Zytokine IL-1 und IL-2 beeinflussen im Gehirn die mit Aggressionen verbundenen Funktionsbereiche (Zalcman und Siegel, 2006). In weiteren Studien wurde gezeigt, dass bei Männern erhöhtes IL-6 mit feindseligem Verhalten und depressiven Symptomen korrelierte, und dass durch den Zusammenhang zwischen Depressionen und Entzündungen bei Männern – nicht bei Frauen – ein erhöhtes Risiko von Herz-Kreislauf-Erkrankungen besteht (Suarez, 2003; Miller und Manij, 2006; Schleifer, 2009). Dies stimmt mit der Alltagsbeobachtung überein, dass Männer in der Regel eine geringere Stress- und Aggressionstoleranz aufweisen als Frauen.

Ergebnis dieser zwischen dem Immunsystem und dem Stresshormon-System ablaufenden Wirkungsketten ist also eine erhöhte Stressanfälligkeit: Wenn der Stresshormon-Spiegel bereits erhöht ist, dann reagieren Betroffene in neu auftretenden Stresssituationen weitaus empfindlicher, sie verlieren ihre Stresstoleranz. Andererseits verstärken die Stresshormone den Serotonin-Mangel im Limbischen System, dem „Gefühlszentrum“ im Gehirn, und erzeugen damit die depressive Grundstimmung.

Stresssymptome und chronische Entzündung sind somit im Zusammenhang zu sehen. Eine chronische Entzündungssituation, die neben Infektionen auch durch Umweltfakoren wie Chemikalien oder Feinstaub ausgelöst werden kann, erzeugt somit über die vermehrte Ausschüttung von Stresshormonen eine verminderte Stresstoleranz oder erhöhte Stress-Empfindlichkeit.

Die Aktivierung der Stresshormonachse bei Depressionen und chronischen Entzündungen

Neben der direkten Beeinflussung von Hirnfunktionen aktivieren die Zytokine der Entzündungsreaktion auch die **Stresshormon-Achse (Hypothalamus-Hypophysen-Nebennierenrinden-Achse)**, so dass zumindest im Anfangsstadium der Krankheit im Körper ein erhöhter Spiegel von Stresshormonen wie **Cortisol** und **Adrenalin** entsteht. Bei andauernder chronisch-entzündlicher Krankheit wie CFS und MCS sind es nämlich die Zytokine TNF-α, IL-1 und IL-6, die im Hypothalamus die Ausschüttung der Hormone der Stressachse auslösen (Smith, 1991; Mastorakos et al., 1998; Pilger, 2005). Dabei wird zunächst im paraventrikulären Kern des Hypothalamus **CRH (Corticotropin-Releasing Hormon)** freigesetzt, das anschließend im Hypophysen-Vorderlappen die Ausschüttung von **ACTH (Adrenocorticotropes Hormon)** auslöst, mit der Folge, dass ACTH in der Nebennierenrinde Cortisol freisetzt, sodass der Cortisol-Spiegel im Blut erhöht wird. Diese Reaktion ähnelt im Prinzip den Mechanismen der Auslösung der Stressreaktion durch Gefahren- oder Angriffssituationen, bei denen sensorische Reize die Stresshormon-Achse aktivieren. Erhöhte CRH-Konzentrationen wurden schon früher bei Patienten mit chronischen Depressionen nachgewiesen (Nemeroff et al., 1984), wobei damals noch unklar war, dass dies eine Folge von erhöhten Zytokin-Konzentrationen bei chronischen Entzündungszuständen sein kann.

In einer weiteren Studie zeigten etwa die Hälfte der Patienten mit depressiven Störungen Veränderungen der ACTH- und Cortisolkonzentration (Zobel et al., 2001), wie sie durch den so genannten Hyperkortisolismus gekennzeichnet sind: es finden sich erhöhe Konzentrationen von CRH im Liquor (Banki et al., 1987; Nemeroff et al., 1987) und eine erhöhte Frequenz der pulsartigen ACTH-Ausschüttung und eine größere Menge Cortisol pro Ausschüttungsimpuls (Deutschle et al., 1997). Als Ursache wirken hierbei die Entzündungs-Zytokine, die auch bei Depressionspatienten in erhöhten Konzentrationen nachzuweisen sind, aktivierend auf die Stresshormonachse (Besedovsky und Del Rey, 1996; Pariante und Miller, 2001).

Aufgrund dieser erhöhten CRH- und ACTH-Ausschüttung resultiert eine Hyperaktivität der Nebennierenrinde, die sich in einer sichtbaren Vergrößerung der Nebennieren während der depressiven Phasen zeigt (Rubin et al., 1995). Da die CRH- und ACTH-Konzentrationen trotz erhöhter Cortisolspiegel ebenfalls erhöht sind, lässt sich – neben weitereren Störungen in der Regulation der Stresshormonachse - eine Störung der negativen Feedback-Regulation vermuten (Miller et al., 2007; Pariante und Miller, 2001). Dies wird durch den Nachweis einer verminderten Expression von Glukortikoid-Rezeptoren unterstützt (Holsboer, 1988 und 1989; Holsboer et al., 1994; Pearce, 2009, S.395). Zusätzlich hemmen Folgeprodukte der Signalwege (NF-κB, p38, MAPK), die durch Zytokine aktiviert werden, die Glukokortikoid-Rezeptoren (Pace et al., 2007). Man spricht hier auch von einer **Glukokortikoid-Resistenz** bei Zellen des Nerven- und Immunsystems. Möglich erscheint auch eine durch den Oxidativen Stress verursachte verminderte Bindungsfähigkeit der Glukokortikoid-Rezeptoren für Cortisol.

Bei dieser Glukokortikoid-Resistenz funktioniert also die negative Rückkopplungsschleife nicht, bei der Cortisol normalerweise die Produktion von Zytokinen im Immunsytem hemmt. Die Glukokortikoid-Resistenz wurde bei vielen Entzündungs- und Autoimmunkrankheiten beschrieben (Raison et al., 2006; Pearce, 2009). Eine Depressionskrankheit, insbesondere die vom unipolaren Typ, ist also einerseits von einer Hemmung bestimmter Funktionen des adaptiven Immunsystems, andererseits aber von verstärkten Entzündungsreaktionen gekennzeichnet (Schleifer, 2009). Bei der so genannten Major-Depression werden eine Überaktivierung der Entzündungsreaktion und entsprechend hohe Spiegel von proinflammatorischen Zytokinen sowie von weiteren Entzündungsmarkern wie Akut-Phase-Proteine, Prostaglandine, Chemokine und Adhäsionsproteine im Blut gefunden. (Raison et al., 2006; Miller et al., 2009).

Cortisol und andere Glucocorticoide haben also nicht wie bisher angenommen ausschließlich entzündungshemmende Funktionen, sondern sie können unter bestimmten Bedingungen vor allem im Gehirn Immun- und Entzündungsreaktionen verstärken, wenn das Immunsystem resistent gegenüber Glukokortikoiden geworden ist (Dunn, 2009). In dem Maße, wie die Glukokortikoid-Rezeptoren auf den Lymphozyten gegenüber Cortisol unempfindlich geworden sind, werden die Funktionen des Immunsystems dahingehend verändert, dass übermäßige Entzündungsreaktionen durch Zytokine auch in Gegenwart erhöhter Stresshormon-Konzentrationen möglich werden. Die gleichzeitigen Wirkungen des Cortisols und der Zytokine in verschiedenen Hirnregionen lösen Signalketten aus, die zu vermehrten pathologischen Übererregungen („Excitotoxizität"), Glukose- und Energiemangel, verminderter Glutamat-Rückresorption, vermehrtem oxidativem und nitrosativem Stress und schließlich zu Zellschädigung und Zelltod (Apoptose) im Gehirn führen. (Wolkowitz et al., 2010).

Stress und Immunsystem

Stress hat Auswirkungen auf das Immunsystem. Es ist bekannt, dass psychosozialer Dauerstress in Familie und Beruf die Zahl der T-Zellen (CD4 und CD8) und damit die Immunabwehr gegen Krankheitserreger vermindert. Die davon betroffenen Personen leiden häufiger an Infektionskrankheiten. Bei sozial lebenden Versuchstieren haben die in der Rangfolge am niedrigsten stehenden Tiere erhöhte Cortisol-Spiegel und langzeitig erniedrigte Zahlen von T-Lymphocyten bei gleichzeitig deutlich verminderten Funktionen des Immunsystems (Siegel et al., 2009). Dies wird als Folge des Stresses bei rangniederen Tieren gesehen, die während der Auseinandersetzungen zur Etablierung einer Dominanz-Hierarchie den häufigen Aggressionen der ranghöheren Tiere ausgesetzt sind. Biochemisch ist diese Wirkung von Dauerstress folgendermaßen zu erklären: Das Stresshormon Cortisol reguliert über Glukokortikoid-Rezeptoren an Zellen des Immunsystems und des Bindegewebes die Bildung der Zytokine herunter, die für die Aktivierung der spezifischen Immunreaktion zuständig sind. Außerdem hemmt Cortisol im Hypothalamus die Produktion des übergeordneten Stresshormons CRH.

Andererseits aber gibt es Hinweise, dass Stress-Situationen Entzündungen fördern können. Allgemein gilt chronischer Stress als ein hoher Risikofaktor für zahlreiche körperliche und psychische Krankheiten. Gelenkentzündungen (Rheuma), Krebs und Depressionskrankheiten werden durch einen stressbelasteten Lebensstil gefördert. An der Universität Regensburg untersuchen Wissenschaftler um Inga Neumann an Tiermodellen die Folgen von chronischer Stressbelastung u.a. auf das Immunsystem, die Emotionen, die Tagesrhythmik des Körpers (Uni Regensburg, 2011).

Die Mechanismen dieser Wirkungen sind teilweise bekannt. Andauernder psychosozialer Stress führt nämlich zur Aktivierung von Signalketten, bei denen über den Induktionsfaktor NF-κB Zytokine der Entzündungsreaktion vorwiegend im Gehirn gebildet werden (Miller et al., 2009). So können soziale Zurückweisung und Mobbing das Risiko von **Entzündungskrankheiten** wie Asthma, Arthritis und Herz-Kreislauf-Erkrankungen erhöhen. Dies ergab eine Studie der Arbeitsgruppe von Shelley Taylor et al. von der University of California in Los Angeles (Slavich et al., 2010), bei der 124 Probanden einer unangenehmen Situation ausgesetzt wurden: sie mussten vor abweisenden Zuhörern improvisierte Vorträge halten und Rechenaufgaben lösen, während ein sichtlich genervter Prüfer Zeitdruck ausübte. Danach war die Konzentration von zwei Entzündungsmarkern im Speichel erhöht. Gleichzeitig waren zwei Hirnregionen stärker aktiviert, die bei der Verarbeitung von sozialem Stress und negativen Gefühlen eine Rolle spielen. Die Ergebnisse weisen darauf hin, dass die Anfälligkeit für Entzündungskrankheiten durch Mobbing und sozialen Stress wächst.

Die an den Stressreaktionen beteiligten Hirnzentren können also über mehrere Wege aktiviert werden: Dies geschieht sowohl durch starke sensorische Stressreize, als auch durch Wirkungen von Chemikalien an Rezeptoren im peripheren und zentralen Nervensystem sowie durch die Zytokine der Entzündungsreaktionen. Stressreize, oder genauer Stresshormone, lösen offenbar in Gehirnzellen biochemische Signalketten aus, die zu Schäden führen. Stand der Wissenschaft ist hierbei, dass Entzündungen über die ausgeschütteten Zytokine zur Aktivierung der Stresshormonachse führen können (Dunn, 2009), was mit den bekannten Folgewirkungen wie Depressionen und Schlafmangel verbunden ist, und dass andererseits Dauerstress-Situationen mit erhöhtem Cortisolspiegel chronische Entzündungen und Degenerationsprozesse im Gehirn verursachen können, was einen weiteren „Teufelskreis" für degenerative Prozesse im Gehirn darstellt. Wenn Umweltschadstoffe gleichzeitig mit Stressbelastungen auf eine betroffene Person einwirken, können sich die geschilderten Mechanismen gegenseitig in Richtung chronischer Entzündung und Degeneration im Gehirn verstärken.

Psychischer Stress, Depressionen und Entzündungen im Gehirn

Stark entzündungsauslösend wirken offenbar Dauerstress-Situationen und Depressionen. Der bei den Betroffenen andauernd erhöhte Cortisol-Spiegel bewirkt eine verstärkte Ausschüttung von entzündungsfördernden Zytokinen wie Interferon-γ, Tumor-Nekrosefakor-α (TNF-α) und die Interleukine IL-6, IL-1 und IL-2 im Gehirn, wobei Makrophagen, Astrozyten und Gliazellen beteiligt sind (Kulmatycki, Fakhreddin, 2006; Leonard und Song, 2007). Umgekehrt können Entzündungen über die ausgeschütteten Zytokine die Stresshormon-Achse aktivieren (siehe oben). Stress- und Entzündungszustände fördern sich also gegenseitig in den pathologischen Folgewirkungen. Es ist der besagte „Teufelskreis".

Chronischer psychischer Stress, der häufig auch mit andauernden Depressionen verbunden ist, führt zur Zunahme von Entzündungsmarkern im Blut, wie das Akut-Phase-Protein, das C-reaktive Protein (CRP), Interleukin-6 (IL-6) und andere (McDade et al., 2006; Miller G.E. et al., 2008). Die als Folge von Stress ausgelöste Zytokinproduktion im Gehirn beruht auf einer Aktivierung von Mikrogliazellen (Frank et al., 2007). Psychischer Stress hat auch Langzeitwirkungen auf das Entzündungsgeschehen im Gehirn. Häufige Misshandlungen während des Kindesalters und sexueller Missbrauch stehen in statistisch signifikantem Zusammemhang mit andauernd erhöhten Parametern für chronische Entzündungen im Erwachsenenalter, wie zum Beispiel erhöhten CRP-Werten im Blut (Danese et al., 2007). Die durch psychischen Stress ausgelöste Immunantwort wird durch den Sympathicusnerven des vegetativen Nervensystems sowie auch durch die Aktivierung der Stresshormonachse im Hypothalamus vermittelt. Die Stressormone der Katecholamine wie Adrenalin, Noradrenalin und Serotonin, die an alpha- und beta-adrenergen Rezeptoren angreifen, verstärken im Gehirn die Produktion von entzündungsauslösenden Zytokinen, wobei Signalwege über den Induktionsfaktor NF-κB aktiviert werden (Johnson et al., 2005; Bierhaus et al., 2003).

Besonders die Zytokine IL-1, IL-6 und TNF-α werden mittlerweile als biochemische Marker für eine Aktivierung des unspezifischen angeborenen Immunsystems, das sich vor allem auf Makrophagen stützt, bei der Major-Depression angesehen (Miller et al., 2009). Grundsätzlich führt demnach eine Aktivierung des unspezifischen angeborenen Immunsystems entweder durch psychischen Stress oder auch durch Umweltfaktoren verschiedener Art regelmäßig zu einer Aktivierung der Stresshormon-Achse (CRH, ACTH, Cortisol), wobei eine Rückkopplungshemmung durch die freigesetzten Zytokine TNF-α, IL-6 und andere entfällt, während nach Aktivierung spezifischer Immunreaktionen die Stresshormone hemmend auf das Immunsystem über aktive Corticoid-Rezeptoren einwirken (Vedder et al., 2007; Siegel et al., 2009).

Somit wird auch verständlich, dass eine unspezifische Aktivierung des Immunsystems durch Lipopolysaccheriede (LPS), den Zellwandbestandteilen vieler Bakterienarten, die Symptome der Depression, der chronischen Erschöpfung, der Müdigkeit und der kognitiven Leistungsverminderung („mild cognitive impairment") verursacht (Miller et al., 2009). Anstelle von LPS sind auch andere Umweltchemikalien als Auslöser dieser Mechanismen denkbar.

Epigenetische Effekte

Zusätzlich haben Stress und andere Umwelteinflüsse auch epigenetische Effekte, wobei übergeordnete Gene für die Aktivierung des Immunsystems, nämlich für die Aktivatoren von Promotoren der Gene für den Induktionsfaktor NF-κB, verstärkt exprimiert werden, während gleichzeitig Gene für die Aktivierung der Synthese von Glukokortikoid-Rezeptoren, den Bindungsstellen für Cortisol, „heruntergefahren" werden, und dies bei gleichzeitig erhöhten Cortisol-Konzentrationen (Miller GE, et al., 2008). Die folglich gebildeten Zytokine wiederum verstärken im Gehirn die Aktivierung der Stresshormonachse, die mit der Ausschüttung des Corticotropin-Releasing-Hormons (CRH) beginnt und zu einem erhöhten Cortisolspiegel führt. Cortisol wird also als Folge eines sich selbst verstärkenden Rückkopplungsmechanismus gebildet und kann schließlich zu den neurodegenerativen Veränderungen im Gehirn beitragen, die bei Depressionspatienten nachgewiesen wurden (Leonard und Song, 2007).

Neurodegeneration durch das Stresshormon Cortisol

Das Stresshormon Cortisol, das bei dem sogenannten Langzeitstress im Blut andauernd erhöht vorliegt, wirkt über die Glukokortikoid-Rezeptoren im Gehirn auch direkt schädigend auf die Nervenzellen und führt dadurch zum programmierten Zelltod (Apoptose), der als Atrophie bestimmter empfindlicher Hirnbereiche, vor allem des Hippocampus, feststellbar ist (Wolkowitz et al., 2010; Crochemore et al., 2005; Caraci et al., 2010). Glukokortikoide wie Cortisol erhöhen außerdem die Empfindlichkeit des Gehirns gegenüber toxischen Wirkungen verschiedener Giftstoffe, wie z.B. die radikalischen Sauerstoffverbindungen, die als Folge des Fremdstoffmetabolismus oder auch von Entzündungsreaktionen entstehen (Behl et al., 1997; Elliott und Sapolsky, 1992). Der Mechanismus der Cortisol-Wirkung verläuft über verschiedene Signalketten. Erwähnt sei hier nur der durch Cortisol aktivierte

Energiestoffwechsel in den Gliazellen, der dort zu einem Glukose- und Energiedefizit führt. Dadurch verlieren die Gliazellen die Fähigkeit, überschüssig ausgeschüttetes Glutamat wieder aufzunehmen. Das Glutamat führt folglich zu einer Übererregung des NMDA-Rezeptors im Gehirn und damit zu verstärktem Calcium-Einstrom in die Nervenzellen, in denen dadurch oxidativer und nitrosativer Stress mit verstärkter Peroxynitrit-Bildung entsteht. Dies führt letztlich zur Neurodegeneration durch Lipid-Peroxidation und Apoptose (Lee et al., 2002; Sapolsky, 2000; Facheris et al., 2004). Entsprechend ist bei Patienten mit chronischem psychischem Stress oder mit Depressionen die Konzentration von Markern des oxidativen Stresses im Blut, darunter die F2-Isoprostane und 8-Hydroxy-Desoxyguanosin (8-OHdG), erhöht und korreliert mit der Schwere und dem chronischen Ausmaß der Depression (Irie et al., 2005; Irie et al., 2001; Sarandol et al., 2007). Dieser Mechanismus entspricht genau demjenigen, der von Pall (2007 und 2009) für umweltbedingte chronisch entzündliche Multisystemerkrankungen wie MCS und CFS beschrieben wurde. Damit wird erneut deutlich, dass es einen universalen Schädigungsmechanismus für diese Krankheiten gibt, der lediglich durch unterschiedliche Umweltreize wie Stress und Umweltschadstoffe ausgelöst wird. Beide Umweltfaktoren können zusammenwirken und sich dabei gegenseitig verstärken, wenn sie gleichzeitig einwirken.

Chronische Entzündungsprozesse können auch durch Chemikalien und deren Metabolismus im Stoffwechsel ausgelöst werden, nämlich über die Reaktionskette, die von den Sauerstoffradikal-Verbindungen über den Induktionsfaktor NF-kB und die Auslösung der Zytokin-Produktion durch TH1-Helferlymphozyten verläuft (Pall, 2007). Da Chemikalien über die Auslösung von Entzündungsprozessen und die dabei gebildeten Zytokine indirekt auch Depressionen und die Stressempfindlichkeit fördern, sind eben diese Depressionen und die Stressempfindlichkeit nicht mehr unabhängig von Umweltfaktoren wie chemischen Belastungen zu sehen.

Demnach sind psychische und umweltbedingte Ursachenfaktoren chronisch-entzündlicher Krankheiten grundsätzlich nicht mehr voneinander zu trennen, sondern sie wirken offenbar additiv oder gar potenzierend zusammen. Im Zusammenhang mit Krankheiten wie MCS und CFS muss die Depression als begleitender Symptomkomplex und nicht mehr als eigenständige Krankheit angesehen werden.

Zwei Arten von Depressionen: „Umwelt- oder Entzündungsdepression"- und „psychische Depression"

Viele Depressionspatienten, bei denen die Entzündungsmarker im Blut (Zytokine wie IL-6, CRP, Akut-Phase-Protein und andere) deutlich erhöht sind, reagieren wenig oder gar nicht auf die klassische Behandlung mit Antidepressiva, Lithium oder auf Schlafentzug, während die Depressions-Patienten, die gut auf diese Therapie reagieren, weitgehend „normale" Spiegel der Entzündungsmarker haben (Benedetti et al., 2002; Lanquillonet al., 2000; Sluzewska et al., 1997; Maes et al., 1997). Offenbar gibt es zwei physiologisch unterscheidbare Formen von Depressionskrankheiten, eine stärker auf Entzündungsprozessen basierende Form, und eine „psychische" Form, die stärker auf pharmazeutische Antidepresiva reagiert und weniger durch Entzündungen geprägt ist. Die „Entzündungs-Depression" ist möglicherweise organischen Ursprungs und beruht beispielsweise auf Umweltfaktoren, zu denen Umwelt- und Fremdchemikalien, darunter auch Medikamente, sowie auch psychosozialer Stress gehören. Die Ursachen der „psychischen Depression" sind dagegen noch unklar, möglicherweise spielen dabei die Stresshormonachse und die Entzündungsmechanismen einschließlich Glukokortikoid-Resistenz eine geringere Rolle. Andererseits gibt es aber auch einige Studien, bei denen Antidepressiva-Behandlungen mit einer deutlichen Verminderung der Entzündungsmarker im Blut verbunden waren (zit. nach Miller et al., 2009). Einge Antidepressiva, vor allem die vom Typ SSRI (selektive Serotonin-Aufnahme-Hemmer), scheinen geradezu als antientzündliche Medikamente geeignet zu sein (Kenis und Maes, 2002). Andererseits liegt es nahe, eine antientzündliche Therapie auch für Depressionspatienten vorzusehen und auch die Übererregung des Zentralnervensystems („Exzitotoxizität") bei diesen Patienten sowie auch bei MCS/CFS-Patienten mit bestimmten Wirkstoffen, z.B. NMDA-Antagonisten, zu behandeln (Miller et al., 2009).

Folgewirkungen der Zytokine auf Neurotransmitter

Die Zytokine der Entzündungsreaktion im Gehirn lösen verschiedene Signalketten aus, die den Neurotransmitter-Stoffwechsel, die Neurohormon-Funktionen und die Regulationsmechanismen der Nervenverknüpfungen („neuronale Plastizität") verändern (Miller et al., 2009). Eine dieser Signalketten führt im Gehirn beispielsweise zum Serotoninmangel: Interferon-gamma (Ifn-γ) aktiviert in Makrophagen und auch in Gliazellen des Gehirns die **Enzyme Indolamin-2,3-Dioxygenase (IDO)** und **Tryptophan-2,3-Dioxygenase (TDO)**, die anschließend die Aminosäure Tryptophan zu Kynurenin und Chinolinsäure abbauen (Yasui et al., 1986; Leonard, 2007). Tryptophan dient als Vorstufe zur Synthese von Serotonin. Die Folge der IDO- und TDO-Aktivität ist also ein **Serotonin- und Melatonin-Mangel** bei gleichzeitig erhöhten Konzentrationen von **Kynurenin** (Grohmann et al., 2003; siehe Kapitel 2.2.17.). Damit hängen die Symptome der chronischen Depression und Erschöpfung zusammen. Hinzu kommen die neurotoxischen Wirkungen der Abbauprodukte des Tryptophans, des 3-Hydroxy-kynurenins und der Chinolinsäure: sie aktivieren den NMDA-Rezeptor und lösen dadurch den programmierten Zelltod (Apoptose) von Nervenzellen im Gehirn aus (Myint und Kim, 2003; Leonard, 2007). Die Chinolinsäure löst selektiv die Apoptose von menschlichen Astrozyten im Gehirn aus (Guillemin et al., 2005). Dies betrifft vor allem Patienten mit Major-Depression, bei denen ein Verlust von Astrozyten und eine Schrumpfung verschiedener zum Limbischen System gehördender Hirnregionen, wie Hippocampus, Präfrontaler Cortex und im Streifenkörper (Striatum) nachgewiesen wurde (mehrere Studien, zitiert in Myint et al., 2009).

Interferon-gamma (Ifn-γ) aktiviert außerdem auch das Enzym Kynurenin-3-Monooxygenase (KMO) und verstärkt somit den Abbau des Kynurenins zu den neurotoxischen Metaboliten (Yasui et al., 1986). Dieser schädliche, zur Chinolin-Säure führende Kynurenin-Metabolismus findet bevorzugt bei Depressions-Patienten mit Entzündungsmechanismus statt, und nicht bei denjenigen mit Depressionen ohne Entzündung (Myint et al., 2007a).

Zusätzlich kommt es zu einer Überempfindlichkeit der Noradrenalin-Rezeptoren im Limbischen System des Gehirns bei gleichzeitig verminderter Aktivität des Serotonin-Systems (Ressler und Nemeroff, 2010). Dies wiederum steht in Zusammenhang mit Signalwegen, die zu einer chronischen Stress-Überempfindlichkeit und damit zu einer Fehlregulation des gesamten neuroendokrinen Stresssystems führen. Dauerstress und entzündungsauslösende Bedingungen wie Infektionen oder Schadstoffe verstärken sich also in ihren Wirkungen gegenseitig und führen u.a. zu Serotonin- und Melatonin-Mangel.

Das Zytokin Interleukin-1-beta (IL-1β) erhöht andererseits dosisabhängig bei Versuchstieren in bestimmten Stammhirnzentren (z.B. im mittleren Hypothalamus und im Periaquädukt-Grau) über die dortigen IL-1β-Rezeptoren die Aktivität von Serotonin-Nerven, die anschließend über Serotonin-Rezeptoren (5-HT2-Rezeptoren) das Aggressionsverhalten fördern, wobei die Reaktionszeit auf aggressionsauslösende Reize verkürzt wird (Siegel et al., 2009, S. 244 und 246). Stress und Aggressionsverhalten stehen also durch die Vermittlung von Zytokin-Wirkungen im Gehirn miteinander in Verbindung.

Nach Aktivierung der Stressachse werden auch vermehrt dopaminerge Nervenzellen im Gehirn aktiviert (Georgellis et al., 2003; Coronas et al., 1999; Berkowicz, Trombley, 2000). Dabei spielen Zytokin-Wirkungen im Gehirn eine Rolle.

Die verstärkte Aktivierung von Dopamin-Nerven bei Stressreaktionen hat langfristig eine Verminderung der Zahl der Dopamin-Rezeptoren im aktivierten Hirnareal zur Folge (Müller und Labouvie, 2008). Somit gibt es eine Verbindung zwischen der Aktivierung der Stressachse und einer langfristigen Verminderung der D2-Rezeptoren im frontalen Cortex, was zu einer Verminderung des Lernvermögens und damit zu kognitiver Beeinträchtigung führt.

Förderung neurodegenerativer Prozesse: Hemmung von Wachstumsfaktoren

Die von den Zytokinen der Entzündungsreaktion ausgelösten Signalketten greifen in weitere Funktionsbereiche des Gehirns ein: sie hemmen Neubildung und Wachstum von Nervenfasern, verstärken die Ausschüttung von Glutamat durch Astrozyten und hemmen gleichzeitig die Wiederaufnahme von Glutamat durch Verminderung der Expression von Glutamat-Transportern in den Membranen von Gliazellen (Tilleux und Hermans, 2007; Miller et al., 2007). Die Folge davon ist eine verstärkte Aktivierung des NMDA-Rezeptors durch Glutamat, wodurch wiederum oxidativer und nitrosativer Stress nach Aktivierung von NO-Synthasen verstärkt und die Bildung von Nervenwachstumsfaktoren vermindert werden. Diese Wachstumsfaktoren, darunter BNDF (brain derived neurotrophic factor) und VEGF-D (vascular endothelial growth factor D), sind normalerweise im Hippocampus vermehrt aktiv und ermöglichen dort die Regeneration von Nervenzellen aus neuronalen Stammzellen, und dies auch noch im späteren Alter. Zytokine der Entzündungsreaktion wie IL-1β und IL-6 hemmen die Produktion der Nervenwachstumsfaktoren und machen die Nervenzellen empfindlicher gegenüber Zytokinen, Cortisol, Sauerstoffradikalen und anderen toxischen Stoffen, die eine Degeneration von Nervenzellen und begleitenden Gliazellen und Astrozyten auslösen (Tong et al., 2008; Haydon und Carmignoto, 2006; Hardingham et al., 2002; Koo und Duman, 2008; Ben-Menachem-Zidon et al., 2008). Die Regeneration von neuen Nervenzellen aus neuronalen Stammzellen im Hippocampus ist gehemmt, sodass die Hauptfunktion des Hippocampus, das Arbeitsgedächtnis, beeinträchtigt ist.

Die Hemmung der VEGF-D-Bildung in den Nervenzellen führt auch zu einem Abbau der dendritischen Nervenfortsätze und somit zu schweren Beeinträchtigungen des Langzeitgedächtnisses. VEGF-D spielt eine regulierende Rolle bei den

Gehirnfunktionen und umgekehrt hält die Gehirnaktivität die VEGF D-Werte hoch. Je mehr Erregungen über die Dendriten aufgenommen werden, desto mehr VEGF-D wird in der Zelle gebildet. Fehlendes VEGF-D führt also zur neuronalen Degeneration. Andererseits fördert zu viel VEGF-D die Bildung von Gehirntumoren. So wird bei der üblichen Krebstherapie der Wachtumsfaktor blockiert, um das Zellwachstum zu hemmen, was jedoch zu einer Erhöhung des Demenzrisikos führt (Mauceri et al., 2011). Die Nervenwachstumsfaktoren im Gehirn regulieren demnach ein labiles Gleichgewicht, das zwischen Demenz und Gehirntumor-Entstehung ausbalanciert werden muss. Es ist einsehbar, dass dieses empfindliche Gleichgewicht durch Entzündungen, Stress und Umweltfaktoren leicht gestört werden kann.

Bei Depressionskrankheiten sind auch die Signalwege im Inneren der Nervenzellen blockiert, die normalerweise die Ausprägung von neuronalen Netzwerken bei Lernprozessen steuern. So ist beispielsweise die Aktivität des Faktors CREB (cAMP-responsive element binding protein) im Gehirn vermindert. Dies wiederum führt zur Hemmung der Bildung von Wachstumsfaktoren wie BNDF (brain derived neurotrophic factor). Damit werden die Voraussetzungen für Lern- und Gedächtnisfunktionen beseitigt, nämlich die Fähigkeit des Gehirns, auf neue Informationen mit neuen Nervenverknüpfungen zu reagieren, was auch als „Neuroplastizitätshypothese" bezeichnet wird (Duman et al., 1997; Hinze-Selch et al., 2007). Dies führt zur Beeinträchtigung von kognitiven Funktionen. Dabei sind als Ursachen erhöhte Konzentrationen von Zytokinen und von Cortisol im Gehirn anzunehmen, die wiederum als Folge von chronischen Entzündungsreaktionen auftreten.

Zytokine hemmen Gehirnfunktionen wie Lernen und Gedächtnis durch Gehirn-Degeneration.

Die durch Zytokine der Entzündungsreaktion ausgelösten Degenerationsvorgänge wurden auch im Gehirn von Alzheimer-Patienten und dort vorwiegend im Hippocampus und präfrontalen Cortex nachgewiesen (Rojo et al., 2008; Caraci et al., 2010). Damit sind bevorzugt die Hirnzentren betroffen, die wichtig für Gedächtnis- und Lernfunktionen sind, sodass die kognitiven Beeinträchtigungen im Frühstadium der Alzheimer-Krankheit, nämlich die Störungen im Arbeits- und Kurzzeitgedächtnis, damit erklärbar sind. Im Hippocampus und präfrontalen Cortex aktivieren die Zytokine des angeborenen Immunsystems wie TNF-α und IL-1 in Astrozyten und Mikrogliazellen über verschiedene Signalketten die Freisetzung von reaktiven Sauerstoffradikalen und Stickstoffoxiden und fördern so weitere Schädigungsmechanismen an Nervenzellen, wie z.B. den programmierten Zelltod (Apoptose) (Ida et al., 2008; Buntinx et al., 2004; Bezzi et al., 2001). Dadurch sterben sowohl Nervenzellen als auch Gliazellen, Astrozyten und Oligodendrozyten in den für Gefühle, Stimmungen und Gedächtnis zuständigen Hirnregionen wie die Mandelkerne und Teile der präfrontalen Hirnrinde, was übereinstimmt mit den bei Patienten mit chronischer Depressionskrankheit feststellbaren morphologischen Veränderungen im Gehirn (Rajkowska und Miguel-Hidalgo, 2007; Hamidi et al., 2004; Ongur et al., 1998). Gleichzeitig hemmen Stresshormone das Wachstum neuer Nervenzellen im Hippocampus und in der präfrontalen Hirnrinde, sodass dort die Regeneration von degenerierten Hirnbereichen ausfällt (Gould et al., 1998).

Diese degenerativen Vorgänge werden auch durch das angeborene unspezifische Immunsystem ausgelöst, indem Bakterien-Lipopolysaccharide (LPS) oder auch andere chemische Stoffe Makrophagen, dendritische Zellen und Gliazellen direkt zur Ausschüttung von Zytokinen aktivieren. Dann sind bei Versuchstieren im Hippocampus die Konzentrationen von TNF-α und IL-1 erhöht bei gleichzeitig erniedrigten Konzentrationen von Nervenwachstumsfaktoren wie BDNF und vermindertem Wachstum von Nervenfasern (Wu, C.W., et al., 2007). Ähnliche Mechanismen sind auch bei Demenzkrankheiten wie Alzheimer- und Parkinson bekannt (Miller et al., 2009; Pall, 2007), sodass hier ein Zusammenhang zwischen Auslösung durch Umweltfaktoren, Depressionen, psychosozialem Stress, chronischer Entzündung im Gehirn und degererativen Prozessen bei Demenzkrankheiten deutlich wird.

Das Stresshormon Cortisol fördert die Gehirndegeneration.

Die Degeneration verschiedener Hirnbereiche, insbesondere des Hippocampus, wird auch auf toxische Folgewirkungen der erhöhten Cortisol-Ausscheidung bei Stress, Depression und verschiedenen Angststörungen zurückgeführt (Duman et al., 1999, McEwen, 1999, siehe auch Kapitel 2.8.5.). Die Hippocampus-Degeneration wird bei Depressions- und Angststörungs-Patienten oft gleichzeitig mit einer Nebennieren-Hypertrophie beobachtet (Bremner et al., 1995; Ressler und Nemeroff, 2000). Bei Stress- und Depressionskrankheiten wird auch die normalerweise durch Serotonin geförderte Nervenregeneration im Hippocampus gehemmt, da der Serotonin-Spiegel erniedrigt ist. Der Hippocampus ist nämlich die Hirnregion mit der größten Regenerationsfähigkeit auch im Erwachsenenalter, wobei Nervenwachstumsfaktoren die Neubildung von Nervenzellen aus neuronalen Stammzellen auslösen (Gould, 1999). Bei erhöhter Cortisol-Konzentration wird die durch Serotonin geförderte Freisetzung von Nervenwachstumsfaktoren und damit auch die Nervenregeneration gehemmt. Damit kann die Degeneration des Hippocampus fortschreiten (Ressler und Nemeroff, 2000).

Der offenkundige **Zusammenhang zwischen Depressionen und Demenzkrankheiten** weist darauf hin, dass bei chronischen Depressionen der Zustand verminderter kognitiver Leistungsfähigkeit („mild cognitive impairment") in den fortschreitenden Verlauf der Alzheimer-Demenz übergehen kann. So wurden neurodegenerative Prozesse in verschiedenen Hirnregionen von Patienten mit chronischen Depressionen festgestellt. Die typischen histochemischen Merkmale der Alzheimer-Krankheit, nämlich die neuritischen Plaques und die Neurofibrillen-Aggregate, wurden vermehrt bei den Alzheimer-Patienten gefunden, die gleichzeitig an schwerer Depression erkrankt waren, während dies bei Alzheimer-Patienten ohne Depression nicht der Fall war (Caraci et al., 2010). Die oben beschriebenen molekularen Mechanismen und Signalkaskaden, die bei Depressionskrankheiten ablaufen, wie die chronischen Entzündungen und die gleichzeitige Überaktivierung der Hypothalamus-Hypophysen-Nebennierenachse (Stresshormonachse), wurden auch für die Pathogenese der Alzheimer-Krankheit nachgewiesen (Caraci et al. 2010). Damit liegt die Vermutung nahe, dass diejenigen Umweltfaktoren, die zu chronischen Depressionen führen, auch die Entstehung von Alzheimer-Demenz fördern, und dass daher chronische Depressionen eine Vorstufe der Alzheimer-Demenz darstellen können.

Beschleunigung von biochemischen Alterungsprozessen

Stress und Depressionen fördern auch die biochemischen Alterungsprozesse, an denen die Funktion des Enzyms **Telomerase** beteiligt ist. Die Telomerase hält die Zellteilungsfähigkeit von bestimmten Zellarten, wie z.B. die Zellen des Immunsystems, aufrecht, indem an die Chromosomenenden bestimmte DNA-Sequenzen, die so genannten Telomere, angehängt werden. Wissenschaftler haben nachgewiesen, dass durch Umweltbedingungen wie z.B. Dauerstress-Situationen bei Personen, die über längere Zeit chronisch kranke Angehörige pflegen müssen, die Telomerase-Aktivität in Leukozyten gehemmt wird. Die Folge sind verkürzte Telomere in den Zellen des Immunsystems und damit eine verminderte Teilungsfähigkeit dieser Zellen. Dies kann zu Funktionsverlust bei den Zellen des Immunsystems und damit zur Immunschwäche führen und z.B. das Krebswachstum begünstigen. Außerdem wird insgesamt der biochemische Alterungsprozess gefördert (Greider, 1998 und 1999).

Verkürzte Telomere machen die Zellen empfindlicher für Alterungsprozesse und den programmierten Zelltod (Apoptose) (Blackburn et al., 2006). Dies betrifft auch und die neurogenen Stammzellen und Nervenzellen im Gehirn. Die Telomer-Verkürzung wird dabei durch oxidativen Stress verursacht, indem die Radikale die Telomer-DNA stärker angreifen als die Nicht-Telomer-DNA (Houben et al., 2008; Von Zglinicki, 2002). Erhöhte Cortisol-Konzentrationen, oxidativer Stress und hohe Konzentrationen von Zytokinen der Entzündungsreaktion korrelieren mit verkürzten Telomeren und einer verminderten Telomerase-Aktivität (Wolkokowitz et al., 2010). Die Länge der Telomere in Leukozyten wird somit zu einem Anzeiger für die individuell kumulierte chronische Stress- und Depressionsbelastung im Verlauf des Lebens (Simon et al., 2006; Wolkowitz et al., 2010). Wenn die Telomer-Verkürzung in ausdifferenzierten Zellen wie z.B. Nervenzellen stattfindet, die keine Zellteilung mehr durchführen, dann erhöht dies die Empfindlichkeit für die Auslösung des programmierten Zelltods (Apoptose) (Von Zglinicki, 2002) und fördert damit die Neurodegeneration zusätzlich zu den oben genanten Faktoren. Stress und Depressionen verkürzen damit je nach Stärke der Ausprägung die Lebenserwartung um geschätzte 9 bis 17 Jahre (Wolkowitz et al., 2010).

Der hier beschriebene pathologische biochemische Mechanismus der Telomer-Verkürzung als Folge der krankheitsfördernden Umweltfaktoren wirkt vermehrt bei sozial benachteiligten Menschen, weil dort vermehrter psychischer Stress, Gewalt und Misshandlungen bei Kindern bei gleichzeitig erhöhter Schadstoff- und Lärmbelastung zu verzeichnen sind (Deppe, 2008). Körperliche und seelische Misshandlungen im Kindesalter führen über erhöhten oxidativen Stress im Zusammenhang mit erhöhten Cortisol-Konzentrationen zu Telomer-Verkürzungen in den Zellen des Hippocampus, die auch im späteren Alter durch vorzeitige Zelldegeneration wirksam werden (Tyrka et al., 2010; Wolkowitz et al., 2010).

2.8.5. Folgewirkungen bei Dauerstress: biochemische Mechanismen führen zur Hirndegeneration

Wie kommt es nun im Gehirn als Folge andauernder Stresssituationen zu Degenerationsvorgängen? **Dauerstress-Situationen,** wie sie im Zusammenhang mit **psychosozialem Stress** häufig beobachtet werden, können zu andauernd erhöhtem Spiegel des Stesshormons Cortisol führen. Cortisol kann neben der Auslösung von Stressreaktionen bei andauernd erhöhten Konzentrationen offenbar schwere Schäden im Gehirn auslösen. Neurodegenerative Wirkungen des Cortisols sind bereits seit Ende der 1960-iger Jahre bekannt (Ockenfels, 1969). Durch Stress ausgelöste Degeneration von Nervenzellen ist ebenfalls wissenschaftlich gut belegt. Besonders betroffen sind dabei die Pyramidenzellen des Hippocampus, weil dort eine besonders hohe Dichte von Glucocorticoid-Rezeptoren vorliegt (Fuchs et al., 1995; Herbert et al., 2006; Magarinos und McEwen, 1995; Magarinos et al., 1996; Sousa et al., 2000; Watanabe et al., 1992; Dinkel und Sapolsky, 2006).

Bei Patienten mit chronischer Depression sind häufig bestimmte Gehirnbereiche, der so genannte „vordere Stirnlappen" der Großhirnrinde, der „Präfrontale Cortex", sowie der vordere Schläfenlappen (fronto-temporale Strukturen) und der vordere Teil der Basalganglien (fronto-striatale Strukturen) mehr oder weniger stark degeneriert (Herrmann, Lautenbacher, 2009). Der Abbau von Nervenzellen in diesem Gehirnbereich kann bis zu 40% der ursprünglichen Zellmasse betragen (BMBF, 2001; Duman, 2003). Gleichzeitig ist bekannt, dass ein enger Zusammenhang zwischen Dauerstress-Situationen und chronischen Depressionen besteht, wie oben (Kap. 2.8.4.) geschildert wurde, und dass die Degeneration in diesem Gehirnbereich durch Cortisol vermittelt wird (Radley et al., 2006; Wellman, 2001; Sheline, 2003).

Die besondere Funktion des präfrontalen Cortex

Bestätigt wird der Zusammenhang zwischen Depressionen und Degeneration von Teilen des Gehirns, besonders des Stirnhirns (präfrontaler Cortex), durch Erfahrungen und Beobachtungen der Neurologen mit der so genannten „**Post-Stroke-Depression**", von der jeder vierte Schlaganfall-Patient betroffen ist. Die Symptome stimmen mit denen „normaler Depressionspatienten" weitgehend überein: Antriebslosigkeit, Störung der Spontaneität und schlechte Stimmung. Beim Schlaganfall sterben bekanntlich die von der Blutzufuhr abgeschnittenen Hirnbereiche ab, ein Vorgang, der mit der Degeneration von Hirnbereichen bei Depressionspatienten indirekt vergleichbar ist. Wenn der Schlaganfall den Bereich der vorderen linken Hirnseite betrifft, ist die Wahrscheinlichkeit der Depression besonders groß. Dort befindet sich ein für die Stimmungslage wichtiges Zentrum (Hamann, 2008). Dieser Befund stimmt überein mit den Beobachtungen bei CFS-, PTSD- und Golfkriegssyndrom-Patienten, bei denen der präfrontale Cortex und und die damit verbundenen Teile des limbischen Systems (Gyrus cinguli, Gyrus dentatus, Hippocampus) sowie der Thalamus und Hypothalamus von Degenerationsprozessen betroffen sind (Siegmund-Schulze, 2003; Johnson, 2006). Diese Degenerationsprozesse können als Folge von psychosozialem oder traumatischem Stress oder Chemikalienbelastungen auftreten und sind ebenfalls mit schweren Depressionen und Ausfällen bei Gefühlsempfindungen verbunden.

Der Präfrontale Cortex hat eine besonders wichtige Funktion bei der Verknüpfung von Denk- und Entscheidungsvorgängen mit emotionalen Erinnerungen und Gefühlen (Damasio, 1996). Im Präfrontalen Cortex (PFC) befinden sich Schlüsselstrukturen eines Schaltkreises, der Entscheidungen steuert, ob sich eine Handlung unter Kosten-Nutzen-Aspekten lohnt. Dies stellten Wissenschaftler unter anderem bei Ratten mit Hilfe von funktionellen bildgebenden Verfahren (PET, Positronen-Emissions-Tomografie) fest (Endepols et al., 2010). Um eine Entscheidung zu treffen, werden vorher Informationen im PFC mit Gefühlserinnerungen abgeglichen und gewertet. Dadurch kann ein Mensch innerhalb kurzer Zeit meist eine „richtige" Entscheidung fällen, die mit der persönlichen Bedürfnislage übereinstimmt. Auch das Lernen, also das Abspeichern von Informationen aus dem Kurzzeitgedächtnis im Langzeitgedächtnis, wird mit Hilfe von gefühlsbetonten Informationen im Präfrontalen Cortex vermittelt und dabei entweder gefördert oder behindert. Beispiel: Positive Gefühle gegenüber einer Lehrperson fördern das Lernen, negative Gefühle wie Angst oder Abneigung behindern dieses.

Bei Dauerstress-geschädigten Patienten ist diese lebensnotwenige Funktion des Präfrontalen Cortex teilweise bis vollständig ausgeschaltet. Sie können sich nur noch sehr schwer zu einfachsten Entscheidungen bei ihren Alltagsverrichtungen durchringen. Ihre Intelligenz, Arbeits- und Erwerbsfähigkeit sind entsprechend eingeschränkt bis weitgehend beeinträchtigt. Die im Beruf geforderte schnelle Informationsverarbeitung ist nicht mehr möglich, Arbeitsunfähigkeit und sozialer Abstieg sind die Folge.

Besonders die vom Hippocampus gesteuerten Lernprozesse sind betroffen, weil dort – ebenso wie im ventro-medialen präfrontalen Cortex (s.u.) - über Glutamat und NMDA-Rezeptoren Lernprozesse durch Langzeit-Potenzierung (LTP) gesteuert werden und gleichzeitig über Corticoid-Rezeptoren eine hohe Empfindlichkeit gegenüber Cortisol herrscht (Swaap et al., 2005; Diamond et al., 1992; Dubrovsky et al., 1987).

Die Wirkungen des Stresshormons Cortisol

Wie entstehen nun die degenerativen Vorgänge in den für Lernprozesse funktionell wichtigen Hirnbereichen? Es wird vermutet, dass Stresshormone wie Cortisol - zusätzlich zu möglichen direkten Schadstoffwirkungen im Präfrontalen Cortex - an der Blockade der Funktion von Nervenzellen im Gehirn beteiligt sind (Duman, R., 2003; Dinkel und Sapolsky, 2006). Cortisol führt dadurch offenbar zur Degeneration von Hirnzentren, besonders im Hippokampus und Präfrontalen Cortex.

Glukokorticoide, zu denen auch Cortisol gehört, können nämlich im Gehirn Entzündungen und damit neurodegenerative Prozesse fördern, entgegen der allgemein bekannten peripheren immunsuppressiven Wirkung von Cortisol (Dinkel et al., 2002; Dunn, 2009). Bei Versuchstieren (Ratten) fand sich in direkter Abhängigkeit von der Konzentration der Glukokortikoide ein Infiltrat von Mikroglia, Makrophagen und Granulozyten im Gehirn, was auf aktive Entzündungsprozesse hinweist (Dinkel und Sapolsky, 2006). Cortisol aktiviert außerdem bei chronisch hohen Konzentrationen in den Gliazellen und Astrocyten die Produktion von Zytokinen der Entzündungsreaktion, darunter die Interleukine Il-6 und Il-1ß, den Tumornekrosefaktor-alfa (TNF-α) und den Induktionsfaktor NF-kB. Signalwege zum

Programmierten Zelltod (Apoptose) und zu Entzündungsreaktionen werden aktiviert (siehe Zusammenfassung und Literatur bei Hoyer, Frölich, 2007). Cortisol wirkt also im Gehirn unter chronischen Bedingungen proinflammatorisch, also entzündungsfördernd, und nicht wie früher angenommen ausschließlich entzündungshemmend (Dunn, 2009). Der Abbau von Nervenzellen im Präfrontalen Cortex als Folge von chronischen Stresssituationen wird somit über Entzündungsmechanismen erklärbar.

Die als Stresshormone wirkenden Glukokortikoide, zu denen auch Cortisol gehört, können im Gehirn an zwei verschiedenen Rezeptoren angreifen. Während niedrige Konzentrationen der Kortikoide über den Mineralkortikoid-Rezeptor positive Effekte wie eine Verbesserung der Lern- und Gedächtnisleistungen bewirken, haben pathologisch erhöhte Konzentrationen über den Glukokortikoid-Rezeptor im Gehirn schädigende Wirkungen. Sie unterdrücken die Langzeitpotenzierung von Nervenverknüpfungen bei Lernprozessen sowie die Bildung und und den Abruf des expliziten Gedächtnisses. Bei Versuchstieren wie Nager und Affen bewirkte ein chronischer Überschuss an Kortikoiden eine Atrophie (Schrumpfung) des Hippocampus, wobei die Verzweigungen der Dendriten der Nervenzellen degenerierten (Dinkel und Sapolsky, 2006). Untersuchungen am Menschen im Kernspin-Tomografen haben gezeigt, dass Patienten mit Cushing-Syndrom, Depressionen oder posttraumatischem Stress-Syndrom, bei denen andauernd hohe Glukokortikoid-Konzentrationen herrschten, ebenfalls eine Atrophie des Hippocampus aufwiesen (Sapolsky, 1996). Die Atrophie bei Patienten mit Depressionen ist permanent, wobei auch andere Hirnbereiche wie der präfrontale Cortex betroffen sind. Dabei besteht eine deutliche Korrelation zwischen der Dauer der Depression und dem Ausmaß der Atrophie des Hippocampus (Dinkel und Sapolsky, s.o.).

Die Rolle des NMDA-Rezeptors

Es gibt noch einen weiteren Schädigungsmechanismus: Als Folge einer Übererregung durch Glucocorticoide werden die Pyramidenzellen des Hippocampus auch gegenüber erhöhten Glutamat- und Calcium-Konzentrationen empfindlich. Dies weist auf eine Beteiligung des Schädigungsmechanismus über den NMDA-Rezeptor hin, weil der Effekt nämlich durch NMDA-Antagonisten gehemmt wird (Cameron et al., 1998). Schädigungsmechanismen über eine Aktivierung des NMDA-Rezeptors sind auch von den chronisch-entzündlichen Multisystemerkrankungen im Gehirn bekannt (Pall, 2007). Offenbar ist die durch Stress über Cortisol vermittelte Schädigungswirkung ähnlich den neurotoxischen Wirkungen, die bei der Krankheit MCS (Multiple Chemical Sensitivity) durch Pestizide über die vom Acetylcholin ausgehenden Signalketten (Muscarin-, NMDA-Rezeptor-Aktivierung, Calcium-Einstrom, NO-Synthese, Peroxynitrit) ausgelöst werden (Pall, 2007 und 2009, siehe auch Kapitel 1.6.).

Der Schaden betrifft besonders den ventromedialen präfrontalen Cortex (VMPFC): Dort befinden sich neben Cortisol-Rezeptoren auch vermehrt Muscarin-Rezeptoren (M1, M4; siehe Mutschler, 2001, oder andere Lehrbücher der Pharmakologie), die auf Acetylcholin reagieren und – entsprechend dem Mechanismus chronisch-entzündlicher Krankheiten wie MCS und CFS – nach Glutamat-Ausschüttung eine verstärkte Aktivierung des NMDA-Rezeptors bewirken. Dann läuft die Wirkungskette vom aktivierten NMDA-Rezeptor über den Einstrom von Ca^{++}-Ionen, die NO-Synthasen (nNOS und iNOS) und die Bildung von NO und Peroxynitrit, die Aktivierung des Induktionsfaktors NF-kB und die Synthese von Entzündungs-Zytokinen ab. Die dann ausgelösten Entzündungsreaktionen schädigen die Nerven- und Gliazellen im VMPFC und führen dadurch zu Defiziten in den Funktionen des VMPFC bei der Informationsverarbeitung, insbesondere auch im Kurzzeit-Gedächtnis.

Wenn bei Versuchstieren gleichzeitig erregungsverstärkende Toxine wie Kainat und hohe Konzentrationen von Glukokortikoiden verabreicht wurden, ergab sich eine bis zu zehnfache Erhöhung des über den Glukokortikoid-Rezeptor vermittelten Schadens im Gehirn, vor allem im Hippocampus. Dabei wird der Nervenschaden durch eine massive Ausschüttung von erregenden Neurotransmittern verursacht, mit der Folge, dass die ATP-abhängige Na^{+}/K^{+}-Pumpe ausfällt und das Membranpotential der Nervenzellen zusammenbricht. Als Folge davon wird wiederum eine große Menge an erregenden Transmittern, darunter Glutamat, freigesetzt, die unter anderem über den NMDA-Rezeptor eine Schadenskaskade auslösen (Exzitotoxizität, siehe oben). Am Ende steht der Zelltod durch Apoptose und/oder die Nekrose (Dinkel und Sapolsky, 2006).

Synergistische Wirkungen von Chemikalien verstärken die Neurodegeneration.

Die degenerativen Wirkungen des Cortisols im Präfrontalen Cortex und Hippocampus können durch Chemikalien-Wirkungen synergistisch verstärkt werden. Da bestimmte Chemikalien wie **Pyridostigmin-Bromid** über die Bildung von Reaktiven Sauerstoffverbindungen (ROS) und die Aktivierung von Muscarin- und NMDA-Rezeptoren zur Apoptose (Zelltod) führen können (Li et al., 2001), ist eine synergistische Wirkung mit den durch Cortisol beim psychischen Stress ausgelösten Mechanismen als plausibel anzunehmen. Beide Signalwege enden mit Stickstoffmonoxid und Peroxynitrit. Letzteres kann bekanntlich allein schon den programmierten Zelltod (Apoptose) auslösen (Kim et al., 2001). Damit lassen sich die fatalen Schadwirkungen von Stress auf das Gehirn wiederum auf den zentralen biochemischen Mechanismus (Exzitotoxizität) der chronischen Multisystem-Erkrankungen zurückführen, der über die Aktivierung des NMDA-Rezeptors zur Bildung von NO und Peroxynitrit und damit zur Degeneration bestimmter Teile des ZNS führt.

Epigenetik: Die Stressempfindlichkeit ist von der Aktivität bestimmter Gene abhängig

Die Stressempfindlichkeit ist individuell sehr unterschiedlich. Dies ist epigenetisch bedingt. Wissenschaftler haben das Gen „FKBP5“ entdeckt, dessen verschiedene Aktivitätszustände den Cortisol-Rezeptor im Gehirn unterschiedlich regulieren. Bei Patienten mit Posttraumatischer Belastungsstörungen (PTSD) zeigt das Gen oft eine besonders niedrige Aktivität. Die Folge davon ist, dass der Cortisolrezeptor besonders empfindlich auf Cortisol reagiert. Bei Patienten mit chronischer Depressionskrankheit ist der Cortisol-Rezeptor jedoch extrem gedämpft, d.h. unempfindlich gegenüber Cortisol. Die bei PTSD erniedrigte Aktivität des FKBP5-Gens wird als eine Folge der Stresserkrankung und nicht als deren Ursache gedeutet, als eine Art „Notwehr“ von überaktivierten Zellen angesichts starker Stressbelastung. Die Wissenschaftler glauben, dass die chronische Stresskrankheit PTSD und Depressionen dennoch physiologisch verwandt sind, indem das Gen FKBP5 anfangs wenig und später nach Ausprägung der Depression stärker aktiv ist (Ising, Marcus, in Müller-Lissner, A.: Der Terror des Traumas. Max Planck Forschung Spezial, 2011, 24-31).

2.8.6. Das Golfkriegssyndrom als Folge eines Zusammenwirkens von traumatischem Stress und Chemikalien

Im Extremfall wirken beide Auslösungsfaktoren, nämlich emotionaler und chemischer Stress, bei der Gehirn-Degeneration zusammen. Dies trifft vor allem für das so genannte Golfkriegssyndrom zu, eine weitere chronische Multisystemkrankheit, die in einigen Merkmalen mit dem **Posttraumatischen Stresssyndrom (PTSD)** und dem **Chronischen Erschöpfungssyndrom (CFS)** übereinstimmt, und die sich in Symptomen wie allgemeine Erschöpfung, Schmerzen in vielen Körperbereichen und im Kopf, Gedächtnisschwäche, Schwindel, Depressionen, Schlafstörungen, Kreislaufstörungen, Überempfindlichkeit gegen physikalische und chemische Reize, Nervosität und geringe Stresstoleranz äußert (Thomas et al., 2006). Als Ursachenfaktoren wird ein Zusammenwirken von übermäßigen Stressreizen, Impfstoffen, Infektionen und verschiedenen Chemikalien und Medikamenten diskutiert. An den biochemischen Krankheitsmechanismen, die zu den genannten neurologischen Symptomen führen, sind Zytokine beteiligt, die im Gehirn schädigende Wirkungen auslösen (zit. nach Pearce, 2009). Die Soldaten wurden gegen verschiedene Erreger vielfach geimpft, darunter Meningokokken, Typhus, Botulinus-Toxin, Milzbrand. Gleichzeitig erhielten sie **Pyridostigmin-Tabletten** als Vorbeugung gegen Nervengas. Ausrüstung, Kleidung und Zelte waren mit **Insektiziden wie DEET und Permethrin** behandelt. Das Trinkwasser war stark gechlort, das Wasser zum Duschen häufig ölverschmutzt. Dazu kam die Luftverschmutzung durch Hunderte von brennenden Ölquellen (Johnson, 2006). Daher liegt die Annahme nahe, dass beim Golfkriegssyndrom, von dem die Teilnehmer der Golfkriege von 1991 und 2003 betroffen waren, eine Kombination vieler verschiedener toxischer Chemikalien und gleichzeitig einwirkenden intensiven Stressreizen an der Auslösung der Krankheit mit entsprechenden Hirnschäden beteiligt war.

Einen Beweis für das Zusammenwirken von starken Stressreizen und Chemikalien als Ursache für das Golfkriegssyndrom lieferte eine Untersuchung mit einem Tiermodell dieser Krankheit: Bei Ratten, die gleichzeitig psychischem Stress und relativ geringen Konzentrationen eines Gemisches der Chemikalien Pyridostigmin-Bromid (PB), Diethyl-Toluamid (DEET) und Permethrin ausgesetzt waren, kam es in bestimmten Hirnregionen zu lokalem Absterben von Nervenfasern durch Apoptose, dem „programmierten Zelltod". Soldaten der US-Armee waren den drei genannten Chemikalien in hohem Maße exponiert: PB wurde prophylaktisch als Gegenmittel zu möglichen Organophosphat-Kampfstoffen verabreicht, die übrigen Stoffe dienten als Insektizid-Imprägnierung für Zelte und Textilien. Bei den exponierten Ratten starben Nervenzellen in bestimmten Hirnbereichen hauptsächlich des limbischen Systems (Gyrus cinguli, Gyrus dentatus, Hippocampus) sowie in Thalamus und Hypothalamus ab, sodass Degenerationen in diesen Hirnbereichen histologisch nachweisbar wurden (Abdel-Rahman et al., 2002). Die Zahl der überlebenden Nervenzellen in diesen Hirnbereichen verminderte sich um 30 bis 40 Prozent, und gleichzeitig war eine Zerstörung der Blut-Hirn-Schranke offenbar ausschließlich in diesen Hirnregionen nachzuweisen. Wenn die Chemikalien oder der Stress jeweils allein einwirkten, war keine Zelldegeneration festzustellen, **nur das Zusammenwirken von Stress und Chemikalien führte zum Zelltod.** Daraus folgt für die betroffenen Soldaten, die unter dem Golfkriegssyndrom leiden, dass ihre Krankheit mit großer Wahrscheinlichkeit auf dieses Zusammenwirken und die dadurch ausgelösten Degenerationsprozesse in den Hirnbereichen des Limbischen Systems, im Zwischenhirn und auch im Präfrontalen Cortex zurückzuführen ist. Es handelt sich um eine irreversible Zerstörung von Strukturen und Funktionen dieser Hirnbereiche durch diese Kombinationswirkung von Stress und Schadstoffen (Abdel-Rahman et al., 2004; Abou-Donia et al., 2004; Abou-Donia, 2003).

Am Ende steht der Zelltod (Apoptose).

Die biochemischen Signalwege, die zur Degeneration der Gehirnzellen führen, enden wie bei den Krankheiten MCS und CFS mit der Bildung von Stickstoffmonoxid und Peroxynitrit in den Glia- und Nervenzellen des Gehirns. Das Peroxynitrit kann bekanntlich allein schon den programmierten Zelltod (Apoptose) auslösen (Pall, 2007). Bildgebende Verfahren zur Darstellung von Hirnfunktionen bei Patienten mit Schadstoffbelastungen, besonders durch Organophosphat-Pestizide, bestätigen die Degeneration von Gehirnteilen nach Dauereinwirkung von Chemikalienbelastungen bei betroffenen Patienten (Fabig, 1990; Binz, 2007).

Wenn gleichzeitig mit einer Chemikalien-Exposition bei Stresssituationen ein hoher Cortisolspiegel auf das Gehirn einwirkt, verstärken sich die verschiedenen Signalwege gegenseitig, die zur Gehirn-Degeneration führen. So kann eine Kombination aus psychosozialem oder traumatischem Stress und Chemikalienbelastung ausgerechnet die wichtigen Gehirnzentren (Hippocampus, Limbisches System, präfrontaler Cortex) schädigen und teilweise zerstören, die für die emotionale Wertung von Inhalten des Kurzzeit-Gedächtnisses und damit für das erfolgreiche Lernen, nämlich das Abspeichern von Inhalten des Kurzzeitgedächtnisses im Langzeitgedächtnis, notwendig sind. Es wird also bevorzugt das Arbeitsgedächtnis geschädigt, sodass die Betroffenen arbeits- und lebensunfähig werden und viele Alltagspflichten nicht mehr erfüllen können.

Der **Mechanismus des programmierten Zelltods** ist erst seit wenigen Jahren bekannt: Bei besonderen Stressreizen auf die Zellen, z.B. durch oxidativen Stress, NO- und Peroxynitrit-Bildung, kann das angeborene Selbstmordprogramm (Apoptose) aktiviert werden, das zum Absterben der Zellen führt (Pall, 2007). Die gestressten Zellen bilden das Hormon proNGF, einen Vorläufer des Nervenwachstumsfaktors NGF (Neuronal Growth Factor), und scheiden diesen in das umliegende Gewebe aus. ProNGF bindet dann an den Oberflächenrezeptor „Sortilin" an der Außenseite benachbarter Nervenzellen und löst dadurch die Reaktionskaskade der Apoptose aus. Dabei werden nicht nur die von einer Schädigung z.B. bei einem Schlaganfall direkt betroffenen Zellen getötet, sondern auch die Nervenzellen im umliegenden Gewebe. Bewiesen wurde dieser Effekt mit gentechnisch hergestellten so genannten Knock-out-

Mäusen, denen der Rezeptor Sortilin fehlt. Bei diesen Mäusen überleben nach einer Schädigung, z.B. einer Rückenmarksverletzung, wesentlich mehr Nervenzellen als bei Mäusen, die den Rezeptor auf den Nervenzellmembranen besitzen (Jansen et al., 2007).

Die Apoptose spielt bei Schlaganfall und bei chronisch degenerativen Erkrankungen des Gehirns wie Multiple Sklerose, Alzheimer und Parkinson eine große Rolle. Nach den oben geschilderten epidemiologischen und pathophysiologischen Befunden spricht Vieles dafür, dass die Apoptose auch bei chronischen Depressionen, die im Verlauf von chronisch-entzündlichen Krankheiten wie MCS und CFS auftreten, für die Degeneration verschiedener Hirnzentren verantwortlich ist. Dass tatsächlich Teile des Gehirns bei diesen Krankheiten zumindest funktionell degenerieren, haben die Untersuchungen von Fabig (1990) mit bildgebenden Verfahren der Hirnfunktionsdiagnostik gezeigt. Da Muscarin- und NMDA-Rezeptoren auch in Präfrontalen Cortex vorkommen und dort bei Übererregung die schädlichen Wirkungen durch NO und Peroxynitrit ausüben, läuft der pathologisch-biochemische Prozess bevorzugt in dieser Region ab. Wenn gleichzeitig Organophosphat-Pestizide vorhanden sind, können diese durch Hemmung der Acetylcholin-Esterase einen Acetylcholin-Überschuss im Gehirn erzeugen, der die durch den Stress ausgelösten Mechanismen in der gleichen Hirnregion verstärkt (Abou-Donia, 2003). Zusätzlich können flüchtige Schadstoffe, die mit der Atemluft über die Riechschleimhaut und den Riechnerven in den Präfrontalen Cortex gelangen, dort schädigende Wirkungen auslösen, wie am Beispiel von Polychlorierten Biphenylen im Tierversuch gezeigt wurde (Apfelbach et al., 1998). Der Präfrontale Cortex gehört also zu den Hirnregionen, die einerseits für die Alltagsbewältigung von grundsätzlicher Bedeutung sind, andererseits durch mehrere Einflüsse aus der Umwelt und durch Stress am stärksten gefährdet sind.

2.8.7. Zusammenfassung: Von der Depression zur Alzheimer-Demenz

Die bisher in diesem Kapitel (2.8.) geschilderten Fakten und Zusammenhänge können mit dem folgenden Schema (Abb. 9, nach Caraci et al., 2010) zusammengefasst werden. Depressionen sind demnach mit einer Fehlfunktion der Hypothalamus-Hypophysen-Nebennieren-Achse (HHN-Achse) oder „Stresshormon-Achse", mit chronischer Entzündung und mit einem Defizit bei der Signalwirkung von Nervenwachstumsfaktoren wie BNDF (brain derived neurotrophic factor) und TGF-β1 (transforming growth factor β1) verbunden. Die als Folge vermehrt gebildeten Stresshormone (Glukokortikoide) und entzündungsfördernde Zytokine sowie die verminderten Mengen an Nervenwachstumsfaktoren führen zu einer erhöhten Empfindlichkeit der betroffenen Gehirnbereiche gegenüber den toxischen Wirkungen der β-Amyloid-Aggregate und schließlich zur Degeneration zunächst des Hippocampus, was mit kognitiven Defiziten und schließlich zum Fortschreiten der Alzheimer-Krankheit führt (Caraci et al., 2010).

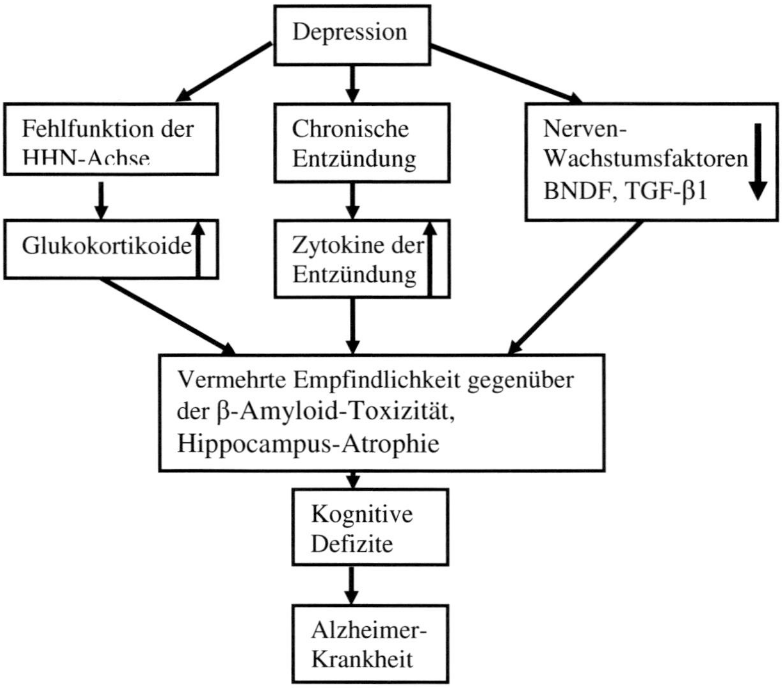

Abb. 9: Wirkungsschema: von der Depression zur Alzheimer Demenz
(nach Caraci et al., 2010)

2.8.8. Genetische Ursachen von Depressionen

Bestimmte genetische Veranlagungen können das Risiko für eine Depressionskrankheit erhöhen und die oben beschriebenen umweltbedingten Ursachen verstärken. Eine Ursache für Depressionen kann beispielsweise eine genetisch bedingte verminderte Dichte der **Serotonin-Transporter (SERT)** in der Membran der Nervenzellen bestimmter Hirnbereiche darstellen. Dadurch wird weniger Serotonin in die Nervenzelle zurück transportiert. Die Folge ist, dass die Erregungsübertragung an Serotonin-Synapsen nicht richtig funktioniert. Es handelt sich um eine genetische Variante, von der 20% der Bevölkerung homozygote Träger sind, und die signifikant häufiger an Depressionen leiden (Cervilla et al., 2007; Dürr, 2009).

Eine weitere für Depressionen relevante Genmutation betrifft das Enzym **Tryptophan-Hydroxylase (TPH2)**. Diese Mutation ist ebenfalls mit depressiven Symptomen assoziiert (Zhang et al., 2005). Das Enzym TPH2 ist an der Biosynthese von Serotonin aus Tryptophan beteiligt, und ein genetischer Defekt dieses Enzyms vermindert die Serotonin-Konzentration im Zentralen Nervensystem.

Auch leiden Träger von Genvarianten für den **Dopamin-Transporter (DAT1)** und den **Dopamin-Rezeptor DRD4** signifikant häufiger an Depressionen als die übrige Bevölkerung (Lopez-Leon et al., 2005, 2008). Offenbar wird durch die Mutationen die Wirkung des Transmitters Dopamin in den Hirnzentren des Limbischen Systems, die für den Gefühlshaushalt verantwortlich sind, gestört.

Wenn dagegen Dopamin durch einen genetischen Defekt im Dopamin- und Norandrenalin abbauenden Enzym **Katecholamin-O-Methyltransferase (COMT)** langsamer abgebaut wird, kommt es bei den Betroffenen zu einer Neigung zu Panikstörungen infolge eines Dopamin-Überangebotes in den entsprechenden Hirnzentren (Rothe et al., 2006).

Eine Genvariante für das Enzym **Methyl-Tetrahydrofolat-Reduktase (MTHFR)** bewirkt, dass zu wenig Methyl-Tetrahydrofolsäure vorhanden ist, um z.B. aus Homocystein Methionin zu bilden. Niedrige (Tetrahydro-)Folsäurespiegel sind wiederum mit depressiven Krankheitsbildern assoziiert (Crellin et al., 1993). Erhöhte Homocystein-Spiegel im Blut werden bei depressiven Patienten, aber auch bei Patienten mit chronischen Entzündungen gehäuft beobachtet. Somit hängen Depressionen, chronische Entzündungen, erhöhte Homocystein- und erniedrigte Folsäurespiegel miteinander zusammen. Vermutlich gibt es auch einen Zusammenhang mit einer Störung der Synthese von Catecholamin-Neurotransmittern wie Serotonin, deren Mangel für Depressionssymptome verantwortlich ist (Bottiglieri et al., 2000). Bekanntlich wirkt eine Zufuhr von Folsäure, Vitamin B12 und Vitamin C antidepressiv, gleichzeitig fördern diese Vitamine im Zusammenwirken die Methylierungsreaktionen der Tetrahydrofolsäure, die wichtig sind für antientzündliche Reaktionen, wie z.B. die Beseitigung von Homocystein sowie für die Bildung von S-Adenosyl-Methionin (SAM). Das SAM wird als Methylgruppen-Spender benötigt für viele Stoffwechselwege in den Nervenzellen, mit denen die Neurotransmitter wie die Catecholamine gebildet werden (Coppen, Bolander-Gouaille, 2005; Dürr, 2009).

Defekte bei Enzymen des Entgiftungssystems können ebenfalls das Risiko einer Depressionskrankheit erhöhen. Die Cytochrom-P450-Oxidase **CYP 2D6** (Müller, 2010) gehört zu den wichtigen Entgiftungsenzymen der Phase I für eine Reihe von Chemikalien und Medikamenten-Wirkstoffen, darunter Imipramin, Doxepin, Amitriptylin, Haloperidol. Poor Metabolizer (Personen mit genetisch verminderter Aktivität) von CYP 2D6 können Serotonin aus 5-Methoxy-tryptamin schlechter regenerieren, sodass die Serotonin-Konzentration im Gehirn andauernd vermindert ist. Wenn gleichzeitig Umweltchemikalien die Aktivität dieses Enzyms blockieren, wird die Regeneration von Serotonin weiter vermindert. Bei verminderter Enzymaktivität von UGT 1A1 sammeln sich Abbauprodukte z.B. des Östrogenstoffwechsels, darunter Semichinone, an. Auch andere Umweltchmikalien wie Phenole, Kohlenwasserstoffe, Chlorogensäure, Anthrachinone, chlorierte Dibenzo-Dioxine und Dibenzofurane werden dann schlecht abgebaut und länger gespeichert (Müller, 2008b). Diese Stoffe fördern Entzündungen und oxidativen Stress, die wiederum auf Umwegen Depressionen auslösen. Diese Befunde beweisen, dass Umweltschadstoffe an der Ausprägung von Depressionen beteiligt sind und dabei mit bestimmten genetischen Faktoren zusammenwirken, die das umweltbedingte Risiko erhöhen.

Es gibt auch eine genetische Veranlagung für eine erhöhte Empfindlichkeit gegenüber Organophosphat-Pestiziden, die gleichzeitig mit einer erhöhten Häufigkeit von Depressionen statistisch verbunden ist. Bei dieser Veranlagung handelt es sich um einen genetischen Defekt (Polymorphismus) für das Enzym **Paraoxonase**, das zum Abbau der Organophosphate dient und gleichzeitig die Funktion eines Antioxidans besitzt. Personen mit einem Defekt dieser Enzymfunktion können also Organophosphat-Pestizide nicht abbauen und sind empfindlicher gegenüber oxidativem Stress, wie er bei chronischen Entzündungen vorkommt (Beseler et al.,

2008, s.o., Browne et al., 2006). Der genetische Paraoxonase-Polymorphismus beweist also indirekt, dass Organophosphate zu den Ursachenfaktoren gehören, die Depressionen auslösen.

2.8.9. Epigenetik: Veränderung von Genaktivitäten als Folge von Stress und anderen Umweltfaktoren

Ständiger Stress kann ebenso wie Umweltgifte und Drogen die Aktivität bestimmter Gene so beeinflussen, dass bestimmte psychische Krankheiten wie Autismus, Angststörungen, Depressionen und Demenz begünstigt werden, wie Wissenschaftler vermuten (siehe Spiegel 32, 2010). Umwelteinflüsse auf die Aktivität von Genen werden erst seit wenigen Jahren für einige chronische Krankheiten verantwortlich gemacht. Gene können demnach abhängig von den jeweiligen Bedingungen an- oder abgeschaltet werden. Schon in der Embryonalzeit wird die Aktivität bestimmter Gene durch epigenetische Mechanismen dauerhaft festgelegt. Dabei spielen Umwelteinflüsse wie Stress und Umweltchemikalien eine besondere Rolle. Außerdem ist die epigenetische Prägung von Genaktivitäten bei beiden Geschlechtern unterschiedlich (Regitz-Zagosek, 2011). Selbst Lernvorgänge und die Verarbeitung von Reizen im Gehirn, die mit entsprechenden Nervenerregungen verbunden sind, können den Aktivitätszustand von Genen in den Nervenzellen des Gehirns verändern (Ma et al., 2011). Mit diesen Phänomenen beschäftigt sich die **Epigenetik**, die Wissenschaft von der Regulation der Genaktivität. Danach können identische Erbanlagen bei eineiigen Zwillingen in Abhängigkeit von verschiedenen Lebens- und Umweltbedingungen ein unterschiedliches äußeres Erscheinungsbild (Phänotypus) erzeugen. Hintergrund ist ein entsprechend unterschiedliches Aktivitätsmuster der Gene. Nicht mehr die Existenz der Gene allein, sondern umweltabhängige Regulationsmechanismen der Genaktivität entscheiden darüber, ob eine Erbanlage sich tatsächlich ausprägt. Diese Erkenntnis stellt in der Biologie ein grundlegend neues Verständnis zur Rolle und Funktion von Genen bei der Merkmalsausprägung dar.

Psychosozialer Stress verändert die Genaktivität schon im frühkindlichen Alter.

So hat sich psychosozialer Stress durch aktuelle Forschungsergebnisse als einer der Umweltfaktoren erwiesen, die die Genaktivität wesentlich beeinflussen können (Meaney und Szyf, 2005). Menschen, die besonders viele Schicksalsschläge einstecken müssen, haben ein deutlich erhöhtes Risiko, später dauerhaft an Depressionen zu erkranken. Dabei spielen angeborene Anlagen für Depressionen, wie z.B. eine Variante des Gens für den Serotonin-Transporter 5-HTTLPR, praktisch keine Rolle (Risch et al., 2009). Es gibt offenbar keine genetische Immunität gegenüber den psychischen Langzeitfolgen von Stress. Entscheidend für die Auslösung einer chronischen Depressionskrankheit sind demnach Einflüsse der Umwelt auf die Erbanlagen.

Die Folgereaktionen von psychosozialem Stress können besonders fatal für kleine Kinder sein, weil sich die damit verbundenen biochemischen Reaktionen erst im späteren Alter auswirken. Traumatische, mit Stress verbundene Erlebnisse in der frühen Kindheit bewirken nämlich bei Nervenzellen im Gehirn eine bleibende

Veränderung des Aktivitätsmusters der Gene, die zu Depressionen oder gar Selbstmord im späteren Leben führen kann. Dies zeigten Forschungsergebnisse von Moshe Szyf, Michael Meaney und anderen mit Selbstmord-Opfern, bei denen ein Schlüsselgen in den Zellen des Hippocampus durch Methylierung ausgeschaltet war (Szyf et al., 2008). Methylierung bedeutet, dass an bestimmten Stellen der Erbsubstanz DNA sogenannte Methylgruppen ($-CH_3$) gebunden werden. Dadurch sind die entsprechenden Genabschnitte inaktiv, und die Folgeprodukte der betroffenen Gene, meist Enzyme, können nicht gebildet werden.

Tierversuche haben gezeigt, dass bei stressbelasteten Mäusen die epigenetische Regulation der Gene für aktivierende Faktoren der Stresshormonachse verändert ist. Wissenschaftler der Arbeitsgruppe um S. Holsboer erzeugten bei neugeborenen Mäusen künstlich eine andauernde Stressreaktion, indem sie Jungtiere 10 Tage lang von ihrem Muttertier trennten. Die Folge war, dass eine bestimmte Region in den Erbanlagen, darunter das Gen für das Hormon **Vasopressin**, dauerhaft aktiviert wurde, indem dort die Anlagerung von Methylgruppen gehemmt war, möglicherweise als eine Folge des erhöhten Cortisolspiegels (Murgatroyd et al., 2009). Das aktivierte Gen bewirkte eine deutlich verstärkte Produktion des Hormons Vasopressin. Dieses wiederum löste die Signalkette der Stressachse aus, die mit der Ausschüttung des Corticotropin-Releasing Hormons (CRH) beginnt. Die aktivierte Genregion befand sich ausschließlich in den Nervenzellen im **Hypothalamus**, einem Teil des Zwischenhirns, der an der Auslösung der Stressachse beteiligt war. Die Bildung von Vasopressin kann endgültig nicht mehr kontrolliert werden, sodass es zu einer lebenslangen Überproduktion und damit zu einer andauernden Stressreaktion kommt (Holsboer, 2011).

Bei den traumatisierten Mäusen war die Stressachse nachhaltig aktiviert, und dies hatte sichtbare Folgen: Die Tiere verhielten sich auch im späteren Leben ängstlich, zeigten eine verminderte Lernfähigkeit, waren wenig belastbar und antriebsschwach. Wenn die Wissenschaftler jedoch einen Hemmstoff für den Vasopressin-Rezeptor im Hypothalamus verabreichten, konnten diese Symptome bei den Tieren deutlich vermindert werden. Ohne diesen Wirkstoff behielten die Tiere jedoch bis an ihr Lebensende eine erhöhte Stressempfindlichkeit. Dies weist darauf hin, dass die epigenetische Veränderung des Aktivierungszustandes der betreffenden Gene, nämlich die verminderte Methylierung, ein Leben lang bestehen bleibt und als eine Art chemische Prägung auf das Verhalten einwirkt (Murgatroyd et al., 2009).

Ähnliche Ergebnisse bezüglich einer epigenetischen Veränderung von stressbestimmenden Erbanlagen durch traumatische Erlebnisse junger Ratten, die von ihren Muttertieren nicht ausreichend umsorgt wurden, hatte die Arbeitsgruppe um Moshe Szyf berichtet (Weaver et al., 2004). Danach waren Ratten, die als Jungtiere von ihren Müttern vernachlässigt worden waren, im späteren Leben anfälliger gegenüber Stressreizen als Ratten, die von ihren Müttern liebevoll umsorgt worden waren. In den Gehirnzellen der umsorgten Ratten war ein Gen für den Corticoidrezeptor angeschaltet, der zum Abbau der Stresshormone beiträgt. Bei den vernachlässigten Ratten dagegen war das entsprechende Gen verstärkt methyliert und damit ausgeschaltet. Die Stresshormone konnten somit im Gehirn ihre schädigende Wirkung entfalten (Weaver et al., 2004; Meaney and Szyf, 2005). Wissenschaftler aus der gleichen Arbeitsgruppe konnten diese Entdeckung nun auch für den Menschen bestätigen (McGowan et al., 2009). Demnach war bei Menschen, die während ihrer

Kindheit missbraucht und dadurch traumatisiert worden waren, im Hippocampus das Gen für die Bildung des Clucocorticoid-Rezeptors durch Methylierung ausgeschaltet.

Für den Menschen bedeutet dies, dass frühkindliche Traumen, die durch massive Stresserlebnisse wie häufige Gewalt und sexueller Missbrauch verursacht wurden, dauerhaft die Stressanfälligkeit und damit das Risiko von Depressionen und Angsterkrankungen erhöhen. Da der Hippocampus betroffen ist, ein für das Lernen wichtiges Hirnzentrum, ist auch die Fähigkeit zur Informationsverarbeitung und zum Lernen vermindert. Die Kinder sind daher in der Schule benachteiligt. Damit hat die soziale Umwelt eines Kindes – das Verhalten der Eltern, Erzieher, Freunde und Lehrer – einen tiefgreifenden Einfluss auf den Verlauf des späteren Lebens. Es findet eine epigenetische Prägung von bestimmten Erbanlagen statt, die offenbar während des gesamten Lebens irreversibel ist und das Verhalten des/der Betroffenen bestimmt (Spork, 2009).

Chronischer Stress bis zum 3. Lebensjahr führt zur Freisetzung bestimmter Proteine, die das Methylierungsmuster der Gene beeinflussen. Die Gene werden regelrecht umprogrammiert. Nach Meinung einiger Wissenschaftler kann dies später zu chronischen Krankheiten wie Asthma, Fettsucht, Arterienverkalkung und Depressionen führen (zit. nach Spiegel 32, 4.8.08).

Chemikalien können die Genaktivität umprogrammieren.

Eine ähnliche Umprogrammierung von Genen in Gehirnzellen kann auch mit bestimmten Chemikalien und Medikamenten erreicht werden, wie z.B. Valproinsäure oder Azazytidin, die ebenfalls das Methylierungsmuster der Gene in den Zellen veränderten. Stress und Chemikalien können demnach eine epigenetische Veränderung der Aktivität der Erbanlagen verursachen und somit gleichsinnig und synergistisch wirken (Szyf et al., 2008; Szyf, 2007 und 2009). Umwelteinflüsse im weitesten Sinne wie psychischer Stress und/oder Umweltchemikalien können somit Merkmale und Eigenschaften eines Menschen bestimmen, darunter auch die Empfindlichkeit oder das Risiko, bestimmte organische und psychische Krankheiten zu bekommen (Szyf, 2007; Reamon-Buettner und Borlak, 2007).

Da bei Patienten mit Posttraumatischem Stressyndrom (PTSD) neben den psychisch bedingten Stressfaktoren häufig auch andere Umweltbelastungen wie Chemikalien oder Lärm, ausgelöst z.B. durch Explosionen oder Brände, festgestellt wurden, ist der Krankheitsmechanismus als Ergebnis eines Zusammenwirkens verschiedener Umweltfaktoren zu sehen, die in einen gemeinsamen epigenetischen Wirkungsmechanismus münden. Fallbeispiele hierzu gibt es unzählige: Tausende von Feuerwehrleuten und Hilfskräfte, die nach den Terroranschlägen vom 11. September 2001 in New York eingesetzt wurden, oder Zehntausende von Soldaten der Golfkriege, leiden an diesem Symptomenkomplex, der im letzteren Fall auch als „**Golfkriegssyndrom**" bezeichnet wird (Johnson, 2006). Diese Krankheit ist letztlich als als Folge epigenetischer Veränderungen bestimmter Erbanlagen durch zusammenwirkende Einflüsse von Stresshormonen und Umweltchemikalien zu betrachten.

Welche Gene sind fehlreguliert?

Betrachtet man genauer, welche Gene bei neurodegenerativen Krankheiten von der Fehlregulation betroffen sind, so stellt man fest, dass die Gene, die zur Regulation des Zellteilungszyklus dienen, übermäßig aktiv sind, oder dass ihre Aktivitäten abweichend vom Normalzustand herunterreguliert sind. Betroffen sind unter Anderem die Aktivitäten verschiedener Cyclin-Kinasen (Cdk), das sind Enzyme, die verschiedene Phasen des Zellzyklus regulieren. Beispielsweise ist in einigen Fällen dieser Krankheiten die Aktivität des Gens für die Cyclin-Kinase Cdk5 herunterreguliert, eines Enzyms, das für die Differenzierung spezifischer Strukturen der Nervenzellen zuständig ist, darunter einige Proteine des Zellskeletts wie das Tau- und das Neurofilament-Protein. Cdk5 hemmt bei Nervenzellen die Zellteilung und fördert die Ausprägung spezifischer Strukturen und Funktionen der Nervenzellen, wie mit Tierversuchen gezeigt wurde (Herrup, 2011). Cdk5 aktiviert zusammen mit dem Gehirn-Nervenwachstumsfaktor BDNF das Wachstum der Dendriten, den reizempfangenden Nervenfortsätzen in der Hippocampus-Region des Gehirns (Cheung et al., 2007). Wenn dagegen das Gen für Cdk5 blockiert ist, dann verlieren die Nervenzellen ihre differenzierten Strukturen und treten wieder in den Zellzyklus ein, der dann mit dem Zelltod (Apoptose) endet.

Damit wird deutlich, dass Eingriffe in die Aktivität von Genen, die für die Regulation des Zellzyklus zuständig sind, zur Neurodegeneration führen können. Bei bestimmten Nervenzellen im Gehirn von Alzheimer- und Parkinson-Kranken wird nämlich der Mechanismus des Zellzyklus reaktiviert bei gleichzeitigem Rückfall der Zellen in ein undifferenziertes Stadium, wobei der programmierte Zelltod am Ende ausgelöst wird (Herrup, 2011). Letztlich ist eine intakte Kontrolle der Mechanismen, die zur Zellproliferation oder zur Apoptose führen, Voraussetzung dafür, dass weder der Krebs noch die Zelldegeneration überhand nimmt.

Bei neurodegenerativen Krankheiten wie die Parkinsonkrankheit und deren vielfältigen Varianten, die Alzheimer-Krankheit, die Huntington-Krankheit, die Multiple Sklerose, die Amyotrophe Lateralsklerose sind offenbar häufig die epigenetischen Mechanismen der DNA-Methylierung fehlgesteuert (Ma et al., 2011). Betroffen sind meist Gene bzw. die Regulationselemente von Genen, so genannte Promotoren, die für die Produktion von Nervenwachstumsfaktoren wie Bdnf (Brain drived neurotrophic factor), Fgf-1 (fibroblast growth factor) oder den Faktor „Reelin" sowie die Gene für Methyltransferasen, das sind die Enzyme, die Methylgruppen auf die DNA übertragen. Bei den neurodegenerativen Krankheiten ist die Regulation dieser Gene offenbar so gestört, dass Lernprozesse im Hippocampus, die auf die Aktivität von Nervenwachtumsfaktoren wie Bdnf angewiesen sind, nicht mehr richtig funktionieren. So wird beispielsweise die Methylierung des Gens für den Bdnf-Promotor nicht mehr rückgängig gemacht mit der Folge, dass neue Nervenverknüpfungen bei Lernvorgängen nicht mehr gebildet werden (siehe Literatur bei Ma et al., 2011).

Zu den fehlgesteuerten Genen bei neurodegenerativen Krankheiten sind auch diejenigen für nikotinische **Acetylcholin-Rezeptoren** (nAchR) und deren Untereinheiten zu zählen, weil deren Fehlfunktioen bei der Alzheimer-, Parkinson-Krankheit, bei Schizophrenie, Epilepsie und Autismus eine Rolle spielen. Bei allen diesen Krankheiten ist der Mechanismus, der zur Fehlfunktion der nAchR führt, noch nicht bekannt (Stitzel, 2011). Da andererseits aber vielfältige Signalwege vom oxidativen Stress über verschiedene Proteinkinasen zu Induktionsfaktoren für Gene führen (siehe z.B. Ma et al., 2011), ist auch eine Störung der Genaktivitäten für den nikotinischen Acetylcholinrezeptor entweder über diese Signalwege oder auch direkt durch Sauerstoffradikale möglich.

Micro-RNAs steuern die Übersetzung der genetischen Information.

Ein wichtiges Mittel für diese Kontrolle stellen sogenannte **microRNAs** (miRNA) dar (Kosik et al., 2011), das sind kurze Stücke von Ribonukleinsäuren (RNA), die sich spezifisch an eine bestimmte RNA binden und so deren Funktion hemmen können. Dann werden die entsprechenden Proteine nicht gebildet. So können bestimmte miRNAs den Signalweg, der zur Apoptose führt, hemmen und damit gleichzeitig das Krebswachstum fördern. Andere miRNAs wiederum hemmen die Bildung von Proteinen, die der Zellteilung dienen, und fördern damit indirekt die Auslösung der Apoptose-Signalwege und damit die Neurodegeneration (siehe Literatur bei Kosik et al., 2011). Eine Störung des Gleichgewichtes zwischen diesen verschiedenen regulatorischen miRNAs und der dazugehörigen Protein-Komplexe, die sogenannten RISC-Proteine (RNA-induced silencing complex) durch Umwelt- und Krankheitseinflüsse kann schnell entweder zur Krebsentartung oder zur Neurodegeneration durch Apoptose führen.

Auch an den Synapsen, den Nervenverknüpfungen im Gehirn, spielen diese Reguationsvorgänge insbesondere bei Lernprozessen eine Rolle. Dort befinden sich bestimmte RISC-Protein-Komplexe wie z.B. „MOV10", die zusammen mit den passenden miRNAs die Synthese bestimmter für das Lernen benötigter Proteine hemmen. Wenn bei einem Lernvorgang bestimmte Nervenfasern im Gehirn den Neurotransmitter Glutamat vermehrt ausschütten, dann wird der NMDA-Rezeptor aktiviert, der wiederum bestimmte Protein-abbauende Enzymkompexe, so genannte Proteasomen, aktiviert, die anschließend den hemmenden RISC-Komplex „MOV10" abbauen. Die Aktivierung des NMDA-Rezeptors löst also in der Nervenzelle die lokale Synthese der Proteine aus, die zum Lernprozess benötigten werden. Dann kann die damit verbundene Langzeit-Potenzierung von Synapsen (LTP) stattfinden. Damit wird die Alltagsbeobachtung biochemisch bestätigt, dass eine gezielte geistige Tätigkeit, bei der im Gehirn kognitive Funktionen beansprucht werden, zu verbesserten Leistungen und Lernerfolgen führt.

Da aus anderen wissenschaftlichen Erkenntnissen (z.B. Pall, 2007; Zhang et al., 2010, u.a., s. Kapitel 2.2.10.1 und 1.9.5) bekannt ist, dass der NMDA-Rezeptor bei umweltbedingten chronischen Multisystemerkrankungen wie MCS und CFS und auch bei der Alzheimer- und Parkinson-Krankheit im Gehirn übererregt wird, was zu chronischen Entzündungen und Degenerationsprozessen im Gehirn führt, ist leicht einzusehen, dass der komplizierte Regelprozess bei der Langzeit-Potenzierung von Nervenverknüpfungen im Gehirn sehr störungsanfällig ist, und dass die biochemischen Vorgänge bei der LTP durch Umwelteinflüsse und pathologische Prozesse aus dem Gleichgewicht geraten können. Die Folge ist, dass das Lernen selbst gestört ist, dass neue Informationen nicht mehr gespeichert werden, was typisch für die Alzheimer-Demenz ist.

Methoden: Genexpressions-Analysen

In der neueren toxikologischen Fachliteratur wie im Handbuch der Toxikogenomik werden Screening-Verfahren zur Erfassung von epigenetischen Wirkungen von Chemikalien mit so genannten Microarrays mittlerweile als Standard für die toxikologische Forschung empfohlen, die langfristig viele Tierversuche ersetzen können (Borlak, 2005). Schwerpunkt dieser Forschungen sind demnach Genexpressionsanalysen in Abhängigkeit von der Einwirkung körpereigener oder fremder Stoffe (z.B. Stresshormone, Schadstoffe). Neben dem Genaktivitätsmuster von Zellen interessieren auch die Transkriptionsprodukte der aktivierten Gene, die bestimmte toxikologisch relevante Signalketten auslösen können. Mit Hilfe von bioinformatischen Techniken sollen anschließend toxikologisch und epigenetisch relevante Strukturmerkmale von Chemikalien identifiziert werden, um in Zukunft mögliche toxische und epigenetische Wirkungen vorhersagen zu können. Dieses Handbuch beweist somit, dass sich die Schwerpunkte der toxikologischen Forschung in letzter Zeit auf epigenetische Wirkungen von Chemikalien verschoben haben, und dass die dadurch verursachten langzeitigen Wirkungen von Chemikalien auf den menschlichen Organismus in der Toxikologie endlich den Stellenwert bekommen, den sie verdienen. Zu wünschen ist, dass diese neuen Forschungsansätze auch staatlich soweit gefördert und finanziert werden, dass die Erkenntnisse möglichst bald für die praktische Umweltmedizin und Prävention gegen chronische neurodegenerative Krankheiten umgesetzt werden können.

Zur grundsätzlichen Bedeutung epigenetischer Mechanismen

Die wissenschaftlichen Erkenntnisse über den Einfluss von Umweltfaktoren auf die Muster der Genaktivität und über die Weitergabe dieser Genaktivitätsmuster an folgende Generationen hat zu einer grundätzlichen Umorientierung des biologischen Denkens geführt. Die Rolle der Erbanlagen und deren Mutationen als Ursache von Krankheiten hat sich relativiert, und der Einfluss von Umweltfaktoren wie Chemikalien oder psychischer Stress auf die epigenetische Regulation der Genaktivität hat dagegen an Bedeutung gewonnen. Gene vererben somit nicht mehr festgelegte Eigenschaften, sondern die Ausprägung dieser Eigenschaften ist über die epigenetischen Mechanismen von Umwelteinflüssen abhängig. Signale aus der Umwelt beeinflussen demnach ständig die Biologie des Organismus. Wie die Darstellung der Wirkungen von psychischem Stress gezeigt hat, ist neben der chemischen Umwelt auch die soziale Umwelt, also die Erfahrungen, die der/die Einzelne mit anderen Menschen macht, für weitgehende Veränderungen der Genaktivität verantwortlich, was einen großen Einfluss auf die Gesundheit und auf die Stresstoleranz im weiteren Leben sogar der folgenden Generationen haben kann. Die Veränderungen der Genaktivitätsmuster durch psycho-soziale Stresserfahrungen beeinflussen wiederum die folgenden zwischenmenschlichen Beziehungen.

Die Folgen gehen noch weiter: Schwere Stressoren, seien diese chemischer oder auch psychischer Art, hemmen durch epigenetische Mechanismen diejenigen molekularen Prozesse, mit denen die Zelle den Umbau ihres Genoms durch sogenannte Transposons, das sind wandernde genetische Elemente, normalerweise hemmt. Die Folge ist, dass diese Blockierung durch die Stressoren gelöst wird, und dass die Transposons mobilisiert werden, sodass Gene umgebaut, an anderen Stellen des Genoms eingebaut oder auch verdoppelt werden (Genduplikationen) (Bauer, 2011).

Etwa 50 Prozent des menschlichen Genoms enthalten diese „springenden Gene". Wenn die Hemmung „des Springens" entfällt, dann sind die Folgen unabsehbar. Das Genom verliert seine geordnete Struktur und Funktion. Dies kann zur Auslösung pathologischer Signalketten oder auch zur Transformation der Zellen führen, die zu Krebszellen entarten. Epigenetische Mechanismen werden daher auch für die großen „Volkskrankheiten" wie Diabetes, Bluthochdruck, Arteriosklerose und für chronische Entzündungskrankheiten verantwortlich gemacht. Damit kommt die Umwelt als Krankheitfaktor wieder ins Spiel, gleichzeitig gewinnt der Gedanke der Prävention wieder an Bedeutung (Bauer, 2004, und 2008). Die Bedeutung epigenetischer Mechnismen bei der Auslösung von Fehlfunktionen des Gehirns spielt auch bei Autismus eine Rolle, wie in Kapitel 2.9.3 beschrieben wird.

2.9. Psychische Krankheiten bei Erwachsenen und Kindern

In den folgenden Kapiteln soll an einigen Beispielen untersucht werden, ob psychische Krankheiten „psychisch bedingt“ sind, oder ob es organische Faktoren gibt, die zur Ausprägung dieser Krankheiten beitragen. Wenn dies der Fall ist, so die Hypothese, dann hat das Konsequenzen für die medizinische Praxis: Bei der Anamnese psychischer Krankheiten müssen dann mögliche organische Krankheitsfaktoren und Ursachen in der Umwelt bei Präventions- und Therapie-Maßnahmen berücksichtigt werden. Einfach ein Beruhigungsmittel geben, nach dem Motto: „Dann ist Ruh“, geht dann nicht mehr.

2.9.1. Sind psychische Krankheiten Entzündungskrankheiten?

Der Zusammenhang zwischen Entzündungsvorgängen im Gehirn und psychischen Symptomen und Krankheiten gilt heute als erwiesen (Schleifer, 2009; Müller und Schwarz, 2009; siehe auch Kapitel 2.2.12). Dies betrifft nicht nur die oben beschriebenen chronischen (Major-) Depressionen, sondern psychische Krankheiten generell. So sind die Myelinscheiden der Nervenzellen im Gehirn von Patienten mit verschiedenen psychischen Krankheiten pathologisch verändert (mehrere Studien zit. in Pham-Dinh und Baumann, 2011). Patienten mit bipolarer Krankheit (manisch-depressive Krankheit) zeigen erhöhte Spiegel von entzündungsfördernden Zytokinen (IL-1β, TNF-α, IL-4) in der manischen Phase, und erhöhte Spiegel von IL-6 und TNF-α in der depressiven Phase (mehrere Studien zit. bei Schleifer, 2009). Offenbar verändert sich der Entzündungsstatus im Gehirn beim Übergang zwischen den verschiedenen Phasen der Krankheit. Zytokine wie IL-1, IL-2 und IL-6 können direkt die Aktivität von Nervenzellen in Teilen des Hypothalamus verändern, und dies auch dann, wenn sie den Versuchstieren peripher ins Blut verabreicht werden (zit. nach Hoffmann und Sakic, 2009).

Die Einflüsse von Zytokinen auf das Verhalten und die psychische Verfassung werden auch durch die Beobachtung bestätigt, das therapeutische Anwendungen von Zytokinen beim Menschen klinisch signifikant psychiatrische Krankheiten auslösen können. So werden beispielsweise IL-2 und IFN-α in der Therapie bestimmter Krebsarten, von Hepatitis C und HIV verwendet, wobei die Patienten häufig nach Beginn der Therapie psychische Verhaltensauffälligkeiten und Krankheitssymptome zeigen, darunter vorwiegend Depressionen bis hin zur chronischen Major-Depression mit schweren kognitiven Ausfällen (Schleifer, 2009).

Die vielfach beschriebenen reziproken Wechselwirkungen zwischen den Entzündungsmechanismen des Immunsystems und den Mechanismen psychiatrischer Krankheiten im Gehirn legen die Annahme nahe, dass psychiatrische Krankheiten - ebenso wie die oben beschriebenen Depressionen – letztlich in enger Beziehung zu Mechanismen des Immunsystems stehen (Schleifer, 2009; Hoffmann und Sakic, 2009). Dabei sind im Immunsystem ebenso wie beiden chronischen Stress- und Depressionskrankheiten die Entzündungsmechanismen aktiviert, während gleichzeitig die Antigen-spezifischen Abwehrmechanismen des Immunsystems gehemmt sind (Schleifer, 2009). Es besteht also eine Immunsuppression bezüglich der Abwehr von Krankheitserregern, was die Infektanfälligkeit von Patienten mit Stress- und

Depressionskrankheiten bestätigt. Andererseits aktivieren bestimmte Strukturen von Krankheitserregern wie Lipopolysaccharid (LPS) das angeborene unspezifische Immunsystem über Toll-like Rezeptoren (TLR) mit der Folge der Produktion von entzündungsfördernden Zytokinen durch Mikrogliazellen im Gehirn, wodurch neurodegenerative Krankheiten gefördert werden (Combrink et al., 2002; Richwine und Johnson, 2009).

Neurologische und psychische Krankheiten bei Kindern können durch genetische oder Umwelt-Faktoren bedingt sein. In der Regel wirken beide Faktoren bei der Ausprägung der Krankheit in unterschiedlichen Anteilen zusammen. Umweltfaktoren können entweder während der Kindheit, also postnatal, oder auch vor der Geburt auf den Fötus (pränatal) schädigend einwirken. In den letzten Jahren häufen sich die Hinweise, dass vorgeburtliche Belastungen der Mutter, seien dies Schadstoffe, Drogen (Nikotin, Zigarettenrauch, Alkohol) oder auch Entzündungskrankheiten und Infektionen die Gehirnentwicklung des Fötus so beeinträchtigt, dass kognitive Defizite, neurologische und psychiatrische Störungen und Krankheiten wie ADHS, Autismus, Schizophrenie und Psychosen im Kindes- und Erwachsenenalter auftreten können.

2.9.2. Das Aufmerksamkeitsdefizit-Syndrom (ADHS)

Mindestens 160 000 Kinder oder 3 bis 5% der Kinder in Deutschland leiden am so genannten „Zappelphilipp-Syndrom", wie ADHS auch genannt wird, einer psychischen Störung, die durch mangelnde Selbstkontrolle, Sprunghaftigkeit, exzessiver Ruhelosigkeit, Lernschwächen, Konzentrationsstörungen, Ungeschicklichkeit, niedriges Selbstwertgefühl, hohe Frustanfälligkeit und aggressives Verhalten gekennzeichnet ist.

Stresssituationen in der Schule verstärken bei ADHS-Kindern die Symptome. Weitere Symptome des ADHS sind: Störungen des Kurzzeitgedächtnisses, bei nächtlichen Träumen und der Traumerinnerung sowie bei der zwischenmenschlichen Kommunikation. Die Toleranzschwelle für die Wahrnehmung von psychosozialem Stress ist erniedrigt.

Als Ursachen werden genetische Disposition, verschiedene Umweltfaktoren wie Reizüberflutung, Rauchen der Mutter in der Schwangerschaft, familiäre Probleme diskutiert. Weiter kommen Schilddrüsen-Unterfunktion, periphere Hormonresistenz, Nahrungsmittel-Unverträglichkeit, neurotoxisch wirkende Schadstoffe und Chemikalien wie Schwermetalle, Organochlorverbindungen, sowie Multiple Chemikalien-Sensitivität (MCS) in Frage.

Gesicherte Ursachenfaktoren sind gehäuftes Vorkommen von Mikronährstoff-Defiziten: verschiedene Vitamine und Spurenelemente (Mg, Zn, Niacin, Pyridoxin, Thiamin, Folat, Vitamin C, Omega-3-Fettsäuren, Vit. B12, A, E, B2, Pantothenat), und ein stark erniedrigter Spiegel von Beta-Phenylethylamin (PEA) (einem endogenen α-Sympathomimetikum) (Bieger, 2006; Sauerbrey, 2008).

Äußere Faktoren können die Symptome verstärken: Reizüberflutung durch moderne Medien, Leistungsdruck, Depressionen der Mutter während der Schwangerschaft.

Pathomechanismus

Zum Pathomechanismus sind folgende biochemische Auffälligkeiten bekannt: eine übermäßig starke Dopaminausschüttung, Fehlregulation von Dopamin und Noradrenalin, sowie eine verminderte Entwicklung des Frontalen Cortex (Stirnhirn), der für die Steuerung von Emotionen wie Angst, Wut, Ärger verantwortlich ist. Eine Erhöhung der Menge des Dopaminrezeptors (DAT), der Dopamin aus dem synaptischen Spalt zwischen den Nervenzellen durch die präsynaptische Membran in die Nervenzelle zurück transportiert, wurde im präfrontalen Cortex und im Corpus Callosum festgestellt. Die Folge ist ein Dopaminmangel bei der Erregungsübertragung in den genannten Gehirnbereichen. Die geordnete Informationsverarbeitung im Gehirn insbesondere durch das dopaminerge System ist behindert. Das Frontalhirn ist bei ADHS-Kindern weniger durchblutet und verbraucht weniger Sauerstoff und Glukose. Es gibt verstärkte Hinweise für Veränderungen und Auffälligkeiten im Gehirn von ADHS-Patienten, wie z.B. Verkleinerungen und Veränderungen im Präfrontalen Cortex und im Corpus Callosum, die mit funktioneller Magnetresonanz-Tomografie festgestellt wurden (zit. nach Sauerbrey, 2008; Konrad und Gilsbach, 2007; Banaschewski et al., 2004).

Der bei ADHS nachgewiesene Vitaminmangel weist auf folgende Zusammenhänge hin: Da Vitamin B6 u.a. auch an der Synthese von Neurotransmittern wie Nordrenalin, Dopamin und Serotonin beteiligt ist, hat der Vitamin-B6- und Zink-Mangel, der als Folge einer **Kryptopyrrolurie** auftritt, Auswirkungen für die Auslösung verschiedener neurologischer und psychischer Störungen und Erkrankungen, wie z.B. das Aufmerksamkeitsdefizit-Syndrom (ADHS) bei Kindern. Die Kryptopyrrolurie ist eine Stoffwechselstörung, bei der durch eine umweltbedingte Störung des Energiestoffwechsels in den Mitochondrien die Synthese des Häms, eines Teils des roten Blutfarbstoffes, gehemmt ist. Als Folge davon reichert sich ein Zwischenprodukt der Häm-Synthese, das Kryptopyrrol, an und kann den Urin gelbbraun verfärben. Die Lernschwierigkeiten dieser Kinder hängen daher mit einer Stoffwechselstörung bei der Synthese der Neurotransmitter zusammen. ADHS lässt sich also mit einer Wirkungskette erklären, die mit Schadstoffen, z.B. Pestiziden, beginnt, und die über folgende Schritte zu den Symptomen des ADHS sowie weiteren neurologischen Symptomen bis hin zur Schizophrenie (Irvine, 1978) führen kann (Wikipedia: Kryptopyrrolurie (2008), siehe Kasten):

Zusammenhang zwischen Umweltfaktoren, Kryptopyrrolurie und neurologischen Krankheiten:
Schadstoffe (Pestizide) ⟶ Rezeptoren im Zentralnervensystem ⟶ Aktivierung der NO-Synthase ⟶ Peroxynitrit ⟶
Entzündung und oxidativer/ nitrosativer Stress ⟶ Inaktivierung von Enzymen und des Energiestoffwechsels (Mitochondropathie) ⟶ Hemmung der Häm-Synthese ⟶
Anreicherung von Kryptopyrrol ⟶ Komplex mit Zn und Vitamin B6 → Ausscheidung des Kryptopyrrol-Vit.-B6-Zn-Komplexes ⟶ Vitamin-B6- und Zink-Mangel ⟶
Hemmung der Synthese von Neurotransmittern ⟶ Neurologische Symptome und Ausfallerscheinungen.

Tatsächlich wurden eine Reihe von Schadstoffeinflüssen gefunden, die bereits während der Schwangerschaft auf den Fötus einwirken und mit dem Auftreten von

ADHS korrelieren (zitiert in Sauerbrey, 2008, 2010). So gibt es einen signifikanten Zusammenhang zwischen dem Rauchen, dem Drogenkonsum (Kokain, Heroin) und/oder dem Alkoholkonsum der Mutter während der Schwangerschaft und dem späteren Auftreten von ADHS bei den Kindern.

Alkohol während der Schwangerschaft: Eine Analyse mehrerer Studienergebnisse ergab starke Hinweise für den Zusammenhang zwischen Alkoholkonsum in der Schwangerschaft und der Häufigkeit des Auftretens von ADHS (zit. nach Sauerbrey, 2010). Selbst ein Glas Alkoholgetränk pro Woche kann nachteilige Wirkungen auf die kindliche Entwicklung des Gehirns haben (Sayal et al., 2007).

Tabakrauch bei Schwangeren gilt als hoher Risikofaktor für die Entstehung von AD(H)S. Zusammenhänge zwischen dem Rauchen schwangerer Mütter und ADHS in der späteren Entwicklung der Kinder sind in mehreren Studien belegt (zit. in Sauerbrey, 2010). Selbst bei Ratten als Versuchstiere führte eine Tabakrauch-Exposition bei Neugeborenen zu späterer Hyperaktivität der Jungtiere (Thomas et al., 2000). Die Schadstoffe des Zigarettenrauchs wirken pränatal schädigend auf den sich entwickelnden Embryo und Fötus ein. Tabakrauch-Exposition vor der Geburt führte in einer Studie zu einem 1,9-fach erhöhten Risiko, Verhaltensauffälligkeiten zu entwickeln. Auch eine nachgeburtliche frühkindliche Exposition durch Passivrauch bewirkte eine Risiko-Erhöhung um 1,3%. Wenn prä- und postnatale Exposition zusammenkamen, ergab sich ein 2-fach erhöhtes Risiko. Die Verhaltensstörungen waren außerdem korreliert mit Messungen der Nikotin-Konzentration in der Raumluft sowie der Cotinin-Konzentration im Urin der Kinder. Cotinin ist ein Abbauprodukt des Nikotins. Bezüglich der Verhaltensauffälligkeiten beobachteten die Autoren Symptome wie Hyperaktivität, Aufmerksamkeitsdefizite, emotionale Störungen und Störungen in den Beziehungen zu Gleichaltrigen. Sie erfassten diese Symptome in einem standardisierten Fragebogen (Strength and Difficulties Questionnaire) (Rückinger et al., 2009).

Polychlorierte Biphenyle (PCB), eine zu den aromatischen chlorierten Kohlenwasserstoffen gehörende Schadstoffgruppe, die heute immer noch in der Umwelt und in Gebäuden weit verbreitet ist, werden wegen ihrer Wirkung auf die Gehirnentwicklung bei Föten und Kleinkindern ebenfalls für ADHS verantwortlich gemacht. PCB stören den Dopaminstoffwechsel in der Substantia Nigra des Gehirns, indem sie den Dopamintrasporter DAT beeinflussen (Seegal, 1996). PCB haben offenbar einen Einfluss auf Transmittersysteme und stören somit die Informationsverarbeitung im Gehirn (Seegal, 1993 und 2000). Eingeatmete PCB-Verbindungen werden von den Riechnerven aufgenommen, gelangen von da in angrenzende Bereiche des Gehirns wie den präfrontalen Cortex und und können diese verändern oder schädigen, wie mit Tierversuchen gezeigt wurde. Dabei waren die Blutwerte für PCB unauffällig, während in Gehirn hohe PCB-Konzentrationen gefunden wurden (Apfelbach et al., 2002). Dies bedeutet, dass fehlende Messwerte von bestimmten Schadstoffen wie PCB im Blut keine Aussage über Anreicherung und toxische Wirkungen in anderen Organen wie dem Gehirn zulassen, und dass Aufnahmepfade für neurotoxische Luftschadstoffe über Geruchsnerven unter Umgehung der Blut-Hirn-Schranke bislang bei Risiko-Betrachtungen vernachlässigt wurden. Im Gehirn können somit weitaus höhere und toxikologisch relevante Speicherkonzentrationen von Schadstoffen vorliegen, als diese im Blut messbar sind (Lilienthal et al., 1999).

Bei PCB wurden bislang außerdem Schädigungen von Gehirnfunktionen der Kinder nach pränataler Belastung, also durch PCB-Exposition der schwangeren Mutter, beschrieben bzw. nachgewiesen. Dies schließt nicht aus, dass neurotoxische Wirkungen auch bei Expositionen im späteren Alter auftreten können (siehe oben). Das Ausmaß der Aufmerksamkeits- und Gedächtnisstörungen der Kinder korreliert mit der PCB-Dosis, mit der die Mutter vor der Geburt belastet war (Stewart et al., 2000, 2003, 2005). Die Schäden wirken sich erst im Alter von 11 Jahren stärker aus, wenn die Leistungen der Kinder in der Schule gefordert sind. In einer Studie wurde festgestellt, dass die Auswirkungen von pränatal erworbenen Schädigungen durch PCB im Alter von 11 Jahren größer waren als diejenigen von Kindern, deren Mütter mit der Muttermilch größere PCB-Mengen an die Kinder abgegeben haben (zit. in Ribas-Fito et al., 2001). Daraus ist zu schließen, dass die Gehirnentwicklung des Fötus im Mutterleib stärker anfällig für neurotoxische Schädigungen durch PCB ist als die weitere Entwicklung des Gehirns nach der Geburt.

Die Entwicklungsstörungen durch PCB bewirken eine Verkleinerung des Spleniums im Corpus Callosum, dem so genannten Balken, der die beiden Hirnhälften verbindet. Dies wurde mit Magnetresonanz-Tomografie (MRT) bei 4-jährigen Kindern festgestellt, in deren Nabelschnurblut PCB nachgewiesen wurde. Das Splenium ist unter anderem für die Regulation der Impulssteuerung zuständig. Die Studie zeigte einen etwa linearen Zusammenhang zwischen der Verkleinerung des Spleniums im Corpus Callosum, der Menge der PCB-Verbindungen im Nabelschnurblut und der Fehlerzahl beim Leistungstest (Continuous Performance Test), den die Kinder absovieren mussten (Stewart et al., 2003). Die Wissenschaftler untersuchten einen Teil derselben Kinder nochmals im Alter von 8 bis 9 Jahren mit weiteren psychishen Leistungstests. Sie stellten eine stärkere Impulsivität im Verhalten der Kinder in Abhängigkeit von der Dosis der pränatalen PCB-Belastung fest (Stewart et al., 2005). Damit war erstmals ein langzeitiger und pränataler Dosis-Wirkungseffekt von PCB auf Strukturen und Funktionen des Gehirns im Zusammenhang nachgewiesen worden. Die Befunde lassen sich in Übereinstimmung mit der bekannten Funktion des Corpus Callosum bezüglich der Impulskontrolle erklären.

In einer weiteren Studie fanden die Forscher, dass die Effekte der pränatalen Belastung durch PCB auf das kindliche Verhalten etwa in der Größenordnung lagen, wie diese durch Methylquecksilber und Blei zusammen entstehen (Stewart et al., 2006). Damit muss von einer besonders starken neurotoxischen Wirkung der PCB bei den Entwicklungsprozessen des Gehirns ausgegangen werden.

Weitere Schadstoffe, denen Kinder direkt exponiert waren, kommen zur Auslösung von ADHS ebenfalls in Frage: **Pestizide** wie Hexachlorbenzol, **Nahrungsmittelzusatzstoffe** wie Farb- und Konservierungsstoffe und **Quecksilber aus Zahnamalgam** der Mutter, das über die Plazenta auf den Fötus übertragen wird und dort zu Entwicklunsstörungen im Gehirn führt (siehe z.B. Griem, Gleichmann, 1995; Daunderer, 2005; Lit. zusammengefasst zitiert in Sauerbrey, 2008).

Für **Blei** besteht der Verdacht, dass es bereits in geringen Mengen Symptome des ADHS verursacht, wobei die Bleidosis mit der Häufigkeit des Auftretens von ADHS bei Kindern korreliert. Blei wurde in einer Studie von Wang et al. (2008) bei Kindern mit AD(H)S in erhöhten Konzentrationen nachgewiesen.

Phthalate spielen ebenfalls eine Rolle: In einer Studie von Kim et al. (2009) fand sich ein signifikanter Zusammenhang zwischen DEHP-Metaboliten im Urin und den AD(H)S-Kernsymptomen bei koreanischen Kindern.

Lebensmittel-Farbstoffe vom Typ der Azofarbstoffe, wie Gelborange S (E 110), Chinolingelb (E 104), Allurarot AC (E 129), und **Konservierungsstoffe** wie Natriumbenzoat (E 211) verursachen im Gemisch erhöhte Hyperaktivität bei 8- bis 9-jährigen Kindern, wie eine Langzeitstudie mit Mischungen dieser Stoffe und anschließenden Verhaltenstests ergab (McCann et al., 2007).

Als Fazit ist festzuhalten: Blei, Phthalate, chlorierte Kohlenwasserstoffe wie PCB, Quecksilber aus Amalgamfüllungen der Mütter und Passivrauchen haben bei Föten und Kleinkindern einen nachgewiesenen Effekt auf die spätere Ausprägung von AD(H)S. Hinzu kommen direkte Wirkungen von Lebensmittelzusatzstoffen bei älteren Kindern. Für die meisten der genannten Stoffe sind neurotoxische Wirkungen bekannt, sodass es nahe liegt, ADHS als Folge von neurotoxischen Wirkungen von Umweltchemikalien auf das sich entwickelnde Gehirn der (Klein-)Kinder aufzufassen.

Auch vorgeburtliche Belastungen des Fötus im Mutterleib, verursacht durch Belastungen der Mutter mit Schadstoffen, Entzündungskrankheiten und übermäßigem pschischem Stress kommen als Risikofaktoren für ADHS und andere spätere psychische Krankheiten des Kindes, wie beispielsweise Autismus, in Betracht. Dauerhaft erhöhte Zytokin-Konzentrationen bei schwangeren Frauen können nämlich die Gehirnentwicklung beim Fötus negativ beeinflussen. Aus Tierversuchen ist bekannt, dass die Zytokine IL-2 und IL-6 beim Fötus eine erhöhte Disposition für autistisches und schizophrenes Verhalten verursachen. Psychischer Stress in späten Schwangerschaftsstadien führt bei der Mutter zu erhöhter Zytokin-Ausschüttung und damit zur Gefährdung der Entwicklung des Fötus (Rameshwar und Bardaguez, 2009).

Zusätzlich muss noch erwähnt werden, dass psychischer Stress die im Organismus jahrelang gespeicherten Umweltgifte freisetzen kann, wobei das Stresshormon Cortisol den Fettstoffwechsel aktiviert und Fettdepots (vorübergehend) abbaut. Schwangere Mütter geben diese mobilisierten Schadstoffe (PCB, Quecksilber, Dioxine und andere) an das ungeborene Kind ab (s. Sauerbrey, 2010, S. 68) und fördern damit die Krankheit ADHS, ohne dass eine akute Schadstoffexposition erkennbar ist.

Aus diesen Erkenntnissen geht hervor, dass die Therapie vieler neurologischer Krankheiten nicht ausschließlich bei der Symptombekämpfung mit Medikamenten wie Ritalin bei ADHS stehen bleiben kann, sondern dass vielmehr die Ursachen- und Auslösungsfaktoren in der Umwelt der betroffenen Kinder aufgedeckt und im Sinne einer Prävention beseitigt werden müssen. Dies muss angesichts der gesellschaftlich ungleichen Verteilung der Risiken umweltbedingter Erkrankungen auch Maßnahmen zur Beseitigung sozialer Ungleichheit bei den Lebens-, Arbeits- und Wohnbedingungen umfassen (WHO, 2010), wie z.B. Verbesserungen der Ernährungssituation, schadstofffreie Kindertagesstätten, Schulen und Wohnungen, Verminderung der Verkehrsbelastungen in Wohngebieten, keine Mülldeponien und Müllverbrennungsanlagen in der unmittelbaren Umgebung von Schulen und Wohngebieten.

2.9.3. Autismus

Autisten leiden an einer Entwicklungsstörung des Gehirns, die meist im Alter von 1 bis 2 Jahren bemerkbar wird. Die Patienten können die Überfülle von Reizen aus der Umwelt nicht richtig verarbeiten und ausfiltern. Sie können auch das Verhalten und die Mimik anderer Menschen nicht einordnen und interpretieren. Die Hirnregionen, die auf Gesichtserkennung spezialisiert sind, zeigen in bildgebenden Funktionstests keine Aktivität beim Ansehen von Gesichtern. Erst vereinfachte schematische Gesichtsbilder führten zu Aktivität in den entsprechenden Arealen.

Dagegen können Autisten mit Zahlenreihen, Regeln und Mustern aller Art sehr gut umgehen, sie haben dafür ein sehr gutes Gedächtnis, was oft als „typisch männliches Systemdenken" bezeichnet wird. Hintergrund: Autisten versuchen das Defizit bei der Einordnung von Umweltreizen durch Schaffung eigener Ordnungssysteme auszugleichen.

Autismus ist keine Krankheit mit einheitlichen Merkmalen, sondern umfasst ein ganzes Spektrum ähnlicher Verhaltensstörungen, die als „Autismus-artige Störungen" („Autism Spectrum Disorders", ASD) bezeichnet werden, und zu denen auch das Asperger-Syndrom gehört. Gemeinsames Merkmal ist das lebenslange Andauern einer entwicklungsbedingten Störung des Zentralnervensystems. Bislang wurden umweltbedingte und genetische Faktoren als wesentliche Ursachen der verschiedenen Formen des Autismus betrachtet (Gillberg, 1999). Für die ASD-Krankheiten wurde bislang ein erblicher Anteil an den Krankheitsfaktoren von 90 Prozent angenommen (Elsabbagh und Johnson, 2010), es scheinen also überwiegend erblich bedingte Störungen und Krankheiten zu sein. In letzter Zeit mehren sich die Befunde, dass eine chronische Aktivierung des Immunsystems in Richtung von Entzündungsprozessen mit pathologischen Auswirkungen im Gehirn als wesentlicher Faktor anzunehmen ist, der insbesondere in kritischen Phasen der Reifung des Gehirns beim Fötus und Kleinkind einwirkt (Hoffmann und Sakic, 2009; Pearce, 2009). Zudem gibt es bei den Angehörigen von so genannten „Autismus-Familien" eine statistisch erhöhte Rate von Autoimmun-Krankheiten sowie generell eine erhöhte Veranlagung für Entzündungskrankheiten (Comi et al., 1999). Statistische Zusammenhänge zwischen Autismus und vorgeburtlichen Infektionen der Mutter mit Krankheitserregern wie Röteln, Cytomegalievirus, Varizella-Zodter, Syphilis und Toxoplasmose sind belegt. 9 Prozent der Kinder mit vorgeburtlicher Rötelninfektion entwickelten einen Autismus (Chess, 1977). Auch in Versuchstiermodellen konnte ein Zusammenhang zwischen Autismus-ähnlichen Krankheitsbildern und neurotropen Borna-Virus-Infektionen nachgewiesen werden, wobei abnormales Verhalten und im Gehirn entzündungsbedingte Veränderungen festgestellt wurden. In Hippocampus und Kleinhirn der Tiere waren die Hirnstrukturen geschädigt.

Bei Autismus-Kindern liegen verstärkte Anzeichen von Entzündungsprozessen im Gehirn vor. Erhöhte Zytokin-Spiegel im Serum sowie auch Antikörper gegen Oberflächenantigene von Nervengewebe, wie z.B. das Myelin-Basisprotein und bestimmte Glia-Proteine sind nachzuweisen. Mikrogliazellen und Astrozyten sind chronisch aktiviert, was auf Autoimmunprozesse hinweist (Vargas et al., 2005). Infektionen durch Krankheitserreger wie z.B. Streptokokken, aber auch Quecksilber als Hapten können offenbar die Bildung von Autoantikörpern gegen Hirnstrukturen fördern und damit verschiedene psychiatrische Symptome und Krankheiten begründen (zit. nach mehreren Studien in Hoffmann und Sakic, 2009).

Ist Autismus genetisch oder umweltbedingt?

Bis vor wenigen Jahren galt Autismus als eine vorwiegend durch genetische Veranlagung bedingte psychische Krankheit. Mittlerweile gehen Wissenschaftler jedoch von einem Anteil von nur 5 bis 10 Prozent der Autismus-Fälle aus, die eindeutig auf Chromosomen-Veränderungen oder bestimmte Genmutationen zurückzuführen sind. Entsprechend beträgt die Häufigkeit des gemeinsamen Auftretens von Autismus bei eineiigen Zwillingen nur 60 Prozent, wie neuere Untersuchungen ergeben haben (Smith und Patterson, 2009). Ähnliche Verhältnisse werden auch für Schizophrenie berichtet. Daraus ist zu schließen, dass Umweltfaktoren für die Ausprägung beider Krankheiten eine wesentliche Rolle spielen müssen. Derzeit (2012) nimmt man an, dass eine Kombination von biologischen Faktoren, darunter genetische und epigenetische Einflüsse, und Auslöser aus der Umwelt (phasikalische, chemische und biologische einschließlich Krankheitserreger) mit dem veränderten Verhaltensprofil von Personen mit ASD-Störungen assoziiert sind. Nach diesem Modell ist der Einfluss dieser Faktoren kumulativ, das heißt, dass die Verhaltenssymptome dann offensichtlich werden, wenn ein bestimmter Schwellenwert durch die Summe dieser Faktoren überschritten wird (Patterson et al., 2012).

Eine Vielzahl von Studien (zitiert bei Smith und Patterson, 2009) weist darauf hin, dass Infektionskrankheiten der Mutter während der frühen und mittleren Phasen der Schwangerschaft, die mit ausgeprägten Entzündungen verbunden sind, das Risiko für Autismus und Schizophrenie bei den danach geborenen Kindern deutlich erhöht. Dies wurde unter anderem für Influenza-Infektionen, Toxoplasmose und Virus-Infektionen im Genitalbereich nachgewiesen. Mit Tiermodellen verschiedener Infektionen während der Trächtigkeit von Nagetieren konnten mit entsprechenden Tests Verhaltensstörungen und Veränderungen im Gehirn bei den nachgeborenen Jungtieren nachgewiesen werden, womit bestätigt wurde, dass eine Aktivierung des Immunsystems der Mutter während der Schwangerschaft toxische Wirkungen auf das Gehirn des sich entwickelnden Fötus ausübt. Die bei den Tieren mit speziellen Tests festgestellten Verhaltensänderungen zeigten typische Merkmale von Schizophrenie und Autismus, wie z.B. vermehrte Ängstlichkeit und stark vermindertes Sozialverhalten. Im Gehirn zeigten sich bei den betroffenen Tieren selektive Verluste von Purkinje-Zellen und im MRT-Bild ein vermindertes Volumen in bestimmten Kleinhirn-Bereichen, was ebenfalls mit Befunden von Autismus- und Schizophrenie-Patienten übereinstimmt. Einige der kognitiven Defizite und Veränderungen traten erst nach der Pubertät der Versuchstiere auf, was mit der Tatsache übereinstimmt, dass Schizophrenie-Symptome erst im Erwachsenenalter offensichtlich werden. Biochemisch waren Veränderungen im Dopamin-Stoffwechsel sowie eine verstärkte Ausprägung von GABA-A-Rezeptoren im Gehirn der Nachkommen-Tiere der infizierten Muttertiere festzustellen, was mit Befunden zum Autismus übereinstimmt.

Auch bei Menschen mit Autismus wurden **Veränderungen bei verschiedenen Neurotransmittern** und den zugehörigen Rezeptoren in verschiedenen Hirnbereichen, vorwiegend im Hippocampus, vorderen Großhirn und teilweise auch im Kleinhirn, nachgewiesen: erhöhte Serotonin-, Glutamat- und teilweise auch Dopamin-Konzentrationen im Gehirn und Blut, dagegen ein Mangel an Acetylcholin, Oxytocin und GABA (Gamma-amino-buttersäure). Entsprechend haben Cholinesterase-Inhibitoren eine positive Wirkung bei der Verminderung der Symptome des Autismus (Folsom und Fatemi, 2011).

In mehreren Regionen der Großhirnrinde sind bei Autismus-Patienten die Zahlen der nikotinischen Acetylcholin-Rezeptoren (nAchR) vermindert. Entsprechend vermindert sind damit auch die Funktionen des cholinergen Systems im Gehirn (Martin-Ruiz et al., 2004; Stitzel, 2011). Bei Kindern mit Autismus sind gleichzeitig die Zahl und die Größe von cholinergen Nervenzellen - Nervenzellen, die Acetylcholin als Neurotransmitter ausschütten – erhöht. Man nimmt daher an, dass die Verminderung der Zahl der nikotinischen Acetylcholin-Rezeptoren im Großhirn und im Thalamus eine Folge von Regulationsvorgängen auf eine vermehrte Aktivität von Acetylcholin-Nerven ist (Stitzel, 2009). Die Tatsache, dass die Zahl der Raucher bei Personen mit Autismus deutlich vermindert ist, stimmt mit der Annahme einer erhöhten Aktivität des Acetylcholin-Systems im Gehirn von Autismus-Patienten überein (Bejerot und Nylander, 2003). Nikotin würde nämlich über die nAch-Rezeptoren das ohnehin aktivierte System noch stärker erregen.

Ein **erhöhter Serotonin-Spiegel** während früher Entwicklungsstadien des Menschen steht offenbar im Zusammenhang mit der Entstehung von Autismus (Whitaker-Azmita, 2005). Wenn Mütter während der Schwangerschaft Drogen wie Cocain konsumieren, die den Serotonin-Spiegel erhöhen, dann bekommen die Kinder später mit größerer Häufigkeit Autismus als unbelastete Kinder. Personen mit Autismus haben durchschnittlich einen um 50% erhöhten Serotonin-Spiegel im Blut. Verschiedene Ursachen kommen für den erhöhten Serotonin-Spiegel in Frage, darunter eine verstärkte Serotonin-Synthese durch eine erhöhte Aktivität des Enzyms Tryptophan-Hydroxylase, eine vermehrte Aufnahme von Serotonin in die Blutplättchen durch Serotonin-Transportsysteme (5-HTT) und ein verminderter Abbau des Serotonins durch das Enzym Monoamin-Oxidase (MAO). Bei einigen Patienten sind tatsächlich die Gene für diese Enzyme entsprechend verändert (Tryptophan-Hydroxylase- und MAO-A-Polymorphismen) (Hranilovic et al., 2008).

Der GABA-Mangel ist auf eine verminderte Expression des Gens für das Enzym Glutamat-Decarboxylase in mehreren Hirnbereichen, darunter das Kleinhirn, zurückzuführen. Das Enzym wandelt das Glutamat in Gamma-amino-buttersäure (GABA) um. Durch den Enzymmangel überwiegt im Gehirn der Transmitter Glutamat, der entsprechende Übererregungen verursacht und dabei neurodegenerative Prozesse auslösen kann. Im Blut, im Liquor und in den Blutplättchen von Autismus-Patienten wird ein erhöhter Glutamat-Spiegel nachgewiesen. Der GABA-Mangel ist mit Defiziten bei motorischen Funktionen, beim Lernen und beim Tagesrhythmus verbunden. Die bei Autismus-Patienten bisweilen gehäuft auftretenden elileptischen Krampfanfälle sind sehr wahrscheinlich auf die beschriebenen Veränderungen bei den Neurotransmittern zurückzuführen (Folsom und Fatemi, 2011).

Auch das in verschiedenen Teilen des Hypothalamus produzierte Neurohormon **Oxytocin** ist bei Autismus-Patienten vermindert. Als Folge davon werden verschiedene Teile des Limbischen Sytems, die für mitfühlendes und soziales Verhalten zuständig sind, weniger als bei gesunden Personen aktiviert. Damit können die bei Autisten beobachteten Defizite im Sozialverhalten erklärt werden (Modahl et al., 1998).

Die Veränderungen bei den Neurotransmittern im Gehirn von Autismus-Patienten hängen mit dem aktivierten Immunsystem der Mutter während der Schwangerschaft zusammen. Die dabei ausgelösten Entzündungsprozesse stören die normale Entwicklung des Gehirns. Dies wurde mit umfangreichen Untersuchungen an Muttertieren und deren Nachkommen zu den Reaktionen auf Infektionserreger bestätigt: Die Föten enthielten in der Regel keine Infektionserreger, während das Muttertier mit Viren infiziert war. Damit waren Wirkungen von Virusinfektionen bei der Ausprägung von Autismus und Schizophrenie bei den Nachkommen der infizierten Muttertiere ausgeschlossen, sodass eindeutig eine Aktivierung des Immunsystems der Mutter als Ursache für die postnatalen Krankheiten Autismus und Schizophrenie in Frage kommt (zit. nach Smith und Patterson, 2009). Dies kann durch Virus- oder Bakterieninfektionen, aber auch durch Allergien und Fremdstoffwirkungen während der Schwangerschaft geschehen.

Welche Faktoren vermitteln nun zwischen der Infektionskrankheit oder Entzündung bei der Mutter und den schädigenden Wirkungen im sich entwickelnden Gehirn des Fötus? In Frage kommen auch hier verschiedene **Zytokine**, die Botenstoffe des Immunsystems, die bei Enzündungen freigesetzt werden. Es ist bekannt, dass Zytokine die Plazenta überwinden und so über den fötalen Blutkreislauf zum Gehirn des Fötus gelangen können. Dort lösen sie über spezielle Zytokin-Rezeptoren Signalkaskaden in den Nerven und Gliazellen des sich entwickelnden Gehirns aus. Betroffen sind die Signalkaskaden, die an der Gehirnentwicklung beteiligt sind und in der Biochemie als STAT-, NF-κB- und ERK-Kaskaden bekannt sind. Wenn die trächtigen Versuchs-Muttertiere mit Virus-Antigenen wie z.B. doppelsträngige Virus-RNA behandelt wurden, dann reagieren sie mit verstärkter Produktion von mindestens 10 verschiedenen Zytokinen, von denen einige die Plazenta durchdringen und zum Gehirn des Fötus gelangen. Zu den vorwiegend produzierten Zytokinen gehören IL-6, IL-1β, IL-2 und TNF-α, die schließlich auch im Fötus nachweibar waren. IL-6 soll dabei eine besonders schädliche Wirkung entfalten: Bei den erwachsenen Nachkommen-Tieren waren bei gleichzeitig erhöhten IL-6-Konzentrationen im Hippocampus deutliche Defizite beim Arbeitsgedächtnis nachzuweisen. Dies weist auf eine fortschreitende Entzündung im Gehirn hin, wie dies auch bei Gehirnen von Autisten nachgewiesen wurde. Wenn die Wissenschaftler künstlich IL-6 ins Blut von trächtigen Mäusen verabreichten, dann konnten sie bei den erwachsenen Nachkommen wiederum die typischen kognitiven Defizite mit Tests nachweisen.

Die Befunde weisen darauf hin, dass hauptsächlich das Zytokin IL-6 nach Aktivierung des Immunsystems der Mutter in den fötalen Blutkreislauf gelangt und dort eine Reihe von direkten Wirkungen auf das sich entwickelnde Gehirn ausübt. Unter anderem hemmt IL-6 in Nervenzellkulturen das Wachstum der Nervenfortsätze. Über den STAT-3-Signalweg kann IL-6 die Entwicklung der Nervenzellen beeinflussen, indem es den „Schalter“ in den Vorläuferzellen auf die Entwicklung in Richtung der Gliazellen umlegt. Daher kommt es unter dem Einfluss von IL-6 im Gehirn zu Strukturveränderungen, die mit den späteren Krankheiten zusammenhängen. Darüber hinaus üben IL-6, IL-1 und weitere TH1-Zytokine vielfältige Wirkungen im Organismus aus, wenn sie beispielsweise die Reizbarkeit von Nervenzellen beim Lernen und bei der Gedächtnisbildung verändern, die Stressantwort,

Nahrungsaufnahme und Hungergefühle sowie Schlaf- und Depressionsverhalten beeinflussen oder fördern.

Bei der vorgeburtlichen Entwicklung des Gehirns spielt auch das Neurohormon **Reelin** eine wichtige Rolle. Es bindet an verschiedene Rezeptoren im wachsenden Gehirn, darunter auch der Apolipoprotein-E-Rezeptor 2 (ApoER2), und leitet die neu gebildeten Nerven- und Gliazellen an die jeweils richtige Position im sich entwickelnden Gehirn. Im Gehirn von Erwachsenen fördert Reelin die Gedächtnisbildung durch Langzeit-Potenzierung von Synapsen im Hypothalamus. Bei Autismus ist offenbar die Funktion von Reelin eingeschränkt, entweder als Folge von genetischen Polymorphismen im Reelin-Gen oder von einer Störung der Expression des Reelin-Gens. Entsprechend wurden geringere Konzentrationen von Reelin im Kleinhirn, frontalen Cortex und im Blut bei Autismus-Patienten gefunden (siehe Lit. bei Folsom und Fatemi, 2011). Ob es einen Zusammenhang zwischen den verminderten Reelin-Konzentrationen und den Entzündungsprozessen und Zytokinwirkungen auf den Fötus während der Schwangerschaft gibt, wurde bislang (2011) noch nicht untersucht.

Mit einer antientzündlichen Therapie, beispielsweise durch Verabreichung von N-Acetylcystein, Pioglitazon oder IL-10, können sowohl die Konzentrationen entzündungsfördernder Zytokine im Serum der Mutter als auch die kognitiven Symptome der Nachkommen sowohl bei Versuchstieren als auch beim Menschen vermindert werden. Beispielsweise unterdrückt eine Behandlung der Muttertiere mit N-Acetylcystein die Entzündungskrankheit in den Föten, nachdem die Mutter mit Lipopolysacchariden zur Auslösung der Entzündung behandelt worden war. Das immunsuppressive Interleukin 10 (IL-10) zeigt ähnliche Wirkungen (siehe vielfältige Studien zitiert bei Smith und Patterson, 2009).

Epigenetische Mechanismen bei Autismus

Die oben beschriebenen biochemischen und immunologischen Reaktionen, die zu Veränderungen von Hirnfunktionen bei Autismus führen, haben sehr wahrscheinlich ihre Ursachen auf der Ebene der epigenetischen Regulation der Genaktivität. Hierbei handelt es sich um Mechanismen, bei denen die Aktivität der Gene, also die Synthese von Messenger-RNA (mRNA), aktiviert oder gehemmt wird. Die Genaktivität kann beispielsweise direkt durch Methylierung gehemmt werden, wobei Methylgruppen-Transferasen als Enzyme wirken. Sie wird ebenfalls gehemmt durch intakte Histon-Proteine, die wiederum durch Methylierung oder Acetylierung inaktiviert werden können. Ein acetyliertes Histonprotein löst sich somit von der DNA und gibt die Transkription, also die Synthese von mRNA frei. Der epigenetische Aktivitätszustand der Gene kann durch eine Vielzahl von umweltbedingten Faktoren verändert werden, darunter Stoffe aus der Nahrung oder auch Fehlernährung, Drogen und Chemikalien, psychischer Stress, mütterliche Fürsorge oder deren Mangel gegenüber Kleinkindern und schließlich auch übermäßige oder verminderte Aktivität von Nerven in bestimmten Hirnbereichen.

Beispielsweise spielen epigenetische Mechanismen eine Rolle bei der Drogenabhängigkeit, wobei die Genaktivität in Dopamin- und Glutamat-empfindlichen Nervenzellen des Gehirns (dopaminerges und glutamaterges System) durch die von Drogen ausgelösten epigenetischen Mechanismen verändert worden ist.

Ein weiteres Beispiel ist Valproinsäure, ein Hemmstoff für das Enzym Histon-Deacetylase. Die Valproinsäure schützt und stabilisiert somit den acetylierten Zustand der Histone und damit auch den aktiven Zustand der betroffenen Gene im Hippocampus. Dadurch werden kognitive Störungen bei verschiedenen neurologischen Erkrankungen wie z.B. Epilepsie verbessert. Methyl-Tetrahydrofolsäure, die auch als Nahrungsergänzungsmittel therapeutisch angewandt wird, hat sich bewährt als Mittel zur Stabilisierung des methylierten Zustandes der DNA; sie verhindert dadurch eine ungeregelte epigenetische Aktivierung von Genen, wie sie bei Autismus vorkommt. Eine Fehlernährung mit Folsäuremangel kann nämlich zu Veränderungen des epigenetischen Zustandes der DNA und damit auch zur Ausprägung von Autismus führen (Miyake et al., 2012).

Psychische Krankheiten wie Autismus und Schizophrenie sind außerdem durch **veränderte Mikro-RNA-Muster** im Gehirn und fehlende oder veränderte Aktivitäten von Enzymen, die miRNAs herstellen, gekennzeichnet. Dies steht im Zusammenhang mit einer bei Autisten und Schizophrenie-Patienten veränderten Struktur der Synapsen im Vergleich zu gesunden Personen. Dadurch kommt es zu Fehlfunktionen bei der Weiterleitung von Erregungen im Gehirn. Die so genannten Mikro-RNAs haben eine große Bedeutung für die synaptische Plastizität und damit für Lernprozesse, wie bei dem Versuchsinsekt Drosophila nachgewiesen wurde (Siegel, Schratt, 2010). Unklar ist noch der Zusammenhang zwischen dem veränderten Mikro-RNA-Muster und den Entzündungsmechanismen im Gehirn.

Die Rolle von Quecksilber und seine Verbindungen (Thiomersal) bei Autismus und ADHS

Quecksilber ist bekanntlich ein starker Auslöser von Autoimmunreaktionen (Mutter et al., 2004), insbesondere dann, wenn Ungeborene und Kinder früh und wiederholt mit Quecksilber aus Amalgamfüllungen der Mutter sowie durch Thiomersal bei den verschiedenen Impfungen belastet wurden (Mutter et al., 2006). Thiomersal führt im Gegensatz zu Methylquecksilber zu einer starken Autoimmunität (Havarinasab und Huktmann, 2005; Havarinasab et al. 2005). Impfstoffe sowie die beigemischten Konservierungsstoffe auf Quecksilberbasis („Thiomersal") kommen gleichzeitig als Auslöser von Autismus in Frage. Gerade die kumulative Aufnahme von Thiomersal im Rahmen der gesetzlich festgelegten Impfpläne für Kleinkinder übersteigt die Grenzwerte der US-Umweltbehörde EPA, sodass neurotoxische Wirkungen des organisch gebundenen Quecksilbers auf das sich entwickelnde Gehirn der Kleinkinder nicht auszuschließen sind (Pearce, 2009). Thiomersal hemmt wichtige Methylierungsreaktionen 100-fach stärker als anorganische Quecksilber-Verbindungen (Waly et al., 2004). Diese Methylierungen sind entscheidend für die frühkindliche Entwicklung des Gehirns (James et al., 2004). Wird beispielsweise die Methylierung von Phospholipid gehemmt, dann wird die Informationsaufnahme und damit die Aufmerksamkeit beeinträchtigt, was zu den Symptomen bei Autismus und beim Aufmerksamkeits-Defitit-Syndrom (ADHS) führt (Deth, 2004; Mutter et al., 2006).

Anorganisches Quecksilber wiederum hemmt die Funktion der Mikrotubuli in Nervenzellen in 10-fach geringerer Konzentration als das neurotoxische Blei (Thier et al., 2005; Stoiber et al., 2004). Dadurch werden Wachstum und Stofftransport bei Nervenzellen gehemmt, was sich vor allem auf die Entwicklungsphase des Gehirns im frühkindlichen Alter, aber auch auf die Neubildung von Nervenverknüpfungen (Synapsen) beim Lernen schädlich auswirkt.

Bei Autisten sind entsprechende Gehirnstrukturen verändert. Die weiße Substanz ist vermehrt vorhanden, d.h. die Zahl der Nervenverknüpfungen innerhalb einzelner Hirnregionen ist erhöht. Dagegen fehlen Verknüpfungen bei den Langstrecken-Verbindungen zwischen verschiedenen Hirnregionen. Damit ließe sich die Überempfindlichkeit bei Details und die mangelnde intuitive Wahrnehmung und Interpretation von Informationen erklären (zit. nach Hoffmann und Sakic, 2009). Die genauen molekularen Ursachen und Mechanismen, die eine selektive Degeneration bestimmter Nervenverknüpfungen im Gehirn erklären könnten, waren bis 2011 noch nicht bekannt.

Da Thiomersal und anorganisches Quecksilber die Konzentration des reduzierten Glutathions im Gehirn senken, folgt daraus oxidativer Stress, neuronale Zytotoxizität und Zelltod (Apoptose) für die Nervenzellen des Gehirns (James et al., 2005; Muller et al., 2001; Olivieri et al., 2000). Damit ist auch für Autismus und ADHS ein neurodegenerativer Pathomechanismus im Gehirn anzunehmen. Nach vorläufigen Ergebnissen führt eine Therapie mit Methylcobalamin (Vitamin B12), S-Adenosyl-Methionin und Tetrahydrofolat zu einer Besserung der Symtome bei etwa 80% der betroffenen Autismus-Kinder (James et al., 2004). Dies ist damit zu erklären, dass diese Vitamine und Metaboliten die Synthese von reduzierten Glutathion sowie die Methylierung von Phospholipid, Proteinen, DNA, RNA und anderen wichtigen Stoffen fördern, wodurch die Entgiftung des Quecksilbers und die Beseitigung des oxidativen Stresses ebenfalls zunimmt.

Auch weisen mehrere epidemiologische Studien einen statistisch signifikanten Zusammenhang zwischen Quecksilberbelastung u.a. durch Thiomersal aus Impfstoffen und Autismus nach (zit. in Mutter et al., 2006).

Hinweise auf genetische Veranlagungen für Autismus

Genetische Faktoren sind bei Autismus zumindest teilweise relevant. Es gibt so genannte „**Autismus-Familien**“, bei denen die Rate von Autoimmunkrankheiten unter den Familienmitgliedern erhöht ist. Offenbar liegt hier eine allgemein erhöhte Disposition für Entzündungs- und Autoimmunkrankheiten vor, die im konkreten Fall häufig durch Infektionen ausgelöst werden (Pearce, 2009).

Genetische Veränderungen könnten auch **das Entgiftungssystem** betreffen, wenn man davon ausgeht, dass Umweltgifte wie Quecksilber an der Ausprägung der Autismus-Symptome beteiligt sind. Tatsächlich findet man bei autistischen Personen Hinweise auf genetische Polymorphismen, die zu einer verminderten Synthese von Cystein und Glutathion führen (Waly et al., 2004; Mutter et al., 2006). Autistische Personen haben entsprechend verminderte Plasmakonzentrationen von Cystein und Glutathion, was ihre Fähigkeit zur Entgiftung und Ausscheidung von Quecksilber und anderen Metallen beeinträchtigt (James et al., 2004). Als Folge davon wären im Nervensystem autistischer Personen höhere Konzentrationen von Quecksilber anzunehmen, die insbesondere bei Kleinkindern zur Störung von für die Gehirnentwicklung wichtigen biochemischen Reaktionen und Signalketten führen. So werden die Methylierungsreaktionen gehemmt, die wichtig sind für die epigenetische Regulation der Gehirnentwicklung, es kommt zum Ausfall von DNA-, RNA-,

Cobalamin-(Vitamin B12-), Protein-, Phospholipid-, Histon- und Neurotransmitter-Methylierungen (Mutter et al., 2006), was dann im weiteren Verlauf des Krankheitsmechanismus zur Schädigung der von Wachstumsfaktoren gesteuerten Entwicklung von Gehirn und der Aufmerksamkeitsfähigkeit führt. Insbesondere die Methylierung von Phospholipiden, eine wesentliche Reaktion für die Aufmerksamkeit, ist bei Autismus und dem Aufmerhsamkeitsdefizit-Syndrom (ADHS) beeinträchtigt (Deth, 2004).

Zusammenfassend ist festzustellen, dass Autismus (und teilweise auch die Schizophrenie) nach den hier zitierten Erkenntnissen der Wissenschaft zumindest in einem erheblichen Teil der Fälle auf Umweltfaktoren (Infektionen, Schadstoffe) zurückzuführen sind, die bei der schwangeren Mutter zu Entzündungen führen, und die wiederum im Fötus, vermittelt durch Zytokine, Entwicklungsstörungen im Gehirn bewirken. Daraus folgt für Therapie und Vorsorge, dass ein vorbeugender Schutz vor den auslösenden Umweltfaktoren sowie eine Verabreichung antientzündlicher Medikamente die Kinder nachweisbar vor den schädlichen Wirkungen im Gehirn schützen können (Tsuda et al., 2007). Ziel der Behandlung muss ein normalisierter Spiegel der entzündungsfördernden Zytokine im Blut der Mutter und folglich auch im Fötus sein, da es einen erwiesenen Zusammenhang zwischen erhöhten Zytokinspiegeln und abnormalem Verhalten bei den Nachkommen gibt.

2.9.4. Schizophrenie

Symptome

Schizophrenie ist die Bezeichnung für eine Gruppe von psychischen Krankheiten mit ähnlicher, aber vielgestaltiger Symptomatik, bei der die Persönlichkeit und damit zusammenhängend bestimmte Hirnfunktionen tiefgreifend verändert sind. Die Häufigkeit in der Bevölkerung wird mit ca. 1 Prozent angegeben. Die Krankheit kann schleichend oder auch mit einem akuten Schub meist in der späten Pubertät beginnen und lebenslang mit wiederkehrenden Schüben verlaufen. Die Symptome sind während der Schübe besonders deutlich zu erkennen, dazwischen zeigen sie sich in abgeschwächter Form. Sie umfassen folgende Bereiche (nach Arolt und Rothermundt, 2007):

- Das Denken und die Sprache: assoziative Lockerung, Zerfahrenheit, abweichende Logik (Paralogik), abweichende bzw. unübliche Wortverwendung und Wort-Neuschöpfungen (Neologismen).
- Affektivität: inadäquate Gefühlsäußerungen, oft wenig variabel (modulationsarm) und verflacht wirkend, Unfähigkeit zu Genuss und Freude, depressive Stimmungen.
- Wahrnehmungsstörungen: akustische Halluzinationen, Hören von Stimmen, laut werden von Gedanken, Geräusch-Halluzinationen, manchmal auch Halluzinationen von Berührungsreizen und optischen Reizen.
- Wahn: abnormes Erleben von Beziehungen und Bedeutungen, Verfolgungswahn, unplausible Verschwörungstheorien.
- Ich-Störungen: Gedanken werden „eingegeben“ oder „entzogen“ oder breiten sich aus, Annahme einer Willensbeeinflussung.

- Katatone Symptome: psychomotorische Störungen, wie z.B. wiederholte inadäquate Zwangshandlungen (Stereotypien), Bewegungsnachahmung (Echopraxie), Starrheitszustand des ganzen Körpers bei Bewusstsein (Stupor), oder auch übermäßige Erregungszustände (Manierismen), „Erregungssturm".

In den Phasen zwischen den akuten Schüben zeigen sich oft mentale Defizienzsymptome wie bestimmte kognitive Defizite (verminderte Aufmerksamkeit, Gedächtnisstörungen, fehlerhafte Konzeptbildung und Planung), Denkstörungen, Antriebsarmut und verminderte affektive Reaktionsfähigkeit. Hinzu kommen Störungen der sensorischen und motorischen Systeme, des Gedächtnisses und der Sprachfähigkeit (Arolt und Rothermundt, 2007).

Ursachenfaktoren

Es gibt vielfache Hinweise dafür, dass Virusinfektionen, insbesondere auch mütterliche Infektionen während der Schwangerschaft, das Risiko signifikant erhöhen, eine spätere Schizophrenie zu bekommen. Als Auslöser nachgewiesen sind Influenza-, Masern-, Verizella-, Rubella-, Herpes simplex- und Polio-Viren. Eine Virusinfektion des Zentralnervensystems während der Kindheit erhöht das Risiko für Schizophrenie fünffach. Damit in Zusammenhang könnten die Nachweise erhöhter Antikörper-Konzentrationen (IgE, IgG) im Serum und Liquor bei Schizophrenie-Patienten stehen, was auf Immunreaktionen vom Typ I mit einer Verschiebung der Th1/Th2-Balance zu Th2 hindeutet. Einige der nachgewiesenen Antikörper sind auch gegen körpereigene Strukturen wie Cardiolipin, Zellkern-Bestandteile und Hitzeschockproteine gerichtet, sodass auch **autoimmune Th2-Immunreaktionen** in Frage kommen, die auch durch Viren oder andere Umweltfaktoren ausgelöst werden können (Schwarz und Müller, 2007).

Da die Schizophrenie wie viele umweltbedingte Krankheiten mit oxidativem und nitrosativem Stress verbunden ist (Yao et al., 2001; Young et al., 2007), liegt die Annahme eines Umweltbezugs bei Schizophrenie nahe.

Physiologische und biochemische Mechanismen

Der physiologische Mechanismus, der bei Schizophrenie im Gehirn abläuft, wird heute als Ergebnis von Wechselwirkungen bestimmter Gene mit bestimmten Umwelteinflüssen und psychosozialen Stressfaktoren gesehen (Pearce, 2009). Somit ist auch erklärbar, dass bestimmte Erbanlagen mit einem gehäuften Auftreten von Schizophrenie in Verwandtschaftskreisen in Zusammenhang stehen. So ist eine Mutation im Gen für das Enzym Catechol-O-Methyltransferase (COMT) mit den bei Schizophrenie-Patienten verminderten Arbeitsgedächtnisleistungen verbunden. Bei dieser Mutation ist im Enzym die Aminosäure Methionin gegen Valin ausgetauscht, wodurch das Enzym eine 3- bis 4-fach erhöhte Aktivität erhält. Dies hat zur Folge, dass der Neurotransmitter Dopamin vermehrt zu Homovanillinsäure abgebaut wird. Damit steht Dopamin in den für Gedächtnis und Lernen wichtigen Hirnzentren wie dem Hippocampus nicht mehr ausreichend zur Verfügung, womit die Gedächtnisstörungen zu erklären sind (Arolt und Rothermundt, 2007).

Da bei vielen Schizophrenie-Patienten im längeren Verlauf des Lebens fortschreitende kognitive Störungen bei gleichzeitig zunehmenden strukturellen Veränderungen des Gehirns beobachtet werden, gehen viele Wissenschaftler von einem neurodegenerativen Mechanismus aus, der durch die oben genannten genetischen Faktoren zwar begünstigt, aber nicht allein verursacht wird. Bei den Schizophrenie-Patienten zeigen sich nämlich Verminderungen des Hirnvolumens bei gleichzeitiger Vergrößerung der Ventrikel. Die Volumenverminderungen betreffen auch die Hirnbereiche, die für die kognitiven Funktionen von besonderer Bedeutung sind, wie die Temporal- und Frontallappen der Großhirnrinde sowie die Basalganglien, wobei die graue Substanz des Gehirns fortschreitend abgebaut wird (Arolt und Rothermundt, 2007).

Wie bei den anderen neurodegenerativen Krankheiten spielen auch bei der Schizophrenie Entzündungsprozesse eine wesentliche Rolle. Darauf deutet auch die übermäßige Aktivität des Enzyms Cyclooxigenase-2 (Cox-2) bei Schizophrenie-Patienten hin, was in Zusammenhang mit einer Th2-gesteuerten humoralen (Antikörper-abhängigen) Immunreaktion steht (Schwarz und Müller, 2007). Oxidativer und nitrosativer Stress stehen mit Schizophrenie im Zusammenhang (Yao et al., 2001; Young et al., 2007). Dies kann Folge von Fremdstoff-Wirkungen und /oder Immunreaktionen sein.

Beim biochemischen Krankheitsmechanismus von Schizophrenie-Patienten sind Zytokine der Immunreaktion beteiligt. Im Gehirn der Betroffenen sind deutliche Anzeichen einer Entzündung und ein fortschreitender Verlust des Hirnvolumens nachzuweisen (Körschenhausen et al., 1996; Müller und Schwarz, 2009). In vielen Studien wurden bei Schizophrenie- Patienten gegen Hirnstrukturen gerichtete Autoantikörper nachgewiesen, sodass möglicherweise auch autoimmune Entzündungsmechanismen als Krankheitsursache in Frage kommen (zit. nach Hoffmann und Sakic, 2009; Pearce, 2009). Die weiteren biochemischen Mechanismen unterscheiden sich jedoch im Vergleich zu denen bei chronischen Depressionen, Stresskrankheiten und den Vorstufen der Demenzkrankheiten und verlaufen geradezu entgegengesetzt: Bei der Schizophrenie verschiebt sich nämlich das Gleichgewicht der Immunreaktionen von den TH-1- zu den TH-2-Mechanismen (Müller und Schwarz, 2009; TH-1 = T-Helferzelle Typ 1). Die Produktion der TH-1-Zytokine wie IL-2, IFN-γ und IL-12 durch die Mikrogliazellen im Gehirn von Schizophrenie-Patienten ist deutlich vermindert (Wilke et al., 1996). Dagegen werden TH-2-Zytokine wie IL-4 und IL-10 in den Astrozyten des Gehirns vermehrt gebildet, die dann die Produktion der TH-I-Zytokine in den Mikrogliazellen hemmen. Möglicherweise werden diese TH-2-Zytokine als Folge von Reaktionen der Autoantikörper gegen Hirnstrukturen oder von Immunreaktionen gegen bestimmte Krankheitserreger produziert (siehe unten).

Die TH-2-Zytokine IL-4 und IL-10 greifen in den **Tryptophan-Stoffwechsel** ein, indem sie die Synthese des Enzyms Indolamin-2,3-dioxygenase (IDO) hemmen und gleichzeitig das Enzym Tryptophan-2,3-dioxigenase (TDO) aktivieren. Diese Wirkung steht im Gegensatz zur aktivierenden Wirkung der Typ-1-Zytokine wie Ifn-γ, IL-1β, IL-2, TNF-α auf die IDO bei den Depressions- und Demenzkrankheiten (vgl. Kapitel 2.2.17. und 2.8.4). Die Folge der Hemmung der IDO und der Aktivierung der TDO ist ein verstärkter Abbau von Tryptophan zu **Kynurenin** über das Enzym TDO in den Astrozyten der Schizophrenie-Patienten (Grohmann et al., 2003). Das Kynurenin wird nun aber nicht wie bei den Demenzkrankheiten weiter zu Hydroxykynurenin und Chinolinsäure abgebaut, weil das Enzym Kynurenin-Monooxigenase (KMO) in den Astrozyten gehemmt ist bzw. dort nicht vorkommt. Statt dessen wird Kynurenin über einen Seitenweg zur **Kynureninsäure** umgewandelt, die sich in den Astrozyten des Gehirns ansammelt, was ein typisches Merkmal für Schizophrenie darstellt. Die Kynureninsäure wirkt dann als Inhibitor der Glycin-Bindungsstelle am NMDA-Rezeptor und hemmt damit seine Aktivität bei der Erregungsübertragung im Gehirn. Außerdem hemmt die Kynureninsäure als Antagonist bestimmte nikotinische Acetylcholin-Rezeptoren im Gehirn. Beide Wirkungen werden für die kognitiven Störungen bei der Schizophrenie verantwortlich gemacht (Müller und Schwarz, 2009; Schwarz und Müller, 2007; Schwarcz et al., 2001).

Zusätzlich zur oben erwähnten Verminderung der Dopamin-Funktionen in den präfrontalen und frontalen Regionen des Gehirns von Schizophrenie-Patienten kommt also auch eine Hemmung des Glutamat-Systems am NMDA-Rezeptor in Frage. Außerdem ist die Zahl der NMDA-Rezeptoren im präfrontalen Kortex und im Putamen vermindert. Beides erklärt die Störung von Lern- und Gedächtnisfunktionen bei Schizophrenie-Patienten. Man spricht hier von einer „dopaminergen/glutamatergen Imbalance“ (Arolt und Rothermundt, 2007).

Im Gegensatz zum TH-2-Mechanismus beim Ablauf der Schizophrenie-Krankheit scheinen die ursächlichen Prozesse, die zur Auslösung der Krankheit Schizophrenie führen, mit dem Schema der unspezifischen Aktivierung von Entzündungsprozessen durch Makrophagen, Monozyten und dendritische Zellen überein zu stimmen, wie sie bei den typischen Demenz- und Depressionskrankheiten ablaufen (vgl. Kapitel 2.8.4): Diese Zellen produzieren die bekannten entzündungsfördenden Zytokine IL-1β, TNF-α, IL-6 und IL-8 unter anderem bei Infektions- oder Entzündungskrankheiten während der Schwangerschaft der Mutter, und verursachen bei den danach geborenen Kindern lang andauernde Veränderungen bei den Neurotransmittersystemen im Gehirn, die schließlich zur Schizophrenie führen. Dabei stehen Infektionen durch Influenza-, Rubella-, Masern- und Herpes-simplex-Viren, aber auch Retroviren wie HIV in besonderem Verdacht als Risikofaktoren für Schizophrenie (Pearce, 2001; Müller und Schwarz, 2009; Hoffmann und Sakic, 2009). Die Autoren betonen, dass nicht die Viruserreger selbst, sondern die durch diese ausgelösten Reaktionen der Zellen des Immunsystems die Schäden im Nervengewebe des Gehirns verursachen, wobei die Produktion von Zytokinen entscheidend mitwirkt. So wird eine ursprünglich ausschließlich in der Peripherie stattfindende Immunreaktion gegen die Viruserreger später häufig gegen Zellen des Zentralnervensystems umgeleitet, wobei Autoimmunprozesse eine Rolle spielen können (Pearce, 2009).

Auch Infektionskrankheiten des Gehirns im Kindesalter erhöhen das Risiko für Psychosen und Schizophrenie im späteren Leben um das Fünffache (Koponen et al., 2004). Bei Müttern, deren Kinder später an Schizophrenie erkrankten, wurden häufiger Infektionen durch Influenzaviren während des 2. Drittels der Schwangerschaft nachgewiesen (Mednick et al., 1988). Hier greifen die von der Mutter produzierten Zytokine offenbar über die Plazenta das sich entwickelnde Gehirn des Fötus an. Nach einer anderen Theorie kreuzreagieren die Anti-Influenza-Antikörper der Mutter mit Strukturen auf den Nervenzellen des sich entwickelnden Gehirns des Fötus und hemmen dadurch die weitere Gehirnentwicklung (Pearce, 2009).

Bezüglich des biochemischen Mechanismus der Zytokinwirkung im fötalen Gehirn wurde nachgewiesen, dass die bei Entzündungen im Verlauf der Infektionskrankheiten freigesetzten Zytokine, darunter insbesondere IL-6, in Entwicklungsvorgänge des Gehirns eingreifen und diese so stören (Smith et al., 2007), dass später die Funktion der über den NMDA-Rezeptor vermittelten Informationsübertragung durch Glutamat gehemmt ist. Dies geschieht dadurch, dass es zunächst zu einer Überaktivierung des Glutamat-Systems (vermutlich durch NMDA-Rezeptor-Überaktivierung, vgl. Kapitel 2.8.4) kommt, was zum späteren Ausfall von Glutamat-Nerven im Gehirn und dort hauptsächlich im präfrontalen Cortex (vordere Großhirnrinde) und im Mandelkern (Amygdala) führt (Fearon et al., 2000; Schwarcz et al., 2001). Betroffen sind also auch hier die Hirnzentren für Lernen und Gedächtnis. Auch sollen die Zytokine einen Sauerstoffmangel im Gehirn verursachen, der zum hypoxischen Hirnschaden beim Fötus führt (mehrere Studien, zit. nach Pearce, 2009). Gleichzeitig sind die Funktionen der GABA-Nerven durch eine Überfunktion der Dopamin-Rezeptoren gehemmt (Carlsson, 2006; Pearce, 2009), wobei die Überfunktion der Dopaminnerven an der späteren Ausprägung der Schizophrenie-Symptome beteiligt sein sollen (Ozawa et al., 2006). Im späteren Verlauf der Krankheit herrscht folglich ein Mangel an Glutamat-Funktionen im Gehirn, was im Zusammenhang mit den Symptomen der Schizophrenie gesehen wird.

Dies steht nur anscheinend im Gegensatz zur Exzitotoxizität der übererregten NMDA-Rezeptoren bei den Mechanismen der Demenzkrankheiten, wie dies zum Beispiel in den Kapiteln 2.4.3.3. und 2.8.4 bei der Wirkung von Homocystein als NMDA-Agonist bei Alzheimer beschrieben ist. In Wirklichkeit hat gerade die Exzitotoxizität der Entzündungszytokine während der Schwangerschaft die Nervenzellen im Gehirn des Fötus mit den gleichen Mechanismen zerstört, wie sie bei den Demenzkrankheiten nachgewiesen wurden. Der Glutamatmangel im Gehirn und die Schizophrenie-Symptome im Erwachsenenalter sind lediglich die langzeitigen Folgen dieser toxischen Wirkungen der Zytokine auf den Fötus. Man könnte vermuten, dass das Risiko von Schizophrenie-Patienten, eine Alzheimer-Demenz zu bekommen, wegen des Glutamatmangels im Gehirn vermindert ist. Dafür gibt es aber noch keine Hinweise.

Wie zuvor geschildert, gibt es bezüglich der Ursachen und der Auslösung der Krankheit gewisse gemeinsame Merkmale mit Autismus, nämlich hauptsächlich die Infektionskrankheiten der Mutter während der frühen und mittleren Phasen der Schwangerschaft (Smith und Patterson, 2009).

Die Schizophrenie ist eine nach dem derzeit gültigen Verständnis der Schulmedizin (2011) eine typische psychiatrische „Geisteskrankheit", die durch Psychose, Apathie und kognitive Leistungsverminderung gekennzeichnet ist. Da schwere Entzündungen der Mutter während der Schwangerschaft über Zytokine auf die Entwicklung des Gehirns wirken, müssen jedoch umweltbedingte organische Ursachen für die Krankheit angenomen werden (Smith und Patterson, 2009). Zu den Folgen gehört, dass die Hemmung sensorischer Reize durch hemmende Hirnfunktionen vermindert ist, sodass wiederholte Reize unvermindert stark wahrgenommen werden und zu Übererregung führen. Dies führt langfristig zu Auflösung der Persönlichkeit und kognitiven Defiziten (Stitzel, 2011).

Beim Krankheitsmechanismus spielen offenbar auch Fehlfunktionen der **nikotinischen Acetylcholin-Rezeptoren** (nAchR) ebenso wie bei der Parkinson- und

Alzheimer-Krankheit eine Rolle. Dies geht aus Beobachtungen hervor, nach denen das Rauchen oder die Verabreichung von Nikotin oder Nikotinrezeptor-Agonisten (Medikamente, die Nikotin-Rezeptoren aktivieren) die Defizite bei der Hemmung sensorischer Nerven ausgleichen oder aufheben können (Freedman et al., 2008). Entprechend groß ist der Anteil der Raucher bei Schizophrenie-Patienten (Stitzel, 2011). Möglicherweise haben diese Patienten eine durch epigenetische Hemmungsmechanismen herabgesetzte Zahl von nAch-Rezeptoren im Gehirn und dort besonders im Hippocampus, der bekanntlich für kognitive Funktionen wichtig ist (Freedman et al., 1995), sowie auch im retikularen Thalamus-Kern und in mehreren Regionen der Großhirnrinde (zit. nach Stitzel et al., 2011). Die Folge sind funktionale Defizite im Hippocampus, die sich auf das Arbeitsgedächtnis und die Bewältigung des Alltags im Verhalten negativ auswirken. Bei Schizophrenie-Patienten können einige Subtypen der nAch-Rezeptoren im Gehirn durch Nikotin bzw. durch das Rauchen nicht mehr in dem Maße hochreguliert werden wie bei gesunden Personen (Breese et al., 2000).

2.9.5. Das Wernicke-Korsakoff-Syndrom/ Wernicke-Enzephalopathie

Es handelt sich um eine Enzephalopathie, die meist als Folge von chronischem Alkoholkonsum auftritt und mit einem Mangel an Vitamin B1 (Thiamin) verbunden ist. Thiamin ist ein wichtiges Coenzym für den Energiestoffwechsel. Als Thiamin-pyrophosphat ist es unter anderem an der Glykolyse (oxidativen Decarboxylierung der Brenztraubensäure durch den Enzymkomplex der Pyruvat-Dehydrogenase), am sogenannten Zitronensäurezyklus (Alpha-ketoglutarat-decarboxylase) und am Hexose-monophosphatweg (Transketolase) beteiligt (siehe Lehrbücher der Biochemie). Die Folgen des Thiaminmangels können daher sowohl ein allgemeiner Energiemangel (ATP-Mangel) und/oder Veränderungen beim Metabolismus verschiedener im Gehirn wirksamer Neurotransmitter wie Serotonin, Glutamat, Aspartat und Histamin sein.

Die Symptome äußern sich in allgemeiner Lethargie, Desorientierung, Verwirrung, Schläfrigkeit, verminderten Gedächtnisfunktionen und Aufmerksamkeit, Störungen der Informationsverarbeitung und des Arbeitsgedächtnisses und Lähmung der Augenmuskeln (Ophthalmoplegie) mit Blicklähmung und unregelmäßigen Augenbewegungen (Nystagmus) und Störungen der Bewegungskoordination (Ataxie).

Vorherrschend ist die Unfähigkeit, neue Informationen aufzunehmen und zu verarbeiten (anterograde Amnesie). Sie ist begleitet von einer meist variabel ausgeprägten retrograden Amnesie, einem Verlust von Funktionen des Kurzzeit-Gedächtnisses. Ein weitgehender Verlust des Kurzzeit- und Langzeit-Gedächtnisses liegt vor. Gleichzeitig ist jedoch die Aufmerksamkeit und Wachsamkeit noch vorhanden, sodass die Betroffenen äußerlich normal im Verhalten erscheinen. Die Symptome können über Tage bis Wochen fortschreiten und sich ohne Behandlung (Vitamin-Zufuhr) und Alkohol-Abstinenz bis zu völliger Apathie (Stupor) und Koma weiter entwickeln.

Die pathologischen Veränderungen im Gehirn, die sich in schwammartigen Veränderungen oder Blutungen zeigen, betreffen den Hypothalamus, den mitteleren Thalamus, die Mamillarkörper, Teile des Mittelhirns, den medialen Pons die Medulla (das „verlängerte Rückenmark“) sowie Teile des Kleinhirns (Brandt et al., 2007; Eicher und Avery,2005).

2.9.6. Weitere Entzündungskrankheiten mit Umweltbezug: Das chronische Erschöpfungssyndrom/ Myalgische Enzephalitis (CFS/ME)

Das Chronische Erschöpfungssyndrom (Chronic Fatigue Syndrome, CFS/ME, siehe Kapitel 1.9.5.) ist eine bis in letzter Zeit von der Schulmedizin nicht ausreichend wahrgenommene Krankheit, die wegen der systemischen Allgemeinsymptome von vielen praktischen Ärzten als psychosomatisch bedingt oder „Neurasthenie" eingestuft wird – mit fatalen Folgen für die Betroffenen, die mit Neuroleptika und Antidepressiva „abgefertigt" werden - und dies obwohl CFS/ME schon seit Jahren von der WHO international als organische Erkrankung des Gehirns nach ICD 10 unter G 93.3 eingeordnet ist (Dimdi, 2010). Es ist also kein „psychogenes Syndrom", sondern muss entsprechend dieser Zuordnung richtig diagnostiziert und therapiert werden. Die ICD 10 ist eine für Ärzte in Deutchland verbindliche Verordnung, und eine Therapie, die nicht dieser Einordnung entspricht, ist juristisch als ärztlicher Kunstfehler zu werten.

Für CFS/ME wie auch für die Fibromyalgie kommen Umweltfaktoren wie Chemikalien und Allergene sowie auch Virus- und Bakterieninfektionen als auslösende Faktoren in Frage. Krankheitserreger und andere Umwelteinflüsse führen zu Entzündungsprozessen, bei denen Zytokine aus den Zellen des Immunsystems freigesetzt werden, die dann auf verschiedenen Signalwegen schädigend auf das Gehirn einwirken (Pearce, 2009). Die als Folge beobachteten Krankheitssymptome - schweres Erschöpfungsgefühl, andauernde Müdigkeit, Gedächtnisstörungen, Lernschwäche, Schwindel, Kopfschmerzen, chronische Schmerzen an Muskeln und Gelenken – sind zum großen Teil auf Ausfälle und Störungen von Gehirnfunktionen zurückzuführen, die auf direkten und indirekten Wirkungen von Zytokinen im Gehirn beruhen. Die im Gehirn ablaufenden biochemischen Mechanismen sind vergleichbar mit denen anderen chronisch-entzündlicher Multisystem-Erkrankungen (Pall, 2007), die im weiteren Verlauf auch zu neurodegenerativen Prozessen bis hin zur Demenz fortschreiten können.

Ursachen der Entzündungsmechanismen bei CFS/ME

Die biochemischen Mechanismen der Entzündungsreaktionen bei CFS/ME können verschiedene Ursachen haben:

- **Autoimmunprozesse**, bei denen chronische Entzündungen durch Reaktion des Immunsystems gegen körpereigene Strukturen (Antigene) ausgelöst werden,
- **Chronische Infektionen** durch Viren und Bakterien,
- Chronische Wirkung von **Fremdchemikalien** auf den (Energie-)Stoffwechsel insbesondere der Mitochondrien u.a. im Gehirn (Hypothese der Mitochondrienkrankheit),
- **Chronische Wirkung von Stressfaktoren** im Alltag des „modernen Lebens": psychosozialer Stress, Lärm, Mobilfunk-Strahlung, Reizüberforderung durch die modernen Medien, erhöhte berufliche Leistungsanforderungen, usw.

Möglicherweise liegt bei vielen CFS/ME-Patienten ein Zusammenwirken von einigen oder auch allen der oben genannten Faktoren vor. In den Jahren 2010 und 2011 wurde insbesondere die Virus-Hypothese intensiv diskutiert. Typische CFS-Symptome werden häufig in postinfektiven oder chronischen Stadien verschiedener Virus-Infektionen gefunden, wie EBV, Q-Fieber, Ross-River-Virus und Herpesviren vom Typ HHV-6 und HHV-7. Die Häufigkeit dieser Virus-Infektionen ist in mehreren Studien signifikant mit den Symptomen von CFS korreliert (Hickie et al., 2006; Chapenko et al., 2006; Klimas, O´Brien-Koneru, 2007).

In Verdacht als Verursacher von CFS/ME kamen seit längerer Zeit insbesondere auch so genannte Slow-Virus-Infektionen, zu denen auch Retrovieren wie das HIV gehören. In einer Studie wurden bei 67% der Patienten mit CFS die DNA eines **Retrovirus, XMRV** (xenotropic murine leukemia virus-related virus) in Monozyten nachgewiesen (Lombardi et al., 2009). Im Vergleich dazu hatten nur 3,7% der gesunden Kontrollpersonen diese Virus-DNA. Die Assoziation zwischen XMRV und CFS war nicht zufällig und damit statistisch abgesichert. XMRV ist ein Retrovirus, das wahrscheinlich von einem Mäuse-Leukämie-Virus (MLV) abstammt, dann mutiert ist und danach den Menschen, aber nicht mehr die Maus infizieren kann. Daher rührt die Bezeichnung „xenotrop" für das XMRV-Virus (Komaroff, 2010).

Im Jahr 2011 geriet die XMRV-Hypothese jedoch ins Wanken, als mehrere Studien den XMRV-Nachweis im Blut von CFS/ME-Patienten nicht reproduzieren konnten. So hat eine Studie der „Blood Scientific Research Working Group (SRWG)", an der 6 namhafte Virologie-Labors teilnahmen, Blutproben von 15 CFS/ME-Ptienten, die vormals positiv auf XMRV getestet worden waren, auf XMRV untersucht. Bei allen mehrmals wiederholten XMRV-Tests konnte in keinem Fall eindeutig ein Unterschied zu den gesunden Kontrollen oder den gesicherten Negativ-Fällen festgestellt werden, auch wenn zwei Labore angaben, XMRV nachgewiesen zu haben, jedoch mit widersprüchlichen Ergebnissen bei Versuchs-Wiederholungen (Simmons, Glynn, Komaroff, 2011). Die üblichen Untersuchungsverfahren für XMRV/MLV in Blutproben von CFS-Patienten sind nicht sicher reproduzierbar. Die Zeitschrift Science hatte die Autorin J.Mikovits bereits im Mai 2011 zur Rücknahme ihrer Studie von 2009 aufgefordert, was diese jedoch ablehnte. Damit steht die XMRV-Hypothese als Diagnose-Grundlage und als Ursachen-Erklärung für CFS/ME sehr in Frage.

Viren spielen offenbar dennoch eine wichtige Rolle bei CFS/ME als Auslöser von Entzündungen. Der Befund, dass eine Therapie von CFS/ME-Patienten mit dem Medikament „Rituximab" in vielen Fällen eine deutliche Besserung der Symptome bewirkt hat (Höck, 2011), stützt indirekt die Hypothese, dass Epstein-Barr-Viren (EBV) eine wesentliche Ursache der Krankheit darstellen können. Wichtig ist hierbei die Tatsache, dass Epstein-Barr-Viren bevorzugt B-Lymphozyten befallen. Mit der Beseitigung der B-Lymphozyten durch Rituximab, einem Antikörper-Präparat, das spezifisch gegen CD20-Antigene der B-Lymphozyten gerichtet ist, werden auch die EBV zurückgedrängt (Scheibenbogen, 2011). Damit wird die Virus-Hypothese für CFS/ME weiter gestützt, wobei die Viren auch als Folge einer Schwächung des Immunsystems durch Schadstoffe begünstigt werden können. Da aber einige CFS/ME-Patienten nicht auf Rituximab reagierten, ist anzunehmen, dass es bei CFS/ME verschiedene Mechanismen als Krankheitsursache gibt. CFS/ME sei keine einheitliche Krankheit, und die unterschiedlichen Verläufe deuteten sogar auf unterschiedliche Krankheitsbilder hin (Scheibenbogen, 2011).

Autoimmunprozesse als Ursache?

Autoimmunprozesse kommen bei CFS/ME als weitere Ursachenfaktoren in Frage. Hinweise dafür ergaben sich unter anderem aus den Berichten über eine erfolgreiche Therapie mit Rituximab, das B-Lymphozyten und auch bösartig entartete B-Zellen zusammen mit Komplement abtöten kann. Rituximab wird normalerweise bei bestimmten Krebsarten wie Lymphdrüsenkrebs und Autoimmunkrankheiten wie Rheumatoide Arthritis eingesetzt. Das Mittel führt zu einem Rückgang der B-Lymphozyten sowie zu einer verminderten Bildung von Autoantikörpern und von Zytokinen, wie durch Laboranalysen nachgewiesen wurde (Höck, 2011; CFS/ME-Forum 31, 2011).

Autoimmunkrankheiten können bekanntlich auch durch toxische Fremdstoffe ausgelöst werden (siehe Multiple Sklerose, Kapitel 2.3.), sodass der Umweltbezug der Krankheit damit gegeben ist. Ferner spielen Entzündungsprozesse im Verlauf der Krankheit eine entscheidende Rolle (siehe Kapitel. 2.2.12). Damit ist es wahrscheinlich, dass das Chronische Ershöpfungssyndrom (CFS/ME) eine umweltbezogene chronische Entzündungskrankheit ist, die Merkmale der chronisch-entzündlichen Multisystem-Krankheiten aufweist (Pall, 2007), und die auf Grund der dabei ablaufenden selbst-verstärkenden Rückkopplungsmechanismen (NO-ONOO-Zyklus nach Pall) bis zur Neurodegeneration im Gehirn und zur Demenz fortschreiten können. Die Zusatzbezeichnung „Myalgische Enzephalitis" (ME) weist auf diese im Zentralnervensystem ablaufenden Mechanismen hin.

Neben Viren können auch Chemikalien an der Auslösung von CFS/ME beteiligt sein. Wie in Kapitel 2.2.10 ausführlich dargestellt, gibt es bei CFS/ME eine Reaktionskette, die von den durch Chemikalien aktivierbaren Vanilloid- bzw. TRP-Rezeptoren im peripheren und zentralen Nervensystem ausgeht und zur Aktivierung von Nervenzellen führt, die dann Glutamat ausschütten. Das Glutamat wiederum bindet an den NMDA-Rezeptor, nach dessen Aktivierung Calcium-Ionen in die Zellen einströmen. Dies hat eine Aktivierung der NO-Synthasen (NOS) zur Folge, also von Enzymen, die Stickstoffmonoxid (NO) bilden. Von den vielfältigen Wirkungen des NO ist hier diejenige von besonderer Bedeutung, die im Sinne einer positiven Rückkopplung zur Aktivierung der Nervenzellen führt, die Glutamat ausschütten. Wenn also NO durch Aktivierung des NMDA-Rezeptors gebildet wird, dann kommt es zu einer Zunahme der NMDA-Aktivität und damit zu einer verstärkten NO-Bildung durch positive Rückkopplung, ein „Teufelskreis" („vicious cycle" nach Pall, 2007 und 2009), wie er für degenerative Prozesse charakteristisch ist. Die Folge ist eine vermehrte Produktion von Peroxynitrit, das u.a. die Mitochondrien durch Lipid-Peroxidation schädigt. Diese produzieren daraufhin vermehrt Sauerstoffradikale, die wiederum mit NO zu Peroxynitrit reagieren. Der „Teufelskreis" ist geschlossen. Die defekten Mitochondrien sind für einen allgemeinen Energiemangel im Gehirn verantwortlich, mit dem die Symptome bei CFS/ME erklärbar sind.

2.9.7. Sind psychische Krankheiten „Geisteskrankheiten“? Zur Revision wissenschaftstheoretischer Auffassungen zu umweltbedingten Krankheiten.

Patienten mit Umweltkrankheiten sind häufig einer Diffamierung und Psychiatrisierung durch behandelnde Ärzte, das Gesundheitswesen, durch Gutachter von Berufsgenossenschaften und Krankenkassen ausgesetzt (Einzelheiten siehe unter Hill, Huber, Müller, 2010, Kap. 8.1.).

Als Hintergrund für die Psychiatrisierung organisch kranker Umweltpatienten ist neben gesellschaftlich und ökonomisch bedingten Interessenkonflikten auch die Tradition psychoanalytisch ausgebildeter Psychiater und Fachärzte für Psychotherapie zu sehen. Für Sigmund Freud waren viele heute als organisch bedingt anerkannte Krankheitssymptome aus dem Unbewussten zu erklären. Das Unbewusste wiederum beruhte nach Freud nicht auf körperlichen Vorgängen, sondern war „metapsychologisch“ bedingt, also auf nur „geistig“ zu erklärende Vorgänge zurückzuführen. Demnach lösen psychische Fehlfunktionen, wie u.a. der Ödipus-Komplex“, körperliche Krankheitssymptome aus, die auch heute noch in der Psychiatrie und Psychotherapie als „**psychosomatische Beschwerden**“ eine wesentliche Rolle spielen. Freud ließ in seiner Lehre den umgekehrten Weg krankmachender Ereignisse, wie z.B. von den Umwelteinwirkungen zu psychischen Störungen und Krankheiten, außer Acht. So kam es bei Freud zu Fehldeutungen bei der Therapie von Patienten. Beispielhaft schildert M. Onfray (2011) den Fall einer unter heftigen Blutungen leidenden Frau. Freud unterstellte ihr, die Blutungen seien auf ihre schwere Hysterie zurückzuführen, weil sie ihre erotischen Sehnsüchte ihm, Freud, gegenüber kaschiert habe. Später stellten sich als wahre Ursachen für die Beschwerden gutartige Tumoren in der Gebärmutter heraus.

Die Fehlinterpretation von Symptomen und Krankheiten als „psychosomatische Leiden“ beruhen letztlich auch auf Ansichten, die sich aus der strikten traditionellen Trennung zwischen Geistes- und Naturwissenschaften ergeben. Klassische Geisteswissenschaftler sehen ihre Inhalte als Produkte „reinen Denkens“, die „aus einer inneren geistigen Welt“ entstehen und nicht durch die Empirie der Naturwissenschaftlich ausgerichteten Disziplinen gestört wird, da Empirie wegen der möglichen Täuschungen bei den Sinneswahrnehmungen einem hohen Irrtumsrisiko ausgesetzt sei. Die Gesetze der Logik, aber auch der Metaphysik und der „reinen“ Psychologie nach Freud spiegeln die „innere geistige Welt“ des Denkers wider (nach Riedl, 1980). Die Rationalisten sehen sich daher als „Vernunftwissenschaftler“, die allein auf ihre reflexive Potenz setzen und im Gegensatz zu den Empiristen unabhängig von der Welt der Erfahrungen zu wesentlichen Erkenntnissen kommen. „Logik und Mathematik gehören zu den Bereichen unserer Welt, in denen wir ohne Empirie höchste Gewissheitsgrade erreichen“ (Medicus, 2011).

Da die Psychologie von den geisteswissenschaftlich orientierten Psychologen eben den Geisteswissenschaften zugeordnet werden, werden die geistigen Vorgänge, die im Gehirn ablaufen, nicht als Produkte physiologischer oder neurologischer Mechanismen angesehen, sondern als eigenständige Qualität des Menschen. In extremer Form ergibt sich daraus ein „Panpsychismus“, bei dem von „oben“, also vom Sitz des „Geistes“ im Gehirn, nach „unten“ in die Bereiche der Nervenzellen Wirkungen ausgeübt werden. Wenn nun nach Freud durch frühkindliche Fehlprägungen und -Erfahrungen pathologische Wirkungen auf somatische Funktionen ausgeübt werden, kommt es zu psychosomatischen Erkrankungen. Diese entstehen also durch Wirkungen von „oben“, dem pathologisch veränderten „Geist“, nach „unten“, dem Körper. Der umgekehrte Weg „von unten nach oben“ ist für traditionelle Geisteswissenschaftler „verboten“, da dann ja die Empirie über die Vernunft herrschen würde. Damit ist auch die Umweltmedizin für die „Anhänger der reinen Vernunft“ obsolet: Wirkungen von Umweltschadstoffen auf das Gehirn, die zu psychischen Krankheiten führen, sind nach Definition der psychoanalytischen und geisteswissenschaftlich geprägten Tradition verboten.

Die aktuellen naturwissenschaftlichen Erkenntnisse der Neuropsychologie und der Pathophysiologie chronisch-entzündlicher Multisystem-Erkrankungen haben demgegenüber zweifelsfrei erwiesen, dass vielfältige, aber eindeutig identifizierbare Signalwege des neuro-immuno-endokrinen Systems vorwiegend im Zentralnervensystem, ausgelöst durch vielfältige Umweltreize, zu psychischen und neurodegenerativen Erkrankungen führen, also „von unten nach oben“ wirken. Vormals als rein „psychisch bedingte“ Krankheiten müssen demnach in ihrem organischen und umweltbedingten Zusammenhang betrachtet werden.

Die Geist-Körper-Dualität der traditionellen philosophischen und wissenschaftstheoretischen Lehrmeinungen erweist sich hier als irreführend und ist als Erklärungsansatz u.a. für umweltbedingte Krankheiten sinnlos, da sie in ihrer Konsequenz für die betroffenen Patienten zu schweren medizinischen Kunstfehlern, beispielsweise zur Psychopharmaka-Therapie für Patienten mit Chemikalien-Überempfindlichkeit, führen. Es wird auch für die Vertreter „geisteswissenschaftlicher Fächer“ Zeit, ihre wissenschaftstheoretischen Konzepte zu überdenken und an den Realwissenschaften, darunter den empirisch ausgerichteten Naturwissenschaften, zu orientieren. Dies bedeutet für Psychologie, Psychiatrie und Psychotherapie folglich eine grundlegende Umorientierung auf eine Einheit von somatischen und „psychischen“, besser neurophysiologischen Vorgängen. Dabei soll nicht geleugnet werden, dass die basale Ebene neurophysiologischer Mechanismen die Grundlage für „höhere“ geistige Leistungen auf den Ebenen der Erkenntnis größerer Zusammenhänge und Problemlösungen darstellt. Die Leistungen des Gehirns sind somit nicht eindimensional, sondern in verschiedenen Ebenen organisiert. Diese sind letztlich aber auf physiologische Regelsysteme höherer Ordnung zurückzuführen und können daher nicht als eigenständige Qualität eines vom Körper unabhängig „wabernden“ Geistes aufgefasst werden.

2.9.8. Schlussfolgerung: Prävention und Umweltschutz als Aufgabe

Psychische und neurodegenerative Krankheiten sind in der Regel auf chronische Entzündungsprozesse im Gehirn und auch in peripheren Organen zurückzuführen, wobei direkte und indirekte Wirkungen von Zytokinen auf die Nervenzellen und deren Begleitzellen (Mikroglia, Astrozyten und dendritische Zellen) im Gehirn eine Rolle spielen. Die Ursachen dieser Entzündungsprozesse liegen im weitesten Sinne bei Umweltfaktoren: Psychischer Stress, Infektionserreger, Allergene und Fremd- oder Schadstoffe. Die bislang auf psychopathologische Methoden fixierte Diagnostik und Behandlung der Depression sowie der neurodegenerativen Krankheiten berücksichtigen nicht die organischen und pathophysiologischen Faktoren der

Krankheit, sie verhindert die Aufdeckung tatsächlicher Krankheitsursachen und Risikofaktoren (Müller, 2010). Wirksame Präventionsmaßnahmen können daher nicht ergriffen werden, sodass die Krankheitshäufigkeit in der Bevölkerung trotz intensivem Einsatz von Antidepressiva und anderer Psychopharmaka immer weiter zunimmt. Die Krankheit wird statt dessen als Problem individualisiert. Um diese Situation grundsätzlich zu verbessern, müssen die Leitlinien für die Diagnostik und Behandlung der bislang „psychischen" Krankheiten nicht mehr allein durch die Fachdisziplin der Psychiatrie, sondern fachübergreifend erstellt und an den aktuellen Stand der Erkenntnisse angepasst werden (Müller, 2010).

Zukünftige Präventions- und Umweltschutz-Maßnahmen haben somit eine besondere Bedeutung für die Erhaltung der Funktionsfähigkeit des Gehirns und damit für die allgemeine Gesundheit der Bevölkerung. Sind intellektuelle Fähigkeiten und Lernfähigkeit durch Alltags- und Berufsstress und sowie Umweltchemikalien gefährdet, so wirkt sich dies letzlich auch negativ auf die Wirtschaftskraft, Innovationsfähigkeit, Kultur und Bildungsniveau einer Bevölkerung oder eines Landes aus.

Hierzu noch eine Anmerkung: Wie ist demnach die Situation an den etwa 4000 durch den Schadstoff PCB belasteten deutschen Schulen zu beurteilen, wenn an diesen gleichzeitig Lehrer mit rigiden Lehrmethoden psychosozialen Stress ausüben? Antwort: Hier kommen zwei Auslöser von Degenerationsvorgängen im Gehirn zusammen: psychosozialer Stress und Schadstoffwirkungen. Beide wirken, wie oben beschrieben, synergistisch zusammen bei neurodegenerativen Entzündungsprozessen im Gehirn. Die betroffenen Schulen müssen somit in zwei verschiedenen Bereichen „saniert" werden: Die Schadstoffe und die Stress-erzeugenden Lehrer sollten „entfernt" werden, um die schädliche Kombinationswirkung von Schadstoffen und psychosozialem Stress zu vermeiden. Allgemein gilt als Regel zur Prävention von degenerativen Erkrankungen des Gehirns, dass Schadstoffbelastungen mit neurotoxischem Potential gleichzeitig mit chronischen Stressbelastungen grundsätzlich zu vermeiden sind. Stress- und Schadstoff-belastete Arbeitsplätze sind in hohem Maße gesundheitsschädlich.

3. Zusammenfassung: Viele Chemikalien wirken neurotoxisch als Auslöser chronischer Krankheitsprozesse.

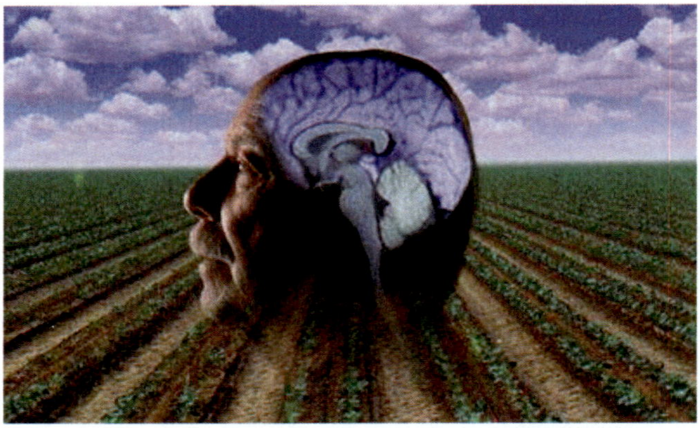

Abb. 10: Eine durch Intensiv-Landwirtschaft mit Pestizineinsatz entstellte Landschaft steht in Zusammenhang mit Gehirndegeneration und beschleunigtem Altern (aus CSN-Blog, 2010).

Im August 2010 ging ein Alarmruf durch die Presse, ausgelöst durch Erhebungen des Statistischen Bundesamtes: Die Kosten der Krankenkassen für Demenz- und Depressionskrankheiten sind von 2002 bis 2008 um 32 Prozent auf 14,6 Milliarden Euro jährlich angewachsen. Damit überflügelte der Zuwachs an Ausgaben für diese Erkrankungen alle anderen Krankheitsarten. Allein für Depressionen wurden 5,2 Milliarden Euro ausgegeben. Die jährlichen Kosten für medizinische Heilbehandlungen, Prävention, Rehabilitation und Pflege stiegen im genannten Zeitraum um 16 Prozent auf 254,3 Milliarden Euro. Psychische Krankheiten standen 2010 an dritter Stelle der so genannten Krankheitskostenrechnung (dpa, 12.8.2010).

Das Statistische Bundesamt lieferte gleich eine Deutung für die Zunahme der Demenz- und Depressionskrankheiten mit: Sie sei durch die „alternde Gesellschaft" zu erklären. Nur 5 Prozent der Demenz-Patienten seien unter 70 Jahre alt, bei den über 90-Jährigen sei jeder Zweite von Demenz betroffen (dpa, 12.8.2010).

Alter allein ist aber keine „Krankheitsursache". Wenn alte Menschen an Depressionen und Demenz erkranken, so liegen die Ursachen in den auslösenden Faktoren in der Umwelt und in den Mechanismen des Organismus, die durch diese Faktoren ausgelöst werden. Wie die Erörterungen in den vorangegangenen Kapiteln gezeigt haben, kumulieren die auslösenden Faktoren aus der Umwelt im Alter: Infektionskrankheiten, Allergien, Umweltschadstoffe und nicht zuletzt chronischer psychosozialer Stress, bedingt durch die komplizierter werdenden Lebensbedingungen der Industriegesellschaft, erzeugen je nach Ausmaß in der persönlichen Lebensgeschichte einen Zustand chronischer Entzündung im Körper, der über die Botenstoffe des Immunsystems, die Zytokine, direkt und indirekt Schäden im Gehirn bewirkt. Diese Schäden führen ein „Eigenleben", verstärken sich in positiven Rückkopplungswirkungen selbst, stören das Gleichgewicht zwischen entzündungshemmenden und entszündungsfördernden Zytokinen im Gehirn und führen zu fortlaufenden neurodegenerativen Prozessen, die letztlich das „Altern" des

Gehirns beschleunigen. Somit gibt es Alzheimer-Patienten, die zwar ein Alter von 90 Jahren erreicht haben, die aber bereits mehr 10 Jahre lang von einer Pflege durch andere Menschen abhängig geworden sind.

3.1. Gemeinsame Merkmale neurodegenerativer Erkrankungen

Die vorangenangenen Kapitel haben gezeigt, dass Entzündungen im Körper, unabhängig von der Art ihrer Auslösung, unter Beteiligung von Mechanismen des Immun-, Nerven- und Hormonsystems schädigende Wirkungen im Gehirn auslösen können. Es handelt sich um Signalsysteme, die Informationen zwischen Zellen des Immun-, Nerven- und Hormonsystems austauschen, und die dabei über positive Rückkopplungen zu Verstärkungen pathologischer Prozesse führen können. Im Gehirn können diese neuro-endokrino-immunologischen Mechanismen irreversibel zur Neurodegeneration und Demenz fortschreiten. Hat eine Entzündung sich im Gehirn etabliert, ist der Weg zur Neurodegeneration vorgezeichnet. Auslöser sind Umweltfaktoren im weitesten Sinne: Krankheitserreger, allergieauslösende Stoffe (Allergene), Schadstoffe und Umweltchemikalien, also alles Stoffe und Faktoren, die geeignet sind, das angeborene Immunsystem sowie Teile des sensiblen Nervensystems unspezifisch in Richtung Entzündung zu aktivieren.

Bei dem menschlichen Gehirn handelt es sich um ein hochempfindliches Regelsystem, das zur Verarbeitung und Speicherung von Informationen aus der Umwelt dient. Dieses System ist darauf angewiesen, dass durch den Energiestoffwechsel der Mitochondrien die zur Weiterleitung und Verarbeitung von Informationen benötigte Energie in Form von ATP in ausreichender Menge zur Verfügung steht. Störungen der Mitochondrienfunktion durch äußere Einflüsse können die Anpassungsfähigkeit des Gehirns an veränderte Anforderungen so stark beeinträchtigen, dass z.B. Lernprozesse durch Langzeit-Potenzierung der Synapsenfunktionen nicht möglich sind. Derartige Störungen stehen meist am Anfang von weitreichenderen Schadensmechanismen, die zu neurodegenerativen Vorgängen und schließlich zur Demenz führen.

Dann treten im weiteren Verlauf gewisse gemeinsame Merkmale aller neurodegenerativen Erkrankungen in den Vordergrund: So hemmen **Oxidativer Stress** und die dabei gebildeten ROS verschiedene Stoffwechselprozesse, darunter neben der Energiegewinnung in den Mitochondrien auch die Proteinmodifikation und den Proteinabbau durch das UPS (Ubiquitin-Proteasom-System). Folge ist ein typisches Merkmal neurodegenerativer Erkrankungen: die Anreicherung und Ablagerung von chemisch modifizierten Faserproteinen in den Nervengeweben des Gehirns.

Bei neurodegenerative Erkrankungen wie Alzheimer, Parkinson und Multiple Sklerose ist außerdem die **Blut-Hirn-Schranke** geschädigt: Bei den Entzündungsvorgängen im Gehirn wandern aktivierte Leukozyten des Immunsystems direkt durch die Endothelzellen der Blutgefäße hindurch ins Hirngewebe und umgehen dabei die Blut-Hirn-Schranke sowie die engen Verknüpfungen („Tight Junctions") der Endothelzellen (Engelhardt, 2006). Beteiligt sind dabei Oberflächenrezeptoren auf den Lymphozyten und Endothelzellen, deren Zahl als Folge der Entzündungsvorgänge im Gehirn zunimmt, und die das Austreten von Immunzellen aus den Blutgefäßen ins Gehirn fördern. Aktivierte Metalloproteinasen lösen außerdem die Verbindungen zwischen den Zellen der Gefäßwände auf. Folge ist eine vergrößerte Durchlässigkeit des Endothels und damit auch der Blut-Hirn-Schranke (Naturwiss. Rundschau, Bericht, 2008). Diese vergrößerte Durchlässigkeit der Blut-Hirn-Schranke ist eine Folge von Entzündungsprozessen, die bei fast allen neurodegenerativen Demenzerkrankungen stattfinden, und die den bereits vorher in Gang gekommenen Krankheitsprozess beschleunigen. Dadurch wird das Gehirn auch empfindlicher gegenüber den Wirkungen von Chemikalien, die nun ungehinderten Zugang zu den Nervenzellen des Gehirns haben.

Die geschilderten Schädigungen der Blut-Hirn-Schranke und des Endothels von Gehirngefäßen, sowie auch die Bildung der Lewy-Körperchen und Beta-Amyloid-Aggregaten, Tau-Protein- und Alfa-Synuklein-Aggregaten bei den Demenz-Erkrankungen sind als Folgen von pathologischen Prozessen zu betrachten, die vorher ablaufen. Eine zentrale Funktion haben dabei Reaktive Sauerstoffradikal-Verbindungen (ROS) und Stickstoffoxid (NO) sowie das hoch pathogene Peroxynitrit (ONOO), das aus NO und ROS gebildet wird. Diese unter den Begriffen **Oxidativer und Nitrosativer Stress** zusammengefassten Stoffe enstehen im Verlaufe von Reaktionswegen, die unter anderem auch von Fremd- oder Schadstoffen, darunter bekannte und breit angewendete Pestizide, ausgelöst werden.

ROS bzw. Oxidativer Stress können im Prinzip auf mehreren Wegen erzeugt werden:

1. Als Nebenprodukte des Fremdstoffmetabolismus, z.B. wenn Cytochrom-P450-Monooxigenasen reaktive Sauerstoff-Metaboliten aus den Fremdstoffen bilden;
2. Als Folge von Membranschäden in den Mitochondrien z.B. durch Lösungsmittel und andere Fremdstoffe, wodurch als Nebenprodukt der Atmungskette verstärkt Sauerstoffradikale freigesetzt werden,
3. Als „Oxidativer Burst“ in Zellen des Immunsystems (Granulozyten, Makrophagen, Gliazellen und andere) im Verlauf von Entzündungen oder nach Aktivierung von Immunzellen des angeborenen Immunsystems durch Fremdstoffe oder Feinstaubpartikel.
4. Durch übermäßige Aktivierung des NMDA-Rezeptors (Exzitotoxizität), die wiederum eine Folge von toxischen Wirkungen von Fremdstoffen, wie z.B. Organophosphaten, sein kann.

Die schädlichen Wirkungen der ROS im Organismus werden verstärkt durch den häufig gleichzeitig entstandenen „Nitrosativen Stress“, der durch eine Ansammlung von NO und Peroxynitrit gekennzeichnet ist. Der Nitrosative Stress kann ebenfalls aufgrund von Wirkungen von Fremdstoffen speziell im Gehirn entstehen, wenn bestimmte Chemikalien, hauptsächlich Pestizide, organische Lösungsmittel und organische Chlorverbindungen, an verschiedene Rezeptoren im Gehirn binden und anschließend eine Reaktionskette auslösen, die zu einer Überaktivierung des NMDA-Rezeptors und als Folge davon durch Calcium-Einstrom in die Zellen zur Aktivierung von NO-Synthasen führt (zusammenfassend beschrieben bei Pall, 2007, 2008). NO-Synthasen sind Enzyme, die das hormonwirksame und entzündungsfördernde Stickstoffmonoxid NO produzieren. Davon gibt es im Gehirn zwei verschiedene Enzyme: die induzierbare (iNOS) und die neuronale NO-Synthase (nNOS). Bei übermäßiger Aktivierung des NMDA-Rezeptors entsteht ein Überschuss an NO, das sich mit den Peroxid-Gruppen der ROS zu Peroxynitrit verbindet (Exzitotoxizität). Peroxynitrit hat vielfältige pathogene Wirkungen unter anderem auf die Mitochondrien, und speziell in den Nervenzellen des Gehirns im Zusammenwirken mit ROS auf Faserproteine (Beta-Amyloid, Synuclein, Tau-Protein, Ubiquitin), die sich nach oxidativer Veränderung zu unlöslichen Aggregaten zusammenlagern.

NO und Peroxynitrit wie auch die ROS haben die für Betroffene die fatale Eigenschaft, im Sinne einer **positiven Rückkopplung** die verursachenden Mechanismen zu verstärken. So wirken NO und Peroxynitrit auf biochemische Mechanismen aktivierend zurück, die zu einer verstärkten Aktivierung des NMDA-Rezeptors führen. Der dadurch verursachte Energie- bzw. ATP-Mangel erhöht z.B. die Empfindlichkeit des NMDA-Rezeptors gegenüber Glutamat. Es entsteht ein sich selbst verstärkernder Kreislauf, der **NO-Peroxynitrit-Zyklus** (NO-ONOO-Zyklus, gesprochen „No-oh-noo!-Zyklus", nach Pall, 2007) (siehe Abb. 3 und 7). Ebenso wirken Reaktive Sauerstoffradikal-Verbindungen (ROS) über den Mechanismus der Lipid-Peroxidation schädigend auf ihren Ursprungsort, die Mitochondrien, zurück und verstärken dadurch die Bildung von Sauerstoffradikalen. Sie lösen außerdem über den Induktionsfaktor NF-κB die Synthese von entzündungsauslösenden Zytokinen des Immunsystems aus, die wiederum den Oxidativen Stress in den Immunzellen verstärken. Das Ganze erweist sich als ein System von Selbstverstärkungszyklen, die den pathologischen Prozess fortschreitend und meist irreversibel gestalten. So wird deutlich, dass neurodegenerative Krankheiten nach ihrer Auslösung durch Umweltfaktoren meist irreversibel fortschreitend verlaufen.

Hinzu kommen Signalwege, die ausgehend von Entzündungsvorgängen in der Peripherie über das Nervensystem im Gehirn die Synthese von **Zytokinen der Entzündungsreaktionen**, darunter IL-1β, IL-6, TNF und Ifn-γ, auslösen (Besedovsky und Del Rey, 2006). Diese Zytokine, die bei chronischen Entzündungskrankheiten andauernd ausgeschüttet werden, können im Gehirn über verschiedene Signalwege und die Aktivierung der Gamma-Sekretase die Bildung des pathogenen Beta-Amyloid-Peptids auslösen und damit den neurodegenerativen Prozess fördern (Liao et al., 2004).

Bei systemischen chronischen Entzündungskrankheiten arbeitet das Nervensystem eng mit dem Immunsystem zusammen. Zellen des Immunsystems sind mit afferenten Nervenfasern in der Peripherie, z.B. in den Lymphknoten über so genannte „Immunsynapsen" verbunden, durch die Informationen von Nervenzellen auf Immunzellen und umgekehrt ausgetauscht werden können. So können Zellen des Immunsystems dort sensorische Nerven aktivieren und Schädigungsmechanismen im Gehirn auslösen bzw. verstärken. Außerdem können Zytokine als Botenstoffe von Entzündungen über das Blut ins Gehirn gelangen und dort direkt schädigend wirken. Sie lösen vielfältige neurologische Symptome und Krankheiten aus, von Depressionen, Gedächtnisstörungen, Psychosen und Schizophrenie bis hin zu Demenzkrankheiten (Wang, 2009; Leonard et al., 2007).

Sind die genannten Verstärkungskreisläufe einmal in Gang gekommen, können auch die natürlichen Gegenregulationsmechanismen, die im wesentlichen auf der reduzierenden Kapazität von natürlichen Antioxidantien wie Glutathion beruhen, nicht mehr wirksam werden. Das Redox-Gleichgewicht in den Zellen des Zentralnervensystems ist zu Gunsten der schädlichen oxidativen Degenerationsprozesse verschoben. Es wird deutlich, dass der unsprüngliche „gesunde" Zustand des Gehirns auf einem sehr empfindlichen und labilen Gleichgewicht zwischen den reduzierenden positiven und den schädlichen oxidierenden Vorgängen beruht. Dieses Gleichgewicht kann sehr leicht durch

Umweltschadstoffe und andere schädliche Einwirkungen wie Stresshormone, physisches Trauma oder Strahlung in Richtung auf degenerative Prozesse umschlagen.

Verstärkungskreisläufe („Teufelskreise", Abb. 11, s.u.) sind ein gemeinsames Merkmal chronisch degenerativer Erkrankungen, die das genannte Redox-Gleichgewicht zu Gunsten degenerativer Prozesse irreversibel verschieben können. Der darauf folgende chronische Krankheitsprozess kann über Jahre in Richtung Demenz fortschreitend verlaufen. Diese wichtige Tatsache ist noch nicht in das Bewusstsein der Institutionen des Gesundheitswesens und der Gesundheitspolitik vorgedrungen. Noch immer gilt nur der direkt nach Exposition sichtbare Effekt eines Stoffes als „schlüssiger Beweis" für dessen Wirkung. Der Zusammenhang zwischen der Einwirkung von Chemikalien (und anderen Umweltfaktoren) und einem auch längere Zeit nach der Exposition chronisch fortschreitenden Krankheitsverlauf wird dagegen immer noch als nicht bewiesen abgelehnt. Die in diesem Buch zitierten wissenschaftlichen Erkenntnisse bestätigen jedoch diesen Zusammenhang. Für die Parkinson-Krankheit und einige Pestizide liegen beispielsweise entsprechende aussagekräftige Studien vor (z.B. Wheeler et al., 2009). Die neueren Wissenschaftlichen Erkenntnisse müssen endlich anerkannt und daraus Schlussfolgerungen für die notwendige Primärprävention und die Versorgung und Behandlung betroffener Patienten gezogen werden. Dies ist eine noch zu lösende Aufgabe für das Gesundheitswesen.

Chronisch-entzündliche Multisystem-Krankheiten und Demenzkrankheiten hängen zusammen

Da die meisten der hier beschriebenen biochemischen Mechanismen bei den chronisch-entzündlichen Multisystemerkrankungen wie MCS und CFS und bei den Demenzerkrankungen zumindest in der Phase der Krankheitsentwicklung weitgehend übereinstimmen, ist die Annahme begründet, dass die genannten Multisystemerkrankungen wie MCS und CFS Vorstufen der beschriebenen Demenzerkrankungen darstellen können. Es ist noch nicht völlig geklärt, ob bei Patienten mit den genannten umweltbedingten chronischen Entzündungskrankheiten MCS, CFS, Sick-Building-Syndrom, Toxischer Enzephalopathie und anderen umweltbedingten Krankheiten bereits neurodegenerative Veränderungen im Gehirn ablaufen, die sich irreversibel bis zur Demenz weiterentwickeln können. Vermutlich müssten dazu noch geeignete Laborparameter entwickelt werden. Wenn sich diese Vermutung jedoch bestätigen sollte, dann wäre eine wesentliche Ursache für die rasante Zunahme von Demenzerkrankungen in den Industrieländern gefunden: Nicht (nur) der zunehmende Anteil der Alten in der Bevölkerung, sondern auch und vor allem Umweltschadstoffe, darunter die besonders schädlichen Pestizid-Wirkstoffe in Lebensmitteln, sind mit hoher Wahrscheinlichkeit verantwortlich zu machen. Die geschilderten begründeten Hinweise für diese chronischen Wirkungen der Chemikalien sollten aber genug Veranlassung geben, den Druck auf politische Institutionen zu erhöhen, dass wirksame Präventions- und Umweltschutzmaßnahmen beschlossen und durchgeführt werden.

Konsequenzen für die medizinische Praxis

Die dargestellten Erkenntnisse zu den neurodegenerativen Erkrankungen erfordern auch ein Überdenken der bisherigen Praxis der Behandlung dieser Krankheiten in der Neurologie. Demenzkrankheiten, aber auch psychiatrische Krankheiten wie Depressionen, Psychosen, Schizophrenie, ADHS bei Kindern und andere sind nicht einfach nur „psychisch bedingt“ und damit vom betroffenen Patienten selbst zu verantworten, sondern sie beruhen auf organischen Mechanismen, die umweltbedingt sein können. Wie geschildert, können **Zytokine,** insbesondere die TH-I-Interferone, als Folge von chronischen Entzündungen fast alle bekannten psychiatrischen Krankheiten auslösen (Wang, 2009). Chronische Entzündungen sind aber in der Regel umweltbedingt: Viren, Bakterien, Allergene und Umweltschadstoffe sind als Auslöser bekannt. Umweltbedingte Entzündungen müssen somit als grundlegende ethiologische Faktoren für neurologische, psychiatrische und Demenz-Krankheiten angesehen und endlich anerkannt werden, mit grundlegenden Folgen für Prävention und Therapie dieser Krankheiten.

Für ein neues Verständnis „psychischer“ Krankheiten

Diese Erkenntnisse erfordern eine neue Interpretation von psychischen Krankheiten und Depressionskrankheiten in der psychiatrischen Therapie: Bei der ärztlichen Anamnese müssen die Ursachenfaktoren der Depression genauer ermittelt werden, um eine kausale Therapie zu ermöglichen. Dazu gehören neben Faktoren der Lebensbedingungen, wie z.B. chronischer Stress in Beruf und Privatleben, auch mögliche chronische Entzündungen, die wiederum durch verschiedene Faktoren aus der Umwelt ausgelöst sein können: Infektionserreger, Allergene oder auch Umweltschadstoffe. Der neue medizinische Wissenschaftszweig der **Psychoneuroimmunologie**, der diese Erkenntnisse liefert, zwingt damit zu einem veränderten Verständnis des Körper-Seele-Verhältnisses: Organische Entzündungskrankheiten wie Diabetes Typ II, Autoimmunerkrankungen, rheumatische Erkrankungen können sekundär schwere chronische Depressionen und Neurodegeneration verursachen. Depressionen können folglich nicht mehr generell als Ausdruck psychosomatischer Ursachen aufgefasst werden, die zu organischen Symptomen oder Krankheiten führen. Die „psychosomatische Medizin“ ist zum Umdenken aufgefordert. Viele psychische Krankheiten einschließlich der Depressionen sind Folge von Entzündungskrankheiten und beruhen auf neurodegenerativen Mechanismen, also auf Schäden bei den Nervenzellen des Gehirns. Sie können sich weiterentwickeln zu Demenzkrankheiten, bei denen ganze Funktionsteile des Gehirns degenerieren. Aufgabe der Medizin muss es daher sein, die umweltbedingten Ursachenfaktoren der Krankheit präventiv auszuschalten.

Es genügt demnach nicht, nach der Erstellung der Diagnose lediglich psychische oder neurologische Symptome mit Medikamenten zu behandeln. Derzeit herrscht in der Praxis der Neurologen eine Alltagsroutine, bei der ein Computer auf den Mausklick das angeblich zu einem Fall passende Medikament auswirft, nachdem der Arzt die Anamnese-Ergebnisse eingegeben hat – und dies geschieht unter Verwendung von Software aus der Pharmaindustrie. Dies vereinfacht natürlich die Arbeit des Neurologen und Psychiaters. Ob damit den betroffenen Patienten ausreichend geholfen wird, ist zumindest fraglich. Die Ärzte müssen nach den geschilderten neueren Erkenntnissen unbedingt den Umwelt-Zusammenhang der Demenz-Erkrankungen in einen ganzheitlichen Therapieansatz unter Anwendung von Verfahren der Umweltmedizin einbeziehen. Sie müssen entzündungsauslösende Umweltfaktoren ausschließen und grundsätzlich eine antientzündliche Therapie durchführen.

Umweltmedizin, Neurologie, Psychiatrie und Psychotherapie müssen in Zukunft zum Wohl der Demenzpatienten vorbehaltlos zusammenarbeiten und für die Praxis geeignete Diagnose-, Präventions- und Therapiekonzepte entwickeln, die den Umweltbezug unbedingt berücksichtigen müssen.

Es ist nicht mehr zu akzeptieren, dass die praktizierende Medizin, hier insbesondere die Neurologie, sich lediglich als einen Reparaturbetrieb versteht, der Symptome oberflächlich und automatisch mit Medikamenten behandelt, ohne den Umweltbezug der Krankheiten zu berücksichtigen und präventive Aspekte und Verfahren in das Behandlungskonzept einzubeziehen.

Gemeinsame Pathomechnismen aller chronischen Entzündungskrankheiten

Die über freie Radikale ausgelöste Peroxidation der Membranlipide, die oxidative Schädigung der Erbsubstanz DNA und der Proteine sind wesentlich an den Degenerationsprozessen im Gehirn beteiligt, sie sind aber auch typische Merkmale einer Vielfalt von chronisch-pathologischen Krankheiten wie Krebs, Atherosklerose und aller neurodegenerativen (Demenz-)Krankheiten. Die toxischen Wirkungen des oxidativen und nitrosativen Stresses, vermittelt durch radikalische Sauerstoff- und Stickstoffverbindungen, stellen mit ihren sich selbst verstärkenden Rückkopplungsmechanismen ein physiologisches Paradigma für die Gesamtheit dieser chronischen Krankheiten dar und ermöglichen damit auch die Entwicklung kausaler Therapiekonzepte, wie sie beispielsweise in der Anwendung starker Radikalfänger und Antioxidantien wie Curcumin verwirklicht werden (Menon und Sudheer, 2007). Die hoffnungsvollen Perspektiven für wirksame Therapiekonzepte darf jedoch nicht die grundsätzliche Notwendigkeit von Präventionsmaßnahmen ersetzen, nämlich die Beseitigung aller Ursachenfaktoren für neurodegenerative Krankheiten in der Umwelt.

Abb. 11: Wirkungskette ausgehend von Fremd-und Schadstoffen (verschiedene Pestizide, flüchtige organische Stoffe und andere), die über verschiedene Rezeptoren des Zentralnervensystems (ZNS) in verschiedenen Wegen zu einer Überaktivierung des NMDA-Rezeptors führen.
Dabei hemmen Organochlor-Pestizidwirkstoffe den GABA-Rezeptor, der an hemmenden Nervenfasern sitzt (gekennzeichnet durch das (-)-Symbol und durch die gestoppte Linie ⊥). Diese hemmenden Nervenfasern hemmen z.B. die Erregungsübertragung von Glutamat-Nervenfasern, die durch Acetylcholin am Muskarin-Rezeptor aktiviert werden. Pestizide vom Typ der Organophosphate hemmen das Acetylcholin-abbauende Enzym Acetylcholin-Esterase, sodass sich vermehrt Acetylcholin an die Muskarin-Rezeptoren bindet und verstärkt Erregungen in Glutamat-Nerven auslöst. Das dabei ausgeschüttete Glutamat aktiviert den NMDA-Rezeptor.
Wenn nun gleichzeitig die GABA-Rezeptoren durch Organische Chlorverbindungen gehemmt, die Muscarin-Rezeptoren durch überschüssiges Acetylcholin aktiviert und organische Lösungsmittel über Vanilloid-(bzw. TRP-)Rezeptoren aktivierende Impulse zum NMDA-Rezeptor schicken, kommt es zu einer Überaktivierung der NMDA-Rezeptoren im Gehirn mit pathologischen Folgen:
Der NMDA-Rezeptor bewirkt bei Übererregung eine Öffnung eines Calcium-Kanals und damit einen Einstrom von Calcium-Ionen (Ca^{++}) in die betreffenden Nervenzellen. Es kommt dadurch anschließend zu einer Aktivierung von NO-Synthasen (iNOS, nNOS). Das dabei gebildete **Stickstoff-Monoxid (NO)** kann sich bei gleichzeitig vorhandenen **Sauerstoffradikal-Verbindungen (ROS)** mit diesen zu **Peroxynitrit ($ONOO^-$)** verbinden. NO und $ONOO^-$ greifen zusammen mit den ROS als hochtoxische Stoffe das eiweißabbauende Ubiquitin-Proteasom-System an und hemmen dessen Funktion beim Abbau pathogener Proteinaggregate im Gehirn. Die Aggregate (Lewy-Körperchen, Beta-Amyloid-Aggregate, Tau-Protein- und Alfa-Synuklein-Aggregate) sammeln sich im Gehirn an und lösen ihrerseits das Signalsystem der Apoptose (programmierter Zelltod) aus. Die Folgen äußern sich in den Symptomen der Demenz.
Wirkungsverstärkung durch positive Rückkopplung: NO und Peroxynitrit wirken verstärkend auf die Funktion des NMDA-Rezeptors und auch des Muskarin-Rezeptors zurück (gebogene Pfeile mit (+)-Symbol). Dadurch wird letzlich die Synthese von NO und durch die NO-Synthasen und folglich auch die Peroxynitrit-Bildung verstärkt. Die pathologischen Prozesse verstärken sich selbst (nach Pall, 2007).

Symbol-Erläuterungen: Pfeile nach oben (↑) bedeuten Aktivierung von Enzymen und Rezeptoren. Die gestoppte Linie ⊥ bedeutet Hemmungswirkung.

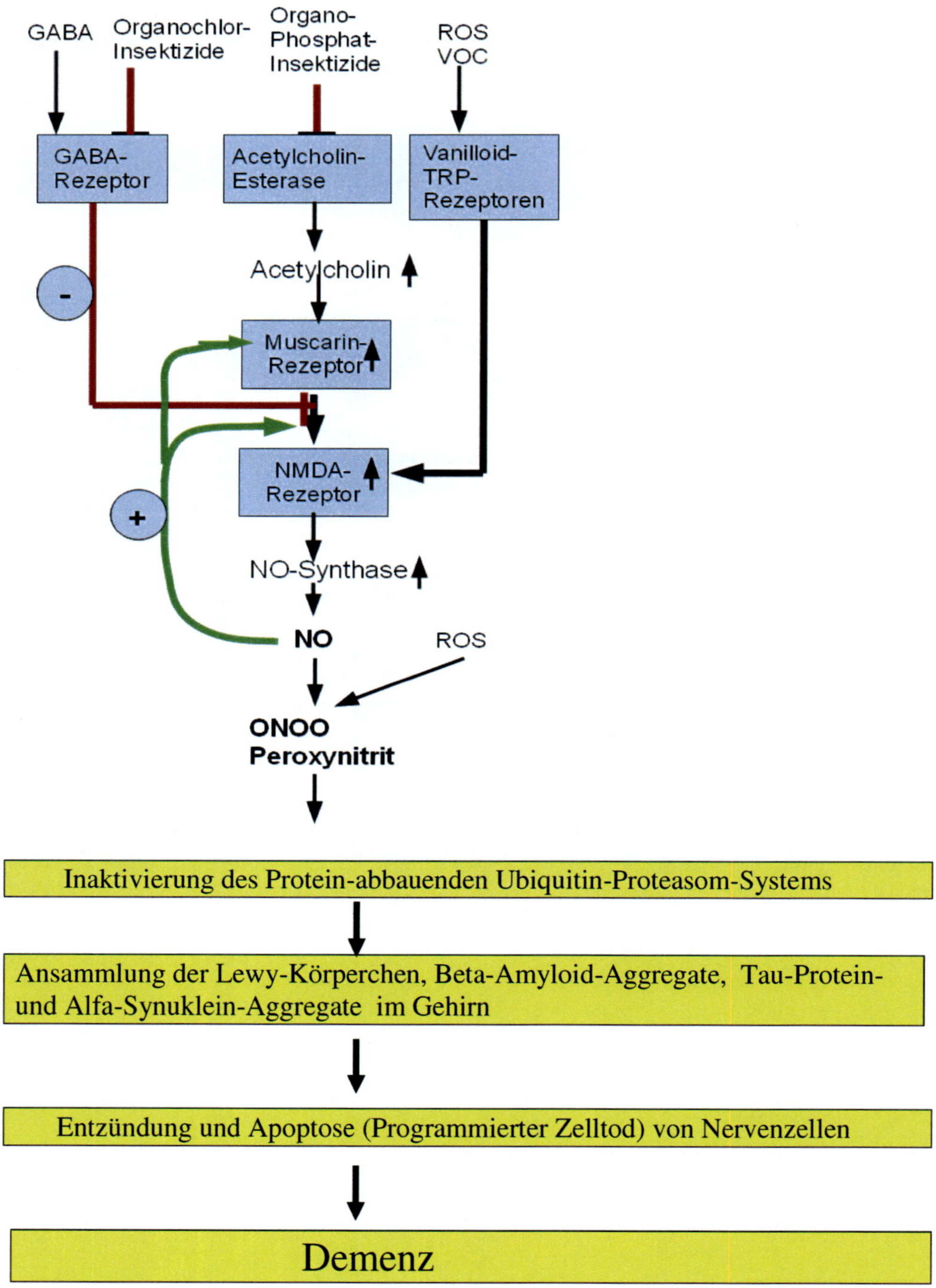
GABA
Organochlor-Insektizide
Organo-Phosphat-Insektizide
ROS
VOC
GABA-Rezeptor
Acetylcholin-Esterase
Vanilloid-TRP-Rezeptoren
Acetylcholin
-
Muscarin-Rezeptor
NMDA-Rezeptor
+
NO-Synthase
NO
ROS
ONOO
Peroxynitrit
Inaktivierung des Protein-abbauenden Ubiquitin-Proteasom-Systems
Ansammlung der Lewy-Körperchen, Beta-Amyloid-Aggregate, Tau-Protein- und Alfa-Synuklein-Aggregate im Gehirn
Entzündung und Apoptose (Programmierter Zelltod) von Nervenzellen
Demenz

3.2. Hinweise zur (Labor-) Diagnostik für neurodegenerative Krankheiten

Auf Einzelheiten der Diagnose-Verfahren der Neurologie kann hier nicht eingegangen werden, da diese aus jedem bekannten Neurologie-Lehrbuch ersichtlich sind. Außerdem obliegt letztlich jeder/jedem behandelnden Ärztin/Arzt die Verantwortung für die richtige Diagnostik einer Krankheit. Dieses Kapitel kann daher nur Hinweise und Anregungen für die individuelle Diagnose geben.

Die **Diagnose einer Alzheimer-Demenz** muss sich nach festgelegten Kriterien richten, die im „Diagnostic and Statistical Manual of Mental Disorders, 4th Edition (DSM-VI)“ angegeben sind. Danach kann die Diagnose einer Demenz erfolgen, wenn der Verlust von zwei oder mehr der folgenden Eigenschaften nachgewiesen werden kann: Gedächtnis, Sprache, Kalkulationsvermögen, Orientierung und Beurteilungsfähigkeit (Kawas, 2003; Bekris et al., 2011). Außerdem müssen andere neurodegenerative Krankheiten, die ebenfalls mit Demenz verbunden sind, ausgeschlossen werden, wie z.B. die Frontotemporale Demenz, Parkinson-Krankheit, Lewy-Body-Demenz, Creutzfeldt-Jakob-Krankheit, oder die autosomal-dominante vaskuläre Demenz. Zusätzlich müssen andere mögliche Ursachen einer Demenz oder auch einer vorübergehenden demenzartigen Störung ausgeschlossen werden, besonders die reversiblen und behandelbaren Formen von geistiger Leistungsschwäche, wie sie bei Depressionen, chronischer Vergiftung durch Drogen, bei chronischen Infektionen des Zentral-Nervensystems, Krankheiten der Schilddrüse oder Vitaminmangel (besonders B12, Thiamin) auftreten (Bird, 2008).

Üblich sind bislang standardisierte **neuropsychologische Testverfahren**, mit denen man bei Verdacht auf eine Demenz die noch vorhandene Leistungsfähikeit des Gehirns bezüglich Gedächtnis, Lern- und Denkvermögen erfassen kann. Häufig werden der Mini-Mental-Status-Test (MMST) und der „Uhrentest“ durchgeführt. Die Patienten müssen Worte behalten, rechnen, zeichnen und einfache Anweisungen befolgen. Beim Uhrentest soll der Patient eine Uhr zeichnen und darin eine bestimmte Uhrzeit eintragen. Die im Laufe der Zeit zunehmenden Fehler bei dieser Aufgabe korrelieren gut mit fortschreitender Demenz (Borchard-Tuch, 2011). Diese beiden Testverfahren liefern jedoch nur erste Anhaltspunkte für eine Demenz-Diagnose. Zur genaueren Abklärung müssen umfangreichere Verfahren wie die CERAD-Testbatterie, die TFDD-Testserie oder das Nürnberger Altersinventar angewendet werden, die mehrere kognitive und neuropsychologische Funktionsbereiche des Gehirns abdecken (Münte, 2009). Einige dieser Verfahren sind auch für eine Früherkennung der „leichten kognitiven Störung“ („Mild Cognitive Impairment“, MCI), der Vorstufe der Demenz, geeignet, um möglichst früh Maßnahmen der Sekundärprävention und Rehabilitation einzuleiten.

Der **Geruchs-Identifikationstest** (UPSIT, University of Pennsylvania Smell Identification-Test) dient zur Feststellung des Geruchsvermögens, das bereits im Vorstadium der Alzheimer-Krankheit (MCI) vermindert ist. Mit einer Gradeinteilung von 0-40 können das Fortschreiten der Krankheit und der Übergang vom MCI-Stadium (Mild Cognitive Impairment) zur Demenz genauer erfasst werden (Bodis-Wollner und Moreno, 2011).

Die üblichen neurologischen und bildgebenden Verfahren wie NMR-Tomografie, PET und SPECT sind geeignet, verschiedene Stadien neurodegenerativer Krankheiten zu erkennen. Dabei empfiehlt sich in jedem Fall die Kombination mit psychischen und kognitiven Leistungstests.

Bildgebende Verfahren

Demenzerkrankungen sind mit einem verminderten Stoffwechsel (Hypometabolismus) in den betroffenen Hirnregionen verbunden (Münte, 2009). Mit der **Positronen-Emissions-Tomografie (PET),** die mit dem radioaktiv markierten Zucker 18-Fluor-deoxyglokose (18-FDG) durchgeführt wird, können Hirnbereiche mit verminderter Stoffwechselleistung identifiziert werden. Die Verteilung der 18-FDG im Gehirn gibt über Bereiche Aufschluss, in denen die Glukoseaufnahme in die Nervenzellen als Folge degenerativer Vorgänge vermindert ist.

Eine PET-Variante, die sogenannte „**Amyloid-Imaging-Technology**", nutzt C-11-markiertes Thioflavin-T (C-11-PIB) oder Stilben (C-11-SB-11). Es handelt sich um den Farbstoff 6-Hydroxy-benzothiazol (6-OH-BTA-1, „Pittsburgh Compound B", PIB), dieser bindet spezifisch an die β-Faltblatt-Struktur der Amyloid-Plaques und kann diese damit markieren. Damit können Amyloid-Plaques im Gehirn des lebenden Patienten in der Positronen-Emissions-Tomografie (PET) sichtbar gemacht werden (Mathew et al., 2011). Das Verfahren ist zur Bestätigung einer Alzheimer-Diagnose geeignet (Bodis-Wollner und Moreno, 2011).

Auch die **Magnetresonanz-Tomografie (MRT)** wird ebenfalls zur Diagnose der Alzheimer-Demenz verwendet. Dabei werden mit Hilfe starker Magnetfelder und Radiowellen hochauflösende Schnittbilder durch alle Ebenen des Gehirns angefertigt und die Volumina der betroffenen Hirnteile gemessen. Bei der Alzheimer-Krankheit sind in der Regel der Hippocampus (das Ammonshorn) als Teil der basalen Großhirnrinde, das Corpus Callosum (Balken) als die Verbindung zwischen den beiden Großhirnhälften, sowie Kerngebiete des basalen Vorderhirns und der entorhinale Cortex (die Riechhirnrinde) deutlich im Volumen vermindert, und die Liquorräume sind erweitert. Der Volumenverlust des Hippocampus beträgt bei Alzheimer-Patienten zwischen 3 und 7% pro Jahr (Münte, 2009). Der Schweregrad dieser Atrophie der genannten Gehirnsteile, insbesondere des Entorhinalen Cortex (Riechhirn), korreliert mit dem der klinischen Symptomatik, nämlich der Verminderung kognitiver Testleistungen. Neuere hochauflösende MRT-Verfahren zur Bestimmung des regionalen Blutflusses und Blutvolumens sind geeignet, auch im Frühstadium einer Demenz (MCI) die Verminderung des Stoffwechsels in den Hippocampus-Regionen zunehmend genau zu erfassen.

Eine weitere MRT-Variante mit F-19- und H-1-markierten Kongorot-Farbstoffen, die selektiv an Amyloid-Plaques binden, kann ebenfalls im Frühstadium die Lage und Menge der Plaques bestimmen (Borchard-Tuch, 2011; Bodis-Wollner und Moreno, 2011). Mit diesen und ähnlichen Verfahren ist es auch möglich, zwischen Patienten mit „leichten kognitiven Störungen" (MCI) zu unterscheiden, die im weiteren Verlauf eine Demenz entwickeln, und solchen, die stabil bleiben (Münte, 2009). Eine weitere Variante des Magnet-Resonance-Imaging (MRI), das bei hohen Feldstärken angewendet wird (Diffusion Tenor Imaging, DTI), ist geeignet, Erkrankungen der kleinen Blutgefäße im Gehirn zu erkennen und demnach eine vaskuläre Demenz von anderen Demenzformen zu unterscheiden (Kodl et al., 2008).

Früherkennung durch Phasenkontrast-Röntgenverfahren: Die DEI-Technik (diffraction enhanced imaging) erzeugt durch Beugungseffekte verbesserte Röntgenbilder, mit denen die nur Mikrometer großen ß-Amyloid-Ablagerungen bei Alzheimer-Patienten sichtbar gemacht werden können. Das Verfahren erhöht nicht die räumliche Auflösung von normalen Röntgenbildern, erzeugt jedoch deutlich mehr Kontrast zwischen Merkmalen weichen Gewebes, so dass Plaques mit der Größe von 5 bis 200 µm von Blutgefäßen und anderen Geweben unterschieden werden können. Damit wird eine relative Früherkennung der Krankheit möglich. Notwendig ist jedoch ein spezieller Teilchenbeschleuniger, der nonchromatische , fein gebündelte Röntgenstrahlen erzeugt, die beim Durchlaufen der Probe an den Gewebestrukturen in unterschiedlichem Winkel gestreut und reflektiert werden. Durch wiederholte Bestrahlung mit geändertem Einfallswinkel gewinnt man ein dreidimensionales Bild. Bei Alzheimer-Mäusen zeigten die Bilder Ansammlungen von Plaques im Cortex und Hippocampus mit Durchmessern kleiner als 30 µm. Die abgebildeten Plaques wurden anschließend durch histologische Untersuchungen bestätigt. (Naturwiss. Rundschau 63 (2), 2010, 95, Bericht; Connor, D., et al., Neuroimage 46, 908 (2009)).

Biomarker für Demenz

Aus den in den vorangegangenen Kapiteln beschriebenen Krankheitsmechanismen ergeben sich ferner Hinweise auf besondere biochemische Labor-Parameter, mit denen bereits Frühstadien der Krankheiten durch Bestimmung im Liquor erkannt werden können.

- Das **Beta-Amyloid 1-42 (Aβ 1-42)** gilt als Biomarker für die senilen Plaques, das nun auch am Patienten in vivo nachgewiesen werden kann. Im Liquor (Zerebrospinal-Flüssigkeit) werden bei Patienten mit beginnender Alzheimer-Demenz erhöhte Aβ 1-42-Konzentrationen nachgewiesen. Mit dem Quotienten aus den Konzentrationen der Amyloid-Peptide Aβ 1-42 / Aβ 1-40 kann besser zwischen Alzheimer-Kranken und Gesunden unterschieden werden als mit der Bestimmung des einzelnen Aβ 1-42
- Mit fortschreitender Neurodegeneration sind auch erhöhte Werte des **Phospho-Tau-Proteins und des Gesamt-Tau-Proteins** mit Hilfe von spezifischen Antikörpern im Liquor nachweisbar (ELISA-Test), was auf ein Absterben von Nervenzellen hinweist. Das Tau-Protein gilt als Biomarker für die intrazellulären Neurofibrillen, die u.a. bei der Alzheimer-Demenz nachweisbar sind. Die Konzentration des Gesamt-Tau-Proteins ist bei Alzheimer-Patienten im Liquor 2- bis 3-fach erhöht im Vergleich mit Normalkontrollen. Mit einem Labor-Grenzwert („cut off“) von 234 pg/ml Tau-Protein im Liquor soll eine ausreichende Sensitivität und Spezifität des Tau-ELISA-Tests erreicht werden können. Das Tau-Protein ist bereits bei leichten kognitiven Störungen („Mild Cognitive Impairment“, MCI), der Vorstufe der Demenz, deutlich erhöht (Mathew et al., 2011).

Durch Kombination der oben genannten bildgebenden Verfahren mit den laboranalytischen Diagnoseverfahren für Amyloid- und Tau-Proteine im Liquor ist es möglich, eine Alzheimer-Demenz und andere Demenzkrankheiten bereits im Vorstadium der geringen kognitiven Störung (mild cognitive impairment, MCI) nachzuweisen, wenn die Demenzsymptome noch nicht erkennbar sind (Ewers et al., 2007; Umegaki, 2012).

Marker von Oxidativem und Nitrosativem Stress

Diese können meist in der Zerebrospinal-Flüssigkeit, teilweise aber auch im Blut bestimmt werden (Sultana et al., 2009; Siman-Tov und Gadoth, 2011; Park und Haller, 2011):

- Protein-Carbonyle,
- nitrierte Proteine, z.B. nitriertes Tau-Protein
- 3-Nitrotyrosin (im Serum),
- 4-Hydroxy-2,3-Nonenal
- Malondialdehyd
- 8-Hydroxy-2-Desoxyguanosin (8-OHDG) und 8-Hydroxy-Guanosin (8-OHG)
- F2-Isoprostane und F2-ähnliche Prostaglandine

Malondialdehyd und 4-Hydroxy-3-Nonenal zeigen eine aktive Lipidperoxidation und damit die Wirkung der Sauerstoffradikale an, 8-Hydroxy-2-Desoxyguanosin und 8-Hydroxy-Guanosin sind Produkte der Oxidation der Nukleinsäuren (DNA bzw. RNA). 3-Nitrotyrosin entsteht durch Angriff des Peroxynitrits an Proteinen, und die F2-Isoprostane und F2-ähnlichen Prostaglandine durch Reaktion der Arachidonsäure mit Peroxiden und dem Peroxyradikal-Anion (Siman-Tov und Gadoth, 2011). Protein-Carbonyle entstehen durch Oxidation von Aminosäure-Seitenketten nach Einwirkung von ROS oder durch Bindung der Aldehyde, die bei der Lipid-Peroxidation gebildet werden.

Zusätzlich sind natürlich Parameter chronischer Entzündungen (z.B. Zytokine, Tests auf aktivierte Lymphozyten wie LTT, ITT, Autoimmun-Antikörper z.B. gegen Cardiolipin, Homocystein, sowie Hormone des Stress-Status und der totale Antioxidantien-Status) zu bestimmen. Dies ist möglichst mehrmals in regelmäßigen Abständen zu erheben, um auch den zeitlichen Verlauf der Krankheit zu erfassen. Dieser diagnostische Aufwand ist notwendig, um das Krankheitsbild faktisch abzusichern und gegenüber möglichen anderen verwandten Krankheitsbildern abzugrenzen.

Dr. Kirkamm vom Labor der Fa. Ganzimmun in Mainz empfiehlt zusätzlich die folgenden Parameter:

- im Urin: 3-Nitrophenyl-Essigsäure, Citrullin, Methylmalonsäure (alle sind bei Nitrostress, also auch bei Demenz-Vorstufen, erhöht); die Stoffe werden mit Massenspektrometrie (LC-MS) gemessen, die ELISA-Verfahren anderer Labors könne man wegen Ungenauigkeit „in der Pfeife Rauchen“ (Zitat Kirkamm 21.6.10).
- Verhältnis Nitrotyrosin zu Tyrosin (Serum) liefert genaueren Parameter als der Absolutwert von Nitrotyrosin allein. Es komme auf den prozentualen Anteil der Nitrierung von Tyrosin an. Daher gebe es weniger falsch positive oder negative Werte (Kirkamm, 2010).
- Im Serum zusätzlich: Hirnschrankenprotein S 100 (erhöht), Coenzym Q10 (erniedrigt).

Atemluft-Diagnostik: Fast 3000 flüchtige Stoffe können mit modernen Spurenanalytik-Verfahren, wie z.B. Gaschromatographie kombiniert mit Massenspektrometrie (GC-MS), in der Atemluft nachgewiesen werden. Einige dieser Stoffe zeigen bestimmte Krankheiten oder Stoffwechselstörungen an. Beispielsweise kann oxidativer Stress und die Lipid-Peroxidation anhand von erhöhten Ethan-, Pentan-, Isopren- und Aldehyd-Konzentrationen nachgewiesen werden. Auch für verschiedene Krebsarten, Asthma und ein erhöhtes Infarktrisiko gibt es bestimmte Atemluft-Parameter, wie z.B. methylierte Alkane und Aldehyde. Bekannt ist der 13-C-Harnstoff-Atemtest bei Infektionen mit Helicobacter pylori (Österreichische Akademie der Wissenschaften, 2011).

Schadstoff-Biomonitoring: Körperfremde (Schad-)Stoffe, die als Auslöser der neurodegenerativen Krankheiten in Frage kommen, lassen sich in den meisten Fällen in Proben von Körperflüssigkeiten (Blut, Urin, Liquor, und andere) nicht mehr nachweisen, wenn die Proben erst zum Zeitpunkt des Ausbruchs sichtbarer Demenz-Symptome entnommen wurden. Während der langen Latenzzeit zwischen Schadstoff-Exposition und Erscheinen der Symptome, in der sich das degenerative Krankheitsbild entwickelt, werden Fremdstoffe über die körpereigenen Entgiftungsmechanismen in der Regel soweit abgebaut oder ausgeschieden, dass die Nachweisgrenze unterschritten wird. Daher ist ein negativer Befund bei diesem Biomonitoring keinesfalls geeignet, die Auslösung der neurodegenerativen Erkrankung durch Fremdstoffe auszuschließen.

Abschließend bleibt festzustellen: Es gibt keinen einzelnen ausreichenden Marker zum Nachweis einer bestimmten Demenz, wie z.B. die Alzheimer-Krankheit. Vielmehr erlaubt nur eine geeignete Kombination der oben beschriebenen verschiedenen Marker und Verfahren eine Aussage darüber, ob eine Demenz vorliegt und welcher Art diese ist (Borchard-Tuch, 2011). Die meisten Verfahren und Marker-Bestimmungen geben bereits beim Frühstadium der kognitiven Beeinträchtigung (MCI, Mild Cognitive Impairment) eine Hinweis auf das Vorliegen eines degenerativen Prozesses, sodass therapeutische Maßnahmen entsprechend frühzeitig begonnen werden können.

3.3. Schlussfolgerungen für die Umwelt- und Gesundheitspolitik

Nach den in diesem Buch dargestellten Erkenntnissen und wissenschaftlichen Befunden sind Demenzerkrankungen auf neurodegenerative Prozesse zurückzuführen, die – neben anderen Ursachen – auch auf Umweltfaktoren wie neurotoxische Chemikalien zurückzuführen sind. Nach dem Grundsatz der Europäischen Charta „Umwelt und Gesundheit“, die 1989 auf der 1. Europäischen Konferenz zu Umwelt und Gesundheit in Frankfurt am Main verabschiedet wurde, hat „jeder Mensch Anspruch auf eine Umwelt, die ein höchstmögliches Maß an Gesundheit und Wohlbefinden ermöglicht“ (Petersen, 2010). Dieser Grundsatz lässt sich für einen größeren Teil der Bevölkerung derzeit (bis 2011) nicht verwirklichen, weil

- sozial benachteiligte Schichten der Bevölkerung stärker mit Umweltschadstoffen und anderen schädlichen Umwelteinwirkungen (Lärm, Stress, Schimmelpilzen in Wohnungen) belastet sind als finanziell besser gestellte Schichten, z.B. durch Wohnungen an Hauptverkehrsstraßen, unter Einflugschneisen von Flughäfen, oder in der Umgebung von Mülldeponien und Müllverbrennungsanlagen (WHO, 2010; Kindler et al., 2011; Lakes und Klimeczek, 2011; Braubach, 2011; Helm und Laußmann, 2011);
- in vielen Gebrauchsgegenständen des Alltags, in konventionell produzierten Lebensmitteln und allgemein in der Umwelt (Luft, Wasser, Boden) nach wie vor neurotoxische Chemikalien vorkommen (Weichmacher, Flammschutzmittel, Desinfektionsmittel, Pestizide, Kunststoffbestandteile wie Nonylphenol, Perfluor-Verbindungen und andere);
- in vielen Berufen und an vielen Arbeitsplätzen nach wie vor mit neurotoxischen Chemikalien gearbeitet wird, wobei Schutzmaßnahmen wie Luftabzüge und Schutzkleidung häufig vernachlässigt werden,
- als Folge des Klimawandels die Luftverschmutzung zunimmt, z.B. durch vermehrte Sommersmog-Wetterlagen mit hoher Ozonbelastung.

Um diese Situation im Sinne der EU-Charta zu Umwelt und Gesundheit geundsätzlich zu verbessern, müsste das **Recht auf Vorsorge**, das aus Artikel 2,2 des Grundgesetzes mit dem Recht auf Leben und körperliche Unversehrtheit zu begründen ist, in der gesundheits- und umweltpolitischen Praxis verwirklicht werden. Das **Vorsorgeprinzip** wird aber in der derzeitigen Praxis des Umwelt- und Gesundheitsschutzes nicht beachtet, im Gegenteil: Solange kein wissenschaftlich exakter Beweis im Sinne einer direkten Ursache-Wirkungs-Kausalität für die Demenz-auslösenden Wirkungen von Fremdstoffen erwiesen ist, sehen sich Behörden, staatliche Entscheidungsgremien, die Institutionen des Gesundheitswesens und des staatlichen Umweltschutzes nicht zum Handeln veranlasst.

Das wissenschaftliche Kausalitätsprinzip

Das Vorsorgeprinzip erfordert jedoch, dass Vorsorgemaßnahmen bereits dann ergriffen werden müssen, wenn ein begründeter Gefährdungsverdacht besteht, und dies auch dann, wenn keine schlüssigen Beweise nach dem derzeit üblichen naturwissenschaftlichen Kausalitätsverständnis vorliegen. Dies wird ausdrücklich durch die Rio-Deklaration von 1992 (Agenda 21) und das Cartagena-Protokoll zur

Biosicherheit von 2000 betont (zit. nach Ökolog. Ärztenbund, 2010). Demnach darf das Fehlen dieses direkten Beweises nicht als Grund dafür benutzt werden, wirksame Maßnahmen zum Schutz von Umwelt und Gesundheit zu verhindern.

Da es sich hier um komplexe, zeitlich verzögerte toxische Wirkungen von Schadstoffen im Gehirn handelt, ist dieser volle wissenschaftliche Beweis nach dem bisher üblichen klassischen Kausalitätsverständnis kaum zu erbringen. Notwendig ist ein neuer Denkansatz, bei dem eine Vielzahl von Hinweisen und Anzeichen, die auf eine bestimmte Ursache hindeuten, als gültiger „Indizienbeweis" für komplexe Ursache-Wirkungsbeziehungen angesehen wird, wobei es keine plausible Gegenargumente geben darf. Zur Illustration wird gern auf den so genannten „Stinktier-Beweis" verwiesen: „Wenn ich ein Tier sehe, das wie ein Stinktier aussieht, sich wie ein Stinktier bewegt und wie ein Stinktier stinkt, dann ist es ein Stinktier" (Eicke, 1988). Der „Stinktier-Beweis" setzt voraus, dass Wirkungen im lebenden Organismus nicht wie bei einem „Billard-Kugel-Beweis" beschrieben werden können, bei dem die Bewegung der angestoßenen Kugel auf die der stoßenden Kugel zurückgeführt wird. Dies bedeutet, dass Chemikalienwirkungen bei der Auslösung chronischer Krankheiten nicht auf einzelne Organfunktionen und deren Schädigung reduziert werden können, sondern dass die Organe als Teile des gestörten ganzen Organismus verstanden werden müssen. Risikokonzepte für Schadstoffwirkungen müssen demnach den ganzen Organismus einschließlich zeitlich verzögerter Wirkungen bei der Auslösung chronisch-entzündlicher Multisystem-Erkrankungen einschließen.

Ungerechtigkeit und Unzulänglichkeit des Gesundheitswesens und der Politik

Längst ist eine Diagnose und eindeutige Erkennung und Charakterisierung umweltbedingter neurodegenerativer und chronisch entzündlicher Krankheiten und ihrer Ursachen auch im Frühstadium nach dem Stand der Wissenschaft möglich. Die Anwendung der dazu notwendigen, differenzierten Methoden insbesondere der Labordiagnostik unterbleibt aber, weil sie keine Regelleistungen der Krankenversicherungen sind. Mittlerweile treten diese Krankheiten in der Bevölkerung der Industrieländer epidemisch auf. Anstatt aber die Ursachen dieser Krankheiten auf der Präventionsebene systematisch zu behandeln, wird das Problem individualisiert. Die vielfältigen, scheinbar unspezifischen Symptome, die durch Störungen der Regelkreise des Neuroendokrino-Immunsystems (NEIS) entstehen, äußern sich im Anfangsstadium meist als Befindlichkeitsstörungen. Sie öffnen der **Psychiatrisierung** und damit der **Individualisierung** der Ursachen der Beschwerden Tür und Tor. Die Psychiatrie spricht von „Geisteskrankheiten", sie zeigt sich hier systemkonform, das war sie schon immer. Sie wurde und wird in totalitären wie auch in demokratischen Systemen gleichermaßen geschätzt (Müller, 2011).

Diese Strategie der Psychiatrisierung von eigentlich organisch bedingten chronischen Krankheiten überträgt die Notwendigkeit des Handelns auf den Einzelnen, entlastet die Politik von der Notwendigkeit des Handelns, befreit Hersteller und Anwender moderner Technologien von den Konsequenzen ihres Handelns und garantiert einem auf Symptome bezogenen Pharmamarkt den sicheren Umsatz. Ein Rückgang der Krankheitsrisiken würde eine Gefahr für den Umsatz der Pharmaindustrie bedeuten (Müller, 2011). Prävention und eine entsprechend wirksame

Vorsorgepolitik liegt demnach nicht im Interesse von mächtigen gesellschaftlichen Interessengruppen. Wenn es nicht gelingt, die unaufhaltsam fortschreitende Zunahme chonischer Krankheiten zu unterbinden, die bereits bei Kindern und Jugendlichen beginnen (European Environment & Health Action Plan 2004-2010), kommen auf die Gesellschaft unlösbare medizinische, gesundheitspolitische, politische und soziale Probleme zu. Eine effektive Risiko-Analyse in der Medizin würde eine wirksame Prävention anstelle der kostspieligen, langjährigen symptomatischen Behandlungen chronisch kranker Patienten ermöglichen (Müller, 2011).

Ethische Aspekte

Der Mensch hat in der Regel einen höheren Bewusstseinszustand als Tiere. Bewusstsein in seinen Ausformungen als biologisches Wachsein, phänomenologisches Bewusstsein und reflexives Selbstbewusstsein ist Bedingung und Voraussetzung für eine menschliche Existenz. Die aktuellen Lebensverhältnisse der Menschen sind geprägt von Umwelteinflüssen, die auf die Bewusstseinsfunktionen sowie auf Geist und Psyche des Menschen schädigend einwirken können. Geist und Psyche sind untrennbar an spezifische Gehirnprozesse gebunden. Bewusstsein ist ein spezieller Funktionszustand des Gehirns bei der Verarbeitung neuer und wichtiger Informationen. Ein Bewusstsein außerhalb der Großhirnrinde gibt es nicht. Demnach kann auch das „Psychische" nicht von physiologischen Vorgängen getrennt werden, die zwischen kognitiven und emotionalen Funktionen des Gehirns vermitteln (Roth, 2011). Schädigungen in den entsprechenden Hirnbereihen greifen in diese Funktionen und Interaktionen im Gehirn ein, sie führen zu hemmenden oder auch verstärkenden Wirkungen auf bestimmte Hirnfunktionen.

Neurotoxische Chemikalien und andere das Nervensystem schädigende Umwelteinflüsse (psychischer Stress, Infektionen, Strahlung, Lärm) sind daher als Angriff auf die Integrität der menschlichen Existenz zu werden, da wesenseigene Funktionen des menschlichen (Selbst-)Bewusstseins reversibel oder irreversibel geschädigt werden, spätestens dann, wenn die neurodegenerativen Prozesse in das Stadium der Demenz übergegangen sind. Die Schädigung des Gehirns durch die genannten vermeidbaren Umwelteinflüsse erfüllt den Tatbestand der Verletzung eines Menschenrechtes, nämlich das der körperlichen Unversehrtheit. Daraus sollte der Schutz vor diesen Einflüssen, die primäre Prävention, als gesellschaftliche und staatliche Aufgabe abgeleitet werden.

Demenz und psychische Krankheiten können Folgen dieser organisch-physiologischen Schadensmechanismen sein. Eine Trennung von „Geist" bzw. „Psyche" von den neurologischen Hirnfunktionen ist im Hinblick auf die Ursachen-Aufklärung dieser Krankheiten Unsinn, sie dient gewissen Kreisen dieser Gesellschaft als Rechtfertigung, umweltbedingte Schadensursachen zu leugnen und auf den Patienten und seine mangelnde psychische Konstitution zurückzuwerfen

Vorsorgeprinzip und Recht

Die Hinweise für krankmachende Wirkungen von Schadstoffen sind vielfältig und erdrückend, die Folgen für Leben und Gesundheit der Menschen sind schwerwiegend. Einwirkungen aus der Umwelt betreffen die gesamte biologische Integrität des

Menschen einschließlich des Genoms und damit auch die Zukunft der Spezies Mensch. Sie greifen auch funktionell in das Neuroendokrino-Immunsystem (NEIS nach Dörner) der Individuen ein und verstellen auf lange Sicht die Funktionen dieser Regelkreise (Müller, 2011). Daher ist das Vorsorgeprinzip von öffentlichen Institutionen hier umso mehr einzufordern.

Es gibt Anzeichen dafür, trotz Widerstand aus Kreisen der Wirtschaft, dass das Vorsorgeprinzip im Bereich Umwelt- und Gesundheitsschutz zunehmend als Grundsatz des Völkerrechts etabliert wird. Entsprechend hat sogar die Welthandelsorganisation WTO in ihren Vorschriften das Vorsorgeprinzip grundsätzlich zugelassen. Demnach kann der Staat geeignete Schutzmaßnahmen von Herstellern, Handel und Anwendern verlangen (EU-Kommission, 2000). Das Vorsorgeprinzip erfordert außerdem erweiterte wissenschaftliche Kriterien, nach denen ein Sachverhalt als wissenschaftlich begründet gelten kann. Demnach müssen komplexe Zusammenhänge wie die Auslösung chronischer Krankheiten durch Chemikalien entsprechend anerkannt werden. Gleichzeitig muss die direkte Ursache-Wirkungs-Kausalität als allein geltendes Kriterium zur Beurteilung komplexer Schadstoffwirkungen bei chronischen Krankheiten in Frage gestellt werden.

Soziale Ungerechtigkeit

Die **Lebenserwartung** der sozial benachteiligten Schichten der Bevölkerung sinkt seit einigen Jahren stärker als bei besser gestellten Gruppen der Bevölkerung, wie eine Statistik der Rentenversicherung 2011 ergeben hat. Danach sank das mittlere Lebensalter der Geringverdiener von 77,5 Jahren im Jahr 2001 auf 75,5 Jahre im Jahr 2010. In Ostdeutschland sank die Lebenserwartung im gleichen Zeitraum sogar von 77,9 auf 74,1 Jahre. Nach Ansicht des Mainzer Sozialmediziners Gerhard Trabert ist der Zusammenhang von Krankheit, frühem Tod und Armut wissenschaftlich belegt. Dieser Trend habe in den Jahren bis 2011 zugenommen (dpa, 13.12.11). Eine niedrige soziale Schichtzugehörigkeit hängt mit einer Verminderung der Lebenserwartung um 4 bis 7 Jahre im Vergleich zur Führungsschicht in Europa zusammen (Siegrist, 2005).

Hintergrund ist, dass die Ausprägungen des Gesundheits- und Krankheitszustandes der Bevölkerung nach sozialer Lage und den Lebensbedingungen deutlich unterschiedlich sind, mit nachteiligen Auswirkungen auf die sozial benachteiligten Schichten (Hurrelmann, 2010). Beispielsweise leben Menschen der so genannten Unterschicht in Gebieten, in denen die Luft mit beträchtlich höherer Schadstoff-Konzentration belastet ist als in den Gebieten oder Stadtteilen, in denen die Oberschicht wohnt. Dies gilt sowohl für die Innenraum- als auch die Außenluft und hat Auswirkungen auf die Krankheitsstatistik: Allergien, atopische Ekzeme und Krupp-Husten sind in den niederen sozialen Schichten weniger häufig als in den höheren Schichten, was zunächst erstaunen mag. Dagegen kommen bösartige Tumoren wie Lungen- und Nierenkrebs häufiger in den unteren Schichten verglichen mit der Oberschicht vor (Heinrich et al., 2000). Nach Untersuchungen der WHO steigt die durchschnittliche Lebenserwartung der Bevölkerung eines Landes mit zunehmendem mittleren Pro-Kopf-Einkommen. Chronisch-degenerative Krankheiten wie koronare Herzkrankheiten, degenerative Krankheiten des Gehirns, Atemwegserkrankungen, Branchialkarzinome, Diabetes und rheumatische

Erkrankungen kommen in den unteren Gesellschaftsschichten häufiger vor als in den höheren Schichten (Deppe, 2008).

Zusätzlich ist die in den letzten Jahren beobachtete Abnahme der Lebenserwartung in sozial benachteiligten Bevölkerungsschichten auf einen zunehmenden gesundheitsschädigenden Einfluss schichtenspezifischer Lebensbedingungen zurückzuführen, wie sie u.a. von Braubach und Fairburn (2010) beschrieben wurden. Damit wird das Risiko für chronische Krankheiten einschließlich der Demenzkrankheiten zu einem Problem der Prävention auf der Ebene gesellschaftlicher Verhältnisse, die letztlich eine Frage nicht nur der Gesundheits-, Umwelt- und Sozialpolitik, sondern der sozialen Gerechtigkeit überhaupt ist.

Für eine unabhängige Wissenschaft und Forschung und eine Revision des REACH-Konzeptes der EU

Voraussetzung für eine effektive Prävention und Therapie chronischer Multisystem- und Demenz-Erkrankungen ist eine von Drittmittel-Gebern unabhängige Forschung an Universitäten und Kliniken. Durch die zunehmende staatliche Kompensierung der Schäden der Wirtschaftskrisen zugunsten von Banken und der Wirtschaft wird das Finanzdefizit des Staates auf den verschiedenen Ebenen (Bund, Land, Kommunen) immer weiter vergrößert. Für die immer aufwändigere medizinische Grundlagenforschung steht dann das benötigte Geld nicht zur Verfügung, sodass die Institute auf die Einwerbung von Drittmitteln aus Industrie und Finanzfonds angewiesen sind. Dadurch verschieben sich die Ziele der wissenschaftlichen Erkenntnisgewinnung immer mehr in Richtung auf die Verwertungsinteressen durch die industriellen Investoren. Die Erkenntnisse zu den Grundlagen und zur Therapie chronischer Krankheiten des Neuroendokrino-Immunsystems und ihrer Grundlagen leiden unter der einseitigen Ausrichtung auf Symptombehandlung durch Medikamente.

Unter den gegebenen Verhältnissen sind eine an den Patienten und ihren Bedürfnissen ausgerichtete (umwelt-)medizinische Diagnostik und Therapie sowie eine an der Prävention ausgerichteten Umweltschutz-Politik nicht im notwendigen Maße zu verwirklichen. Bevor dazu die gesellschaftspolitischen Voraussetzungen geschaffen sind, muss im Übergang die Bevölkerung vor den Risiken geschützt und den bereits betroffenen Patienten geholfen werden. Der Deutsche Berufsverband der Umweltmediziner (dbu) und die Europäische Akademie für Umweltmedizin (EUROPAEM) haben eine Stiftung vorgeschlagen, die unabhängige Forschung finanzieren soll, um Risiken sowie auch Chancen und Nutzen einer präventiv ausgerichteten Umwelt- und Gesundheitspolitik erforschen zu können (Müller, Ohnsorge, 2005; Müller, 2011). So muss beispielsweise das REACH-Konzept der EU (Registration, Evaluation, and Authorization of Chemicals) so reformiert werden, dass es tatsächlich dem Schutz und der Sicherheit der Verbraucher beim Umgang mit Chemikalien dient. Die toxischen Wirkungen der Chemikalien müssen auch bezüglich langzeitiger chronischer Wirkungen bei der Auslösung (neuro-)degenerativer Krankheiten sowie mutagener und entwicklungstoxischer Eigenschaften durch unabhängige Institute untersucht und abgeschätzt werden. Ergebnis derartiger Studien wird möglicherweise sein, dass sowohl die chemische Industrie als auch die Anwender von Chemikalien ihre Konzepte zur Herstellung und Nutzung von Chemikalien grundsätzlich ändern müssen, z.B. in Richtung auf eine chlorfreie Naturstoff-Industrie.

Prävention und Umweltschutz als gesellschaftliche Aufgabe

Die Bestimmungen des Artikels 20a GG. müssen umgesetzt werden, wonach der Staat in Verantwortung für die künftigen Generationen die natürlichen Lebensgrundlagen zu schützen habe (Thiede, 2010). Dazu sollten staatliche und politische Institutionen, darunter Gesetzgeber, Parlamente und deren Fraktionen, Parteien, Fachpolitiker des Umwelt- und Gesundheitswesens die gesetzlichen und politischen Grundlagen und Voraussetzungen herstellen, um letztlich Strategien zur Vermeidung und zum Verbot der in Frage kommenden neurotoxischen Chemikalien zu entwickeln. Es geht dabei um grundsätzliche Änderungen und Einschränkungen bei der Herstellung und Anwendung von Chemikalien in vielen Bereichen der Wirtschaft und des täglichen Lebens, wie beispielsweise das Bauwesen, die Textil- und Möbelindustrie, die Kosmetik- und Reinigungsmitteindustrie, oder die Lebensmittelindustrie und ihrem zunehmenden Trend zur Verwendung von Zusatzstoffen. Vor allem muss **die industrialisierte Landwirtschaft** mit ihrem massiven Pestizid- und Kunstdüngereinsatz, der eine hohe Pestizid- und Nitratbelastung in vielen Lebensmitteln zur Folge hat, ihre Produktionsweise grundsätzlich ändern, um sowohl die Gesundheit der Verbraucher als auch die Natur vor weiterer Zerstörung zu schonen. Mit Methoden nach den Standards der biologischen Landwirtschaft lassen sich beide Ziele, der Gesundheits- und Naturschutz, gleichzeitig erreichen.

Die **Chemieindustrie** ist gefordert, die im Verdacht der Auslösung von Demenzerkrankungen stehenden Stoffe und Stoffgruppen durch unbedenkliche Stoffe zu ersetzen, auch wenn im Sinne der evidenzbasierten Medizin noch kein lückenloser Beweis für die Langzeitwirkung der Chemikalien vorliegt. Dazu müssen allerdings auch die derzeit akzeptierten Beweiskriterien revidiert und aktualisiert werden, sodass auch Langzeitwirkungen, die Jahre nach der Exposition auftreten, anerkannt werden. Dies erfordert auch eine Änderung der Zulassungsverfahren für chemische Stoffe. Die nach der REACH-Verordnung der EU vorgesehenen Untersuchungen von neurotoxischen Langzeitwirkungen von Chemikalien reichen angesichts der schwerwiegenden Erkenntnisse zur Auslösung von Demenzerkrankungen nicht aus. Hintergrund ist, dass das ursprüngliche REACH-Konzept auf Druck der damaligen Regierungen von Deutschalnd und Frankreich (Schröder und Chirac) industriefreundlich gestaltet wurde.

Außerdem reichen die bisherigen Testverfahren der Toxikologie nicht aus, um das langzeitig wirksame neurotoxische Potential der Chemikalien zu erfassen. Daher müssen neue Testverfahren erst entwickelt werden. Im Grunde aber liefert die chemische Struktur eines in Frage kommenden Stoffes bereits genügend Informationen, um auf mögliche neurotoxische Langzeitwirkungen zu schließen, sodass Verbotskriterien auch ohne aufwändige Langzeit-Testverfahren formuliert werden können.

So kann man beispielsweise bei Verbindungen des Typs der aromatischen oder zyklischen chlorierten Kohlenwasserstoffe, der organischen Phosphorsäureester und deren Derivate, der flüchtigen organischen Kohlenwasserstoffe oder vieler

Schwermetallverbindungen von einem chronisch-neurotoxischen und demenzauslösenden Potential ausgehen.

Grundsätzlich ist es nicht mehr zu akzeptieren, dass immer mehr potentiell chronisch toxisch wirkende Chemikalien auf den Markt und in die Anwendung gebracht werden, ohne dass vorher deren Langzeitwirkungen insbesondere auf das Gehirn, aber auch auf das Immun-, Hormon- und Fortpflanzungssystem sowie auf ihr krebserregendes Potential untersucht wurden.

Umwelt- und Gesundheitspolitik müssen den Schutz der Bevölkerung vor chronisch degenerativen Erkrankungen des Zentral-Nervensystems, die durch neurotoxische Chemikalien ausgelöst werden, gewährleisten.

4. Prävention und Therapie

4.1. Prävention als umwelt- und gesundheitspolitische Aufgabe

Viele chronisch neurodegenerative Krankheiten sind irreversibel progressiv in ihrem Verlauf, so vor allem die Multiple Sklerose, die Alzheimer-Krankheit und die Parkinson-Krankheit. Eine Therapie kann den Verlauf lediglich verzögern und den Zeitpunkt des Eintritts eines hilflos dementen Zustandes hinausschieben.

Damit gewinnt die **primäre Prävention**, also die Verhinderung der Auslösung dieser Krankheiten, eine eminente Bedeutung in vielen Bereichen des gesellschaftlichen Lebens.

Nach den oben dargestellten Faktoren für neurodegenerative Erkrankungen des Zentralen Nervensystems müssen Präventionsmaßnahmen mindestens drei Bereiche umfassen:

1. Schutz vor Belastungen durch Fremd- oder Schadstoffe,
2. Stressvermeidung,
3. Gehirntraining und Bildung.
4. Sonstige Maßnahmen.

4.1.1. Schutz vor Belastungen durch Fremd- oder Schadstoffe

Nach den dargestellten wissenschaftlichen Erkenntnissen zu den Krankheitsursachen spielen **Fremdchemikalien** bei den Auslösungsmechanismen chronisch degenerativer Krankheiten des Nervensystems eine große Rolle. Mit „Fremdchemikalien“ sind alle körperfremden Stoffe gemeint, die aus der Umwelt über Luft, Wasser, Nahrung und durch direkten Kontakt mit der Haut (Lösungsmittel!) in den Körper gelangen.

Prävention bedeutet zunächst eine politische Aufgabe für gesellschaftliche Maßnahmen, mit denen die (gesetzlichen) Voraussetzungen zum Schutz vor Belastungen durch die in Frage kommenden Chemikalien hergestellt werden müssen. Ziel muss es dabei sein, die Verwendung neurotoxischer Chemikalien in Verbrauchsmaterialien, Landwirtschaft, Industrie und allen Bereichen der Umwelt so weit wie möglich einzuschränken bzw. zu verbieten. Das Gehirn ist ein besonders empfindliches und gleichzeitig schutzbedürftiges Organ, da es als übergeordnete Regulationszentrale des Körpers Einfluss auf alle Lebensvorgänge hat. Eine Einschränkung seiner Funktion durch Chemikaliewirkungen vermindert den betroffenen Menschen ihre Lebensqualität, und dies in schleichend fortschreitenden Prozessen, in denen sich die fehlgefalteten Proteinaggregate ausprägen.

Die notwendigen Präventionsbemühungen in Gesundheits- und Umweltpolitik lassen jedoch gegenwärtig zu Wünschen übrig, wie an den zunehenden Zahlen des Anteils der Demenzkrankheiten in der Bevölkerung zu erkennen ist. Beispielhaft zeigt sich dieses Defizit in der Festsetzung von Grenzwerten für Chemikalienbelastungen in allen Umweltbereichen. So wurden beispielsweise in den Jahren 1999-2003 die **Grenzwerte für Pestizide in Lebensmitteln** in 739 Fällen **angehoben**, gegenüber Absenkungen in 385 Fällen (Greenpeace, 2006). Das komplizierte Regelwerk der EU hat diese Grenzwert-Anhebungen zugelassen, es schützt letztlich die Lebensmittel-Massenproduktion auf Kosten der Gesundheit der Konsumenten.

Grenzwerte als Maßstab zur Beurteilung von Belastungen sind ungenügend.

Grenzwerte für die Schadstoffbelastung sollten nach den geschilderten wissenschaftlichen Erkenntnissen neurotoxische Wirkungen stärker als bisher berücksichtigen. Die derzeit (2009) gültigen **MAK-Werte** (Maximale Arbeitsplatz-Konzentrationen) für neurotoxische Stoffe sind meist zu hoch, um die verzögert eintretenden Langzeitwirkungen im Gehirn auszuschließen. Sie beruhen nach wie vor auf den in Tierversuchen ermittelten LD50-Konzentrationen, bei der die Dosis der Stoffe bestimmt wird, die den Tod von 50 Prozent der getesteten Tiere verursacht. Langzeitversuche zur Feststellung neurotoxischer Wirkungen sind aus Kostengründen nicht üblich. Die LD50-Werte geben lediglich einen Hinweis auf die Summe der toxischen Wirkungen, die zum Tod der Tiere führen. Das hoch entwickelte und empfindliche menschliche Gehirn und die dort ausgelösten neurodegenerativen Krankheiten werden hierbei als Endpunkt toxischer Wirkungen von Fremdstoffen ausgeklammert.

Hinzu kommt, dass die gegenwärtig gültigen Grenzwerte lediglich die Wirkungen von Einzelstoffen berücksichtigen und **Kombinationswirkungen von Schadstoffgemischen** außer Acht lassen. In der Umwelt der Industrieländer sind die Menschen aber stets den Kombinationswirkungen von Schadstoffgemischen ausgesetzt. In einzelnen Lebensmitteln wurden beispielsweise über 20 verschiedene Pestizid-Wirkstoffe nachgewiesen. Wie diese untereinander und zusammen mit Tausenden anderer Umweltschadstoffe in Kombination auf den Körper wirken, ist nicht in Ansätzen bekannt. Die Epidemiologie weist jedoch darauf hin, dass die Häufigkeit neurodegenerativer Erkrankungen in der Bevölkerung stetig zunimmt. Es muss also Ziel der Umweltpolitik sein, Grenzwerte für Fremdstoffe mit neurotoxischem Potential drastisch herabzusetzen.

4.1.2. Stressvermeidung

Eine **chronische Stressbelastung** wirkt, wie in Kapitel 2.8. dargestellt wurde, über das Stresshormon Cortisol zusätzlich verstärkend auf Degenerationsprozesse im Gehirn. Zur Prävention gegen degenerative Erkrankungen des Gehirns gehört also – neben der Verhinderung von Schadstoffbelastungen - auch eine Strategie der Stressvermeidung:

- stressbelastete Arbeitsverhältnisse beenden oder vermeiden,
- stressbelastete Beziehungen beenden oder vermeiden,
- ein ausgewogenes Verhältnis von Arbeitsbelastung und Erholungsphasen herstellen,
- die eigenen Leistungsanforderungen an die eigene Belastbarkeit und die eigenen Fähigkeiten anpassen,
- sich Partner für stressfreie soziale Beziehungen aussuchen.

4.1.3. Gehirntraining und Bildung als Präventionsmaßnahme

Es gibt einen Befund, der Bildung und Kopfarbeit als Präventionsmaßnahme gegen Demenz sinnvoll erscheinen lässt: Nach Ergebnissen einer Münchener Studie schwächt ein höherer Bildungsgrad den negativen Einfluss der Alzheimer-Krankheit auf die Leistungsfähigkeit des Gehirns ab, und dies auch dann, wenn im Krankheitsverlauf das Hirnvolumen bereits deutlich vermindert ist. Man erklärt dies mit dem Konzept der „kognitiven Reservekapazität" (Perneczky et al., 2009). Zitat aus der Presseerklärung des Klinikums rechts der Isar, München, August 2009:

„Eine hohe Reservekapazität steht für eine starke individuelle Widerstandsfähigkeit gegen die Symptome der Hirnschädigung, die Reservekapazität ist also als Gegengewicht gegen die Hirnschädigung zu verstehen.

Frühere Studien konnten bereits belegen, dass eine längere Schulbildung mit einer höheren Reservekapazität assoziiert ist. Menschen mit längerer Schulbildung leiden bei einem vergleichbaren Grad der Hirnschädigung unter weniger Symptomen als Menschen mit kürzerer Schulzeit. Die Hirnschädigung wurde für Untersuchungen dieser Art bisher entweder durch neuropathologische Untersuchungen an verstorbenen Patienten oder aber mit sehr empfindlichen bildgebenden Verfahren am lebenden Menschen gemessen. Perneczky: „In unserer Studie wurde erstmals untersucht, ob Schulbildung auch dann Einfluss auf den Zusammenhang zwischen Hirnschädigung und Symptomen hat, wenn man den Grad der Hirnschädigung als Ausmaß der Hirnvolumenminderung in der Kernspintomographie definiert. Zur hohen Aussagekraft unserer Ergebnisse hat außerdem zum einen die große Stichprobe von 270 Patienten beigetragen. Zum anderen haben wir Faktoren berücksichtigt, die neben der Hirnvolumenminderung ebenfalls Einfluss auf die Ausprägung der Symptomatik haben – zum Beispiel genetische Faktoren, Alter, Geschlecht, Hirninfarkte und -blutungen.

Die Forschungsergebnisse zeigen erstmals, dass der modifizierende Effekt der Schulbildung robust genug ist, um auch den schädlichen Einfluss einer manifesten Hirnvolumenminderung auf die kognitiven Fähigkeiten abzuschwächen. Weitere Untersuchungen sind geplant, die noch mehr Patienten einschließen und genauere Hirnvolumenmessungen umfassen werden."

In einer weiteren Studie wurde der Zusammenhang der Häufigkeit der typischen Plaques im Gehirn, die durch Obduktion nach dem Tod ermittelt wurde, mit dem Bildungsgrad und den kognitiven Leistungen vor dem Tod untersucht. Bei den Personen mit höherem Bildungsgrad war eine höhere geistige Leistungsfähigkeit bis zuletzt erhalten geblieben, während die Zahl der Plaques ähnlich hoch war wie bei den weniger gebildeten Personen. Dagegen zeigten die weniger gebildeten Personen bereits Alzheimer-Symptome bei fünffach geringerer Plaque-Zahl als die höher gebildeten Personen mit ersten Alzheimer-Symptomen. Anders formuliert: Menschen mit Plaques im Gehirn zeigten Demenz-Symptome in Abhängigkeit vom Bildungsgrad, den sie erreicht hatten. Menschen ohne Plaques im Gehirn hatten keine Demenz-Symptome. Bildung und Denken kompensieren offenbar die Schäden der beginnenden Erkrankung, wobei eine höhere Zahl der Plaques bei den gebildeteren Personen mit geringeren schädlichen Wirkungen verbunden ist (Roe et al., 2008; zit. nach „Spiegel Wissen", 2010).

Umweltschutzmaßnahmen zur Verhinderung von Schadstoffbelastungen sollten folglich mit Anstrengungen im Bildungssystem kombiniert werden, um möglichst breiten Teilen der Bevölkerung einen optimalen Schutz vor dem Schicksal einer chronisch degenerativen Krankheit des Zentralnervensystems zu gewährleisten.

4.1.4. Soziale Kontakte als Präventionsmaßnahme

Menschen, die im Alter allein leben, haben ein doppelt so hohes Risiko, an Alzheimer zu erkranken wie gesellig lebende Menschen (Wilson et al., 2007). Da diese Menschen auch häufiger unter Stress und Depressionen leiden (Cacioppo et al., 2006), wird der Zusammenhang zwischen Depressionen, Demenz und einem einsamen Lebensstil hiermit epidemiologisch bestätigt. Umgekehrt zeigten sich positive Effekte durch unbezahltes soziales Engagement, Pflege von Freundschaften und regelmäßige soziale Veranstaltungen in Vereinen und kirchlichen Institutionen. Dies ergaben mehrere Studien in Schweden und USA, bei denen jeweils mehr als 1000 ältere Menschen über mehrere Jahre beobachtet und untersucht wurden. Dabei spielen positive Effekte durch intensive Kommunikation wie auch durch häufigere körperliche Bewegung eine Rolle. Damit werden offenbar Schutzmechanismen der Nervenzellen aktiviert (Berkman und Syme, 1979; Ertel et al., 2008; Sabat, 1994). .

4.2. Zur Therapie von neurodegenerativen Erkrankungen

Alle in diesem Kapitel beschriebenen Maßnahmen und Verfahren sind grundsätzlich **Sache der behandelnden Ärztinnen und Ärzte**, hier insbesondere von qualifizierten Umweltmedizinern und Neurologen. Als Nichtmediziner darf der Autor den Ärzten nicht vorschreiben, was sie zu tun haben. Daher werden in diesem Kapitel lediglich Verfahren beschrieben, die derzeit in der umweltmedizinischen Praxis angewendet werden, wie sie zum größten Teil auch von der Europäischen Akademie für Umweltmedizin (EUROPAEM) und vom Deutschen Berufsverband der Umweltmediziner e.V. (dbu) vertreten und empfohlen werden. Zusätzlich werden auch einige Therapieverfahren aus der aktuellen medizinischen Fachliteratur referiert. Die Zusammenstellung der Therapieverfahren soll behandelnden Ärzten und betroffenen Patienten als Anregung für die jeweils individuell zu erstellenden Therapiepläne dienen, sie können die enstprechend noch zu entwickelnden Behandlungsrichtlinien für Ärzte nicht ersetzen.

Ziel der Darstellungen in diesem Buch soll eine Anregung zum Überdenken der bisherigen Therapiepraxis in der Neurologie und Psychiatrie sein, bei der die Therapie häufig allein auf die diagnostizierten Symptome und deren Beseitigung mit Medikamenten ausgerichtet ist. Als Beispiel sei die Fehltherapie von Patienten mit Parkinson-Syndromen durch klassische Neuroleptika genannt, die in der Pflege häufig dazu dienen soll, Symptome der Aggressivität und unkontrollierten Emotionalität zu „besänftigen“. Die herkömmlich praktizierte und mechanistisch ausgerichtete Schulmedizin, deren Therapiekonzepte in der Regel monokausal erscheinen (Symptom – Medikament), ist angesichts der komplexen neurodegenerativen Krankheiten „völlig unzulänglich“ (Sacks, 1999, S. 329).

Der umweltmedizinische Ansatz zur Behandlung chronischer neurodegenerativer

Krankheiten setzt dagegen hauptsächlich auf die Stärkung der körpereigenen Widerstandsfähigkeit gegen schädliche Umwelteinflüsse, hier insbesondere die Aktivierung der Entgiftungsmechanismen in einer weitgehend schadstofffreien Umgebung. Da allerdings die neurodegenerativen Prozesse in der Regel fortschreiten und sich der Zustand der Patienten mit der Zeit weiter verschlechtert, kommt im fortgeschrittenen Stadium natürlich die Aufrechterhaltung geistiger und körperlicher Funktionen auch mit Hilfe von Medikamenten in Frage.

Damit ergeben sich die folgenden **Therapieziele** (in Stichworten):

1. Schaffung einer möglichst schadstofffreien Umwelt für die Patienten. Dies betrifft nicht nur Wohn- und Arbeitsumfeld, Ernährung, Luft- und Wasserbelastung, sondern auch die „medizinische Umwelt“, also schonende, angepasste Medikamenten-Therapie einschließlich evtl. notwendiger Narkosemittel, schadstofffreie Klinikräume und Behandlungszimmer. Diese präventive Maßnahme ist Voraussetzung für den Erfolg der weiteren therapeutischen Verfahren. Denn wenn die Ursachen der Krankheit in der Umwelt nicht beseitigt sind, ist der Erfolg weiterer Therapiemaßnahmen in Frage gestellt. Die Therapie gleicht dann einer „Sisyphos-Arbeit“: Vorübergehende Symptombesserung wird von erneutem Rückfall und Fortschreiten der Krankheit gefolgt.
2. Förderung der körpereigenen Entgiftungsmechanismen u.a. durch Verabreichung antioxidativer Vitamin- und Nahrungsergänzungspräparate. Dabei gelten Grundsätze der Umweltmedizin, wie sie von Pall (2007) oder Hill, Huber, Müller (2008) zusammengefasst wurden.
3. Therapeutische Maßnahmen zur Erhaltung oder Verbesserung der Hirnfunktionen bei neurodegenerativen Krankheiten allgemein.

Die anzuwendenden therapeutischen Maßnahmen hängen stark vom Stadium der Krankheit ab. Im Anfangsstadium sind noch Verfahren mit präventivem Charakter (Sekundärprävention) möglich und sinnvoll, während in fortgeschrittenen Stadium Maßnahmen zur Regeneration und Verzögerung der Degenerationsprozesse überwiegen.

4.2.1. Maßnahmen im Anfangsstadium

In Frage kommen Methoden des physischen und geistigen Trainings, die nach dem Prinzip „Stärkung durch Anwendung“ verfahren, sowie die Verabreichung von regenerierend und antioxidativ wirkenden Medikamenten und Nahrungsergänzungsmitteln auf der Basis natürlicher Stoffe. Da aber bei eindeutiger Diagnose einer beginnenden Demenzerkrankung (MCI, mild cognitive impairment; siehe Hermeneit, 2007) mit fortschreitenden Degenerationsprozessen zu rechnen ist, sollten auch frühzeitig Medikamente und hormonelle Wirkstoffe wie z.B. Nervenwachstumsfaktoren eingesetzt werden, um diese Prozesse zu verzögern.

4.2.1.1. Training und Sport

Körperliche Trainingsmethoden und Physiotherapie werden auch oft im Bereich der Altersmedizin zur Erhaltung vielfältiger Lebensfunktionen einschließlich kognitiver Funktionen und Gedächtnisleistungen angewendet. Die besten Erfolge bei der

Erhaltung von Gedächtnisleistungen und Demenz-Prävention sollen Sport sowie eine Kombination von Gedächtnistraining und körperlichem Training bringen. Studien unter anderem an der Deutschen Sporthochschule Köln haben dies bestätigt (siehe zusammenfassende Dokumentation: Landesstiftung Baden-Württemberg, 2009). Nach intensiver sportlicher Aktivität ist die Lernfähigkeit bei gesunden Erwachsenen deutlich erhöht, wobei ein Zusammenhang mit einer erhöhten Ausschüttung von Neurotrophinen und Katecholaminen besteht. So werden Vokabeln direkt nach dem Sport um etwa 20% schneller behalten (Winter et al., 2007).

Bewegung regt somit den Gehirnstoffwechsel an, und die bei Bewegung gleichzeitig oder kurz danach durchgeführten Gedächtnisübungen fördern die Aufnahme neuer Informationen. Der erhöhte Gehirnstoffwechsel nach Bewegungsübungen kann nur dann genutzt werden, wenn auch ein geistiges Angebot vorliegt. Damit könne man das Risiko einer Demenz senken. Schon zwei Spaziergänge von je einer Stunde wöchentlich sollen die Gehirnleistungen älterer Menschen nachweisbar verbessern (s. Dokumentation, s.o.). Diese Therapie kann natürlich nur in Anfangsstadien der Krankheit als eine Art sekundärer Prävention sinnvoll eingesetzt werden.

Bereits nach einer Woche Training ist der Spiegel der Wachstumsfaktoren BDNF, VEGF und IGF1 erhöht. Eine schwedische Studie mit 1500 Personen hat ergeben, dass das Risiko für die Alzheimer-Krankheit um 60% vermindert wird, wenn die Personen mindestens zwei mal die Woche körperlich aktiv waren. Depressionen werden durch Bewegungsmangel gefördert, Sport und Bewegung wirken depressionshemmend. Eine Studie des US-National Institute of Mental Health mit 1900 Personen zeigte eine Verdopplung der Depressionsrate bei den Personen, die auf körperliche Bewegung weitgehend verzichtet hatte. Ein täglicher zügiger Spaziergang von mindestens einer halben Stunde mit einem Energieverbrauch von 17,5 kcal pro kg Körpergewicht führt zu einer Verminderung der Depressionssymptome um durchschnittlich 47%. Ärzte verschreiben daher zunehmend Sport gegen Depressionen. Medikamente wie Antidepressiva und Antipsychotika verschlimmern dagegen noch den Bewegungsmangel, sie fördern den Fettansatz und machen träge (siehe zusammenfassende Dokumentation: Landesstiftung Baden-Württemberg, 2009; Bericht in Spiegel 17, 21.4.08, S.146f).

Regelmäßige körperliche Aktivität kann in Verbindung mit einer energiearmen Nahrungsdiät die schädlichen Wirkungen von Oxidativem Stress in Nervenzellen vermindern, indem dort Abwehr-Signalwege gegen den Oxidativen Stress aktiviert werden, darunter eine verstärkte Bildung neurotropher Faktoren (z.B. Nervenwachstumsfaktoren wie den BDNF, brain-derived neurotrophic factor) und von Protein-Chaperonen, die eine Vermehrung von Nervenzellen im Hippocampus anregen und schädliche Wirkungen an Proteinen „reparieren" (Arumugam et al., 2006; Martin et al., 2006; Halagappa et al., 2007; Maswood et al., 2004). Die auch „Neurotrophine" genannten Proteine hemmen über bestimmte Rezeptor-Tyrosinkinasen (Trk) die Auslösung der Apoptose-Signalkette. Damit wird erklärbar, warum Menschen mit regelmäßiger sportlicher Aktivität auch verbesserte geistige Leistungen aufweisen: Die erhöhte Neurotrophin-Ausschüttung schützt vor dem Verlust von Nervenzellen durch Apoptose.

Anmerkung: Personen, die unter einem schweren chronischen **Erschöpfungssyndrom** (CFS/ME) als Folge chronischer Entzündungen und Chemikalienbelastungen leiden, sollten dagegen ihre körperliche Aktivität einschränken oder soweit anpassen, dass der Erschöpfungszustand nicht verstärkt wird.

4.2.1.2. Ernährung

Es gibt Hinweise dafür, dass eine ausgewogene und fischreiche Ernährung mit hohen Anteilen an Omega-3-Fettsäuren die Hirnleistung bei älteren Menschen deutlich verbessert. Omega-3-Fettsäuren, darunter vor allem die Docosahexaensäure, kommen in den Membranen menschlicher Gehirnzellen in großer Menge vor und sind dort an der Signalübermittlung zwischen den Nervenzellen beteiligt. Norwegische Forscher haben in einer Studie mit mehr als 2000 älteren Menschen von 70 bis 74 Jahren herausgefunden, dass eine Ernährung mit mindestens 10 Gramm Fisch pro Tag mit einer besonders guten Leistung bei verschiedenen Denkaufgaben signifikant zusammenhing (zit. nach „Spiegel-Wissen", 2010). Ob dies auch eine Prävention gegen die Entstehung von Demenzkrankheiten darstellt, ist noch nicht bewiesen, dies gilt aber als denkbar, weil die Gehirnnervenfunktionen durch die Omega-3-Fettsäuren stabilisiert werden.

Negativ wirkt sich offenbar Übergewicht als Folge falscher Ernährung oder Lebensweise aus. Starkes Übergewicht ist nämlich mit einer Abnahme des Hirnvolumens korreliert, wie US-Wissenschaftler um Paul Thompson von der University of California in Los Angeles in einer statistischen Studie herausfanden (Raji et al., 2009). Dabei waren bestimmte Schlüsselareale des Gehirns bei den übergewichtigen Personen um 4 Prozent verkleinert im Vergleich zu den Arealen von normalgewichtigen Kontrollpersonen. Bei den extrem Fettleibigen war der Schwund sogar doppelt so groß (Spiegel-Wissen, 2010).

4.2.1.3. Medikamente und Nahrungsergänzungsmittel der Naturheilkunde

Da bei allen neurodegenerativen Krankheiten oxidativer Stress wesentlich am Krankheitsmechanismus beteiligt ist, liegt eine Substitution von **antioxidativen Wirkstoffen und Radikalfängern** nahe, besonders dann, wenn das Redox-Gleichgewicht deutlich in Richtung oxidierender Vorgänge verschoben ist. Dies sollte zuvor labordiagnostisch mit Hilfe von Markern für den oxidativen Stress abgeklärt werden. Antioxidantien reduzieren und entgiften reaktive Sauerstoffradikal-Verbindungen (ROS), die am Krankheitsprozess neurodegenerativer Erkrankungen beteiligt sind. Genannt seien als Beispiel (nach Pall, 2007, und anderen, z.B. Ono und Galanopoulou, 2012):

Reduziertes Glutathion, N-Acetyl-Cystein, die Vitamine E, C, D, Alfa-Liponsäure, Melatonin, Riboflavin (Vitamin B2), Pyridoxin (Vitamin B6), Vitamin B12, Folsäure, Harnsäure, Coenzym Q, Omega-3-Fettsäuren, Cucurmin, Epicatechin (EGCG), Resveratrol und andere natürliche Flavonoide, Anthocyane, Selen, Zink, Magnesium.

Die Wirksamkeit dieser Therapie beim chronischen Erschöpfungssyndrom (CFS/ME) und bei der Fibromyalgie konnte von F. Teitelbaum et al. (2002) in einer randomisierten, placebo-kontrollierten Doppelblind-Studie nachgewiesen werden (Kersten, 2011). Verschiedene Studien haben außerdem die antioxidativen Wirkungen von Melatonin, Bilirubin, reduziertem Glutathion und anderen Antioxidantien in so genannten In-vitro-Systemen (z.B. Zell- und Gewebskulturen) nachgewiesen (Juknat et al., 2003; Karbownik und Reiter, 2002; Noriega et al., 2003). Schwieriger ist der Nachweis von positiven Wirkungen im kranken menschlichen Organismus, z.B. bei Demenzkrankheiten, bei denen oxidativer Stress eine Rolle spielt.

Mehrere Studien haben bestätigt, dass Antioxidantien in Tiermodellen für die Multiple Sklerose positive Wirkungen ausüben können. Jedoch müssen sehr hohe Konzentrationen eingesetzt werden, um entsprechende Wirkungskonzentrationen im Zentralnervensystem zu erreichen (De Vries et al., 2011). Eine Zufuhr von **Vitamin C** als antioxidativ wirkendem Nahrungsergänzungsmittel konnte in einer Studie den Carbonylgehalt bei Immunglobulin G, einem Marker für oxidativen Stress, deutlich vermindern (Carty et al., 2000). In Tiermodellen für Epilepsie mit Ratten konnte die Verabreichung von **Vitamin E** und von reduzierten Glutathion die Bildung von Malon-dialdehyd und 4-Hydroxynonenal als Produkte der Lipid-Peroxidation hemmen (Frantseva et al., 2000). Reduziertes Glutathion, N-Acetylcystein, Vitamin C und E können sowohl bei Versuchstieren als auch bei Parkinson-Patienten den Oxidativen Stress, gemessen mit Labormarkern, sowie die Chinon-Bildung, die Zerstörung von Dopamin-Nerven als auch die Krankheitssymptome vermindern (zit. nach Vaya et al., 2011).

Es gibt allerdings auch Studien, die vor einer Verabreichung von isolierten antioxidativen Nahrungsergänzungsstoffen und Vitaminen warnen und auf eine Erhöhung des Krebs- und Sterblichkeitsrisiko z.B. durch die Vitamine A, E und Beta-Carotin hinweisen. Diese Studien werden häufig von den Publikationen zitiert, die grundsätzlich gegen die hier beschriebenen Mechanismen und Krankheitsursachen argumentieren und chronische Entzündungs- und Demenzkrankheiten nach veralteten Regeln der Schulmedizin – Medikamenten- und Psychotherapie – behandeln wollen (siehe z.B. in „Schrot und Korn“ 1, 2011, 35f.; Spiegel 2, 2012).

Hinweise zu den einzelnen Wirkstoffen

Ginkgo-Trockenxtrakte aus den Blättern des Baumes Ginkgo biloba (Tempelbaum) enthalten als wesentliche Wirkstoffe Flavonglykoside (Isoharmnetin, Kämpferol, Quercetin) und Terpenlactone (Ginkgolide, Bilobalid). Sie haben nach verschiedenen Studien einen positiven Einfluss auf Blutgefäße, die Fließeigenschaften des Blutes und den Energiestoffwechsel in den Nervenzellen. Man nimmt eine stabilisierende Wirkung einiger Bestandteile des Extraktes auf die Funktion der Mitochondrien beim Energiestoffwechsel an. Dadurch kann bei Demenz-Patienten die Gehirnleistung im Vergleich zu Kontrollen verbessert werden.

Besonders das **Epigallocatechingallat** (EGCG), ein zu den Polyphenolen gehördender antioxidativ wirkender Hauptbestandteil des Grünen Tees, hat in mehreren Studien positive Wirkungen gegen Mechanismen neurodegenerativer Krankheiten gezeigt. EGCG hemmt unter anderem die Bildung der pathologischen Protein-Aggregate im Frühstadium der Alzheimer- und Parkinson-Krankheit, indem es an natives und ungefaltetes β-Amyloid-Peptid und α-Synuclein bindet und dadurch die Aggregation zu den pathologischen Proteinfibrillen verhindert. Anstelle der β-Faltblatt-Struktur der Amyloid-Aggregate entstehen unstrukturierte β-Amyloid- und α-Synuclein-Oligomere, die den Prozess der pathogenen Aggegatbildung unterbrechen (Ehrnhoefer et al., 2008; Roberts und Shorter, 2008). Außerdem hemmt EGCG die

Überaktivierung von NF-κB, die zur Neurodegeneration führt, wie in einem Tiermodell der autoimmunen Enzephalomyelitis gezeigt wurde (Aktas et al., 2004). Um diese Wirkung zu erzielen, müssten vier Tassen grüner Tee pro Tag regelmäßig getrunken oder auch Konzentrate von Grünem Tee in Tablettenform eingenommen werden (Mayer, 2010).

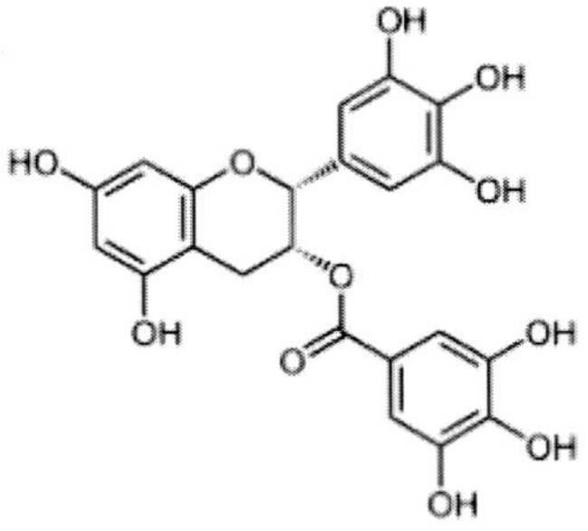

Formel von Epigallocatechingallat (EGCG)

Epicatechin hemmt im Reagenzglas die Bildung von Sauerstoffradikalen (ROS) als Folge Wirkung von Antipsychotika wie Haloperidol auf Blutzellen. Die dadurch ausgelöste schädliche Lipid-Peroxidation wird ebenfalls gehemmt. Epicatechin wirkt dabei deutlich stärker als andere Antioxidantien wie Resveratrol oder Quercetin (Dietrich-Muszalska et al., 2011).

Reduzierte Cystein-Verbindungen: Mit dem starken Antoxidans **N-Acetylcystein** kann eine durch 6-Hydroxy-Dopamin ausgelöste Zunahme von Sauerstoffradikal-Verbindungen (ROS) mit anschließender Apoptose in Zellkulturen verhindert werden (Bernstein und O'Malley, 2009). N-Acetylcystein zeigt in Tierversuchen mit Ratten vielfältige positive Wirkungen: es reduziert den oxidativen Stress, erhöht intrazelluläre Konzentrationen von reduziertem Glutathion, hemmt Apoptose und Entzündungen (Janata et al., 2006). **S-Methyl-Cystein** aktiviert das antioxidativ wirksame Enzym Methionin-Sulfoxid-Reduktase, das die an den Methionin-Resten oxidativ veränderten Proteine reduzieren und damit wieder „reparieren" kann (Wassef et al., 2009). Damit kann das pathologisch veränderte α-Synuclein zumindest im Anfangsstadium der Krankheit regeneriert werden. S-Methyl-Cystein hat, im Gegensatz zu Methionin, in Tierversuchen eine Reihe von positiven Therapie-Effekten gezeigt: Es senkt den Cholesterinspiegel, hemmt die Auslösung von Leberkrebs und Diabetes, und schützt vor dem Verlust von Dopamin-Nerven, die durch eine experimentell ausgelöste Überexpression von α-Synuclein verursacht wurde. In Zellkulturen zeigte S-Methyl-Cystein eine Schutzwirkung, wenn zusätzlich das Enzym **Methionin-Sulfoxid-Reduktase (MSRA)** zugegeben wurde (Wassef et al., 2009). Dieses Enzym beseitigt den Sauerstoff an den Schwefelatomen der Proteine und stellt dadurch den intakten Zustand der Proteine wieder her.

Wissenschaftler suchen derzeit nach Induktoren für das Enzym Methionin-Sulfoxid-Reduktase (MSRA), also nach Medikamenten, die das Gen für die Methionin-Sulfoxid-Reduktase aktivieren, um dieses Enzym in größerer Menge in den Gehirnzellen zu produzieren. Damit sollen oxidative Schäden an Proteinen in den

Zellen beseitigt bzw. verhindert und damit der Krankheitsprozess gestoppt oder wenigstens verzögert werden. In Tierversuchen ist dies bereits gelungen. Bei der Fruchtfliege Drosophila konnte durch eine Überexpression des Enzyms MSRA die Lebensdauer der Fliegen um 70% verlängert und der Oxidative Stress, der durch das Pestizid Paraquat verursacht wurde, gehemmt werden (Ruan et al., 2002). Diskutiert wird auch eine Gentherapie, bei der das Gen für das Enzym MSRA in Patienten-Zellen übertragen und diese Zellen anschließend in Patienten transplantiert werden sollen (Wassef et al., 2009). Angesichts der bekannten Risiken der Gentherapie-Anwendungen beim Menschen ist diese Methode jedoch derzeit nicht praktikabel.

Coenzym Q10 (Ubichinon/Ubichinol) ist eine hoch fettlösliche zyklische Dichinon-Verbindung mit Polyisopren-Seitenkette, die als Elektronenüberträger zwischen den Komplexen I und II der Atmungskette der Mitochondrien wirkt. Dabei hat die reduzierte Form Ubichinol eine antioxidative Funktion, indem sie Elektronen auch an Hydroperoxide der Zellmembran-Lipide abgeben und so die Lipid-Peroxidation hemmen und Vitamin E regenerieren kann. Im Blut von Parkinson-Patienten waren erhöhte Konzentrationen des oxidierten Coenzym Q10 nachweisbar. Daher erscheint die Zufuhr von reduzierten Q10, auch in Kombination mit Vitamin E, als Therapie (200 – 3000 mg/Tag) bei Parkinson sinnvoll, und sie hat sich in klinischen Versuchen teilweise als wirksam und sicher erwiesen (Vaya et al., 2011; Galpern und Cudkovicz, 2007).

Nach den Darlegungen in Kapitel 2.2.18 zur Rolle von Homocystein und der B-Vitamine bei Demenzkrankheiten erscheint auch eine Substitution des Mangels an **Vitamin B12, Folsäure und Vitamin B6** als sinnvoll, um einen Anstieg von Homocystein und den damit verbundenen pathologischen Wirkungen zu verhindern. Eine Studie von Viswanathan et al. (2009) konnte zeigen, dass die Homocystein-Konzentration im Plasma von Schlaganfall-Patienten nach Verabreichung dieser drei Vitamine im Vergleich zu einer Kontrollgruppe signifikant gesenkt werden konnte, und dies unabhängig von den verabreichten Vitaminmengen. Gleichzeitig sank auch die Konzentration des Beta-Amyloid-Peptids-40 (Aβ-40) im Plasma, während die des pathogenen Aβ-42 konstant blieb.

Die über zwei Jahre fortgeführte tägliche Einnahme von hohen Dosen von Vitamin B6 (20 mg), B12 (0,5 mg) und Folsäure (0,8 mg) kann bei älteren Menschen das Schrumpfen des Gehirns hemmen und damit Demenz vorbeugen. Dies ergab eine Studie von Wissenschaftlern der Universität Oxford und aus Norwegen mit 168 Personen über 70 Jahren und mit einer Demenz-Vorstufe (Mild Cognitive Impairment bei Alzheimer- und anderen Demenz-Vorstufen). Die Vitamine führten bei den Probanden und nicht bei der Placebo-Gruppe zu einer Senkung des Homocystein-Spiegels. Das Hirnvolumen verminderte sich jährlich bei den Vitamin-Konsumenten nur noch um durchschnittlich 0,76 Prozent, während die Placebogruppe eine Atrophierate von 1,08 Prozent zeigte. Gleichzeitig wurde festgestellt, dass die Gehirndegeneration deutlich mit dem Homocysteingehalt korrelierte. Die Rate der Degeneration des Gehirns (Atrophierate) war bei den Personen, die weniger als 13 µmol/L Homocystein im Blut hatten, um 53 Prozent vermindert im Vergleich zur Kontrollgruppe mit höherem Homocysteingehalt (Smith et al., 2010). Damit wurde erstmals eine positive Wirkung einer gegelmäßigen Einnahme von B-Vitaminen gegen das Fortschreiten der Gehirn-Atrophie bei Demenz-Vorstufen in einer kontrollierten

Studie nachgewiesen. Die positive Wirkung der Vitamine B6 und B12 war der Verminderung der Homocystein-Konzentration zuzuschreiben.

Vitamin C, Ascorbinsäure, spielt eine große Rolle als Antioxidans im Gehirn, wo es zur Neutralisation der ROS benötigt wird. In der Cerebrospinalflüssigkeit kommt es bei gesunden Personen in 10-fach höherer Konzentration als im Blutplasma vor. Es dient insbesondere auch zur Reduktion des Tocopherol-Radikals, der oxidierten Form von Vitamin E, und regeneriert so dessen aktive Form. Zusammen mit Eisenionen (Fe^{+++}) kann Ascorbinsäure jedoch auch als starkes Oxidationsmittel wirken und die sehr giftigen Hydroxyl-Radikale bilden (Shohami und Kohen, 2011). Aus epidemiologischen Studien lässt sich eine Schutzwirkung von Vitamin C gegen die Neurodegeneration im Gehirn nach Schlaganfall ableiten. Vitamin C kann auch vor oxidativem Stress im Hypothalamus schützen, der durch Umweltgifte bei Ratten hervorgerufen wurde (Bemeur et al., 2011).

Vitamin E, Tocopherol, ist ein fettlösliches Antioxidans, das sich hauptsächlich in Zellmembranen ansammelt und dort reaktive Sauerstoffverbindungen (ROS) reduziert und Peroxi-Radikale durch Übertragung eines Elektrons neutralisiert. Dadurch hemmt Vitamin E die Peroxidation polyungesättigter Fettsäuren und damit das Fortschreiten der Lipid-Peroxidation und der Degeneration von Nerven- und Mitochondrienmembranen (Shohami et al., 2011; Bemeur et al., 2011). Weil Vitamin E fettlöslich ist, kann es die Blut-Hirn-Schranke durchdringen und sich zu therapeutisch wirksamen Konzentrationen im Gehirn anreichern. Bei alten Mäusen mit einem genetischen Apolipoprotein-E-Defekt verhindert es Lern-Defizite und die Degeneration der Dendriten im Vergleich mit nicht behandelten Kontrolltieren (Veinbergs et al., 2000). Bei Parkinson-Patienten konnte eine Vitamin-E-reiche Diät einen Heilungseffekt ausüben (Etminan et al., 2005). Vitamin E verminderte als Nahrungsdiät das Risiko für eine Alzheimer-Demenz bei Personen, die keinen genetischen Defekt im Apolipoprotein-E-ε3-Allel hatten, während die Zufuhr von reinem Vitamin E offenbar wenig wirkte (Morris et al., 2002). Auch wurde eine positive Wirkung von Vitamin E im Hippocampus von Ratten gegen das Fortschreiten der Alzheimer Demenz berichtet (Rota et al., 2005). Vitamin E verlängerte die Zeit des Fortschreitens der Krankheit bei schweren Fällen der Alzheimer-Demenz (Sano et al., 1997).

Alpha-Liponsäure ist ähnlich Vitamin E ein fettlöslicher antioxidativ wirksamer Stoff, der andere natürliche Antioxidantien des Körpers wie Glutathion und NAD reduzieren und damit regenerieren kann. Die Alpha-Liponsäure ist ein wichtiger Bestandteil des Enzymkomplexes der Pyruvat-Dehydrogenase, der die vom Glukose-Abbau kommende Brenztraubensäure (Pyruvat) zu Acetyl-Coezym A abbaut und oxidiert. Die dabei reduzierte Alpha-Liponsäure dient zur Reduktion des NAD (Nikotinamid-Adenin-Dinukleotid), eines wichtigen Coenzyms des Energiestoffwechsels in den Mitochondrien. Die reduzierte Alpha-Liponsäure wirkt somit aktivierend auf die Energiegewinnung durch die Atmungskette in den Mitochondrien, die bekanntlich bei Demenzkrankheiten gestört ist. Als fettlösliches Antioxidans kann sie die Blut-Hirn-Schranke überwinden und direkt an den Mitochondrien der Nerven- und Gliazellen wirken. Patienten, die mit Alpha-Liponsäure behandelt wurden, zeigten eine Stabilisierung ihrer kognitiven Testergebnisse auf höherem Niveau (Hager et al., 2001).

Harnsäure, ein Abbauprodukt von Nukleinsäurebasen, ist dafür bekannt, die radikalischen Reaktionsprodukte des Peroxynitrits, $*NO_2$ und $*CO_3^-$, zu neutralisieren und unschädlich zu machen (Squadrito et al., (2000), * symbolisiert radikalische Elektronen). Damit kann die in Tierversuchen nach Aktivierung des angeborenen Immunsystems nachgewiesene Schädigung der Blut-Hirn-Schranke bei toxischer Enzephalitis verhindert werden (Scott et al., 2004). Bei Versuchstieren mit experimenteller autoimmuner Enzephalitis konnten die Krankheitssymptome innerhalb von 4 bis 5 Tagen nach Beginn einer Behandlung mit Harnsäure völlig beseitigt werden (Hooper et al., 2000).

Curcumin ist ein nicht-flavonoides Polyphenol aus der Gelbwurzel, die im Curry-Gewürz verwendet wird. Es hat starke antioxidative und entzündungshemmende Eigenschaften, das in verschiedenen Studien den Spiegel des reduzierten Glutathions (GSH) erhöht, die Protein-Oxidation rückgängig macht und die Aktvität des Komplex I der Atmungskette in den Mitochondrien wiederherstellt. Bei Versuchstieren mit experimentell erzeugter Alzheimer-Krankheit zeigte Curcumin einen direkte Hemmwirkung auf die durch Beta-Amyloid ausgelösten pathologischen Degenerationsprozesse im Gehirn (Ringman et al., 2005). In Tiermodellen der Parkinson-Krankheit bewirkt die Zufuhr von Curcumin eine Wiederherstellung der Dopaminproduktion in der Substantia nigra und im Streifenkörper (Striatum), wobei die Aktivität der Tyrosin-Hydroxylase zunimmt (zit. nach Vaya et al., 2011). Curcumin reguliert den entzündungsfördernden Induktionsfaktor NF-kB, die Zytokine TNFα, IL-1βund IL-6, sowie die Cyclooxigenase-2 (COX-2) und die 5-Lipoxigenase herunter und erweist sich somit als starker antientzündlicher Wirkstoff (Aggarwal und Sung, 2009; Menon und Sudheer, 2007). Cucurmin reduziert auch den oxidativen Stress bei Epilepsie und hemmt die Auslösung von Anfällen bei Versuchstieren mit Epilepsie (Aboul Ezz et al., 2011).

Melatonin, N-Acetyl-5-methoxy-tryptamin, das „Schlafhormon“, das in der Epiphyse (Pinealorgan) des Gehirns aus Serotonin gebildet wird, wirkt als starkes Reduktionsmittel gegen Hydroxyl- und Peroxyl-Radikale und hemmt so ebenso wie die Vitamine E und C das Fortschreiten der Lipid-Peroxidation und damit die Neurodegeneration. Außerdem wirkt es als Aktivator der Glutathion-Peroxidase und als Hemmstoff für die NO-Synthase (NOS). Damit hemmt Melatonin indirekt die Bildung des toxischen Peroxynitrits (zit. nach Shohami und Kohen, 2011).

Tryptophan: Eine Therapie ist sinnvoll, wenn vor allem bei Depressionskrankheiten ein deutlich erniedrigter Tryptophanspiegel im Blut nachweisbar ist. Tryptophan ist bekanntlich Ausgangsstoff für die Synthese von Serotonin und Melatonin (s. Abb. 6 in Kapitel 2.2.17). Wenn jedoch bei chronischen Entzündungs- und Multisystem-Krankheiten gleichzeitig die Aktivität des Entyms IDO (Indolamin-2,3-Dioxygenase) erhöht ist, kann durch eine zu hohe Tryptophan-Gabe eine gesteigerte Kynurenin-Bildung erfolgen. Dieses hat neurotoxische Wirkung und kann die depressive Symptomatik verstärken (Huesker, 2011). Tryptophan sollte also nur gegeben werden, wenn der Tryptophan-Spiegel nachweislich niedrig ist und Entzündungsmarker wie IP-10 (Interferon-gamma-induziertes Protein) und TNF-alpha nicht erhöht sind.

Allgemeine Bemerkungen zur Therapie mit Antioxidantien

Weitere Informationen zu den Wirkungen einzelner antioxidativer Wirkstoffe siehe bei Pall (2007). Einige der genannten Wirkstoffe haben neben ihrer antioxidativen

Wirkung zusätzliche positive Einflüsse auf den Zellstoffwechsel, indem sie z.B. Enzyme und Biomembranen stabilisieren (u.a. Liponsäure, Folsäure, Vitamin B12). Nach ersten klinischen Studien hat Coenzym Q eine verzögernde Wirkung auf das Fortschreiten der Parkinson-Krankheit (Braak et al., 2005). Gerade die membranstabilisierenden Wirkungen fettlöslicher antioxidativer Wirkstoffe (z.B. Vitamin E, Liponsäure) sind für die Funktion der Nervenzellen von Bedeutung. Vitamin E beispielsweise wirkt in Zellkultur-Versuchen hemmend auf die durch β-Amyloid-Aggregate ausgelösten Schadwirkungen, wie sie bei der Alzheimer-Krankheit beobachtet werden (Butterfield et al., 1999). Andererseits wird von erhöhter Sterblichkeit nach langzeitiger Vitamin-E-Behandlung bei Neugeborenen berichtet (Todd et al., 2011), was nach den Betrachtungen zu seiner biochemischen Funktion eigentlich als unwahrscheinlich erscheint. Möglich ist eine das Krebswachstum unterstützende und die Apoptose der Krebszellen hemmende Wirkung von Vitamin E, sodass die erhöhte Sterblichkeit möglicherweise auf vermehrten Krebskrankheiten beruht.

Grundsätzlich sind Therapieverfahren mit Antioxidantien und Vitaminen angesichts der Bedeutung des Oxidativen Stresses bei den Krankheitsmechanismen der neurodegenerativen Krankheiten als sinnvoll anzusehen (Chand und Litvan, 2009; De Vries et al., 2011). Die Therapie dieser Entzündungskrankheiten mit natürlichen antioxidativ wirkenden Stoffen wurde als sinnvoll und nützlich beschrieben (Gilgun-Sherki et al., 2002; Hooper et al., 2011). Leider sind viele dieser Wirkstoffe in Deutschland als Medikamente nicht zugelassen und nur als Nahrungsergänzungsmittel erhältlich.

Um jedoch hohe Wirkkonzentrationen der Antioxidantien im Gehirn zu gewährleisten, müssen meist **hohe bis sehr hohe Dosen** bei der Therapie angewendet werden. Dabei ist zu bedenken, dass dann deren Wirkung durch Gegenmechanismen, die zur Erhöhung des oxidativen Stresses führen, eingeschränkt werden kann. Bei der Therapie mit Antioxidantien ist ferner zu bedenken, dass sie nach ihrer Reaktion mit Sauerstoffradikal-Verbindungen selbst zu Radikalen werden können, die eine Radikalkettenreaktion sogar fördern können. Vitamin C (Ascorbinsäure) beispielsweise wirkt als Oxidationsmittel, wenn im Gehirn die Konzentration von freien Eisenionen z.B. als Folge von Hirnblutungen zunimmt (Friedman, 2011). Daher sollte eine Überdosierung vermieden und die Dosis an den diagnostisch ermittelten Redoxstatus angepasst werden. Pall (2007) schägt vor, stets eine Kombination aus verschiedenen Antioxidantien zu verwenden, die sich gegenseitig in ihrer Wirkung gegen die Reaktiven Sauerstoffverbindungen verstärken (Synergismus). Dieses Wirkungsprinzip wurde in Studien zur Therapie verschiedener degenerativer Erkrankungen bestätigt (Taylor et al., 2002; Packer, 1998).

Es geht nicht um Substitution von Vitaminmangel, sondern um eine therapeutische Wirkung.

Gegen das häufig eingewendete Argument, dass es nicht nötig sei, Vitamine wegen der angeblich heute meist hochwertigen Ernährung zusätzlich zu verabreichen, ist anzuführen, dass bei der Therapie von chronisch entzündlichen Multisystem-Erkrankungen nicht die Wirkung als Vitamine, sondern die antioxidative Wirkung der

Vitamine A, E und C und anderer Wirkstoffe für den therapeutischen Effekt entscheidend ist.

Dass selbst die Pharmaindustrie mittlerweile nach antioxidativen Wirkstoffen sucht und ihre Vermarktung vorantreibt, zeigt, dass auch die „Schulmedizin" die Wirkprinzipien der Antioxidantien nach der Naturheilkunde und „Alternativmedizin" zunehmend anerkennt. Beispiel: Das als Kontrastmittel für bildgebende Verfahren künstlich hergestellte „Tempol" (4-Hydroxy-2,2,6,6-tetramethylpiperidin-1-oxyl) wirkt auch als Radikalfänger, senkt die Konzentration von Stickstoffmonoxid (NO) und wirkt außerdem wie eine Superoxid-Dismutase (SOD), die Wasserstoffperoxid und Peroxy-Verbindungen abbaut. Dabei kann Tempol seine antioxidative Eigenschaft ständig regenerieren, und zudem sind die Nebenwirkungen angeblich zu vernachlässigen (Krishna et al., 1996; Shohami und Kohen, 2011). Unklar ist noch, ob es toxische Langzeitwirkungen ausübt.

Induktion endogener antioxidativer Schutzmechanismen

Um mögliche Nebenwirkungen durch Überdosierungen von Antioxidantien z.B. von Vitamin E zu vermeiden, und um die teilweise noch unbefriedignden Wirkungen einiger Antioxidantien auszugleichen, diskutieren einige Wissenschaftler die Induktion von endogenen antoxidativ wirkenden Enzymen durch Medikamente, die entsprechende Signalwege in den Zellen aktivieren. So wird eine Aktivierung des Induktionsfaktors Nrf2 erwogen, der die Synthese von einigen dieser Enzyme auslöst, indem er an so genannte „Antioxidative Response Elements" (ARE) in Genen für antioxidative Enzyme bindet. Bis 2011 waren mehr als 200 ARE-regulierte Gene für die Entgiftung und den antioxidativen Schutz der Zellen bekannt, darunter die Enzyme Katalase, die Superoxid-Dismutasen (SOD), die Glutathion-Peroxidasen, Häm-Oxigenasen, NAD(P)H-Chinon-Oxidoreduktase-1, die NHR-Chinon-Oxidoreduktase-2, sowie mehrere Peroxyredoxine (De Vries et al., 2011). So haben beispielsweise die **Chinon-Oxidoreduktasen** NQO1 und NQO2 ein breites Spektrum von antioxidativen Eigenschaften. Als im Zellplasma gelöste Flavoproteine stabilisieren sie den reduzierten Zustand von α-Tocopherol (Vitamin E) und von Coenzym Q10. Die NQO1 kommt in den Zellen des Zentralnervensystems, darunter Astrozyten, Makrophagen und Gliazellen, in hoher Konzentration vor und wird bei Entzündungsprozessen zusätzlich induziert (De Vries et al., 2011).

Glutathion-Peroxidasen reduzieren die Lipid-Peroxide, die als Folge des oxidativen Stresses entstehen und zum Abbau von Zellmembranen durch die Lipid-Peroxidation führen. Diese Enzyme widerum werden regeneriert von Glutathion-Reduktasen, die mit Hilfe von Glutathion zur Entgiftung von Sauerstoffradikalen dienen (Hooper et al., 2011).

Es gibt somit wirksame Enzymsysteme zur Bekämpfung von überschießendem oxidativem und nitrosativem Stress, die bei gesunden Personen bei Bedarf durch Sauerstoff- und Stickstoffradikale epigenetisch hochreguliert werden. Bei degenerativen Krankheiten funktioniert dieser Regulationsmechanismus offenbar unzureichend oder überhaupt nicht mehr, die Rückkopplungsregulation versagt. Einige Wissenschaftler schlagen daher die therapeutische Anwendung von Wirkstoffen vor, die als Induktoren für die Bildung der oben genannten antioxidativen Enzyme wirken, darunter **Tertiäres Butylhydrochinon** (tBHQ), **Dimethyl-fumarat, Sulforaphan**, und **3-Hydroxy-cumarin**, die angeblich gut verträglich sind und die Blut-Hirnschranke überwinden können. Beispielsweise konnte tBHQ in Tiermodellen für neurodegenerative Krankheiten die Produktion von antioxidativen Enzymen anregen, die normalerweise durch den Induktionsfaktor Nrf2 induziert werden. Sulforaphan vermindert die Symptome bei traumatischen Hirnverletzungen und Schlaganfall (mehrere Studien, zit. nach De Vries et al., 2011).

Die Therapie mit Induktoren von Nrf2-induzierbaren Antioxidantien hat den Vorteil, dass die hohen Konzentrationen der von außen zugeführten antioxidativen Wirkstoffe und damit deren möglichen Nebenwirkungen vermieden werden können. Diese Therapie läuft also auf eine Aktivierung körpereigener antioxidativer Mechanismen heraus, die mindestens den gleichen Effekt wie die Zuführung von Antioxidantien haben können, wie in Tiermodellen mit Neurodegeneration vielfach gezeigt wurde (De Vries et al., 2011).

4.2.1.4. Unterbrochene Sauerstoffinhalation

In der Naturheilkunde etabliert ist die unterbrochene Sauerstoffinhalation. Sauerstoffarme und sauerstoffreiche Luft werden phasenweise, d.h. je etwa 5 Minuten lang, zugeführt. Dadurch werden vorgeschädigte Mitochondrien weiter so geschädigt, dass sie von der Zelle abgebaut und beseitigt werden. Da intakte Mitochondrien sich alle 5 bis 10 Tage teilen, kann mit einer Serie von Behandlungen und geeigneter technischer Ausstattung (Beatmungsgerät) eine deutliche Symptomverbesserung erzielt werden, und dies bei Alzheimer-Kranken, bei CFS/ME, Schlaflosigkeit, Depression, und weiteren neurologischen Systemerkrankungen, bei Asthma, Rheuma, Allergien, Arthrose, Migräne, Diabetes TypII, Hypertonie, Fibromyalgie, wie zahlreiche Erfahrungsberichte in Russland gezeigt haben. Es gibt Berichte, nach denen vormals bettlägerige und belastungsunfähige CFS/ME-Patienten durch diese Therapie wieder völlig genesen sein sollen und wieder arbeitsfähig wurden. Umfangreiche klinische Studien zu diesem Verfahren gibt es jedoch nur wenige (Kersten, 2011).

4.2.2. Therapie in fortgeschrittenen Stadien

Wie eingangs erwähnt, ist es unumgänglich, die in fortgeschrittenen Stadium zunehmend eingeschränkten Lebensfunktionen zu stützen und solange wie möglich zu erhalten. Dies geschieht einerseits mit herkömmlichen Medikamenten, andererseits in zunehmendem Umfang auch mit natürlichen, biochemischen Wirkstoffen, die mit biotechnischen Verfahren hergestellt werden. Da es sich bei den meisten neurodegenerativen Erkrankungen im Wesentlichen um Folgen von chronischen Entzündungen handelt, die sich im Gehirn etabliert haben, ist grundsätzlich eine **antientzündliche Therapie** angezeigt. In letzter Zeit werden natürliche antientzündlich wirkende Zytokine und Regulationsfaktoren des Immunsystems als mögliche Kandidaten für eine Medikamenten-Therapie vorgeschlagen, darunter beispielsweise Interleukin-10 (IL-10), Interleukin-1-Rezeptor-Antagonist (IL-1ra), und der Zytokin-Synthese-Repressor (SOCS, suppressor of cytokine synthesis). Diese Stoffe sind geeignet, das aus dem Gleichgewicht zwischen hemmenden und aktivierenden Faktoren geratene Immunsystem wieder zu stabilisieren. In Zellkulturen und Tierversuchen haben diese Wirkstoffe bereits deutliche antientzündliche Effekte gezeigt (Richwine und Johnson, 2009). Da es sich bei diesen Stoffen um Proteine handelt, dürfte ihre Herstellung mit bio- und gentechnischen Verfahren mit Zellkulturen auf lange Sicht kein Problem sein.

In letzter Zeit entwickelt die Pharma- und Biotechnologie-Industrie mit Blick auf die zunehmende Zahl von Demenz-Patienten eine Reihe von Therapieansätzen, die im Folgenden kurz bei den jeweiligen neurodegenerativen Krankheiten aufgeführt werden. Es zeichnet sich ab, dass die Pharma- und Biotech-Industrie zunehmendes Interesse an der Herstellung von Wirkstoffen zur Regeneration von Nerven- und Hirnfunktionen mit biotechnischen Verfahren hat.

4.2.2.1. Toxische Enzephalopathie: Entgiftungsverfahren

Vor jeder unterstützenden Therapie muss abhängig von der jeweiligen vorangegangenen Schadstoff-Exposition eine mögliche therapeutische Entgiftung erwogen werden. Dies gilt vorrangig für die toxische Enzephalopathie, bei bekannter Belastung aber auch für Demenzkrankheiten im Anfangs- und fortgeschrittenen Stadium. Die dazu verfügbaren Verfahren hängen ab von der Art der belastenden neurotoxischen Stoffe und den im Biomonitoring noch nachweisbaren Konzentrationen.

Schwermetalle

Schwermetalle können mit so genannten Chelatbildnern aus ihren Bindungen an Eiweiße gelöst und als Komplex mit dem Chelatbildner über die Niere oder auch über den enterohepatischen Kreislauf (Leber-Galle-Dünndarmweg) ausgeschieden werden. Ein als Medikament zur Quecksilberentgiftung häufig verschriebener Chelatbildner ist **DMPS (2,3-Dimercaptopropan-1-sulfonat)** (Ruprecht, 1997). DMPS wird mit einer Dosierung von beispielsweise 3 mg pro kg Körpergewicht langsam intravenös injiziert. Anschließend wird ein 24-Stunden-Sammelurin auf Schwermetalle und Spurenelemente untersucht. Diese Injektion wird i.d.R. monatlich wiederholt (Klinghardt, 1996).

Die mit DMPS freigesetzten Quecksilbermengen gelangen sowohl über das Blut und die Niere, als auch über den Leber/Galle/Dünndarm-Kreislauf und das Darmlumen nach außen. Der ausgeschiedene Stuhl enthält allerdings oft weniger Quecksilber als der untere Dünndarm und der obere Dickdarm (Klinghardt, 1996). Sehr wahrscheinlich kommt es zur Wiederaufnahme des Quecksilbers auf seinem Weg durch den unteren Dünndarm und den Dickdarm. Dabei wird der DMPS-Quecksilber-Komplex nach Aufnahme im unteren Dünndarm über die Portalvene wieder zur Leber zurück transportiert (enterohepatischer Kreislauf).

Um nun die Quecksilberausscheidung über den Stuhl zu erhöhen, empfiehlt sich eine Ergänzung der Nahrung mit ballaststoffreichen Bestandteilen, die Schwermetalle binden und damit deren Ausscheidung über den Darm fördern können. In der Naturheilkunde werden hierzu Algenpräparate wie Chlorella in hoher Dosierung empfohlen (bis zu 18 Tabletten täglich). Die Algen-Therapie soll bereits vor Beginn der Sanierung der Amalgamfüllungen in Zähnen beginnen und bis zur anschließenden DMPS-Therapie fortgesetzt werden (Klinghardt, 1996). Offenbar enthalten die

Zellwände der Algen eine starke Bindungsfähigkeit für Schwermetallionen wie Blei, Cadmium, Quecksilber, Nickel und Chrom (Kraft, 1998). Dabei gehen die Schwermetallionen von ihrer Bindung an DMPS in eine Bindung an die Algen-Bestandteile über, die mit dem Darm ausgeschieden werden. Somit kann die Wiederaufnahme im Dickdarm weitgehend verhindert werden, und aus dem Quecksilber-Kreislauf zwischen Leber, Galle und Darm wird eine „Einbahnstraße" zum Darm und von da nach außen.

DMSA, Dimercaptosuccinic acid, Dimercapto-Bernsteinsäure, wird ebenfalls in der Chelattherapie nach Schwermetallvergiftungen eingesetzt. DMSA bildet wasserlösliche Komplexe mit den meisten Schwermetallen, daher findet praktisch keine Passage durch die Blut-Hirn-Schranke statt. DMSA gilt als der verträglichste Dimercapto-Chelatbildner, obwohl einige Nebenwirkungen bekannt sind wie Hautausschlag, Verdauungsstörungen, Neutropenie (Wikipedia, Januar 2012).

Anmerkung Dr. Mutter (4.1.12, in Kollinger-Telegramm): Achtung: DMSA ist nur gut als Ampulle wirksam, oral wird es nicht gut aufgenommen und fördert das Wachstum von Darmpilzen und es leitet etwa 10-fach weniger Quecksilber aus, als DMPS. Der Wiesbadener Arzt Alfons Meyer schlägt vor, zusätzlich zur Ausleitung mit DMPS oder DMSA natürliche organische SH-Verbindungen wie Alfa-Liponsäure, Glutathion, L-Cystein sowie Selen einzusetzen, um auch die Schwermetallbelastung in den Zellen zu erfassen und für die Chelatmethode zugänglich zu machen (Kollinger-Telegramm, 4.1.12).

Ein weiterer Wirkstoff, der zur Entgiftung von Schwermetallen eingesetzt wird, ist **α-Mercapto-propionyl-glycin (Tiopronin)**. In einem Fall hat die regelmäßige Anwendung dieses Stoffes den Schwermetallgehalt in Blut und Urin innerhalb eines Jahres um 30% gesenkt (Lyttek, 2004). Der betroffene Patient, ein Metallschleifer, beschreibt eine geringe Besserung seines Allgemeinzustandes (MCS) im gleichen Zeitraum. Angegebene Indikationen zur Anwendung von Tiopronin sind: Cystinurie, Strahlenschäden, Hepatitis, Leberzirrhose, Schwermetallvergiftungen durch Hg, Cu, Fe, Zn, Po-210, Cd. – Der Wirkstoff komplexiert diese Schwermetalle und ermöglicht die Ausscheidung über die Niere. Tiopronin ist ferner ein „guter Radikalfänger", womit die positive Wirkung bei Strahlenschäden und Lebererkrankungen erklärt wird (MIT-Gesundheit GmbH, 2005). Wie bei jedem Medikament sind bestimmte Nebenwirkungen besonders bei MCS-Patienten zu beachten.

Dimercaprol ist ein weiterer Chelator, der bei Schwermetallvergiftungen (Arsen, Quecksilber, Blei) als Antidot eingesetzt wird und Schwermetallionen wie Quecksilber binden kann. Für Vergiftungen mit Cadmium-, Eisen- und Selensalzen ist es nicht geeignet, da die entstehenden Komplexverbindugen noch giftiger sind als die Metallionen selbst (Wikipedia, 2011; Hardke et al., 2005). Für die Enzephalopathie ist Dimercaprol ebenfalls kontraindiziert, weil es wegen seiner Fähigkeit, die Blut-Hirn-Schranke zu überschreiten, eine Umverteilung des Quecksilbers aus anderen Organen, z.B. Niere oder Leber, ins Gehirn verursachen kann (Eicher und Avery, 2005).

EDTA, Ethylen-diamin-tetraacetat (als Natriumsalz)**:** ist einerseits hoch wirksam, da es besonders stabile Chelatkomplexe mit zweifach positiv geladenen Metallionen, darunter auch Schwermetallen, bildet. Die medizinische Therapie ist wegen verschiedener Nebenwirkungen jedoch umstritten. So müssen unbedingt nach einer EDTA-Anwendung das lebensnotwendige Calcium und Magnesium sowie die Spurenelemente wieder zugeführt werden.

Nachteil der Chelat-Therapie für Enzephalopathien ist die geringe Überwindung der Blut-Hirn-Schranke durch die meisten der genannten Mittel.

Andere Gifte (Pestizide, chlorierte Dioxine und Furane, PCB, PCP, u.a.)

Verschiedene Verfahren werden in der klinischen Praxis angewandt, die jedoch oft eine begrenzte Wirksamkeit haben und deren Erfolg stark von der zeitlichen Verzögerung des Beginns der Therapie abhängig ist:
- Magen-Ausspülung,
- Verabreichung von Aktivkohle und Magenentleerung,
- Blutwäsche durch Dialyse- und Apherese-Verfahren, z.B. die Doppelmambran-filtrations-Apherese.

Bei der **Doppelmembranfiltrations-Apherese** werden spezielle Filtermembranen verwendet. Das gereinigte Blutplasma wird dem Patienten wieder zurückgeführt. Studien haben eine deutliche Verminderung verschiedener Schadstoffe im Blut nachgewiesen (Straube, 2005). Am INUS Medical Center, Furth im Wald, wird als Variante die so genannte „therapeutische Apherese" durchgeführt, ebenfalls eine Doppelmembran-Filtrationsapherese mit speziellen Chemofiltern, die das Plasma von pathogenen Proteinen und anderen pathologisch wirksamen Stoffen befreien können. Dabei verfärben sich die Fasern des Filters bei vorhandenen pathogenen Eiweißen, und der Druck in den Fasern steigt an. Bei einem bestimmten Druck werden die abgetrennten Eiweiße und anderen Stoffe in einem Beutel aufgefangen und können im Labor analysiert werden. Dieses so genannte Eluat enthielt nach einer Untersuchung Stoffe wie Immunkomplexe, Toxine, Haptene, Tumorproteine, Cholesterin, Phytansäure, sowie abgetrennte toxische Stoffe wie die Schwermetalle Kupfer, Zinn, Molybdän, Palladium, Silber, Quecksilber, Titan, Uran, ferner auch organische Chemikalien wie Benzol, Toluol, Phenol. Während der Apherese wird dem System Heparin als Gerinnungshemmer zugesetzt. Das gereinigte Plasma wird dem Patienten in einem geschlossenen Kreislauf zurückgeführt (Donate, 2007).

4.2.2.2. Multiple Sklerose

Die klinische symptomorientierte Therapie setzt auch weiterhin auf Hemmung der Entzündungsreaktion durch Corticosteroide, insbesondere Cortison. Dies ist besonders bei schweren und schmerzbelasteten Schüben erforderlich (Miller, 2012).

Die 120 000 MS-Patienten in Deutschland setzen Hoffnung in zwei Medikamente, die bis 2009 auf dem Markt waren: **Betaferon** von Schering, ein ß-Interferon, und **Avonex** von Biogen (USA). Sie können die Krankheit nicht heilen, aber deren Verlauf verzögern, indem sie die Wanderung autoaggresiver T-Lymphozyten durch die Blut-Hirn-Schranke hemmen. Lediglich 1/3 der MS-Patienten sollen allerdings auf Interferon ansprechen. Man bedenke jedoch die möglichen schweren Nebenwirkungen von Interferonen, die Depressionen bis hin zu Demenzprozessen im Gehirn verstärken können (siehe Kapitel 2.2.13).

Eine weitere Methode versucht mit geeigneten Wirkstoffen, wie z.B. den **Nerven-Wachstumsfaktoor NGF**, die im Gehirn der Patienten noch vorhandenen

Oligodendrozyten zur Myelinbildung zu stimulieren. Beim Schwein wurde kürzlich bereits die Myelinbildung in geschädigten Hirnbezirken durch NGF angeregt. Eine Therapie mit **ß-Interferon** steigert die NGF-Bildung und damit die Aktivierung der Myelin-Neubildung. Damit kann der Krankheitsverlauf allerdings nur verzögert werden.

Monoklonale Antikörper-Präparate wie **Natalizumab** sind offenbar wirksamer als die symptomorientierte Therapie der Entzündungshemmung. Natalizumab ist gegen das Adhäsionsmolekül VLA-4 (very late activation) und gegen Integrin-alpha-4beta gerichtet. Es hemmt die Bindung dieser Oberflächenmoleküle der Lymphozyten an Strukturen des Endothels der Blutgefäße im Gehirn wie z.B. VCAM-1 (vascular cell adhesion molecule-1) und MAdCAM-1 (mucosal addressin cell adhesion molecule-1). Dadurch wird die Wanderung von Lymphozyten durch die Blut-Hirn-Schranke verhindert.

Ein weiteres Präparat, **Tysabri** von Biogen Idec und Elan Pharmaceuticals, musste im Februar 2005 nur 3 Monate nach seiner Zulassung wieder vom Markt genommen werden, weil bei 3 Patienten die seltene Hirnkrankheit PML, eine aggressive Virusinfektion, aufgetreten war. Zwei Patienten starben. Die Infektion kann schwere Schäden im Gehirn hinterlassen. Andererseits haben Tests eine besonders hohe Wirksamkeit von Tysabri erwiesen. Als seitdem keine weiteren schweren Krankheitsfälle mehr auftraten, wurde es erneut zugelassen (Spiegel 32, 8.8.05, 64) und war danach bis 2009 wieder auf dem Markt. Bei „Tysabri“ handelt es sich um einen gentechnisch hergestellten Antikörper. Er hemmt die Wanderung von Immunzellen ins Gehirn und ins Rückenmark, sodass sie die Hüllen der Nervenstränge (Axonen) nicht angreifen können (dpa-Meldung vom 7.7.06).

Glatiramer-Acetat (Copaxon) ist ein Peptid aus den 4 Aminosäuren Glutaminsäure, Lysin, Alanin und Tyrosin, das im Myelin-Basisprotein vorkommt. Es hemmt die Immunantwort der Th1-Zellen und lenkt sie auf Th2-Zellen um. Möglicherweise hemmt es auch kompetitiv den Angriff spezifischer autoreaktiver T-Zellrezeptoren auf das Myelin der Nervenfasern im ZNS. In klinischen Studien verminderte es die Anzahl und die Schwere der akuten Schübe der Krankheit (Wikipedia, 2012). Copaxon hemmt die Abzym-Aktivität (die Enzymaktivität von Antikörpern), aber nicht Trypsin, wirkt also als Immunmodulator und verringert die Häufigkeit der MS-Schübe. (s. Bericht in Naturwiss. Rdsch. 59/10, 2006, 568).

Cladibrin, Wirkstoff: 2-Chlorodeoxy-adenosin, ist ein synthetisches Adenosin-deaminase-resistentes Purinbasen-Analoges, das die Vermehrung bestimmter Lymphozyten-Subpopulationen hemmt und dadurch nachhaltig das Krankheitsbild der MS-Patienten positiv beeinflussen soll (Murphy et al., 2010). Die Zulassung in Deutschland war aber bis 2012 noch nicht abgeschlossen. Die Europäische Arzneimittelbehörde EMA hatte 2010 eine negative Stellungnahme zur Therapie der MS abgegeben mit der Begründung, die Risiken der Anwendung seien im Verleich zum Nutzen zu hoch (Herrmann, M., 2010).

Gilenya, eine neue Wirkstoffklasse der Sphingosin-1-Phosphat-(S1P)-Rezeptor-Antagonisten (Novartis) führt zu einer reversiblen Umverteilung der im Blut zirkulierenden Lymphozyten in die Lymphknoten. Dabei wird jedoch keine allgemeine Immunsuppression ausgelöst. Die Zahl der autoaggressiven Lymphozyten im Blut wird jedoch reduziert. Damit werden die Symptome zeitweise gelindert. Auch hier sind Nebenwirkungen möglich, darunter verlangsamter und unregelmäßiger

Herzschlag, schwere Infektionen, Makularödeme, Funktionsstörungen der Leber, Atmungsprobleme (Novartis, 21.3.11). Patienten berichten im Internet auch von positiven Erfahrungen (www.aktiv-mit-ms.de/forum).

Nerven-Wachstumsfaktoren wie der **ziliäre neurotrophe Faktor (CNTF)** oder der **Gehirn-spezifische Nervenwachtumsfaktor** (**BNDF**, brain-derived neurotrophic factor) fördern das Überleben von Nervenzellen und Oligodendrozyten im Gehirn, wie mit entsprechenden Tieren mit genetischen Defekten für Wachstumsfaktoren („Knock-out-Tiere") bewiesen wurde. Auch **Erythropoietin (EPO)** soll eine Nerven-schützende Wirkung besitzen (Gold und Brück, 2007). Noch aber sind diese potentiellen therapeutischen Hilfsmittel nicht verfügbar, weil sie noch nicht klinisch getestet sind. Denkbar ist eine gentechnische Produkion dieser Proteine durch ensprechend modifizierte Mikroorganismen.

Diskutiert wird ferner die Anwendung von **Calcium-** und **Glutamat-Antagonisten** und **Natriumkanal-Blockern**, weil die genannten Stoffe bei den schädlichen Wirkungen der so genannten „Exzitotoxizität", also den durch Übererregung verursachten Nervenschäden, eine Rolle spielen (Gold und Brück, 2007).

Der langzeitige Einsatz von **Immunsuppressiva** wie **Cortison** und andere Steroide bei MS ist angesichts der beschriebenen Therapieoptionen und der möglichen Nebenwirkungen als zweite Wahl zu betrachten, die erst bei Therapieversagen eingesetzt werden sollten. Schwere Schübe von gesicherter MS Subtyp II sollten beispielsweise wesentlich besser durch Plasmapherese (ein Verfahren der Blutfiltration ähnlich der Dialyse) als durch Steroide behandelt werden (Gold und Brück, 2007).

Symptomatische Schmerztherapie:

Cannabis-Extrakte können bei MS, AIDS, Krebs und anderen Krankheiten Schmerzen und Krämpfe lindern. Mittlerweile empfehlen auch Schulmediziner diese Therapie. Nicht nur der reine Wirkstoff THC (Tetrahydro-Cannabinol) im Medikament Dronabinol, sondern auch die Begleitstoffe des Extraktes sind an der Wirkung beteiligt (siehe z.B. Spiegel 35, 27.8.07, S.119). Die Bundesopiumstelle hat „Drogenhanf" als Schmerztherapie für eine Patientin mit Multipler Sklerose zugelassen.

4.2.2.3. Parkinson-Krankheit und Parkinson-Syndrome

Die bislang von der Schulmedizin empfohlene Therapie umfasst hauptsächlich die Behandlung mit Medikamenten und ergänzend die Krankengymnastik (Physiotherapie) zur Stärkung der beeinträchtigten motorischen Körperfunktionen.

■ Die **Physiotherapie** umfasst eine Gleichgewichtsschulung, gymnastische Übungen, Lockerung der Gelenke, Bewegungstraining (z.B. Nordic Walking, Wandern auf weicher Unterlage), Rückengymnastik, sowie Training der geistigen Beweglichkeit z.B. mit Hilfe von Denk- und Reaktionsspielen.

Sport und Bewegung haben nachgewiesene positive Wirkungen auf das Gehirn: degenerative Erkrankungen werden stark verzögert oder auch verhindert. Gründe:

- Die **Durchblutung** bestimmter Hirnregionen wird um bis zu 30% verbessert, sogar die Bildung neuer Blutgefäße wird bei regelmäßigem Sport ausgelöst,

- Auslösung der Bildung verschiedener **Wachstumsfaktoren** im Gehirn, wie z.B. VEGF und IGF1 (fördern die Neubildung von Blutgefäßen), BDNF (brain derived neurotrophic factor). Sie fördern die Bildung neuer Nervenzellen im Hippocampus und die Abspeicherung von Lerninhalten im Langzeit-Gedächtnis (Arumugam et al., 2006; Martin et al., 2006; Halagappa et al., 2007; Maswood et al., 2004).
- Verstärkte Bildung von **Endorphinen** in den für Gefühle und Schmerzhemmung zuständigen Hirnregionen.

Eine Sport- bzw. Bewegungstherapie muss natürlich auf den fortgeschrittenen Grad der Parkinson-Krankheit, angepasst werden, im Endstadium kommt sie nicht mehr in Frage.

■ **Medikamente** für Parkinson-Kranke, teilweise auch für Parkinson-Syndrome und supranukleäre Lähmungen:

Die klassischen Medikamente sind **L-Dopa**, eine Vorstufe des Dopamins, sowie **Dopamin-Agonisten** (Dopamin-Ersatzstoffe) und **COMT-Hemmer** (Hemmstoffe des Enzyms Catecholamin-O-Methyltransferase), teilweise auch MAO-Hemmer.

L-Dopa kann im Gegensatz zu Dopamin die Blut-Hirn-Schranke überwinden und gelangt daher nach oraler Aufnahme leicht über die Verdauungsorgane und das Blut ins Gehirn. Eindrucksvoll beschreibt Sacks (1991, S. 285f.) die Wirkungen von L-Dopa bei einer Vielzahl von Patienten mit verschiedenen Varianten der Parkinson-Krankheit: „Wenn wir Patienten L-Dopa geben, sehen wir zuerst ein Auftauchen aus der Krankheit – ein *Erwachen*; dann ein Zurücksinken und eine Zunahme von Problemen und Leiden – die *Heimsuchung*, schließlich entwickelt der Patient (vielleicht) eine Art Verständnis für seine Probleme und erreicht ein Gleichgewicht – das können wir als *Anpassung* bezeichnen“. Offensichtlich gibt es unter L-Dopa-Therapie drei durch unterschiedliche Symptome abgrenzbare Phasen in Langzeitverlauf der Krankheit. Die **Nebenwirkungen** von L-Dopa sind individuell stark unterschiedlich ausgeprägt. Wenn die Demenz im Gehirn schon weiter fortgeschritten ist, kann es zu unberechenbaren starken motorischen und psychischen Symptomen und Ausfallerscheinungen kommen, bis hin zur „Katastrophe“ (Sacks, 1991, S. 296). Bei der Langzeittherapie mit L-Dopa tritt bei den Betroffenen offenbar auch eine **chemische Überempfindlichkeit** auf, und die Toleranz der Patienten gegenüber L-Dopa wird immer geringer, während das Bedürfnis nach dem Medikament immer größer wird. Es sei dann nutzlos und gefährlich, wenn behandelnde Ärzte versuchen, „die erschöpften und degenerierenden Zellen der Patienten <aufzupeitschen>“ (Sacks, 1991, S. 304f.).

Dopamin-Agonisten wie L-Dopa binden anstelle von Dopamin an dessen Rezeptoren im Gehirn, hauptsächlich an D2-Rezeptoren, und lösen die für Dopamin typischen Folgereaktionen aus. Für Parkinson-Patienten erwünscht ist dabei eine Verbesserung der Koordination motorischer Nervenerregungen, die von Dopamin-Nerven der Substantia Nigra gesteuert werden. Früher wurde als Dopamin-Agonist meist **Levodopa** verwendet, in neuerer Zeit sind dies **Ergolin-Derivate** (Mutterkorn-Alkaloide), das Indolinon-Derivat **Popinirol**, und **Pramipexol**, ein Aminothiazol-Derivat. Häufig werden diese Präparate mit L-Dopa kombiniert.

Im fortgeschrittenen Stadium der Parkinson-Krankheit wird die Therapie mit L-Dopa und anderen Dopamin-Rezeptor-Agonisten sinnlos, weil die Zielzellen des dopaminergen Systems degenerieren und absterben (Sacks, 1991). Bei der Supranukleären Blickparese (PSP) ist die Therapie mit Dopamin-Agonisten meist unwirksam, weil hier die Acetylcholin-Gebiete in den Hirnstammkernen von Läsionen betroffen sind. Dagegen zeigen **trizyklische Antidepressiva** (Amitriptylin, Desipramin) bei PSP-Patienten teilweise eine deutliche Besserung der Parkinson-Symptomatik (Poewe und Wenning, 2007).

COMT-Hemmstoffe verhindern den Abbau von Dopamin, der durch die Methylierung eingeleitet wird. Damit wird die Konzentration des Dopamins an den betreffenden Nervenverknüpfungen (dopaminerge Synapsen) vor allem in der Substantia Nigra des Gehirns erhöht. Dies wirkt symptomlindernd. Wirkstoff: Entacapon (Comtess®).

Zu beachten sind die gemeinsamen Nebenwirkungen der genannten Medikamente: In der Regel sind dies unwillkürliche motorische Reaktionen (Zuckungen, Dyskinesen), Halluzinationen, Schwindel und Gleichgewichtsstörungen.

MAO-B-Antagonisten: hemmen das Enzym Monoaminooxidase-B irreversibel und damit den Dopamin-Abbau im Gehirn. Die pathologisch niedrigen Dopamin-Konzentrationen im Gehirn werden erhöht. Wirkstoff: **Selegilin** (Markennamen: „Movergan", „Antiparkin", „Xilopar"). Es wird in Kombination mit Levodopa zur symptomatischen Behandlung der Parkinson-Krankheit eingesetzt. Im frühen Stadium der Krankheit ist es auch als Einzelmedikament zugelassen. Selegilin kann Wirkungen und Nebenwirkungen vieler anderer Medikamente und Drogen verstärken, darunter Sympathomimetika, Stimulanzien, Antihypotonika, Antihypertonika, Sedativa, Alkohol (Wikipedia „Selegilin", 2011).

NMDA-Rezeptoren-Blocker: binden an den NMDA-Rezeptoren und hemmen dessen Aktivierung, sodass die negativen Folgereaktionen unterbleiben. Wirkstoff ist **Amantadin**.

Zentral wirkende **Anticholinergika** (Acetylcholin-Rezeptor-Antagonisten) werden gegen Muskelverkrampfung (Rigor) und Tremor eingesetzt. Dazu gibt es eine ganze Reihe von Wirkstoffen (siehe Pharmakologie-Lehrbücher wie Mutschler, 2001).

Die Muskel-Dystonie und die Myoklonien bei der **Kortikobasalen Degeneration** (CBD) und auch der **Progressiven Blickparese** (PSP) müssen symptomatisch mit **Anticholinergika, Benzodiazepinen** (meist Clonazepam), **Baclofen** sowie mit lokalen Botulinus-Toxin-Injektionen behandelt werden. Die berichteten Therapieergebnisse sind jedoch uneinheitlich, es gab bis 2007 noch keine kontrollierten Therapiestudien (Poewe und Wenning, 2007).

Coffein und dessen Abkömmlinge haben sich in letzter Zeit als positiv wirksam erwiesen. Bekannt ist, dass Kaffeetrinker seltener an Parkinson erkranken. Der japanische Pharmakonzern Kyowa Pharmaceuticals hat den **Coffeinabkömmling Istradefyllin** entwickelt, der 2008 in klinischen Studien zur Zulassung untersucht wurde. In Verbindung mit L-Dopa vermindert Istradefyllin deutlich die Schwere der Bewegungsstörungen und erhöhte die On-Zeiten, also die Phasen mit normaler Bewegungskoordination, statistisch signifikant um etwa 1 Stunde täglich. In dieser Zeit waren die Patienten beweglich. Nebenwirkungen sind Übelkeit und Benommenheit (Ökotest 3, 2008, 57).

Antioxidantien, wie sie im Kapitel 4.2.1.3. beschrieben sind, sind offenbar geeignet, den durch Rotenon verursachten Zelltod bei Tiermodellen der Parkinson-Krankheit zu verhindern (Uversky, 2004). Die ärztliche Therapie sollte somit vorsorglich auch antioxidativ wirkende Vitamine und Nahrungsergänzungsmittel umfassen, auch wenn entsprechende Studien zur Wirkung bei Parkinson-Kranken bis 2011 noch nicht bekannt waren. **Polyphenole** aus dem Grünen Tee haben in Studien schützende Funktionen gegen die toxischen Wirkungen von Giftstoffen gegen Dopamin-Nerven gezeigt, was vermutlich auf der Komplexbindung freier Eisenionen durch die Polyphenole beruht (Mandel et al., 2008).

Es gibt Berichte von einzelnen Therapieerfolgen nach monatelanger täglicher intravenöser Verabreichung von reduziertem **Glutathion** (GSH), die zur Verminderung der Krankheitssymptome führten (Sechi et al., 1996). Da Glutathion jedoch nicht die Blut-Hirn-Schranke durchdringen kann, sind wirkliche Therapieerfolge selten. Statt dessen empfiehlt sich die Gabe einer Vorstufe des Glutathions, das N-Acetylcystein, das die Blut-Hirn-Schranke überwinden kann und zu einer Erhöhung der Konzentration des reduzierten Glutathions im Gehirn, auch in der Substantia nigra, führt (Asanuma et al., 2004). Im Tierversuch konnte **N-Acetylcystein** die Dopamin-Nerven der Substantia nigra vor der Zerstörung durch das Nervengift MPTP schützen und den Abbau dieser Hirnbereiche um 30 Prozent vermindern (Munoz et al., 2004).

Melatonin ist ein wichtiges Antioxidans im Gehirn, das reaktive Sauerstoff- und Stickstoffoxid-Radikale (ROS, RNS) wegfängt und gleichzeitig als Induktor von antioxidativen Enzymen wie Superoxid-Dismutase (SOD), Glutathion-Peroxidase und Katalase wirkt. Bei Ratten, die eine durch das Gift MPP+ ausgelöste Parkinson-Krankheit hatten, konnten Injektionen von Melatonin die Lipid-Peroxidation hemmen und so die Dopamin-Nerven in der Substantia nigra vor der Degeneration schützen (Jin et al., 1998). Dennoch gibt es einige Nachteile bei der Melatonin-Therapie beim Menschen, sodass die klinische Anwendung von Melatonin zur Demenztherapie derzeit (2011) noch begrenzt ist (Vaya et al., 2011).

Polyphenole und Flavonoide aus Grünem Tee, Heidelbeeren und Ginkgobaum sowie eine Diät mit hohen Konzentrationen von Catechin, Anthocyaninen, Quercetin und Kaempferol haben sich in mehreren Studien (zit. bei Vaya et al., 2011) als wirksam gegen Sauerstoff-, Superoxid- und Hydroxylradikale erwiesen, wobei das Risiko für die Parkinson-Krankheit gesenkt werden konnte.

■ **Tiefenhirnstimulation**: **Hirnschrittmacher** können angeblich die Lebensqualität von Parkinson-Patienten erheblich verbessern. Die Methode kommt allerdings nur für 10 bis 20 Prozent der Patienten in Frage, darunter Patienten mit fortgeschrittenem Morbus Parkinson und ausgeprägten motorischen Symptomen. Das Wirkungsprinzip beruht auf einer Stimulation der Dopamin-Zentren des Stammhirns mit dauerhaft implantierten Elektroden. Die Elektroden schwächen die Aktivität tief gelegener Gehirn-Nervenzellen offenbar mit Hilfe des ausgeschütteten Dopamins. Dadurch soll die synchrone rhythmische Aktivität von Nervenzellen verhindert werden, die für die Verzögerung der motorischen Aktivität der Parkinson-Patienten verantwortlich sind. Der Hirnschrittmacher ermöglicht somit wieder eine bessere Muskelbewegung (Flimm, 2009).

Bei dieser Methode sind die Elektroden über dünne Kabel mit einem programmierbaren Stimulator verbunden, der dauerhaft unter dem Schlüsselbein oder unter die Bauchhaut eingepflanzt wird. Der Stimulator kann durch ein kleines

Steuergerät von außen ein- und ausgeschaltet und die gewünschte Frequenz der elektrischen Impulse eingestellt werden.

Die Therapie mit Hirnschrittachern kann aber das weitere Fortschreiten der Krankheit nicht aufhalten (dpa-Meldung vom 7.6.05). Mehr als 40 000 Parkinson-Patienten sollen damit erfolgreich behandelt worden sein (Spiegel 46, 12.11.07, 168). Die Verbesserung der motorischen Symptome ist signifikant, die kognitiven Effekte sind dagegen uneinheitlich. Es gibt Hinweise dafür, dass verbal-episodische Gedächtnisleistungen und die Wortflüssigkeit durch die Stimulation eher negativ beeinflusst werden (Flimm, 2009).

Infos: http://www.parkinsoninfo.de

4.2.2.4. Alzheimer-Krankheit

■ **Sekundärprävention:**

Alle Maßnahmen, die eine Durchblutung des Gehirns sowie eine Hemmung und Behinderung von Entzündungsprozessen fördern, sind auch bei Alzheimerpatienten im Frühstadium sinnvoll. Dazu gehören (wie bei allen degenerativen Erkrankungen des Zentralnervensystems) Physiotherapie und verschiedene Arten sportlicher Bewegung sowie die Einnahme antioxidativer Nahrungsergänzungsmittel und eine vitaminreiche Ernährung. Besonders wichtig sind bei Alzheimer-Patienten die Omega-3-Fettsäuren, die in Fisch, Raps- und Leinöl enthalten sind. Mittlerweile wird allgemein akzeptiert, dass diese zusammen mit Vitaminen und natürlichen Antioxidantien eine Schutz- und Regenerationsfunktion im Nervensystem und Gehirn ausüben (Beyreuther, 2006).

Bereits nach einer Woche Bewegungstraining ist der Spiegel der Wachstumsfaktoren BDNF, VEGF und IGF1 erhöht (s. Kap. 4.2.1.1.). Diese Wachstumsfaktoren regen die Regeneration von Nervenfasern sowie offenbar auch eine Neubildung von Nervenzellen aus neuronalen Stammzellen an. Eine schwedische Studie mit 1500 Personen hat ergeben, dass das Risiko für die Alzheimer-Krankheit um 60% vermindert wird, wenn die Personen mindestens zwei Mal in der Woche körperlich aktiv waren. (siehe zusammenfassende Dokumentation: Landesstiftung Baden-Württemberg, 2009; Bericht in Spiegel 17, 21.4.08, S.146f).

Insgesamt gilt ein körperlich und geistig aktiver Lebensstil als präventives Mittel gegen Demenz (Ang et al., 2010). Geistige Aktivitäten wie häufiges Lesen, Gesellschaftsspiele und das Musizieren mit Instrumenten sind geeignet, die „kognitive Reservekapazität" des Gehirns so stark zu erhöhen, dass der Eintritt einer Demenzkrankheit deutlich hinausgezögert wird (Le Goff et al., 2009). Bei den körperlichen Aktivitäten scheint der Gesellschaftstanz eine besondere positive Wirkung auszuüben, weil die dabei stattfindende intensive Kombination von geistiger und körperlicher Aktivität zur verstärkten Koordination von Gehirn und Bewegungsapparat führt und dadurch im Gehirn eine kognitive Reservekapazität aufbaut, die den Verlauf einer Demenz deutlich hinauszögern soll (AARP-Internetseite, 2007).

Anmerkung: Personen, die unter einem schweren Erschöpfungssyndrom als Folge chronischer Entzündungen und Chemikalienbelastungen leiden, sollten dagegen ihre körperliche Aktivität einschränken oder soweit anpassen, dass der Erschöpfungszustand nicht verstärkt wird.

Durch eine Kombination verschiedener Therapien soll eine Verzögerung des Eintritts der akuten Phase der Krankheit (Latenzphase) um 5 bis 10 Jahre möglich werden, wobei die Impfung gegen das ß-Amyloid einen wesentlichen Anteil haben werde, so Mathias Jucker, Universitätsklinik Tübingen (in Spiegel 45, 6.11.06, 174). Im Folgenden werden verschiedene in letzter Zeit diskutierte Therapieansätze dargestellt.

■ **Therapeutische Impfung**:

Die Ansammlungen von Aggregaten des Beta-Amyloid-Peptids im Gehirn bei Alzheimer-Kranken gelten als Auslöser von pathologischen Signalketten, die letztlich zur Apoptose, also zum Absterben der Gehirnzellen führen. Daher lag die Idee nahe, die Beta-Amyloid-Peptide schon im frühen Stadium zu beseitigen, beispielsweise mit Hilfe von **Antikörpern**, die durch einen aus diesem Peptid hergestellten Impfstoff im Körper produziert werden.

Rund 300 Patienten wurden im Jahr 2000 mit einem Impfstoff gegen Beta-Amyloid der irischen Firma Elan im Rahmen einer klinischen Phase II-Studie behandelt. Doch bald litten 18 Probanden an Gangstörungen, Schwindel und Bewusstseinsveränderungen. Ursache war eine Entzündung des Gehirns und der Hirnhäute, vermutlich ausgelöst durch eine Immunreaktion auf den Impfstoff. Die Studie musste abgebrochen werden. Andererseits zeigten einige der behandelten Patienten nach 3 Jahren in Abhängigkeit von der Konzentration der gebildeten Antikörper eine Verzögerung des Fortschreitens der Demenzerkrankung (Nitsch, 2004). Offenbar kann eine durch die Immunreaktion bewirkte Beseitigung der Beta-Amyloid-Peptide tatsächlich den Krankheitsverlauf verzögern. Bei anderen Patienten wurden zwar die Plaques aus dem Gehirn entfernt, dennoch wurden sie dement. Die Ergebnisse der Impfexperimente sind also bis 2010 nicht einheitlich und lassen noch viele Fragen offen.

Der Impfstoff AN-1792 der irischen Firma Elan Pharmaceuticals besteht aus einer künstlich hergestellten **Variante des Amyloid-ß-Peptids**, das bei Alzheimer-Patienten im Gehirn nachzuweisen ist. Die dadurch ausgelösten Antikörper binden an die Amyloid-Plättchen, die die Nervenzellen im Gehirn zerstören. Ferner regen die Antikörper die Nervenzellen an, die Amyloidplättchen selbst zu absorbieren. Bei Mäusen konnte damit der Ausbruch der akuten Krankheit verhindert werden. Bei bereits erkrankten Mäusen beseitigen aktivierte Immunzellen die Ablagerungen. Möglicherweise können dann die noch intakten Neurone des Gehirns die verlorenen Funktionen wenigstens teilweise ersetzen. Die Impfung käme für Patienten in Frage, in deren Blut bestimmte Stoffe als Früherkennung der Krankheit nachweisbar sind. Die klinischen Studien, die vor einer Anwendung des Impfstoffs durchgeführt werden müssen, sollen 2010 abgeschlossen gewesen sein.

Erste Ergebnisse klinischer Studien zeigten 2006, dass die als Reaktion gegen den Impfstoff gebildeten Antikörper gegen das Amyloid-ß-Peptid auch beim Menschen einen abgeschwächten Krankheitsverlauf bewirken können, und dies in Abhängigkeit von der Menge der gebildeten Antikörper (Antikörper-Titer). Dabei erkennen die B-Lymphozyten ein anderes antigenes Epitop am Amyloid-ß-Protein als die T-Lymphozyten. Das B-Zell-Epitop ist am Aminoterminus des Peptids gelegen. Antikörper gegen dieses konnten im Tiermodell den Krankheitsverlauf günstig beeinflussen. Die entsprechende klinische Studie musste jedoch wegen entzündlicher

Nebenwirkungen im Gehirn mehrerer Patienten abgebrochen werden (Maier et al., 2006).

Eine weitere kleine Studie hat ergeben, dass Patienten auf die Impfung mit einer starken Produktion von Antikörpern gegen das Aß-Peptid reagierten, und dass diese gleichzeitig in den ersten Jahren nach der Impfung eine Stabilisierung ihrer Gedächtnisleistung zeigten. Im Gehirn dieser Patienten waren in den üblicherweise von der Krankheit befallenen Regionen nur noch sehr wenige Plaques nachzuweisen. Bei den Impfpatienten traten jedoch auch **erhebliche Nebenwirkungen** auf, ca. 7% der geimpften Patienten entwickelten **schwere Hirnentzündungen**. Die Studie musste daraufhin abgebrochen werden (Haas, 2009).

Ein anderer Therapieansatz geht von einer **passiven Immunisierung** aus, also einer Verabreichung von Antikörpern gegen das Beta-Amyloid. Grundlage war die Beobachtung, dass hochbetagte, aber geistig und körperlich noch besonders rüstige Personen in ihrem Blut natürliche Antikörper gegen Beta-Amyloid besitzen, die nach Injektion in Labormäuse diese vor dem Ausbruch der Alzheimer-Krankheit schützten (Mohajeri et al., 2002). Daraufhin stellte eine Biotechnik-Firma die Antikörper im industriellen Maßstab her.

Impfstoff gegen das Tau-Protein

Wissenschaftler des „Brain and Mind Research Institute“ (BMRI) der Universität Sydney in Australien haben 2011 einen Impfstoff gegen das Tau-Protein entwickelt, der die permanente Bildung von Neurofibrillenbündel bei Alzheimer-Mäusen verhindert. Der Impfstoff wirkt angeblich auch dann, wenn die Tiere bereits erkrankt sind. Er verlangsamt die Entwicklung weiterer Neurofibrillenbündel. Der genaue Mechanismus, mit dem die Antikörper gegen das Tau-Protein wirken, war bis dahin noch nicht bekannt. 2011 wurde in Zusammenarbeit mit einer US-amerikanischen Firma an der Entwicklung eines Impfstoffes für den Menschen gearbeitet. Es gibt offenbar erste positive Ergebnisse von Tests an Alzheimer-Patienten. Da das Tau-Protein auch bei der Frontotemporalen Demenz eine Rolle spielt, erhoffen sich die Wissenschaftler, mit diesem Impfstoff einen Durchbruch in der Demenz-Therapie und –Prävention erreicht zu haben (Ittner et al., 2011).

■ **Medikamenten-Therapie:**

Die bislang übliche Standard-Therapie bei Alzheimer-Demenz verwendet **Acetylcholin-Esterase-Hemmer** (AchE-Hemmer) wie Donepezil, Tacrin, Galantamin, Rivastigmin (Mutschler, 2001). Hintergrund: Bei der Krankheit liegt im Gehirn ein Mangel am Transmitterstoff Acetylcholin vor, sodass die von Acetylcholin abhängige Erregungsübertragung im Gehirn vermindert oder ausgeschaltet ist. Mit AchE-Hemmern wird die Aktivität des Enzyms Acetylcholinesterase und damit der Abbau von Acetylcholin im synaptischen Spalt der Nerven gehemmt, sodass die Funktion des Acetylcholins im Gehirn teilweise wiederhergestellt werden kann. Die Therapie soll etwa ein Jahr lang laufen. Nur etwa 10% der Alzheimer-Patienten erhalten als Therapie AchE-Hemmer (dpa-Meldung 26.9.01). Auch Acetylcholin selbst und Glutamat vermindern die Symptome (Kurz, 2008). Erreicht wird dadurch Verbesserung der kognitiven und funktionellen Leistungsfähigkeit. Da aber das Absterben der Gehirnzellen nicht gehemmt wird, verschlechtert sich der Zustand der

Patienten nach wenigen Monaten wieder erneut. Eine Heilung ist damit also nicht möglich.

Gamma-Sekretase-Hemmer wirken ähnlich wie Hemmstoffe der Angiotensin-Freisetzung (Beyreuther, 2006). Gamma-Sekretasen spalten das Amyloid-Precursor-Protein APP, wodurch dann das pathologische ß-Amyloid-Protein entsteht, das die Fibrillen und Plaques bildet (Mutschler, 2006, S. 193f.). Die Wirkstoffe vermindern somit eine spezifische biochemische Reaktion im Pathomechanismus der Krankheit. Probleme mit Nebenwirkungen sind aber noch nicht beseitigt. Einige bekannte Medikamente aus der Familie der nichtsteroidalen Antirheumatika, wie R-Flurbiprofen und Sulindac, hemmen die Gamma-Sekretase als allosterische Modulatoren (Beher et al., 2004).

Cholesterinsynthese-Hemmer, wie z.B. die **Statine**, können die Krankheit verlangsamen oder aufhalten (Beyreuther, 2006, s.o.). Bei vielen Alzheimer-Patienten sammelt sich nämlich als Folge von Entzündungsprozessen Cholesterin in den Gefäßen des Gehirns an. Die Wirkung der Statine tritt jedoch nur in hohen Dosen ein, bei denen starke Nebenwirkungen vorkommen.

Nicht-kompetitive NMDA-Antagonisten können eine Überaktivierung von NMDA-Rezeptoren und die dadurch hervorgerufene Überladung von Nervenzellen mit Calciumionen („Exzitotoxizität" des NMDA-Rezeptors) im Gehirn verhindern und ermöglichen damit gleichzeitig die normale Erregungsweiterleitung durch Glutamat. Der Wirkstoff **Memantin** ist dazu geeignet, weil er nicht an die Glutamat-Bindungsstelle des NMDA-Rezeptors bindet, sondern im Inneren des NMDA-gesteuerten Ionenkanals an der Magnesium-Bindungsstelle angreift. Es gibt Studien mit positiven Ergebnissen einer Memantin-Therapie bei Demenz-Krankheiten, bei denen die geistige Leistungsfähigkeit und soziale Kompetenz der Patienten verbessert wurde. Nebenwirkungen können erheblich sein: Kopfschmerzen, Übelkeit, Unruhe, Übererregbarkeit. Man beachte Kontraindikationen für Epilepsie, schwerer Verwirrtheit, Nierenfunktionsstörungen (Mutschler, 2001, S. 196; Borchard-Tuch, 2011).

Serotonin-Wiederaufnahme-Hemmer (SSRI) haben in kleinen und unkontrollierten Studien bei Patienten mit frontotemporalen Demenzen eine Verbesserung der Verhaltenssymptome gezeigt, während Acetylcholinesterase-Hemmer hier nicht geboten sind (Münte, 2009).

Das orale **Antidiabetikum Metformin** hemmt einen Proteinkomplex (M1D1), der das Enzym PP2A abbaut. PP2A wiederum hemmt die Ablagerung von Tau-Protein-Aggregaten. Bei Alzheimer-Patienten ist die Aktivität von PP2A offenbar durch die M1D1-Aktivität vermindert, sodass vermehrt Tau-Aggregate entstehen, die schließlich zum Zelltod führen. Metformin fördert damit indirekt die PP2A-Aktivität, indem es die PP2A-Synthese induziert (Kickstein et al, 2010). Im Jahr 2011 musste noch die Wirksamkeit von Metformin bei der Alzheimer-Krankheit in Tierversuchen sowie klinisch getestet werden, erst dann ist an eine Medikamenten-Zulassung für Alzheimer-Patienten möglich (Borchard-Tuch, 2011).

Entzündungshemmer vom Aspirintyp (nicht-steroidale Antiphlogistika) können die Entzündungsprozesse hemmen, die durch die Beta-Amyloid-Aggregate ausgelöst werden. Sie hemmen dabei die Prostaglandin-Synthese. Sie haben allerdings ebenfalls starke Nebenwirkungen (Beyreuther, 2006). Hemmstoffe des Enzyms Cyclooxigenase-2 (Cox-2) vermindern die Produktion des Prostaglandins E2 und hemmen die Mikroglia-Aktivierung, die Leukozyten-Infiltration im Gehirn, die Zytokin-Freisetzung, den oxidativen Stress und damit letztlich die Neurodegeneration (Pitkanen, 2010; Ono und Galanopoulou, 2012).

Das früher in der Medizin verwendete **Antibiotikum Clioquinol** scheint als Medikament gegen Alzheimer wirksam zu sein, wie Ashley Bush von der Harvard Universität Boston bei alzheimerkranken Mäusen herausfand (zit. bei Cahoon, 2009). Die Mäuse zeigten nach der Aufnahme von Clioquinol deutlich bessere Ergebnisse bei Verhaltenstests. Clioquinol löst Metalle aus den Plaques und ermöglicht dadurch deren enzymatischen Abbau.

Es gibt ferner Hinweise dafür, dass der Farbstoff **Methylenblau** die für Alzheimer typische Zerstörung des Transportsystems der Mikrotubuli in den Nervenzellen verhindert (Hackenbroch, 2010). Klinische Studien müssen die Eignung als Medikament noch erweisen.

Schließlich sollte noch ein möglicher **Kupfermangel** bei Alzheimer-Patienten durch entsprechende Spurenelement-Gabe behandelt werden. Kupfer ist ein Bestandteil von Enzymen wie die Superoxid-Dismutase (SOD), die das durch oxidativen Stress gebildete Wasserstoffsuperoxid abbaut. Wissenschaftler haben festgestellt, dass Mäuse, die früh an Alzheimer erkrankt waren, eine verminderte Aktivität der Kupfer-Zink-Superoxid-Dismutase hatten. Alzheimer-Patienten, die über ein Jahr lang täglich 8 Milligramm Kupfer-Orotat erhielten, zeigten eine Stabilisierung ihrer Aβ-1-42-Werte (Kessler, 2008; Borchard-Tuch, 2011).

Mit dem **Antibiotikum Rifampizin** kann das Gen für das **P-Glykoprotein** hochreguliert werden. Das P-Glykoprotein wirkt als Transportprotein zur Beseitigung der pathogenen Beta-Amyloid-Peptide aus dem Gehirn durch die Blut-Hirn-Schranke. Bei Alzheimer-Patienten konnten die kognitiven Beeinträchtigungen mit Rifampicin nachweislich verbessert werden, vermutlich weil das Beta-Amyloid wieder vermehrt ins Blut abtransportiert wird (Fricker, 2011; Potschka, 2009).

Wissenschaftler der Arbeitsgruppe um Mandelkow haben nach jahrelangen Versuchen zwei Wirkstoffklassen gefunden, die **Rodanine** und **Phenyl-Thiazolyl-Hydrazide**, die in Versuchstieren die Tau-Aggregate auflösen können und dadurch die Neubildung von Synapsen fördern können. Die Wissenschaftler sehen gute Chancen, dass sich mit den neuen Medikamenten in absehbarer Zeit „das Aβ-Tau-Problem in Wohlgefallen auflösen" könnte (Bulic et al., 2009; Khlistunova et al., 2006; Schneider et al., 2011; Pietschmann, 2011).

Schließlich gibt es Versuche, **Nerven-Wachstumsfaktoren** und/oder Medikamente, die deren Funktionen imitieren, anzuwenden (Münte, 2009). Ziel ist die Erneuerung von verlorenem Nervengewebe im Gehirn durch Aktivierung von neuronalen Stammzellen, die möglicherweise auch implantiert werden sollen. In verschiedenen Studien wurden erste positive Resultate mit der Zufuhr von Nervenwachstumsfaktoren erzielt, darunter der **Fibroblasten-Wachstumsfaktor 2** (FGF 2), der **neurotrophe Gehirn-Wachtumsfaktor (Brain derived neurothrophic Factor, BdGF)** und das **Neuropeptid Y**. Auch gegen die Apoptose wirkende Neurohormone wie das **CRH (Corticotropin Releasing Hormone)** versprechen positive Anwendungen (zit. nach Ono und Galanopoulou, 2012).

Kontraindikationen von Psychopharmaka

Die **Zwangsmedikation mit Neuroleptika**, die in Pflegeheimen zur Ruhigstellung von anstrengenden Demenzpatienten an der Tagesordnung ist, gilt bei Demenzkranken als Kontraindikation, weil die starken Nebenwirkungen den Degenerationsprozess im Gehirn beschleunigen. Die so behandelten Patienten sterben nachweislich früher. Dabei sei das größte Problem die Unkenntnis sowohl des Pflegepersonals wie auch vieler behandelnden Ärzte in den Heimen. Ärzte stehen unter dem Druck von Heimleitern und Pflegepersonal, die Neuroleptika zu verschreiben, letztlich um den Heimbetrieb rationeller zu gestalten (Hirsch, 2010). **Anxiolytika und Beruhigungemittel (Tranquillantien)** sind ebenfalls häufig verwendete Hilfsmittel zur Bewältigung des Pflegealltags mit Demenzpatienten. Die Mittel vom Typ der **Benzodiazepine** haben sowohl bei kurzfristiger als auch langfristiger Anwendung störende Wirkungen bei der Gedächtnisbildung, insbesodere das episodische Gedächtnis. Bei der (Alzheimer-)Demenz degenerieren aber gerade die für das Gedächtnis zuständigen Hirnregionen. Die Wirkungen der Bezodiazepine verstärken die Gedächtnisdefizite, sie stehen in Zusammenhang mit der hohen Dichte von GABA-Rezeptoren im Hippocampus, die auf Benzodiazepine reagieren. Der Hippocampus gilt als zentraler Ort für die Konsolidierung von expliziten Gedächtnisinhalten. Lorazepam und Midazolam stören außerdem das implizite Gedächtnis und haben negative Auswirkungen auf Aufmerksamkeit und Exekutivfunktionen des Gehirns (Beblo und Lautenbacher, 2009).

Aus den beschriebenen Gründen muss die Anwendung der genannten Psychopharmaka zur Behandlung von Patienten neurodegenerativer Krankheiten oder auch der Geriatrie aus ethischen Gründen strikt abgelehnt werden. Es ist eine Frage der gesellschaftlichen Verantwortung, die Bedingungen in den Pflegeheimen z.B. durch ausreichendes Personal so zu gestalten, dass die Verwendung von Neuroleptika und anderer schädlicher Psychopharmaka das fehlende Personal nicht mehr ersetzen muss.

5. Ein Fazit zum Thema Therapie und Prävention

Aus Sicht der Umweltmedizin sollten die beschriebenen Therapieverfahren jedoch nicht Präventionsmaßnahmen ersetzen, die Risikofaktoren für Demenzkrankheiten beseitigen sollen. Mit Reparaturmedizin allein ist das Problem nicht zu lösen.

Leider sind Prävention und Gesundheitsförderung aus wirtschaftspolitischer Sicht unproduktive Dienstleistungen, sie erfordern keine Massenproduktion von Waren wie Medikamente und Medizinprodukte. Das derzeitige Gesundheitswesen und die damit verbundenen Wirtschaftsbereiche – Privatkliniken und –Klinikkonzerne, Pharmaindustrie, Geräte- und Apparate-Industrie, Heilpraktiker, IGEL-Leistungen liquidierende Ärzte, nicht zuletzt die Krankenkassen - leben davon, umweltbedingte Krankheiten, die letztlich systembedingt sind, erst einmal entstehen zu lassen und im Nachhinein zu therapieren (Pato, 2011). Verzicht auf Prävention, Umweltschutz und Gesundheitsförderung ist demnach wirtschaftsfödernd. Die Gesundheits- und Umweltpolitik verhalten sich entsprechend. Prävention, also wirksamer Schutz vor neurotoxischen Chemikalien zur Verhinderung neurodegenerativer Krankheiten, müsste an die erste Stelle gesetzt werden, um diese Krankheiten zu vermeiden, bevor sie entstehen. Um dies zu verwirklichen, müssten jedoch grundlegende Strukturen des Gesundheitswesens und der Umwelt- und Gesundheitspolitik geändert werden. Das geht jedoch nicht ohne den Willen einer Mehrheit der Bevölkerung, ohne fachliche Aufklärung über die Risiken und ohne eine Einführung wirklich demokratischer Strukturen in den genannten Bereichen.

Literatur:

AARP-Internetseite: www.aarp.org/personal-growth/life-long-learning/info-2007/dancing-keeps-your-brain-sharp.html

Aarsland, D., Ballard, C., Larsen, J.P., McKeith, I., O´Brien, J., et al. (2003): Marked neuroleptic sensitivity in dementia with Lewy bodies and Parkinson´s Disease. Nordic J. Psychiatry 57, 94f.

Abdel-Rahman, A., Shetty, A. K, Abou-Donia, M.B. (2002): Disruption of the blood-brain barrier and neuronal cell death in cingulated cortex, dentate gyrus, thalamus and Hypothalamus in a rat model of gulf-war syndrome. Neurobiol. Dis. 10, 306-326

Abdel-Rahman A., Abou-Donia S., El-Masry E., Shetty A., Abou-Donia M. (2004): Stress and combined exposure to low doses of pyridostigmine bromide, DEET, and permethrin produce neurochemical and neuropathological alterations in cerebral cortex, hippocampus, and cerebellum. J Toxicol Environ Health A **67**,163-192.

Abou-Donia, M.B., Goldstein, L.B., Dechovskaja, A., Bullman, S., Jone, K.H., Herrick, E.A., Abdel-Rahman, A.A., Khan, W.A. (2001): Effects of daily dermal application of DEET and permethrin alone and in combination, on sensorimotor performance, blood brain barrier, and blood-testis barrier in rats. J. Toxicol. Environ. Health A, 62, 523-541

Abou-Donia M.B. (2003): Organophosphorus ester-induced chronic neurotoxicity. Arch Environ Health. **58**,484-497.

Abou-Donia, MB, et al., (2003): Testicular germ-cell apoptosis in stressed rats following combined exposure to pyridostigmine bromide, N,N-Diethyl-m-toluamide (Deet), and Permethrin. J. Toxicol. Env. Health Part A, 66, 2003, 57-73, zit. in Schmidt, D. (2003): Golfkriegssyndrom kein Phantom. Zeitschrift f. Umweltmedizin 3, 2003, 118-120

Abou-Donia M.B., Dechkovskaia A.M., Goldstein L.B., Abdel-Rahman A., Bullman S.L., Khan W.A. (2004): Co-exposure to pyridostigmine bromide, DEET, and/or permethrin causes sensorimotor deficit and alterations in brain acetylcholinesterase activity. Pharmacol Biochem Behav **77**,253-262.

Aboul-Ezz HS, Yasser A, Noor K, Noor NA (2011): The neuroprotective effect of cucurmin and nigella sativa oil against oxidative stress in the pilocarpine model of epilepsy: A comparison with valproate. Neurochem. Res. 36 (11), 2195-2204

Abu-Qare A.W., Abou-Donia M.B. (2001a): Combined exposure to sarin and pyridostigmine bromide increased levels of rat urinary 3-nitrotyrosine and 8-hydroxy-2'-deoxyguanosine, biomarkers of oxidative stress. Toxicol Lett **123**,51-58.

Abu-Qare A.W., Abou-Donia M.B. (2001b): Biomarkers of apoptosis: release of cytochrome c, activation of caspase-3, induction of 8-hydroxy-2'-deoxyguanosine, increased 3-nitrotyrosine, and alteration of p53 gene. J Toxicol Environ Health B Crit Rev **4**,313-332.

Abu-Qare A.W., Abou-Donia M.B. (2003): Combined exposure to DEET (N,N-diethyl-m-toluamide) and permethrin: pharmacokinetics and toxicological effects. J Toxicol Environ Health B Crit Rev **6**,41-53.

Afanas'ev II, Anderzhanova EA, Kudrin VS, Rayevsky KS (2001): Effects of amphetamine and syndocarb on dopamine release and free radical generation in rat striatum. Pharmacol. Biochem. Behav. 69, 653-658

Aggarwal BB, Sung B (2009): Pharmacological basis for the role of curcumin in chronic diseases: an age-old spice with modern targets. Trends Pharmacol. Sci. 30 (2), 85-94

Ahlrot-Westerlund, B. (1989): Mercury in cersbrospinal fluid in MS. Swed. J. Biol. Med. 1, 6-7

Aid S, Parikh N, Palumbo S, Bosetti F (2010): Neuronal overexpression of cyclooxigenase-2 does not alter the neuroinflammatory response during brain innate immune activation. Neurosci. Lett. 478 (3), 113-118

Aid S, Choi SH, Toscano CD, Bosetti F (2011): Distinct roles of cyclooxigenase-1 and cyclooxigenase-2 in inflammatory and excitotoxic brain injury. In: Gadoth, N., Göbel, H.H. (Ed.): Oxidative stress and free radical damage in neurology. Humana Press/ Springer, N.Y., 2011, S. 119-136

Aktas O, Prozorovski T, Smorodchenko A, Savaskan NE, Lauster R, et al. (2004): Green tea epigallocatechin-3-gallate mediates T cellular NF-kappa-B inhibition and excerts neuroprotection in autoimmune encephalomyelitis. J. Immunol. 173, 5794-5800

Aktas, O., Ullrich, O., Infante-Duarte, C., Nitsch, R., Zipp, F. (2007): Neuronal Damage in Brain Inflammation. Arch Neurol. 64, 185-189

Allan, S.M., Rothwell, N.J. (2003): Inflammation in central nervous system injury. Philos. Trans. R. Soc. Lond. B. Biol. Sci. 358, 1669-1677

Alsen-Hinrichs, C. (2002): Amalgam gehört ins Museum. Z. f. Umweltmed. 4, 2002, 190-191

Alsen-Hinrichs, C. (2005): Entwarnung in Sachen Amalgam? Umwelt-Medizin-Gesellschaft 18/4, 2005, 261

Alsen-Hinrichs, C., Kruse, H., Maser, E., Scharenberg, W. (2005): Erhöhte Blut-Blei-Werte durch Verwendung von Keramik-Trinkgefäßen. Umwelt-Medizin-Gesellschaft 18/4, 289-290

Anantharaman M, Tangpong J, Keller JN et al. (2006): Beta-amyloid mediated nitration of manganese superoxide dismutase: implications for oxidative stress in APPNLH/NLH X PS-1P264L/P264L double knock in mouse model of Alzheimer's disease. Am. J. Pathol. 168, 1608-1618

Anderson, I.M., Parry-Billings, M., Newsholme, E.A, Poortmans, J.R., Cowen, P.J. (1990): Decreased plasma tryptophan concentration in major depression: relationship to melancholia and weight loss. J. Affect. Disord. 20, 185-191

Andreas, K., und Ray, D.E. (2003): Nervensystem. In: Marquardt, H., Schäfer, S. (Hrsg.): Lehrbuch der Toxikologie. Wiss. Verlagsgesellschaft mbH. Stuttgart, 2003, S. 461-490

Ang, E.T., Tai, Y.K., Lo, S.Q., Seet, R., Soong, T.W. (2010): Neurodegenerative diseases: exercising toward neurogenesis and neuroregeneration. Front. Aging Neuroci. 2, 2010, doi: 10.3389/fnagi.2010.0025

Anisman H, Merali Z, Hayley S (2008): Neurotransmitter, peptide and cytokine processes in relation to depressive disorder: Comorbidity between depression and neurodegenerative disorders. Prog Neurobiol 85:1–74.

Apfelbach, R., Engelhart, A., Behnisch, P., Hagenmaier, H. (1998): The olfactory system as a portal of entry for airborne polychlorinated biphenyls (PCB) to the brain? Arch. Toxicol. 72 (1998), 314-317

Apfelbach, R., Engelhart, A., Behnisch, P., Hagenmaier, H. (2002): Das olfaktorische System als Eingangstor für in der Luft enthaltene PCBs zum Gehirn? Umwelt, Medizin, Gesellschaft 15 (2), 154-155

Apkarian, AV., et al. (2004): Chronic pain patients are impared on an emotional decision-making task. Oain 108 (1-2), 129-136

Arendt, Th. (2005): P.-Flechsig-Institut für Hirnforschung, Jahnallee 59, 04109 Leipzig, Vorlesungsskript Postgradualstudium Toxikologie, Uni Leipzig, Nov. 2005

Arolt V, und Rothemundt M (2007): Pathophysiologie schizophrener Erkrankungen. In: Straub, H. (Hrsg.): Lehrbuch der klinischen Pathophysiologie komplexer chronischer Erkrankungen. Bd. 2: Spezielle Pathophysiologie. Vandenhoek & Ruprecht GmbH, Göttingen, 2007, S. 281-290

Arumugam, T.V., Gleichmann, M., Tang, S.C., Mattson, M.P. (2006): Hormesis/ preconditioning mechanisms, the nervous system and aging. Ageing Res. Rev. 5 (2), 165-178

Asanuma M, Miyazaki I, Ogawa N (2003): Dopamine- or L-DOPA-induced neurotoxicity: the role of dopamine quinone formation and tyrosinase in a model of Parkinson's disease. Neurotox. Res. 5, 165-176

Asanuma M, Miyazaki I, Diaz-Corrales FJ, Ogawa N (2004): Quinone formation as dopaminergic neuron-specific oxidative stress in the pathogenesis of sporadic parkinson's disease and neurotoxin-induced parkinsonism. Acta Med. Okayama 58, 221-233

Ascherio, A., Honglei, C., Weisskopf, M.G., O´Reilly, E., McCullough, M.L., Calle, E.E., Schwarzschild, M.A., Thun, M.J. (2006): Pesticide exposure and risk for Parkinson´s disease. Ann. Neurol. 60 (2), 197-203

Ashford, N.A., Miller, C.S. (1998): Chemical exposures: Low levels and high stakes. Toxicol. Ind. Health 3, 1-7

Atamna H (2004): Heme, iron, and the mitochondrial decay of ageing. Ageing Res. Rev. 3, 303-318

Aubert, A., Vega, C., Dantzer, R., Goodall, G. (1995): Pyrogens specifically disrupt the acquisition of a task involving cognitive processing in the rat. Brain Behav. Immun. 9, 129-148

Aubert I, Araujo DM, Cecyre D, Robitaille Y, Gauthier S, Quirion R (1992): Comparative alterations of nicotinic and muscarinic binding sites in Alzheimer's and Parkinson's diseases. J. Neurochem. 58, 529-541

Axelson, O., Hane, M., Hogstedt, C. (1976): A case referent study on neuropsychiatric disorders among workers exposed to solvents. Scand. J. Work. Environ. Health 2, 14-20

Baeuerle, P.A., und Henkel, T. (1994): Function and activation of NF-kappa B in the immune-system. Ann. Rev. Immunol. 12, 141-179

Bak, L.K., Schousboe, A., Waagepetersen, H.S. (2011): Glutamate and glutamin in brain disorders. In: Blass, J.P. (Ed.): Neurochemical mechanisms in disease. Advances in Neurobiology 1, Springer Science + Business Media, 2011, 196-209

Baldi I, Lebailly P, Mohammed-Brahim B, Letenneur L, Dartigues JF, Brachard P (2003): Neurodegenerative diseases and exposure to pesticides in the elderly. Am. J. Epidemiol. 157 (5), 409-414

Ban, E.M. (1994): Interleukin-1 receptors in the brain: charakterization by quantitative in situ autoradiography. Immunomethods 5, 31-40

Banaschewski, T., Roessner, V., Uebel, H., Rothenberger, A. (2004): Neurobiologie der Aufmerksamkeitsdefizit-Hyperaktivitätsstörung (ADHS), in: Kindheit und Entwicklung 13 (3), 137-147

Banerjee K, Sinha M, Pham Cle L, et al. (2010) : Alpha-synuclein induced membrane depolarization and loss of phosphorylation capacity of isolated rat brain mitochondria: implications in Parkinson's disease. FEBS Lett. 584, 1571-1576

Banki C ; Bissette, G ; Arato, M ; O'Connor, L ; Nemeroff, C (1987): CSF corticotropin-releasing factor-like immunoreactivit in depression and schizophrenia. Am J Psychiatry 7, 873–877

Banks, W.A., Farr, S.A., La Scola, M.E., Morley, J.E. (2007): Intravenous human interleukin-alpha impairs memory processing in mice: dependence on blood-brain-barrier transport into posterior division of the septum. J. Pharmacol. Exp. Ther. 299, 536-541

Banks, W.A., Lynch, J.L., Price, T.O. (2009): Cytokines and the blood-brain-barrier. In: Siegel, A., und Zalcman, S.S. (Ed.): The neuroimmunological basis of behavior and mental disorders. Springer, New York, 2009, S. 3-17

Baracchi, F., Opp, M.R. (2009): Cytokines, immunity and sleep. In: Siegel, A., und Zalcman, S.S. (Ed.): The neuroimmunological basis of behavior and mental disorders. Springer, New York, 2009, S. 209-233

Barger SW, Mattson MP (1996): Induction of neuroprotective kappa-B-dependent transcription by secreted forms of the Alzheimer's beta-amyloid precursor. Brain Re. Mol. Brain Res. 40, 116-126

Bartenstein, P., et al. (1999): Rolle der Positronen-Emissions-Tomographie (PET) und Single-Photon-Emissions-Tomographie (SPECT) bei der sogenannten „Multiple Chemical Sensitivity“ (MCS). Nuklearmedizin 38 (1999), 297-301

Basurto-Islas, G., Luna-Munoz, J. Guillozet-Bongaarts A.L., et al. (2008): Accumulation of aspartic acid421- and glutamic acid391-cleaved tau in neurofibrillary tangles correlates with progression in Alzheimer disease. J. Neuropathol. Exp. Neurol. 67, 470-483

Bates GP (2005): History of genetic disease: the molecular genetics of Huntington disease - history. Nat. Rev. Genet. 8, 766-773

Bauer, A., Mai, Ch., Hauf, O. (2010): Follow-Up-Studie zum Einfluss der Erkrankungsdauer auf gesundheitsbezogene und soziale Parameter bei Multiple Chemical Sensitivity (MCS). Umwelt, Medizin, Gesellschaft 23 (1), 2010, 27-35

Bauer, J. (2011): Epigenetik: Ende des Gendeterminismus? Interview in Gen-ethischer Informationsdienst 207 (8), 2011, 35-37

Bauer, J. (2004): Das Gedächtnis des Körpers – Wie Beziehungen und Lebensstile unsere Gene steuern. Piper-Verlag München

Bauer, J. (2008): Das kooperative Gen – Abschied vom Darwinismus. Hoffmann und Campe, Hamburg

Beblo T, Lautenbacher S (2009): Neuropsychologie affektiv-emotionaler Störungen: Depression und Angststörungen. In: In: Sturm W, Herrmann M, Münte TF: Lehrbuch der klinischen Neuropsychologie. Spektrum-Verlag, Heidelberg, 2.Aufl. 2009, S. 751-766

Becker, K., Müssig-Zufika, M., Conrad, A., Lüdecke, A., Schulz, C., Seiwert, M., Kolossa-Gehring, M. (2007): Kinder-Umwelt-Survey 2003/06 – KUS -. Human-Biomonitoring, Stoffgehalte in Blut und Urin der Kinder in Deutschland. Dessau/ Berlin, 2007

Behan, P.O., Bakheit, A.M.O. (1991): Clinical spectrum of postviral fatigue syndrome. Br. Med. Bull. 47, 793-808;

Beher D, Clarke EE; Wrigley JD, et al. (2004): Selected non-steroidal anti-inflammatory drugs and their derivatives target gamma secretase at a novel site. Evidence for an allosteric mechanism. J. Biol. Chem. 279 (42), 43419-43426

Behl **C,** Lezoualc'h F, Trapp T, Widmann M, Skutella T, Holsboer F (1997): Glucocorticoids enhance oxidative stress-induced cell death in hippocampal neurons I vitro. Endocrinology 138, 101-106

Bejerot S, Nylander L (2003): Low prevalence of smoking in patients with autism spectrum disorders. Psychiatry Res. 119, 177-182

Bekris LM, Yu CE, Bird TD, Tsuang D (2011): The genetics of Alzheimer's disease and Parkinson's disease. In: Blass, J.P. (Ed.): Neurochemical mechanisms in disease. Advances in Neurobiology 1, Springer Science + Business Media, 2011, 695-755

Bell IR, Baldwin CM, Schwartz GE (1998): Illness from low levels of environmental chemicals: relevance to chronic fatigue syndrome and fibromyalgia. Am J Med 1998; 105: 74S-82S.

Bell IR, Miller CS, Schwartz GE (1992): An olfactory-limbic model of multiple chemical sensitivity: possible relationships to kindling and effective spectrum disorders. Biol Psychiatry 1992; 32:218-242.

Bell IR, Schwartz GE, Baldwin CM, Hardin EE (1996): Neural sensitization and physiological markers in multiple chemical sensitivity. Regul Toxicol Pharmacol 1996; 24:S39-S47.

Bell IR, Szarek MJ, Dicensor DR, Baldwin CM, Schwartz GE, Bootzin RR (1999): Patterns of waking EEG spectral power in chemical intolerant individuals during repeated chemical exposures. Int J Neurosci 1999; 97:41-59.

Bellinger, F.P., Madamba, S., Sigins, G.R., (1993): Interleukin 1 beta inhibits synaptic strength and long-term potentiation in the rat CA1 hippocampus. Brain Res. 628, 227-234

Bemeur, C., Montgomery, J.A., Butterworth, R.F. (2011): Vitamins deficiencies and brain function. In: Blass, J.P. (Ed.): Neurochemical mechanisms in disease. Advances in Neurobiology 1, Springer Science + Business Media, 2011, 103-130

Ben Menachem-Zidon O, Goshen I, Kreisel T, Ben Menahem Y, Reinhartz E, Ben Hur T, et al. (2008): Intrahippocampal transplantation of transgenic neural precursor cells overexpressing interleukin-1 receptor antagonist blocks chronic isolation-induced impairment in memory and neurogenesis. Neuropsychopharmacology 2008;33:2251–2262.

Berg, D., Krüger, R., Rieß, O., Riederer, P. (2007): Parkinson´s Disease. In: Lajtha, A. et al. (Hrsg.): Handbook of Neurochemistry and Molecular Neurobiology, 3rd. Edition: Degenerative Diseases of the Nervous System. Springer-Verlag Berlin, Heidelberg, 2007, S.9f.

Berg, D., Youdim, M.B., Riederer, P. (2004): Redox imbalance. Cell Tissue Res. 318, 201-213

Berger (2009), Mathias, Prof. Dr., Psychiatrie Uni-Klinik Freiburg, auf dem 29. interdisziplinären Forum der Bundesärztekammer in Berlin, zit. im Online-Newsletter „Medizin Aspekte", August 2009, www.medizin-aspekte.de

Berkman, L.F., und Syme, S.L. (1979): Social networks, host resistance, and mortality: a nine year follow up study of Almeda County residents. Am. J. Epidemiol. 109 (2), 186-204

Bernhardini S, Bellincampi L, Ballerini S, et al. (2005): Glutathione S-transferase P1*C allelic variant increases susceptibility for late-onset Alzheimer's disease: association study and relationship with apolipoprotein E epsilon4 allele. Clin. Chem. 51, 944-951

Bernstein, A.I., und O´Malley, K.L. (2009): Protein oxidation triggers the unfolded protein response and neuronal injury in chemically induced Parkinson disease. In: Veasey, S.C. (Ed.): Oxidative Neural Injury. Humana Press/ Springer, Dordrecht, Heidelberg, London, New York, 2009, 179-192

Besedovsky HO, del Rey A (1996): Immune-neuro-endocrine interactions: Facts and hypotheses. Endocr Rev 17:64–102. [PubMed: 8641224]

Besedovsky, H.O., und Del Rey, A. (2006): Zytokine des Gehirns sind Integrationsfaktoren des neuroendokrin-immunen Netzwerks. In: Straub, R.H. (Hrsg.): Lehrbuch der klinischen Pathophysiologie komplexer chronischer Erkrankungen. Bd. 1: Physiologische Grundlagen. Vandenhoek & Ruprecht, Göttingen, 2006, S. 171-182

Beseler, C., Stallones, L., Hoppin, J.A., Alavanja, M.C.R-, Blair, A., Kaefe, T., Kamel, F. (2008): Depression and pesticide exposures among private pesticide applicators enrolled in the agricultural health study. Environ. Health Perspect. 116 (12), 1713-1719)

Betarbet, R., Sherer, T., MacKenzie, G., Garcia-Osuna, M., Panov, A., Greenamyre, J. (2000): Chronic systemic pesticide exposure reproduces features of Parkinson´s disease. Nature Neuroscience, 3 (12), 1301-1306

Betarbet, R., Sherer, T.B., Di Monte, D.A., Greenamyre, J.T. (2002): Mechanistic approaches to Parkinson´s Disease pathogenesis. Brain Pathol. 12, 499-510

Beyreuther, K. (2006): Wenn das Vergessen zur Krankheit wird. Interview in BIOPRO-Magazin, Biotechnologie und Life Sciences in Baden-Württemberg, Nr. 2, Biopro GmbH, Stuttgart, 2006, 18-19

Bezzi P, Domercq M, Brambilla L, Galli R, Schols D, De Clercq E, et al. (2001): CXCR4-activated astrocyte glutamate release via TNFalpha: Amplification by microglia triggers neurotoxicity. Nat Neurosci 4:702–710

Bieger, W.P. (2006): Neuroscience Guide. Broschüre der Fa. Antox GmbH, Goethestr. 4, 80336 München

Bieger, W.P. (2009): Stress und Entzündung. Zytokine als essentieller Bestandteil der Stressbewältigung. OM & Ernährung 127, F36-F41

Bierhaus A, Wolf J, Andrassy M, Rohleder N, Humpert PM, Petrov D, et al. (2003): A mechanism converting psychosocial stress into mononuclear cell activation. Proc Natl Acad Sci U S A 100:1920–1925.

Binz, P. (2007): Alternativen zum heutigen Gesundheitssystem aus der Sicht der Praxis und der Patienten. Vortrag, Evangelische Akademie Iserlohn, 21.10.2007.

Binz, P. (2009): Neurotoxische Langzeitwirkungen von Chemikalien, insbesondere Pestizide: Erfahrungen aus der Praxis. Vortrag am 21.3.2009 in Wiesbaden

Binz, P. (2009): Zerstörung von familiären und sozialen Strukturen als Folge von Hirnschäden. Vortrag auf der Studientagung „Gewissenhafte Forschung. Diagnose und Handlungsmöglichkeiten bei Vergiftungen in der Arbeitswelt. Katholische Akademie Trier, 15.-17.5.2009

Binz, P. (2010): 10 Fallberichte (Kasuistiken) von Patienten mit Chemkalienbelastungen (Organophosphat-Pestizide, Reinigungsmittel mit Chlorgehalt) aus der neurologischen Praxis. Persönliche schriftliche Mitteilungen und Zusammenfassungen.

Biol. Unserer Zeit 39 (6), 2009, Bericht zur Funktion der Chaperone u. Prof. F.U. Hartl. S. 364, www.biochem.mpg.de.

Bird TD (2008): Genetic aspects of Alzheimer disease. Genet. Med. 10, 231-239

Birkmeyer, J.G.D., Daunderer, M., Reschendorfer, E. (1990): Quecksilberdepots im Organismus korrelieren mit der Anzahl der Amalgamfüllungen. Deutsche Zeitschrift für Biologische Zahnmedizin 6, 57-61

Bishop, A., Anderson, J.E. (2005) NO signaling in the CNS: from the physiological to the pathological. Toxicology 208, 193-205

Bishop A, Hobbs KG, Equchi A, et al. (2009): Differential sensitivity of oligodendrocytes and motot neurons to reactive nitrogen species: implications for multiple sclerosis. J. Neurochem. 109, 93-104

Blackburn EH, Greider CW, Szosak JW, (2006): Telomeres and telomerase: the path from maize, tetrahymena and yeast to human cancer and aging. Nat. Med. 12, 1133-1138

Block ML, Zecca L, Hong JS (2007): Microglia-mediated neurotoxicity: uncovering zhe molecular mechanism. Nat. Rev. Neurosci. 8, 57-69

BMBF, Bundesministerium für Bildung und Forschung (Hrsg): Es ist als ob die Seele unwohl wäre. Depressionen - Wege aus der Schwermut. Broschüre 2001, S. 31 f.

BMBWFT, Bundesministerium für Bildung, Wissenschaft, Forschung und Technologie (1995): Forschungserfolg: Erstmals Hinweise über die Entstehung von Autoimmunkrankheiten. Forschungs-Info Nr. 24, Bonn, 1995

Bodis-Wollner, I., und Moreno, H. (2011): Cognitive deficits in neurodegenerative disorders: Parkinson's disease and Alzheimer's disease. In: Blass, J.P. (Ed.): Neurochemical mechanisms in disease. Advances in Neurobiology 1, Springer Science + Business Media, 2011, 243-285

Boeve, B.F., Silber,M.H., Fermann, T.J., et al. (2001): Association of REM sleep behavior disorder and neurodegenerative disease may reflect an underlying synucleopathy. Mov. Disord. 16, 622-630

Boldyrev AA. (2009): Molecular mechanisms of homocysteine toxicity. Biochemistry (Mosc). 74(6): 589-598.

Bolt, H.M., Thier, R. (2004): Halogenierte Kohlenwasserstoffe. In: Marquardt, H., Schäfer, S. (2004): Lehrbuch der Toxikologie. Wissenschaftliche Verlagsgesellschaft Stuttgart, S. 621f.

Bondareff, W., et al. (1989): Neuronal degeneration in locus coerulus and cortical correlations of Alzheimer disease. Alzheimer Dis. Assoc. Discord. 1, 256-262

Borchard-Tuch, C (2011): Alzheimer-Demenz – Neue Wege der Diagnose. Naturwiss. Rundschau 64 (3), 127-131

Borlak, J. (Ed.): Handbook of Toxicogenomics. Wiley-VCH, Weinheim, 2005

Bort, G., Heydt, G. (1987): Psychopathologische Schädigungsmuster nach Einwirkung von Holzschutzmitteln. Vorträge Jahrestagung der Interessengemeinschaft Holzschutzmittelgeschädigte (IHG), Karlsruhe, Nov. 1987

Bossu P, Ciaramella A, Salani F, Bizzoni F, Varsi E, De Iulio F, Giubilei F, Gianni W, Trequattrini A, Moro ML, Bernardini S, Caltagirone C, Spalletta G (2008): Interleukin-18 produced by peripheral blood cells is increased in Alzheimer's disease and correlates with cognitive impairment. Brain Behav. Immun 22, 487-492

Bottiglieri, T., Laundy, M., Crellin, R., Toone, B.K., Carney, M.W., Reynolds, E.H. (2000): Homocystein, folate, methylation, and monoamine metabolism in depression. J. Neurol. Neurosurg. Psychiatry 69, 228-232.

Bower, J.H., Maraganore, D.M., Peterson, B.J., et al. (2003): Head trauma preceeding PD: A case control study. Neurology 60, 1610-1615

Braak H, Braak E, Strothjohann M (1994): Abnormally phosphorylated tau protein related to the formation of neurofibrillary tangles and neuripil threads the cerebral cortex of sheep and goat. Neurosci. Lett. 171, 1-4

Braak H, Rub U, Gai WP, Del Tredici K (2003): Idiopathic Parkinson's disease: possible routes by which vulnerable neuronal types may be the subject to neuroinvasion by an unknown pathogen. J. Neural. Transm. 110, 517-536

Braak, H., Rub, U., Jansen-Steur, E.N., et al. (2005): Cognitive status correlates with neuropathologic stage in Parkinson's disease. Neurology 64, 1404-1410

Braak, H., De Vos, E., Bohl, B.C., Del Tredici, K. (2006): Gastric CEB1-synuclein immunoreactive inclusions in Meissner's and Auerbach's plexus in cases staged for Parkinson's disease-related brain pathology. Neurosci. Lett. 396, 67-72

Brandt, T., Dichgans, J., Diener, H.C. (2007): Therapie und Verlauf neurologischer Erkrankungen. W. Kohlhammer-Verlag, 5. Aufl., S. 804 f. und 343

Braubach, M. (2011): Gesundheitsrelevante Umwelt(un-)gerechtigkeit in Europa. Umwelt und Mensch – Informationsdienst, Hrsg:: Bundesamt für Strahlenschutz (BfS), Bundesinstitut für Risikobewertung (BfR), Robert-Koch-Institut (RKI), Umweltbundesamt (UBA). Nr. 2, 2011, S. 48-52

Braubach M, Fairburn J (2010): Social inequities in environmental risks associated with housing and residential location – a review of evidence. Eur. J. Publ. Health 20, 36-42

Breese CR, Lee MJ, Adams CE, et al. (2000): Abnormal regulation of high affinity nicotinic receptors in subjects with schizophrenia. Neuropsychopharmacology 23, 351-364

Brehm, B.R. (2007): Vegetative Störungen. In: Brandt, T., Dichgans, J., Diener, H.C. (2007): Therapie und Verlauf neurologischer Erkrankungen. Verlag W. Kohlhammer, Stuttgart, 5. Aufl. 2007, S. 1443-1464

Bremner J, Randall P, Scott T, Bronen RA, Seibyl JP, Southwick SM, Delaney RC, McCarthy G., Charney DS, Innis RB (1995): MRI-based measurement of the hippocampal volume in patients with combat-related posttraumatic stress disorder. Am J. Psychiatry 152, 973-981

Browne, R.O., Moyal-Segal, L.B., Zumsteg, D., David, Y., Kofman, O., Berger, A., et al. (2006): Coding region paraoxonase polymorphisms dictate accentuated neuronal reactions in chronic sub-threshold pesticide exposure. FASEB J. 20, 1733-1735.

Bulic, B.B., Pickhardt, M., Schmidt, B., Mandelkow, E.M., Waldmann, H., Mandelkow, E. (2009): Entwicklung von Inhibitoren der Tau-Aggregation bei Morbus Alzheimer. Angewandte Chemie 121 (10), 1772-1785

BUND (2005): Endstation Mensch. Über 300 Schadstoffe in der Muttermilch. Zeit für eine neue Chemikalienpolitik. Broschüre, Bund für Umwelt und Naturschutz e.V. (BUND), Berlin, Juni 2005

Buntinx M, Moreels M, Vandenabeele F, Lambrichts I, Raus J, Steels P, et al. (2004): Cytokine-induced cell death in human oligodendroglial cell lines: I. Synergistic effects of IFN-gamma and TNF-alpha on apoptosis. J Neurosci Res 76:834–845.

Burn, D.J., Lees, A.J. (2002): Progressive supranuclear palsy: Where are we now? Lancet Neurol. 1 (6), 359-369

Burn DJ, Jaros E (2001): Multiple System Atrophy: cellular and molecular pathology. J. Clin. Pathol. Mol. Pathol. 54, 419-426

Bussfeld, P (2010): Alzheimer – Ursachen. http://www.netdoktor.de/Krankheiten/Alzheimer/Ursachen

Butterfield, D.A. (2000): Alzheimer´s amyloid ß-Peptide associated oxidative stress: brain membrane lipid peroxidation and protein oxidation. In: Zimmer, G. (Ed.): Membrane structure in disease and drug therapy. Marcel Dekker Inc., New York, Basel, 2000, S. 335-352

Butterfield DA, Kanski J (2001): Brain protein oxidation in age-related neurodegenerative disorders that are associated with aggregated proteins Mech. Ageing Dev. 122 (9), 945-962

Butterfield, D.A., Koppal, T., Subramaniam, R., Yatin, S. (1999): Vitamin E a an antioxidant /free radical scavenger against amyloid beta-peptide-induced oxidative stress in neocortical synaptosomal membranes and hippocampal neurons in culture: insights into Alzheimer's disease. Rev. Neurosci. 10 (2), 141-149

Butterfield, D.A., Griffin, S., Münch, G., Pasinetti, D.M. (2002): Amyloid beta-peptide and amyloid pathology are central to oxidative stress and inflammatory cascades under which Alzheimer´s disease brain exists. J. Alzheimers Dis. 4, 193-201

Butterfield DA, Castegna A, Lauderback CM, Drake J (2002): Evidence that amyloid beta-peptide induced lipid peroxidation and its sequelae in Alzheimer's disease brain contribute to neuronal death. Neurobiol. Aging 23, 655-664

Butterfield, D.A., und Sultana, R. (2007): Proteomics analysis in Alzheimer´s Disease: New insights into mechanisms of neurodegeneration. In: Lajtha, A. et al. (Ed.): Handbook of

Neurochemistry and Molecular Neurobiology. 3rd Edition, Degenerative Diseases of the Nervous System. Springer-Verlag Berlin, Heidelberg, 2007, 234-268

Büttner, R., Bollheimer, C. (2007): Pathophysiologie des Diabetes mellitus Typ 2. In: Straub, R.H. (Hrsg.): Lehrbuch der klinischen Pathophysiologie komplexer chronischer Erkrankungen. Bd. 2: Spezielle Pathophysiologie. Vandenhoek & Ruprecht, Göttingen, 2007, S. 156-167

Cacabelos, R., Barquero, M., Garcia, P., Alvarez, X.A., Varela de Seijas, E. (1991): Cerebrospinal fluid interleukin-1 beta (IL-1 beta) in Alzheimer's disease and neurological disorders. Methods Find. Exp. Clin. Pharmacol. 13, 455-458

Cacioppo, J.T., Hughes, M.E., Waite, L.J., Hawkley, L.C., Thisted, R.A. (2006): Loneliness as a specific risk factor for depresive symptoms: cross-setional and lonitudinal analyses. Psychol. Aging 21 (1), 140-151

Cahoon, L. (2009): The curious case of clioquinol. Nature Medicine 15, 356-359

Calabrese, V., Lodi, R., Tonon, C., et al. (2005): Oxidative stress, mitochondrial dysfunction and cellular stress response in Friedreich's ataxia. J. Neurol. Sci. 233, 145-162

Cameron, HA. ; Tanapat, P ; Gould, E (1998): Adrenal steroids and N-methyl-D-aspartatereceptor activation regulate neurogenesis in the dentate gyrus of adult rats through a common pathway. Neuroscience 2, 349–354

Cancedda L, Fiumelli H, Chen K et al. (2007): Excitatory GABA action is essential for morphological maturation of cortical neurons in vivo. J. Neurosci. 27, 5224-5235

Capuron, L., Gumnik, J.F., Musselmann, D.L., Lawson, D.H., Reemsnyder, A., Nemeroff, C.B., Miller, A.H. (2002): Neurobehavioral effects of interferon-alpha in cancer patients: phenomenology and paroxetine responsiveness of symptom dimensions. Neuropsychopharmacology 26, 643-652

Capuron, L., Ravaud, A., Miller, A.H., Dantzer, R. (2004): Baseline mood and psychosocial characteristics of patients developing depressive symptoms during interleukin-2 and/or interferon-alpha cancer therapy. Brain Behav. Immun. 18, 205-213

Caraci F, Copani A, Nicoletti F, Drago F. (2010): Depression and Alzheimer's disease: neurobiological links and common pharmacological targets. Eur J Pharmacol.; 626(1):64-71. Epub 2009 Oct 18.

Carlsson, A. (2006): The neurochemical circuitry of schizophrenia. Pharmacopsychiatry 39 (Suppl. 1): S10-S14

Caruthers, B.M., Anil Kumar Jain, Kenny L. De Meirleir, Daniel L. Peterson, Nancy G. Klimas, A. Martin Lerner, Alison C. Bested, Pierre Flor-Henry, Pradip Joshi, A. C. Peter Powles, Jeffrey A. Sherkey, Marjorie I. van de Sande (2003): Myalgic Encephalomyelitis/Chronic Fatigue Syndrome: Clinical Working Case Definition, Diagnostic and Treatment Protocols. J. Chron. Fatigue Syndrome 11/1, 7-116

Caruthers BM, et al. (2011): ME: International consensus criteria. The Journal of Internal Medicine, July 2011, epub. vor Druck unter 10.1111/j.1365-2796.2011.02428.x, in www.cfs-aktuell.de , 2011, unter „Aktuelles“

Carty JL, Bevan R, Waller H, Mistry N, Cooke M, Lunec J, Griffiths HR (2000): The effects ov vitamin C supplementation on protein oxidation in healthy volunteers. Biochem. Biophys. Res. Commun. 273 (2), 729-735

Castellani RJ, Lee HG, Perry G, Smith MA (2006): Antioxidant protection and neurodegenerative disease: the role of amyloid beta and tau. Am. J. Alzheimer Dis. Other Demen. 21, 126-130

Cavazos JE, Cros DJ (2006): The role of synaptic reorganization in mesial temporal lobe epilepsy. Epilepsy Behav. 8, 483-493

Cayrol, R., Karolina Wosik, Jennifer L Berard, Aurore Dodelet-Devillers, Igal Ifergan, Hania Kebir[1], Arsalan S Haqqani, Katharina Kreymborg, Sebastian Krug, Robert Moumdjian, Alain Bouthillier, Burkhard Becher, Nathalie Arbour, Samuel David, Danica Stanimirovic & Alexandre Prat (2008): Activated leukocyte cell adhesion molecule promotes leukocyte trafficking into the central nervous system.
Nature Immunology 9, 137 - 145 (2007)

Cervilla, J.A., Molina, E., Rivera, M., et al. (2007): The risk for depression conferred by stressful life events is modified by variation at the serotonin transporter 5HTTLPR genotype: evidence from the Spanish PREDICT-gene cohort. Mol. Psychiatry 12, 748-755

Chand, P., und Litvan, I. (2009): Parkinson’s disease: An overview of pathogenesis. In: Veasey, S.C. (Ed.): Oxidative Neural Injury. Humana Press/ Springer, Dordrecht, Heidelberg, London, New York, 2009, 159-172

Chang, Q., Szegedi, S.S., O’Connor, J.C., Dantzer, R., Kelley, K.W. (2009): Cytokine-induced sickness behavior and depression. In: Siegel, A., und Zalcman, S.S. (Ed.): The neuroimmunological basis of behavior and mental disorders. Springer, New York, 2009, S. 145-181

Chapenko, S., Krumina, A., Kozireva, S., et al. (2006): Activation of human herpesvirus 6 and 7 in patients with chronic fatigue syndrome. J. Clin. Virol. 37 (Suppl.1), S 47-S 55

Checler F, Dunys J, Pardossi-Piquard R, Alves da Costa C (2011): p53, a molecular bridge between Alzheimer’s disease pathology and cancer? In: Curran, T., Christen, Y. (Eds.): Two faces of evil: Cancer and neurodegeneration. Springer Verlag Heidelberg, 2011, 95-101

Chen J., Zhou Y, Mueller-Steiner S, Chen LF, Kwon H, Yi S, et al. (2005): SIRT1 protects against microglia dependent amyloid-beta toxicity through inhibiting NF-kappa B signaling. J. Biol. Chem. 280, 40364-40374

Chen, X., Yan, S.D. (2006): Mitochondrial Abeta: a potential cause of metabolic dysfunction in Alzheimer’s disease. IUBMB Life 58 (12), 686-692

Chen, J., Buchanan, J.B., Sparkman N.L., Godbout, J.P., Freund, G.G., Johnson, R.W. (2008): Neuroinflammation and disruption in working memory in aged mice after acute stimulation of the peripheral innate immune system. Brain Behav. Immun. 22, 301-311

Chess, J. (1977): Follow up report on autism in congenital rubella. J. Autism Child Schizophr. 7, 69-81

Cheung ZH, Chin WH, Chen Y, Ng YP, Ip NY (2007): Cdk5 is involved in BDNF-stimulated dendritic growth in hippocampal neurons. PloS Biol. 5, e63

Chinta SJ, Andersen JK (2008): Redox imbalance in Parkinson's disease. Biochim. Biophys. Acta 1780, 1362-1367

Christensen, D.Z., Kraus, S.L., Flohr, A., Cotel, M.C., Wirths, O. und Bayer, T.A. (2008): Transient intraneuronal Abeta rather than extracellular plaque pathology correlates with neuron loss in the frontal cortex of APP/PS1K1 mice. Acta Neuropathol. 116, 647-655

Cock HR (2002): The role of mitochondria and oxidative stress in neuronal damage after brief and prolonged seizures. Prog. Brain Res. 135, 187-196

Combrinck, M.I., Perry, V.H., Cunningham, C. (2002): Peripheral infection evokes exaggerated sickness behavior in pre-clinical murine prion disease. Neuroscience 112, 7-11

Comi, A.M., Zimmermann, A.W., Frye, V.H., Law, P.A.; Peeden, J.N. (1999): Familial clustering of autoimmune disorders and evaluation of medical risk factors in autism. J. Child Neurol. 14, 388-394

Coppen, A., Bolander-Gouaille, C. (2005): Treatment of depression: time to consider folic acid and vitamin B12. J. Psychopharmacology 19, 59-65

Correale J, Ysrraelit CM, Gaitan IM (2009): Immunomodulatory effects of vitamin D in multiple sclerosis. Brain 132, 1146-1160

Correia SC, Santos RX, Perry G, Zhu X, Moreira PI, Smith MA (2012): Mitochondrial importance in Alzheimer's, Huntington's and Parkinsun's Disease. In: Ahmad SI (Ed.): Neurodegenerative Diseases. Springer Science + Business Media, LLC/ Landes Bioscience, New York, 2012: Series: Advances in Experimental Medicine and Biology 724, 205-221

Coutinho MR, Menescal-de-Oliveira L. (2010): Role of homocysteic acid in the guinea pig (Cavia porcellus) anterior cingulate cortex in tonic immobility and the influence of NMDA receptors on the dorsal PAG. Behav Brain Res. 208(1): 237-242. Epub 2009 Dec 4.

Crellin, R., Bottiglieri, T., Reynolds, E.H. (1993): Folates and psychiatric disorders. Clinical potential. Drugs 45, 623-636

Crochemore C, Lu J, Wu Y, Liposits Z, Sousa N, Holsboer F, Almeida OF (2005): Direct targeting of hippocampal neurons for apoptosis by glucocorticoids is reversible by mineralcorticoid receptor activation. Mol. Psychiatry 10, 790-798

Cui K, Luo X, Xu K, et al. (2004): Role of oxidative stress in neurodegeneration: recent development in assay methods for oxidative stress and nutraceutical antioxidants. Prog. Neuro-psychopharmacol. Biol. Psychiatry 28, 771-799

Cura, K. (2005): Georg Agricola als Pionier des Arbeitsschutzes. Naturwissenschaftliche Rundschau 12, 638- 642

Curth, A. (2009): Der Einfluss von Quecksilber auf die Entstehung der Alzheimer-Erkrankung: ein systematischer Review. Medizinische Dissertation, Uniklinik Freiburg 2008 http://www.freidoc.uni-freiburg.de/volltexte/6091/

Dakshinamurti K, Paulose CS, Viswanathan M, Siow YL, Sharma SK, Bolster B (1990): Neurobiology of pyridoxine. Ann. N.Y. Acad. Sci. 585, 128-144

Damarowsky, M. (1999): Das toxische Parkinson-Syndrom aus gewerbe- und umweltmedizinischer Sicht. Z. f. Umweltmedizin 7 (3), 160-173

Damasio, Antonio R.: Descartes´ Irrtum. Fühlen, Denken und das menschliche Gehirn. List-Verlag München, Leipzig, 2. Aufl. 1996

Damiano, M., Starkov, A., Petri, S., et al. (2006): Neural mitochondrial Ca^{2+} capacity impairment precedes the onset of motor symptoms in G93A Cu/Zn-superoxide dismutase mutant mice. J. Neurochem. 96(5), 1349-1361

Danese A, Pariante CM, Caspi A, Taylor A, Poulton R (2007): Childhood maltreatment predicts adult inflammation in a life-course study. Proc. Natl. Acad. Sci. USA 104, 1319-1324

Dantzer, R., O'Connor, J.C., Freund, G.G., Johnson, R.W., Kelley, K.W. (2008): From inflammation to sickness and depression: When the immune system subjugates the brain. Nature Rev. Neurosci. 9, 46-57

Daoud, K.F., Barkhuizen, A. (2002): Rheumatic mimics and selected triggers of fibromyalgia. Curr. Pain Headache Rep. 6, 284-288

Daunderer, M. (2005): Gifte im Alltag. Becksche Reihe, München, S. 58f., und 27

De Keyser J, Zeinstra E, Mostert J, Wilczak N (2004): β2-adrenoceptor involvement in inflammatory demyelination and axonal degeneration in multiple sclerosis. Trends Pharmacol. Sci. 25, 67-71

De la Monte, S.M., Neusner, A., Chu, J., Lawton, M. (2009): Epidemiological trends strongly suggest exposures as etiologic agents in the pathogenesis of sporadic Alzheimer´s disease, diabetes mellitus and non-alcoholic steatohepatitis. J. Alzheimers Dis. 17 (3), 519-529

De la Monte SM, Tong M. (2009): Mechanisms of Nitrosamine Mediated Neurodegeneration: Potential Relevance to Sporadic Alzheimer's Disease. J Alzheimers Dis. 2009 Jun 19. [Epub ahead of print] PMID: 19542621 [PubMed - as supplied by publisher]

Delgado-Esteban, M., Almeida, A., Medina, J.M. (2002): Tetrahydrobiopterin deficiency increases neuronal vulnerability to hypoxia. J. Neurochem. 82, 1148-1159

Del Tredici, K., Rub, U., De Vos, R.A., Bohl, J.R., Braak, H. (2002): Where does Parkinson Disease pathology begin in the brain?. J. Neuropathol. Exp. Neurol. 61, 413-426

Deppe, U. (2008): Krankheit und soziale Lage. Rundbrief Nr. 3, 2008, Verein demokratischer Ärztinnen und Ärzte (VDÄÄ)

Desai B.S., Monahan, A.J., Carvey, P.M., Hendey, B. (2007): Blood brain barrier pathology in Alzheimer's and Parkinson's disease: implications for drug therapy. Cell Transplant. 16, 285-299

Deth, R.C. (2004): Truth revealed: New scientific recoveries regarding mercury in medicine and austism. Congressional testimony before US House of Representatives, Subcommittee on Human Rights and Wellness. Sept. 8., 2004. http://reform.house.gov/WHR/Hearings/EventSingle.aspx?EventD=185156 (zitiert 20. Sept. 2005)

Devi L, Prabhu BM, Galati DF, Avadhani NG, Anandatheerthavarada HK (2006): Accumulation of amyloid precursor protein in the mitochindrial import channels of human Alzheimer's disease brain is associated with mitochondrial dysfunction. J. Neurosci. 26, 9057-9068

De Vries HE, Schreibelt G, Van Horssen J (2011): Oxidative stress in multiple sclerosis pathology and therapeutic potential of Nrf2 activation. In: Gadoth, N., Göbel, H.H. (Ed.): Oxidative stress and free radical damage in neurology. Humana Press/ Springer, N.Y., 2011, S. 65-77

Deutsches Grünes Kreuz, Broschüre „Homocystein", 2008

Deuschle, M ; Schweiger, U ; Weber, B ; Gotthardt, U ; Korner, A ; Schmider, J ; Standhardt, H ; Lammers, CH. H. ; Heuser, I (1997): Diurnal activity and pulsatility of the hypothalamus-pituitary-adrenal-system in male depressed patients and healthy controls. J Clin Endo Endocrinol Metab. 1, 234–238

Dewailly, E., Ayotte, P., Bruneau, S., Gingras, S., Belles-Isles, M., Roy, R. (2000): Susceptibility to infections and immune status in inuit infants exposed to organochlorines. Environmental Health Perspectives 108, 205-211

Dexter et al. (1994): Increased level of lipid hydroperoxides in the parkinson substantia nigra: a HPLC and ESR study. Movement Disorders 9 (1), 92-97

Diamond, DM. ; Bennett, MC. ; Fleshner, M ; Rose, GM. (1992): In Inverted-U-relationship between the level of peripheral corticosterone and the magnitude of hippocampal primed burst potentiation. In: Hippocampus (1992), 4, 421–430

Diaz JC, Simakova O, Jacobson KA, Arispe N, Pollard HB (2008): Small molecule blockers of the Alzheimer Aβ calcium channel potently protect neurons from Aβ toxicity. Proc. Natl. Acad. Sci. USA 106, 3348-3353

Diem, Ricarda (2009), Neurologische Klinik, Universität des Saarlandes, Homburg/Saar: Abbildung des mitochondrialen Apoptose-Mechanismus in der Online-Bilddatenbank der Neurowissenschaftlichen Gesellschaft (NWG): http://nwg.glia.mdc-berlin.de/de/picturedb/

Diestel, A., Atas, O., Hackel, D., et al. (2003): Activation of microglial poly(ADP-Ribose)-polymerase-1 by cholesterol breakdown products during neuroinflammation. J. Exp. Med. 198, 1729-1740

Dietrich-Muszalska A, und Kontek, B. (2010): Lipid peroxidation in patients with schizophrenia. Psychiatry Clin. Neurosci. 64, 469-475

Dietrich-Muszalska A., Olas B, Glowacki R, Bald E (2009): Oxidative/ nitrative modifications of plasma proteins and thiols from patients with schizophrenia. Neuropsychobiology 59, 1-7

Dietrich-Muszalska A, Kontek B, Olas B, Rabe-Jablonska J (2011): Epicatechin inhibits human plasma lipid peroxidation caused by haloperidol in vitro. Neurochem. Res., October 2011, epup ahead of print, DOI 10.1007/s1 1064-011-0642-8

Dimdi (2010), Deutsches Institut für Medizinische Dokumentation und Information, Webseite: http://www.dimdi.de/dynamic/de/klassi/downloadcenter/icd-10-gm/version2010/alphabet/

Dinkel, K., Ogle, W.O., Sapolsky, R.M. (2002): Glucocorticoids and central nervous system. J. NeuroVirol. 8, 513-528

Dinkel, K., und Sapolsky, R.M. (2006): Glukokortikoide und Gehirn. In: Straub, R.H. (Hrsg.): Lehrbuch der klinischen Pathophysiologie komplexer chronischer Erkrankungen. Bd. 1: Physiologische Grundlagen. Vandenhoek & Ruprecht, Göttingen, 2006, S. 160-170

Dott et al. (2002), Lehrbuch d. Umweltmedizin, Wiss. Verlagsgesellschaft Stuttgart, 2002, S. 170f

Drasch, G., Schupp, I., Höfl, H., Reinke, R., Roider, G. (1994): Mercury burden of human fetal and infant tissues. Eur. J., Paediat. 194 (8), 607-610

Drevets, W. (1998): Functional neuroimaging studies of depression: the anatomy of melancholia. Ann. Rev. Med. 49, 341-361

Drewes G (2004): MARKing tau for tangles and toxicity. Trends Biochem. Sci. 29, 548-555

Du, T., Ciccotosto, G.D., Cranston, G.A., Kocak, G., Masters, C.L., Crouch, P.J., Cappai, R., White, A.R. (2007): Neurotoxicity from glutathione depletion is mediated by Cu-dependent p53 activation. Free Radic. Biol. Med 44 (1) 44-55

Dubrovsky, BO. ; Liquornik, MS. ; Noble, P ; Gijsbers, K (1987): Effects of 5-alpha-dihydrocorticosterone on evoked responses and long-term potentiation. In: Brain Res Bull (1987), Nr. 6, S. 635–638

Duhr, E.F, et al. (1991): Hg^{2+} induces GTP-tubulin interactions in rat brain similar to those observed in Alzheimer´s disease. FASEB J. 5, A456 Abst. 493 (zit. nach Mutter, 2006, S. 42)

Duhr, E.F., Pendergrass, J.C., Slevin, J.T., Haley, B.E. (1993): HgEDTA complex inhibits GTP interactions with the E-site of brain beta-tubulin. Toxicol. Appl. Pharmacol. 122, 273-280

Duman, R., zit. in Rigos, A.: Finsternis und Seelenqual. Spiegel Special 4, 2003, 112 – 115

Duman, R.S., Heninger, G.R., Nestler, J. (1997): A molecular and cellular theory of depression. Arch. Gen. Psychiatry 54, 597-606

Duman R, Malberg J, Thome J (1999): Neural plasticity to stress and antidepressant treatment. Biol. Psychiatry 46, 1181-1191

Dunn, A.J. (2009): Neurochemical and endocrine responses to immune activation: the role of cytokines. In: Siegel, A., und Zalcman, S.S. (Ed.): The neuroimmunological basis of behavior and mental disorders. Springer, New York, 2009, S. 19-33

Dürr, Katrin (2009): Genetische und biochemische Faktoren können die Ausprägung einer Fatigue-Symptomatik beeinflussen. CFS/ME-Forum 27, 12-16 (Zeitschrift des Bundesverbandes Chronisches Erschöpfungssyndrom, Fatigatio e.V., Albrechtstr. 15, D-10117 Berlin, Tel. 030-3101 889-20)

Dyatlov V, Platoshin AV, Lawrence DA, Carpenter DO (1998): Lead potentiates cytokine- and glutamate-mediated increases in permeability of the blood-brain barrier. Neurotoxicology 19, 283-292

Ebneth, A., Godemann, R., Stamer, K., Illenberger, S., Trinczek, B., Mandelkow, E.M., Mandelkow, E. (1998): Overexpression of Tau protein inhibits kinesin-dependent trafficking of vesicles, mitochondria, and endoplasmatic reticulum: implications for Alzheimer's disease. J. Cell Biol. 143 (3), 777-794

Eggleston D.W. und Nylander, M. (1987): Correlation of dental amalgam with mercury in brain tissue. Journal of Prosthetic Dentistry 58, 704-707

Ehrnhoefer, D.E., Bieschke, J., Boeddrich, A., Herbst, M., Masino, L., Lurz, R., Engemann, S., Pastore, A., Wanker, E.E. (2008): EGCG redirects amyloidogenic polypeptides into unstructured off-pathway oligomers. Nat. Struct. Mol. Biol. 15, 558-566

Eicher, T., Avery, E. (2005): Toxic encephalopathies. Neurol. Clin. 23, 353-376

Eicke, Ulrich (1988): Im Sinne des Lebensmittelrechts müsste die Zigarette längst verboten sein. Frankfurter Rundschau Nr. 288, 10.12.1988

Elbaz, A., Clavel, J., Rathouz, P.J., Moisan, F., Galanaud, J.P., Delemotte, B., Alperovich, A., Tzourio, C.. (2009): Professional exposure to pesticides and Parkinson´s disease. Ann. Neurol. 66 (4), 494-504, DOI 10.1002/ana.21717

Elliott EM und Sapolsky RM (1992): Corticosterone enhances kainic acid-induced calcium elevation in cultured hippocampal neurons. J. Neurochem. 59, 1033-1040

Elsabbagh M, Johnsom ;H (2010): Getting answers from babies about autism. Trends Cogn. Sci. 14, 81-87

Endepols, H., Sommer, S., Backes, H., Wiedermann, D., Graf, R., Hauber, W. (2010): Effort-based decision making in the rat: An (18F)fluorodeoxyglucose micro positron emitting tomography study. J. Neurosci. 30 (29), 9708-9714

Engelhardt, B. (2006): Physiologie der Blut-Hirn-Schranke – Bedeutung für die Neuroimmunmodulation. In: Straub, R.H. (Hrsg.): Lehrbuch der klinischen Pathophysiologie komplexer chronischer Erkrankungen. Bd. 1: Physiologische Grundlagen. Vandenhoek & Ruprecht, Göttingen, 2006, S. 150-159

Englebienne, P., DeMeirleir, K. (Hrsg. 2002): Chronic Fatigue Syndrome: A Biological Approach. CRC-Press, Boca Raton

Ertel, K.A., Glymour, M.M., Berkman, L.F. (2008): Effects of social integration on preserving memory function in a nationally representative U.S. elderly population. Am. J. Publ. Health 98 (7)

Etminan M, Gill SS, Sammii A (2005) Intake of vitamin E, vitamin C, and carotenoids and the risk of Parkinson's disease: a meta-analysis. Lancet Neurol 4, 362-365

EU-Kommission (2000): Die Anwendbarkeit de Vorsorgeprinzips. Mitteilung der Kommission. http://europa.eu.int/smartapi/cgi/sga_doc?smartapi!celexplus!prod!CELEXnumdoc&numdoc=52000DC0001&lg=DE; Commission of the European Communities (2000)

Ewers M, Buerger K, Teipel SJ et al. (2007): Multicenter assessment of CSF-phosphorylated tau for the prediction of conversion of MCI. Neurology 69, 2205-2212

Eyer, P., Klimmek, R. (2004): Blut und Blutbildende Organe. In Marquardt, Schäfer: Lehrbuch der Toxikologie, Wiss. Verlagsgesellschaft Stuttgart, 2004, S. 389

Fabig, K.R. (1988): Aspekte der Neurotoxizität von Holzschutzmitteln. Vortrag auf der Jahrestagung der Interessengemeinschaft der Holzschutzmittel-Geschädigten (IHG), November 1988, IHG-Broschüre Best. Nr. 2/0012

Fabig, K.R. (1990): ZNS-Schäden durch Umweltgifte: SPECT. On: Daunderer: Handbuch der Umweltgifte, II-3.3.4: 4-24. Ecomed-Verlag Landsberg, 1990

Farrer, M., Gwinn-Hardy, K., Hutton, M., Hardy, J. (1999): The genetics of disorders with synuclein pathology and parkinsonism. Hum. Mol. Genet. 8, 1901-1905

Farrer, M., Kachergus, J., Forno, L. Lincoln, S., Wang, D.S. et al. (2004): Comparison of kindreds with parkinsonism and alpha-synuclein genimic multiplications . Ann. Neurol. 55, 174-179. Epub 2004, Jan. 22

Fearon, P., Cotter, P., Murray, R.M. (2000): Ist he asociation between obstretic complications and schizophrenia mediated by glutaminergic exitotoxic damage of the foetal /neonatal brain? In: Revely M., Deacon, B. (Eds.): Psychopharmacology of Schizophrenia. London, Chapman and Hall, 2000, 21-40

Fehm, H.L., und Peters, A. (2007): Pathophysiologisches Konzept zur Entstehung des Diabetes mellitus Typ 2 (und der Adipositas) unter Betrachtung neuroendokriner Interaktionen. In: Straub, R.H. (Hrsg.): Lehrbuch der klinischen Pathophysiologie komplexer chronischer Erkrankungen. Bd. 2: Spezielle Pathophysiologie. Vandenhoek & Ruprecht, Göttingen, 2007, S. 168-176

Felger JC, Alagbe O, Hu F, Mook D, Freeman AA, Sanchez MM, et al. Effects of interferon-alpha on rhesus monkeys: A non-human primate model of cytokine-induced depression. Biol Psychiatry 62:1324–1333.

Ferrer I, Planas AM (2003): Signalig of cell death and cell survival following focal cerebral ischemia: liefe and death struggle in the penumbra. J. Neuropathol. Exp. Neurol. 62, 329-339

Fiebich, B.L., Herpfer, I., Lieb, K. (2006): Signaltransduktion der Substanz-P-vermittelten Geninduktion von IL-6. In: Straub, R.H.: Lehrbuch der klinischen Pathophysiologie komplexer chronischer Erkrankungen, Bd. 1, Physiologische Grundlagen. Vandenhoek & Ruprecht, Göttingen, 2006

Fimm, B. (2009): Neuropsychologische Beeinträchtigungen bei extrapyramidalen Erkrankungen. In: Sturm, Herrmann, Münte: Lehrbuch der klinischen Neuropsychologie. Spektrum-Verlag, Heidelberg, 2.Aufl. 2009

Fischer, A. (2009): Epigenetik: Nadelöhr neuronaler Erkrankungen? Neuroforum 15 (1), 2009, 21-28.

Fishel, M.L., Vasko, M.R., Kelley, M.R. (2007): DNA repair in neurons: so if they don't divide what's to repair? Mutat. Res. 614 (1-2), 24-36

Folsom TD, Fatemi SH (2011): Neurochemistry of autism. In: Blass, J.P. (Ed.): Neurochemical mechanisms in disease. Advances in Neurobiology 1, Springer Science + Business Media, 2011, 383-398

Fonken LX, Xu X, Weil ZM, Chen G, Sun Q, Raiaqopalan S, Nelson RJ (2011): Air pollution impairs cognition, provokes depressive like behaviors and alters hippocampal cytokine expression and morphology. Mol. Psychiatry 16 (10), 987-995

Foxton RH, Land JM, Heales SJR (2004): Tetrahydrobiopterin availability in Parkinson's and Alzheimer's disease; potential pathogenic mechanisms. Neurochem Res. 32, 751-756

Frank MG, Baratta MV, Spunger DB, Watkins LR, Maier SF (2007): Microglia serve as a neuroimmune substrate for stress-induced potentiation of CNS pro-inflammatory cytokine responses. Brain Behav. Immun. 21, 47-59

Frantseva MV, Perez Velasquez JL, Tsoraklidis G, et al. (2000) : Oxidative stress is involved in seizure-induced neurodegeneration in the kindling model of epilepsy. Neuroscience 97, 431-435

Freedman R, Hall M, Adler LE (1995): Evidence in postmortem brain tissue for decreased numbers of hippocampal nicotinic receptors in schizophrenia. Biol. Psychiatry 38, 22-33

Freedman R, Olincy A, Buchanan RW, et al. (2008): Initial phase 2 trial og a nicotinic agonist in schizophrenia. Am. J. Psychiatry 165, 1040-1047

Frenois, F., Moreau, M., O'Connor, J., Lawson, M., Micon, C., Lestage, J., Kelley, K.W., Dantzer, R., Castanon, N. (2007) : Lipopolysaccharide induces delayed FosB/DeltaFosB immunostaining within the mouse extended amygdala, hippocampus and hypothalamus, that parallel the expression of depressive-like behavior. Psychoneuroendocronology 32, 516-531

Fricker, G. (2011): Per U-Boot ins Sperrgebiet. Gehirn & Geist Nr. 10, 2011, 54-60

Friedhoff, P., Van Bergen, M., Mandelkow, E.M., und Mandelkow, E. (2000): Structure of tau protein and assembly into paired helical filaments. Biochim. Biophys. Acta 1502 (1), 122-132

Friedman, J. (2011): The role of free radicals in the nervous system. In: Gadoth, N., Göbel, H.H. (Ed.): Oxidative stress and free radical damage in neurology. Humana Press/ Springer, N.Y., 2011, S. 1-17

Friso S, Choi SW, Girelli D et al. (2002): A common mutation in the 5,10-methylenetetrahydrofolate-reductase gene affects genomic DNA methylation through an interaction with folate status. Proc. Natl. Acad. Sci. USA 99, 5606-5611

Fuchs, D., Moller, A.A., Reibnegger, G., Stockle, E., Werner, E.R., Wachter, H. (1990): Decreased serum tryptophan in patients withz HIV-1 infection correlates with increased serum neopterin and with neurologic/psychiatric symptoms. J. Acquir. Immune Defic. Syndr. 3, 873-876

Fuchs, D. (2008): Neopterin. Den Aktivierungsgrad des Immunsystems erfassen. Im Internet publiziert unter http://www.neopterin.net/neopterin_de.pdf

Fuchs, E ; Uno, H ; Flugge, G: Chronic psychososocial stress induces morpho-morphological alterations in hippocampal pyramidal neurons of the tree shrew. In: *Brain Res* (1995), Nr. 2, S. 275–282

Fukushima T, Ohta M, Tanaka K, Kaneko SY, Maeda T, Sasaki A (2004): Niacin metabolism and Parkinson's disease. Asia Pac. J. Clin. Nutr. 13 (Suppl.), S176

Galpern WR, Cudkovicz ME (2007): Coenzyme Q treatment of neurodegenerative diseases of aging. Mitochondrion 7, Suppl., S146-153

Gama CS, Salvador M, Andreazza AC, Kapczinski F, Silva Belmonte de Abreu P (2006): Elevated serum superoxide dismutase and thiobarbituric acid reactive substances in schizophrenia: a study of patients treated with haloperidol or clozapine. Prog. Neuropsychopharmacol. Biol. Psychiatry 30, 512-515

Garcia-Sierra F, Wischnik CM, Harrington CR, Luna-Munoz J, Mena R (2001): Accumulation of C-terminally truncated tau protein associated with vulnerability of the perforant pathway in early stages of neurofibrillary pathology in Alzheimer's disease. J. Chem. Neuroanat. 22, 65-77

Garrido, E.R., Heidt, L., Beaubier, N., Troy, C.M. (2011): Molecular mechnisms of neuronal death. In: J.P. Blass (Ed.): Neurochemical mechanisms in Disease. Advances in Neurobiology 1, Springer-Verlag, Heidelberg, 2011, S. 17-47

Gartung, Lieselotte (2011), Patientenbericht in CFS/ME-Forum 30, 2011, S. 50

Gasset, A.R., Itoi, M., Ishii, Y., Ramer, R.M. (1975) : Teratogenetics of ophthalmic drugs. II. Teratogenetics and tissue accumulation of thiomersal. Arch. Ophthalmol. 93, 52-55

GDCh, 2003, Stoffbericht des Beratergremiums für Altstoffe der Gesellschaft deutscher Chemiker (GDCh), BUA, 2003, in Naturwiss. Rdsch. Nr. 7, 2003, 403

Geisler S, Holmstrom KM, Treis A et al. (2010): The PINK1/Parkin-mediated mitophagy in compromised by PD-associated mutations. Autophagy 6, 871-878

Geser, F., Scholz, S.W., Wenning, G.K. (2007): Progressive supranuclear palsy and corticobasal degeneration. In: Lajtha, A. et al. (Ed.): Handbook of Neurochemistry and Molecular Neurobiology. 3rd Edition, Degenerative Diseases of the Nervous System. Springer-Verlag Berlin, Heidelberg, 2007, 124-137

Gestis-Stoffdatenbank, im Internet: www.gestis.itrust.de

Giblin KA, Blumenfeld H (2010) Is epilepsy a preventable disorder? New evidence from animal models. Neuroscientist 16, 253-275

Gibson GE, Haroutunian V, Zhang H, Park LC, Shi Q, Lesser M, Mohs RC, Sheu RK, Blass JP (2000): Mitochondrial damage in Alzheimer's disease varies with apolipoprotein E genotype. Ann Neurol. 48, 297-303

Gilgun-Sherki Y, Rosenbaum Z, Melamed E, Offen D (2002): Antioxidant therapy in acute central nervous system injury: current state. Pharmacol. Rev. 54, 271-284

Glaser R, Robles TF, Sheridan J, Malarkey WB, Kiecolt-Glaser JK. (2003): Mild depressive symptoms are associated with amplified and prolonged inflammatory responses after influenza virus vaccination in older adults. Arch Gen Psychiatry 60:1009–1014.

Gleichmann, E. (1997): Schlussbericht zum Fortsetzungsantrag "Entstehung von Autoimmunkrankheit nach Exposition gegenüber Quecksilber bzw. Goldsalzen: Charakterisierung der an den T-Zellreaktionen beteiligten Selbstproteine", Düsseldorf, Med. Institut für Umwelthygiene der Heinrich-Heine-Universität, 1997

Godbout, J.P., Chen, J., Abraham, J., Richwine, A.F., Berg, B.M., Kelley, K.W., Johnson, R.W. (2005): Exaggerated neuroinflammation and sickness behavior in aged mice following activation of the peripheral innate immune system. FASEB J. 19, 1329-1331

Godbout, J.P., Moreau, M., Lestage, J., Chen, J., Sparkman, N.L., O'Connor, J.C., Castanon, N., Kelley, K.W., Dantzer, R., Johnson, R.W. (2007): Aging exacerbates depressive-like behavior in mice in response to activation of the peripheral innate immune system. Neuropsychopharmacology 33 (10), 2341-2351 (Epub Dec. 12, 2007)

Godfrey, M.E., Wojcik, D.P., Krone, C.A. (2003): Apolipoprotein E genotyping as a potential biomarker for mercury neurotoxicity. J. Alzheimers Disease 5 (3), 189-195

Goehler, L.E., Gaykema, R.P.A., Hansen, M.K., Anderson, K., Maier, S.F., Watkins, L.R. (2000): Vagal immune to brain communication: a visceral chemosensory pathway. Auton. Neurosci 85, 49-59

Goehler, L.E., und Gaykema, R.P.A. (2009): Neural pathways mediating behavioral changes. In: Siegel, A., und Zalcman, S.S. (Ed.): The neuroimmunological basis of behavior and mental disorders. Springer, New York, 2009, S. 35-58

Golbe, L.I. (2000): Progressive supranuclear palsy in the molecular age. Lancet 356 (9233), 870-871

Gold, R. und Brück, W. (2007): Pathophysiologie der Multiplen Sklerose. . In: Straub, H. (Hrsg.): Lehrbuch der klinischen Pathophysiologie komplexer chronischer Erkrankungen. Bd. 2: Spezielle Pathophysiologie. Vandenhoek & Ruprecht GmbH, Göttingen, 2007, S. 220-229

Goldberg MS, Pisani A, Haburcak M, et al. (2005): Nigrostriatal dopaminergic deficits amd hypokinesia caused by inactivation of the familial Parkinsonism-linked gene DJ-1. Neuron 45, 489-496

Golde TE, Eckman CB (2001): Cholesterol modulation as an emerging strategy fort he treatment of Alzheimer's disease. Drug Discov. Today 6, 1049-1055

Gomez-Ramos A, Diaz-Hernandez M, Rubio A, Miras-Portugal MT, Avila J (2008): Extracellular tau promotes intracellular calcium increase through M1 and M3 muscarinic receptors in neuronal cells. Mol. Cell Neurosci. 37 (4), 673-681

Gong, C.X. (2011): NF-κB in brain diseases. In: Blass, J.P. (Ed.): Neurochemical mechanisms in disease. Advances in Neurobiology 1, Springer Science + Business Media, 2011, 294-317

Görlach, M. (2011): Biomolekulare Kontaktvermittlung – wie Moleküle zueinander finden. Broschüre „Rätsel Altern", Leibniz-Institut für Altersforschung – Fritz Lipmann-Institut e.V. (FLI) (Hrsg.), Jena, 2011, S. 36-38

Gotz ME, Double K, Gerlach M, Youdim MB, Riederer P (2004): The relevance of iron in the pathogenesis of Parkinson's disease. Ann. N.Y. Acad. Sci 1012, 193-208

Gould E, Tanapat P, McEwen B, et al. (1998): Proliferation of granule cell precursors in the dentate gyrus of adult monkeys is diminished by stress. Proc. Nat. Acad, Sci. 95, 3168-3171

Gouras, G.K., Tsai, J., Naslund, J., Vincent, B., Edgar, M., Checler, F., Greenfield, J.P., Haroutunian, V., Buxbaum, J.D., Xu, H., Greengard, P., und Relkin, N.R. (2000): Intraneural Abeta42 accumulation in human brain. Am. J. Pathol. 156, 15-20

Goyer, Cherian (2002): Toxicology of metals. Handbuch der experimentellen Pharmakologie Bd. 115, S. 175, zit. von E. Müller, in Z. f. Umweltmed. 3, 2002, S.128-133

Grandjean P., et al.: Cognitive deficit in 7 year old children with prenatal exposure to methylmercury. Neurotox. Toxicol.19, 417-428, 1997

Greenamyre, J.T., Porter, R.H. (1994): Anatomy and physiology of glutamate in the CNS (Review). Neurology 44, S7-S13

Greenamyre, J.T., Sherer, T.B., Betarbet, R., et al. (2001): Complex I and Parkinson's disease. IUBMB Life 52, 135-141

Greenpeace (2003): Chemicals out of control. The systematic failure of EU chemicals policy in the last 20 years. Broschüre Greenpeace Germany, 22745 Hamburg.

Greenpeace (2006): Pestizide außer Kontrolle. Broschüre Greenpeace Germany, 22745 Hamburg, S. 46f.

Greider, C.W. (1998): Telomeres and senescence: the history, the experiment, the future. Curr. Biol. 8 (5), R178-R181

Greider, C.W. (1999): Telomerase activation. One step on the road to cancer? Trends in Genetics 15 (3), 109-112

Griem, P., Gleichmann, E. (1995): Metal-induced autoimmunity. Curr. Opin. Immunol. 7, 831-839

Grogan PM, Katz JS (2005): Toxic Neuropathies. Neurol. Clin. 23, 377-396

Grohmann, U., Fallarino, F., Puccetti, P. (2003): Tolerance, DCs and tryptophan: Much ado about IDO. Trends Immunol. 24 (5), 242-248

Gualtieri CT, und Johnson LG (2008): Age-related cognitive decline in patients with mood disorders. Prog. Neuropsychopharmacol. Biol. Psychiatry 32, 962-967

Guillemin GJ, Smythe G, Takikawa O, Brew BJ (2005a): Expression of indoleamine 2,3-dioxygenase and production of quinolinic acid by human microglia, astrocytes and neurons. Glia 49, 15-23

Guillemin GJ, Wang L, Brew BJ (2005b): Quinolinic acid selectively induces apoptosis of human astrocytes: potential role of AIDS dementia complex. J. neuroinflammation 2, 16

Haas, C. (2009): Alzheimer – Mechanismen und therapeutische Ansätze. Biol. Unserer Zeit 39 (2), 92-100

Hackenbroch, Veronika (2010): Die Züricher Hoffnung. Suche nach der Superpille. Bericht in „Spiegel Wissen", 1, 2010, 94-97

Haga, S., Haga, C., Aizawa, T., Ikeda, K. (2002): Neuronal degeneration and glia cell responses following trimethyltin intoxication in the rat. Acta Neuropathol. 103 (6), 575-582

Hager K, Marahrens A, Kenklies M, Riederer P, Munch G (2001): Alpha-lipoic acid as a new treatment option for Alzheimer type dementia. Arch. Gerontol. Geriatr. 32, 275-282

Halagappa, V.K., Gou, Z., Pearson, M., Matsuoka, Y., Cutler, R.G., Laferla, F.M-, Mattson, M.P. (2007): Intermeiitent fasting and caloric restriction ameliorate age-related behavioral deficits in triple-transgenic mouse model of Alzheimer's disease. Neurobiol. Dis. 26 (1), 212-220

Halliwell, B., und Gutteridge, M.M.C. (1989): Free radicals in biology and medicine. Oxford, Clarendon Press 1989

Hamann, G. (2008), Neurologe und Prof. an der Dr. Horst-Schmidt Klinik Wiesbaden, zitiert in Wiesbadener Tagblatt, 12.7.08, A. Eder

Hamidi M, Drevets WC, Price JL (2004): Glial reduction in amygdala in major depressive disorder is due to oligodendrocytes. Biol Psychiatry 55:563–569.

Hardingham GE, Fukunaga Y, Bading H. (2002): Extrasynaptic NMDARs oppose synaptic NMDARs by triggering CREB shut-off and cell death pathways. Nat Neurosci 5:405–414.

Hardke, K., et al. (2005): Kommentar zum Europäischen Arzneibuch Ph. Eur. 4.0, Dimercaprol. Loseblattsammlung, 19. Lieferung 2005, Wissenschaftliche Verlagsgesellschaft Stuttgart

Hardy, J. (2005): Expression of normal sequence pathogenic proteins for neurodegenerative disease contributes to disease risk: „Permissive templating“ as a general mechanism underlying neurodegeneration. Biochem. Soc. Trans. 33, 578-581

Hargreaves AJ (2012): Neurodegeneration induced by organophosphorous compounds. In: Ahmad SI (Ed.): Neurodegenerative Diseases. Springer Science + Business Media, LLC/ Landes Bioscience, New York, 2012: Series: Advances in Experimental Medicine and Biology 724, 189-204

Harkany T, Abrahám I, Timmerman W, Laskay G, Tóth B, Sasvári M, Kónya C, Sebens JB, Korf J, Nyakas C, Zarándi M, Soós K, Penke B, Luiten PG (2000): beta-amyloid neurotoxicity is mediated by a glutamate-triggered excitotoxic cascade in rat nucleus basalis. Eur J Neurosci. 12(8): 2735-2745.

Harry, G.J., Tyler, K., Lefevre d´Hellencourt, C., Tilson, H.A., Maier, W.E. (2002): Morphological alterations and elevations in tumor necrosis factor-α, Interleukin(IL-)-1α, and IL-6 in mixed glia cultures following exposure to trimethyltin: Modulation by proinflammatory cytokine recombinant proteins and neutralizing antibodies. Toxicol. Appl. Pharmacol. 180/3, 205-218

Hartzler, A.W., Zhu, X., Siedlak, S.L., Castellani, R.J., Avila, J., et al. (2002): The p38 pathway is activated in Pick disease and progressive supranucear palsy: A mechanistic link between mitogenic pathways, oxidative stress and tau. Neurobiol. Aging 23 (5), 855-859

Hauger, R.L., Thrivikraman, K.V., Plotsky, P.M. (1994): Age-related alterations of the hypothalamic-pituitary-adrenal axis function in male Fischer 344 rats. Endocrinology 134, 1528-1536.

Havarinasab, S., und Hultman, P. (2005): Organic mercury compounds and autoimmunity. Autoimmun. Rev. 4, 270-275

Havarinasab, S., Haggquvist, B., Bjorn, E. et al. (2005): Immunosuppressive and autoimmune effects of thiomersal in mice. Toxicol. Appl. Pharmacol. 204, 109-121

Hayden KM, Norton MC, Darcey D, Ostbye T, Zandi PP, Breitner JC, Welsh-Bohmer KA, Cache County Study Investigators (2010): Occupational exposure to pesticides increases the risk of incident AD: the Cache County study. Neurology 74 (19), 1524-1530

Haydon PG, Carmignoto G (2006): Astrocyte control of synaptic transmission and neurovascular coupling. Physiol Rev 86:1009–1031.

Heesen, C., und Gold, S. (2007): Pathophysiologie der Multiplen Sklerose: Bedeutung von Stress und des neuroendokrinen Systems. In: Straub, H. (Hrsg.): Lehrbuch der klinischen Pathophysiologie komplexer chronischer Erkrankungen. Bd. 2: Spezielle Pathophysiologie. Vandenhoek & Ruprecht GmbH, Göttingen, 2007, S. 231-237

Heinrich, J., Mielck, A., Schäfer, I., Mey, W.(2000): Social inequality end environmentally-related diseases in Germany. Soz.-Präventivmed 45 (2000), 106-118.

Hellstrom-Lindahl E, Mousavi M, Ravid R, Nordberg A (2004): Reduces levels of Abeta 40 and Abeta 42 in brains of smoking controls and Alzheimer's patients. Neurobiol. Dis. 15, 351-360

Helm, D. und Laußmann, D. (2011): Umweltstress, Sozialstatus und Verhaltensauffälligkeiten bei Kindern und Jugendlichen im KiGGS. Umwelt und Mensch – Informationsdienst, Hrsg:: Bundesamt für Strahlenschutz (BfS), Bundesinstitut für Risikobewertung (BfR), Robert-Koch-Institut (RKI), Umweltbundesamt (UBA). Nr. 2, 2011, S. 53-56

Helmholtz-Gesellschaft München, 2001, Bericht in Biol. Unserer Zeit 41 (1), 2011, S. 7, www.helmholtz-muenchen.de

Heneka, M.T., Nadrigny, F., Regen, T., Martinez-Hernandez, A., Dumitrescu-Ozimek, L., Terwel, D., Jardanhazi-Kuruz, D., Walter, J., Kirchhoff, F., Hanisch, U.K., Kummer, M.P. (2010): Locus coerulus controls Alzheimer's disease pathology by modulating microglial functions through norepinephrine. Proc. Nat. Acad. Sci. (PNAS), Im Internet unter www.pnas.org/cgi/doi/10.1073/pnas.090958617

Herbert, J ; Goodyer , IM. ; Grossman, AB. ; Hastings, MH. ; Kloet, ER. ; Lightman, SL. ; Lupien, SJ. ; Roozenddaal, B ; Seckl, JR. (2006): Do corticosteroids orticosteroids damage the brain? In: J Neuroendo endocrinol Nr. 6, S. 393–411

Hermann, A., Sitdikova, G.F., Weiger, T.M. (2010): Gasotransmitter – Gase als zelluläre Signalstoffe. Biol. Unserer Zeit 40 (3), 185-191

Hermann, M (2010): Merck: Kurseinbruch nach Cladibrin-Stellungnahme. In: Der Aktionär online, Internet, www.deraktionaer.de/aktien-deutschland/merck--kurseinbruch-nach-cladibrin-stellungnahme-12588989.htm , 13.1.2012

Hermeneit, S.C. (2007): Krankheitverlauf und Prädiktoren der „Mild Cognitive Impairment" (MCI). Dissertation, Neurologische Universitätsklinik, Med. Fakultät der Universität Freiburg, http://www.freidok.uni-freiburg.de/volltexte/2951/

Herrmann, G.E., Holmes, G.M., Rogers, R.C. (2005): TNF(alpha) modulation of visceral and spinal sensory processing. Curr. Pharm. Des. 11, 1391-1409

Herrmann, Wolfgang (2010): Mitochondriale Medizin Teil 12: Homocystein und Neurodegeneration. Online-Vortrag auf www.ganzimmun.de, am 31.5.2010 (siehe Online-Seminar-Archiv)

Herrmann, M., Schweinsberg, F. (1999): Biomonitoring zur Beurteilung einer Quecksilberbelastung aus Amalgamfüllungen. In Mersch-Sundermann, Böse-O´Reilly: Beiträge zur Umweltmedizin. Mabuse-Verlag 1999, S. 9-34.)

Herrup, K. (2011): The role of Cdk5 as a cell cycle supprssor in post mitotic neurons. In: Curran, T., Christen, Y. (Eds.): Two faces of evil: Cancer and neurodegeneration. Springer Verlag Heidelberg, 2011, 17-25

Heuser, G. , Mena, I. (1998): Neurospect in Neurotoxic Chemicals Exposure Demonstration of Longterm Functional Abnormalities. Toxicology and Industrial Health 14, No.6 (Deutsche Übersetzung Bundessprachenamt - Referat SM II 2, Auftragsnummer E2556)

Hickie, I., Davenport, T., Wakefield, D., et al. (2006): Post-infective and chronic fatigue syndromes precipitated by viral pathogens: Prospective cohort study. BMJ 333, 575

Higgins GA, Jacobson H (2003): Transgenic mouse models of Alzheimer's disease: phenotype and application. Behav. Pharmacol. 14, 419-438

Hill, H.U. (2008): Chronisch krank durch Chemikalien. Shaker-Verlag Aachen, 2008

Hill, H.U., Huber, W., Müller, K.E. (2010): Multiple Chemikalien-Sensitivität (MCS) – Ein Krankheitsbild der chronischen Multisystemerkrankungen (CMI). Shaker-Verlag, Aachen, 3. Aufl. 2010

Hinze-Selch, D., Schuld, A., Pollmächer, T. (2007): Pathophysiologie der Depression unter Betrachtung von neuroendokrino-immunen Interaktionen. In: Straub, H. (Hrsg.): Lehrbuch der klinischen Pathophysiologie komplexer chronischer Erkrankungen. Bd. 2: Spezielle Pathophysiologie. Vandenhoek & Ruprecht GmbH, Göttingen, 2007, S. 183-188

Hirsch, Rolf Dieter (2010): „Du stinkst ja schon wieder". Gespräch über Gewalt gegen Demenzkranke. „Spiegel Wissen" 1, 2010, 107-109

Ho PI, Ashline D, Dhitavat S, Ortiz D, Collins SC, Shea TB, et al. (2003): Folate deprivation induces neurodegeneration: roles of oxidative stress and increased homocysteine. Neurobiol Dis. 14, 32–42.

Höck, A.D. (2011): Wesentliche Daten der CFS-Rituximab-Studie. CFS/ME-Forum 31, 2011, 40-44

Hock, C., Drasch, G., Golombowski, S., Muller-Spahn, F.,et al. (1998): Increases of blood mercury levels in patients with Alzheimer´s disease. J. Neural Transm. 105 (1), 59-68

Hoffmann, S.A., und Sakic, B. (2009): Autoimmunity and Brain Dysfunktion. In: Siegel, A., und Zalcman, S.S. (Ed.): The neuroimmunological basis of behavior and mental disorders. Springer, New York, 2009, S. 341-381

Hofman, F., Chen, P., Incardona. F., Zidovetzki, R., Hinton, D.R. (1999): HIV-tat protein induces the production of interleukin 8 by human brain-derived endothelial cells. J. Neuroimmunol. 94, 28-39

Hollenhorst, M., Lips, K., Weitz, A., Krasteva, G., Kummer, W., Fronius, M. (2011): Evidence for functional atypical nicotinic receptors that activate K+ dependent Cl- sectetion in mouse tracheal epithelium. Am.J. Resp. Cell Mol. Biol. (2011 in press).

Holley AK, St. Clair DK (2009): Watching the watcher: regulation of p53 by mitochondria. Future Oncol. 5, 117-130

Holsboer, F (1988): Implications of altered limbic-hypothalamic-pituitary- adrenocortical (LHPA)-function for neurobiology of depression (1988). Acta Psychiatr Scand. Suppl. 341, 72–111

Holsboer, F (1989): Implications of altered limbic-hypothalamic-pituitary-adrenocortical activity (1989). Eur Arch Psychiatry Neurol Sci. 5-6, 302–322

Holsboer, F ; Grasser, A ; Friess, E ; Wiedemann, K (1994): Steroid effects on central neurons and implications for psychiatric and neurological disorders. Ann. N. Y. Acad. Sci. 746, 345–359

Holsboer, F. (2011), zit. in Müller-Lissner, A.: Der Terror des Traumas. Max Planck Forschung Spezial, 2011, 24-31

Hooper, D.C., Scott, G.S., Zborek, A., et al. (2000): Uric acid, a peroxynitrite scavenger, inhibits CNS inflammation, blood CNS barrier permeability changes, and tissue damage in a mouse model of multiple sclerosis. FASEB J. 14, 691-698

Hooper, D.C., Fabis, M.J., Roy, A. (2011): Free radicals in central nervous system inflammation. In: Gadoth, N., Göbel, H.H. (Ed.): Oxidative stress and free radical damage in neurology. Humana Press/ Springer, N.Y., 2011, S. 79-98

Hörr, B. (2007): Positronen-Emissions-Tomografie (PET)-Befunde von 2 Patienten mit Organophosphat-Pestizid-Belastung. Persönliche Mitteilung (über Binz (2010))

Horstman LL, Jy WW, Zavadinov R et al. (2010): Role of platelets in neuroinflammation: a wide angle perspective. J. Neuroinflam. 7, 10

Houben JM, Moonen HJ, Van Schooten FJ, Hagemann GJ (2008): Telomere length assessment: biomarker of chronic oxidative stress? Free Radic. Biol. Med. 44, 235-246

Hoyer, S., Frölich, L. (2007): Dementia: The significance of cerebral metabolic disturbances in Alzheimer´s Disease. Relation to Parkinson´s Diesease. In: Lajtha, A. et al. (Ed.): Handbook of Neurochemistry and Molecular Neurobiology. 3rd Edition, Degenerative Diseases of the Nervous System. Springer-Verlag Berlin, Heidelberg, 2007, 191-232

Hranilovic D, Novak R, Babic M, Novokmet M, Bujas-Petkovic Z, Jernej B (2008): Hypersertotoninemia in autism: the potential role of 5-HT-related gene variants. Coll. Antropol. 32, 75-80

Huang A, Stultz CM (2007): Conformational sampling with implicit solvent models: application to PHF6 peptide in tau protein. Biophys. J. 92, 34-45

Huang WC, Juang SW, Liu IM, et al. (1999): Changes of superoxide dismutase gene expression and activity in the brain of streptotocin-induced diabetic rats. Neurosci. Lett. 275, 28-35

Huber, A., Bürkle, A., Münch, G. (2007): Neuroprotective mechanisms: oxidative stress as a target for neuroprotective therapies in Alzheimer´s Disease and Parkinson´s Disease. In: Lajtha, A. et al. (Ed.): Handbook of Neurochemistry and Molecular Neurobiology. 3rd Edition, Degenerative Diseases of the Nervous System. Springer-Verlag Berlin, Heidelberg, 2007, 79-102

Huberman M, Sredni B, Stern L, Kott E, Shalit F (1995): IL-2 and IL-6 secretion in dementia: correlation with type and severity of the disease. J. Neurol. Sci. 130, 161-164

Huesker, K. (2011): Eine Depressions-/Fatigue-Symptomatik kann durch erhöhte IDO-Aktivität entstehen. Umwelt-Medizin-Gesellschaft 24 (3), 225-227

Hurrelmann, K, (2010): Gesundheitssoziologie. Eine Einführung in sozialwissenschaftliche Theorien von Krankheitsprävention und Gesundheitsförderung. Juventa-Verlag, 7. Aufl. 2010, Kap. 2.2.: Sozioökonomischer Status, Ungleichheit und Gesundheit, S. 25-41, und Kap. 2.3.: Berufliche und soziale Lage, S. 42-49

Husmann, K. (1980): Symptoms of car-painters with long-term exposure to organic solvents. Scand. J. Work. Environ. Health 6, 19-26

Ida T, Hara M, Nakamura Y, Kozaki S, Tsunoda S, Ihara H (2008): Cytokine-induced enhancement of calcium-dependent glutamate release from astrocytes mediated by nitric oxide. Neurosci Lett 432:232–236.

IPCS (1991): Environmental health criteria 118. Inorganic mercury. World Health Organization, Geneva (Genf)

Irvine, D.G.: Hydroxy-hemopyrrolenone, not kryptopyrrole, in the urine of schizophrenics and porphyrics, Clinical Chemistry 24/11, 2069-2070, 1978

Ischiropoulos, H. (1998): Biological selectivity and functional aspects of protein tyrosine nitration. Biochem. Biophys. Res. Commun. 305, 776-783

Ising, Marcus, in Müller-Lissner, A.: Der Terror des Traumas. Max Planck Forschung Spezial, 2011, 24-31

Ittner, L., Alzheimer's and Parkinson's Disease Laboratory, University of Sydney, Australia, Pressemitteilung: Alzheimer-Impfstoff verlangsamt Krankheitsverlauf bei Mäusen. Verband der Biologen, Vbio, 21.12.11, www.vbio.de

Jacobs WB, Kaplan DR, Miller FD (2006): The p53 family in nervous system development and disease. J. Neurochem. 97, 1571-1584

Jahn, S., und Pfeiffer, B. (2009): Immunologie verstehen. Grundlagen des Immunsystems. Nervenheilkunde 28 (7), 463-467

James, S.J., Cutler, P., Melnyk, S., et al. (2004): Metabolic biomarkers of increased oxidative stress and impaired methylation capacity in children with autism. Am. J. Clin. Nutr. 80, 1611-1617

James, S.J., Slikker, W 3rd., Melnyk, S., New, E., Pogribna, M., Jernigan, S. (2005): Thiomersal neurotoxicity is associated with glutathione depletion: protection with glutathione precursors. Neurotoxicology 26, 1-8

Janata M, Singh I, Singh A, Jenkins D (2006): Combination of systemic hypothermia and N-acetylcysteine attenuates hypoxic-ischemic brain injury in neonatal rats. Pediatr. Res. 59, 684-689

Janeway: Immunologie (Lehrbuch). Spektrum-Verlag/ Springer, Heidelberg, 7. Aufl. 2009, S. 460f.

Jayanthi, S., McCoy, M.T., Cadet, J.L. (2007): Molecular mechanisms of methamphetamine-induced neurotoxicity: Insights obtained through cDNA array analyses. In: Lajtha, A. et al. (Ed.): Handbook of Neurochemistry and Molecular Neurobiology. 3rd Edition, Degenerative Diseases of the Nervous System. Springer-Verlag Berlin, Heidelberg, 2007, 152-165

Jellinger, K.A. (2007): Lewy body disorders. In: Lajtha, A. et al. (Ed.): Handbook of Neurochemistry and Molecular Neurobiology. 3rd Edition, Degenerative Diseases of the Nervous System. Springer-Verlag Berlin, Heidelberg, 2007, 270-343

Jenner, P., Dexter, D.T., Sian, J., Schapira, A.H., Marsden, C.D. (1992): Oxidative stress as a cause of nigral cell death in

Johnson GV, Seubert P, Cox TM, Motter R, Brown JP, Galasko D (1997): The tau protein in human cerebrospinal fluid in Alzheimer's disease consists of proteolytically derived fragments. J. Neurochem. 68, 430-433

Johnson GV, Stoothoff, WH (2004): Tau phosphorylation in neuronal cell function and dysfunction. J. Cell. Sci. 117, 5721-5729

Jin BK, Shin DY, Jeong MY, et al. (1998): Melatonin protects nigral dopaminergic neurons from 1-methyl-4-phenylpyridinium (MPP+) neurotoxicity in rats. Neurosci. Lett. 245, 61-64

Johnson, A. (2006): Gulf War Syndrome: Aftermath of a Toxic Battlefield. Dokumentarfilm, Post-Production CineVision Production. Adresse: MCS Information Exchange, 4 Eren Drive, Topsham, ME 04086, USA

Juknat AA, Kotler ML, Quaglino A, et al. (2003: Necrotic cell death induced by delta-aminolevulinic acid in mouse astrocytes. Protective role of melatonin and other antioxidants. J. Pineal. Res. 35, 1-11

Kaether, C. (2011): Fehlgeleitete Proteine – auf der Suche nach den Ursachen der Alzheimer Krankheit. Broschüre „Rätsel Altern", Leibniz-Institut für Altersforschung – Fritz Lipmann-Institut e.V. (FLI) (Hrsg.), Jena, 2011, S. 53-55).

Kaltschmidt, C., Kaltschmidt, B., Baeuerle, P.A. (1995): Proc. Nat. Acad. Sci. USA 92, 9618-9622, zit. in Mattson, 1998

Karbownik M, Reiter RJ (2002): Melatonin protects against oxidative stress caused by delta-aminolevulinic acid: implications for cancer reduction. Carncer Invest. 20, 276-286.

Kasten-Jolly, J., and Lawrence, D.A. (2011): CNS Cytokines. In: Blass, J.P. (Ed.): Neurochemical mechanisms in disease. Advances in Neurobiology 1, Springer Science + Business Media, 2011, 360-377

Kaukiainen, A., Hyvärinen, H.K., Akila, R., Sainio, M. (2009): Symptoms of chronic solvent encephalopathy: Euroquest questionnaire study. NeuroToxicology 30, 1187-1194

Kawas CH (2003): Clinical practice. Early Alzheimjer's disease. N. Engl. J. Med. 349. 1056-1063

Kawashima, N., Kusnecov, A.W. (2002): Effects of staphylococcal enterotoxin A on pituitary-adrenal acrivation and neophobic behavior in the C57BL/6 mouse. J. Neuroimmunol. 123, 41-49

Keim, C.T. (2000): Die Auswirkungen chronischer prä- und postnataler Quecksilberbelastung auf die Stärke der reaktiven Astrogliose in der Medulla Oblongata innerhal der ersten 24 Lebensmonate des Menschen. – Eine Untersuchung an 76 Leichen. Dissertation, Berlin 2000.

Kenis, G., und Maes, M. (2002): Effects of antidepressants on the production of cytokines. Int. J. Neuropsychopharmacol. 5, 401-412

Kersten, W. (2011): Chronisches Müdigkeitssyndrom und Burnout. CFS/ME-Forum 31, 2011, 21-32

Kessler, H., Pajonk, F.G., Bach, D., et al. (2008): Intake of copper has no effect on cognition in patients with mild Alzheimer's disease: a pilot phase 2 clinical trial. J. Neural Transm. 115 (12), 1651-1659

Khare, S.S., et al.(1990): Trace element imbalances in amyotrophic lateral sclerosis. Neurotoxicol. 11, 521-532

Khan NL, Jain S, Lynch JM, et al. (2005): Mutations in the gene LRRK2 encoding dardarin (PARK8) cause familial Parkinson's disease: clinical, pathological, olfactory and functional imaging and genetic data. Brain 128, 2786-2796

Khlistunova, I., Biernat, J., Wang, Y., Pickhardt, M., Von Bergen, M., Gazova, Z., Mandelkow, E., und Mandelkow, E.M. (2006): Inducible expression of tau repeat domain in cell models of tauopathy: Aggregation is toxic to cells but can be reversed by inhibitor drugs. J. Biol. Chem. 281, 1205-1214

Kickstein, E., Krauss, S., Thornhill, P., Rutschow, D., Zeller, R., Sharkey,J., Williamson, R., Fuchs M., Köhler, A., Glossmann, H., Schneider R., Sutherland, C., and Schweiger S. (2010): Biguanide metformin acts on tau phosphorylation via mTOR/protein phosphatase 2A (PP2A) signaling. PNAS, November 22, 2010, epub: doi: 10.1073/pnas.0912793107

Kifle Y, Monnier J., Chesrown SE, Raizada MK, Nick HS (1996): Regulation of the manganese superoxide dismutase and inducible nitric oxide synthase gene in rat neuronal and glial cells. J. Neurochem. 66, 2128-2135

Kihara T, Shimohama S, Sawada H, et al. (2001): Alpha 7 nicotinic receptor transduces signals to phosphatidylinositol 3-kinase to block A-beta-amyloid-induced neurotoxicity. J. Biol. Chem. 276, 13541-13546

Kilburn, K.H. (2009): Neurobehavioral ans pulmonary impairment in 105 adults with indoor exposure to molds compared to 100 exposed to chemicals. Toxicol. Ind. Health 25 (9-10); 681-692

Kim, P.K., Zamora, R., Petrosko, P., Billiar, T.R. (2001): The regulatory role of nitric oxide in apoptosis. Int. Immunopharmacol. 1, 1421-1441

Kim, B.N., Cho, S.C., Kim, Y., Shin, M.S., Yoo, H.J., Kim, J.W., Yang, K.H., Kim, H.W., Bhang, S.Y., Hong, Y.C. (2009): Phthalates exposure and attention-deficit/hyperactivity disorder in school-age children. Biol. Psychiatry 66 (10), 958-963

Kindler, A., Weiland, U., Franck, U. (2011): Sozialräumliche Verteilung der Luftbelastung in Berlin. Umwelt und Mensch – Informationsdienst, Hrsg:: Bundesamt für Strahlenschutz (BfS), Bundesinstitut für Risikobewertung (BfR), Robert-Koch-Institut (RKI), Umweltbundesamt (UBA). Nr. 2, 2011, S. 29-32

Kinzelbach, R. (2010): Hermann Friedrich Stannius: Stannius'sche Körperchen und Stanniocalcin. Biol. Unserer Zeit 40 (1), 2010, 58

Kirkamm, R. (2010): Nitrostress. Online-Vortrag unter www.ganzimmun.de am 21.6.2010

Kishida, K.T., Klamm, E. (2009): Reactive oxygen species, Synaptic plasticity and memory. In: Veasey, S.C. (Ed.): Oxidative Neural Injury. Humana Press/ Springer, Dordrecht, Heidelberg, London, New York, 2009, S. 11

Kitagami T, Yamada K, Miura H, Hashimoto R, Nabeshima T, Ohta T. (2003): Mechanism of systemically injected interferon-alpha impeding monoamine biosynthesis in rats: Role of nitric oxide as a signal crossing the blood-brain barrier. Brain Res 978:104–114.

Kitazawa, M., Anantharam, V., Kanthasamy, A.G. (2001): Dieldrin-induced oxidative stress and neurochemical changes contribute to apoptotic cell death in dopaminergic cells. Free Radic. Biol. Med.31, 1473-1485

Klein, M. (2009): Immunological and neural substrates of cancer-related neurocognitive deficits. In: Siegel, A., und Zalcman, S.S. (Ed.): The neuroimmunological basis of behavior and mental disorders. Springer, New York, 2009, S. 327-340

Klimas, N.G., O´Brien-Konneru, A. (2007): Chronic fatigue syndrome: inflammation, immune function, and neuroendocrine interactions. Curr. Rheumatol. Reports 9, 482-487

Klingelhöfer, J., Rentrop, M. (2003): Klinikleitfaden Neurologie, Psychiatrie. Urban & Fischer, München, Jena, 3. Aufl.

Klinghardt, D. (1996): Amalgam- / Quecksilberentgiftung als Behandlung für chronische Virus-, Bakterien- und Pilzerkrankungen. Vortrag anläßlich des Jahrestreffens der International and American Acadamy of Clinical Nutrition, San Diego, Kalifornien (USA), September 1996

Klöckener T, Hess S, Belgardt BF, Paeger L, Verhagen LAW, Andreas A, Sohn JW, Hampel B, Dhillon H, Zigman JM, Lowell BB,. Williams KW, Elmquist JK, Horvath TL, Kloppenburg P. Brüning JP (2011): High-fat Feeding Promotes Obesity via Insulin Receptor/P13k-Dependent Inhibition of SF-1 VMH Neurons. Nature Neuroscience, 5. Juni 2011, epub ahead of print, PMID 21642975 (PubMed)

Kluger, M.J. (1991): Fever: role of pyrogens and cryogens. Physiol. Rev. 71, 93-127

Kochen, Walter (2009): Hürden für die Anerkennung von Berufskrankheiten am Beispiel Parkinson. Erfahrungen eines Gutachters. Vortrag auf der Studientagung „Diagnose und Handlungsmöglichkeiten bei Vergiftungen in der Arbeitswelt“. Kath. Akademie Trier, 15.5.09.

Kodl CT, Franc DT, Rao JP et al. (2008): Diffusion tensor imagig identifies deficits in white matter microstructure in subjects with type I diabetes that correlate with reduced neurocognitive function. Diabetes 57, 3083-3089

Koenig MK, Butler IJ (2011): Tetrahydrobiopterin deficiency. In: Gadoth, N., Göbel, H.H. (Ed.): Oxidative stress and free radical damage in neurology. Humana Press/ Springer, N.Y., 2011, S. 225-234

Kohman, R.A., Tarr, A.J., Sparkman, N.L., Day, C.E., Paquet, A., Akkaraju, G.R., Boehm, G.W. (2007): Alleviation of the effects of endotoxin exposure on behavior and hippocampal IL-1beta by a selective non-peptide agonist of corticotropin releasing factor receptors. Brain Behav. Immun. 21, 824-835

Kohman, R.A., Hash-Converse, J.M., Kusnecov, A.W. (2009): Effect of systemic challenge with bacterial toxins on behaviors relevant to mood, anxiety and cognition. In: Siegel, A., und Zalcman, S.S. (Ed.): The neuroimmunological basis of behavior and mental disorders. Springer, New York, 2009, S. 183-208

Kollinger-Telegramm (2012): Newsletter von telegramm@ralf-kollinger.de , Diskussion DMSA – DMPA, Teil 8, vom 20.1.2012, Frankfurter Consilium, Netzwerk Interdisziplinäre Komplementäre Onkologie, Ralf Kollinger, Uhlandstr. 21, 65293 Hochheim (Main)

Komaroff, A.L.: Die neueste CFS-Forschung. Vortrag April 2010 bei Massachusetts CFIDS/ME & FM Association, übersetzt in der gleichnamigen Broschüre von Fatigatio e.V., Berlin, 2010.

Kompetenznetz Parkinson (Hrsg., 2003): Besser leben mit Parkinson. Broschüre, Marburg, 2003 (mitte@kompetenznetz-parkinson.de)

Kongressreport DGN (2009): Deutsche Gesellschaft für Neurologie, 81. Jahrestagung, 2008: Alzheimer Demenz: Handlungsspielraum voll ausschöpfen. NeuroGeriatrie 6 (1), 2009, 34

Könner AC, Hess S, Tovar S, Mesaros A, Sánchez-Lasheras C, Evers N, Verhagen LA, Brönneke HS, Kleinridders A, Hampel B, Kloppenburg P, und Brüning JC (2011): Role for insulin signaling in catecholaminergic neurons in control of energy homeostasis. Cell Metabolism, 7. Juni 2011, in press, PMID: 21641553 (PubMed)

Konrad, K., und Gilsbach, S. (2007): Aufmerksamkeitsstörungen im Kindesalter. In: Kindheit und Entwicklung 16 (1), 7-15

Koo JW, Duman RS (2008): IL-1beta is an essential mediator of the antineurogenic and anhedonic effects of stress. Proc Natl Acad Sci USA 105:751–756.

Koponen, H., Rantakallio, P., Veijola, J., Jones, P., Jokelainen, J., Isohanni, M. (2004): Childhood central nervois system infections and risk of schizophrenia. Eur. Arch. Psychiatry Clin. Neurosci. 254, 9-13

Körschenhausen, D.A., Hampel, H.J., Ackenheil, M., Penning, R., Müller, N. (1996): Fibrin degradation products in post mortem brain tissue of schizophrenics: a possible marker for underlying inflammatory processes. Schizophr. Res. 19, 103-109

Kosik KS, Neveu P, Banerjee S. (2011): The miRNA system: bifurcation points of cancer and neurodegeneration. In: Curran T. and Christen Y.: Two faces of evil: Cancer and neurodegeneration. Research and perspectives in Alzheimer's disease. Springer Verlag, Berlin, Heidelberg, 2011, S. 133-142

Kotake Y, Ohta S (2003): MPP+ analogs acting on mitochondria and inducing neuro-degeneration. Curr. Med. Chem. 10, 2507-2516

Krasteva, G., zitiert in Biol. Unserer Zeit 41 (4), 2011, 222, Bericht aus „Forschung und Entwicklung“

Kreuger, J.M., Obal, F.J., Fang, J., Kubota, T., Taishi, P. (2001): The role of cytokines in physiological sleep regulation. Ann. N. Y. Acad. Sci. 933, 211-221.

Krigman MR, Silverman AP (1984): General toxicology of tin and its organic compounds. Neurotoxicology 5, 129-139

Krishna MC, Russo A, Mitchell JB, Goldstein S, Dafni H, Samuni A (1996): Do nitroxide antioxidants act as scavengers of O_2^-. or as SOD mimics? J. Biol. Chem. 271, 26026-26031

Krüger, R., Berg, D., Riess, O., Riederer, P. (2007): Update on Parkinson´s Disease. In: Lajtha, A., et al. (Ed.): Handbook of Neurochemistry and Molecular Neurobiology. Springer-Verlag Berlin, Heidelberg, 2007, S. 32f (Review mit vielen Literaturzitaten zur Parkinson-Krankheit)

Kuklinski B., Schiefer, R., Bleyer, H. (2003): S-100 bei Hirnschrankenschädigung erhöht (Review). Zeitschrift f. Umweltmedizin 1, 2003, 16-19

Kuklinski, B. (2004): Kryptopyrrolurie, nitrosativer Stress und Mitochondropathie: Übersicht über neuere Erkenntnisse hinsichtlich KPU. Rostock, 26. Nov. 2004. Beitrag auf der Internetseite des Kompetenzzentrums zur Förderung der Selbstheilung.

Kulmatycki, K.M., Fakhreddin, J. (2006): Drug disease interactions: Role of inflammatory mediators in depression and variability in antidepressant drug response. J. Pharm. Pharmaceut. Sci. 9 (3), 292-306

Kumar A., Takada Y, Boriek AM, Aggarwal BB (2004): Nuclear factor kappa B: ist role in health and disase. J. Mol. Med 82, 434-448

Kurz, A., Professor an der TU München, Vortrag 27.2.08 in Wiesbaden

Kusnecov, A.W., Liang, R., Shurin, G. (1999): T-Lymphocyte activation increases hypothalamic and amygdaloid expression of CRH mRNA and emotional reactivity to novelty. J. Neurosci. 19, 4533-4543

Labouvie, S., Müller, K.(1990): Dopamin-D2-Rezeptoren bei Parkinson-Syndrom toxischer Genese. Nuklearmedizin 38, A80

Lahiri, D.K., Maloney, D., Zawia, N.H. (2009): The LEARn model: an epigenetic explanation for idiopathic neurobiological diseases: LEARn model of neurobiological disease. Molecular Psychiatry 14, 992-1003

Lakes, T., Klimeczek, J.J. (2011): Umweltgerechtigkeit im Land Berlin: Eine erste integrierte Analyse der sozialräumlichen Verteilung von Umweltbelastungen und –ressourcen. Umwelt und Mensch – Informationsdienst, Hrsg:: Bundesamt für Strahlenschutz (BfS), Bundesinstitut für Risikobewertung (BfR), Robert-Koch-Institut (RKI), Umweltbundesamt (UBA). Nr. 2, 2011, S. 42-44

Landesstiftung Baden-Württemberg (2009, Hrsg.): Dokumentation zum Kongress „Training und Demenz“. Stuttgart, November 2009, Schriftenreihe der Landesstiftung Baden-Württemberg, Nr. 42

Landesumweltamt NRW (Hrsg.) (2002): Toxikologische Bewertung polychlorierter Biphenyle (PCB) bei inhalativer Aufnahme („FoBiG-Studie“). Essen, 2002, S. 249f. (Landesumweltamt NRW, Wallneyer Str. 6, 45133 Essen)

Lajtha, A. et al. (Ed.): Handbook of Neurochemistry and Molecular Neurobiology. 3rd Edition, Degenerative Diseases of the Nervous System. Springer-Verlag Berlin, Heidelberg, 2007, Review-Band, 432 S., mit Review-Arikeln zu den biochemischen Mechanismen der bekannten neurodegenerativen Erkrankungen.

Lamounier-Zepter, V., Bornstein, S.R., Ehrhart-Bortnstein, M. (2007): Pathophysiologie der Hypertonie unter Berücksichtigung neuroendokrino-immuner Aspekte bei Adipositas. In: Straub, R.H. (Hrsg.): Lehrbuch der klinischen Pathophysiologie komplexer chronischer Erkrankungen. Bd. 2: Spezielle Pathophysiologie. Vandenhoek & Ruprecht, Göttingen, 2007, S. 63-69

Lassmann, H. (2007): Multiple sclerosis and autoimmune encephalomyelitis. In: Lajtha, A. et al. (Ed.): Handbook of Neurochemistry and Molecular Neurobiology. 3rd Edition,

Degenerative Diseases of the Nervous System. Springer-Verlag Berlin, Heidelberg, 2007, 373-403

Laye, S., Bluthe, R.M., Kent, S., Combe, C., Medina, C., Parnet, P., Kelley, K., Dantzer, R. (1995): Subdiafragmatic vagotomy blocks induction of IL-1 beta mRNA in mice brain in response to peripheral LPS. Am. J. Physiol. 268, R1327-1331

Ledesma MD, Bonay P, Colaco C, Avila J (1994): Analysis of microtubule-associated protein tau glycation in paired helical filaments. J. Biol. Chem. 269, 21614-21619

Le Goff, M., Helmer, C., Foubert-Samier, A., Cowppli-Bony, P., Berr, C., Datigues, J.F. (2009): Activities in retired people and the risk of dementia. C.R. Biol. 332, 378-384

Lee, Y.W., Hennig, B., Fiala, M., Kim, K.S., Toborek, M. (001): Cocaine activates redox regulated transcription factors and induces TNF-alpha expression in human brain endothelial cells. Brain Res. 920, 125-133

Leonard, B.E. (2007): Inflammation, depression and dementia: are they connected? Neurochem. Res. 93, 52-55

Leonard, B.E., und Song, C. (2007): Cytokines, Stress, and Depression. Ecyclopedia of Stress, (second edition), Elsevier Inc. 2010, p. 705-711

Leong, C., Syed, N., Lorscheider, F., et al. (2001): Retrograde degeneration of neurite membrane structural integrity of nerve growth cones following in vitro exposure to mercury. Neur. Rep 12, 733-737

Leroy E, Boyer R, Auburger G, et al. (1998): The ubiquitin pathway in Parkinson's disease. Nature 395, 451-452

Levine, S.A., Kidd, P.M. (2001): Antioxidant adaptation. Its role in free radical pathology. Verlag der "Allergy Research Group", 30806 Santana Street, Hayward, California 94544, 4. Aufl. 2001

Lewen, A., Matz, P., Chan, P.H. (2000): Free radical pathways in CNS injury. J.Neurotraumata 17, 871-890

Li, L., Shou, Y., Borowitz, J.L., Isom, G.E. (2001): Reactive oxygen species mediate pyridostigmin-induced neuronal apoptosis: Involvement of muscarinic- and NMDA-receptor. Toxicol. Appli. Pharmacol. 177, 17-25

Li L, Hölscher C (2007): Common pathological process in Alzheimer disease and type 2 diabetes: a review. Brain Res. Rev. 56, 384-402

Li., Y.Y., Chen, T., Wan, Y., Xu, S.Q. (2010): Lead exposure in pheochromocytoma cells induces persistent changes in amyloid precursor protein gene methylation patterns. Eviron. Toxicol., published online: 29. Nov. 2010, DOI: 10.1002/tox.20666

Liao YF, Wang BJ, Cheng HT, Kuo LH, Wolfe MS (2004): Tumor necrosis factor alpha, interleukin-1-beta, and interferon gamma stimulate gamma-secretase mediated cleavage of amyloid precursor protein through an JNK-dependent MAPK pathway. J. Biol. Chem. 279 (47), 49523-49532

Libby, P.: Arteriosklerose als Entzündung. Spektrum d. Wiss. Dossier 3/2003: Moderne Medizin, S. 11 ff.

Lilienthal, H., Hany, J., Kaya, H., Fastabend, A., Roth-Härer, A., Winneke, G. (1999): Wirkung der kombinierten Belastung mit ausgewählten PCB-Kongeneren auf spezifische Verhaltensweisen, Neurotransmitter im Gehirn und Schilddrüsenhormone bei der Ratte. Forschungsbericht FZKA-BWPLUS, Med. Institut der Heinrich-Heine-Universität Düsseldorf, 1999

Lindner, Maren (2007): Charakterisierung von Toxin-induzierter De- und Remyelinisierung des Zentralen Nervensystems und die Rolle des Chemokinrezeptors CXCR2. Dissertation, Tierärztliche Hochschule Hannover, http://elib.tiho-hannover.de/dissertations/lindnerm_ws07.PDF

Linford, N., Schriner, S.E., Rabinovitch, P.S. (2006): Oxidative damage and aging: spotlight on mitochondria. Cancer Res. 66 (5), 2497-2499

Litvan, I. (2005): Progressive supranuclear palsy. Scientific basis for treatment of Parkinson´s Disease. In: Galvez-Jimenez, N., (Ed.), London, New York: Taylor and Francis, S. 267-278

Litvinenko IV, Odinak MM, Mogil'naya VI, Perstnev SV (2010): Use of memantine (akatinol) for the correction of cognitive impairments in Parkinson's disease complicated by dementia. Neurosci Behav Physiol. 40(2): 149-155.

Lodish, H., Berk, A., Zipursky, S.L., Matsudaira, P., Baltimore, D., Darnell, J.E. (2001): Molekulare Zellbiologie. Spektrum-Verlag, Heidelberg, Berlin, 2001

Lombardi, V.C., Ruscetti, F.W., Das Gupta, J.D., et al. (2009): Detection of an infectious retrovirus, XMRV, in blood cells of patients with Chronic Fatigue Syndrome. Science 326, 585-589

Lopez-Leon, S., Janssens, A.C., Gonzalez-Zuloeta Ladd, A.M., et al. (2008): Meta-analyses of genetic studies on major depression disorder. Mol. Psychiatry 13, 772-785

Loureiro SO, Heimfarth L, Pelaez Pde L, Vanzin CS, Viana L, Wyse AT, Pessoa-Pureur R. (2008): Homocysteine activates calcium-mediated cell signaling mechanisms targeting the cytoskeleton in rat hippocampus. Int J Dev Neurosci. 26(5): 447-455. Epub 2008 Mar 8.

Luchsinger JA, Mayeux R (2004): Dietary factors and Alzheimer's disease: Lancet Neurol. 3 (10), 579-587

Ludolph, A.C. (2006): Amyotrophe Lateralsklerose. In: Berlit, P. (Hrsg.): Klinische Neurologie. 2. Aufl., Springer Verlag Heidelberg, 2006, S. 541-550

Lüth HJ, Arendt Th (2011): Stickstoffmonoxid und die Alzheimersche Erkrankung. Internetseite des Paul-Flechsig-Institutes für Hirnforschung der Universität Leipzig, http://www.uni-leipzig.de/~pfi/pfi/de/neuroanatomie/forschung/forschung6/forschung6.html

Lyons, G. (1999): Chemical Trespass: A toxic legacy. WWF-UK Toxics Program Report

Lyttek, E., persönliche Mitteilung vom vom 19.5.04

Ma KG, Guo JU, Ming G, Song H (2011): Bridging environment and DNA: Activity-induced epigenetic modification in the adult brain. In: Curran T. and Christen Y.: Two faces of evil: Cancer and neurodegeneration. Research and perspectives in Alzheimer's disease. Springer Verlag, Berlin, Heidelberg, 2011, S. 113-123

Maccioni RB, Rojo LE, Fernandez JA, Kuljis RO (2009): The role of neuroimmuno-modulation in Alzheimer's disease. Ann. N.Y. Acad. Sci. 1153, 240-246

Maier, M., et al. (2006): J. Neurosci. 26, 4717, zit. in Naturwiss. Rdsch. 12, 2006, 688 (Bericht)

Magarinos, AM. ; McEwen, BS. (1995): Stress-induced atrophy of apical dendrites of hippocampal CA3 neurons: involvement of glucocorticoid secretion and excitatory amino acid receptors. In: Neuroscience (1995), Nr. 1, S. 89–98

Magarinos, AM. ; McEwen, BS. ; Flugge, G ; Fuchs, E (1996): Chronic psychososocial stress causes apical dendritic atrophy of hippocampal CA3 pyramidal neurons in subordinate tree shrews. In: J. Neurosci , Nr. 10, S. 3534–3540

Mahley RW, Weißgraber KH, Huang Y (2006): Apolipoprotein E4: a causative factor and therapeutic target in neuropathology, including Alzheimer's disease. Proc. Natl. Acad. Sci. USA 103, 5644-5651

Majno, G., Joris, I. (1995): Apoptosis, oncosis, and necrosis. An overview of cell death. Am. J. Pathol. 146 (1), 3-15

Man, S.M., Ma, Y.R., Shang, D.S., Zhao, W.D., Li, B., Guo, (2007): Peripheral T-cells overexpress MIP-1alpha to enhance its transendothelial migration in Alzheimer's disease. Neurobiol. Aging 28 (4), 485-496

Mandel S, Weinreb O, Reznichenko L, Kalfon L, Amit T (2006): Green tea catechins as brain permeable, non toxic iron chelators to "iron out iron" from the brain. J. Neuron. Transm. Suppl. 71, 249-257

Mandelkow, E., Von Bergen, M., Biernat, J., Mandelkow, E.M. (2007): Structural Principles of Tau and the Paired Helical Filaments of Alzheimer's Disease. Brain Pathol 17: 83–90.

Mandelkow, E. (2011): zit. in Pietschmann, C.: Tau auf dem Gedächtnis. Max Planck Forschung Spezial 2011, Wissenschaftsmagazin der Max-Planck-Gesellschaft, Berlin, 2011, 16-23

Mann, J. (1999): Role of the serotonergic system in the pathogenesis of major depression and suicidal behavior. Neuropsychopharmacology 21, 99S-105S (Suppl.)

Mark, R.J., Lovell, M.A., Markesbery, W.R., Uchida, K., Mattson, M.P. (1997): A role for 4-hydroxynonenal, an aldehydic product of lipid peroxidation, in disruption of iron homeostasis and neuronal death induced by amyloid beta peptide. J. Neurochem. 68, 255-264

Markowitsch, H.J. (2006): Brain imaging correlates of stress related memory disorders in younger adults. Biological Psychiatry and Psychopharmacology 8, 50-53)

Markowitsch, H.J. (2009): Stressbedingte Erinnerungsblockaden. Neuropsychologie und Hirnbildgebung. Psychoanalyse. (im Druck 2009).

Markowitsch, H.J. (2006): Emotionen, Gedächtnis und das Gehirn. Der Einfluss von Stress und Hirnschädigung auf das autobiographische Erinnern. In: Welzer, H., und Markowitsch, H.J. (2006): Warum Menschen sich erinnern können. 303-322, Klett-Cotta, Stuttgart.

Marquardt, H., Schäfer, S. (Hrsg.): Lehrbuch der Toxikologie. Wiss. Verlagsgesellschaft mbH. Stuttgart, 2003.

Mardland, AL, Gianaros PJ, Abramowitch SM, Manuk SB, Hariri AR (2008): Interleukin-6 covaries inversely with hippocampal grey matter volume in middle-aged adults. Biol. Psychiatry 64, 484-490

Martin, B., Mattson, M.P., Maudsley, S. (2006): Caloric restriction and intermittent fasting: two potential diets for successful brain aging. Ageing Res. Rev. 5 (3), 332-353

Martin, S.J., Clark, R.E. (2007): The rodent hippocampus and spatial memory: from synapses to systems. Cell. Mol. Life Sci. 64, 401-431

Martin-Ruiz CM, Lee M, Perry RH, Baumann M, Court JA, Perry EK (2004): Molecular analysis of nicotinic receptor expression in autism. Brain Re. Mol. Brain Res. 123, 81-90

Massarotti, E.M. (2002): Lyme arthritis. Med. Clin. North Am. 86, 297-309

Mastorakos, G., Bamberger, A.M., und Chrousos, G.P. (1999): Neuroendocrine regulation of the immune process. In: Plotnikoff, N.P., Faith, R.E., Murgo, A.J., et al. (Eds.): Cytokines: Stress and Immunity. S. 17-37. CRC-Press LLC, Boca Raton 1999

Maswood, N., Young, J., Tilmont, E., Zhang, Z., Gash, D.M., Gerhardt, G.A., Grondin, R., Roth, G.S., Mattison, J., Lane, M.A., Carson, R.E., Cohen, R.M., Mouton, P.R., Quingley, C., Mattson, M.P., Ingram, D.K. (2004): Caloric restriction increases neurotrophic factor levels and attenuates neurochemical and behavioral deficits in a primate model of Parkinson's disease. Proc. Natl. Acad. Sci. USA. 101 (52), 18171-18176

Mathew R, Srinivas G, Mathuranath PS (2011): Tau and Tauopathies. In: Blass, J.P. (Ed.): Neurochemical mechanisms in disease. Advances in Neurobiology 1, Springer Science + Business Media, 2011, 633-667

Mattiazzi, M., D´Aurelio, M., Gajewski, C. et al. (2002): Mutated human SOD1 causes dysfunction of oxidative phosphorylation in mitochondria of transgenic mice. J. Biol. Chem. 277 (33), 29626- 29633

Mattson, M.P. (2004): Pathways towards and away from Alzheimer´s Disease. Nature 430 (7000), 631-639

Mattson, M.P. (2004b): Metal-catalysed disruption of membrane protein and lipid signaling in the pathogenesis of neurodegenerative disorders. Ann. NY. Acad. Sci. 1012, 37-50

Mattson, M.P. (1998): Free radicals, Calcium and the synaptic plasticity-cell death continuum: emerging roles of the transcription factor NFkB. International Review of Neurobiology 42, 103-168 (Ausführliche Zusammenfassung der wiss. Literatur zum Thema Freie Radikale, NO, Oxidativer Stress, NFkB und Apoptose bis 1998).

Mauceri, D, Freitag, H.E., Oliveira, A.M.M., Bengtson, C.P., and H. Bading (2011): Nuclear Calcium-VEGFD Signaling Controls Maintenance of Dendrite Arborization Necessary for Memory Formation Neuron, 71 (1), 117-130

Mayer, Johannes Gottfried (2010), Forschungsgruppe Klostermedizin, Würzburg, in: Wiesbadener Tagblatt vom 2.8.2010

McCann, D., Barret, A., Cooper, A., et al. (2007): Food additives and hyperactive behaviour in 3-year-old and 8/9-year-old children in the community: a randomized, double blinded, placebo-controlled tral. Lancet 370, 1524-1525

McCully KS. (2009): Chemical pathology of homocysteine. IV. Excitotoxicity, oxidative stress, endothelial dysfunction, and inflammation. Ann Clin Lab Sci. 39(3): 219-232.

McDade, TW, Hawkley LC, Cacioppo JT (2006): Psychosocial and behavioral predictors of inflammation in middle-aged and older adults: The The Chicago health, aging, and social relations study. Psychosom. Med. 68, 376-381

McDonald ES, Windebank AJ (2000): Mechanisms of neurotoxic injury and cell death. Clin. Neurobehav. Toxicol. 18 (3), 525-540

McEwen BS (1999): Stress and hippocampal plasticity. Ann. Rev. Neurosci. 22, 105-122

McEwen BS, Sapolsky RM (1995): Stress and cognitive function. Curr. Op. Neurobiol. 5, 205-216

McGowan, O.P.; Sasaki, A.; D'Alessio, A.C.; Dymov, S.; Labonté, B.; Szyf, M.; Turecki, G.; Meaney, M.J. (2009): Epigenetic regulation of the glucocorticoid receptor in human brain associates with childhood abuse. Nature Neuroscience 12, 342 - 348

McKeith, I.G., Galasko, D., Kosaka, K., Perry, E.K., Dickson, D.W., et al. (1996): Consensus guidelines for the clinical and pathologic diagnosis of dementia with Lewy bodies (DLB): Report of the consortium on DLB international workshop. Neurology 47, 1113-1124

Meaney, M.J., and Szyf, M. (2005) Maternal effects as a model for environmentally-dependent chromatin plasticity. Trends in Neuroscience 28, 456-463

Meberg PJ, Kinney WR, Valcourt EG, Routtenberg A (1996): Gene expression of the transcription factor NF-kappa B in hippocampus: regulation by synaptic activity. Brain Res. Mol. Brain Res. 38, 179-190

Mebs, D. (2010): Langzeitschäden bei Seelöwen nach Algenblüte. Bericht in: Naturwiss. Rundschau 63 (5), 2010, 251-252.

Mebs, D. (2010b): Biologische Vielfalt und Diversität von Naturstoffe. Naturwiss. Rundschau 63 (8), 397-402

Medicus, Gerhard (2011): Welchen Beitrag leisten die Geisteswissenschaften für den interdisziplinären Dialog zwischen den Humanwissenschaften? Naturwissenschaftliche Rundschau 64 (4), 2011, 181-188.

Mednick, S.A., Machon, R.A., Huttunen, M.O., Bonett, D. (1988): Adult schizophrenia following prenatal exposure to an influenza epidemic. Arch. Gen. Psychiatry 45, 189-192

Meironyte, D., Noren, K., Bergmann, A. (1999): Analysis of polybriminated diphenyl-ethers in Swedisu human milk. A time related trend study 1972-1997. J. Toxocol. Environ. Health, 58 (6), 329-341

Melo TM, Sonnewald U, Touret M, Nehlig A (2006): Cortical glutamat metabolism is enhanced in a genetic model of absence epilepsy. J. Cereb. Blood Flow Metab. 26, 1496-1506

Menegon, A. (1998): Parkinson´s disease, pesticides, and glutathione-transferase polymorphisms. Lancet 352, 1344-1346

Menon VP, Sudheer AR (2007): Antioxidant and anti-inflammatory properties of curcumin. Adv. Exp. Med. Biol. 595, 105-125

Meredith GE, Sonsalla PK, Chesselet MF (2008): Animal models of parkinson's disease progression. Acta Neuropathol. 115, 385-398

Merz, T. (2004): VOC – komplexe Krankheitsbilder durch zelluläre Multifunktionsstörungen. Umwelt-Medizin-Gesellschaft 17 (1), 46-56

Merz, T., Fabig, K.R. (), Huber, W., Ohnsorge, P. (2005): Merkblatt zur Bewertung von VOC-Gemischen. Umwelt-Medizin-Gesellschaft 18/4, 2005, 291-293.

Miguel-Hidalgo, J.J., Alvarez, X.A., Cacabelos, R., Quack,G. (2002): Neuroprotection by memantine against neurodegeneration induced by beta-amyloid (1-40). Brain-Research 958, 210-221

Mickaeloff Y, Suissa S, Vallee L et al (2004): First episode of acute CNS inflammatory demyelination in childhood: prognostic factors for multiple sclerosis and disability. J. Pediatr. 144 (2), 246-252

Miller, A.H., und Manji, H.K. (2006) On redefining the role of the immune system in psychiatric disease. Biol. Psychiatry 60, 796-798

Miller, A.H., Maletic, V., Raison, C.L. (2009): Inflammation and Its Discontents: The Role of Cytokines in the Pathophysiology of Major Depression. Biol Psychiatry. 65(9): 732–741

Miller E (2012): Multiple sclerosis. In: Ahmad SI (Ed.): Neurodegenerative Diseases. Springer Science + Business Media, LLC/ Landes Bioscience, New York, 2012: Series: Advances in Experimental Medicine and Biology 724, 222-238

Miller, F.D., und Kaplan, D.R. (2011): Nervous system aging, degeneration and the p53 family. In: Curran, T., Christen, Y. (Eds.): Two faces of evil: Cancer and neurodegeneration. Springer Verlag Heidelberg, 2011, 83-93

Miller, G.E., Chen E, Sze J, Marin T, Arevalo JM, Doll R, et al. (2008): A functional genomic fingerprint of chronic stress in humans: Blunted glucocorticoid and increased NF-kappaB signaling. Biol. Psychiatry 64, 266-272

Milton, R.H., Abramov, A.Y. (2009): Ischemia-reperfusion induces ROS-production from three distinct sources. In: Veasey, S.C. (Ed.): Oxidative Neural Injury. Humana Press/ Springer, Dordrecht, Heidelberg, London, New York, 2009, 97-108

MIT Gesundheit GmbH (2005): Beipackzettel zum Medikament "Captimer®"

Mitra, S., and Abraham, E. (2006): Participation of superoxide in neutrophil activation and cytokine production. Biochim. Biophys. Acta 1762, 732-741

Mitsumoto A, Nakagawa Y, Takeuchi A, Okawa K, Iwamatsu A, Takanezawa Y (2001): Oxidized forms of peroxiredoxins and DJ-1 on two-dimensional gels increased in response to sublethal levels of paraquat. Free Radic. Res. 35, 301-310

Miyake K, Hirasawa T, Koide T, Kubota T (2012): Epigenetics in autism and other neurodevelopmental diseases. In: Ahmad SI (Ed.): Neurodegenerative Diseases. Springer Science + Business Media, LLC/ Landes Bioscience, New York, 2012: Series: Advances in Experimental Medicine and Biology 724, 91-113

Mizuta I., Satake W, Nkabayashi Y, et al. (2006): Multiple candidate gene analysis identifies alpha-synuclein as a susceptibility gene for sporadic Parkinson's disease. Hum. Mol. Genet. 15, 1151-1158

Mocanu, M.M., Nissen, A., Eckermann, K., Khlistunova, I., Biernat, J., Drexler, D., Petrova, O., Schönig, K., Bujard H., Mandelkow, E., Zhou, L., Rune, G., and Mandelkow, E.M. (2008):
The Potential for β-Structure in the Repeat Domain of Tau Protein Determines Aggregation, Synaptic Decay, Neuronal Loss, and Coassembly with Endogenous Tau in Inducible Mouse Models of Tauopathy. The Journal of Neuroscience, January 16, 2008 • 28(3):737–748

Modahl C, Green L, Fein D, Morris M, Waterhouse L, Feinstein C, Levin H (1998): Plasma oxytocin levels in autistic children. Biol. Psychiatry 43, 270-277

Mogi, M., Harada, M., Kondo, T., Riederer, P., Inagaki, H., et al. (1994): Interleukin-1 beta, Interleukin-6, epidermal growth factor and transforming growth factor-alpha are revealed in the brain from parkinson patients. Neurosci. Lett. 180, 147-150

Mohajeri, M.H., et al. (2002): Passive immunization against beta amyloid peptide protects central nervous system (CNS) neurons from increased vulnerability associated with an Alzheimer's disease causing mutation. J. Biol. Chem. 277, 33012-33017

Mølhave, L., et al. (1987): Dose response relation of Volatile Organic Compounds in the Sick Building Syndrome. Cilical Ecologie 12, 155-169

Mølhave, L., Bach, B., Pedersen, O.F. (1986): Human reactions to low concentrations of volatile organic compounds. Environment International 12, 167-175

Mondragon-Rodriguez, S., Garcia-Sierra, F., Casadesus, G., Lee, H.G., Petersen, R.B., Perry, G., Zhu, X., Smith, M.A. (2011): Oxidative stress and Alzheimer disease: Mechanisms and therapeutic opportunities. In: Blass, J.P. (Ed.): Neurochemical mechanisms in disease. Advances in Neurobiology 1, Springer Science + Business Media, 2011, 607-632

Moreira, P.I., Nunomura, A., Zhu, X., Lee, H.G., Aliev, G., Smith, M.A., Perry, G. (2009): Alzheimer disease: oxidative stress and compensatory responses. In: Veasey, S.C. (Ed.): Oxidative Neural Injury. Humana Press/ Springer, Dordrecht, Heidelberg, London, New York, 2009, 109-120

Morris MC, Evans DA, Bienias JL, Tangney CC, Wilson RS (2002): Vitamin E and cognitive decline in older persons. Arch. Neurol. 59, 1125-1132

Mosconi, L., Pupi, A., De Leon, M.J. (2008): Brain glucose hypometabolism and oxidative stress in preclinical Alzheimer's disease. Ann. N.Y. Acad. Sci. 1147, 180-195

Moskovitz, J., Bar-Noy, S., Williams, W.M., Requena, J., Berlett, B.S., Stadtman, E.R. (2001): Methionine sulfoxide reductase (MsrA) is a regulator of antioxidant defense and lifespan in mammals. PNAS, 98 (23), 12920-12925)

Motamedi G, Meador K (2003): Epilepsy and kognition. Epilepsy Behav. 4, Suppl. 2, S25-S38

MPI, 2009: Bericht in Biol. Unserer Zeit 39 (6), 2009, S. 362, www.neuro.mpg.de

Muehlhardt, C. (2011): Ethidiumbromid – ein Mythos auf dem Prüfstand. Laborjournal online, Freiburg, http://www.laborjournal.de/rubric/methoden/methoden/v44.lasso.html

Mühlendahl, von, K.E. (1995): Dental amalgam and Feer disease. Europ. J. Pediatrics 154, 585-586

Mühlendahl, von, K.E., Frentzel-Beyme, R. (2003): PISA-Studie und PCB-Belastung. Umwelt-Medizin-Gesellschaft 16 (1), 49-52

Müller, K.E., et al. (1997): Szintigrafie der dopaminergen D2-Rezeptoren bei Belastungen durch Xenobiotika. Arzt und Umwelt 10 (1), 28-31

Müller, K.E. (2000): Toxisches Parkinson-Syndrom nach Pentachlorphenol-Exposition. Z. F. Umweltmed. 8 (4), 225-227

Müller, K.E. (2002): BfArM verfolgt Strategien der Vergangenheit. Stellungnahme zum Papier „Amalgame in der zahnärztlichen Therapie“ des BfArM. Z. f. Umweltmed. 10/3, 128-133

Müller, K.E. (2003): Leptinresistenz des hypothalamischen Sättigungszentrums bei adipösen MCS-Kranken. Zeitschrift f. Umweltmedizin 11/4, 2003, 176.

Müller, K.E. und Ohnsorge, P. (2005): REACH: Die neue Chemikalienbewertung in der EU. Umwelt, Medizin, Gesellschaft 18 (3), 181-185

Müller KE (2007): Genetische Polymorphismen der Catechol-O-Methyltransferase (COMT). Umwelt, Medizin, Gesellschaft 20(4), 2007, 282-288)

Müller, K.E., Labouvie, S. (2008): Umweltbedingte Schäden an postsynaptischen Membranen von Dopamin-D2-Rezeptoren. Umwelt, Medizin, Gesellschaft 21 (1), 15-19

Müller, K.E. (2008b): Die Bedeutung der Glukuronidierung bei umweltmedizinischen Erkrankungen am Beispiel der UDP-Glukuronosyltransferase 1A1 (UGT 1A1). Umwelt, Medizin, Gesellschaft 21 (4), 295-300

Müller, K.E., Ohnsorge, P., Huber, W., Binz, P. (2009): persönliche Mitteilungen 2009

Müller, K.E. (2010): Depression bei umweltmedizinischen Erkrankungen. Umwelt-Medizin-Gesellschaft 23 (4), 294-308

Müller, K.E. (2011): Die Umweltmedizin spielt in der Gesundheitspolitik der Parteien keine Rolle – auch in der von Bündnis 90/Die Grünen nicht. Umwelt, Medizin, Gesellschaft 24 (2), 158-159

Müller KE (2011): Burkitt-like Lymphom (BLL) nach Exposition gegenüber Lösemitteln, Benzol und Partikeln von Holzstaub. Umwelt, Medizin, Gesellschaft 24 (4), 2011, 294-301;

Muller, M., Westphal, G., Vesper, A., Bunger, J., Hallier, E. (2001): Inhibition of the human erythrocytic glutathione-S-transferase T1 (GSTT1) by thiomersal. Int. J. Hyg. Environ. Health 203, 479-481

Müller, N., und Schwarz, M.J. (2009): Cytokines, immunity and schizophrenia with emphasis on underlying neurochemical mechanisms. In: Siegel, A., und Zalcman, S.S. (Ed.): The neuroimmunological basis of behavior and mental disorders. Springer, New York, 2009, S. 307-326

Müller, S. (2009): CSN (Chemical Sensitivity Network)-Blog Archiv: "Pestizide verstärken das Risiko, an Parkinson zu erkranken, um 75 Prozent", vom 26. April 2009, unter http://www.csn-deutschland.de, Blog

Müller, T. (2010): Die Rolle von Homocystein bei chronischer Nervendegeneration. Vortrag auf der Tagung: Neuro-Endoktino-Immunologie, Komplexe Erkrankungen - Umweltmedizin. Wissenschaft trifft Praxis. European Academy for Environmental Medicine, Würzburg, 25.4.2010

Munoz AM, Rey P, Soto-Otero R, Guerra MJ, Labandeira-Garcia JL (2004): Systemic administration of N-acetylcysteine protects dopaminergic neurons against 6-hydroxydopamine-induced degeneration. J. Neurosci. Res. 76, 551-562

Münte TF (2009): Neuropsychologische Defizite bei Demenzerkrankungen. In: Sturm, W., Herrmann, M., Münte, T.F. (Hrsg., 2009): Lehrbuch der Klinischen Neuropsychologie. Spektrum-Verlag, Heidelberg, 2. Aufl. 2009, S. 726-739

Murgatroyd, C., Patchev, A.V., Wu, Y., Micale, V., Bockmuhl, Y., Fischer, D., Holsboer, F., Wotjak, C.T., Osborne, F., Spengler, A., Spengler D. (2009): Dynamic DNA-methylation programs persistent adverse effects of early-life stress. Nature Neurosci. 12, 1559-1566 (doi:10.1038/nn.2436)

Murphy JA, Harris JA, Cramnage AJ (2010): Potential short-term use of oral cladibrine in treatment of relapsing-remitting multiple sclerosis. Neuropsychiatr. Dis. Treat. 6, 619-625

Muss, C. (2011): Neue Ansätze und Erkenntnisse zu CFS – ein internationaler Überblick. Vortrag auf der CFS/ME-Fachtagung des Fatigatio e.V., 16-17.9.2011 in Stuttgart,

Mutschler (2001): Arzneimittelwirkungen. Wissenschaftliche Verlagsgesellschaft Stuttgart, 8.Aufl. 2001, u.a. S. 227f.

Mutter, J., Naumann, J., Sadaghiani, C., Schneider, R., Walach, H. (2005): Die Alzheimer Krankheit: Quecksilber als pathogener Faktor und Apolipoprotein E als Moderator. Umwelt, Medizin, Gesellschaft 18/4, 294-301

Mutter, J., Naumann, R., Schneider, H., Walach, H.(2007): Quecksilber und Alzheimer-Erkrankung. Fortschr. Neurol. Psychiatr. 75, 528-538

Mutter, J. (2002-2006): Amalgam – Risiko für die Menschheit. Quecksilbervergiftungen richtig ausleiten. Fit fürs Leben- Verlag, 3. Aufl., Natura Viva Verlags-GmbH, Weil der Stadt, 2006

Mutter, J., Naumann, J., Schneider, R., Walach, H., Haley, B. (2006): Quecksilber und Autismus: Zunehmende Beweise? (Umwelt-Medizin-Gesellschaft 19 (1), 2006, 53-60

Mutter, J., Naumann, J., Schneider, R., Walach, H. (2007): Quecksilber und die Alzheimer-Krankheit. Fortschr. Neurol. Psychiatr. 75 (9), 528-538

Mutter, J. (2008): Ist Amalgam schädlich? Stellungnahme zur „Münchener Amalgamstudie". Umwelt, Medizin, Gesellschaft 21/3, 2008, 224-229

Mutter, J., Curth, A., Naumann, J., Deth, R., Walach, H. (2010): Does inorganic mercury play role in Alzheimer's disease?. A systematic review and an integrated molecular mechanism. J. Alzheimer's Disease 22, 357-374

Myint AM, und Kim YK (2003): Cytokin-serotonin interactions through indoleamin-2,3-dioxygenase: a neurodegenerative hypothesis of depression. Med. Hypotheses 61, 519-525

Myint AM, Kim YK, Verkerk R, Scharpe S, Steinbusch H, Leonard B (2007): Kynurenine pathway in major depression: evidence of impaired neuroprotection. J. Affect. Disord. 98, 143-151

Myint AM, Schwarz MJ, Steinbusch HWM, Leonard BE (2009): Neuropsychiatric disorders related to interferon and interleukins treatment. Metab. Brain Dis. 24, 55-68

Naegele, JR (2007) Neuroprotective strategies to avert seizure-induced neurodegeneration in epilepsy. Epilepsia 48, Suppl. 2, 107-117

Natelson, B.H., Lange, G. (2002): A status report on chronic fatigue syndrome. Environ. Health Perspect. 110 (Suppl. 4), 673-677

Naturwiss. Rundschau (2008), Bericht: Epithelien sind dynamische Barrieren. Nr. 61/5, 2008, 255-257

Nemeroff, CB. ; Widerlov, E ; Bissette, G ; Walleus, H ; Karlsson, I; Eklund, K ; Kilts , CD; Loosen, PT; Vale, W. (1984): Elevated concentrations of CSF corticotropin-releasing factor-like immunoreactivity in depressed patients. Science 4680, 1342–1344

Neuburger, N., Arend, V., Guzek, B. (1996): Kompendium Umweltmedizin, Hamburg, 1996

Neumann, I. (2011): www.uni-regensburg.de; Bericht in Biol. Unserer Zeit 41 (2), 83, 2011.

Nicotera, P. (2010), zit. in Der Spiegel, "Wissen", Nr. 1, 2010, S. 91

Nielsen, M.S., Vorum, H., Lindersson, E., Jensen, P.H. (2001): Ca2+-Binding to alpha-synuclein regulates ligand binding and oligomerization. J. Biol.Chem. 276, 22680-22684

Nitsch, R.M. (2004): Immunotherapy of Alzheimer disease. Alzheimer Dis. Assoc. Disord. 18, 185-189

Noriega GO, Tomaro ML, Del Batlle AM (2002): Bilirubin is highly effective in preventing in vivo delta-aminolevulinic acid-induced oxidative cell damage. Biochim. Biophy. Acta 1638, 173-178

Novartis, Pressemitteilung 21.3.2011: Fingolimod/Gilenya erhält Zulassung in der EU. In: www.amsel.de/multiple-sklerose-news/medizin/

Novelli, A., Reilly, J.A., Lysko, P.G., Henneberry, R.C. (1988): Glutamate becomes neurotoxic via the N-methyl-D-aspartate receptor when intracellular energy levels are reduced. Brain Res. 451, 205-212

Nunomura, A., Perry, G., Aliev, G., et al. (2005): Oxidative damage is the earliest event in Alzheimer Disease. J. Neuropathol. Exp. Neurol. 60 (8), 759-767

Nylander, M. (1986): Mercury in pituitary glands of dentists. Lancet 1, 442

Nylander M., Friberg, L., Lind, B. (1987): Mercury concentrations in human brain and kidneys in relation to exposure to dental amalgam fillings. Swedish Dental Journal 11, 179-187

Ockenfels, H (1969): Morphological alterations in the diencephalon and telencephalon Following disturbances to the feedback mechanism adenohypophysis-adrenal cortex. Studies on the guinea pig after administration of cortisone and hydrocortisone.

In: Z Zellforsch Mikrosk Anat (1969), Nr. 1, S. 126–141

Obeid, R., Kasoha, M., Knapp, J.P., Kostopoulos, P., Becker, G., Fassbender, K. and Herrmann, W. (2007): Folate and Methylation Status in Relation to Phosphorylated Tau Protein(181P) and -Amyloid(1– 42) in Cerebrospinal Fluid. Clinical Chemistry 53 (6), 1129–1136

Obeid R, Herrmann W (2006): Mechanisms of homocysteine neurotoxicity in neurodegenerative diseases with special reference to dementia. FEBS Lett. 580, 2994-3005

Odh G, Carstam R, Paulson J, Wittbjer A, Rosengren E, Rorsman H (1994): Neuromelanin of the human substantia nigra: a mexed-type melanin. J. Neurochem. 62, 2030-2036

Oesch, B., Raeber, A.J. (2005): Prions and Prion-Diagnostics. Bioforum Europe 3, 2005, 26-28

Ohnsorge, P. (2006): Europäischer Ausstieg aus der Quecksilberanwendung. Umwelt-Medizin-Gesellschaft 19/4, 2006, 263

Oizl, M.S., Oers, H., Schobitz, B., De Kloet, E.R. (1993): Interleukin-1 beta, but not interleukin-6 impairs spatial navigation learning. Brain Res. 613, 160-163

Ökologischer Ärztebund (Hrsg., 2006): Ernährung und Gesundheit. Broschüre, Bremen, 2006, Seiten 18 und 27

Okun, E., und Mattson, M.P. (2009): Neuronal vulnerability to oxidative damage in aging. In: Veasey, S.C. (Ed.): Oxidative Neural Injury. Humana Press/ Springer, Dordrecht, Heidelberg, London, New York, 2009, 83-95

Olivieri, G., Brack, C., Müller-Spahn, F., et al. (2000): Mercury induces cell cytotoxicity and oxidative stress and increases beta-amyloid secretion and tau-phosphorylation in SHSY5Y neuroblastoma cells. J. Neurochem. 74, 231-236

Olivieri, G., Novakovic, M., Savaskan, E., et al. (2002): The effects of ß-estradiol on SHSY5Y neuroblastoma cells during heavy metal induced oxidative stress, neurotoxicity and ß-amyloid secretion. Neurosci. 113, 849-855

Onfray, Michel (2011): Er baute auf Hirngespinste. Interview in Spiegel 16, 18.4.11, 146-148.

Ongur D, Drevets WC, Price JL (1998): Glial reduction in the subgenual prefrontal cortex in mood disorders. Proc Natl Acad Sci U S A 95:13290–13295.

Ono T, und Galanopoulou, AS (2012): Epilepsy and epileptic syndrome. In: Ahmad SI (Ed.): Neurodegenerative Diseases. Springer Science + Business Media, LLC/ Landes Bioscience, New York, 2012: Series: Advances in Experimental Medicine and Biology 724, 99-113

Orriols, R., Costra, R., Cuberas, G., Jacas, C., Castell, J., Sunyer, J.(2009): Brain dysfunction in multiple chemical sensitivity. J. Neurol. Sci. 287, 72-78

Österreichische Akademie der Wissenschaften, 2011, Internetseite „Atemgasanalyse": www.oeaw.ac.at/aa/about.html , zit. in Natur u. Kosmos 10, 2011, S.94.

Ozawa, K., Hashimoto, K., Kishimoto, T., Shimizu, E., Ishikura, H., Iyo, M. (2006): Immune activation during pregnancy in mice leads to dopaminergic hyperfunction and cognitive impairment in the offspring: a neurodevelopmental animal model of schizophrenia. Biol Psychiatry 59, 546-554

Pace TW, Mletzko TC, Alagbe O, Musselman DL, Nemeroff CB, Miller AH, et al. (2006): Increased stressinduced inflammatory responses in male patients with major depression and increased early life stress. Am J Psychiatry 163:1630–1633.

Pace TW, Hu F, Miller AH. (2007): Cytokine-effects on glucocorticoid receptor function: Relevance to glucocorticoid resistance and the pathophysiology and treatment of major depression. Brain Behav Immun 21:9–19.

Palacino JJ, Sagi D, Goldberg MS, Krauss S, Motz C, Wacker M, Klose J, Shen J (2004): Mitochondrial dysfunction and oxidative damage in parkin-deficient mice. J. Biol. Chem. 279, 18614-18622

Palkiewicz, P. Zwiers, H., Lorscheider, F.L. (1994): ADP-ribosylation of brain neuronal proteins is altered by in vitro and in vivo exposure to inorganic mercury. J. Neurochem. 62, 2049-2052

Pall, M.L. (2007): Explaining Unexplained Illnesses. Disease paradigm for Chronic Fatigue Syndrome, Multiple Chemical Sensitivity, Fibromyalgia, Post-Traumatic Stress Disorder, Gulf War Syndrome, and Others. Harrington Park Press, New York, London, 2007; doi: 10.1300/5139-a.
Dieses Buch stellt eine wichtige Übersichtsarbeit zu den bis 2007 aktuellen Befunden zum Krankheitmechanismus bei Multisystemerkrankungen mit Schwerpunkt MCS und CFS dar. Es enthält weit über 1000 Literaturzitate. Viele Aspekte des hier vorliegenden Buches sind daraus entnommen.

Pall, M.L. (2007b): Nitric oxide synthase partial uncoupling as a key switching mechanism for the NO/ONOO-cycle. Med. Hypotheses 69, 821-825

Pall, M.L. (2008): Multiple Chemical Sensitivity: Towards the end of controversy. http://www.mcs-america.org/pall.pdf

Pall, M.L. (2009): Multiple Chemical Sensitivity: Toxicological Questions and Mechanisms. In: Timothy C. Marrs, Tore Syversen (Eds.): General and Applied Toxicology. Chapter XX . John Wiley & Sons, London, 2009

Pall, M.L. (2009): The NO/ONOO-cycle mechanism as the cause of chronic fatigue syndrome/ myalgic encephalitis. In: New Research in Chronic Fatigue Syndrome. John A. Pederson (Ed.), Nova Science Publishers Inc., Hauppauge, NY., in press

Pall, M.L. (2010): Wie heilt man Erkrankungen mit Beteiligung des NO/ONOO—Zyklus? Infobroschüre Fa. DeltaStar Nutrients, http://www.martinpall.info

Palop JJ, Chin J, Robertson ED, et al. (2007): Aberrant excitatory neuronal activity and compensatory remodeling of inhibitory hippocampal circuits in mouse models of Alzheimer's disease. Neuron 55, 697-711

Panov, A., Dikalov, S., Shalbuyeva, N., Taylor, G., Sherer, T., Greenamyre, J.T. (2005): Rotenone model of Parkinson Disease – multiple brain mitochondria dysfunctions after short term systemic rotenone intoxication. J. Biol. Chem. 280 (51), 42026-42035

Papolla MA, Sos M, Omar RA, et al. (1997): Melatonin prevents death of neuroblastoma cells exposed to the Alzheimer amyloid peptide. J. Neurosci. 17, 1683-1690

Pariante CM, Miller AH (2001): Glucocorticoid receptors in major depression: Relevance to pathophysiology and treatment. Biol Psychiatry 49:391–404.

Park SY, Haller RG (2011): Reactive oxygen species in mitochndrial enzephalomyopathy. In: Gadoth, N., Göbel, H.H. (Ed.): Oxidative stress and free radical damage in neurology. Humana Press/ Springer, N.Y., 2011, S. 253-292

Parrish JB, Yeh EA (2012): Acute disseminated encephalomyelitis. In: Ahmad SI (Ed.): Neurodegenerative Diseases. Springer Science + Business Media, LLC/ Landes Bioscience, New York, 2012: Series: Advances in Experimental Medicine and Biology 724, 1-14

Patel M (2004): Mitochondrial dysfunction and oxidative stress: cause and consequence of epileptic seizures. Free Radic. Biol. Med. 37, 1951-1962

Pato, T. (2011): Gesundheitssysteme in Europa – Veränderungen und Widerstand. Inprekorr – Internationale Pressekorrespondenz 5, 2011, 35-39

Patterson S, Smith V, Jelen M (2012): Autism spectrum disorders. In: Ahmad SI (Ed.): Neurodegenerative Diseases. Springer Science + Business Media, LLC/ Landes Bioscience, New York, 2012: Series: Advances in Experimental Medicine and Biology 724, 51-60

Pearce, B.D. (2001): Schizophrenia and viral infection during neurodevelopment: a focus on mechanisms. Mol. Psychiatry 6, 634-646

Pearce, B.D. (2009): Viruses and psychiatric disorders. In: Siegel, A., und Zalcman, S.S. (Ed.): The neuroimmunological basis of behavior and mental disorders. Springer, New York, 2009, S. 383-410

Pekary, A.E., Stevens, S.a., Sattin, A. (2007): Lipopolysaccharide modulation of thyrotropin-releasing hormone (TRH) and TRH-like peptide levels in rat brain and endocrine organs. J. Mol. Neurosci. 31, 245-259

Perneczky R, Wagenpfeil S, Lunetta KL, Cupples LA, Green RC, Decarli C, Farrer LA, Kurz A. (2009): Education Attenuates the Effect of Medial Temporal Lobe Atrophy on Cognitive Function in Alzheimer's Disease: The MIRAGE Study. J Alzheimers Dis 17:4 (August 2009).

Perier C, Tieu K, Guegan C, et al. (2005): Complex I deficiency primes Bax-dependent neuronal apoptosis through mitochondrial oxidative damage. Proc. Natl. Acad. Sci. USA 102, 19126-19131

Petersen, E. (2010): 20 Jahre Umwelt und Gesundheit aus Sicht einer Nichtregierungsorganisation. Umwelt-Medizin-Gesellschaft 23 (2), 91-99

Petersen, R.B., Nunomura, A., Lee, H.G., Casadeus, G., Perry, G., Smith, M.A., Zhu, X. (2009): Oxidative stress assiciated signal transduction cascades in Alzheimer's disease. In: Veasey, S.C. (Ed.): Oxidative Neural Injury. Humana Press/ Springer, Dordrecht, Heidelberg, London, New York, 2009, 121-136

Pezzoli, G. (2000): Hydrocarbon exposure and Parkinson's disease. Neurology 55, 667-673

Pham-Dinh, D., und Baumann, N. (2011): Biology of demyelinating diseases. In: Blass, J.P. (Ed.): Neurochemical mechanisms in disease. Advances in Neurobiology 1, Springer Science + Business Media, 2011, 537-584

Pickering M, und O'Connor JJ (2007): Pro-inflammatory cytokines and their effects in the dentate gyrus. Prog. Brain Res. 163, 339-354

Piefke, M., und Markowitsch, H.J. (2009): Gedächtnis und (z.B. stressbedingte) Gedächtnisstörungen. In G. Schiepeck (Hrsg.): Neurobiologie der Psychotherapie. 2. stark veränderte Auflage, Schattauer-V. Stuttgart.

Pietschmann, C.: Tau auf dem Gedächtnis. Max Planck Forschung Spezial 2011, Wissenschaftsmagazin der Max-Planck-Gesellschaft, Berlin, 2011, 16-23

Pilger, F.(2005): Psychoneuroimmunologische Marker und Aminosäure-Spektrum bei Patienten mit Somatisierungssyndrom und /oder Major-Depression versus Kontrollgruppe. Dissertation Med. Fakultät der Ludwig-Maximilians-Universität München, im Verbund mit der Medizinisch-Psychosomatischen Klinik Roseneck, Chiemgau

Pilsner, J.R., Hu, H., Ettinger, A., Sanchez, B.N., Wright, R.O., Cantowine, D., et al. (2009): Influence of prenatal lead exposure on genomic methylation of cord blood DNA. Environ. Health Perspect. 117, 1466-1471

Pischik E, Kauppinen R (2011): Potential role of oxidative damage in neurological manifestations of acute intermittent porphyria. In: Gadoth, N., Göbel, H.H. (Ed.): Oxidative stress and free radical damage in neurology. Humana Press/ Springer, N.Y., 2011, S. 293-311

Pitkanen A (2010): Therapeutic approaches to epileptogenesis – hope on the horizon. Epilepsia 51, Suppl. 3, 2-17

Poddar R, Paul S. (2009): Homocysteine-NMDA receptor-mediated activation of extracellular signal-regulated kinase leads to neuronal cell death. J Neurochem. 110(3): 1095-1106. Epub 2009 Jun 5.

Poewe, W., Wenning, K. (2007): Atypische Parkinson-Syndrome. In: Brandt, T., Dichgans, J., Diener, H.C. (2007): Therapie und Verlauf neurologischer Erkrankungen. Verlag W. Kohlhammer, Stuttgart, 5. Aufl. 2007, S. 1008-1026

Polinsky RJ, Brown RT, Burns RS, Harvey-White J, Kopin IJ (1988): Low lumbar CSF-levels of homovanillic acid and 5-hydroxyindoleacetic acid in multiple system atrophy with autonomic failure. J. Neurol. Neurosurg. Psychiatry 51, 914-919

Poon HF, Calabrese V, Scapagnini G, Butterfield DA (2004): Free radicals: key to brain aging and heme oxygenase as a cellular rsponse to oxidative stress. J. Gerontol. A. Biol. Sci. Med. Sci. 59, 478-493

Porreca, F., und Price, T.: Chronischer Schmerz, Ungebetener Dauergast. Gehirn u. Geist 10, 2010, 42-47

Potschka, H.(2009): Targeting regulation of ABC efflux transporters in brain diseases: a novel therapeutic approach. In: Pharmacology and Therapeutics 125, S. 118-127, 2009

Prang, N., Mayer W.R., Bartram F., Bieger W.P. (2003) MCS ist ein NF-κB-getriggerter Entzündungsprozess. Zeitschrift f. Umweltmedizin 11 (2), 80-86

Premi E, Padovani A, Borroni B (2012): Frontotemporal lobar degeneration. In: Ahmad SI (Ed.): Neurodegenerative Diseases. Springer Science + Business Media, LLC/ Landes Bioscience, New York, 2012: Series: Advances in Experimental Medicine and Biology 724, 114-126

Pryor WA, Squadrito GL (1995): The chemistry of peroxynitrite: a product from the reaction of nitric oxide with superoxide. Am. J. Physiol. 268 (5 pt 1): L699-722

Pugh, C.R., Kumagawa, K., Fleshner, M., Watkins, L.R., Maier, S.F., Rudy, J.W. (1998): Selective effects of peripheral lopopolysaccharide administration on contextual and auditory-cue fear conditioning. Brain Behav. Immun. 12, 212-229

Punthanveettil, S. und Kandel, E. (2011): Molecular mechanisms fort the initiation and maintenance of long-term memory storage. In: Curran T. and Christen Y.: Two faces of evil: Cancer and neurodegeneration. Research and perspectives in Alzheimer's disease. Springer Verlag, Berlin, Heidelberg, 2011, S. 143-160

Puri, B. (2009): Neuroimaging of Myalgic Encephalomyelitis. Vortrag auf der "International ME/CFS Conference 2009", London. Bericht in http://www.cfs-aktuell.de, September 2009

Quan N, Banks WA. (2007): Brain-immune communication pathways. Brain Behav Immun 21:727–735.

Radley, J. ; Rocher, AB. ; Miller, M. ; Janssen, W. ; Liston, C. ; Hof, PR. ; McEwen, BS. ; Morrison, JH. (2006): Repeated stress induces dendritic spine loss in the rat medial prefrontal cortex. In: Cereb Cortex 3, 313–320

Raison, C.L., Capuron, L., Miller, A.H. (2006): Cytokines sing the blues: inflammation and the pathogenesis of depression. Trends Immunol. 27, 24-31

Raitala, A., Pertovaara, M., Karjalainen, J., (2005): Association of interferon-gamma +874(T/A) single nucleotide polymorphism with the rate of tryptophan catabolism in healthy individuals. Scand. J. Immunol. 61, 387-390

Raji, C.A., Ho, A.J., Neelroop N. Parikshak, N.N., Becker, J.T., Lopez, O.L., Kuller, L.H., Hua, X., Leow, A.D., Toga, A.W., and Paul M. Thompson, P.M. (2009): Brain Structure and Obesity. Human Brain Mapping, 2009, im Internet unter DOI: 10.1002/hbm.20870 Published online in Wiley InterScience (www.interscience.wiley.com)

Rajkowska G, Miguel-Hidalgo JJ. (2007): Gliogenesis and glial pathology in depression. CNS Neurol Disord Drug Targets 6:219–233.

Rameshwar, P., und Bardaguez, A. (2009): Molecular basis of cytokine function. In: Ranft, U., Schikowski, T., Sugiri, D., Krutmann, J., Krämer, U. (2009): Long-term exposure to traffic related particulate matter impairs cognitive function in the elderly. Environ. Res. 109 (8), 1004-1011; und in: Siegel, A., und Zalcman, S.S. (Ed.): The neuroimmunological basis of behavior and mental disorders. Springer, New York, 2009, S. 3-17

Rankine EL, Hughes PM, Botham MS, Perry VH, Felton LM (2006): Brain cytokine synthesis induced by an intraparenchymal injection of LPS is reduced in MCP-1-deficient mice prior to leucocyte recruitment. Eur J Neurosci 24:77–86.

Rassow, J., Hauser, K., Netzker, R., Deutzmann, R. (2008): Biochemie. Lehrbuch im Thieme-Verlag, Stuttgart, 2. Aufl. 2008, S. 790, und S. 579

Razmiafshari M, Zawia NH (2000): Utilization of a synthetic peptide as a tool to study the interaction of heavy metals with the zinc finger domain of proteins critical for gene expression in the developing brain. Toxicol. Appl. Pharmacol. 166, 1-12

Rea, T., Russo, J., Katon, W., Ashley, R.L., Buchwald, D.(1999): A prospect study of tender points and fibromyalgia during and after an acute viral infection. Arch Intern. Med. 159, 865-870.

Reamon-Buettner, S.M. und Borlak, J. (2007): A new paradigm in toxicology and teratology: altering gene activity in the absence of DNA sequence variation. Reprod. Toxicol. 24 (1), 20-30

Reddy, P. H. (2009): Amyloid beta, mitochondrial structural and functional dynamics in Alzheimer´s Disease. Exp. Neurol. 218 (2), 286-292

Regitz-Zagosek, V., Interview in: Forschung spezial, Gesundheit, Magazin der Deutschen Forschungsgemeinschaft (DFG), Juni 2011, 70-71

Reinhold, N., und Markowitsch, H.J. (2007): Stress und Trauma als Auslöser für Gedächtnisstörungen: Das mnestische Blockadesyndrom. In: M. Leuzinger-Bohleber, G. Roth, und A. Buchheim (Hrsg.): Psychoanalyse, Neurobiologie, Trauma (S. 118-131). Stuttgart, Schattauer-V.

Reinke A, Martins MR, Lima MS, Moreira JC, Dal-Pizzol F, Quevedo J (2004): Haloperidol and clozapine, but not olanzapine, induces oxidative stress in rat brain. Neurosci. Lett. 372, 157-160

Reijerkerk, A., Kooij, G., Van der Pol, S.M.A., Dopp,E.A., De Vries, H.E., Blezer, E. L. A. (2006): Diapedesis of monocytes is associated with MPP-mediated occludin disappearance in brain endothelial cells. FASEB J. 20 (14), 2550-2552

Rejdak, K., Petzold, A., Stelmasiak, Z., Giovannoni, G. (2008): Cerebrospinal fluid brain specific proteins in relation to nitric oxide metabolites during relapse of multiple sclerosis. Mult. Scler.14 (1), 59-66

Reiter RJ (1992): The aging pineal gland and its physiological consequences. Bio Essays 14, 169-175

Renz H, Hahn C (2011): Pathophysiologie des Asthma bronchiale unter Betrachtung von neuroendokrinoimmunen Interaktionen. In: Straub, H. (Hrsg.): Lehrbuch der klinischen Pathophysiologie komplexer chronischer Erkrankungen. Bd. 2: Spezielle Pathophysiologie. Vandenhoek & Ruprecht GmbH, Göttingen, 2007, S. 109-117

Ressler KJ, Nemeroff CB (2000): Role of serotonergic and noradrenergic systems in the pathophysiology of depression and anxiety disorders. Depression and Anxiety 12 Suppl. 1, 2-19

Rhede, O., Pleva, J. (1994): Recovery from amyotrophic lateral sclerosis and from allergy after removal of dental amalgam fillings. Int. J. Risk. Safety Med. 4, 229-236

Ribas-Fito, N., Sala, M., Kogevinas, M., Sunyer, J. (2001): Polychlorinated biphenyls (PCBs) and neurological development in children: a systematic review. J. Epidem. Commun. Health 55, 537-546

Richwine, A.F., and Johnson, R.W. (2009): Microglial cells and inflammatory cytokines. In: Siegel, A., und Zalcman, S.S. (Ed.): The neuroimmunological basis of behavior and mental disorders. Springer, New York, 2009, S. 411-423

Riedl, R. (1980): Biologie der Erkenntnis. Paul Parey-Verlag, Berlin).

Rinaldi, P., Polidori, M.C., Metastasio, A., Mariani, E., Mattioli, P., Cherubini, A., Catani, M., Cecchetti, R., Senin, U., Mecocci, P. (2003): Plasma antioxidants are similarly depleted in mild cognitive impairment and in Alzheimer's disease. Neurobiol. Aging 24 (7), 915-919

Ringman JM, Frautschy SA, Cole GM, Masterman DL, Cummings JL (2005): A potential role of curry spice curcumin in Alzheimer's disease. Curr. Alzheimer Res. 2 (2), 131-136

Risch, N.; Hernell, R.; Lehner, T.; Liang, K.Y.; Eaves, L.; Hoh, J.; Griem, A.; Kovacs, M.; Ott, J.; Ries-Merikangas, K. (2009): Interaction between the serotonin transporter gene (5-HTTLPR), stressful life events, and risk of depression. A meta-analysis. JAMA 301 (23), 2462-2471

Roberts, B.E., und Shorter, J. (2008): Escaping amyloid fate. Nat. Struct. Mol. Biol. 15, 544-546

Roe, C., Mintun, M.A., D'Angelo, G., Xiong, C., Grant, E.A., Morris, J.C. (2008): Alzheimer disease and cognitive reserve. Variation of education effect with carbon 11-labeled Pittsburgh compound B uptake. Arch. Neurol. 65 (11), 1464-1471

Roe CM, Behrens MI, Xiong C, Miller JP, Morris JC (2009): Alzheimer disease and cancer. Neurology 64, 895-898

Rojo LE, Fernandez JA, Maccioni AA, Jimenez JM, Maccioni RB (2008) Neuroinflammation: implications for the pathogenesis and molecular diagnosis of Alzheimer's disease. Arch. Med. Res. 39, 1-16

Römpp Chemie-Lexikon, 9. Aufl. 1995, Quecksilber-organische Verbindungen, Bd. 5, Pl-S, S. 3742

Rosen HJ, Allison SC, Schauer GF et al. (2005): Neuroanatomical correlates of behavioural disorders in dementia. Brain 128, 2612-2625

Rosen DR, Siddique T, Patterson D, Figlewicz DA, Sapp P, Hentati A, Donaldson D, Goto J, O'Regan JP, Deng HX, et al. (1993): Mutations in Cu/Zn superoxide dismutase gene are associated with familial amyotrophic lateral sclerosis [published erratum appears in Nature 1993 Jul 22; 364 (6435): 362] [see comments]. Nature 362: 59–62

Röska-Hardy, L. (2011): Positionen zur Hirnforschung – eine Einführung. Vortrag auf der Tagung „Das Gehirn- ein Beziehungsorgan?", Evangelische Akademie Villigst., Schwerte, 9.-11. 12.2011

Roßner, S. (2011): Amyloid-Pathologie bei der Alzheimer Krankheit – vom Mechanismus zur Therapie. Vortrag im Programm „Neurowissenschaften in der gymnasialen Oberstufe" der Neurowissenschaftlichen Gesellschaft e.V., Paul-Flechsig-Institut für Hirnforschung, Universität Leipzig, 16.3.11

Rossi DJ, Oshima T, Attwell D (2000): Glutamate release in severe brain ischemia is mainly by reversed uptake. Nature 403, 316-321

Rossi, D.J., Brady, J.D., Mohr, C. (2007): Astrocyte metabolism and signaling during brain ischemia. Nat. Neurosci. 10 (11), 1377-1386

Rossi-George, A., Gow, A. (2008): Nitric oxide biochemistry: Pathophysiology of nitric oxide-mediated protein modifications. In: Veasey, S.C. (Ed.): Oxidative Neural Injury. Humana Press/ Springer, Dordrecht, Heidelberg, London, New York, 2009, 29-44

Rota C, Rimbach G, Minihane AM, Stoecklin E, Barella L (2005): Dietary vitamin E modulates differential gene expression in the rat hippocampus: potential implications for its neuroprotective properties. Nutr. Neurosci. 8 (1), 21-29

Roth, G. (2011): Neue Erkenntnisse der Hirnforschung und ihre Konsequenzen für unser Menschenbild. Vortrag auf der Tagung „Das Gehirn- ein Beziehungsorgan?", Evangelische Akademie Villigst., Schwerte, 9.-11. 12.2011

Rothe, C., Koszycki, D., Bradwejn, J., et al., (2006): Association of the VAL158Met catechol-O-methyltransferase genetic polymorphism with panic disorder. Neuropsychopharmacology 31, 2237-2242

Ruan, H., Tang, X.D., Chen, M.L., Joiner, M.L., Sun, G., Brot, N., Weissbach, H., Heinemann, S.H., Iverson, L., Wu, C.F., Hoshi, T. (2001): High quality life extension by the enzyme peptide methionine sulfoxide reductase. Proc. Natl. Acad. Sci. USA 99 (5), 2748-2753

Rubin, RT. ; Phillips, JJ. ; Sadow, TF. ; McCracken, JT. (1995): Adrenal gland volume in major depression. Increase during the depressive episode and decrease with successful treatme treatment. Arch. Gen. Psychiatry 3, 213–218

Rückinger, S., Rzehak, P., Chen, C., et al. (2009): Prenatal and postnatal tobacco exposure and behavioral problems in 10 year old children: Results from the GINI-plus prospective birth cohort study. Env. Health Perspect. 118 (1), 150-154 (Online).

Ruprecht, J. (1997): Dimaval® (DMPS). Wissenschaftliche Produktmonografie. Infoschrift der Fa. Heyl Chem.-Pharm. Fabrik GmbH & Co. KG, Goerzallee 253, 14167 Berlin

Russo, S., Kema, I.P., Bosker, F., Haavik, J., Korf, J. (2007): Tryptophan as an evolutionarily conserved signal to brain serotonin: molecular evidence and psychiatric implications. World J. Biol. Psychiatry 13, 1-11

Sabat, S.R. (1994): Excess disability and malignant social psychology. A case study on Alzheimer's disease. Journal of Community and Applied Social Psychology 4, 157-166

Sacks, Oliver (1991): Awakenings – Zeit des Erwachens. Rowohlt-Taschenbuch Verlag GmbH, Reinbek, 1991

Saitoh, T., Xia, Y., Chen, X., Masliah, E., Galasko, D., et al. (1995): The CYP2D6B mutant allele is overrepresented in the Lewy body-related variant of Alzheimer´s Disease. Ann. Neurol. 37, 110-112

Sano M, Ernesto C, Thomas RG, Klauber MR, Schafer K, Grundmann M, Woodbury P, Growdon J, Cotman CW, Pfeiffer E, Schneider LS, Thal LJ (1997): A controlled trial of selegiline, alpha-tocopherol, or both as treatment for Alzheimer's disease. The Alzheimer's Disease Cooperative Study. N. Engl. J. Med. 336, 1216-1222

Sarnico I, Lanzillotta A, Benarese M, Alghisi M, Baiguera C, Battistin L, PierFranco Spano PF, and Pizzi M (2009): Chapter 24 NF-KappaB Dimers in the Regulation of Neuronal Survival. International Review of Neurobiology 85, 351-362

Sass, H., Wittchen, H.U., Zaudig, M., et al. (2003): Diagnostisches und statistisches Manual Psychischer Störungen – Textrevision – DSM-IV-TR, Göttingen, u.a.

Sauerbrey, U. (2008): Aufmerksamkeitdefizit-/ Hyperaktivitätsstörung (ADHS) durch Umweltgifte. Umwelt, Medizin, Gesellschaft 21/4, 314-319

Sauerbrey, U. (2010): AD(H)S und Umweltgifte – eine Aktualisierung der Studienlage. Umwelt, Medizin, Gesellschaft 23 (1), 2010, 38-39).

Sauerbrey, U. (2010): ADHS durch Umweltgifte? Schadstoffe in der Kinderumwelt. Edition Paideia, Jena, 2010

Sawyer K, Mundandhara S, Ghio AJ, Madden MC (2010): The effects of ambient particulate matter on human alveolar macrophage oxidative and inflammatory response. J. Toxicol. Environ. Health A., 73 (1), 41-57

Sayal, K., Heron, J., Golding, J., Edmomd, H. (2007): Prenatal alcohol exposure and gender differences in children mental health problems: longitudinal population-based study. In: Pediatrics 119 (2), e426-434

Sayre, L.M., Zelasko, D.A., Harris, P.L., Perry, G., Salomon, R.G., et al. (1997): 4-Hydroxynonenal-derived advanced lipid peroxidation end products are increased in Alzheimer´s disease. J. Neurochem. 68, 2092-2097

Sayre LM, Moreira PI, Smith MA, Perry G (2005): Metal ions and oxidative protein modification in neurological disease. Ann. Ist. Super. Sanita. 41, 143-164

Scafers, M., Svensson, C., Sommer, C., Sorkin, L.S. (2003): Tumor necrosis factor-a induces mechanical allodynia after spinal nerve ligation by activation of p38 MAPK in primary sensory neurons. J. Neurosci. 23, 2517-2521

Schäfer, S.G., Elsenhans, B., Forth, W., Schümann, K. (2003): Metalle. Kapitel im Lehrbuch: Marquardt, H., Schäfer, S. (Hrsg.): Lehrbuch der Toxikologie. Wiss. Verlagsgesellschaft mbH. Stuttgart, 2. Aufl. 2003, S. 763 ff.

Schaumberg HH, Berger AR (1993): Human toxic polyneuropathy due to industrial agents. In: Dyck PJ, Thomas PK, (Ed.): Peripheral Neuropathy. 3rd edition. Philadelphia: WB Saunders, 1533-1548

Scheel, M. (2008): Der Einfluss von Cortisol auf neuronale Metabolite. Eine megnetresonanzspektroskopische Untersuchung. Dissertation Med. Fakultät Charité, Berlin

Scheibenbogen, C. (2011): Interview zur Rituximab-Studie in CFS/ME-Forum 31, 2011, 36-39

Schiepers, O.J., Wichers, M.C., Maes, M. (2005): Cytokines and major depression. Prog. Neuropsychopharmacol. Biol. Psychiatry 29, 201-217

Schilling, G. (2011): Toxische Bruchstücke – Was Nervenzellen sterben lässt. Broschüre „Rätsel Altern“, Leibniz-Institut für Altersforschung – Fritz Lipmann-Institut e.V. (FLI) (Hrsg.), Jena, 2011, S. 62-63.

Schiwara, H.W., Daunderer, M., Kirchherr, H., Hess, C., Harders, B., Hoppe, H.W., Molsen C., Engler, J., Scholze, M., Buchterkirche, B., Buchterkirche, C. (1992): Bestimmung von Kupfer, Quecksilber, Methylquecksilber, Zinn, Methylzinn und Silber in Körpermaterial von Amalgamträgern. Klin. Labor 38, 391-403

Schleifer, S.J. (2009): Immunity and depression: a clinical perspective. In: Siegel, A., und Zalcman, S.S. (Ed.): The neuroimmunological basis of behavior and mental disorders. Springer, New York, 2009, S. 287-305

Schliebs, R., und Arendt, T. (2011): The significance of the cholinergic system in the brain during aging and in Alzheimer's disease. J. Neural Transmission 113 (11), 1625-1644

Schmid, Sabine (2008), Deutsches Grünes Kreuz, Interview in Wiesbadener Tagblatt, 16.7.08,

Schneider, A., Martin-Villaba, A., Weih, F., Vogel, J., Wirth, T., Schwaninger, M. (1999): NF-kappa-B is activated and promotes cell death in focal cerebral ischemia. Nat. Med. 5 (5), 554-559

Schneider, A., Falkai, P., Papassotiropoulos, A. (2011): Molekulare Grundlagen Tau-Protein-vermittelter Toxizität. Neue experimentelle Therapie-Strategien zur Behandlung der Alzheimer-Erkrankung. Der Nervenarzt 81 (11), 1289-1297

Scholin, C.A., Gulland, F., Doucette, G.J., et al. (2000): Mortality of sea lions along the central California coast linked to a toxic diatom bloom. Nature 403, 80-84

Schreiber, Stefan (2010): Interview in Natur u. Kosmos Nr. 4, 2010, 31-37

Schroder, K., Zhou, R., Tschopp, J. (2010): The NLRP3 inflammasome: a sensor for metabolic danger? Science 327 (5963), 296-300

Schultz, H.D., Ustinova, E.E. (1998): Capsaicin receptors mediate free radical induced activation of cardiac afferent endings. Cardiovascular Res. 38, 348-355

Schwarcz, R., Rassoulpour, A., Wu, H.Q., Medoff, D. Tammiga, C.A., Roberts, R.C. (2001): Increased cortical kynurate content in schizophrenia. Biol. Psychiatry 50, 521-530

Schwarcz R, Pellicciari R (2002): Manipulation of brain kynurenines: Glial targets, neuronal effects, andclinical opportunities. J Pharmacol Exp Ther 303:1–10.

Schwartz, E. (1987): Proportionate mortality ratio analysis of automobile mechanics and gasoline service station workers in New Hampshire. Am. J. Ind. Med. 12, 91-99

Schwarz MJ, und Müller N (2007): Pathophysiologie der Schizophrenie unter Betrachtung von neuroimmunen Interaktionen. In: Straub, H. (Hrsg.): Lehrbuch der klinischen Pathophysiologie komplexer chronischer Erkrankungen. Bd. 2: Spezielle Pathophysiologie. Vandenhoek & Ruprecht GmbH, Göttingen, 2007, S. 291-302

Schweers O, Mandelkow WM, Biernat J, Mandelkow E (1995): Oxidation of cysteine-322 in the repeat domain of microtubule-associated protein tau controls the in vitro assembly of paired helical filaments. Proc. Natl. Acad. Sci. USA 92, 8463-8467

Scott GS, Kean RB, Fabis MJ, et al. (2004): ICAM-1 upregulation in the spinal cords of PLSJL mice with experimental allergic encephalomyelitis is dependent upon TNF-alpha production triggered by the loss of blood-brain barrier integrity. J. Neuroimmunol. 155, 32-42

Sechi G, Deledda MG, Bua G, et al. (1996): Reduced intravenous glutathione in the treatment of early Parkinson's disease. Prog. Neuropsychopharmacol. Biol. Psychiatry 20, 1150-1170

Seegal, R.F.: in Workshop Report on developmental neurotoxic effects associated with exposure to PCBs, EPA (eds.), EPA/630/R-92/004, May 1993, zit. nach FoBiG-Gutachten für die GEW, Landesverband Hessen, vom 23.8.1994

Seegal, R.F. (1993): The neurochemical effects of PCB exposure are age-dependent. Arch. Toxicol. 16, Suppl. 128-137

Seegal, R.F. (1996): Epidemiological and laboratory evidence of PCB-induced neurotoxicity. Critical Review of Toxicology 26, 709-737

Seegal, R.F. (2000): The neurotoxicological consequences of developmental exposure to PCBs. Toxicol. Sci. 57, 1-3

Seidler, A., et al. (1996): Possible environmental, occupational and other etiologic factors für Parkinson´s disease: A case control study in Germany. Neurology 46, 1275-1284

Selmaj KW, und Raine CS (1988): Tumor necrosis factor mediates myelin and oligodendrocyte damage in vitro. Ann. Neurol. 23, 339-346

Shapiro LA, Wang L, Ribak CE (2008): Rapid astrocyte and microglial activation following pilocarpin-induced seizures in rats. Epilepsia 49, Suppl. 2, 33-41

Sheline YI (2003): Neuroimaging studies of mood disorder effects on the brain. Biol. Psychiatry 54, 338-352

Sheremata W, Jy W, Horstman LL et al. (2008): Evidence of platelet activation in multiple sclerosis . J. Neuroinflam. 5, 27

Sherer, T.B., Kim, J.H., Betarbet, R., Greenamyre, J.T. (2003): Subcutaneous rotenone exposure causes highly selective dopaminergic degeneration and α-synuclein aggregation. Exp. Neurol. 179, 9-16

Sherer, T.B., Betarbet, R., Testa, C.M., et al. (2003a): Mechanism of toxicity in rotenone models of Parkinson´s disease. J. Neurosci. 23 (34), 10756-10764

Sherer, T.B., Richardson, J.R., Testa, C.M., Seo, B.B., Panov, A.V., Yagi, T., Matsono-Yagi, A., Miller, G., Greenamyre, J.T. (2007): Mechanism of toxicity of pesticides acting at complex I: relevance to environmental etiologies to Parkinson´s disease. J. Neurochem. 100 (6), 1469-1479

Shi, G., Chen, D., Zhai G., Marina S. Chen, M.S., Cui, Q.C., Zhou, Q., Bin He, Q. Ping Dou, P., and Jiang1, G. (2009): The Proteasome Is a Molecular Target of Environmental Toxic Organotins. Environmental Health Perspectives 117/ 3, 379-386

Shin C, McNamara JO (1994): Mechanism of epilepsy. Annu. Rev. Med. 45, 379-389

Shintani, N., Ogita, K., Hashimoto, H., Baba, A.(2007): Recent studies on Trimethyltin actions in the central nervous system. Yakugaku Zasshi 127 (3), 451-461 (in Japanisch)

Shohami E, und Kohen R (2011): The role of reactive oxigen species in the pathogenesis of traumatic brain injury. In: Gadoth, N., Göbel, H.H. (Ed.): Oxidative stress and free radical damage in neurology. Humana Press/ Springer, N.Y., 2011, S. 99-118

Shukla, A., Timblin, C., Beruße, K., Gordon, T., McKinney, W., Driscoll, K., Vacek, P., Mossman, B.T. (2000): Inhaled particulate matter causes expression of Nuclear Factor-(NF)-kappa-B-related genes and oxidant dependent NF-kappa-B-activation in vitro. Am. J. Respir. Cell. Mol. Biol. 23, 182-187

Siegel, A., Bhatt, S., Bhatt, R., Zalcman, S. (2009): Cytokines and aggressive Behavior. In: Siegel, A., und Zalcman, S.S. (Ed.): The neuroimmunological basis of behavior and mental disorders. Springer, New York, 2009, S. 235-259

Siegel, G., Schratt, G. (2010): Mikro RNA: Wächter des Gedächtnisses. Gehirn & Geist 10, 2010, 58-61.

Siegmund-Schulze, Nicola (2003): "Operation Wüstensturm" machte Soldaten krank. Frankfurter Rundschau 9.4.2003
Siffrin, V., Zipp, F., et al., Bericht in Biol. Unserer Zeit 40 (6), 2010, 367.

Siegrist, J.: Medizinische Soziologie. Elsevier Urban & Fischer, 6. Aufl. 2005
Kap. 4: Theoretische Grundlagen: Die Gesellschaft. S. 145-189

Silberlund, R.L. (1992): A comparison of mental health of multiple sclerosis patients with silver/ mercury dental fillings and those with fillings removed. Psychol. Reports 70, 1139-1151

Silberlund, R.L., Kienholz, E. (1994): Evidence that mercury from dental fillings may be an etiological factor in MS. Sci. Tot. Environ. 142, 191-205

Simen BB, Duman CH, Simen AA, Duman RS (2006): TNFalpha signaling in depression and anxiety: Behavioral consequences of individual receptor targeting. Biol Psychiatry 59:775–785.

Simon, NM, Smoller JW, McNamara KL et al. (2006) : Telomere shortening and mood disorders : preliminary support for a chronic stress model of accelerated aging. Biol. Psychiatry 60, 432-435

Singer, E.M. (Ed.) (1999): Neurotoxicity Guidebook. Van Nostrand Reinhold, New York, 46-51

Slavich, G.M., Way, B.M., Eisenberger, N.I., Taylor, S.E.(2010): Neural sensitivity to social rejection is associated with inflammatory responses to social stress. PNAS 107 (33), 14817-14822

Small, S.A. (2001): Age-related memory decline: current concepts and future directions. Arch. Neurol. 58 (3), 360-364

Smith, S.E., Garbett, K., Mirnics, K., Patterson, P.H. (2007): Maternal immune activation alters fetal brain development through interleukin-6. J. Neurosci. 27, 10695-10702

Smith, A.D. and Refsum, H. (2009): Vitamin B-12 and cognition in the elderly. Am. J. Clin. Nutr. 89 (suppl.), 707S-711S

Smith, D.A., Smith, S.M., De Jager, C.A. (2010): Homocysteine-lowering by B vitamins slows the rate of accelerated brain atrophy in mild cognitive impairment: a randomized controlled trial. PLoS One 5 (9): e12244, doi: 10.1371/journal.pone.0012244

Smith RS (1991): The macrophage theory of depression. Med. Hypotheses 35, 298-306

Smith, S.E.P., und Patterson, P.H. (2009): Maternal immune activation and mental disorders. In: Siegel, A., und Zalcman, S.S. (Ed.): The neuroimmunological basis of behavior and mental disorders. Springer, New York, 2009, S. 111-130

Smolders J, Damoiseaux J, Menheere P (2008): Vitamin D as an immune modulator in multiple sclerosis. J. Neuroimmunol. 194, 7-17

Snowden JS, Neary D, Mann DM (2002): Frontotemporal dementia. Br. J. Psychiatry 180, 140-143

Snowdon DA, Tully CL, Smith CD, et al. (2000): Serum folate and the severity of atrophy of the neocortex in Alzheimer disease: findings from the nun study. Am. J. Clin. Nutr. 7, 993-998

Solecki, R., und Pfeil, R. (2004): Biozide und Pflanzenschutzmittel. In: Marquardt, Schäfer, Lehrbuch der Toxikologie, Wissenschaftliche Verlagsgesellschaft Stuttgart, S. 687

Sommer, Heike (2007): Zyto- bzw. gentoxische Wirkschwellen von Gemischen aus 2 – 8 Umweltchemikalien in Abhängigkeit von der Lipophilität der Komponenten. Dissertation, an der Carl von Ossietzky-Universität Oldenburg, vorläufige Ergebnisse, publiziert in Witte, I., Beyersmann, D., Filser, J., Berthe-Corti, L., Butte, W., Backhaus, Th. (Hrsg., 2007): Toxische Kombinationswirkungen. Komplexe Wirkungen chemischer und physikalischer Stressoren auf Mensch und Umwelt. BIS-Verlag der Carl von Ossietzky-Universität , Oldenburg, 2007

Sorkin, L.S., Doom, C.M. (2000): Epineurial application of TNF elicits an acute mechanical hyperalgesia in the awake rat. J. Peripher. Nerv. Syst. 5, 96-100

Sousa, N ; Lukoyanov, NV. ; Madeira, MD. ; Almeida, OF. ; Paula-Barbosa, MM. (2000): Reorganization of the morphology of hippocampal neurites and synapses after stress-induced damage correlates with behavioral improvement. Neuroscience (2000), Nr. 2, S. 253–266

Sparkman, N.L., Kohman, R.A., Scott, V.J., Boehm, G.W. (2005): Bacterial endotoxin-induced behavioral alterations in two variations of the Morris water maze. Physiol. Behav. 86, 244-251

Sparkman, N.L., Buchanan, J.B., Heyen, J.R., Chen, J., Beverly, J.L., Johnson, R.W. (2006): Interleukin-6 facilitates lipopolysaccharide-induced disruption in working memory and expression of other proinflammatory cytokines in hippocampal neuronal cell layers. J. Neurosci. 26, 10709-10716

Spektrum d. Wiss. (2003), Spektrum der Wissenschaft, Dossier Moderne Medizin, Nr. 3, 2003, 73 ff

Der Spiegel 12, 22.3.10, S. 128-131: Dämonen im Kopf

Spiegel Wissen, Nr. 1, 2010: Die Reise ins Vergessen. Leben mit Demenz. Sonderheft Spiegel Verlag Rudolf Augstein GmbH, Hamburg

Spork, Peter (2009): In der depressiven Falle. Gewalt oder Missbrauch in der Kindheit verstellen dauerhaft die Genregulation in Gehirnzellen. Berliner Zeitung 21.11.09

Squadrito GL, Cueto R, Splenser AE, et al. (2000): Reaction of uric acid with peroxynitrite and implications for the mechanism of neuroprotection by uric acid. Arch. Biochem. Biophys. 376-2, 333-337

Stamler, J.S., Lamas, S., Fang, F.C. (2001): Nitrosylation ist he prototypic redox-based signaling mechanism. Cell, 106 (6), 675-683

Stammel, W., Thomas, H. (2007): Endogene Alkaloide in Säugetieren: Ein Beitrag zur Pharmakologie von körpereigenen Neurotoxinen. Naturwiss. Rdsch. 60/3, 2007, 117- 124.

Stehlit C, Dorfleutner A (2007): COPs and POPs: modulators of inflammasome activity. J. Immunol. 179, 7993-7998

Steinerman JR, Irizarry M, Scarmeas N, Raju S, Brandt J, Albert M, Blacker D, Hyman B, Stern Y (2008): Distinct pools of beta-amyloid in Alzheimer disease affected brain: a clinicopathologic studx. Arch. Neurol. 65 (7), 906-912

Stewart, P., Reihmann, J., Lonky, E. (2000): Prenatal PCB exposure and neonatal behavioral assessment scale (NBAS) performance. Neurotoxicology and Teratology 22 (1), 21-29

Stewart, P., Fitzgerald, S., Reihmann, J., et al. (2003): Prenatal PCB exposure, the corpus callosum, and response inhibition. Env. Health Perspect. 111, 1670-1677

Stewart, P., Reihmann, J., Gump, B., et al. (2005): Response inhibition at 8 and 9 ½ years of age in children prenatally exposed to PCBs. Neurotoxicology and Teratology 6, 771-780

Stewart, P., Sargent, D.M., Reihmann, J., et al. (2006): Response inhibition during different reinforcement of low rates (DRL) schedules may be sensitive to low-level Polychlorinated Biphenyl, Methylmercury, and Lead exposure in children. Env.Health Perspect. 114 (12), 1923-1929

Stewart R, Liolitsa D (1999): Type 2 diabetes mellitus, cognitive impairment and dementia. Diabetic Medicine 16, 93-112

Stichwort Bayer 3, 2009, Zeitschrift der „Coordination gegen Bayer-Gefahren" (CBG), Düsseldorf, Beilage „Ticker", S. 7

Stitzel JA (2011): Nicotinic receptors in brain diseases. In: Blass, J.P. (Ed.): Neurochemical mechanisms in disease. Advances in Neurobiology 1, Springer Science + Business Media, 2011, 757-784

Stoiber, T., Bonacker, D., Bohm, K.J., et al. (2004): Disturbed micrutubule function and induction of micronuclei by chelate complexes of mercury (II). Mutat. Res. 563, 97-106

Stoll, G., Jander, S., Schroeter, M. (2002): Detrimental and benefical effects of injury induced inflammation and cytokine expression in the nervous system. Adv. Exp.Med. Biol. 513, 87-113

Stortebecker, P. (1989): Mercury poisoning from dental amalgam through a direct nose-brain Transport. The Lancet 333, 1207, 1989

Stratman NC, Castle CK, Taylor BM, Epps DE, Melchior GW, Carter DB (2005): Isoform specific interactions of human apolipoprotein E to an intermediate conformation of human Alzheimer amyloid-beta peptide. Chem. Phys. Lipids 137, 52-61

Straub RH, Del Rey A, Besedovsky HO (2007): Konzept zur Erklärung pathophysiologischer Mechanismen bei verschiedenen Krankheiten unter Berücksichtigung der biologischen Evolution. In: Straub, H. (Hrsg.): Lehrbuch der klinischen Pathophysiologie komplexer chronischer Erkrankungen. Bd. 2: Spezielle Pathophysiologie. Vandenhoek & Ruprecht GmbH, Göttingen, 2007, S. 9-21

Struzynska L, Dabrowska-Bouta B, Koza K, Sulkowski G (2007): Inflammation-like glial response in lead-exposed immature rat brain. Toxicol. Sci. 95, 156-162

Sturm, W., Herrmann, M., Münte, T.F. (Hrsg., 2009): Lehrbuch der Klinischen Neuropsychologie. Spektrum-Verlag, Heidelberg, 2. Aufl. 2009, S. 715

Suarez, E.C. (2003): Joint effect of hostility and severity of depressive symptoms on plasma interleukin-6 concentration. Psychosom. Med. 65, 523-527

Sultana, R., und Butterfield, D.A. (2011): Brain protein oxidation and modification for good or for bad in Alzheimer's Disease. In: Blass, J.P. (Ed.): Neurochemical mechanisms in disease. Advances in Neurobiology 1, Springer Science + Business Media, 2011, 585-605

Sultana, R., Sowell, R.A., Butterfield, D.A. (2009): Nitrated proteins in the progression of Alzheimer's disease: A proteomics comparison of Mild Cognitive Impairment and Alzheimer's disease. In: Veasey, S.C. (Ed.): Oxidative Neural Injury. Humana Press/ Springer, Dordrecht, Heidelberg, London, New York, 2009, 137-157

Sun XM, Butterworth M, MacFarlane M, Dubiel W, Ciechanover A, Cohen GM (2004): Caspase activation inhibits proteasome function during apoptosis. Mol. Cell 14, 81–93

Sutherland GT, Nowak G, Halliday GM, Kril JJ (2007): Tau isoform expression in frontotemporal dementia without tau deposition. J. Clin. Neurosci. 14, 1182-1185

Suzuki M, Umegaki H, Ieda S, et al. (2006): Factors associated with cognitive impairment in elderly patients with diabetes mellitus. J. Am. Geriatr. Soc. 54, 558-559

Swaab, DF. ; Ba Bao, AM. ; Lucassen, PJ. (2005): The stress system in the human brain in depression and neurodegeneration. In: Ageing Res Rev (2005), May 2, 141–194

Szyf, M. (2007): The dynamic epigenome and its implications in toxicology. Toxicol. Sci. 100 (1), 7-23

Szyf, M., McGowan, P., und Meaney, M.J. (2008): The social environment and the epigenome. Environmental and Molecular Mutagenesis 49, 46-60

Szyf, M. (2009): The early life environment and the epigenome. Biochem. Biophys. Acta 1790 (9), 878-885

Tamagno E., Guglielmotto, M., Giliberto, L., Vitali, A., Borghi, R., Autelli, R., Danni, O., Tabaton, M. (2008): JNK and ERK1/2 pathways have a dual opposite effect on the expression of BACE1. Neurobiol. Aging 30 (10), 1563-1573

Tanaka M, Suda T, Haze K, et al. (1996) : Fas ligand in human serum. Nat. Med. 2, 317-322

Tanner, C., Ross, G.W., Jewell, S.A.., et al. (2009): Occupation and risk of parkinsonism. A multicenter case-control study. Arch. Neurol. 66 (9), 2009, 1106-1113

Tatsch, K. (1997): Single-Photon-Emissions-Tomographie (SPECT) bei Erkrankungen der Basalganglien. Der Nuklearmediziner 20 (1), 45-53

Taylor SE, Seeman TE, Eisenberger NJ, Kozanian TA, Moore AN, Moons WG (2010): Effects of a supportive or unsupportive audience on biological and psychological responses to stress. Journal of Personality and SocialPsychology 98, 47-56

Thews, Mutschler, Vaupel, (1989): Anatomie, Physiologie und Pathophysiologie des Menschen. Wissenschaftliche Verlagsgesellschaft mbH. Stuttgart. (3. Aufl. 1989).

Thiede, W. (2010): Omnipräsenter Mobilfunk als ethische Herausforderung. Umwelt, Medizin, Gesellschaft 23 (4), 315-323

Thier, R., Bonacker, D., Stoiber, D. et al. (2003): Interaction of metal salts with cytoskeletal motor protein systems. Toxicol. Lett. 140-141, 75-81

Thiruchelvam, M.J., Powers, J.M., Cory-Slechta, D.A., Richfield, E.K. (2004): Risk factors for dopaminergic neuron loss in human alpha-synuclein transgenic mice. Eur. J. Neurosci. 19, 845-854

Thomas, J.D., Garrison, M.E., Slawecki, C.J., Ehlers, C.L., Riley, E.P. (2000): Nicotine exposure during the neonatal brain growth spurt produces hyperactivity in preweanling rats. Neurotoxicology and Teratology 22, 695-701

Thomas, H.V., Stimpson, N.J., Weightman, A.L., Dunstan, F., Lewis, G. (2006a): Systematic review of multi-symptom conditions in Gulf War veterans. Psychological Medicine 36 (6), 735-747

Thompson, C.M., et al. (1988): Regional trace-element studies in Alzheimer´s disease. Neurotoxicology 9 (1), 1-8

Tieu K, Ischiropoulos H, Przeborski S (2003): Nitric oxide and reactive oxigen species in Parkinson's disease. IUBMB Life 55, 329-335

Todd KG, Jantzie LL, Cheung PY (2011): Oxidative stress in neonatal hypoxic-ischemic encephalopathy. In: Gadoth N., Göbel HH (Ed.): Oxidative stress and free radical damage in neurology. Humana Press/ Springer, N.Y., 2011, S. 47-63

Toft, M., Farrer, M.J., Aasly, J.O., Dickson, D.W., Wszolek, Z.K. (2007): LRRK2-associated Parkinsonism. In: Lajtha, A., et al. (Ed.): Handbook of Neurochemistry and Molecular Neurobiology: Degenerative Diseases of the Nervous System. Springer Verlag Berlin, Heidelberg, 2007, S. 46-59 (Review)

Toloso, E., Valldeoriola, F., Pastor, P. (2002): Progressive supranuclear palsy. Parkinson´s disease and movement disorders. In: Jankovic, J., Tolosa, E. (Ed.), 4th edition. Philadelphia, Lippincott Williams & Wilkins, S. 152-169

Tolstykh T, Lee J, Vafai S, Stock JB. (2000): Carboxyl methylation regulates phosphoprotein phosphatase 2A by controlling the association of regulatory B subunits. EMBO J. 19, 5682–5691.

Tong L, Balazs R, Soiampornkul R, Thangnipon W, Cotman CW (2008): Interleukin-1-beta impairs brain derived neurotrophic factor-induced signal transduction. Neurobiol. Aging 29, 1380-1393

Toscano CD, Kingsley PJ, Marnett LJ, Bosetti F (2008): NMDA-induced seizure indensity is enhanced in COX-2 deficient mice. Neurotoxicology 29 (6), 1114-1120

Truelove, J., Grant, D., Mes, J., Tryphonas, H., Tryphonas, L., Zawidzka, Z. (1982): Polychlorinated biphenyl toxicity in the pregnant Cynomolgus monkey: a pilot study. Archives of Environmental Contamination and Toxicology 11, 583-588

Tsai-Turton, M., Nakamura, B.N., Luderer, U., (2007): Induction of apoptosis by 9,10-dimethyl-1,2-benzanthracene in cultured preovulatory rat follicles is preceded by a rise in reactive oxygen species and is prevented by glutathione. Biol. Reprod. 77 (3), 442-451

Tschopp, J., Schroder, K. (2010): NLRP3 inflammasome activation: The convergence of multiple signalling pathways on ROS production? Nat. Rev. Immunol. 10 (3), 210-215

Tsuda, N., Eda, T., Mizono, M., Sotoyama, H., Nawa, H. (2007): Minocycline improves cognitive and behavioral impairments resulted from neonatal exposure to interleukine-1. Poster presentation, Society for Neuroscience, Tagung 2007

Tyagi N, Vacek JC, Givvimani S, Sen U, Tyagi SC (2010):
Cardiac specific deletion of N-methyl-d-aspartate receptor 1 ameliorates mtMMP-9 mediated autophagy/mitophagy in hyperhomocysteinemia.
J Recept Signal Transduct Res. 30(2):78-87.

Tyrka AR, Price LH, Kao HT, Porton B, Marsella, SA, Carpenter LL (2010): Childhood maltreatment and telomere shortening: proliminary support for an effect of early stress on cellular aging. Biol Psychiatry 67, 531-534

UBA (2002): Ad-hoc-Arbeitsgruppe des Umweltbundesamtes und des AGLMB (2002): Richtwerte für die Innenraumluft. In: Eikmann, Heinrich, Heinzow, Konietzka: Gefährdungsabschätzung von Umweltschadstoffen. Toxikologische Basisdaten und ihre Bewertung. Erich Schmidt-Verlag, Berlin

UBA, 2011: Schwerpunkte 2011, Broschüre, Umweltbundesamt (UBA), Wörlitzer Platz 1, 06844 Dessau, S. 25

Ueberham U, Mosch B, Schmetsdorf S, Veil R, Hessel A, Brückner MK, Arendt Th (2011): Neuroprotektion durch Tumorsuppressor-Gene – ein therapeutisches Konzept. Internetseite des Paul-Flechsig-Institutes für Hirnforschung der Universität Leipzig, http://www.uni-leipzig.de/~pfi/pfi/de/neuroanatomie/forschung/forschung1/forschung1.html

Uehara, T., Nakamura, T., Yao, D., Shi, Z.Q., Gu, Z., Ma, Y., Masliah, E., Nomura, Y., Lipton, S.A. (2006): S-nitrosylated protein-disulphide isomerase links protein misfolding to neurodegeneration. Nature 441 (7092), 513-517

Ullsperger M, Müller U (2009): Pharmakologische Interventionen in der klinischen Neuropsyhologie. In: Sturm, W., Herrmann, M., Münte, T.F. (Hrsg., 2009): Lehrbuch der Klinischen Neuropsychologie. Spektrum-Verlag, Heidelberg, 2. Aufl. 2009, S. 843-858

Umegaki H (2012): Neurodegeneration in diabetes mellitus. In: Ahmad SI (Ed.): Neurodegenerative Diseases. Springer Science + Business Media, LLC/ Landes Bioscience, New York, 2012: Series: Advances in Experimental Medicine and Biology 724, 258-264

Uni Regensburg (2011): DFG-Forschungsgruppe FOR696: Molecular Analyses and Interactions at Articular Interfaces. Role of Neuroendocrine Immune Mechanisms. www.uni-regensburg.de/Fakultaeten/Medizin/Innere_1/aknei/FoGr/projects.htm ; Bericht in Biol. Unserer Zeit 41 (2), 83).

Uversky, VN (2004): Neurotoxicant-induced animal models of Parkinson's disease: understanding the role of rotenone, maneb and paraquat in neurodegeneration. Cell Tissue Res. 318, 225-241

Vaja J, Aluf Y, Finberg JPM (2011): Oxidative stress in Parkinson's disease. In: Gadoth, N., Göbel, H.H. (Ed.): Oxidative stress and free radical damage in neurology. Humana Press/ Springer, N.Y., 2011, S. 191-223

Valentino R., Foote S., Page M.(1993): The locus coerulus as a site for integrating corticotropin releasing factor and noradrenergic mediation of stress responses. Ann. NY. Acad. Sci. 697, 171-187

Varadarajan, S., Yatin, S., Aksenova, M., Butterfield, D.A. (2000): Alzheimer's amyloid beta-peptide-associated free radical oxidative stress and neurotoxicity. J. Struct. Biol. 130, 184-208 (Review)

Vedder H, Schreiber W, Schuld A, Kainz M, Lauer CJ, Krieg JC, et al. (2007): Immune-endocrine host response to endotoxin in major depression. J Psychiatr Res 41:280–289.

Veinbergs I, Mallory M, Sagara Y, Masliah E (2000): Vitamin E supplementation prevents spatial learning deficits and dendritic alternations in aged apolipoprotein deficient mice. Eur. J. Neurosci. 12, 4541-4546

Verstreken, P., Ly, C., Venken, K., Koh, T., Zhou, Y., Bellen, H.(2005): Synaptic mitochondria are critical for mobiization of reserve pool vesicles at drosophila neuromuscular junctions. Neuron 47 (3), 365-378

Vignini, A. (2011): Stroke and oxidative stress. In: Gadoth, N., Göbel, H.H. (Ed.): Oxidative stress and free radical damage in neurology. Humana Press/ Springer, N.Y., 2011, S. 137-152

Viswanathan, A., Raj, S., S. M. Greenberg, S.M., Stampfer, M., Campbell, S., Hyman, B.T., and Irizarry, M.C. (2009) : Plasma Aβ, homocysteine, and cognition. The Vitamin Intervention for Stroke Prevention (VISP) trial. NEUROLOGY 72, 268-272

Von Zglinicki T. (2002): Oxidative stress shortens telomeres. Trends Biochem. Sci. 37, 339-344

Waly, M., Olteanu, H., Banjerjee, R., et al. (2004) : Activation of methionin synthase by insulin-like growth factor-1 and dopamine: a target for neurodeventlopmental toxins and thiomersal. Mol Psychiatry 9, 358-370

Wang Q, Yu S, Simonyi A, Sun GY, Sun AY (2005): Kainic acid-mediated excitotoxicity as a model of neurodegeneration. Mol. Neurobiol. 31, 3-16

Wang, H.L., Chen, X.T., Yang, B., et al. (2008): Case-control study of blood lead levels and attention deficit hyperactivity disorder in Chinese children. Env. Health Perspect. 116 (10), 1401-1406

Wang, J. (2009): IFN-α and CNS actions. In: Siegel, A., und Zalcman, S.S. (Ed.): The neuroimmunological basis of behavior and mental disorders. Springer, New York, 2009, S. 71-85

Wassef, R.; Heinemann, S.H.; Hoshi, T. (2009): Treating oxidative neural injury: Methionine sulfoxide reductase therapy for Parkinson's disease. In: Veasey, S.C. (Ed.): Oxidative Neural Injury. Humana Press/ Springer, Dordrecht, Heidelberg, London, New York, 2009, 193-206

Watanabe, Y ; Gould, E ; McEwen, BS. (1992): Stress in induces atrophy of apical dendrites of hippocampal CA3 pyramidal neurons. In: Brain Res (1992), Nr. 2, S. 341–345

Weaver, I.C.G., Cervon, N., Champagne, F.A., D'Alessio, A.C., Sharma, S., Seckl, J.R., Dymov, S., Szyf, M., & Meaney, M.J. (2004): Epigenetic programming by maternal behavior. Nature Neuroscience 7, 847 - 854

Wefers, H., Cameron, P., Häuser, S. (2010): Hormoncocktail macht Kinder krank. Umwelt-Medizin-Gesellschaft 23 (2), 2010, 120-129

Weih, F. (2011): Lebenswichtige Kommunikation - die Nachrichtenwege des Immunsystems. Broschüre „Rätsel Altern", Leibniz-Institut für Altersforschung – Fritz Lipmann-Institut e.V. (FLI) (Hrsg.), Jena, 2011, S. 76-78.

Weinreb, O., Amit, T., Grünblatt, E., Riederer, P., Youdim, M., Mandel,S. (2007): Gene and protein expression profiling in Parkinson´s Disease: Quest for neuroprotective drugs. In: Lajtha, A., et al. (Ed.): Handbook of Neurochemistry and Molecular Neurobiology. Springer-Verlag Berlin, Heidelberg, 2007, S. 62-76 (Review mit vielen Literaturzitaten zur Parkinson-Krankheit)

Wellman, CL. (2001): Dendritic reorganization in pyramidal neurons in medial prefron-prefrontal cortex after chronic corticosterone administration. J Neurobiol, 3, 245–253

Wenstrup et al. (1990): Trace element imbalances in isolated subcellular fractions of Alzheimer´s disease brains. Brain Res. 533, 125-131

Wersching, H., Duning, T., Lohmann, H., Mohammadi, S., Stehling, C., Fobker, M., Conty, M., Minnerup, J., Ringelstein, E.B., Berger, K., Deppe, M., Knecht, S. (2010): Serum C-reactive protein is linked to cerebral microstructural integrity and cognitive function. Neurology 74, 1022-1029

Wheeler, M. (2009): Pesticide exposure found to increase risk of Parkinson's disease, UCLA (University of California, Los Angeles), Press Release 4/20/2009

Whitaker-Azmitia PM (2005): Behavioral and cllular consequences of increasing serotonergic acrivity during brain development: a role in autism? Int. J. Dev. Neurosci. 23, 75-83

White LD, Cory-Slechta DA, Gilbert ME, Tiffany-Castiglioni E, Zawia NH, Vorgolini M, Rossi-George A, Lasley SM, Quian YC, Basha MR (2007): New and evolving concepts in the neurotoxicology of lead. Toxicol. Appl. Pharmacol. 225, 1-27

WHO (2010): Soziale und geschlechtsbezogene Ungleichheiten im Bereich Umwelt und Gesundheit in Europa. Auszug aus dem Fachpapier zur 5. Ministerkonferenz Umwelt und Gesundheit in Parma. Umwelt-Medizin-Gesellschaft 23 (2), 2010, 100-109.

Wichers M, Maes M (2002): The psychoneuroimmuno-pathophysiology of cytokine-induced depression in humans. Int. J. Neuropsychopharmacol. 5, 375-388

Wichmann T, DeLong MR (2006): Basal ganglia discharge abnormalities in Parkinson's disease. J. Neural Transm. Suppl. 70, 21-25

Wiendl H, Weissert R, Limmroth V, Hohlfeld R (2007): Multiple Sklerose und andere demyelinisierende Erkrankungen. In: Brandt, T., Dichgans, J., Diener, H.C. (2007): Therapie und Verlauf neurologischer Erkrankungen. W. Kohlhammer-Verlag, Stuttgart, 5. Aufl., S. 654-715

Willer CJ, Dyment DA, Sadovnik AD, Rothwell PM, Murray TJ, Ebers GC (2005): Canadian collaborative stud group timing of birth and risk uf multiple sclerosis: population based study. BMJ 330 (7483), 120f. (zit. in Wiendl et al., 2007).

Williams HM, Lippok H, Doherty GH. (2008): Nitric oxide and peroxynitrite signalling triggers homocysteine-mediated apoptosis in trigeminal sensory neurons in vitro. Neurosci Res. 60(4): 380-388. Epub 2007 Dec 27.

Wilke, I., Arolt, V., Rothermundt, M., Weitzsch, C., Hornberg, M., Kirchner, H. (1996): Investigations of cytokine production in whole lood cultures of paranoid and residual schizophrenic patients. Eur. Arch. Psychiatry Clin. Neurosci. 246, 279-284

Wilms H, Rosenstiel P, Sievers J, Deutschl G, Zecca L (2003): Activation of microglia by human neuromelanin is NF-kappa-B dependent and involves p38 mitogen-activated protein kinase: implications for Parkinson's disease. FASEB J. 17, 500-502

Wilson, R.S., Krueger, K.R., Arnold, S.E., Schneider, J.A., Kelly, J.F., Barnes, L.L., Tang, X., Bennett, D.A. (2007): Loneliness and risk of Alzheimer disease. Arch. Gen. Psychiatry 64, 234-240

Winblad, B., Poritis, N. (1999): Memantine in severe dementia: results of the 9M-Best-Study (Benefit and efficiacy in severely demented patients during treatment with memantine). Int. J. Geriatr. Psychiatry 14, 135-146

Windebank AJ, Dyck PJ (1984): Lead intoxication as a model of primary segmental demyelination. In: Dyck PJ, Thomas PK, Lambert EH, et al. (Eds.): Peripheral Neuropathy. 2 ed., W.B. Saunders, Philadelphia, 1984, 650-665

Winneke G. (2009): Neuropsychologische Defizite nach akuten und chronischen Intoxikationen. In: Sturm, W., Herrmann, M., Münte, T.F. (Hrsg., 2009): Lehrbuch der Klinischen Neuropsychologie. Spektrum-Verlag, Heidelberg, 2. Aufl. 2009, S. 709f.

Winter, B., Breitenstein, C., Mooren, F., Völker, K., Fobker, M., Lechtermann, A., Krüger, K., Fromme, A., Korsukewitz, C., Flöel, A., Knecht, S. (2007): Faster running – faster and better learning: a single bout of intense exercise improves word learning. Neurobiol. Learn. Mem. 87, 597-609

Wirths, O., Multhaup, G., Bayer, T.A. (2004): A modified beta-amyloid hypothesis: intraneuronal accumulation of beta-amyloid peptide – the first step of a fatal cascade. J. Neurochem. 91, 513-520

Wirths, O., Bayer, T.A. (2009): Die modifizierte Amyloid-Hypothese der Alzheimer-Demenz – intraneurales Abeta induziert Neurodegeneration. Neuroforum 15/3, 2009, 76-82

Wisse, B.E. (2004): The inflammatory syndrome: the role of adipose tissue cytokines in metabolic disorders liked to obesity. J. Am. Soc. Nephrol. 15, 2792-2800

Witte, I., Geyer, S. (2007): Toxische Kombinationswirkungen: Komplexe Wirkungen chemischer und physikalischer Stressoren auf Mensch und Umwelt. Hrsg. Irene Witte, Oldenburg, BIS-Verlag der Carl-von-Ossietzky-Univ., 2007

Wolkowitz OM, Epel ES, Reus VI, Mellon SH (2010): Depression gets old fast: do stress and depression accelerate cell aging? Depress. Anxiety 27, 327-338

Wozniak, M.A., Mee, A.P., Itzhaki, R.F. (2009): Herpes simplex virus type I DNA is located within Alzheimer´s disease amyloid plaques. J. Pathol. 217, 131-138

Wu, D.C., Teismann, P., Tieu, K., et al. (2003): NADPH-oxidase mediates oxidative stress in the 1-methyl-4-phenyl-1,2,3,6-tetrahydropyridine model of Parkinson's disease. Proc. Natl. Acad. Sci. USA 100, 6145-6150

Wu HQ, Rassoulpour A, Schwarcz R (2007): Kynurenic acid leads, dopamine follows: A new case of volume transmission in the brain? J Neural Transmission 114:33–41.

Wu CW, Chen YC, Yu L, Chen HI, Jen CJ, Huang AM, et al. (2007): Treadmill exercise counteracts the suppressive effects of peripheral lipopolysaccharide on hippocampal neurogenesis and learning and memory. J Neurochem 103:2471–2481.

Xu X, Liu C, Xu Z, Tzan K, Zhong M, Wang A, Lippmann M, Chen LC, Rajagopalan S, Sun Q (2011): Long-term exposure to embient fine particulate pollution and mitochondrial alteration in adipose tissue. Toxicol. Sci. 124 (1), 88-98

Yamagata K, Andreason KI, Kaufmann WE, Barnes CA, Worley PF (1993): Expression of a mitogen inducible cyclooxigenase in brain neurons: regulation by synaptic activity and glucocorticoids. Neuron 11, 371-386

Yan, S.D., Chen, X., Fu, J., Chen, M., Zhu, H., Roher, A., Slattery, T., Zhao, L., Nagashima, M., Morser, J., Migheli, A., Nawroth, P., Stern, D., Schmidt, A.M. (1996): RAGE and amyloid-beta peptide neurotoxicity in Alzheimer's disease. Nature 382 (6593), 685-691

Yao JK, Reddy R, Mcelhinny LG, Van Kammen DP (2001): Oxidative damage and schizophrenia: an overview of the evidence and its therapeutic implications. CNS Drugs 15, 287-310

Yasui H, Takai K, Yoshida R, Hayaishi O (1986): Interferon enhances tryptophan metabolism by inducing pulmonary indoleamine 2,3-dioxygenase: its possible occurrence in cancer patients. Proc. Natl. Acad. Sci. USA 83, 6622-6626

Younes, M. (2003): Freie Radikale und reaktive Sauerstoffspezies. In:
Marquardt, H., Schäfer, S. (Hrsg.): Lehrbuch der Toxikologie. Wiss. Verlagsgesellschaft mbH. Stuttgart, 2. Aufl. 2003, S. 125-127 (Kapitel 6.4.3.: Interaktion freier Radikale mit Lipiden. Die Lipidperoxidation)

Young J, McKinney SB, Ross BM, Whale KW, Boyle SP (2007): Biomarkers of oxidative stress in schizophrenic and control subjects. Prostaglandins Leukot. Essent. Fatty Acids 76, 73-85

Yu Z, Zhou, D, Bruce-Keller AJ, Kindy MS, Mattson MP (1999): Lack of the p50 subunit of nuclear factor kappa B increases the vulnerability of the hippocampal neurons to excitotoxic injury. J. Neurosci. 19, 8856-8865

Zaiwa NH, Lahiri DK, Cardozo Pelaez F (2009): Epigenetics, oxidative stress, and Alzheimer disease. Free Radic. Biol. Med. 46 (9), 1241-1249

Zalcman, S.S., Woodruff, R.T., Mohla, R., Siegel, A. (2009): Neurochemical and behavioral changes induced ba interleukin-2 and soluble interleukin-2 receptors. In: Siegel, A., und Zalcman, S.S. (Ed.): The neuroimmunological basis of behavior and mental disorders. Springer, New York, 2009, S. 261-284

Zalcman, S.S., und Siegel, A. (2006): The neurobiology of aggression and rage: role of cytokines. Brain Behav. Immun. 20, 507-514

Zanin, M.P., und Keating, D.J. (2009): Exocytosis, mitochondrial injury and Oxidative Stress in neurodegenerative diseases. In: Veasey, S.C. (Ed.): Oxidative Neural Injury. Humana Press/ Springer, Dordrecht, Heidelberg, London, New York, 2009, 65-81

Zarkovic, K. (2003): 4-hydroxynonenal and neurodegenerative diseases. Mol. Aspects Med. 24 (4-5), 293-303

Zawia, N.H., Lahiri, D.K., Cardozo-Pelaez, F., (2009): Epigenetics, oxidative stress, and Alzheimer disease. Free Radic. Mol. Med. 46, 1241-1249

Zayed, J., Ducic, S., Campanella, G., Andre, P., Masson, H., et al. (1990): Facteurs environnementaux dans la maladie de Parkinson. Can. J. Neurol. Sci. 17, 286-291

Zecca L, Casella L, Albertini A, et al. (2008): Neuromelanin can protect against iron-mediated oxidative damage in system modeling iron overload of brain aging and Parkinson's disease. J. Neurochem. 106, 1866-1875

Zecca L, Bellei C, Costi P, et al. (2008b): New melanic pigments in human brain that accumulate in aging and block environmental toxic metals. Proc. Natl. Acad. Sci. USA 105, 17567-17572

Zeevalk GD, Manzino L, Sonsalla PK, Bernhard LP (2007): Characterization of intracellular elevation of glutathione (GSH) with glutathione monoethyl ester and GSH in brain and neuronal cultures: relevance to Parkinson's disease. Exp. Neurol. 203, 512-520

Zerr, Inga (2009): Bild: Beta-Amyloid Plaques bei Alzheimer-Demenz (mit freundlicher Genehmigung von PD Schulz-Schaeffer, Neuropathologie Göttingen), entnommen aus der Bilddatenbank der Neurowissenschaftlichen Gesellschaft (NWG), http://nwg.glia.mdc-berlin.de/de/picturedb/

Zhang C, Yi F, Xia M, Boini KM, Zhu Q, Laperle LA, Abais JM, Brimson CA, Li PL. (2010) : NMDA Receptor-Mediated Activation of NADPH Oxidase and Glomerulosclerosis in Hyperhomocysteinemic Rats.
Antioxid Redox Signal. 2010 Apr 21. [Epub ahead of print]

Zhang, C.E., Wei Wei, Ying-Hua Liu, Jun-Hua Peng, Qing Tian, Gong-Ping Liu, Yao Zhang and Jian-Zhi Wang (2009): Hyperhomocysteinemia Increases β-Amyloid by Enhancing Expression of γ-Secretase and Phosphorylation of Amyloid Precursor Protein in Rat Brain. American Journal of Pathology 174: 1481-1491

Zhang, X., Gainetidov, R.R., Beaulieu, J.M., et al. (2005): Loss-of-function mutation in tryptophan hydroxylase- 2 indentified in unipolar major depression. Neuron 45, 1-16

Zhu X, Smith MA, Perry G, Aliev G (2004) : Mitochondrial failures in Alzheimer's disease. Am. J. Alzheimer's Dis. Other Demen. 19, 345-352

Zhu Y, Culmsee C, Klumpp S, Krieglstein J (2004): Neuroprotection by transforming growth factor beta-1 involves activation of nuclear factor kappa B through phosphatidylinositol-3-OH kinase/Akt and mitogen-activates protein kinase-extracellular-signal regulated Kinase 1,2 signaling pathways. Neuroscience 123, 897-906

Zobel, AW. ; Nickel, T ; Sonntag, A ; Uhr, M ; Holsboer, F ; Ising, M (2001): Cortisol response in the combined dexamethasone/CRH test as predictor of relapse in patients with remitted depression. A prospective study. In: J Psychiatr Res. 2, 83–94

Glossar

(Die Stern- Markierung (*) verweist auf weitere im Glossar erläuterte Begriffe. Einige Texte sind aus dem umfangreichen Glossar in Lodish et al., 2001, entnommen)

Acetylcholin: *Neurotransmitter, der von Nervenenden des Parasympathicus sowie auch von motorischen Nerven an Muskelzellen und in bestimmten Bereichen des Gehirns an Muskarin-Synapsen freigesetzt wird. A. wird durch das Enzym Acetylcholinesterase abgebaut. Bestimmte Schadstoffe wie Organophosphat-Pestizide hemmen das Enzym Acetylcholin-Esterase und führen dadurch zu einer Anreicherung von Acetylcholin u.a. im Gehirn und an den Muskeln. Folgen können krampfartige epileptische Anfälle, langfristig aber auch über die Aktivierung Glutamat-haltiger Nerven und den NMDA-Rezeptor eine Auslösung chronisch entzündlicher Krankheiten wie MCS oder CFS sein.

Acetylcholinesterase: Enzym, das zum Abbau des Neurotransmitters *Acetylcholin dient und so die *Synapsen an den Enden von Acetylcholin-Nerven wieder reaktionsfähig für eine neue Erregung durch Acetylcholin macht. *Organophosphate hemmen die A., sodass die postsynaptischen Rezeptoren in den Synapsen wegen des Acetylcholin-Überschusses übererregt werden, was zu Funktionsstörungen im Gehirn und zu Muskelkrämpfen führen kann.

Acetylierung: Übertragung eines Essigsäure-Restes (Acetylrestes) auf einen *Metaboliten der Phase I der Entgiftungsreaktion oder direkt auf bestimmte Fremdstoffe, wie z.B. aromatische Amine, mit Hilfe des Enzyms *N-Acetyl-Transferase (NAT). Dadurch wird die hohe Toxizität der aromatischen Amine deutlich vermindert.

ACTH, Adrenocorticotropes Hormon, Bestandteil der so genannten Stresshormon-Achse, die mit der Ausschüttung des Corticotropin Releasing-Hormons (CRH) im Hypothalamus, einem Teil des Stammhirns, beginnt. CRH löst in der Hirnanhangdrüse die Ausschüttung des ACTH aus, das über das Blut zur Nebennierenrinde gelangt und dort die Ausschüttung des Stresshormons Cortisol aktiviert.

Adenosin-Triphosphat (ATP): energiereiche Verbindung aus dem Nukleosid Adenosin und drei Molekülen Phosphorsäure, die zur Übertragung chemischer Energie bei allen Energie-verbrauchenden Prozessen in der Zelle dient. ATP wird hauptsächlich bei der Verwertung energiereicher Nahrungsstoffe (Zucker, Fettsäuren) in den *Mitochondrien und dort durch die so genannte Atmungskette gebildet. Beim so genannten „Energie-Mangelsyndrom“ herrscht als Folge von toxischen Schädigungen der Mitochondrienmembran ein Mangel an verwertbarem ATP.

Adipositas: Fettleibigkeit

ADI-Wert, Acceptable Daily Intake: ein für die Beurteilung der Toxizität von Schadstoffen häufig verwendeter Grenzwert, der die auf einen Tag bezogene mit der Nahrung aufgenommene maximal zulässige Schadstoffmenge angibt. Er wird in der Regel mit Hilfe bei Tierversuchen ermittelten LD 50 festgelegt. Die LD 50 ist die Dosis des Stoffes, bei der 50% der Versuchstiere nach Verabreichung streben.

Adrenalin: Stresshormon, das in Stress- oder Belastungssituationen auf ein Signal des Sympathicus im Nebennierenmark ins Blut ausgeschüttet wird. Es verengt die Blutgefäße und erhöht dadurch den Blutdruck, es steigert die Herzschlagfrequenz und das

Herzschlagvolumen, fördert den Abbau von Glykogen zu Glukose in der Leber und im Muskel und erweitert die Bronchien.
Adrenalin kommt auch als Transmitter in adrenergen Synapsen in einigen Gehirnteilen vor (Nucleus paraventricularis sowie einigen Teilen des Stammhirns, die an der Regulation des Blutdrucks, der Atmung und der Nahrungsaufnahme beteiligt sind).

Advanced Glycation End Products, AGEP, sind Glykopeptide, die durch Reaktion von Ketoaldehyden mit Eiweißen entstehen. Die Ketoaldehyde entstehen durch Oxidation von Zuckermolekülen (Monosachariden) durch den oxidativen Stress bei chronischen Entzündungen oder degenerativen Prozessen. Diese wiederum reagieren mit Proteinen zu Glycopeptiden, die ebenfalls die Proteinaggregation fördern. Die Proteinaggregate sind bei den neurodegenerativen Prozessen der Demenzkrankheiten beteiligt. Die Glycopeptide (AGEP) können im Labor als Marker für oxidativen Stress bestimmt werden (Sayre et al., 2005).

Affektive Störungen: Manisch-depressive Krankheitsbilder vorwiegend mit Gefühls-, Stimmungs- und Antriebsveränderungen, die sich abwechselnd in einander entgegengesetzten Formen, Depression und Manie, äußern können (bipolare Verläufe). Bei unipolaren Verläufen treten nur depressive oder manische Phasen auf. Die Krankheit verläuft in Phasen und kann sich in der Regel vollständig zurückbilden, ohne bleibende Persönlichkeitsveränderungen zu hinterlassen.

Agonist: Molekül oder Hormon, das an einem spezifischen Rezeptor an der (Nerven-) Zelloberfläche ein Signal auslöst, das z.B. zu einer Nervenerregung führt. Beispielsweise lösen synthetische *Katecholamine nach Bindung an einen Katecholamin-Rezeptor eine ähnliche biologische Wirkung aus wie das entsprechende natürliche Katecholamin. So ist z.B. Norfenefrin ein α-Adrenalin-Rezeptor-Agonist und α-Sympathomimeticum.

Agnosie: Ausfall höherer Funktionen des Erkennens und der Zuordnung von sensorischen Informationen, z.B. Wortbedeutungen, Personen, Gesichter.

Ah-Rezeptor, Aryl-hydrocarbon-Rezeptor: ein im Zellplasma vor allem der Leber vorkommender Proteinkomplex, der bevorzugt halogenierte aromatische Kohlenwasserstoffe wie Tetrachlor-Dibenzo-Dioxin (TCDD) oder *Polychlorierte Biphenyle (PCB) bindet und anschließend nach einer Kette von weiteren Aktivierungsschritten im Zellkern die Aktivierung einer Reihe von Genen auslöst, darunter diejenigen für einige Enzyme des Entgiftungssystems der Phase I, der Cytochrom-P450-Monooxygenasen. Die Folge ist eine Anreicherung von oxidierten Metaboliten und reaktiven Sauerstoff-Verbindungen (ROS), die - besonders bei Glutathion-Mangel – über den Induktionsfaktor NF-kB Entzündungsreaktionen auslösen, die wiederum chronische Krankheitsverläufe (wie z.B. MCS, CFS) begünstigen können.

Aktionspotential: Nach einem Reiz an einer Nervenzellmembran oder nach Bindung eines *Neurotransmitters an den *postsynaptischen Rezeptor ausgelöstes elektrochemisches Potential, das an der Nervenfaser entlang wandert und damit die Erregung weiterleitet. Das A. entsteht durch Öffnung bestimmter Ionenkanäle in der Membran und den dadurch ermöglichten Einstrom von Natrium-Ionen (Na+). Aktionspotentiale übertragen im Nervensystem Nervensignale oft über lange Strecken.

Aktiver Transport: Energieverbrauchender Transport eines kleinen Moleküls oder Ions durch Zellmembranen (oder Mitochondrienmembranen) gegen ein Konzentrationsgefälle oder einen elektrochemischen Gradienten. Die Energie wird meist durch die gleichzeitige Spaltung (Hydrolyse) von ATP geliefert.

Akute-Phase-Proteine: Proteine, die als Marker für Diagnostik und zur Verlaufbeurteilung von Infektionskrankheiten sowie auch teilweise für Entzündungskrankheiten dienen. Ihre Produktion wird in der Leber durch *Zytokine ausgelöst. Beispiele: *CRP, Komplementfaktoren wie C3, Proteaseinhibitoren, Metall-bindende Proteine wie Haptoglobin, Pro-Calcitonin und Fibrinogen.

Alkaloide: Stickstoffhaltige, von Pflanzen gebildete meist heterozyklische organische Verbindungen mit häufigen Wirkungen als *Agonisten oder *Antagonisten auf *Rezeptoren des zentralen und/oder peripheren Nervensystems. Daher sind viele Alkaloide giftig.

Allel: Eine von zwei verschiedenen Formen eines Gens, das von je einem Elternteil abstammt, an einem bestimmten Ort eines *Chromosoms. Ein Allel kann sich gegenüber dem entsprechenden anderen Allel dominant oder rezessiv ausprägen.

Allodynie, auch: Hyperalgesie: Schmerzüberempfindlichkeit, die durch wiederholte Einwirkung bestimmter Reize, darunter auch Chemikalien, entstehen kann, wobei der Mechanismus offenbar ähnlich dem bei der Auslösung von MCS und Fibromyalgie verläuft.

Alzheimer-Krankheit (ICD 10, F 00.0 – 00.9): Nervendegeneration im Großhirn, besonders der Schläfenlappen (Temporalregion) und der seitlichen Hirnteile (Parietalregion). Histologische Kennzeichen: Amyloide Plaques aus aggregiertem Beta-Amyloid-Protein extrazellulär, intrazelluläre Tau-Protein-Aggregate (Neurofibrillen).
Klinik: Langsamer Beginn, schleichender Verlauf, Symptome: Gedächtnisschwäche, zunächst beim Kurzzeit-Gedächtnis, später Langzeit-Gedächtnis, Orientierungsstörungen, Depressionen, visuell räumliche Verarbeitungsstörung, Sprachstörung (Benennen von Namen, Begriffen), später: Abbau aller höheren Hirnleistungen, Inkontinenz, Gangstörung, Krämpfe, epilept. Anfälle (Klingelhöfer, Rentrop, 2003). Näheres s. Kapitel 2.5. im Buch.

Amine: organische Verbindungen mit Kohlenwasserstoff-Grundstruktur und einer gebundenen *Aminogruppe (R-NH_2). Beispiel: Methylamin: CH_3-NH_2

Aminogruppe: -NH_2. Eiweißmileküle besitzen am einen Ende eine Aminogruppe (das Amino-Ende), und am anderen Ende eine Carboxylgruppe (-COOH), das „Carboxylende".

Aminosäuren: Organische Säuren, die zusätzlich zur sauren *Carboxylgruppe noch eine basische *Aminogruppe besitzen. R symbolisiert den organischen Rest des Aminosäure-Moleküls:

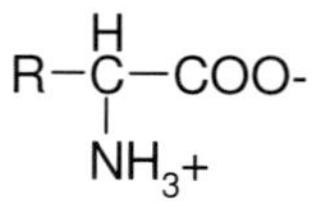

Beispiel: Alanin

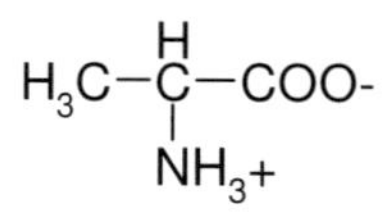

Die Aminosäuren sind Bausteine der Eiweiße (Proteine). Es gibt 20 verschiedene Aminosäuren, die sich in den chemischen Eigeschaften der gebundenen Reste (R) unterscheiden: saure, basische, neutrale, wasser- und fettlösliche Reste. Der Mengenanteil der einzelnen Aminosäuren im Eiweißmolekül bestimmt dessen physikalische und chemische Eigenschaften.

Amnesie: zeitlich und inhaltlich begrenzte Gedächtnislücke.

Amygdala, Mandelkern: Bestandteil der Basalganglien im Gehirn, die wiederum wie der Thalamus und das *„Limbische System“ zum entwicklungsgeschichtlich alten Teil der Großhirnrinde gehören. Die Amygdala hat Funktionen im Rahmen des *Limbischen Systems, nämlich bei der affektiven Bewertung von Gedächtnis- und Erlebnisinhalten und der Auslösung von emotionalen Reaktionen.

Amyloid: pathologische Eiweißkörper, die u.a. bei Demenzkrankheiten (Parkinson, Alzheimer) im Gehirn abgelagert werden. Sie entstehen aus Amyloid-Prekursor-Proteinen durch „falsche“ Abspaltung durch *Proteasen oder Proteasomen.

Amyotrophe Lateralsklerose: Degeneration der vom Rückenmark ausgehenden motorischen Nerven mit Verschmälerung der Pyramidenbahnen und des Vorderhorns. Häufigkeit: 1,5 pro 100 000, Ausbruch 40. bis 70. Lebensjahr. Ursachenfaktoren: u.a. Familiäre Häufung in 2-5% der Fälle, Korrelation der Häufigkeit mit Mutationen und Polymorphismen u.a. des Superoxid-Dismutase-Gens. Dies kann als Hinweis auf Chemikalien als einer der weiteren Ursachenfaktoren gedeutet werden. Der Nachweis von Anti-Gangliosid- sowie T3-, T4-Antikörpern im Blut und Bence-Jones-Proteinen im Urin deutet auf Autoimmun-Mechanismen hin.
Symptome: Muskelzuckungen u.a. an Hand und Unterarm, gesteigerte Reflexe, erhöhter Muskeltonus, mimische Enthemmung (übertriebenes Weinen und Lachen), im Spätstadium ab 1 bis 2 Jahren spinale Muskelatrophie, Spinalparalyse,
Diagnostik: Elektromyogramm (EMG) zeigt generalisierte neurogene Veränderungen, pathologische Spontanaktivität der Muskeln, MRT: vaskuläre oder entzündliche Veränderungen Gehirn und in der Halswirbelsäule. Bisweilen von motorischer Polyneuropathie schwer abzugrenzen Eiweiß und Zellzahl im Liquor erhöht (Angaben u.a. nach Klinghöfer, Rentrop, 2003).

Anamnese: ärztliche Befunderhebung bei einem Patienten. Dies kann auch mit Hilfe eines Fragebogens geschehen, mit dem möglichst sämtliche für das Krankheitgeschehen relevanten Lebensumstände des Patienten erfasst werden sollen. Eine gute Anamnese ist Voraussetzung für die Aufklärung von Krankheitsursachen und damit auch für eine wirkungsvolle Therapie.

Antagonisten: Stoffe, die an einem Rezeptor oder einem Enzym eine gegenteilige Wirkung auslösen als der natürliche Ligand des Rezeptors oder Enzyms und dadurch z.B. eine Nervenerregung blockieren. So sind Mutterkornpilz-Alkaloide wie das Ergotamin α-Adrenalinrezeptor-Antagonisten und Sympatholytika.

Antigen: Ein Makromolekül meist auf der Oberfläche von Zellmembranen, das eine spezifische Immunabwehrreaktion auslöst. Beispiel: Die Blutgruppen-Antigene A und B. Wenn eine Person die Blutgruppe A hat, dann werden die Blutzellen mit dem Antigen A nach Übertragung in Personen mit der Blutgruppe B durch deren Anti-A-Antikörper zerstört. Ein Antigen besteht immer aus einer die Immunreaktion auslösenden Molekülgruppe von begrenzter Größe, das so genannte „Hapten“ oder *„Epitop“, sowie einem Makromolekül, meist ein Eiweiß, an das das Hapten gebunden ist. Antigene sind typische Auslöser von Allergien. Schwermetall-Ionen haben nur eine scheinbare Antigen-Funktion, da sie als Antigen-Hapten zu klein sind. Sie können aber körpereigene Eiweiße nach Bindung in ihrer Struktur so verändern, dass diese vom Immunsystem als Fremdantigene erkannt werden und eine entzündliche Immunreaktion auslösen.

Antiinflammatorisch: Gegen die Entzündung gerichtet.

Antikörper: von den *B-Lymphozyten produzierte Eiweißmoleküle (Immunglobuline), die sich spezifisch mit den *Antigenen von fremden Zellen oder Krankheitserregern, z.B. Viren, verbinden und danach eine komplizierte Immunabwehr-Reaktionskette auslösen, die in der Regel zur Abtötung oder Zerstörung der Fremdzellen oder Krankheitserreger führt. Ein Antikörpermolekül vom Typ *IgG besteht aus 4 Eiweißketten, 2 leichten und 2 schweren Ketten, jeweils mit variablen und konstanten Sequenzen von Aminosäuren. Die variablen Abschnitte von je einer leichten und schweren Kette bilden eine Bindungsstelle für ein bestimmtes spezifisches *Epitop eines Antigens. Ein Antikörper vom Typ IgG, IgA und IgE besitzt somit 2 Bindungsstellen für ein bestimmtes Epitop. Wenn diese Bindungsstelle des Antikörpers zum Epitop räumlich wie ein Schlüssel zum Schloss passt, kommt es zur Bildung von Antigen-Antikörper-Komplexen, die schließlich die Immunreaktion auslösen.

Antioxidantien: chemische Stoffe in der Nahrung oder in Arzneimitteln, die leicht Elektronen abgeben können, und die dadurch oxidierte *Metaboliten und Reaktive Sauerstoff-Verbindungen (ROS) reduzieren und damit unschädlich machen können (durch Reduktion, d.h. Elektronen-Übertragung).

Aphasie: zentrale Sprachstörung expressiver und impressiver Art

Apolipoprotein E (ApoEε4-Mutation): Das Protein ApoE bindet Cholesterin und transportiert dieses an seinen Bestimmungsort. ApoE bindet aber auch das β-Amyloid-Peptid und ist Bestandteil der β-Amyloid-Plaques bei der Alzheimer-Krankheit. Die ApoEε4-Mutation verursacht eine höhere LDL-Cholesterin-Konzentration im Blut, sie verstärkt außerdem offenbar die Plaquebildung im Gehirn und kommt bei 2% der Bevölkerung vor (Rassow et al., 2008). Das mutierte ApoEε4-Protein bindet offenbar weniger Cholesterin und ist daher mit einem erhöhten Cholesterinspiegel assoziiert. Da Cholesterin für die Bildung des Aβ-1-42-Peptids benötigt wird, ergibt sich hieraus ein Zusammenhang zwischen der ApoEε4-Mutation, dem erhöhten Cholesterinspiegel und einer vermehrten Bildung des pathogenen Aβ-1-42-Peptids (Borchard-Tuch, 2011; Bussfeld, 2010). Das Risiko für eine spätere Alzheimer-Krankheit ist dann mehrfach erhöht.

Apoptose: „Programmierter" Zelltod, d.h. ein durch bestimmte Gene über verschiedene Signalketten ausgelöster und gesteuerter Selbstmord-Mechanismus lebender Zellen. Die A. ist sinnvoll, um nicht mehr benötigte Zellen, z.B. Leukozyten oder Krebszellen, zu beseitigen, um dem Organismus damit Energie und Nahrungsstoffe einzusparen. *Polymorphismen bei Apoptose-Genen erhöhen daher das Krebsrisiko. Die A. ist jedoch schädlich, wenn sie durch biochemische Pathomechanismen, wie z.B. den NO-Peroxynitrit-Verstärkungskreislauf oder durch eine *Hypoxie, in lebensnotwendigen Zellen und Geweben z.B. im Gehirn ausgelöst wird.

Apraxie: durch zentrale Ausfälle bedingte Unfähigkeit zur Ausführung geordneter Bewegungen bei intakten neuromuskulären Funktionen (keine Lähmungen).

Arbeitsgedächtnis: Kurzzeitspeicher im Gehirn für Gedächtnisinhalte, die bei einer aktuellen Tätigkeit benötigt und bald wieder gelöscht werden. Wesentliche Teile befinden sich im Hippocampus, der bei chronischen Entzündungen des Gehirns durch Zytokine häufig zuerst geschädigt wird.

Ataxie: Störung der Bewegungskoordination

Atmungskette: Multienzymsystem auf den inneren Membranen der *Mitochondrien, das den Transport von Elektronen, die von NADH + H^+ nach der Oxidation von Glukose angeliefert werden, auf den Sauerstoff katalysiert. Letztlich wird der aus Nährstoffen gewonnene reduzierte Wasserstoff in Form von NADH + H^+ mit molekularem Sauerstoff (O_2) zu Wasser oxidiert: $NADH + H^+ + O_2 \rightarrow H_2O + NAD^+ + E$

Mit dem Elektronentransport verbunden ist ein Energiegewinn E, der zum Aufbau eines Protonengradienten (H^+-Gradient) zwischen beiden Seiten der Mitochondrienmembran dient, und der zur Bildung des energiereichen Stoffes *ATP genutzt wird. Die Atmungskette besteht aus einer Reihe von Enzymkomplexen, die mit römisch I bis IV bezeichnet werden. Einige *Cytochrom-Enzyme sind Bestandteile der Atmungsketten-Komplexe, so die Cytochrome b und c_1 in Komplex III und die Cytochrome a und a_3 in Komplex IV. Sie werden im Verlauf der Atmungskette durch die angelieferten Elektronen reversibel reduziert und durch den folgenden Enzymkomplex wieder oxidiert. Dadurch entsteht eine Kaskade von Redox-Reaktionen, in deren Verlauf der Protonengradient aufgebaut wird.

ATP: siehe *Adenosin-triphosphat

Atrophie: Degeneration, Schrumpfung, Verkleinerung, z.B. die Gehirn-Atrophie bei neurodegenerativen Erkrankungen

Autoimmun-Erkrankungen: Krankheiten, bei denen das *Immunsystem sich gegen die eigenen Gewebe und Organe wendet und dabei akute und chronische Entzündungen erzeugt, die sich als Allergien manifestieren können. A. können durch Schadstoffe ausgelöst werden, die die Oberflächenstrukturen der Zellen verändern und dabei das Immunsystem in seiner Reaktion „irreführen".

Ausschluss-Diagnostik: Diagnostische Verfahren, mit denen anhand von Laborwerten alle in Betracht kommenden Krankheitsursachen bis auf eine ausgeschlossen werden können.

Aromatische Kohlenwasserstoffe: zyklische *Kohlenwasserstoffe mit einem System aus konjugierten Doppelbindungen (Doppel- und Einfachbindungen wechseln sich ab). Einfachster Vertreter dieser Stoffe ist *Benzol.

Axon: die Nervenerregung ableitende Nervenfaser, am Ende verzweigt und über *Synapsen Kontakte zu anderen Nervenzellen oder Muskelzellen bildend. Die Axonen sind häufig von einer stark fetthaltigen isolierenden Zellschicht, der Myelinscheide umgeben. Diese schützt einerseits den Axon gegen äußere Einflüsse und ermöglicht andererseits eine schnellere Erregungsleitung („saltatorische", sprunghafte Erregungsleitung). Bei Schäden an der Myelinscheide z.B. durch Entzündungsprozesse wird die Erregungsleitung gestört (z.B. bei Multipler Sklerose).

Balken (Corpus callosum): Verbindung zwischen den beiden Großhirnhälften, durch den wichtige Verbindungsfasern (Kommissurfasern) von einer Hälfte zur anderen verlaufen.

Basalganglien: etwa in der Mitte des Gehirns unter der Großhirnrinde liegende Teile des entwicklungsgeschichtlich alten Großhirns, bestehend aus abgegrenzten Kerngebieten, darunter z.B. der „bleiche Körper" (Corpus pallidus), der Schalenkern (Putamen), der Streifenkörper (Corpos striatum) und die Mandelkerne (Corpus amygdaloideum, Amygdala) . Die Basalganglien befinden sich direkt am Thalamus, dem Zwischenhirn, der zum Stammhirn gehört. Sie haben eine wichtige Funktion im motorischen System und beim Erlernen von (motorischen) Gewohnheiten (z.B. Fahrradfahren) und Handlungsmustern, indem sie Ausmaß und Richtung der willkürlichen Bewegung kontrollieren. Bei der Parkinson-Krankheit sind Teile der Basalganglien, darunter das Corpus *striatum, betroffen.

Benzol: Zyklischer *aromatischer Kohlenwasserstoff mit der Summenformel C_6H_6. Kommt im Erdöl und im Steinkohleteer vor und dient als Ausgangsstoff für viele organische Stoffe, wie z.B. die Chlor-aromatischen Pestizide *Pentachlorphenol (PCP), *Polychlorierte Biphenyle (PCB) und *DDT.
Strukturformel: 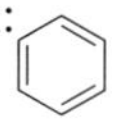 Summenformel: C_6H_6

B-Lymphozyten: zu den weißen Blutkörperchen gehörende Zellen des Immunabwehrsystems, die aus dem Knochenmark stammen und nach Aktivierung durch die *T-Helferzellen spezifisch reagierende *Antikörper produzieren und damit wesentliche Immunabwehrreaktionen einleiten.

Biopsie: Gewebsentnahme

Biozid: Auf lebende Zellen in relativ niedrigen Konzentrationen tödlich wirkende Substanz. Überbegriff für Pestizide, Desinfektionsmittel, Antibiotika u.a.

Blut-Hirn-Schranke (BHS): Dichte Schichten von Zellen innerhalb und außerhalb der Wände der Blutkapillaren des Gehirns, die als Barriere gegen den Durchtritt von Stoffen dienen und damit die Nervenzellen des Gehirns vor toxischen Wirkungen schützen (sollen). So ist das *Endothel der Blutkapillaren im Gehirn besonders dicht, und außen befindet sich ferner eine Schicht von Astrozyten, das sind *Gliazellen, die über Zellfortsätze einerseits mit Nervenzellen, andererseits mit den Blutkapillaren in Kontakt stehen. Sie kontrollieren den Stoffaustausch zwischen den Blutgefäßen und den Nervenzellen. *Hydrophile Stoffe können die BHS. nicht durchdringen. Daher muss die Versorgung des Gehirns mit energiereicher Glukose über spezielle Transportsysteme (Glukose-Carrier) erfolgen. Die BHS. ist dennoch empfindlich gegenüber oxidativem Stress einschließlich Peroxynitrit, sodass dadurch eine toxische Schädigung des Gehirns erleichtert und verstärkt werden kann.

Burn-Out-Syndrom: meist auf Grund von körperlicher und psychischer Überlastung und Überforderung verursachter reversibler Erschöpfungszustand, der auch mit chronischer Stressreaktion verbunden ist und dadurch vom Chronischen Erschöpfungssyndrom (*CFS) zu unterscheiden ist.

Calmodulin: Ein kleines Protein im *Zellplasma, das 4 Calciumionen (Ca++) bindet. Dieser Ca-Calmodulin-Komplex bindet an zahlreiche Proteine und aktiviert sie (u.a. NO-Synthasen).

cAMP (Cyclisches AMP, cyclisches Adenosin-Monophosphat): Ein wichtiger Botenstoff (Second Messenger) zur Regulation von Stoffwechselprozessen in der Zelle, der nach Bindung bestimmter Hormone an entsprechende Rezeptoren an der Zelloberfläche durch das Enzym Adenylat-Cyclase gebildet wird. Das dadurch entstehende cAMP aktiviert die cAMP-abhängigen Proteinkinasen, die wiederum Phosphat an andere Proteine anheften und diese dadurch aktivieren oder hemmen.

Carboxylgruppe (-COOH): auch Carbonsäuregruppe wegen ihrer sauren Eigenschaften genannt. Sie ist die kennzeichnende Molekülgruppe für die organischen *Carbonsäuren.

Catecholamine: Hormone und Neurotransmitter, deren Biosynthese von der Aminosäure Tyrosin ausgeht. Zu den C. gehören Adrenalin, Noradrenalin und Dopamin. Sie sind u.a. Bestandteile des adrenergen Nervensystems, zu dem der Sympathicus gehört, und das allgemein zur Mobilisierung der Energiereserven des Körpers bei physischer und psychischer Belastung (z.B. Stress) dient.

Catechol-O-Methyltransferase (COMT): Enzym, das zum Abbeau der als Neurotransmitter fungierenden Catecholamine dient, indem eine Methylgruppe an eine OH-Gruppe des Benzolrings gebunden wird. Bei genetischen oder auch durch Umweltgeifte und Entzündungen verursachten Defekten der COMT kommt es zu psychischen Störungen wie Hyperaktivität, Aggressivität, usw. (Müller, 2008).

CFS/ME, Chronic Fatigue Syndrome, Chronisches Erschöpfungs-Syndrom/Myalgische Enzephalopathie. Eine durch verschiedene Ursachen (Krebserkrankungen, Virus-Infektionen, chronische Allergien und - nicht zuletzt - chronische Schadstoffbelastungen oder Cytostatika-Chemotherapien) ausgelöste allgemeine Störung und Schwächung vieler Körperfunktionen mit schwerwiegenden Auswirkungen insbesondere auf den Schlafrhythmus und andere Funktionen des Nervensystems. Wesentlicher Krankheitsfaktor ist ein allgemeiner Energiemangel, der durch eine Störung oder Hemmung der Atmungskette in den *Mitochondrien verursacht wird, und der im Zusammenhang mit chronischen Entzündungsprozessen zu erklären ist. Nähere Erläuterungen in der Broschüre „Chronic Fatigue Syndrome" (Shepherd, 2007), die über den Patienten-Verband „Fatigatio e.V.", Goethestr. 26-30, 10625 Berlin, Tel. 030-310 18 09-0, zu beziehen ist.

Chaperone: Proteine, die noch ungefaltete (oder teileweise entfaltete) Proteine binden und dadurch deren korrekte Faltung fördern. Sie können ferner die Aggregation von Proteinen verhindern und haben daher große Bedeutung für die Verhinderung von neurodegenerativen Prozessen im Gehirn. Sie hemmen außerdem den Abbau von Proteinen.

Chemikalien: gemeint sind hier nicht-natürliche, in der Regel industriell hergestellte chemische Stoffe und deren Zubereitungen. Sie können organischer oder anorganischer Natur sein. Organische Chemikalien beruhen in ihrer Grundstruktur auf Kohlenwasserstoff-Verbindungen, die aus Erdöl gewonnen werden. Von besonderer toxikologischer Bedeutung sind die Salze der *Schwermetalle. Anorganische Chemikalien sind in der Regel Salze von metallischen Elementen oder gasförmige Elemente und Verbindungen von Nichtmetallen.

Chlorierte Kohlenwasserstoffe (CKW): organische Verbindungen mit einem Grundgerüst aus *Kohlenwasserstoffen und daran gebundenen Chloratomen. Sie sind fettlöslich, in Wasser wenig oder nicht löslich, chemisch sehr stabil und meist giftig, besonders für das Nervensystem. Ihre ökologische Schädlichkeit äußert sich in der typischen Anreicherung in der *Nahrungskette, die auf eine stabile Einlagerung in die Zellmembranen insbesondere im Nervensystem und Fettgewebe der Organismen zurückzuführen ist (Siehe auch *Organochlor-Verbindungen).

Cholesterin: Ein Lipid mit einer 4-Ring-Steroid-Struktur und einer Hydroxylgruppe an einem Ring. Es ist ein wichtiger Bestandteil der Membranen und ein Vorläufer der Steroid-Hormone. Bei den Krankheiten des *„Metabolischen Syndroms" ist der Cholesterin-Stoffwechsel gestört, und übermäßige Cholesterin-Ansammlungen sind für kardiovaskuläre Krankheiten verantwortlich.

Chromosomen: Struktureinheiten der Erbinformation, die jeweils aus einem einzelnen DNA-Doppelstrang und den daran gebundenen Proteinen (u.a. Histone) bestehen. Die Chr. werden nur während der Zellteilung im Mikroskop sichtbar, weil sich dann die Struktur verdichtet. Die Vorgänge zur Regulation der Genaktivität finden an den Chromosomen, u.a. an den Histon-Proteinen statt.

Chronisches Erschöpfungssyndrom: siehe unter *CFS/ME

Coenzym: Wirkungsgruppe eines Enzyms, meist eine nicht-Eiweiß-Struktur, die meist im aktiven Zentrum des Enzym-Moleküls gebunden ist.

Computer-Tomografie (CT): Bildgebendes Verfahren, bei dem Körperteile mit verschiedenen Strahlungsarten (Röntgenstrahlen, Elektromagnetische Felder) durchstrahlt werden, und bei dem ferner Kontrastmittel oder selbst strahlende Substanzen zur Markierung ins Blut gespritzt werden. Die Stärke der vom Körper absorbierten oder von ihm abgegebenen Strahlung wird gemessen und in ein Computerbild umgerechnet.

COMT: siehe Catechol-O-Methyltransferase

Corpus Callosum: „Balken", ein Teil der basalen Großhirnrinde, der die beiden Hälften der Großhirnrinde miteinander verbindet. Der C. steht in enger Verbindung mit dem Limbischen System, einem alten Teil des Großhirns (Archicortex).

Cortex: Rinde, meist ist die Großhirn-Rinde gemeint.

Corticoide: Hormone der Nebennierenrinde, die an der Regulation des Glukosestoffwechsels, der Hemmung von Entzündungen und an der Stressreaktion beteiligt sind. Chemisch gehören diese Hormone zu den Steroiden, die aus Cholesterin über Pregnenolon und Progesteron gebildet werden.

Cortisol: Hormon der Nebennierenrinde, zu den *Corticoiden gehörend, mit vielfältigen Wirkungen im Stoffwechsel:
- in der Leber: Glukose-Neusynthese (Gluconeogenese),
- in Muskel, Haut, Bindegewebe: Proteinabbau,
- Fettgewebe: Steigerung des Fettabbaus,
- Immunsystem: Hemmung der Entzündungen und Immun-Abwehrmechnismen, speziell der durch B-Lymphozyten und Antikörper vermittelten. Im Gehirn jedoch auch Förderung von Entzündungs- und Degenerationsprozessen.
- Regulation des Tagesrhythmus und des davon abhängigen Energiestoffwechsels,
- Mobilisierung der Energiereserven bei Stresssituationen (zusammen mit Adrenalin).

Cyclooxigenase: Enzym, das zusammen mit Peroxidase in einem Komplex in der Membran vorkommt und dort unter oxidativen Bedingungen aus der Arachidonsäure Prostaglandin H2 bildet. Dieses ist wiederum Ausgangsstoff für die Bildung von Prostacyclinen, Prostaglandin $F_{2\alpha}$, Thromboxan B2. Diese Stoffe haben als Signalstoffe vielfältige Wirkungen auf Funktions- und Organsysteme des Körpers, insbesondere auch bei chronischen Entzündungen auf das Nerven- und Immunsystem.

Cytochrome: Proteine mit gebundenen Hämgruppen, die aus einem Porphyrinringsystem mit gebundenen Eisenionen als Zentrum bestehen. Die zentralen Eisenionen können reversibel Elektronen aufnehmen und wieder abgeben, dabei ändern sie ihre Oxidationsstufe zwischen

Fe^{++} und Fe^{+++}. Die Cytochrome dienen daher zur Übertragung von Elektronen bei Redox-Reaktionen und bei der Atmungskette in den Mitochondrien. Sie sind notwendig für den Energiestoffwechsel, um *ATP zu produzieren.

Cytochrom-P450-Monooxigenasen (CYP): Enzyme der Phase I des Entgiftungssystems, die organische Fremdstoffe oxidieren und dadurch wasserlöslich machen. Dabei entstehen reaktive Sauerstoffverbindungen (Peroxide), die wiederum den oxidativen Stress verstärken und neurotoxische Wirkungen verursachen können. Die so entstandenen Sauerstoffverbindungen (Metaboliten) reagieren leicht mit den Enzymen des Entgiftungssystems der Phase II, zu denen die Glutathion-Tranferasen (GST) gehören. Diese übertragen Glutathion auf die Metaboliten und entgiften diese damit.

D2-Rezeptor: Bestimmter Typ eines Dopamin-Rezeptors im Gehirn.

DDT, Dichlor-diphenyl-trichlorethan, Summenformel: $C_{14}H_9Cl_5$, gehört zu den zyklischen aromatischen Chlor-Kohlenwasserstoff-Verbindungen, ein breit wirksames *Insektizid mit lang anhaltender Kontakt- und Fraßgift-Wirkung. Eigenschaften: fettlöslich, chemisch stabil, neurotoxisch, reichert sich im Fettgewebe und in der Nahrungskette an, in westlichen Industriestaaten seit einigen Jahren verboten, wird aber in den östlichen Staaten und in Asien weiter als weltweit gegen die Malaria-Mücken eingesetztes Insektizid produziert.

Degeneration: Funktionseinbuße von Geweben nach Einwirkung von Giften oder *ROS, oft verbunden mit der Auslösung der *Apoptose.

Demenz: Nach ICD-10, F00 – F03, ist es eine organisch bedingte, meist progrediente (fortschreitende) und nicht reversible Minderung der in früheren Lebensabschnitten erworbenen intellektuellen Fähigkeiten, verbunden mit einem Verfall der Persönlichkeitsstruktur. Häufigkeit: etwa 6% der über 65-jährigen, mit zunehmender Tendenz. Anteile der verschiedenen Demenzkrankheiten: Alzheimer-Demenz: bis zu 70%, Lewy-Body-Demenz: bis zu 20%, vaskuläre Demenz: 10%, 10% Mischformen.
Leitsymptome:
- fortschreitende Abnahme der Gedächtnisleistung, bis die Funktionsfähigkeit im täglichen Leben beeinträchtigt ist.
- Abnahme der intellektuellen Fähigkeiten mit Beeinträchtigung von Denk- und Urteilsfähigkeit,
- Verminderung der Affektkontrolle, Vergröberung des Sozialverhaltens.

Ausschlusskriterien: Die Symptome müssen seit mindestens 6 Monaten andauern und ein Delir muss ausgeschlossen sein (nach Klinghöfer, Rentrop, 2003).

Dendrit: Erregungs-aufnehmende Faser einer Nervenzelle, die Informationen (Nervenerregungen) von den *Axonen anderer Nervenzellen über *Synapsen aufnehmen und zum Zellkörper weiterleiten, wo eine Summation aller von den Dendriten aufgenommenen Erregungen stattfindet, um schließlich eine neue Erregung im *Axon weiterzuleiten oder auch zu blockieren. Eine Nervenzelle kann mehrere Hundert Dendritenverzweigungen besitzen. Entsprechend können sie Synapsen mit bis zu 1000 anderen Nervenzellen bilden (Lodish et al., 2001).

Dendritische Zellen: phagozytierende Zellen des Immunsystems mit dendritenartigen Verzweigungen, die im Knochenmark produziert werden und dann über die Blutbahn hauptsächlich in die Haut, aber auch in andere Gewebe wandern. In der Haut werden sie auch als „Langerhans-Zellen“ bezeichnet. Ihre Hauptfunktion besteht in der Aufnahme von

Antigenen durch Phagozytose und anschließender Präsentation dieser Antigene zu den T-Lymphozyten. Dazu wandern sie - meist nach Stimulation durch bestimmte Zytokine – in benachbarte Lymphknoten, wo anschließend die Proliferation der so aktivierten T-Zellen stattfindet.

Depression: eine den Lebensumständen nicht entsprechende und damit unbegründet erscheinende psychische Verstimmung mit einer Hemmung der gesamten Affektivität. Dies steht im Gegensatz zur Trauer, die eine adäquate psychische Reaktion auf ein entsprechendes Ereignis darstellt. Die Symptome sind gekennzeichnet durch Freud-, Gefühls-, Hoffnungs-, Appetit- und Schlaflosigkeit, hinzu kommt häufig eine Antriebshemmung, die oft mit quälender Unruhe verbunden ist. Das Denken ist einförmig und kreist stets um das eigene Befinden. Körperliche Symptome wie Abgeschlagenheit, Müdigkeit, Erschöpfung, Oberbauchbeschwerden, Herzschmerzen und andere sind häufig. Die Schweregrade sind unterschiedlich, bei der so genannten Major-Depression liegt erhöhte Suizidgefahr vor. Zu den Ursachenfaktoren gehört die Umwelt im weitesten Sinne, nach neuerem Kenntnisstand vor allem solche, die chronische Entzündungskrankheiten auslösen: Allergene, Umweltschadstoffe, psychosozialer Stress, die besonders in Kombination die Anfälligkeit für D. erhöhen. Der Zusammenhang zwischen diesen Faktoren und der Ausprägung der Depression ist durch Signalwege des psycho-neuro-endokrino-immunologischen Systems belegt.

Detergentien: seifenähnliche organische Verbindungen mit einem fettlöslichen Kohlenwasserstoff-Teil und einem wasserlöslichen, aus ionisierten Molekülgruppen bestehenden Teil, z.B. Sulfonaten. Synthetische Detergentien sind in der Natur sehr stabil und schädigen die Zellmembranen von Wassertieren. Sie gelten daher als ökologisch sehr bedenklich.

DEET, N,N-Diethyl-m-toluamid: Ein Insekten-Repellent mit breitem Wirkungsspektrum auf Insekten und Zecken. Wirkungsmechanismus: Blockierung des Duftrezeptors OR83B bei Drosophila, sodass die Insekten Blut und Schweiß weniger gut riechen können. Bestandteil von Autan. DEET wurde in den Golfkriegen bei den Soldaten zusammen mit Physostigmin-Bromid breit eingesetzt und ist möglicherweise an der Auslösung des Golfkriegssyndroms beteiligt (Quelle: u.a. Wikipedia).

Toxikologie: DEET ist als "gesundheitsschädlich" (Xn) eingestuft (R22, R 36/39, R 52/53), kann also in Gewässern längerfristig schädliche Wirkungen haben.

DHEA, DHEAS: Dihydroepiandrosteron (-Sulfat), ein männliches Geschlechtshormon, das neben der Steuerung und Ausprägung von Geschlechtsfunktionen auch wesentlich an der Aufrechterhaltung des Gleichgewichts zwischen oxidativen und reduzierenden Stoffen im inneren Milieu des Organismus beteiligt ist. Im Alter nimmt der DHEA-Spiegel ab, während gleichzeitig der Spiegel von entzündungsfördernden Zytokinen wie Interleukin-6 (IL-6) zunimmt. Das innere Milieu verschiebt sich im Alter in Richtung oxidierender Faktoren. DHEA wird daher in der Anti-Aging-Medizin als „Verjüngungshormon“ angewendet.

Diabetes mellitus: Krankheitssyndrom, das durch Insulinmangel und chronisch erhöhter Zuckerkonzentration im Blut (Hyperglykämie, >6,15 mmol/l bzw. 110 mg/dl) gekennzeichnet ist. Beim **Typ-I-Diabetes** liegt ein starker Insulinmangel bis zum völligen Fehlen des Insulins vor. Er beruht auf dem Absterben der Insulin-produzierenden Inselzellen der Bauchspeichelkdrüse. Typ-I ist neben Umweltfaktoren auch genetisch bedingt, weil von HLA-Antigenen abhängig, und äußert sich als T-Zell-vermittelte Autoimmunreaktion. Der **Typ-II-Diabetes** entwickelt sich im Lauf des Lebens langsamer, und das Insulindefizit ist schwankend und nicht so stark ausgeprägt wie bei Typ I. Als Ursachenfaktoren werden Überernährung, Übergewicht (Adipositas) und körperliche Inaktivität genannt (s. Lehrbücher Innere Medizin). Weitere Umweltfaktoren wie Schadstoffe und chronischer Stress sind wahrscheinlich (wie auch bei Typ I).

Dialyse: Abtrennung niedermolekularer Moleküle aus einer Lösung höhermolekularer Verbindungen nach Diffusion durch eine semipermeable Membran.

Diastole: Erschlaffungsphase der Herzmuskulatur.

Disposition: Grad der Bereitschaft einer Person oder eines Organismus gegenüber einer möglichen (toxischen) Wirkung von Umwelteinflüssen wie z.B. Chemikalien. Die Disposition zur Reaktion gegenüber bestimmten Konzentrationen von Chemikalien ist genetisch bedingt und mit *Polymorphismen zu erklären.

DNA (deutsch: DNS, Desoxiribonukleinsäure): kettenförmig als „Doppelhelix" aus 4 variablen Bausteinen (Basen) aufgebautes Molekül, das in Abhängigkeit von der Reihenfolge der 4 Bausteine (Adenin, Thymin, Guanin, Cytosin) eine erbliche Information für die Herstellung von Eiweißmolekülen, den *„genetischen Code" (und anderen Funktionen) enthält. Die DNS ist sehr empfindlich gegenüber Angriffen durch reaktionsfähige Metaboliten, wie sie durch Reaktion des Entgiftungssystems I (Cytochrom P 450) mit Schadstoffen gebildet werden. Folge sind Mutationen, d.h. Veränderungen des genetischen Codes der DNS, die wiederum zu Krebs und Missbildungen führen können.

Dopamin: zu den Katecholaminen zählendes biogenes Amin, das aus der Aminosäure Tryptophan über L-Dopa gebildet wird und Vorstufe von Noradrenalin und Adrenalin darstellt. Dopamin spielt eine große Rolle als Neurotransmitter in den Teilen des Gehirns mit dopaminergen Nervenzellen: im Limbischen System bei der (positiven) Gefühlsausprägung, bei affektiven Reaktionen und bei Lernprozessen, in der Substantia nigra bei der Kontrolle motorischer Funktionen (Mangel verursacht die Parkinson-Krankheit). Viele Drogenwirkstoffe wie Ethanol, Nikotin und Morphin steigern im Limbischen System die Freisetzung von Dopamin und bewirken somit Lustgefühle. Dopamin wird in den Nervenzellen durch die Enzyme MAO-B (eine Monoamin-Oxidase) und COMT (*Catecholamin-O-Methyltransferase) inaktiviert. Dopamin bindet an 5 verschiedene Dopamin-Rezeptoren an Nervenzellen des Gehirns (D1 – D5), die teilweise aktivierend oder auch hemmend wirken.

Dosis-Wirkungsbeziehung: Beschreibt den Zusammenhang zwischen der Dosis bzw. Konzentration eines Schadstoffs oder Pharma-Wirkstoffs und der Wirkung im lebenden Organismus. Die Dosis-Wirkungskurve ist meist S-förmig ansteigend bis zu einem Maximum. Die D. gilt in der Toxikologie als monokausaler Nachweis einer toxischen Wirkung und wird von Gutachtern häufig als Gegenargument gegen Chemikalien als Auslöser chronischer Krankheiten angeführt.

Drüse: Organ, das zur *Sekretion von Enzymen oder Hormonen ins Blut (endokrine Drüse) oder in den Gastro-Intestinaltrakt (exokine Drüse) dient.

Eiweiße (Proteine): bestehen aus unverzweigten Ketten von 200 – 600 *Aminosäuren mit Molekülmassen von ca. 20 – 60 Kilo-Dalton. Sie sind die wichtigsten biochemischen Funktionsträger in Zellen und Geweben des Organismus:

- Sie sind Bestandteile von Strukturen der Zellen und Gewebe (Zellmembran-Bestandteile, Zellplasma, Zellorganellen),

- Sie sind Teile von Poren und Transportsystemen in für Stoffe in der Zellmembran,
- Sie fungieren als Enzyme, Rezeptoren, einige Hormone und Regulationsfaktoren (Transktiptionsfaktoren) und bestimmen damit Zellstoffwechsel und Regulationsvorgänge des Organismus (nach Rassow et al., 2008).

Elektronentransportkette: Elektronenübertragung von einem Elektronenspender, wie z.B. NADH oder FADH2, auf Sauerstoff (O_2) über eine Serie von Elektronentrasportsystemen in den *Mitochondrien. Der Elektronentransport ist mit der Wanderung von Protonen (H+-Ionen) durch die Mitochondrienmembranen verbunden, wodurch die ATP-Synthese und damit die Herstellung des Energietreibstoffes der Zelle verbunden ist. Störungen der E. (u.a. durch Schadstoffe wie Quecksilber) sind Ursache für die Bildung toxischer Sauerstoffradikale (ROS) und damit Auslöser von neurodegenerativen Prozessen.

Embryo: in der Biologie wird darunter der Keim oder Keimling verstanden, der den sich aus der befruchteten Eizelle entwickelnden Organismus bis zum Zeitpunkt der selbständigen Nahrungsaufnahme darstellt. Beim Menschen ist der Embryo im engeren Sinne der sich entwickelnde Organismus bis zum Ende der Organentwicklung im 3. Schwangerschaftsmonat.

Endothel: ein einschichtiges Zellgewebe (Plattenepithel), das alle Gefäße und Kapillaren innen auskleidet und den Stoffaustausch zwischen Blut und umgebendem Gewebe reguliert. Im Gehirn ist das E. Bestandteil der *Blut-Hirn-Schranke. Das E. ist auch aktiv an Entzündungsprozessen beteiligt, indem es u.a. mit bestimmten Rezeptoren Immunzellen bindet.

Energiestoffwechsel: Die Gesamtheit aller Stoffwechselreaktionen in lebenden Zellen, die zur Energiegewinnung in Form der Energieüberträger-Substanz *ATP dienen. Ausgangsstoffe des E. sind energiereiche organische Nährstoffe wie Fette oder Kohlenhydrate, die über verschiedene Abbauwege oxidiert werden und dabei ihre Energie zur Bildung von ATP abgeben. Wichtige Wege des E. sind die Glykolyse (Abbau von *Glukose zu Brenztraubensäure), der Zitronensäurezyklus und die *Atmungskette in den *Mitochondrien. Toxische Wirkungen von Fremdstoff-Metaboliten und *ROS können den E. hemmen und dadurch zu Energie-Defiziten (ATP-Mangel) und damit zu Krankheitssymptomen führen.

Entgiftungssystem: Biochemisches System des *Metabolismus von Fremdstoffen im Organismus. Es besteht aus 3 Phasen:
Phase I: Oxidation oder Hydrolyse von organischen Fremdstoffen und Bildung von meist wasserlöslichen Phase-I-Metaboliten mit Hilfe von Phase-I-Enzymen, wie z.B. die Cytochrom-P450-Monooxigenasen (CYP). Dabei entstehen als Nebenprodukt die reaktiven Sauerstoffradikalverbindungen (*ROS), die bei den chronischen Krankheitsmechanismen eine Schlüsselrolle spielen. Die Phase-I-Reaktionen sind also eher als „Giftung" zu bezeichnen.
Phase II: Verknüpfung (Konjugation) des Phase-I-Metaboliten mit *Glutathion, Glukuronsäure, Acetat oder Sulfat, wodurch die giftigen Phase-I-Metaboliten weitgehend unschädlich gemacht werden. Wichtige Phase-II-Enzyme sind die Glutathion-S-Transferasen (GST), Sulfotransferasen (SULT), N-Acetyl-Transferasen (NAT) und Glukuronyl-Transferasen (UGT, von Uridin-diphosphat-Glucuronyl-Transferase).
Phase III: Aktiver Transport der verknüpften Metaboliten z.B. aus der Leber in die Galle oder aus Nierengewebe in den Harnkanal, meist über spezielle aktive Transportsysteme in den Membranen der Organe. Damit ist die eigentliche „Entgiftung" erreicht.

Entzündung: Eine als Folge der Aktivierung des Immunsystems oder einer direkten Reizung der *Nozirezeptoren von C-Fasern des Nervensystems auftretende Kettenreaktion von Zellen des Blutgefäß- und Immunsystems, die zu einer Ausschüttung von gefäßerweiternden und schmerzerregenden Substanzen (Histamin, Serotonin, Prostaglandine) aus diesen Zellen sowie zu einer Bildung von reaktiven Sauerstoffverbindungen (ROS) führt (*Oxidativer Stress). Die Folge können akute oder chronische Entzündungsverläufe sein (siehe auch die verschiedenen Typen allergischer Reaktionen des Immunsystems).

Enzephalopathie: meist mit Degenerations- und/oder Entzündungsprozessen verbundene Erkrankung des Gehirns. Die Toxische E. ist eine chronische Folge der Wirkung von entzündungsauslösenden Chemikalien, hauptsächlich flüchtige organische Kohlenwasserstoffverbindungen, Schwermetallen und bestimmten Pestizid-Wirkstoffen. Die Krankheit verläuft häufig irreversibel und fortschreitend, sodass auch Jahre nach der Schadstoff-Exposition das schwere Krankheitsbild sichtbar bleibt.

Enzyme: Eiweißmoleküle mit beschleunigender Wirkung auf chemische Reaktionen im Rahmen des Stoffwechsels (Biokatalysator-Effekt). Jedes Enzym bindet in der Regel nur ein ganz bestimmtes Substrat (den umzusetzenden Stoff) in einer speziell geformten, auf das Substrat angepassten Molekültasche, die so genannte Substrat-Bindungsstelle (Substrat-Spezifität, Schlüssel-Schloss-Prinzip). In dieser befindet sich das aktive Zentrum des Enzyms, das die eigentliche Katalyse-Reaktion durchführt. Die Information für die Synthese eines Enzyms ist in jeweils einem oder mehreren zugehörigen *Genen enthalten. Von den etwa 25 000 verschiedenen Genen des Menschen sind etwa 18 000 bis 20 000 Gene für die Herstellung von bis zu 100 000 verschiedenen Enzymen verantwortlich.

Epidemiologie: Lehre vom Krankheitsgeschehen in der Bevölkerung, die sich um Aufklärung der Ursachen und der Verteilung menschlicher Krankheiten bemüht. Anhand von statistischen Daten wird z.B. ein möglicher Zusammenhang zwischen dem Vorkommen und den Konzentrationen von Schadstoffen und bestimmten Krankheitsbildern überprüft. Mit statistischen Rechenformeln wird schließlich nachgewiesen, ob ein gefundener Zusammenhang als „signifikant“ bewertet wird. Viele Vertreter der klassischen „Schulmedizin“, der Arbeitgeber und der in ihren Diensten stehenden Berufsgenossenschaften lehnen die von umweltmedizinischen Untersuchungen behauptete Signifikanz des Zusammenhangs zwischen Schadstoffbelastung und Häufigkeit von MCS-Fällen oder anderen Umweltkrankheiten als „unwissenschaftlich“ ab. Es kommt eben darauf an, welche Definition für „Signifikanz“ angewendet wird, ein oft von bestimmten gesellschaftlichen Interessen abhängiger Vorgang.

Epigenetik ist die Wissenschaft von der Regulation der Genaktivität. Gene können demnach abhängig von den jeweiligen Bedingungen an- oder abgeschaltet werden. Schon in der Embryonalzeit wird die Aktivität bestimmter Gene durch epigenetische Mechanismen dauerhaft festgelegt. Dabei spielen Umwelteinflüsse wie Stress und Umweltchemikalien eine besondere Rolle. Außerdem ist die epigenetische Prägung von Genaktivitäten bei beiden Geschlechtern unterschiedlich (Regitz-Zagosek, 2011). Selbst Lernvorgänge und die Verarbeitung von Reizen im Gehirn, die mit entsprechenden Nervenerregungen verbunden sind, können den Aktivitätszustand von Genen in den Nervenzellen des Gehirns verändern (Ma et al., 2011). Gene können durch Methylierung der DNA abgeschaltet werden, ferner auch durch chemische Veränderung der Histon-Proteine.

Epiphyse: Zirbeldrüse, eine Ausstülpung an der Hinterseite des Zwischenhirns, in der das neurosekretorische Hormon *Melatonin gebildet wird, das bei der Regulation des Tag-Nacht-Rhythmus sowie als Antioxidans eine Rolle spielt.

Epithel: Zellgewebe zur äußeren Begrenzung von Organen. Man unterscheidet nach ihrer Funktion: Deck-, Drüsen-, Sinnesepithel.

Epitop: chemische Struktur an einem Antigen-Molekül, gegen die die spezifische Antigenbindungsstelle, d.h. die variable Region des Antikörpers gerichtet ist.

Erythrozyten: Rote Blutkörperchen

Excitotoxizität: Hirnschädigung als Folge einer Übererregung bestimmter Hirnregionen, beispielsweise durch indirekte Wirkung von Organophosphat-Pestiziden, die durch Hemmung des Enzyms Acetylcholin-Esterase zu einem Überangebot des Neurotransmitters Acetylcholin führen. Dadurch werden verstärkt Muskarin-Rezeptoren und die damit verbundenen Glutamat-ausschüttenden Nerven aktiviert. Das dadurch bedingte Glutamat-Überangebot führt über Glutamat-Rezeptoren zu verstärktem Calcium-Einstrom, zur Aktivierung von NO-Synthasen und zu nitrosativem Stress, sowie letztlich über p53 zur Neurodegeneration.

Exkretion: Ausscheidung von Stoffen

Explizites Gedächtnis: Es enthält Gedächtnisinhalte, die dem Bewusstsein zugänglich sind. Dazu gehören Inhalte, die im Kurzzeit- und Langzeitgedächtnis gespeichert werden.

Exposition: meist quantitative Angabe der Belastung einer Person oder eines Versuchstieres mit Umweltfaktoren (Schadstoffe, Strahlung, Wärme, Lärm, usw.).

Fenton-Reaktion: Das bei Störungen der Atmungskette in den Mitochondrien gebildete Wasserstoffperoxid reagiert unter Beteiligung von Eisenionen (Fe^{3+}) oder auch anderen Schwermetallionen als Katalysator mit noch vorhandenen Sauerstoffradikalen ($O_2^{\cdot-}$) und bildet dabei die besonders aggressiven Hydroxi-Radikale sowie Hydroxylionen:

$$O_2^{\cdot-} + H_2O_2 \xrightarrow{(Fe3+)} O_2 + OH^- + OH\,*$$

Fettsäuren: kettenförmige Monocarbonsäuren (mit einer COOH-Gruppe), deren Kohlenwasserstoffketten entweder gesättigt (ohne Doppelbindungen) oder einfach oder mehrfach ungesättigt (eine oder mehrere Doppelbindungen) sein können. Ungesättigte Fettsäuren haben antioxidative Eigenschaften und können leicht durch Reaktive Sauerstoffverbindungen (ROS) oxidiert werden. F. sind durch Verbindung mit Glycerin Bestandteile von Fetten und Membranlipiden.

Fetus: s. Fötus

Flavin-abhängige Monooxigenasen (FMO): Zum Entgiftungssystem der Phase I gehörende oxidierende Enzyme, die hauptsächlich organische Stickstoffverbindungen (azyklische und zyklische, wie z.B. N-alkyl-amine und zyklische Amine) in N-Oxide umwandelt. Weitere Substrate sind organische Schwefelfverbindungen, z.B. Mercaptopurine.

fMRI/fMRT: functional Magnet-Resonance-Imaging bzw. -Tomografie, ein bildgebendes Verfahren zur Aufklärung von Hirnfunktionen nach dem Prinzip der Magnet-Resonanz-Tomografie.

Folsäure hat als Vitamin eine wichtige Bedeutung für den Catecholamin-Stoffwechsel und für die chronischen Multisystem-Krankheiten. So sind niedrige Folsäurespiegel mit Depressionen assoziiert. Dies ist mit der Funktion der 5-Methyl-tetrahydro-folsäure (5-MTHF) zusammen mit Vitamin B12 bei der Umwandlung von Homocystein zu Methionin zu erklären. Diese Reaktion ist bei Folsäuremangel blockiert und Homocystein reichert sich an. Das benötigte 5-MTHF muss hierzu vorher aus Folsäure unter Beteiligung von Vitamin C und dem Reduktionsmitteln NADH gebildet werden:

$$\text{Folsäure} \xrightarrow{\text{Vitamin C, NADH, MTHFR}} \text{5- Methyl-tetrahydro-folsäure (5-MTHF)}$$

Für das dazu benötigte Enzym Methyl-tetrahydrofolat-Reduktase (MTHFR) gibt es eine genetische Variante mit verminderter Aktivität (Lopez-Leon et al., 2008). Die Träger dieser Variante haben daher höhere Homocystein-Spiegel im Blut zeigen häufiger Symptome von Depressionen und des chronischen Erschöpfungssyndroms (CFS) (Dürr, 2009).

Bei hoher Belastung durch Oxidativen Stress herrscht ein Mangel an Vitamin C und an reduzierender Kapazität (NADH), sodass die Bildung der 5-MTHF zusätzlich blockiert ist. Dadurch wird die Umwandlung von Homocystein in Methionin ebenfalls gehemmt. Träger des genetisch bedingten Defektes des Enzyms MTHFR sind somit besonders empfindlich gegenüber den Wirkungen des Oxidativen Stresses. Für MCS-Patienten empfiehlt sich daher die Abklärung des Genpolymorphismus für MTHFR durch eine geeignete genetische Labordiagnostik.

Formaldehyd: Zur Gruppe der Aldehyde gehörender gasförmiger organischer Stoff. Summenformel: CH_2O. Eigenschaften: farblos, stechend riechend, Schleimhäute reizend, Krebs erregend, Allergien auslösend, Auslösung von MCS wurde in epidemiologischen Studien berichtet (s. Text).

Fötus, Fetus: Bezeichnung für die Frucht im Mutterleib vom 3. Schwangerschaftsmonat bis zur Geburt, wenn die Organentwicklung abgeschlossen ist.

GABA, Gamma-amino-buttersäure: Ein hemmender *Neurotransmitter im *ZNS. Er dient u.a. zur Regulation der über Muskarin-Rezeptoren durch *Acetylcholin ausgelösten Nervenerregungen durch negative Rückkopplung. Fällt diese Rückkopplung durch Hemmung der GABA-Rezeptoren durch *Organochlor-Verbindungen aus, können die durch Acetylcholin ausgelösten Nervenerregungen ungehindert über die Glutamat-Ausschüttung an den NMDA-Rezeptor weitergegeben werden. Die Folgen können u.a. zur Chemikalien-Überempfindlichkeit führen. Siehe Text.

GABA-Rezeptor: Rezeptor an Nervenzellen, der durch Bindung des Neurotransmitters *GABA zu einer Erhöhung des Schwellenwertes für die Erregung der Nervenzelle führt und somit deren Erregung hemmt.
Er kann durch verschiedene Chemikalien gehemmt werden, z.B. zyklische *Organochlor-Verbindungen. Folge ist ein Ausfall der Hemmwirkung auf Glutamat-Nerven, die daraufhin übermäßig Glutamat ausschütten und den NMDA-Rezeptor aktivieren. Die Hemmung des GABA-R. durch best. Schadstoffe trägt wesentlich zur Auslösung der Chemikalien-Überempfindlichkeit MCS bei und spielt wahrscheinlich auch bei der Entstehug neurodegenerativer Erkrankungen eine Rolle.

Ganglion: Ansammlung von Nervenzellkörpern sowohl außerhalb als auch im Inneren des Zentralnervensystems, z.B. dort die Basalganglien.

Gastro-Intestinal-Trakt: Magen-Darm-System

Gedächtniszellen: Inaktive T- und B-Lymphozyten, die zuvor durch Kontakt mit einem zu ihren Oberflächenrezeptoren passenden Antigen selektiert worden waren und nun in einem Ruhezustand verharren, bis sie erneut mit dem passenden Antigen in Kontakt kommen und dann eine schnelle Immunreaktion auslösen.

Gehirn: Hauptteil des Zentral-Nervensystems (ZNS, bestehend aus Gehirn und Rückenmark). Gewicht durchschnittlich 1310 g. Bestandteile:
- Großhirn: Integrationszentrum für Informationen aus der Peripherie, bestehend aus 2 Hemisphären und den darunter gelegenen Basalganglien. Das Großhirn ist funktionell in Primär-, Assoziations- und motorische oder exekutive Zentren gegliedert. Primärzentren verarbeiten und speichern von den Sinnesorganen kommende Informationen, Assoziationszentren stellen Verknüpfungen zwischen verschiedenen Gedächtnisinhalten her, und motorische Zentren steuern Handlungen.
- Stammhirn: bestehend aus Vorder, Mittel- Zwischen- und Nachhirn. Die Funktion liegt meist in der Verarbeitung autonomer und unbewusster Körperfunktionen, also z.B. der Steuerung von Organfunktionen über das vegetative Nervensystem.
- Kleinhirn: Steuerung von motorischen Funktionen, enthält Bewegungsprogramme.

Gen: eine Erbanlage, bestehend aus der in den Chromosomen „aufgewickelten“ Desoxiribonukleinsäure (DNS), die für eine der folgenden Funktionen zuständig ist: die Herstellung eines Eiweißmoleküls, meist eines *Enzyms, die Regulation von Genfunktionen (An- und Abschaltung von Genaktivitäten), und die Herstellung von sog. “Transfer-RNA“-Molekülen.

Genetischer Code: Informationseinheiten (Codons) für die Position einer Aminosäure in einem Eiweiß- bzw. Proteinmolekül, bestehend aus 3 Nukleotiden (Basentriplett). Die Aminosäuresequenz in einem Proteinmolekül ergibt sich also aus der Sequenz der Basentripletts (Codons) auf der *mRNA bzw. der Basentripletts auf der DNA (Anticodons). Der Genetische Code ist „degeneriert“, d.h. es gibt mehr Codons für jeweils eine Aminosäure.

Genom: Gesamtheit der genetischen Information eines Organismus, einer Art oder auch einer Zelle.

Genexpression: Umsetzung der in einem Gen gespeicherten Information in eine RNA (Ribonukleinsäure), die entweder eine Messenger-RNA (*mRNA) oder eine Mikro-RNA (miRNA) ist. Die mRNA dient wiederum als Matrize für die Synthese von Proteinen (Translation), während die miRNA einen Regulationsfaktor für die Genaktivität darstellt. .

Gliazellen: Bindegewebszellen im Gehirn mit Fortsätzen und Fasern, mit mehreren wichtigen Funktionen:
- Hüll-und Stützfunktion,
- Isolierungs- und Schutzfunktion (siehe *Blut-Hirn-Schranke),
- Kontrolle des Extrazellulärraumes (Liquor) im Gehirn,
- Stoffwechselfunktion, z.B. Versorgung der Nervenzellen mit Glukose, Vitaminen und Aminosäuren.

Zu den Gliazellen im ZNS gehören verschiedene Zelltypen: Oligodendrozyten (bilden die *Myelinscheiden), Astrozyten (haben Stütz- und Immun-Funktionen), Mikrogliazellen (Abwehrzellen, die Erreger und Fremdmaterialien „auffressen"), und andere.

Glucuronidierung: Enzymreaktion der Phase II des Entgiftungssystems, bei der durch ein spezielles Enzym, eine UDP-Glucuronosyl-Transferase (UGT), Glukuronsäure auf einen oxidierten Metaboliten der Phase I übertragen wird. Damit wird der metabolisierte Fremdstoff transportfähig und kann u.a. über die Niere oder Galle ausgeschieden werden (Vergleiche *Glutathion-S-Transferasen).

Glukokortikoide: Steroidhormone, die im mittleren Abschnitt der Nebennierenrinde (Zona fasciculata) gebildet werden, und die den Glukosehaushalt regulieren und Funktionen des Immunsystems sowie Entzündungen hemmen, in wenigen Fällen (Cortisol im Gehirn) auch aktivieren können. *Cortisol ist als Stresshormon der wichtigste Vertreter der G., ferner gehören dazu noch Cortison und Corticosteron. Im Tiermodell wurde nachgewiesen, dass die G. im Gehirn konzentrationsabhängig das entzündliche Infiltrat aus Mikroglia, Makrophagen und Granulozyten verstärken und die Konzentration entzündungsfördernder Zytokine erhöhen können (Dinkel und Sapolsky, 2006).

Glukokortikoid-Rezeptor: Bindungsstelle für Glukokortikoide u.a. auch an Nerven- und Gliazellen im Zentralnervensystem, und dort vorwiegend im *Hippokampus. Es gibt dort zwei Typen von G.-R.:

a) Den hoch affinen **Mineralkortikoid-Rezeptor**, der im Hippokampus hauptsächlich positive Effekte wie eine Verbesserung der Lernleistung vermittelt,
b) den **Glukokortikoid-Rezeptor i.e.S.** mit relativ niedriger Bindungsaffinität, der bei chronischer Stimulierung z.B. durch das Stresshormon Cortisol negative Folgewirkungen auslöst, darunter eine Störung und Hemmung von Gedächtnisleistungen und Förderung der Hippokampus-Atrophie, die besonders bei Depressions- und Traumapatienten permanent ist. Glukokortikoide können bei andauernder extremer Erhöhung ihrer Konzentration sogar neurotoxische und neurodegenerative Prozesse auslösen (Dinkel und Sapolsky, 2006).

Glukose: Traubenzucker, Summenformel: $C_6H_{12}O_6$, wichtigster Ausgangsstoff des Energiestoffwechsels der Zelle, bei dem die G. zu CO2 und Wasser abgebaut wird und *ATP als Energieüberträger gebildet wird.

Glutamat: das Anion der Glutaminsäure, einer als *Neurotransmitter wirkenden Aminosäure. Sie bindet u.a. an den *NMDA-Rezeptor und aktiviert diesen. Glutamat spielt bei der Langzeitpotenzierung von Nervenverknüpfungen bei Lernprozessen eine positive Rolle, kann aber auch bei Übererregung der Glutamat-ausscheidenden Nervenzellen (z.B. nach Aktivierung von Muskarin-Rezeptoren durch Acetylcholin als Folge der Wirkung von organischen Phosphorsäureestern) pathologische Wirkungsketten und Entzündungen im Gehirn auslösen, darunter die Aktivierung von NO-Synthasen und die Bildung von Peroxynitrit. Glutamat wird eine Rolle beim Mechanismus chronischer und degenerativer Krankheiten im Gehirn zugesprochen.

Glutathion: dient als Bestandteil (Coenzym) von reduzierenden Enzymen (Reduktasen) zur Entgiftung toxischer Hydroperoxide, die u.a. bei der Reaktion von reaktiven Sauerstoffverbindungen (ROS) mit den ungesättigten Fettsäuren der Zellmembran entstanden sind. Glutathion ist also ein wesentliches *Antioxidans zum Schutz der Zellmembranen (besonders in Nervenzellen) und zur Entgiftung von ROS. Reduziertes Glutathion (GSH) ein Tripeptid aus den Aminosäuren Glutamat, Cystein und Glycin, ist ein wichtiges natürliches Reduktionsmittel und Antioxidans, mit dem die Zellen sich vor reaktiven Sauerstoff- und Stickoxod-Radikalen schützen. Wenn der oxidative und nitrosative Stress jedoch bei chronischen Entzündungen und Umweltbelastungen übermäßig zunimmt, reicht die antioxidative Kapazität des Glutathions nicht aus, es wird dann zur oxidierten Form des Glutathions (GSSG) umgewandelt:

$$2\ GS\text{-}H \text{-->}\ GS\text{-}SG + 2\ H^+ + 2e^-.$$

Dabei gibt die Schwefelwasserstoffgruppe (-SH) des Glutathions (GSH) ein Elektron und ein Wasserstoffion (Proton, H^+) an das Radikalmolekül ab, das dadurch reduziert und damit „entgiftet" wird.
Glutathion dient ferner als Cosubstrat für Enzyme der Phase II des Entgiftungssystems der Säugetiere (und des Menschen), der *Glutathion-Transferasen (GST). Diese Enzyme verknüpfen Metaboliten der Phase I des Entgiftungssystems mit Glutathion, um dadurch die Ausscheidung der Metaboliten als Mercaptursäure über die Niere zu fördern.

Glutathion-S-Transferasen (GST): Enzyme, die *Glutathion auf *lipophile und *elektrophile Metaboliten der Phase I des Entgiftungssystems übertragen. Es gibt vermutlich etwa 100 verschiedene GST-Enzyme. Die bekanntesten sind GSTM1 und GSTT1. Sie besitzen eine unterschiedliche Spezifität für die Sauerstoff-Metaboliten der Fremdstoffe. So hat GSTM1 eine hohe Aktivität gegenüber den Epoxid-Metaboliten der polyzyklischen aromatischen Kohlenwasserstoffe, die ein sehr hohes krebserregendes Potential besitzen, und GSTT1 reagiert bevorzugt mit halogenierten Kohlenwasserstoffen wie 1,2-Dibromethan (Seidegard, Ekström, 1997). Genetische Defekte bei GST-Enzymen sind häufig, allein bei GSTM1 gibt es bei 50 Prozent der Europäer einen Defekt. Schlussfolgerung: Die Entgiftungskapazität und damit die Empfindlichkeit gegenüber Schadstoffen ist in der Bevölkerung sehr unterschiedlich.

Golgi-Apparat: Ein Stapel von Membranstrukturen in der Zelle, der eine Funktion bei der Herstellung und Verteilung von Proteinen und Lipiden besitzt. Der G. dient u.a. zur Sekretion von Hormonen in den Drüsenzellen der Hormondrüsen sowie zur Produktion von *Neurotransmittern.

G-Proteine: Von GTP (Guanosin-Triphosphat) abhängige Kopplungsproteine, die zwischen der Aktivierung eines Rezeptors durch ein Hormon und der Bildung eines nachgeschalteten Botenstoffes (Second Messenger) in der Zelle, wie z.B. cyclisches Adenosin-Monophosphat (cAMP), vermitteln. So wird das Enzym Adenylat-Cyclase u.a. durch Bindung von Adrenalin an den Adrenalin-Rezeptor durch Vermittlung eines G-Proteins aktiviert. Folge ist die Bildung von cAMP, das wiederum weitere Reaktionen der Zelle auslöst. Näheres siehe Lehrbücher der Biochemie.

Granulozyten: Weiße Blutkörperchen mit mehrfach segmentiertem Zellkern und meist vielen Körnchen („Granula") oder Enzymvakuolen im Zellplasma. Funktion: Fresszellen des unspezifischen Immunsystems und Beteiligung an allergischen und entzündlichen Reaktionen.

GTP: Guanosin-5'-triphosphat, ein Nukleotid, das als Baustein der RNA-Synthese dient und außerdem mehrere Funktionen als Energielieferant und Botenstoff bei der Signalübertragung in den Zellen besitzt.

Hämoglobin: Roter Blutfarbstoff in den *Erythrozyten, bestehend aus 4 Untereinheiten, die jeweils aus einem Häm-Molekül und einem Eiweißanteil zusammengesetzt sind. Das Häm-

Molekül ist ein Porphyrin, in dessen Zentrum ein Eisenion komplexartig gebunden ist. Funktion: Transport von Sauerstoff von der Lunge in die Gewebe.

Hämolyse: Das Austreten des Roten Blutfarbstoffs aus den *Erythrozyten, ein pathologischer Vorgang, der auch bei Entzündungs- und Infektionskrankheiten vorkommt.

Hapten: Teil eines Antigens von begrenzter Größe, der an die Antigen-Bindungsstelle eines Antikörpers oder einer T-Zelle bindet. Das Hapten kann nur nach Bindung an ein hochmolekulares Trägermolekül (Eiweiß, Kohlenhydrat, Lipopolysaccharid) eine spezifische Immunreaktion auslösen.

HHN-Achse, Hypothylymus-Hypophysen-Nebennierenrinden-Achse, ein neuro-endokrines Signalsystem, das bei Stresssituationen im *Hypothalamus ausgelöst wird und zu einer „Alarmreaktion" im Organismus führt, die über das Nebenierenrinden-Hormon Cortisol sowie über Adrenalin an die Organe vermittelt wird. Dabei ist Cortisol für andauernde Stresssituationen zuständig (so genannter „Langzeit-Stress"), während Adrenalin zur Mobilisierung der Energiereserven beim so genannten „Kurzzeit-Stress" zuständig ist. Die HHN-Achse kann u.a. auch bei Entzündungen durch Zytokine des Immunsystems, wie z.B. IL-1, aktiviert werden. Umgekehrt beeinflussen die Endprodukte der HHN-Achse, wie z.B. das *Cortisol, die Funktionen des Immunsystems. Es gibt somit Regelkreise, die aus dem Immunsystem und der HHN-Achse bestehen.

Hippocampus: Teil des entwicklungsgeschichtlich alten Großhirns (Archicortex), der funktionell zum *Limbischen System gehört. Der H. ist über eine Nervenbahn mit dem *Hypothalamus verbunden. Er ist von Bedeutung für die Informationsverarbeitung und für Lernprozesse. Der H. wird bei chronischen Entzündungen des Gehirns häufig als erster Hirnbereich geschädigt.

Hirnanhangdrüse: siehe *Hypophyse

Histamin: Gewebshormon, das eine wichtige Rolle bei allergischen Reaktionen des Soforttyps (Typ 1) und bei akuten Entzündungen spielt und dann aus Mastzellen freigesetzt wird. Es bewirkt eine Kontraktion der glatten Muskulatur, eine Steigerung der Gefäßdurchlässigkeit und eine Kapillarerweiterung. Es wird in den Granula der Mastzellen gespeichert und von diesen nach Bindung von Antikörpern des Typs IgE ausgeschüttet.

Histologie: Lehre von den Körpergeweben.

Histone: eine Gruppe von kleinen, basischen Proteinen im Chromatin, der Grundsubstanz der *Chromosomen, die sich in den Nukleosomen mit der DNA zusammenlagern. Sie dienen u.a. zur Regulation der *Genexpression (Genaktivität).

Hitzeschock-Proteine (HSP): Proteine, die in den Zellen bei Zellstress (Hitze, toxische Stoffe, ROS) gebildet werden. Sie dienen zum Schutz der Zelle vor degenerativen Reaktionen, z.B. der *Apoptose. Zu den HSP gehören die *Chaperone.

HLA-Antigene: Humane Leukozyten-Antigene, das sind Gewebsantigene (Transplantations-, Histokompatibilitäts-Antigene), die beim Menschen in tausendfachen genetisch festgelegten Varianten vorkommen und u.a. für die Gewebsabstoßung durch das Immunsystem nach Transplantationen oder Transfusionen verantwortlich sind.

Holzschutzmittel: Substanzen, die Holz gegen Insektenfraß und Schimmelpilze schützen sollen. Bis in die 90-er Jahre waren die Organochlor-Substanzen Pentachlorphenol (PCP) und Lindan gebräuchlich, nach dem Verbot von PCP wurde Dichlofluanid (DCF), ein Sulfonamid-Derivat, eingeführt, das ebenfalls wie PCP ein sensibilisierendes Potential gegenüber verschiedenen Zellen des Immunsystems besitzt.

Holzschutzmittel-Syndrom: Gesundheitsstörungen nach Holzschutzmittel-Exposition auftretend, zumeist durch Pentachlorphenol bedingt, verbunden mit meist unspezifischen Allgemein-Symptomen wie Müdigkeit, Depressionen, Reizbarkeit, Gedächtnisstörungen, Infekt-Anfälligkeit, Magen-Darm-Beschwerden, Atem- und HNO-Beschwerden, Kopfschmerzen, Schwindel.

Homozygot: Das Vorliegen zweier gleicher Erbanlagen (Allele) für ein bestimmtes Merkmal, im Gegensatz zu heterozygot, wo zwei verschiedene Varianten (Allele) vorliegen.

Hormone: chemische Wirkstoffe, die in einer speziellen Hormondrüse oder einem speziellen Gewebe gebildet und dann ins Blut abgegeben werden, um an einem Zielorgan nach erfolgter Bindung an Rezeptoren der Zellmembranen oder auch im Zytoplasma eine spezifische physiologische Wirkung, beispielsweise die Verengung von Blutgefäßen mit nachfolgender Erhöhung des Blutdrucks, auszulösen.

Humoral: Die Körperflüssigkeiten betrefend.

HWS-Instabilität: Durch Verschleiß oder rheumatische Entzündungen bedingte Instabilität der Halswirbelsäule.

Hydrophil: wasserlösliche Eigenschaft von Stoffen, die durch die chemische Zusammensetzung aus Atomen bedingt ist, die weitgehend polare Atombindungen oder Ionenbindungen miteinander eingehen. Beispiel: Anorganische Salze, die beim Auflösen in Wasser in Ionen zerfallen, oder organische Moleküle, die polare Atombindungen enthalten. Beispiel: Ethanol. Derartige Stoffe sind in Lösungsmitteln löslich, die selbst polar sind, wie z.B. Wasser. Hydrophile Stoffe können die *lipophile Zellmembran meist nicht durchdringen. Sie benötigen dafür spezielle Transportsysteme („Poren").

Hyperästhesie: Gesteigerte Empfindlichkeit gegenüber Sinnessreizen, die oft als Schmerz empfunden werden. Auch: gesteigerte affektive Erregbarkeit.

Hyperphosphorylierung: eine übermäßig starke Bindung von Phosphorsäure-Resten an Eiweißmoleküle, oft als Folge des Ausfalls von Regulationsmechanismen, was zu Funktionsstörungen bei den Signalketten der Zelle und folglich zu Krankheitsmechnismen führen kann.

Hypochonder: Person, die gesundheitliche Beschwerden unrealistisch, zumeist übertreibend als Anzeichen einer schweren Krankheit interpretiert. Die Hypochondrie zählt zu den so genannten somatoformen Störungen, zu denen ein Teil der deutschen Umweltmediziner (fälschlicherweise) auch umweltbedingte Krankheiten wie *MCS, *CFS und die Toxische Enzephalopathie (TE) zählen. Eine fachgerechte Anamnese und Diagnose kann jedoch MCS/CFS sowie die toxische Enzephalopathie (TE) von H. unterscheiden.

Hypothalamus: Teil des Zwischenhirns, das wiederum zum Stammhirn gehört und funktionell zur Steuerung vegetativer Funktionen dient. Im H. liegen die übergeordneten

Zentren des vegetativen Nervensystems. Bestimmte Kerne des H. sind über spezielle Bahnen mit der Hirnanhangdrüse (*Hypophyse) verbunden. Mit diesen Bahnen wird in Stresssituationen CRH, das Corticotropin Releasing Hormone, zum Vorderlappen der Hypophyse geleitet und damit die Wirkungskette der so genannten *„Stressachse" ausgelöst. Damit hat der H. eine große Bedeutung für die Ausprägung der Krankheitssymptome von chronischen Multisystem-Erkrankungen.

Hypoperfusion: verminderte Durchblutung eines Gewebes oder Organs, oft als Folge von Entzündungs- oder Gerinnungsvorgängen. Folge davon ist häufig eine *Hypoxie.

Hypophyse, Hirnanhangdrüse: Sie ist über den Hypophysenstiel (Infundibulum) mit dem *Hypothalamus verbunden. Sie besteht aus zwei Teilen, dem Vorderlappen (Adenohypophyse) und dem Hinterlappen (Neurohypophyse). Die H. ist ein endokrines Organ, also eine Hormondrüse, die verschiedene übergeordnete (glandotrope) Hormone ins Blut abgibt. Zu diesen gehört das das *ACTH, Adrenocorticotropes Hormon (Corticotropin), das vom Hypophysen-Vorderlappen (Adenohypophyse) abgegeben wird. ACTH gehört zur so genannten „Stressachse" und ist für chronische Multisystemerkrankungen und neurodegenerativen Erkrankungen von besonderer Bedeutung, weil es in der Nebennierenrinde die Ausschüttung von Cortisol und damit eine dauerhafte Stressreaktion auslöst. Über die Adenohypophyse werden noch weitere übergeordnete (glandotrope) Hormone abgegeben: TSH (Thyreotropin), FSH (Follikel-stimulierendes Hormon), LH (Luteinisierendes Hormon), sowie auch einige effektorische Hormone: das Wachstumshormon Somatotropin, das Melanozyten-stimulierende Hormon und Prolactin.

Hypoxie: Sauerstoffmangel in einem Gewebe oder Organ, oft als Folge einer *Hypoperfusion, wie sie z.B. nach einem Schlaganfall im Gehirn oder nach einem Herzinfarkt im Herzmuskel vorkommt. Die Folge davon kann ein Absterben von Gewebe (Nekrose) oder auch ein programmierter Zelltod (*Apoptose) sein.

Idiopathisch: Ohne erkennbare Krankheitsursache entstanden.

IEI, Idiopathic Environmental Intolerance: Andere Bezeichnung für *Multiple Chemikalien-Sensitivität (MCS), mit der die angeblch fehlende Ursache der Krankheit betont werden soll.

IgG, Immunglobulin G: Die häufigste im Blutserum vorkommende Klasse von *Antikörper-Molekülen, die sich in der Struktur ihrer schweren Kette von den übrigen Immunglobulinen IgA, IgD, IgM und IgE unterscheiden. Von IgG gibt es 4 Unterklassen (IgG1 bis IgG4), von denen das IgG3 das Komplementsystem nach Bindung eines Antiigens stark aktiviert und dabei eine starke Entzündungsreaktion auslöst. Ferner greifen Makrophagen und andere Immunzellen IgG gebundene Antigene an und zerstören diese teilweise oder machen diese funktionsunfähig.

IgE, Immunglobulin E: Eine Klasse von Antikörper-Molekülen, die eine entscheidende Rolle bei den allergischen Reaktionen vom Soforttyp (Typ 1) spielt. Dabei heften sich die IgE-Antikörper an Mastzellen und lösen die Ausschüttung des Histamins aus.

Il: Abkürzung für Interleukine, das sind wichtige *Zytokine des Immunsystems.

Immunfluoreszenz-Test: Immunologische Methode zum Nachweis von Antigenen oder Antikörpern, bei denen mit einem Fluoreszenz-Farbstoff markierte Antikörper oder Antigene verwendet werden. Wird oft zum Antigen-Nachweis in Gewebsschnitten verwendet.

Immunkonditionierung: Nach dem Prinzip der klassischen Konditionierung ablaufender Lernprozess im ZNS, bei dem zwei gleichzeitig einwirkende Reize auf das Immunsystem, z.B. durch zwei verschiedene Chemikalien, einen Effekt im Immunsystem auslösen, der anschließend bei Wiederholung auch durch einen einzigen Stoff erneut ausgelöst werden kann. Diese Konditionierung wird ermöglicht durch Nervenzellen, die Rezeptoren für Zytokine des Immunsystems besitzen, und die die dadurch ausgelösten Erregungen zum Gehirn leiten können. Möglicherweise kann damit eine unspezifische Empfindlichkeit des Immunsystems gegenüber verschiedenen Chemikalien erklärt werden (Engler et al., 2006).

Immunsystem: Körpereigenes auf die Funktion weißer Blutzellen (Leukozyten) gestütztes Abwehrsystem der Wirbeltiere gegen Fremdstoffe oder Fremdorganismen (Krankheitserreger), das nach einer Kaskade von Aktivierungsreaktionen, die über Makrophagen und Lymphozyten vermittelt sind, zu den eigentlichen Abwehrreaktionen durch *Antikörper und/oder Killerzellen, T-Lymphozyten und Makrophagen führt. Die Aktivierung der Zellen des Immunsystems erfolgt über spezielle hormonartige Wirkstoffe, die Zytokine und Lymphokine, zu denen die Interleukine und Interferone gehören.

Immunkomplex: Verbindung von Antigen und Antikörper, die durch Aktivierung von *Komplement Entzündungen und Gewebsschäden verursachen können. I. spielen bei Allergien vom Typ III eine Rolle.

Immunsuppression: Hemmung oder Unterdrückung der Immunreaktionen.

Immuntoxische Wirkungen: Toxische Wirkungen von Chemikalien, die Strukturen und Funktionen des Immunsystems schädigen.

Induktion: Auslösung der Synthese von Proteinen und Enzymen durch so genannte Induktionsfaktoren, wie z.B. NF-kB, die als Protein-Komplex an die Promotor-Region einer Gensequenz auf der DNA binden und dadurch die Bindung und Aktivierung der *RNA-Polymerase einleiten. Folge davon ist die Synthese einer Messenger-RNA (mRNA, Boten-RNA), die schließlich die Synthese eines oder mehrerer *Proteine steuert.

Induktionsfaktor: Komplex aus mehreren *Proteinen, der nach Aktivierung durch andere Proteine oder Hormone an einen *Promotor auf der DNA bindet und dadurch die Synthese einer *RNA auslöst. Damit werden mehrere Gene aktiviert, die zur Synthese von Proteinen oder Enzymen führen. Beispiel: Der Induktionsfaktor NF-kB (gesprochen: NF-kappa-B). Siehe auch *Transkriptionsfaktor.

Inflammation: *Entzündung

Inhibitor: Hemmstoff

Insulin: Ein Proteinhormon, das in den Beta-Zellen der Bauchspeicheldrüse produziert wird und die Aufnahme von Glukose in Muskel- und Fettzellen aktiviert. Insulin steuert zusammen mit Glukagon den Blutzuckerspiegel. Es wirkt für viele Zellen als Wachstumsfaktor. Da es im Gehirn auch Insulinrezeptoren gibt, ist es auch als Neurohormon wirksam.

Insuffizienz: Unzureichende Funktion eines Organs oder eines Lebensmechanismus.

Interferone: siehe *Interleukine. Interferone sind Zytokine, die nach Bindung an Rezeptoren auf den Zielzellen Veränderungen in der Genexpression auslösen. Dadurch können z.B. bestimmte Funktionen des Immunsystems z.B. bei der Abwehr von Viren oder bei Entzündungen aktiviert werden Von besonderer Bedeutung für die Ausprägung von MCS-Symptomen ist das *Interferon-γ, das von den *TH1-Zellen nach einer durch Schadstoffe ausgelösten Reaktionskaskade ausgeschüttet wird, verschiedene Zellen des Immunsystems aktiviert und chronische Entzündungssymptome auslöst.

Interferon-γ: Ein *Zytokin, das von *TH1-Helferzellen und *Makrophagen nach Auslösung einer zellulären Immunreaktion vom TH1-Typ gebildet wird und bei chronischen Entzündungen sowie Typ IV-Allergien eine wesentliche Rolle spielt.

Interleukine: Eine bestimmte Art von Zytokinen, d.h. hormonartige Wirkstoffe des Immunsystems, die von Lymphozyten, Makrophagen u.a. Zellen des Immunsystems nach entsprechender Aktivierung ausgeschüttet werden und bestimmte Funktionen des Immunsystems auslösen, wie z.B. die Aktivierung von B-Zellen und zytotoxischen T-Zellen. Es gibt mindestens 13 verschiedene Interleukine mit unterschiedlichen, teilweise entgegengesetzten Funktionen (abgekürzt IL-1 bis IL-13).

Intrazellulär: Innerhalb der Zellen.

Intron: nicht kodierender Abschnitt eines Gens, der bei der *Transkription zwar in *mRNA übersetzt wird, anschließend beim sog. „Spleißen“ aus der mRNA herausgeschnitten wird. Die Introns liegen zwischen den Exons (codierenden Abschnitten) eines Gens.

In vitro: außerhhalb des Organismus, im Reagenzglas oder im zellfreien Extrakt

Ionen: Elektrisch geladene Atome oder Moleküle. Man unterscheidet positiv geladene Ionen (Kationen), das sind meist Metall-Ionen wie Natrium (Na^+) oder Calcium (Ca^{++}), und negativ geladene Ionen (Anionen), wie diejenigen von Nichtmetallen, wie Chlorid (Cl^-). Ionen und deren Transport durch Membranen von Nervenzellen spielen für die Erregungsleitung der Nervenfasern eine entscheidende Rolle.

Ionenkanäle: Öffnungen in den Zellmembranen, die für bestimmte *Ionen wie z.B. für Natrium, Calcium und Chlorid durchlässig sind. Die Öffnung der Ionenkanäle kann durch Änderungen des elektrischen Potentials an den Membranen sowie durch *Neurotransmitter und *Hormone gesteuert werden. Die Erregungsleitung von Nervenfasern erfolgt durch kontrollierte und an der Membran fortlaufende Öffnung und Schließung der Ionenkanäle. Bestimmte chemische Giftstoffe können die Funktion der Ionenkanäle und damit des gesamten Nervensystems blockieren.

Ischämie: durch mangelnde Blutzufuhr bedingte Blutleere von Organen oder Geweben.

JNK: c-Jun-N-terminale Kinase

Kachexie: Kräfteverfall, Auszehrung

Kapillaren: Feine Blutgefäße, „Haargefäße“, die dem Stoffaustausch zwischen dem Blut und den Geweben und Organen dienen.

Katabolismus: Abbau-Stoffwechsel

Katalysator: Stoff, der die *Katalyse einer chemischen Reaktion ermöglicht, dabei aber selbst nicht verändert wird. In der lebenden Zelle haben *Enzyme die Funktion von Katalysatoren der Stoffwechsel-Reaktionen.

Katalyse: Erleichterung einer chemischen Reaktion (Synthese oder Spaltung eines Stoffes) durch die Wirkung eines zusätzlichen Stoffes, des *Katalysators, der dabei chemisch nicht verändert wird. Physikochemisch wird durch die Katalyse die Aktivierungsenergie der Ausgangsstoffe erniedrigt, sodass die Reaktion spontan einsetzt.

Katecholamine: siehe Catecholamine

Kernspin-Tomografie (auch: Magnetresonanz-Tomografie, NMR): Bildgebendes Verfahren zur Darstellung von Strukturen im Inneren des Körpers. Durch Einwirkung starker elektromagnetischer Felder können die Atomkern-Schwingungen in den Geweben in Resonanz zu dem von außen einwirkenden Feld geraten. Dies wird zur Darstellung eines Bildes benutzt. Nach Abschalten der äußeren Magnetfelder schwingen die Atome des Körpers noch in der Resonanzfrequenz nach und können durch elektromagnetische Spulen registriert werden. Dies macht man sich zur Konstruktion von Schichtbildern des Körpers zu Nutze. Viele Schichtbilder ergeben übereinander gestapelt ein dreidimensionales Bild von Körperstrukturen, z.B. Organen. Grundlage für den Bildkontrast ist die unterschiedliche Empfindlichkeit der verschiedenen Gewebe des Körpers gegenüber der Veränderung des Kernspins durch äußere elektromagnetische Felder (nach Wikipedia, 2007, verändert)

Kindling: Fortschreitende und dauerhafte Senkung der Auslöseschwellen für die Bildung postsynaptischer Erregungen in bestimmten Gehirnstrukturen, verursacht durch Lern- und Gewöhnungsprozesse oder Dauererregungen bestimmter Nervenbahnen, die u.a. nach Bindung von Fremdstoffen an bestimmte Rezeptoren im Nervensystem ausgelöst werden.

K-Na-ATPase: Ein Enzym, das unter ATP-Verbrauch wie eine Ionenpumpe durch die Zellmembran wirkt. In Nervenzellen bewirkt sie (d.h. die ATPase vom P-Typ) die Wiederherstellung des Ruhepotentials, indem sie Na+-Ionen durch die Membran aus der Zelle hinaus und K+-Ionen von außen nach innen transportiert.

Kohlenhydrat: Sammelbezeichnung für alle Zucker, deren Verbindungen oder deren Polymere mit der Summenformel $(CH_2O)n$. Die K. sind die wichtigsten Energiespeicher für den Zellstoffwechsel.

Kohlenwasserstoffe: organisch-chemische Verbindungen, die aus den Elementen Kohlenstoff und Wasserstoff zusammengesetzt sind und ausgesprochen fettlösliche bzw. wasserunlösliche Eigenschaften besitzen. Zu ihnen gehören die Bestandteile des Erdöls und des Benzins, darunter auch stark toxische und krebserregende Verbindungen wie Benzol und Benzpyren. Man unterscheidet zwischen kettenförmigen (aliphatischen), zyklischen und *aromatischen Kohlenwasserstoffen.

Koma: tiefe Bewusstlosigkeit

Komplement: Enzyme des Blutserums, die durch *Immunkomplexe (Antigen-Antikörper-Komplexe) oder auch durch bestimmte Zellwand-Bestandteile von Bakterien, wie z.B. Lipopolysaccharide, aktiviert werden und in einer Kettenreaktion zur Abtötung von Zellen (z.B. von Krankheitserregern) oder zur *Opsonierung von Antigen-Strukturen führen können.

Kongenere: verschiedene Strukturen einer bestimmten Klasse von organisch-chemischen Stoffen wie z.B. *PCB-Verbindungen, die zwar ein gleiches chemisches Grundgerüst aufweisen, aber eine unterschiedliche Zahl von Atomen oder Molekülgruppen gebunden haben (streng zu unterscheiden von den Isomeren, d.h. Verbindungen gleicher Summenformel, die eine gleiche Zahl von Atomen oder Molekülgruppen an unterschiedlichen Stellen gebunden haben).

Koronargefäße: Herzkranzgefäße

Kryptopyrrolurie: Hauptkennzeichen ist ein bräunlich bis dunkel verfärbter Urin als Folge einer Ansammlung von Zwischenprodukten der Häm-Synthese, wie das Coproporphyrinogen I (Kryptopyrrol). Diese Ansammlung beruht auf einer Hemmung von eisenhaltigen Enzymen, die zur Synthese des Häms dienen, durch oxidativen und nitrosativen Stress, der wiederum Folge des Fremdstoffmetabolismus und von chronischen Entzündungsprozessen ist.

Laktat: Salz der Milchsäure, wird im Stoffwechsel bei Sauerstoffmangel u.a. nach Überbeanspruchung von Muskeln oder auch bei Funktionsstörungen der Mitochondrien gebildet.

Langzeitpotenzierung (LTP): die Verfestigung von Nervenverknüpfungen an *Synapsen durch wiederholte Erregungsleitung über diese Verknüpfungen. Im Gehirn ist bei diesem Lernprozess hauptsächlich der *NMDA-Rezeptor und der dazu gehörige *Neurotransmitter Glutamat beteiligt.

Latenzzeit: Zeitraum zwischen der Auslösung und dem Auftreten nachweisbarer Symptome einer Krankheit. Bei MCS handelt es sich um die Zeit zwischen der auslösenden Fremdstoff-Exposition (Phase I) und dem ersten Auftreten der unspezifischen Überempfindlichkeitsreaktionen gegenüber Chemikalien (Phase II). Sie kann Monate bis zu mehrere Jahre dauern.

Leptin: Ein Hormon, das im Fettgewebe in Abhängigkeit von der vorhandenen Fettmenge produziert wird, und das im *Hypothalamus über das Appetit- und Sättigungszentrum eine Verminderung des Hungergefühls und damit der Nahrungsaufnahme veranlasst. Bei MCS-Patienten ist offenbar diese Regulation gestört, weil der Leptin-Rezeptor durch Fremdstoffe oder deren Folgeprodukte (Peroxynitrit?) geschädigt ist.

Leukozyten: Weiße Blutzellen, zu denen Lymphozyten, Makrophagen, Monozyten und Granulozyten gehören.

Limbisches System, ein entwicklungsgeschichtlich alter Teil der Großhirnrinde, der aus dem Archicortex und Paläocortex besteht. Er umgibt wie ein Saum den Balken (*Corpus callosum), der die beiden Hemisphären des Großhirns verbindet. Der Archicortex ist unterteilt in *Hippocampus und Gyrus dentatus. Beide sind über Nervenfasern mit dem *Hypothalamus, einem Teil des Zwischenhirns, verbunden. Funktion: affektive Bewertung von Gedächtnis- und Erlebnisinhalten und Auslösung von emotionalen Reaktionen. Das L. hat auch besondere Bedeutung für Lernvorgänge, indem es die Überführung von expliziten Gedächtnisinhalten vom Kurz- ins Langzeitgedächtnis fördert. Bei Dauerstress-Situationen kommt es durch Wirkung des Cortisols, das den Abbau der Lipid-Membranen fördert, im L. zu Degenerationserscheinungen und damit teilweise zur irreversiblen Zerstörung der Hirnzentren, die für Lernvorgänge benötigt werden. Da das L. mit dem Hypothalamus in

Verbindung steht, wirken sich stress- und umweltbedingte Schäden im L. auch auf vegetative Funktionen aus, die von Sympathicus und Parasympathicus geseuert werden: es kommt zu Veränderungen bei Blutdruck, Herzfrequenz, Energie- und Fettstoffwechsel, und zu Symptomen angeblich „psychosomatischer Erkrankungen".

Lindan: Gamma-Hexachlor-Cyclohexan, ein zyklischer chlorierter Kohlenwasserstoff mit der Summenformel $C_6H_6Cl_6$. Verwendung: Insektizid, Holzschutzmittel (Xyladecor), in der Medizin auch gegen Kopfläuse. Eigenschaften: Fettlöslich, daher im Fettgewebe und in der Nahrungskette anreichernd, chemisch stabil (persistent), neurotoxisch. Zusammen mit Pentachlorphenol Auslöser des Holzschutzmittel-Syndroms.

Lipide: Stoffe biologischen Ursprungs, die sich in organischen Lösungsmitteln lösen und meist nur eine geringe Wasserlöslichkeit besitzen. Sie enthalten häufig eine lange Kohlenwasserstoff-Kette sowie einen polaren Molekülteil. Wichtige biologische Lipide sind die Fette und *Phospholipide.

Lipid-Peroxidation: Durch freie Radikale und reaktive Sauerstoffverbindungen ausgelöste radikalische Kettenreaktion an den ungesättigten Fettsäuren der biologischen Membranlipide. Sie kann zur völligen Degeneration von Zellen und Nervenfasern führen und gehört zum Pathomechanismus der toxischen Enzephalopathie. Die L. ist oft eine Folge der Ansammlung von Metaboliten des Fremdstoff-Metabolismus nach massiver Fremdstoff-Exposition und ein Indikator für das Ausmaß einer Schadstoffbelastung des Körpers.

Lipophil: fettlösliche Eigenschaft von Stoffen, die durch die chemische Zusammensetzung aus Atomen bedingt ist, die weitgehend unpolare Atombindungen miteinander eingehen. Beispiel: organische *Kohlenwasserstoffe, die aus unpolaren C-C-und C-H-Bindungen bestehen. Derartige Stoffe sind nur in Lösungsmitteln löslich, die selbst unpolar sind, wie z.B. flüssige Chlor-Kohlenwasserstoffe. Biologische Membranen sind im Inneren lipophil, weil sich dort die unpolaren langen Kohlenwasserstoff-Ketten der Fettsäuren befinden. Sie lassen daher *hydrophile, polare Stoffe meist nicht hindurch.

Lipoxigenase: Enzym, das mehrfach ungesättigte Fettsäuren mit Sauerstoff zu Hydroperoxiden umwandelt und damit die Lipid-Peroxidation auslöst, die unter bestimmten Bedingungen zur Degeneration von biologischen Membranen führen kann.

Liquor: Flüssigkeit, speziell ist oft die Hirn-Rückenmarks-Flüssigkeit gemeint.

LOAEL (low observed adverse effect level), die geringste Konzentration, bei der bei Versuchstieren noch Symptome beobachtet werden. Der LOAEL dient als Grundlage für die Festlegung von Grenzwerten für den Menschen, wie z.B. den ADI (acceptable daily intake) für Lebensmittel-Zusatzstoffe und –Schadstoffe.

Lösungsmittel: neben Wasser in der Regel organisch-chemische Flüssigkeiten, die zum Auflösen fester (meist ebenfalls organischer) Stoffe dienen. Die Dämpfe vieler organischer Lösungsmittel stehen im Verdacht, über den Vanilloid-Rezeptor eine Chemikalien-Überempfindlichkeit auszulösen.

Lymphokine: hormonartige Wirkstoffe des Immunsystems, die von Lymphozyten nach entsprechender Aktivierung ausgeschüttet werden und bestimmte Funktionen des Immunsystems auslösen, wie z.B. die Aktivierung von B-Zellen und zytotoxischen T-Zellen.

Lymphom: Bösartiger Krebs von lymphatischen Zellen oder auch gutartige Schwellung von Lymphknoten.

Lymphopenie: krankhafte Verminderung der *Lymphozyten im Blut.

Lymphozyten: Eine Klasse weißer Blutkörperchen, die ursprünglich im Knochenmark entstehen und dann in der Thymus-Drüse weiter differenziert werden, um ihre spezielle Funktion bei der Immunabwehr ausüben zu können. Merkmale: nahezu kreisrunde Zellen mit großem rundem Zellkern und schmalem Plasmasaum. Nach ihrer Funktion unterscheidet man *T-, TH-Zellen (Helfer-Lymphozyten), Killerzellen (TK-Zellen) und B-Lymphozyten.

MAK-Werte: Maximale Arbeitsplatz-Konzentrationen, das sind Grenzwerte für die Luftbelastung am Arbeitsplatz, die für eine Exposition von maximal 8 Stunden pro Tag berechnet sind und in der Regel nicht weit weit unter dem NOEL (No Effect Level) liegen, also dem Schwellenwert für akute toxische Symptome.

Makrophagen: ähnlich wie Amöben bewegliche Zellen des Immunsystems, die Antigene und kleine Teilchen (z.B. Viren, Bakterien) auffressen, chemisch zerlegen und die Spaltprodukte der Antigene (Epitope) anderen Immunzellen „präsentieren“, um deren Reaktionen zu aktivieren. Die M. lösen auch nach Aktivierung durch Feinstaubteilchen, Nanopartikel oder Fremdstoffe und deren oxidierten Metaboliten eine Ausschüttung von *Zytokinen der Entzündungsreaktion aus. Dadurch können lokale oder auch systemische Entzündungen entstehen, die im Gehirn zu degenerativen Prozessen führen können.

MAP-Kinase (MAPK)**:** Das Enzym MAPK (Mitogen-aktivierte Protein-Kinase) ist eine Proteinkinase, die nach einer Stimulierung der Zelle durch verschiedene Wachstumsfaktoren spezifische Zielproteine phosphoryliert, d.h. ein Molekül Phosphorsäure an die Zielproteine anheftet. Die MAPK aktiviert dadurch u.a. die Mitose (Zellteilung), führt also zu einer Reaktivierung des Zellzyklus bei Nervenzellen und damit zu einer Reversion der Zelldifferenzierung in das frühere Stadium der Nerven-Stammzellen (Arendt, T., 2005).

Mastzellen: kleine, wie Amöben bewegliche Zellen des Immunsystems, deren Zellplasma reich an Speicherbläschen (Granula) ist. Die Granula enthalten u.a. Histamin und Heparin, die nach Kontakt mit Antigen-gebundenen IgE-Antikörpern ausgeschüttet werden. Folge ist u.a. eine lokale Gefäßerweiterung, die mit allergischen Symptomen verbunden ist.

MCS, Multiple Chemikalien-Sensitivität: Nach langandauernder Belastung mit meist mehreren Chemikalien entstehendes chronisches Krankheitsbild, das durch eine „pseudoallergische“ Überempfindlichkeit gegenüber geringste und analytisch oft kaum nachweisbare Spuren von Schadstoffen oder Geruchsstoffen gekennzeichnet ist. Die betroffenen Personen reagieren auf die chemischen Reize mit allgemeinen Akut-Symptomen wie Übelkeit, Schwindel, rasenden Kopfschmerzen, starken Hautrötungen, Hitzewallungen, Konzentrationsstörungen, bisweilen auch Bewusstlosigkeit. MCS wird ausgelöst vorwiegend durch neurotoxisch wirkende Chemikalien, die auf Rezeptoren und ein Enzym (Acetylcholin-Esterase) im zentralen und peripheren Nervensystem einwirken (Phase I), bevor nach Monaten oder Jahren in der Phase II ein Zustand andauernder und unspezifischer Überempfindlichkeit gegenüber einer Vielzahl von Chemikalien erreicht wird. Weitere Erläuterungen siehe im Text.

MDR: Multidrug-Resistance-Proteine, Transportproteine in Zellmembranen z.B. an Gallenkanälchen in der Leber, die zum Transport von Fremdstoffen u. deren Metaboliten aus der Zelle dienen. Sie sind wesentliche Bestandteile des Entgiftungssystems der Phase III.

Medulla: Mark, speziell: Rückenmark

Melatonin: Neurosekretorisches Hormon, das in der *Epiphyse (Zirbeldrüse) gebildet wird, und das bei der Regulation des Tag-Nacht-Rhythmus sowie als Antioxidans eine Rolle spielt.

Meningitis: Hirnhautentzündung

Messenger-RNA: siehe mRNA

Metabolismus: Anderer Begriff für Stoffwechsel, d.h. Aufbau, Abbau und Umwandlung von Stoffen im lebenden Organismus. Die dabei gebildeten Zwischen- und Endprodukte heißen *Metaboliten.

Metabolisches Syndrom: Zu den „modernen" chronisch-entzündlichen Krankheiten in den westlichen Industrieländern zählt auch das so genannte „Metabolische Syndrom", eine Entgleisung des Stoffwechsels als Folge einer chronischen Entzündungskrankheit. Ein Metabolisches Syndrom liegt vor, wenn vier Teilerkrankungen gleichzeitig auftreten: Übergewicht (Adipositas), Bluthochdruck, Insulinresistenz (Diabetes Typ II) und hohe Blutfettwerte (Cholesterin, Triglyceride). Sie sind insbesondere bei gleichzeitigem Auftreten hohe Risikofaktoren für Herzinfarkt und Schlaganfall und gelten in den USA als das „Deadly Quartet", das tödliche Quartett. In Deutschland wird die Häufigkeit des Metabolischen Syndroms in der Bevölkerung auf 25 Prozent geschätzt.

Metaboliten: Zwischenprodukte des Stoffwechsels oder des so genannten Fremdstoff-Metabolismus, bei dem z.B. bestimmte Enzyme der Phase 1 des Entgiftungssystems, die so genannten Cytochrom-P450 Monoxigenasen (CYP), Sauerstoffatome an die Fremdstoffmoleküle binden und sie dadurch besonders reaktionsfähig machen. Dabei entstehen u.a. radikalische Sauerstoffverbindungen, die wesentlich zum so genannten „Oxidativen Stress" beitragen. Diese Metaboliten aktivieren ihrerseits bestimmte Reaktionswege, die im Endeffekt zur Chemikalien-Überempfindlichkeit führen können.

Mikroglia: auch „Hortega-Zellen" genannt, sind Teil des Retikuloendothelialen Systems (RES) des Zentralen Nervensystems (*ZNS). Es besteht aus Zellen mit der Hauptfunktion der Phagozytose und der Speicherung. Die Mikroglia-Zellen sind mit den Makrophagen verwandt und üben Funktionen des Immunsystems aus, indem sie von Zytokinen aktiviert werden können und auch selbst Zytokine produzieren und somit an entzündlichen Reaktionen im Gehirn beteiligt sind. Bei neurodegenerativen Erkrankungen wie Alzheimer, Parkinson, Multiple Sklerose werden die M. durch Produkte der Lipid-Peroxidation, z.B. 7-Keto-Cholesterol, aktiviert und bilden danach über die induzierbare NO-Synthase iNOS vermehrt NO, das wiederum die Entzündungsreaktion und letztlich die Neurodegeneration verstärkt (Aktas et al., 2007).

Mikrotubuli: Eiweißfasern des Zellskeletts, die durch Polymerisierung aus Tubulin-Monomeren entstehen. Die M. sind wichtige Bestandteile von Flagellen, der Zellteilungsspindel (die die Chromosomen auseinanderzieht), und im Inneren von *Axonen und *Dendriten von Nervenzellen. Sie sind am Stofftransport in den Nervenfasern, u.a. auch von *Neurotransmittern, beteiligt. Dabei wandern Motorproteine (Dynein und Kinesin) unter

ATP-Verbrauch an den Mikrotubuli entlang. Bei neurodegenerativen Krankheiten werden auch die M. zerstört. Denken ohne M. geht nicht.

Mitochondrien: Zellorganellen, die aus biologischen Membranen bestehen, an denen die Enzyme des Atmungsstoffwechsels, die so genannte „Atmungskette", entsprechend ihrer Funktion hintereinander angeordnet sind (*Elektronentransportkette). In dieser Atmungskette wird reduzierter Wasserstoff, der aus den Oxidationsreaktionen des Traubenzucker-Abbaus stammt, in Form von NADH (reduziertes Nikotinamid-Adenin-Dinukleotid) angeliefert und mit Sauerstoff oxidiert. Dabei werden die Elektronen vom NADH entnommen und über die *Elektronentransportkette zum Sauerstoff transportiert. Endprodukte dieses wichtigen biochemischen Prozesses sind Wasser und das energiereiche *Adenosin-Triphosphat (ATP), das bei allen Energie-verbrauchenden Reaktionen und Prozessen des Zellstoffwechsels (wie z.B. Eiweiß-, Fett-, Nukleinsäuresynthese, sowie Zellteilung und Bewegungsvorgänge) als universelle Energiequelle zur Verfügung steht. Die Mitochondrien werden daher auch als „Kraftwerke der Zelle" bezeichnet. Störungen der Elektronentransportkette von Nervenzellen sind Ursache für neurodegenerative Prozesse.

Mitose: Zellteilung, Vorgang, bei dem die zuvor versoppelten Chromatiden der *Chromosomen getrennt und auf 2 Tochterzellen verteilt werden. Die Tochterzellen enthalten dann die identische Erbinformation.

Monoamin-Transmitter: zu den Katecholaminen gehörende als Neurotransmitter im peripheren und zentralen Nervensytem dienende Neurotransmitter-Stoffe, wie z.B. Serotonin, Noradrenalin, Dopamin.

Monoamin-Oxidase (MAO): Enzym, das die Desaminierung (Abspaltung einer Aminogruppe) bei gleichzeitiger Oxidation von Catecholamin-Transmittern bewirkt. Die beiden Formen der MAO (MAO-A und MAO-B) befinden sich an der äußeren Membran der Mitochondrien. Hemmstoffe der MAO haben eine antidepressive Wirkung, weil bei gehemmter MAO die Catecholamin-Kenzentration im synaptischen Spalt erhöht wird (siehe Biochemie-Lehrbuch, z.B. Rassow et al., 2008).

Monomer: Grundeinheit von polymeren Makromolekülen. Beispiel: Die *Aminosäuren sind die Monomere der Proteine.

Morbus Binswanger, eine andere Bezeichnung für die „sub-kortikale arteriosklerotische Enzephalopathie" (SAE), bei der als Folge von Bluthochdruck die kleinen Hirngefäße verändert bzw. verengt sind, sodass es in den subkortikalen Bereichen des Großhirns (z.B. Basalganglien) zu Mangeldurchblutung und Sauerstoffmangel kommt.

Motorisch: Die (Muskel-)Bewegung betreffend. Motorische Nerven steuern die Muskelbewegung.

mRNA, Messenger-RNA: Zu Deutsch: Boten-Ribonukleinsäure, eine Nukleinsäure, die ähnlich wie die *DNA aus einer langen Kette von einzelnen Nukleotiden besteht, deren Reihenfolge die genetische Information von einem oder wenigen Genen enthält. Sie wird bei der *Transkription mit der DNA als Matrize und mit Hilfe des Enzymkomplexes RNA-Polymerase synthetisiert. Die Funktion der mRNA besteht in der Übertragung der genetischen Information von der DNA zu den Orten der Proteinsynthese im Zellplasma, den Ribosomen. Dort dient die mRNA als Matrize zur Synthese von Proteinen (Translation). Näheres siehe Lehrbücher der Biochemie.

MRT: Magnet-Resonanz-Tomografie, ein bildgebendes Verfahren, das vor allem in der medizinischen Diagnostik zur Darstellung von Struktur und Funktion der Gewebe und Organe im Körper eingesetzt wird. Es basiert physikalisch auf den Prinzipien der Kernspinresonanz und wird daher auch als Kernspintomografie bezeichnet. Das Verfahren basiert auf sehr starken Magnetfeldern und elektromagnetischen Wechselfeldern im Radiofrequenzereich, mit denen bestimmte Atomkerne, meistens die des Wasserstoffs, in den organischen Verbindungen im Körper resonant angeregt werden, die dann im Empfängerstromkreis elektrische Signale induzieren (nach Wikipedia, 2011).

Mucosa: Schleimhaut

Multiple Chemikalien-Sensitivität: siehe unter „MCS"

Muscarin-Rezeptor: Rezeptor an Nerven, Muskeln und anderen Geweben, der durch *Acetylcholin aktiviert wird. Im ZNS ist der M-R. wesentlich an der Auslösung von *MCS durch einen Überschuß an Acetylcholin beteiligt, der u.a. durch die Hemmwirkung von *Organophosphaten auf die *Acetylcholin-Esterase verursacht wurde.

Mutagen: Die Erbanlagen-schädigende Eigenschaft von Stoffen oder anderen Umwelteinwirkungen, z.B. Strahlung.

Mutante: Träger einer *Mutation, z.B. Organismen oder Zellen

Mutation: Veränderung. Hier ist die Veränderung oder Schädigung der Erbsubstanz DNA z.B. durch *mutagene Chemikalien oder Strahlen gemeint, die zu einer erblichen Veränderung der Ausprägung bestimmter Merkmale führt. Folgen von Mutationen sind veränderte Basensequenzen in der DNA und damit Fehlinformationen für Struktur und Funktion der Proteine, was sich oft im Fehlen einer Enzymaktivität äußert.

Myelinscheide: fettartige Hülle um den *Axon, die von einer Nervenzelle abgehende erregungsableitende Nervenfaser. Die M. schützt einerseits den Axon gegen äußere Einflüsse und ermöglicht andererseits eine schnellere Erregungsleitung („saltatorische", sprunghafte Erregungsleitung). Bei Schäden an der Myelinscheide z.B. durch Entzündungsprozesse wird die Erregungsleitung gestört (z.B. bei Multipler Sklerose). Die „weiße Substanz" des Gehirns und Rückenmarks besteht aus Axonen mit Myelinscheiden.

Myeloisch: Das Knochenmark betreffend

N-Acetyl-Transferase (NAT): Enzym des Entgiftungssystems der Phase I, das einen Acetylrest (Essigsäurerest) auf einen Fremdstoff überträgt und diesen damit „entgiftet". Geeignete Substrate für die NAT sind die besonders toxischen aromatischen Aminoverbindungen wie Benzidin, Naphthylamin. *Polymorphismen der NAT sind oft mit einer erhöhten Empfindlichkeit gegenüber toxischen Wirkungen von Chemikalien und mit einem erhöhten Krebsrisiko verbunden. „Langsame Acetylierer" haben ein erhöhtes Risiko für Blasenkarzinom.

NADPH-Oxidasen übertragen Elektronen durch die Membran der Mitochondrien auf den molekularen Sauerstoff (O_2) und bilden dabei das Superoxid-Radikal ($O_2^{\cdot -}$), woraus Wasserstoffperoxid entsteht.

Na-K-ATPase: siehe K-Na-ATPase

Narkolepsie: anfallsweise auftretender unüberwindlicher Schlafzwang am Tage

Nervenfasern: Erregungsleitende Fortsätze von Nervenzellen. Davon gibt es zwei Arten: Dendriten: Erregungsaufnehmende Fasern, oft verzweigt, bis zu 1000 pro Nervenzelle, Neuriten, *Axone: Erregungsweiterleitende Fasern, in der Regel nur 1 Axon pro Nervenzelle, am Ende verzweigt und über *Synapsen Kontakte zu anderen Nervenzellen oder Muskelzellen bildend. Die Axonen sind häufig von einer stark fetthaltigen isolierenden Zellschicht, der Myelinscheide umgeben. Diese schützt einerseits den Axon gegen äußere Einflüsse und ermöglicht andererseits eine schnellere Erregungsleitung („saltatorische", sprunghafte Erregungsleitung). Bei Schäden an der Myelinscheide z.B. durch Entzündungsprozesse wird die Erregungsleitung gestört (z.B. bei Multipler Sklerose).

Nervenzelle: Zelltyp, der Nervenerregungen über spezielle *Nervenfasern aufnehmen, verarbeiten und weiterleiten kann. Enthält üblicherweise viele (bis zu 1000) Dendriten als Erregungs-aufnehmende Fasern und einen Axon als Erregungs-weiterleitende Faser. Die Nervenzelle funktioniert wie ein „Ja-Nein-Schalter" eines Computers, indem ankommende Erregungen über Membran-Potential-Summierung neue Erregungen auslösen oder auch nicht. Informationsflüsse können so verstärkt oder ausgefiltert werden.

Neuroendokrines System: Ein Signalsystem des Körpers, bei dem bestimmte Nervenfasern meist des *vegetativen Nervensystems mit dem Immunsystem mit Hilfe von Zytokinen und Neurotransmittern als Botenstoffen zusammenarbeiten. So wurden auf Nervenzellen Rezeptoren für Zytokine des Immunsystems wie TNF und IL-1 nachgewiesen, und umgekehrt besitzen Zellen des Immusystems Rezeproren für Transmitter und Neuropeptide des Nervensystems (Substanz P, Noradrenalin). Über *afferente Nervenfasern kann somit das Gehirn über den aktuellen Zustand des Immunsystems informiert werden und anschließend über *efferente Nervenfasern das Immunsystem beeinflussen.

Neurofobrillen: faserartige Strukturen in Nervenzellen, meist aus Eiweißen bestehend. In pathologisch veränderten Nervenzellen lagern sich die Neurofibrillen zu unlöslichen Aggregaten zusammen. Sie verlieren dabei ihre Funktion bei der Erregungsauslösung und -leitung der Nervenzellen.

Neurogen: in Nerven entstehend oder durch Nerven verursacht, z.B. neurogene Entzündung.

Neurohormon (auch: Neurosekretorisches Hormon): An Nervenenden bei Nervenerregung freigesetzter hormonartig wirkender Stoff, wie z.B. *Substanz P, Endorphine, CRH (Corticotropin Releasing Hormone), *Melatonin.

Neuronen: *Nervenzellen

Neurodegernerative Wirkungen: Wirkungen von Stoffen auf bestimmte Strukturen von Nervenzellen, z.B. den *NMDA-Rezeptor, die über verschiedene Signalketten zur Auslösung von Selbstzerstörungsmechanismen der Zelle (Apoptose) führen. Ferner können auch Autoantikörper gegen Phospholipide und andere Bestandteile von Nervenzellen eine Immunabwehrreaktion gegen körpereigene Nervenzellen auslösen, die ebenfalls zum Absterben von Nervenzellen und damt zur Gehirndegeneration führen können.

Neuropeptide: Botenstoffe des Nervensystems, die wie *Neurotransmitter freigesetzt werden, aber längere Wirkungsdauer besitzen (siehe *Neurohormone).

Neurotoxische Wirkungen: Schädigende Wirkungen von Stoffen auf Struktur und Funktionen von Nervenzellen.

Neurotransmitter: Botenstoffe, die in *Synapsen von einer vorgeschalteten (präsynaptischen) Nervenzelle ausgeschüttet und dann an die *Rezeptoren der nachgeschalteten (postsynaptischen) Nervenzelle gebunden werden. Dabei verändert er den Ionenfluss und damit Potential an der Membran der postsynaptischen Zelle und ermöglicht so die Informationsübertragung zwischen zwei Nervenzellen.

Neutrophile Granulozyten: Auch Segmentkernige Granulozyten, Zellen des Immunsystems, die u.a. Erreger und Zelltrümmer durch Phagozytose aufnehmen und im Zellplasma mit Hilfe von lysosomalen Enzymen verdauen.

Nigrostriatum: Hirnbereiche der Substantia Nigra und des Streifenkörpers (Striatum), die bei der Parkinson-Krankheit besonders stark betroffen sind.

Nitrosativer Stress: entsteht durch die vermehrte Produktion von Stickstoffmonoxid (NO) und *Peroxynitrit u.a. als Folge von biochemischen Reaktionen in Nerven- und Gliazellen im Rahmen der Exzitotoxizität, d.h. der Folgewirkungen von Übererregungen von Nervenzellen. Auch bei chronischen Entzündungskrankheiten ist der N. erhöht. Voraussetzung für den N. ist eine Aktivierung von NO-Synthasen (NOS) und ein Zusammenwirken mit *ROS.

NMDA-Rezeptor: N-Methyl-D-Aspartat-Rezeptor, der außer NMDA auch Glutamat bindet und im *ZNS pathologische Reaktionen, wie z.B. die Synthese von *NO und Peroxynitrit, auslösen kann. Wenn u.a. durch Ausfall der Hemmung über GABA-Nerven zu viel Glutamat von Muskarin-Nervenzellen ausgeschüttet wird, kommt es zur Aktivierung des NMDA-Rezeptors, der die Öffnung von Calcium-Kanälen in den betroffenen Nervenzellen auslöst, die daraufhin zur Erhöhung der Calciumionen-Konzentration in den Zellen und eine anschließende Aktivierung der *NO-Synthase (iNOS, nNOS) führt. Über diese Mechanismen ist der NMDA-R. am Krankheitsmechanismus der Chemikalien-Überempfindlichkeit sowie einiger neurodegenerativer Krankheiten beteiligt.

NO, Stickstoffmonoxid: Eigentlich ein farbloses Gas, im lebenden Organismus aber als Hormon wirksam (Gefäßerweiterung und Förderung von Entzündungen). NO aktiviert das Enzym Guanylat-Synthase, die daraufhin das Hormon cGMP bildet, welches verschiedene Signalketten in den Zellen auslöst, die u.a. zur Gefäßerweiterung führen. NO wird durch verschiedene *NO-Synthasen gebildet. Das durch die induzierbare *NO-Synthase iNOS gebildete NO reagiert mit Wasserstoffperoxid zu dem toxischen Peroxynitrit, das die Schädigung von Zell- und Nervenmembranen durch Lipid-Peroxidation und damit die Neurodegeneration sowie Entzündungskaskaden auslöst.

N. olfactorius: Geruchsnerv

NOEL, No Effect Level: die Konzentration eines Stoffes, bei der gerade noch kein physiologischer Effekt auf den lebenden Organismus nachzuweisen ist. Er dient als Grundlage für die Festlegung von Grenzwerten.

Noradrenalin: zu den Katecholaminen zählender Neurotransmitter, der hauptsächlich von Nervenzellen des Sympathicus-Nerven ausgeschüttet wird, die von den Ganglien zu den Organen verlaufen (postganglionäre Fasern). Ferner kommt Noradrenalin als Neurotransmitter in bestimmten Hirnregionen vor, darunter im Hypothalamus, Thalamus, im Limbischen System, in der Brücke und in der Medulla oblongata.

NO-Synthasen (NOS): Enzyme, die – auch nach Induktion durch verschiedene Hormone - *NO (Stickstoffmonoxid) aus der Aminosäure Arginin bilden. Arginin wird dabei mit Sauerstoff zu Citrullin unter Abspaltung von NO oxidiert. Für entzündliche Pathomechanismen von besonderer Bedeutung ist die induzierbare NO-Synthetase (iNOS) im Gehirn. Eine weitere NO-Synthase ist die endotheliale NOS (eNOS), die im Endothel der Blutgefäße vorkommt und dort zur Erweiterung der Blutgefäße nach Bildung von NO beiträgt.

Nozizeptoren : Schmerzrezeptoren, d.h. bestimmte Eiweißstrukturen, u.a. der so genannte Vanilloid-Rezeptor oder der TRPA1-Rezeptor, in den Membranen von freien Nervenendigungen und bestimmter sensorischer Nervenfasern, den so genannten C-Fasern des Schmerz-wahrnehmenden Systems, die besonders gehäuft in Sinnesorganen und schmerzempfindlichen Geweben, vor allem in der Haut und in Schleimhäuten, vorkommen. Sie haben eine wichtige Funktion bei der Schmerzauslösung: Bei Schädigung von Zellen - z.B. nach mechanischer, thermischer oder chemischer Einwirkung - werden aus diesen körpereigene Substanzen wie Histamin, Serotonin und verschiedene Peptide freigesetzt, die zu einer Erregung der Nozirezeptoren führen. Anstelle der körpereigenen Substanzen können auch verschiedene körperfremde Stoffe direkt mit bestimmten Nozirezeptoren reagieren und den Ablauf der „neurogenen Entzündung“ in Gang setzen. Näheres siehe Lehrbücher der Physiologie und Pharmakologie.

Nukleinsäure: ein Polymer aus Nukleotiden, die durch Phosphodiester-Bindungen miteinander verbunden sind (*DNA und RNA). Sie sind Träger der Erbinformation.

Nukleotid: Baustein der Nukleinsäuren, bestehend aus einer Purin- oder Pyrimidin-Base, verbunden mit einem Zuckermolekül (Ribose oder Desoxyribose) und einer Phosphorsäure.

Organell: von Membranen umhüllte Struktur im *Zellplasma mit bestimmter Funktion, z.B. *Mitochondrien, *Golgi-Apparat, Zellkern

Organische Stoffe: Kohlenstoff-Verbindungen, die ursprünglich aus „organischen“ Stoffen versteinerter Pflanzen (Stein- und Braunkohle) oder aus Erdöl abgeleitet sind, aus Kohlenstoffketten und –Ringen als Grundgerüst bestehen und als weitere Elemente noch Wasserstoff, Sauerstoff, Stickstoff und Schwefel enthalten können. Durch die „organische Chemie“ wurden auch „unnatürliche“ Elemente wie Chlor und Brom mit den organischen Molekülen verbunden, sodass neue „unnatürliche“ organische Stoffe mit vielen nützlichen Eigenschaften (Lösungsmittel, Pestizide) entstanden, die aber gleichzeitig meistens toxische Eigenschaften besitzen. Siehe *Organochlor-Verbindungen.

Organochlor-Verbindungen: *Organische Stoffe, die neben Kohlenstoff und Wasserstoff noch Chlor-Atome gebunden enthalten. Viele kettenförmige (aliphatische) *Chlor-Kohlenwasserstoffe dienen als leicht flüchtige Lösungs-, Reinigungs- und Extraktionsmittel, sind aber vielfach toxisch, fettlöslich, chemisch stabil und reichern sich im Fettgewebe und in der Nahrungskette an. Zyklische Chlor-Kohlenwasserstoffe (CKW) dienen häufig als Insektizide (DDT, Lindan) und haben neurotoxische Eigenschaften.

Organophosphate: Organisch-chemische Ester der Phosphorsäure und ihrer Derivate, z.B. die Insektizide Parathion, Malathion und die Kampfgase Tabun, Sarin. Häufig hohe Neurotoxizität. Grund: Nicht-kompetitive Hemmung des Enzyms *Acetylcholin-Esterase. Folge: Acetylcholin-Überschuss an Synapsen des peripheren und zentralen Nervensystems. Dadurch im ZNS verstärkte Aktivierung von Muskarin-Rezeptoren, die zur Aktivierung weiterer u.a. Glutamat-bildender Nervenfasern führt. Dies kann zu chronischen neurotoxischen Krankheitsverläufen führen. Ein weiterer Schädigungsmechanismus betrifft die Bindung der OP. an die Neuropathy-Target-Esterase (NTE), die Neuropathie und neurodegenerative Schäden zur Folge hat.
Akute Organophosphat-Vergiftungen kommen u.a. durch Pestizid-Anwendungen in der Landwirtschaft vor.
Symptome: Nervosität, Angst, Kreislauf-Zusammenbruch, Krämpfe, Durchfall, Erbrechen, Atemlähmung, langfristig toxische *Polyneuropathie und Enzephalopathie.

Oxidation: chemische Reaktion, bei der ein Stoff Elektronen an einen anderen Stoff, das sog. Oxidationsmittel, abgibt. Häufig ist Sauerstoff das Oxidationsmittel, da er eine hohe Anziehungskraft auf Elektronen hat. Produkte einer Oxidation sind daher häufig Sauerstoff-Verbindungen, die z.B. als Schadstoff-Metaboliten in den Zellen toxisch wirken können (*oxidativer Stress, *ROS).

Oxidoreduktasen: Enzyme, die ein bestimmtes *Substrat oxidieren und ein anderes Substrat danach sofort wieder reduzieren. Sie übertragen dabei Elektronen von einem Substrat auf das Andere. Derartige Reaktionen spielen bei der Entgiftung von Schadstoffen eine große Rolle.

Oxidativer Stress: Häufig durch chemische Fremd- oder Reizstoffe ausgelöste *Oxidationsreaktionen in der Zelle, bei der reaktive Sauerstoffverbindungen (ROS) entstehen, die wiederum eine Kaskade von Entzündungsreaktionen sowie eine Radikal-Kettenreaktion an biologischen Membranen auslösen, die zur Zerstörung der Membranen führen können. Die ausgelösten Entzündungsmechanismen sind wiederum an der Ausprägung chronischer Multisystem-Erkrankungen einschließlich MCS, CFS sowie Demenzerkrankungen u.a. beteiligt.

Oxigenasen: Enzyme, die zum Entgiftungssystem I gehören, und die Sauerstoff an Fremdstoffe anlagern und dabei oxidierte Metaboliten erzeugen, deren Giftigkeit oft noch größer als die des ursprünglichen Fremdstoffes ist.

Paralyse: vollständige motorische Lähmung (im Gegensatz zur *Parese)

Paranoia: durch Wahnideen gekennzeichnetes psychiatrisches Krankheitsbild

Parasympathicus: Teil des *vegetativen bzw. autonomen Nervensystems, der im Hirnstamm und im Kreuzbein-Mark entspringt, und dessen Erregungen (wie beim *Sympathicus) von Acetylcholin auf postganglionäre Fasern übertragen werden. Im Unterschied zum Sympathicus erfolgt aber die Übertragung der Erregungen auf die Erfolgsorgane ebenfalls durch Acetylcholin auf die Muscarin-Rezeptoren der Organe. Allgemein fördert der Parasympathicus die Verdauungstätigkeit (Magen, Darm, Leberstoffwechsel) und hemmt die „Leistungsorgane" (z.B. die Herztätigkeit). Alle inneren Organe sind durch beide Teile des Veg. NS. innerviert, der Parasympathicus wirkt dabei als Antagonist des Sympathicus.

Parasympathomimetika: Substanzen oder Pharma-Wirkstoffe, die die Wirkung von Acetylcholin an den Muscarin-Rezeptoren an inneren Organen fördern oder imitieren. Nebenwirkungen an Muscarin-Rezeptoren des ZNS sind häufig und können zu (chronischen) Krankheitssymptomen führen.

Parasympatholytika: Stoffe, die parasympathische (Muscarin-) Rezeptoren blockieren.

Parästhesie: Gefühlslosigkeit, Taubheit (z.B. einer Hautregion bei *Polyneuropathie)

Parese: motorische Schwäche, unvollständige Lähmung

Pathogen: Krankheitserregend

Pathogenese: Entstehungsweise von Krankheiten oder krankhaften Veränderungen

Pathomechanismus: Folge oder Netzwerk von biochemischen Reaktionen, die zu Gewebsschäden und Funktionsstörungen in Zellen und Organen führen. Beispiel: Die von Rezeptoren im *ZNS ausgehenden Signalketten, die zu chronischen Entzündungsreaktionen führen.

Pentachlorphenol (PCP): Zu den aromatischen chlorierten Kohlenwasserstoffen gehörendes Fungizid und Desinfektionsmittel, bis in die 90-er Jahre zusammen mit Lindan Bestandteil von Holzschutzmitteln und Auslöser des *Holzschutzmittel-Syndroms. Eigenschaften: Chemisch relativ stabil (persistent), biologisch schwer abbaubar, fettlöslich, Anreicherung im Fett- und Nervengewebe sowie in der Nahrungskette, neurotoxisch, hemmt Funktionen der Atmungskette in den Mitochondrien, verursacht Leber- und Nierenschäden bei Langzeit-Exposition.

Peptide: Kettenförmige Verbindung aus wenigen Aminosäuren.

Peptidasen: Enzyme, die *Eiweiße in Peptide oder einzelne Aminosäuren durch Hydrolyse spalten.

Peripheres Nervensystem: Teil des Nervensystems außerhalb von Gehirn und Rückenmark (ZNS), bestehend aus sensorischen und motorischen Bahnen sowie den Bahnen des Vegetativen Nervensystems.

Peroxidasen: Enzyme, die an ungesättigten organischen Molekülen durch Oxidation Radikale erzeugen und anschließend durch Anlagerung von Sauerstoff daraus organische Peroxide bilden, die danach durch Glutathion entgiftet werden können. Die P. sind also – neben den *Cytochrom-P450-Monooxigenasen - Bestandteile des Entgiftungssystems der Phase I, erzeugen aber dabei *reaktive Sauerstoffverbindungen (ROS), die toxische Wirkungen haben.

Peroxynitrit: toxisches Reaktionsprodukt, das bei Entzündungsreaktionen aus NO und Wasserstoffperoxid sowie *ROS gebildet wird und vielfältige Schädigungswirkungen u.a. an Zell- und Nervenmembranen (*Lipid-Peroxidation) bis hin zur Auslösung der *Apoptose ausübt.

Pestizide: Oberbegriff für alle „Pflanzenschutzmittel“, die u.a. in der Landwirtschaft dem Landwirt die Arbeit erleichtern sollen, in Lebensmitteln aber zu erheblichen toxischen Belastungen führen können. Dazu gehören Insektizide, Herbizide, Fungizide, Nematocide,

Rodentizide u.a. P. sollen möglichst nur für die Schädlinge und nicht für den Menschen toxische Wirkungen besitzen. Diese hohe Spezifität der toxischen Wirkungen ist aber in der Praxis selten zu erreichen. Beispiel: siehe *Organophosphate.

PET: Positronen-Emissions-Tomografie, ein bildgebendes Verfahren, um im Gehirn Stoffwechselprozesse sowie deren Defekte darzustellen. Dazu wird dem Patienten radioaktiv markierte Glukose injiziert, die im Gehirn diejenigen Regionen anzeigt, die gerade besonders aktiv sind. Die aktiven Gehirnbereiche werden anhand der vermehrten Positronenstrahlung dargestellt. Bei chronischen Multisystem-Erkrankungen weicht das Aktivitätsmuster verschiedener Gehirnzentren unter Standard-Bedingungen von demjenigen unbelasteter Personen deutlich ab.

Phagozytose: Aufnahme von festen Teilchen (z.B. Viren, Bakterien u.a. Krankheitserreger, Feinstaubteilchen) durch Fresszellen wie z.B. *Makrophagen, *Neutrophile Granulozyten.

Phospholipide: Mit den natürlichen Fetten, den dreifachen Fettsäureestern des Glycerins, verwandte Lipide, bei denen eine Hydroxi-Gruppe des Glycerins mit Phosphorsäure verestert ist. An die zweite freie Säurefunktion der Phorphorsäute ist häufig ein Aminoalkohol wie z.B. Cholin gebunden. Die P. sind unentbehrlich als Bestandteile biologischer Membranen.

Phosphorylierung: die Anlagerung eines Phosphorsäurerestes an ein Protein mit Hilfe von speziellen Enzymen, die *Proteinkinasen.

Plasma: Blutflüssigkeit ohne Blutzellen, aber mit Gerinnungseiweißen (u.a. Fibrinogen), im Gegensatz zum Serum.

Plasmazelle: aus aktivierten B-Lymphozyten hervorgegangene Antikörper-produzierende Zelle

Plazenta: „Mutterkuchen", Nährgewebe, in dem der Stoffaustausch zwischen dem Blutkreislauf der Mutter und dem des Embryos bzw. Fötus stattfindet. Über die P. gelangen auch Schadstoffe sowie Wirkstoffe des Immunsystems (Zytokine) ins Blut des Embryos/Fötus und können dann dessen Entwicklung beeinflussen. Die Plazentaschranke hat eine geringere Schutzfunktion als die Blut-Hirn-Schranke.

Polyneuropathie: Krankheitsbild, das durch symmetrische sensomotorische Ausfälle der Funktionen an Armen und Beinen gekennzeichnet ist und diagnostisch anhand von Reflexabschwächungen und fehlenden oder verminderten Hautempfindungen (Parästhesien) nachzuweisen ist. Motorische Ausfälle treten erst in fortgeschrittenen Stadien auf. Als Ursachen kommen organische Lösungsmittel, Pestizide, Holzschutzmittel u.a. fettlösliche Schadstoffe vorwiegend aus der Gruppe der chlorierten Kohlenwasserstoffe in Frage. Als schädigender Mechanismus sind Störungen der Struktur und Funktion der Lipidhülle (Myelinscheiden) sensorischer und motorischer Nervenfasern sowie eine Verstärkung der Aktivität der mischfunktionellen Oxigenasen (Cytochrom P 450) mit Bildung radikalischer Stoffwechselprodukte anzunehmen (Berufskrankheiten aktuell Nr. 26/27, Dez. 1999, AbeKra-Verlag, S.10)

Polychlorierte Biphenyle (PCB) : ein Gemisch aus ähnlich zusammengesetzten chlorierten Kohlenwasserstoffen, die aus 2 miteinander verknüpften Benzolringen mit einer unterschiedlichen Zahl von daran gebundenen Chloratomen bestehen. Die verschiedenen PCB-Verbindungen mit unterschiedlichen Anteilen an gebundenen Chloratomen werden

„Kongenere" genannt. Sie werden nach der Stellung der an die Benzolringe gebundenen Chloratome benannt (siehe Beispiel unten). Die einzelnen PCB-Kongenere unterscheiden sich in ihrer chemischen Stabilität und Toxizität je nach Anzahl der gebundenen Chloratome. Sie haben insgesamt eine relativ geringe akute, dafür aber eine ausgesprochen hohe chronische Toxizität.

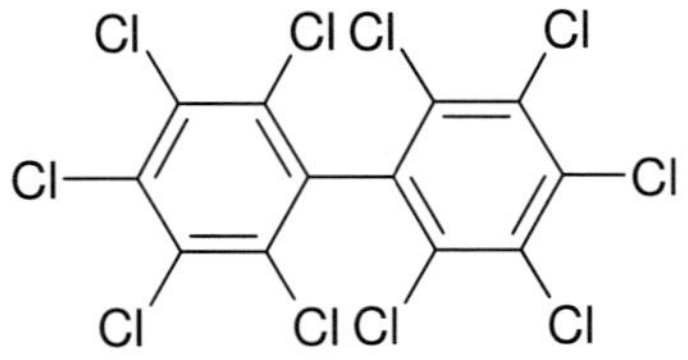

Formel für Decachlor-Biphenyl

Polymorphismus: Das Vorkommen verschiedener Varianten bzw. Mutanten eines Gens mit hoher Häufigkeit in der Bevölkerung. In der Umweltmedizin betrifft dies hauptsächlich die Gene für Enzyme des Fremdstoff-Metabolismus der Phase I (z.B. die Cytochrom-P450-Monnooxigenasen, CYP) sowie der Phase II (z.B. die Glutathion-Transferasen, GST). So gibt es bei etwa 50% der europäischen Bevölkerung einen Defekt-Polymorphismus für die Glutathion-Transferase GSTM1 und damit eine verminderte Entgiftungsfähigkeit für bestimmte Fremdstoffe.

Polypeptid: ein Polymer aus Aminosäuren, meist gebraucht für relativ kurze Aminosäureketten.

Polysaccharid: Lineares oder verzweigtes Polymer aus gewöhnlich mehr als 15 Monosycchariden (Zuckermolekülen), z.B. Glykogen, Zellulose,

Positive Rückkopplung: Siehe *Rückkopplung.

Positronen-Emissions-Tomografie: Bildgebendes Verfahren zur Funktionsdiagnose des Gehirns, siehe unter *PET.

Postsynaptisch: bezieht sich auf Strukturen einer *Synapse, die zur Erregungs-aufnehmenden Zelle gehören, wie z.B. *Rezeptoren für *Neurotransmitter an der postsynaptischen Membran.

Posttraumatisches Stresssyndrom (PTSD, Posttraumatic Stress-Disease): Psychische Krankheit mit starken Stress-Symptomen, die durch anfangs andauernd erhöhte Cortisol-Konzentration gekennzeichnet ist, und bei der die Tagesrhythmik völlig außer Kontrolle ist. Symptome: Schwere Erschöpfungszustände bei gleichzeitiger nächtlicher Schlaflosigkeit, Verhaltensstörungen, Gedächtnisstörungen, allgemeine Arbeitsunfähigkeit, verminderte Anteilnahme an alltäglichen Vorgängen, vielfältige vegetative und kognitive Störungen und Fehlleistungen. Ursache: Auslösung durch schwere psychische Traumata. Oft auftretend als Begleitsyndrom beim so genannten Golfkriegssyndrom.

ppm: Parts per million, Massenteile pro 1 Million Massenteile eines Stoffgemisches, Maß für die Massenkonzentration eines Stoffes, z.B. 1 ppm = 1mg/kg.

Proliferation: Zellvermehrung

Promotor: Region auf der DNA, etwa 100 Basenpaare lang, die nach Markierung durch Induktions- bzw. *Transkriptionsfaktoren zur Bindung des Enzyms *RNA-Polymerase dient und somit die mRNA-Synthese einleitet (Transkription). Dadurch wird die Aktivierung der Gene eines bestimmten DNA-Abschnittes ermöglicht. Beispiel: Die Aktivierung (Induktion) der Synthese verschiedener *Zytokine durch den *Induktionsfaktor NF-kB.

Prostaglandine: Aus Arachidonsäure, einer mehrfach ungesättigten Fettsäure, hergestellte zyklische Sauerstoffverbindung. Funktion: Gewebshormone, die u.a. bei Entzündungsprozessen, der Regulation des Blutgefäß-Durchmessers und der Blutgerinnung eine Rolle spielen.

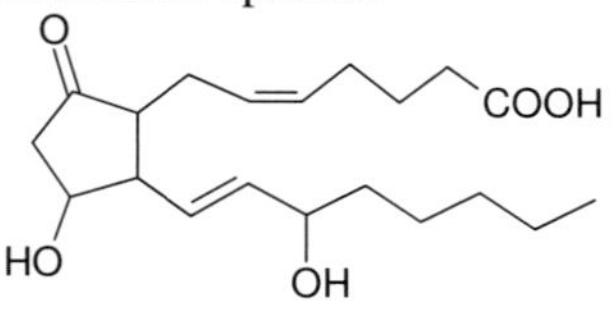

Prostaglandin E2 (PGE2)

Proteasen: proteinspaltende Enzyme

Proteasomen: große proteinabbauende Enzymkomplexe im Zellplasma. Sie bauen Proteine ab, wenn diese zuvor durch mehrere Ubiquitinmoleküle gekennzeichnet wurden. Die P. können durch oxidativen und nitrosativen Stress leicht inaktiviert werden mit der Folge, dass bestimmte pathogene Proteine und Peptide wie das Beta-Amyloid nicht mehr abgebaut werden können, und die sich dann im Gehirn ansammeln und aggregieren. Sie dienen dann als Auslöser von neurodegenerativen Prozessen.

Proteine: Eiweiße, d.h. aus 21 verschiedenen Aminosäuren aufgebaute Kettenmoleküle (Polymere, Polypeptide), die sich auf Grund der chemischen Eigenschaften der Seitenketten der Aminosäuren zu bestimmten dreidimensionalen Strukturen zusammenlagern (Sekundär-, Tertiärstruktur). Die für jedes Protein charakteristische Tertiärstruktur ist für dessen biologische Funktion z.B. als *Enzym, *Hormon oder *Induktionsfaktor verantwortlich.

Proteinkinasen: Enzyme, die ein Phosphat-Molekül an ein anderes Enzym oder Eiweiß (*Protein) anheften und dieses dadurch aktivieren. P. sind oft Bestandteile von Signalketten, die von Rezeptoren an Zellmembranen ausgehen und die zur Aktivierung bestimmter Zellvorgänge wie z.B. die Zellteilung führen. Viele Proteinkinasen werden durch *cAMP als Botenstoff aktiviert.

Psychiatrisierung: Fehlinterpretation körperlicher Krankheiten als durch psychische oder psychiatrische Ursachenfaktoren bedingt.

Psychoneuroimmunologie: Medizinische Fachdisziplin, die sich mit dem Zusammenwirken von psychischen Vorgängen und dem Immun- und Nervensystem beschäftigt. Derartige Vorgänge spielen bei vielen umweltbedingten Erkrankungen eine große Rolle.

Psychose: heute nicht mehr eindeutig definierter Begriff für Gemüts- und Geisteskrankheiten, bei denen das gesamte Erleben und die Persönlichkeit der Betroffenen verändert sind. Die Symptome treten in Phasen und Schüben auf.

Psychosomatisch: Eigenschaft bestimmter Krankheiten, bei denen psychische Ursachen für somatische Beschwerden, z.B. im Darm, angenommen werden. Bestimmte körperliche Umweltkrankheiten wie MCS werden oft als psychosomatische Störungen fehlinterpretiert.

Putamen: Schalenkern, ein seitlich gelegener Teil der Basalganglien des Großhirns.

Pyrethroide: als Insektizide wirksame, synthetisch hergestellte Stoffe, die dem in Chrysanthemen vorkommenden Pyrethrum ähnlich, aber chemisch viel stabiler als dieses sind. Die neueren synthetischen Pyrethroide wie Permethrin, Cypermethrin, Deltamethrin und Cyfluthrin sind nicht nur langlebiger, sondern auch vielfach giftiger als alle bisher verwendeten Insektizide (Daunderer, Handbuch der Umweltgifte, 25. Erg.-Lfg 10/96). In Deutschland werden Pyrethroide trotz der vielfachen Berichte über Nervenschäden beim Menschen nach wie vor in Insektensprays für den häuslichen Bereich sowie in Wollteppichen, Kleidungsstücken aus Wolle und Polstermöbeln eingesetzt. Der zentrale Angriffspunkt der Pyrethroide ist das Nervensystem nicht nur bei Insekten, sondern auch bei Säugetieren einschließlich des Menschen.

Quecksilber: Chem. Symbol Hg, zu den Nebengruppenelementen gehörendes Schwermetall, im elementaren Zustand bei Normalbedingungen (25°C, Atmosphärendruck) silberglänzend flüssig, bildet giftige Dämpfe und mit Nichtmetallen giftige Salze (Hg^+ und Hg^{++}). Vielfältige Verwendung in Grauchsgegenständen, z.B. Batterien, Energiesparlampen, und sogar in Impfstoff-Präparaten als Konservierungsmittel (Thiomersal). Als Bestandteil des Zahnwerkstoffes „Amalgam“ wegen toxischer Langzeitwirkungen umstritten.

Radikale: Besonders reaktionsfähige Moleküle mit Atomen, in deren Elektronenhülle sich einzelne ungepaarte Elektronen befinden, die stark dazu tendieren, durch chemische Reaktionen dieses einzelne Elektron abzugeben oder ein weiteres Elektron aufzunehmen, um ein energieärmeres Elektronenpaar zu bilden. Besonders reaktionsfähig sind Sauerstoff-Radikale, die Bestandteile der *Reaktiven Sauerstoffverbindungen (ROS) sind.

Radikalfänger: Chemische Stoffe, die leicht Elektronen abgeben und dabei *Radikale „entschärfen“.
Solche Stoffe mit reduzierenden Eigenschaften, die auch als *Antioxidantien bezeichnet werden, sind lebensnotwendig, um die Stoffwechselvorgänge in der Zelle aufrecht zu erhalten. Dazu dient hauptsächlich das *Glutathion.

Raphé-Kerne: An der Oberfläche des mittleren Hirnstamms angeordnete Strukturen, die über Serotonin-Nerven einen hemmenden Einfluss auf die spinalen Beugereflexe ausüben.

Ras-Protein: Ein *GTP-bindendes Protein, das in intrazellulären Signalübertragungswegen mitwirkt und durch die Bindung eines Liganden an Rezeptor-Tyrosin-Kinasen oder andere *Rezeptoren aktiviert wird.

Reaktive Sauerstoffverbindungen (ROS, Reactive Oxygenized Substances): ROS sowie freie Sauerstoff-*Radikale entstehen u.a. als Zwischenprodukte beim Fremdstoff-Metabolismus sowie als Nebenweg beim Atmungsstoffwechsel in den *Mitochondrien. Sie entstehen u.a. durch die Wirkung der Enzyme der Phase I der Entgiftungsreaktionen, den *Cytochrom-P450-Monooxigenasen und *Peroxidasen. Wegen ihrer hohen Reaktionsfähigkeit greifen die ROS empfindliche Strukturen in der Zelle, wie z.B. Zellmembranen und Enzyme an und führen zu deren Funktionsverlust.

Redox-Status: Das Verhältnis von reaktiven Sauerstoffverbindungen (ROS) zu reduzierenden Verbindungen in einer Zelle. In entzündeten Geweben oder bei degenerierenden Zellen ist der R. zu Gunsten der ROS verschoben. Diagnostik: Bestimmung des elektrochemischen Redox-Potentials eines Zellextraktes.

Resistenz: Widerstandsfähigkeit

Resorption: Aufnahme von Stoffen über Körperoberflächen wie z.B. Schleimhäute, Lungenepithel oder Darm.

Reversibilität: Umkehrbarkeit einer Wirkung oder chemischen Reaktion.

Rezeptor: Ein spezialisiertes Eiweißmolekül in oder auf der Zellmembran oder auch im Zellplasma, das bestimmte chemische Stoffe entsprechend dem Schlüssel-Schloss-Prinzip spezifisch bindet und dann ein chemisches Signal im Inneren der Zelle auslöst. Beispiel: Die Bindung der *Neurotransmitter an der Nervenzellmembran bei der Informationsübertragung zwischen Nervenzellen. Oft sind Rezeptoren mit sogenannten G-Proteinen gekoppelt, die Guanosin-Triphosphat (GTP) binden und in GDP umwandeln und dadurch ein Signal zur Regulation des Zellstoffwechsels bilden.

Rezeptor-Tyrosin-Kinasen: eine wichtige Gruppe von Rezeptoren an der Zelloberfläche, die durch die Zellmembran bis ins Zellinnere reichen und dort die Enzymaktivität einer Tyrosin-spezifischen *Proteinkinase besitzen. Durch Bindung eines Liganden (z.B. ein Hormon) wird die Kinase aktiviert, die dann durch Übertragung von Phosphat auf ein anderes Protein eine Signalkette auslöst.

Ribosomen: Große Komplexe aus *RNA und Proteinen, die im Zellplasma als Enzyme zur Proteinsynthese dienen.

RNA: Ribonukleinsäure, ein polymeres Molekül aus einer Kette von Ribonukleotiden, die mit Hilfe des Enzyms RNA-Polymerase an der *DNA als Matrize synthetisiert wird. Die RNA dient u.a. als Botenmolekül (Messenger-RNA, mRNA), um den genetischen Code vom Zellkern zu den Orten der Proteinsynthese im Zellplasma zu übertragen. Die RNA ist dann selbst Matrize für die Synthese von Eiweißen an den *Ribosomen im Zellplasma.

RNA-Polymerase: Enzymkomplex zur Synthese der RNA aus einzelnen von 4 verschiedenen Ribonukleotiden mit Hilfe einer DNA als Matrize. Die Funktion der R. ist essentiell für die Aktivität der Gene in der DNA, d.h. aktivierte Gene sind durch RNA-Synthese mit Hilfe der R. gekennzeichnet. Näheres siehe Lehrbücher der Biochemie und Molekulargenetik.

ROS: Abkürzung für *reaktive Sauerstoff-Verbindungen (Reactive Oxigenized Substances), die im Immunsystem bei Entzündungsprozessen oder auch beim Fremdstoffmetabolsimus oder bei der Hemmung der Atmungskette in den Mitochondrien gebildet werden. Dazu gehören O_2^--, OH-Radikale, H_2O_2 und die Peroxide der Fremdstoffmetaboliten, die aus der Reaktion von Fremdstoffen mit *Cytochrom-P450-Monooxigenasen (CYP) hervorgehen.

Rückkopplung: Das Rückwirken eines Vorgangs auf die auslösenden Faktoren. Beispiel in der Biochemie: Hemmung oder Förderung einer biochemischen Reaktion durch die Endprodukte. Man unterscheidet:
Positive R.: Die Endprodukte fördern eine Reaktion z.B. durch Aktivierung oder Induktion von Enzymen;

Negative R.: Die Endprodukte hemmen eine Reaktion z.B. durch Hemmung von Enzymen.

Ruhepotential: Das an einer erregbaren, aber noch nicht aktivierten Zelle, z.B. einer Nervenzelle, bestehende elektrische Potential, das zwischen -30 bis -70 mV betragen kann.

Säure: Eine chemische Verbindung, die ein Proton (H+-Ion) abgeben kann. In organischen oder biologischen Molekülen sind Carboxylgruppen (-COOH) oder Phosphatgruppen die wichtigsten sauren Gruppen. DNA ist eine Säure wegen der vielen Phosphatgruppen. Bekannte organische Säuren sind die Essigsäure, CH_3-COOH, und die Ameisensäure, H-COOH

Schadstoffe: Meist industriell hergestellte körperfremde chemische Stoffe mit toxikologisch nachgewiesenen schädlichen Wirkungen auf lebende Organismen. Diese Wirkungen sind auch bei den in der Umwelt üblicherweise verbreiteten Stoffkonzentrationen nachweisbar.

Schizophrenie: Gruppe psychischer Erkrankungen, bei denen eine vielschichtige Persönlichkeitsstörung mit charakteristischen Veränderungen des Denkens, Fühlens und der Beziehung zur Umwelt zugrunde liegt. Ursachen (Ätiologie) und Pathogenese sind multifaktoriell, unter Einschluss von genetischen und Umwelt-Faktoren (Zit. nach Mutschler, 2001, S. 158).

Sekretion: Abgabe von bestimmten Stoffen durch ein *Epithel oder eine *Drüse, z.B. *Enzyme, Schleime, *Hormone.

Sensorisch: Die Sinne oder Sinnesorgane betreffend. Z.B. sensorische Nerven führen vom Sinnesorgan zum *ZNS.

Serotonin (5-Hydroxytryptamin, 5-HT): hat als Hormon und Neurotransmitter vielfältige Wirkungen im Organismus, nachdem es an einen der zahlreichen 5-HT-Rezeptoren in verschiedenen Geweben des Körpers gebunden wurde:

- im Darm Steigerung der Peristaltik (Eigenbewegungen des Darms),
- in Lunge, Aorta usw. Kontraktion der glatten Muskulatur,
- Arterien und Venen: Vasodilatation (Gefäßerweiterung),
- im ZNS vielfältige Wirkungen (je nach Rezeptortyp): angstlösend, antidepressiv, Förderung der Nahrungsaufnahme, Erhöhung der Lernfähigkeit, Beteiligung am Lernprozess, motivationsfördernd, Temperaturregulation, Regulation des Tag-Nacht-Rhythmus

Nach Bindung an einen der 5HT-Rezeptoren löst S. eine Signalkette in den Zellen aus, bei der Na- und K-Ionenkanäle geöffnet, G-Proteine aktiviert und Botenstoffe wie cAMP gebildet werden. S. wird aus der Aminosäure *Tryptophan synthetisiert.

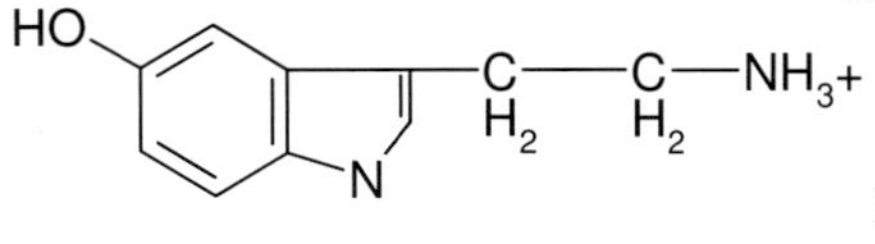

Formel von Serotonin

Serum: Teil der Blutflüssigkeit ohne Blutzellen und ohne die Enzyme des Gerinnungssystems. Das Serum ist daher nicht gerinnungsfähig (im Gegensatz zum Plasma).

Sick Building Syndrom (SBS): Krankheitsbild mit unspezifischen Symptomen, die durch eine belastete Innenraumluft in Gebäuden ausgelöst werden. Vorwiegend flüchtige organische Kohlenwasserstoffverbindungen (VOC, volatile organic carbons) lösen Symptome und

Krankheit über Chemorezeptoren des Nervensystems aus (Vanilloid- bzw. TRP-Rezeptoren). Symptome: Kopfschmerzen, Müdigkeit, Augenreizung, Stirnhöhlenbeschwerden, Reizung der oberen Luftwege, Infektanfälligkeit. Das SBS wurde bisweilen als Vorstufe von MCS beschrieben.

Signalübertragung: Umwandlung eines Signals nach Bindung eines Signalmoleküls, z.B. ein Hormon, an einen extrazellulären Rezeptor, wobei im Zellinneren eine *Signalkette ausgelöst wird.

Signalkette: eine Folge von Aktivierungsschritten, bei dem der vorherige Aktivierungsschritt ein Produkt bildet, das den folgenden Aktivierungsschritt, z.B. die Aktivierung eines Enzyms, auslöst. Viele solcher Aktivierungsschritte werden durch *Kinasen ausgelöst. Signalketten verstärken oft einen biologischen Prozess, z.B. die Ausschüttung eines Stoffes.

Somatisch: Den Körper betreffend.

Spastische Parese: mit Krämpfen verbundene Lähmung

SPECT: Single Photon Emission Computerized Tomography. Bildgebendes Verfahren zur Messung des regionalen cerebralen Blutflusses (rCBF), sowie des Hirnvolumens, sowie weiterer Hirnfunktionen. Verwendet wird eine Tracer-Substanz, Technetcium-99, das Photonen emittiert und an die lipophile Substanz d,l-Hexamethyl-propylen-aminoxim (HMPAO) gebunden ist und somit die Blut-Hirn-Schranke passieren kann. Die SPECT gilt als Standard-Verfahren zur Diagnostik von cerebro-vaskulären Erkrankungen. Die vom Computer registrierten Photonen-Emissionen bei der SPECT entsprechen halbquantitativ oder prozentual dem regionalen cerebralen Blutfluss. (Fabig, K.R.: SPECT in der Umweltmedizin. Umwelt-Medizin-Gesellschaft 19/3, 2006, 200-206).

Spezifität: Bezogen auf Krankheitsursachen ist damit die Bandbreite der verschiedenen pathogenen Faktoren (bei MCS die Anzahl verschiedener Fremdstoffe) gemeint, die zur Auslösung der Krankheit in Frage kommen. Wenn demnach relativ viele Chemikalien MCS auslösen, wäre die Ursachen-Spezifität der Krankheit gering. Bezogen auf die Wirkung der pathogenen Faktoren bezeichnet „Spezifität" die Anzahl möglicher Krankheiten sowie die Zahl der verschiedenen Symptome und betroffenen Organe, die durch die pathogenen Faktoren (hier: Chemikalien) ausgelöst werden. Bei MCS ist diese Wirkungsspezifität als relativ gering zu bezeichnen.

Steroide: Eine Gruppe von zyklischen Kohlenwasserstoffen mit 4 Ringen, darunter *Cholesterin, Östrogen, Progesteron

Stoffwechsel (Metabolismus): Stoffumsatz in lebenden Organismen oder Zellen. Man unterscheidet zwischen Baustoffwechsel (Anabolismus), Abbau- und Energie-Stoffwechsel (Katabolismus), und allgemeinen Stoffumwandlungen (Metabolismus). Die Einzelreaktionen des Stoffwechsels lebender Organismen werden durch Enzyme, und der Stoffwechsel insgesamt durch Hormone sowie das vegetative Nervensystem gesteuert.

Stressachse: siehe *HHN-Achse, Hypothalamus-Hypophysen-Nebennierenrinden-Achse.

Striatum: Streifenkörper, Teil der so genannten *Basalganglien, die unter der Großhirnrinde, aber noch über dem Stammhirn liegen. Das Striatum bildet zusammen mit der Substantia

Nigra und Teilen der vorderen Großhirnrinde das dopaminerge System, in dem die Erregungsübertragung durch Dopamin erfolgt. Dieses System ist sowohl an der Bewegungskoordination als auch am so genannten Belohnungssystem des Gehirns beteiligt.

Subkutan: Unter die Haut, abgekürzt: s.c., z.B. Injektion s.c.

Substantia Nigra: Nervenkern im mittleren Teil des Mittelhirns (Mesenzephalon), das einen Teil des Stammhirns darstellt. Die S.N. wirkt über dopaminerge Nerven hemmend auf das *Striatum ein und kontrolliert somit motorische Erregungen. Wenn bei Parkinson-Kranken die S.N. geschädigt ist, entfällt diese motorische Kontrolle, und es kommt zu unkoordinierten Bewegungen.

Substanz P: Ein Neuropeptid, das von Schmerz-wahrnehmenden C-Fasern (Nozizeptoren) im Rückenmark und in der Peripherie freigesetzt wird und sowohl zur Erregungsübertragung auf nachfolgende Nervenfasern als auch zur Auslösung von Entzündungsreaktionen dient. Die S.P fördert die so genannte neurogene Entzündung, die an der Auslösung der Syptome bei MCS, CFS und anderen chronischen Multisystem-Erkrankungen beteiligt ist. S.P. wirkt u.a. als Geninduktor, indem es Gene für die Synthese verschiedener Entzündungswirkstoffe (Prostaglandine, Zytokine wie IL-6, IL-8 und TNF) aktiviert (Fiebich et al., 2006).

Substrate: Stoffe, die spezifisch an die Bindungsstelle eines ganz bestimmten *Enzyms gebunden und dann chemisch umgewandelt werden.

Substrat-Spezifität: Je höher die Anzahl möglicher *Substrate, die von einem Enzym umgesetzt werden, desto geringer die Substratspezifität. Ein Maß für die Substrat-Spezifität eines Enzyms ist die so genannte Michaelis-Konstante Km (Siehe Lehrbücher der Biochemie).

Superoxid-Dismutase (SOD): Enzym, das das Superoxid-Radikal ($O_2^{\cdot-}$) mit Wasser zu Wasserstoffperoxid (H_2O_2) umsetzt. Die SOD hat eine wichtige Funktion bei der Beseitigung reaktiver Sauerstoffradikale, die u.a. beim Fremdstoff-Metabolismus sowie bei gestörter Mitochondrienfunktion durch Peroxynitrit gebildet werden. Polymorphismen der SOD führen zu erhöhtem oxidativem Stress und zu chronisch entzündlichen Krankheiten wie die *Amyotrophe Lateralsklerose.

Suppressor: Hemmstoff, u.a. einer Genaktivität

Sulfotransferasen (SULT): Enzyme der Phase I des Entgiftungssystems, die eine Sulfogruppe (SO_3-Gruppe) auf einen lipophilen und gleichzeitig *nucleophilen Fremdstoff übertragen und diesen dadurch wasserlöslich machen. Substrate der SULT sind u.a. aromatische Amine wie Anilin, Phenole, Alkohole und Thiole.

Suszeptibilität: individuelle Empfindlichkeit einer Person gegenüber Umwelteinflüssen, hier hauptsächlich gegenüber Umweltchemikalien. Zu unterscheiden ist eine erworbene von einer angeborenen Suszeptibilität. Typisches Beispiel einer erworbenen Suszeptibilität stellen Allergien dar. Die angeborene S. beruht meist auf genetischen Varianten für die Enzyme des Entgiftungssystems der Phasen I und II, betreffend z.B. die Cytochrom-P450-Oxigenasen und Glutathion-Transferasen.

Sympathicus: Teil des vegetativen/ autonomen Nervensystems, bestehend aus segmental beiderseits der Wirbelsäule gelegenen Ganglien, die durch je einen parallel zur Wirbelsäule verlaufenden Grenzstrang verbunden sind. Von den Ganglien verlaufen sympathische Fasern zu den inneren Organen. In den Ganglien werden die Erregungen von den präganglionären zu den postganglionären Fasern des S. mit dem *Transmitter *Acetylcholin übertragen. Die Erregungsübertragung auf die Erfolgsorgane wird durch Noradrenalin vermittelt. Allgemein werden Organe und Funktionen, die die Leistungsfähigkeit des Körpers steigern (Herztätigkeit, Blutdruck, Lungenatmung) gefördert und gleichzeitig Verdauungsfunktionen (z.B. Enzymsekretion) gehemmt.

Sympathomimetika: Stoffe, die ähnlich wie Noradrenalin und Adrenalin wirken (*Agonisten): Erhöhung der Blutdrucks und der Herzfrequenz, periphere Gefäßverengung, Erschlaffung der glatten Darm- und Bronchial-Muskulatur, Steigerung des Glykogen- und Fettabbaus in der Leber bzw. im Fettgewebe.

Sympatholytika: *Antagonisten von *Sympathicus-Rezeptoren, sie blockieren z.B. α-Adrenalin-Rezeptoren, Beispiel: Mutterkornpilz-Alkaloide wie das Ergotamin.

Synapse: Verknüpfungsstelle zwischen zwei Nervenzellen, an der eine Erregung von der präsynaptischen Zelle auf die andere postsynaptische Zelle übertragen wird. Dazu schüttet die präsynaptische Zelle – ausgelöst durch eine Änderung des Membranpotentials – einen bestimmten Neurotransmitter wie z.B. Acetylcholin oder Glutamat aus, der dann an Rezeptoren der postsynaptischen Membran bindet und dort eine Veränderung des Membranpotentials auslöst. Diese Potentialänderung wandert dann als Erregung die Nervenfaser (*Dendrit) der postsynaptischen Zelle entlang. Damit weitere Erregungen an der Synapse übertragen werden können, muss der Neurotransmitter immer wieder durch Enzyme wie die Acetylcholin-Esterase abgebaut und beseitigt werden. Neurotoxische Stoffe können an Synapsen verschiedene Funktionen hemmen, wie z.B. die postsynaptischen Rezeptoren oder die Enzyme zum Abbau der Neurotransmitter.

Tachykardie: Beschleunigte Herzfrequenz über 100 Kontraktionen pro Min.

Teratogen: Missbildungen verursachende Wirkung von Umwelteinflüssen wie Chemikalien oder Strahlung.

T-Helferzellen (TH-Zellen) : T-Lymphozyten, die mit Hilfe von Zytokinen an der Aktivierung verschiedener Funktionen des Immunsystems beteiligt sind: So verbinden sie sich z.B. mit der Antigen-Bindungsstelle an der Oberfläche einer B-Zelle, an die ein Antigen gebunden ist, und schütten dann Immunwirkstoffe, sogenannte *Zytokine aus, die wiederum die Vermehrung und Differenzierung der B-Zellen auslösen. Die B-Zellen produzieren dann am Ende die spezifischen Antikörper, die gegen das auslösende Antigen gerichtet sind. Es gibt 2 verschiedene Typen von TH-Zellen: TH1 und TH2 mit unterschiedlichen Funktionen:
TH1-Zellen: fördern die so genannte zelluläre Immunreaktion, z.B. Typ IV-Allergien.

- Freisetzung Zytokine IL-2, IFN-γ, und TNF-α,
- Aktivierung von B-Zellen, zytotoxischen T-Zellen und TH-Zellen,
- Hemmung der Funktionen der TH2-Zellen,
- Steigerung der zellvermittelten Immunreaktionen.

TH2-Zellen: fördern die Antikörper-vermittelte Immunreaktion und die Aktivierung der B-Zellen.

- Freisetzung der Zytokine IL-4, IL-5, IL-6, IL-10, IL-13,
- Umwandlung und Vermehrung der B-Zellen,
- Hemmung der Funktionen der TH1-Zellen,
- Steigerung der Produktion von Antikörpern durch die B-Zellen.

Beim Krankheitsbild MCS spielen offenbar vor allem TH1-Zellen mit ihrer Ausscheidung von Interferon-γ eine wesentliche Rolle.

TH-1-Helferzellen: gehören zu den CD-4-positiven T-Zellen (T-Zellen, die das CD4-Antigen tragen), die durch bestimmte Antigene zur Ausscheidung von verschiedenen Zytokinen, darunter *Interferon-Gamma (Ifn-γ), Interleukin-2 (IL-2), und Tumornekrosefaktor-alfa (TNF-α), aktiviert worden sind. TH1-Zellen aktivieren dadurch u.a. *Makrophagen, die daraufhin Bakterien, Viren oder andere Antigene „auffressen". TH1-Zellen verursachen auch Typ-IV-Allergien und sind an Entzündungen z.B. bei Autoimmun-Krankheiten beteiligt.

TH-1-Zytokine: Zytokine, die von *TH-1-Helferzellen produziert und ausgeschüttet werden, darunter *Interferon-Gamma (Ifn-γ), Interleukin-2 (IL-2), und Tumornekrosefaktor-alfa (TNF-α), IL-6.

Thrombozyten: Blutplättchen. Funktion: Blutgerinnung

Thymus-Drüse: Ein primäres lymphatisches Organ im oberen Brustbereich, das zur Bildung, Entwicklung und Reifung von Immunzellen, hauptsächlich der *T-Lymphozyten, dient.

T-Killerzellen: T-Zellen, die sich spezifisch gegen virusinfizierte und Krebszellen richten, an diese binden und sie daraufhin abtöten.

T-Lymphozyten (*T-Zellen): Eine Klasse weißer Blutkörperchen, die ursprünglich im Knochenmark entstehen und dann in der Thymus-Drüse weiter differenziert werden, um ihre spezielle Funktion bei der Immunabwehr ausüben zu können. Eine reife T-Zelle kann zwischen körpereigenen und fremden Zellen unterscheiden und gegen letztere durch Vermittlung des T-Zell-Rezeptors verschiedene Abwehrreaktionen einleiten. Man unterscheidet zwischen zytotoxischen und Helfer-T-Zellen. Zytotoxische T-Zellen binden an die Oberflächenstrukturen von virusinfizierten Zellen oder fremden Zellen und töten diese Zellen dann. An der Abstoßung von Transplantaten und Krebsgeweben sind die sogenannten „Killer-T-Zellen" beteiligt.

TNF-α: Tumornekrosefaktor alfa, ein *Zytokin, das von verschiedenen Leukozyten des Immunsystems nach Antigen-Aktivierung gebildet wird und bei der Auslösung von Entzündungen eine große Rolle spielt.

Tonus: Spannungszustand, z.B. Muskeltonus

Toxisch: Giftige Eigenschaft eines Stoffes oder Stoffgemisches. Siehe *Toxizität.

Toxische Enzephalopatie (TE): durch die Wirkung von Fremd- oder Schadstoffen ausgelöste chronische Entzündungserkrankung des Gehirns, die wegen der relativ langsamen Ausprägung erst mit zeitlicher Verzögerung nach der Fremdstoffexposition zu sichtbaren Allgemeinsymptomen führt. Näheres siehe im Kapitel 2.1. des Buches und unter *Enzephalopathie

Toxizität: Giftigkeit. Die T. ist abhängig von der Konzentration der Stoffe und ihren toxikokinetischen und toxikodynamischen Eigenschaften, sowie von der Suszeptibilität (Empfindlichkeit) und genetischen Ausstattung der betroffenen Personen (siehe *Entgiftungssystem).

Transkription: Biochemischer Mechanismus, bei dem mit Hilfe der DNA als Matrize ein komplementärer Strang einer RNA, die „Messenger-RNA“ (*mRNA), synthetisiert wird, deren Nukleotidsequenz einem „Spiegelbild“ der Nukleotidsequenz eines Einzelstrangs der DNA entspricht. Mit diesem Mechanismus wird die genetische Information der DNA „abgelesen“ und in eine Matrize, die mRNA, für die Synthese von Eiweißen (Proteinen) übersetzt. Eine Transkription findet aber nur bei den Genen in den Chromosomen statt, die zuvor z.B. durch *Transkriptionsfaktoren am Promotor des Gens aktiviert worden sind.

Transkriptionsfaktor: ein meist sehr komplexes Protein, das zur Aktivierung bestimmter Gene auf der DNA, also zur Auslösung der *Transkription dient. Entweder bindet der T. an einen bestimmten Abschnitt der DNA in der Promotorregion, oder er tritt direkt mit dem Enzymkomplex der Transkription, der RNA-Polymerase II, in Wechselwirkung und aktiviert diesen. Beispiel: NF-κB ist ein wichtiger Transkriptionsfaktor, der an der Auslösung von Entzündungsreaktionen beteiligt ist und beim Mechanismus chronisch-entzündlcher Multisystem-Erkrankungen eine große Rolle spielt.

Translation: Synthese von *Polypeptiden und Proteinen mit einer *mRNA als Matrize, deren Nukleotidfolge die Aminosäuresequenz des Proteins bestimmt. Dabei dienen die *Ribosomen als Katalysator.

Tremor: Zittern, d.h. rasch aufeinander folgende rhythmische Zuckungen

TRP-Rezeptor: siehe Vanilloid-Rezeptor

Tryptophan: eine heterozyklisch-aromatische Aminosäure, die als Vorstufe zur Synthese des Neurotransmitters und Neurohormons Serotonin dient.

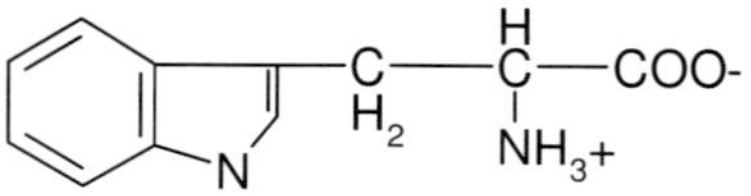

Tryptophan-hydroxylase: Enzym, das im ersten Reaktionsschritt der Umwandlung der Aminosäure Tryptophan zu Serotonin eine Hydroxylgruppe (OH-) an den Benzolring des Tryptophans anlagert. Bei chronisch entzündlichen Krankheiten ist die T. häufig gehemmt, und damit auch die Serotonin-Synthese, mit weitreichenden Folgen für die psychische Befindlichkeit (Depressionen bei Serotonin-Mangel).

TVOC: Summenwert der Konzentration für die Gesamtheit der flüchtigen organischen Kohlenstoffverbindungen (*VOC).

T-Zellen (auch: T-Lymphozyten): Zu den *Lymphozyten gehörende Zellfraktion, die Antigene mit Hilfe eines Antigen-spezifischen T-Zellrezeptors „erkennen“ und nach Kontakt mit diesem Antigen proliferieren und unterschiedliche Immunreaktionen oder auch deren Hemmung auslösen können. Je nach Funktion unterscheidet man verschiedene Arten von T-Zellen: *T-Helferzellen, *T-Suppressorzellen, *T-Killerzellen, oder auch Effektor- und Gedächtniszellen.

Vanilloid-Rezeptoren: Eine Gruppe von Chemorezeptoren, neuerdings auch als TRP-Rezeptoren bezeichnet, die durch ein relativ breites Spektrum verschiedener chemischer Stoffe sowie durch niedrigen pH und Hitze aktiviert werden können.

Seit einigen Jahren setzt sich die Betzeichnung **TRP-Rezeptor** immermehr durch. Davon gibt es einige Varianten, die TRP1, TRP2, usw. bezeichnet werden. Jede dieser Varianten kann auf ein bestimmtes Spektrum von chemischen Stoffen mit ähnlicher Struktur reagieren.
Folge der Aktivierung dieser Rezeptoren ist u.a. die Öffnung von Calcium-Kanälen in den betroffenen Nervenzellen, die darauf folgende Erhöhung der Calciumionen-Konzentration in den Zellen und eine anschließende Aktivierung der *NO-Synthase (iNOS). Über diese Mechanismen ist der V. am Krankheitsmechanismus der Chemikalien-Überempfindlichkeit beteiligt (vergleiche *NMDA-Rezeptor).

Vegetatives Nervensystem: Teile des peripheren und zentralen Nervensystems, die zur Regelung unbewusster und weitgehend willensunabhängiger innerer Lebensvorgänge dient und diese an veränderte Bedingungen in der Umwelt anpasst. Das V. NS. gliedert sich in den *Sympathicus, den *Parasympathicus und das gastroenterale Nervensystem (Darm-Nervensystem).

Ventrikel: Flüssigkeitsgefüllte Hohlräume in verschiedenen Organen, wie z.B. Gehirn, Herz, Magen. Im Gehirn sind die Ventrikel mit Gehirnflüssigkeit (Liquor) gefüllt. Bei chronischen Entzündungen im Gehirn enthält der Liquor Entzündungsmarker, die im Labor analysiert werden können.

Vesikel: Bläschen

Vitamin C, Ascorbinsäure, spielt eine große Rolle als Antioxidans im Gehirn, wo es zur Neutralisation der *ROS benötigt wird. In der Cerebrospinalflüssigkeit kommt es bei gesunden Personen in 10-fach höherer Konzentration als im Blutplasma vor. Es dient insbesondere auch zur Reduktion des Tocopherol-Radikals, der oxidierten Form von *Vitamin E, und regeneriert so dessen aktive Form. Zusammen mit Eisenionen (Fe^{+++}) kann Ascorbinsäure jedoch auch als starkes Oxidationsmittel wirken und die sehr giftigen Hydroxyl-Radikale bilden (Shohami und Kohen, 2011).

Vitamin E, Tocopherol, ist ein fettlösliches Antioxidans, das sich hauptsächlich in Zellmembranen ansammelt und dort reaktive Sauerstoffverbindungen (ROS) reduziert und Peroxi-Radikale durch Übertragung eines Elektrons neutralisiert. Dadurch hemmt Vitamin E das Fortschreiten der *Lipid-Peroxidation und damit auch die Degeneration von Nerven- und Mitochondrienmembranen (Shohami und Kohen, 2011).

VMPFC: Ventromedialer präfrontaler Cortex, der unten gelegene mittlere Teil der vorderen Großhirnrinde, der besonders anfällig ist für neurodegenerative Prozesse.

VOC, Volatile Organic Carbons: Flüchtige organische Verbindungen, häufig für Chemikalienbelastungen in Innenräumen verantwortlich, die durch Ausgasung organischer Materialien wie Kunststoffe, Möbel, Wandfarben, Bodenbeläge, Textilien entstehen und wesentlich an der Auslösung akuter und chronischer Symptome der Chemikalien-Überempfindlichkeit beteiligt sind. Auch Lösungsmittel, Flammschutzmittel, Weichmacher und Holzschutzmittel tragen zur VOC-Belastung in Innenräumen bei.

Wachstumsfaktor: Polypeptidhormon, das von Membranrezeptoren gebunden wird und daraufhin in der Zelle eine *Signalkette auslöst, die die Zellteilung und-Vermehrung oder auch die Zelldifferenzierung auslöst. Die Rezeptoren verschiedener Wachstumsfaktoren wie EGF, PDGF, BDGF usw. gehören zu den *Rezeptor-Tyrosin-Kinasen. Das Fehlen von W. im Gehirn kann neurodegeneratve Prozesse auslösen.

Zellplasma, Zytoplasma: Der halbflüssige, viskose Zellinhalt innerhalb der Plasmamembran, der Ribosomen, Mitochondrien, Lysosomen und das Endoplasmatische Retikulum enthält. Das Z. steht im Stoffaustausch mit dem Zellkern und dient zur Durchführung der meisten Stoffwechselreaktionen.

Zelluläre Immunität: Durch Zellen des Immunsystems (*T-Zellen, Natürliche Killerzellen, Makrophagen und Granulozyten) vermittelte Immunreaktionen gegen Antigene.

Zellzyklus: Zeitraum zwischen zwei Zellteilungen, in dem eine geordnete Abfolge von biochemischen Ereignissen stattfindet. Der Zellzyklus ist gewöhnlich in 4 Phasen eingeteilt: G1: vor dem Beginn der DNA-Synthese, S: DNA-Synthese, G2: nach der DNA-Synthese, und M: Zellteilung (Mitose). Viele Zellen gehen von der G1-Phase in eine Ruhephase (Go) über, in der sie nicht wachsen und sich nicht teilen. So befinden sich die Nervenzellen in einer Go-Phase, aus der sie durch bestimmte Reize (Schadstoffe) in die G2-Phase versetzt werden können, die hier meist aber mit einer *Apoptose, dem Zelltod, endet.

Zerebral: Das Gehirn betreffend.

ZNS: Zentrales Nervensystem, umfasst das Gehirn und das Rückenmark.

Zytokine (= Lymphokine): hormonartige Wirkstoffe des Immunsystems, die von Lymphozyten, Makrophagen u.a. Zellen des Immunsystems nach entsprechender Aktivierung durch Antigene ausgeschüttet werden und bestimmte Funktionen des Immunsystems auslösen, wie z.B. die Aktivierung und Vermehrung von B-Zellen und zytotoxischen T-Zellen. Dazu gehören die Interleukine (Il) und Interferone (Ifn).

Adressen

Da es für Demenzkrankheiten noch keine Spezialpraxen und -kliniken gibt, die den umweltmedizinischen Bezug dieser Krankheiten ausreichend berücksichtigen, sind hier lediglich Adressen von umweltmedizinischen und neurologischen Fachärzten und Kliniken sowie die der Patienten-Verbände für Demenzkrankheiten genannt. Einige dieser Institutionen und Verbände vertreten allerdings im Wesentlichen die herkömmlichen Diagnose- und Therapiekonzepte der schulmedizinischen Neurologie, also mit Schwerpunkt der Symptombehandlung durch Medikamente. Sie lehnen häufig den Umweltbezug psychischer und neurologischer Krankheiten ab und tendieren zur Therapie „psychosomatischer Syndrome". Dagegen treten die unter Nr. 3 und 4 genannten Verbände und Institutionen für eine Anerkennung umweltbedingter und organischer Ursachen von Multisystem- und neurodegenerativen Krankheiten ein.

Außerdem gibt es bei vielen Kliniken gerade im Bereich der chronischen Entzündungskrankheiten einen zunehmenden Trend zur **„Wellness"- und Luxusmedizin**. Viele dieser Privatkliniken, die häufig eine hochwertige Diagnostik und Therapie anbieten, schließen die Mehrheit der Patienten aus, die auf die Versorgung durch die gesetzlichen Kranken- und Pflegekassen angewiesen sind. Dies trifft auch auf einige der unten genannten Privatkliniken zu. Einige der früher genannten Kliniken, wie z.B. die Haranni-Klinik in Herne, sind daher nicht mehr aufgeführt.

Für die Qualität und Qualifikation der genannten Institutionen sowie die Richtigkeit der Adressen wird keine Gewähr genommen, da diese nicht in jedem Fall überprüft werden können, und da Änderungen jederzeit möglich sind.

1. Kliniken: Neurologie, Psychiatrie, Psychosomatik, Geriatrie

- Neurologische Rehabilitationsklinik Bad Camberg, Obertorstr. 100-102, 65520 Bad Camberg, Tel. 06434-919-0, Reha-Maßnahmen nach Hirninfarkten, Unfällen, Polyneuropathie, MS, M. Parkinson, Tumoren des ZNS, u.a.
- Asklepios Neurologische Klinik Falkenstein, Asklepiosweg 15, 61462 Königstein-Falkenstein,
Tel. 06174-906000, Fax: -906010 (Frau Dr. Japp, Neurologie (auch Kassenpatienten))
- Asklepios Paulinen-Klinik. Gedächtnis-Ambulanz, Geriatrie, Geisenheimer Str. 10, 65197 Wiesbaden, Tel.: 0611-84 72 802 (Neurologie, Demenz, u.a.)
- Fachklinik Hofheim, Kurhausstr. 33, 65719 Hofheim, Tel. 06192-291-0 : Rehaklinik für neurologische, psychiatrische, psychosomatische, rheumatologische und gastroenterologische Erkrankungen. Auch Demenzen, Gedächtnis-Sprechstunde, Alzheimer-Krankheit.
- Fachklinik Heiligenfeld GmbH, Euerdorfer Str. 4-6, 97688 Bad Kissingen, Tel. 0971-84-0, Fax: -68529
info@heiligenfeld.de; www.heiligenfeld.de , Psychotherapie, Psychosomatik, Psychiatrie

2. Kliniken Umweltkrankheiten (hervorgehoben sind Kliniken mit Erfahrungen zu chronisch-entzündlichen Umweltkrankheiten)

- Fachkliniken Nordfriesland in Riddorf, Abt. f. Umweltmedizin und Psychosomatik, Bredstedter Str. 14, 25821 Riddorf/ Breklum, Tel. 04671-408-3002,
E-Mail: info@fachkrankenhausnf.de , http://www.fklnf.de, birgitt.bock@fklnf.de
Umweltmedizin, Schwerpunkt Duftstoff-Intoleranzen, Psychosomatik, Wohnheim: Hans-Christian-Nickelsen-Haus. Klinik ist mit emissionsarmen Materialien eingerichtet.

- Diagnostik- u. Therapiezentrum für umweltmedzinische Erkrankungen, Doz. Dr. SC. Bodo Kuklinski, Wielandstr. 7, 18055 Rostock
- Habichtswald Klinik Ayurveda, Wigandstr. 1, 34131 Kassel – Wilhelmshöhe, Tel. 0561-3108-0, Servicetelefon: 0800-8901100, Internet: http://www.habichtswaldklinik.de
  Onkologie, Innere Medizin, Psychosomatik, Ayurveda-Medizin, Tinnitus-Behandlung, Naturheilkunde, Vollwertkost. Beihilfe: Abrechnung des pauschalen Pflegesatzes, nach § 30 GWO beihilfefähig, Versorgungsvertrag nach § 111.
- Institut für Toxikologie, Universitätsklinikum Kiel, Dr. Hermann Kruse, Brunswicker Str. 10, 24105 Kiel, Tel.: 0431-5973543, Fax: -597 3558, - mehr auf Grundlagenforschung ausgerichtet
- **INUS Medical Center GmbH**, Dr. Adam Voll-Str.1, 93437 Furth im Wald, Tel. 09973-500 5412 (siehe **Dr. Donate,** H.P.: therapeutische Chemo-Apherese als Entgiftungsverfahren, in:Umwelt-Medizin-Gesellschaft 20/2, 2007, 144)
- Klinik am Steigerwald, Waldesruh, 97447 Gerolzhofen, Tel. 09382-949-0
  chronische Krankheiten, schwere Krankheitsverläufe, Naturheilverfahren, Trad. Chinesische Medizin, info@tcmklinik.de
- Medical Resort Obertal, Rechtmurgstr. 27, 72270 Baiersbronn-Obertal, Schwarzwald (Privatklinik),
  Tel. 07449-84-134, Fax -84-531, e-mail: sabine.fuss@schwarzwald-medicalresort.de
  Zentrum für Innere Medizin, Umweltmedizin, Naturheilverfahren.
- Naturheilzentrum, Praxis-Klinik Silvana, Unitasstr. 36, 53879 Euskirchen, Tel. 02251-1293680. - Schwerpunkt: Amalgam- und Palladium-Entgiftung, Rheuma (Fibromyalgie), Allergien, Hautkrankheiten, Migräne
- Runow GmbH, Diagnostic Center, Klaus Dieter Runow, Institut für Functional Medicine und Umweltmedizin (IFU), Buttlarstr. 4a, 34466 Wolfhagen, Tel. 05692-994555, Fax - 995 556
- Sanatorium Winterstein, Pfaffstr. 1-11, 97688 Bad Kissingen., Schmerztherapie, Schallwellen-Therapie (?), Fibromyalgie, neuroakustische Forschung durch Prof. Claussen, Dr. Kersebaum, Kurhausstr. 12, 97688 Bad Kissingen, Tel. 0971-64832, Fax: -68637 (Forschungen zu Schwindel, Geschmacksveränderungen, „Neurootologie, http://www.vertigo-dizziness.com)
- Sanitas Alpenklinik Inzell, Schulstr. 4, 83334 Inzell, Tel. 08665-6780, Fax: -678555 Allergie-, Haut- und Atemwegserkrankungen, Pädiatrie, Schlafmedizin. (gesetzl. u. priv. Kassen). Service-Hotline: 0800-333 222, E-Mail: inzell@sanitas-kliniken.de
- Sanitas Dr.-Köhler Parkkliniken, Prof. Paul Köhler-Str. 3, 08645 Bad Elster Tel.: 0800-7511111, Fax: 03743 775100. http://www.dekimed.de
  - Chronisches Erschöpfungssyndrom, Funktionelle Darmbeschwerden, Akupunktur
- **Spezialklinik für Allergien, Haut-und Umweltkrankheiten**, Prof. Dr. John G. Ionescu, Krankenhausstr. 9, 93453 Neukirchen (bei Heiligblut, Bayer. Wald), Tel. 09947-280, Fax: -28109 , E-Mail info@allergieklinik.de
  MCS, CFS, Polyneuropathie, Fibromyalgie, integratives Diagnose- und Behandlungskonzept.

3. Patienten- und Fachverbände

Diese verfügen über weitere Infos zu Kliniken, Sanatorien, Ärzten, Behandlungsmethoden, Alle genannten Verbände haben meist Landesverbände und Selbsthilfegruppen als Untergliederungen vor Ort.
(Adressenangaben ohne Gewähr, da sie sich häufig ändern.)

- **GENUK e.V. – Ge**meinnütziges **N**etzwerk für **U**mwelt**K**ranke
  Postanschrift: Astrup 28, 49434 Neuenkirchen-Vörden ,
  info@genuk-ev.de , www.genuk-ev.de

- **Deutsche Alzheimer-Gesellschaft e.V.,** Friedrichstr. 236, 10969 Berlin,
  Tel. 030-259 37 95 0, Fax: 030-259 37 95-29

- **Alzheimer Forschung Initiative e.V. ,** Grabenstr. 5, 40213 Düsseldorf
  Tel. 0800-200 40 01, http://www.alzheimer-forschung.de

- **Chemical Sensitivity Network,** Silvia K. Müller, Mühlwiesenstr. 2, 55743 Kirschweiler.
  Tel. 06784-9839913 oder 06781-31327 (bitte nur in Notfällen anrufen)
  csn@allergic.de , www.csn-deutschland.de

- **Hirnliga e.V**., Geschäftsstelle, Postfach 1366, 51657 Wiehl
  Tel. 02262-999 99 17 (Mo – Fr 8.30 – 12.30 Uhr), buero@hirnliga.de ,
  http://www.hirnliga.de
  Schwerpunkt: Alzheimer-Krankheit, Forschungsförderung, Ratgeber

- **Deutsche Parkinson-Vereinigung e.V.,** Moselstr. 31, 41464 Neuss, Tel. 02.131-740 270,
  (erreichbar Mo-Fr. von 8.00 bis 14.00 Uhr). info@parkinson-vereinigung.de

- **Kompetenznetz Parkinson:** http://www.kompetenznetz-parkinson.de
  Es dient der Organisation von Studien zur Grundlagenforschung und klinischen Forschung über die Parkinson-Krankheit. Wesentliche Ziele: Die Entwicklung neuer Medikamente.

- **Deutsche Multiple Sklerose Gesellschaft e.V**., Bundesverband, Küsterstr.8, 30519 Hannover, Tel. 0511-968 34 0, dmsg@dmsg.de, www.dmsg.de

- **BAG Selbsthilfe – Bundesarbeitsgemeinschaft Selbsthilfe** von Menschen mit Behinderung und chronischer Erkrankung und ihrer Angehörigen e.V.
  Kirchfeldstr. 149, 40215 Düsseldorf, Tel. 0211-31006-25, http://www.bag-selbsthilfe.de

- **Fatigatio e.V., Bundesverband Chronisches Erschöpfungssyndrom (CFS/CFIDS/ME)**
  Albrechtstr.15, 10117 Berlin, Tel.: 030 – 310 18 89 – 0, http://www.fatigatio.de ,
  info@fatigatio.de

- **Bündnis Myalgische Enzephalomyelitis/ Chronic Fatigue Syndrome (ME/CFS)**
  www.buendnis-mecfs.de , E-Mail : info@buendnis-mecfs.de ,
  http://www.cfs-aktuell.de

4. Ärzteverbände und Medizinische Gesellschaften

- **EUROPAEM, European Academy for Environmental Medicine e.V.**
  Juliuspromenade 54, 97070 Würzburg, Tel.: 0931-3534 830
  europaem@europaem.de , www.europaem.eu ,
  (Schwerpunkt der Tätigkeit: Fortbildungskurse für praktische Mediziner, internationale Tagungen und Kongresse zu Themen der Umweltmedizin und der chronischen Multisystem-Krankheiten)
  Auf Initiative von EUROPAEM wurde der **Würzburger Appell** als Ergebnis der Umweltmedizinischen Tagung vom 23.-25.4.2010 formuliert:
  www.europaem.eu/2_news.html

- **Deutscher Berufsverband der Umweltmediziner e.V. (dbu),**
  Siemensstr. 26A, 12247 Berlin, Tel./Fax: 030-7715 484,
  dbu@dbu-online.de , www.dbu-online.de

- **Interdisziplinäre Gesellschaft für Umweltmedizin. E.V. (IGUMED),**
  Geschäftsstelle: Frielinger Str. 31, 28215 Bremen, Tel. 0421-498 4251,
  info@igumed.de, www.igumed.de

- **Ökologischer Ärztebund,** Frielinger Str. 31, 28215 Bremen, Tel. 0421-498 4251,
  Geschäftsstelle: Frielinger Str. 31, 28215 Bremen, Tel. 0421-498 4251,

- **Deutsche Gesellschaft für Umwelt-Zahnmedizin (DGUZ)**
  Geschäftstelle: Siemensstr. 26A, 12247 Berlin, Tel./Fax: 030-7690 4520,
  info@dguz.de , www.dguz.de